Sobotta

Atlas der Anatomie des Menschen

2. Band

Sobotta
Atlas der Anatomie des Menschen

Herausgegeben von
Helmut Ferner und Jochen Staubesand

2. Band: Brust, Bauch, Becken, Untere Extremitäten, Haut

18., neubearbeitete Auflage
545 größtenteils farbige Tafelbilder

1982
Urban & Schwarzenberg · München–Wien–Baltimore

Der Begründer dieses Atlaswerkes, Professor Dr. med. Johannes SOBOTTA †, war zuletzt o. ö. Professor der Anatomie und Direktor des Anatomischen Instituts der Universität Bonn.

Anschriften der Herausgeber:

Professor emerit. Dr. med. Helmut FERNER, I. Anatomische Lehrkanzel der Universität Wien
Währingerstraße 13, A-1090 Wien

Professor Dr. med. Jochen STAUBESAND, Direktor des Anatomischen Instituts (Lehrstuhl I) der Albert-Ludwigs-Universität
Albertstraße 17, 7800 Freiburg i. Br.

Das Atlaswerk besteht aus 2 Bänden:

1. Band Kopf, Hals, Obere Extremitäten

2. Band: Brust, Bauch, Becken, Untere Extremitäten, Haut

CIP-Kurztitelaufnahme der Deutschen Bibliothek

Sobotta, Johannes:
Atlas der Anatomie des Menschen / Sobotta. Hrsg. von Helmut Ferner u. Jochen Staubesand. – München ; Wien ; Baltimore : Urban und Schwarzenberg
Arab. Ausg. u.d.T.: Sobotta, Johannes: Atlas tašrīh al-insān. – Engl. Ausg. u.d.T.: Sobotta, Johannes: Atlas of human anatomy. – Franz. Ausg. u.d.T.: Sobotta, Johannes: Atlas d'anatomie humaine. – Türk. Ausg. u.d.T.: Sobotta, Johannes: Insan anatomisi atlasi
Bd. 2. Brust, Bauch, Becken, untere Extremitäten, Haut. – 18., neubearb. Aufl. – 1982.
ISBN 3-541-02828-9

Satz und Druck: Kastner & Callwey, München. Printed in Germany

ISBN 3-541-02828-9

Deutsche Ausgaben mit Erscheinungsjahr:

1. Auflage: J. F. Lehmanns Verlag, München 1904
2.–11. Auflage: J. F. Lehmanns Verlag, München 1913–1944
ab 12. Auflage: Urban & Schwarzenberg, 1948
13. Auflage: 1953
14. Auflage: 1956
15. Auflage: 1957
16. Auflage: 1967 (ISBN 3-541-02816-5)
17. Auflage: 1972 (ISBN 3-541-02817-3)
18. Auflage: 1982 (ISBN 3-541-02828-9)

Lizenzausgaben:

Arabische Ausgabe
Al Ahram, Cairo/Ägypten

Englische Ausgabe (mit Nomenklatur in Englisch)
Atlas of Human Anatomy
Urban & Schwarzenberg

Englische Ausgabe (mit Nomenklatur in Latein – PNA)
Atlas of Human Anatomy
Urban & Schwarzenberg

Französische Ausgabe
Atlas d'Anatomie Humaine
Urban & Schwarzenberg

Italienische Ausgabe
Atlante di anatomia
USES, Firenze

Griechische Ausgabe
Gregory Parisianos, Athen

Japanische Ausgabe
Igaku-Shoin Ltd., Tokyo

Portugiesische Ausgabe
Atlas de Anatomia Humana
Editora Guanabara Koogan, Rio de Janeiro

Spanische Ausgabe
Atlas de Anatomia Humana
Ediciones Toray, Barcelona

Türkische Ausgabe
Insan Anatomisi Atlasi
Urban & Schwarzenberg,

Vorwort

Der neue Sobotta-Atlas liegt in einer inhaltlich und formal tiefgreifend geänderten Fassung vor.
Die wesentlichste Umgestaltung bezieht sich auf die Umstellung des Werkes von der Gliederung nach Gesichtspunkten der *systematischen* Anatomie (Knochen, Gelenke, Muskeln, Eingeweide, Nervensystem und Sinnesorgane) zu einer Ordnung der Abbildungsfolge *nach Regionen*. Dieses Prinzip soll die Anwendung des Atlas auf dem Präpariersaal erleichtern, weil der an einem bestimmten topographischen Gebiet arbeitende Student jetzt nicht mehr in drei Bänden nach den erforderlichen Atlas-Grundlagen suchen muß, sondern nur noch in *einem* Band, wo er alle Tatbestände, die sich auf sein Präparationsfeld beziehen – von der Oberfläche über die Weichteile bis hin zum Skelett – beieinander findet. Die konsequente Anwendung dieser topographischen Leitlinie machte es möglich, den Inhalt des ursprünglich dreibändigen Werkes auf zwei Bände zu konzentrieren.
Der Sobotta-Atlas präsentiert sich jetzt somit zweibändig: Band 1 umfaßt die Bereiche Kopf/Hals und obere Extremität, Band 2 die Gebiete Rumpf mit Brust und Bauch (einschließlich ihrer Eingeweide) sowie untere Extremität und Haut. In der Regel – von der nur gelegentlich aus bestimmten didaktischen Gründen abgewichen wurde – ist die Bildfolge so geordnet, daß zunächst die Oberflächen, alsdann die tieferliegenden Schichten und schließlich die knöcherne Grundlage jeder Region dargestellt werden.
Die bewährten Tabellen – z. B. über Muskelansätze und -funktionen – und »Merksätze« wurden beibehalten und ergänzt.
Die Umgestaltung eines dreibändigen zu einem zweibändigen Atlas hatte neben didaktischen Vorzügen auch den nicht zu unterschätzenden Vorteil, den Preis für das Gesamtwerk trotz stark gestiegener Herstellungskosten zu halten. Dieses war um so schwieriger – und gerade in dieser Beziehung gebührt dem Verlag unser großer Dank –, als das Werk im Hinblick auf Bildmaterial (neue farbige Abbildungen, neue Röntgenbilder) und in bezug auf Texthinweise sowie auf einen neu konzipierten Anhang über die Versorgungsgebiete der Arterien (Dr. F. Platz, Freiburg i. Br.) wesentlich erweitert werden konnte.
Ein zusätzliches Merkmal der vorliegenden Neuauflage ist die Umstellung zahlreicher Schwarzweißdarstellungen auf mehrfarbige Abbildungen, die dem Benutzer die Arbeit mit dem Atlas erleichtern werden. Für Verlag und Herausgeber stellte sich zudem die ungemein zeitraubende Aufgabe, zahlreiche alte Abbildungsvorlagen durch neue Kopien zu ersetzen, um die gewohnte Brillanz des dargebotenen Bildmaterials erhalten zu können.
Die Empfehlungen der 4. Auflage der Nomina anatomica (1977) wurden – soweit vertretbar – berücksichtigt.
Die Herausgeber haben vielen Kollegen zu danken, die ihnen mit Rat und Tat zur Seite standen: so Herrn Prof. Dr. J. Altaras (Gießen), Herrn Prof. Dr. G. Kaufmann (Freiburg i. Br.) und Herrn Priv.-Doz. Dr. S. Rau (Freiburg i. Br.), die uns Röntgenbilder bzw. Xeroradiographien zur Verfügung stellten, Herrn Prof. Dr. H. Roskamm (Bad Krozingen), der uns Kontrastmitteldarstellungen der Herzkammern, Herrn Prof. Dr. A. Kappert (Bern), der uns Originalvorlagen aus seinem »Leitfaden und Atlas der Angiologie«, und Herrn Prof. Dr. R. May (Innsbruck), der uns Originale zum Thema der Perforansvenen an Fuß und Unterschenkel überlassen hat. Herr Dr. med. T. Grimm (Würzburg) hat neue Vorlagen über das Hautleistenmuster der Finger und des Handtellers und eine Neufassung des diesbezüglichen Textes beigetragen. Frau Dr. med. R. Unsöld (Freiburg i. Br.) verdanken wir Computertomogramme mit erläuternden Texten.
Unseren engeren Mitarbeitern danken wir für immer wieder bewährte Hilfe und Unterstützung. Vor allem Frau Dr. med. H. Schmiebusch, Frau M. Engler und Frau G. Adelmann haben bei den langwierigen Korrekturarbeiten an Abbildungen und Texten geholfen. Frau Dr. med. S. Zuleger hat sich speziell des Herzkapitels angenommen, Herr Dr. med. H. Schmiebusch das Glossar erweitert und überarbeitet. Ihnen allen sei auch an dieser Stelle unser Dank ausgesprochen.
Die Herausgeber blicken auf eine lange Zeit intensiver und fruchtbarer Kooperation mit dem Inhaber des Verlages Urban & Schwarzenberg, Herrn Michael Urban, und seinen Mitarbeitern, vor allem Herrn K. Gullath und Herrn P. Mazzetti, zurück. Ihr großes Engagement, ihr Verständnis für unsere Wünsche und ihr technischer Sachverstand haben den termingerechten Abschluß der Arbeiten für die vorliegende Neuauflage des neuen Sobotta-Atlas maßgeblich beeinflußt bzw. erst ermöglicht.

H. Ferner
J. Staubesand

Wien und
Freiburg i. Br.,
im Mai 1982

Inhaltsverzeichnis

Abkürzungsverzeichnis

a.	=	arteria, aa. = arteriae
abdom.	=	abdominis
ant.	=	anterior, anterius
art.	=	articulatio
caud.	=	caudalis, -le
comm.	=	communis, -e
cran.	=	cranialis, -le
dext.	=	dexter, -ra, -rum
dist.	=	distalis, -le
dors.	=	dorsalis, -le
ext.	=	externus, -a, -um
fac.	=	facies
gangl.	=	ganglion
gl.	=	glandula
inc.	=	incisura
inf.	=	inferior, inferius
int.	=	internus, -a, -um
lat.	=	lateralis, -le
lig.	=	ligamentum,
ligg.	=	ligamenta
lymph.	=	lymphaticus
m.	=	musculus,
mm.	=	musculi
med.	=	medialis, -le
median.	=	medianus, -a, -um
n.	=	nervus, nn. = nervi
obl.	=	obliquus, -a, -um
oss.	=	ossis, ossa, ossium
post.	=	posterior, posterius
proc.	=	processus
prof.	=	profundus
prot.	=	protuberantia
prox.	=	proximalis, -le
r.	=	ramus,
rr.	=	rami
retroperit.	=	retroperitonaeal
sin.	=	sinister, -ra, -rum
spin.	=	spinosus, -a, -um
sup.	=	superior, superius
superfic.	=	superficialis, -le
sut.	=	sutura
transv.	=	transversus, -a, um
trig.	=	trigonum
tuberc.	=	tuberculum
tuberos.	=	tuberositas
v.	=	vena, vv. = venae
var.	=	variatio
ventr.	=	ventralis, -le

Allgemeine Richtungs- und Lagebezeichnungen des Körpers

Die folgenden Termini bezeichnen die gegenseitige Lage von Organen und Teilen des Körpers zueinander, z. T. ohne Rücksicht auf die Stellung des Körpers im Raum, sowie Lage und Richtung an den Extremitäten. Diese Begriffe werden nicht nur der menschlichen Anatomie, sondern auch der praktischen Medizin und der vergleichenden Anatomie gerecht.

Allgemeine Bezeichnungen

anterior – posterior = vorne – hinten (z. B. aa. tibiales anterior et posterior)

ventralis – dorsalis = bauchwärts – rückenwärts gelegen

superior – inferior = oben – unten (z. B. conchae nasales superior et inferior)

cranialis – caudalis = kopfwärts – schwanzwärts gelegen

dexter – sinister = rechts – links (z. B. aa. iliacae communes dextra et sinistra)

internus – externus = innenliegend – außenliegend

superficialis – profundus = oberflächlich gelegen – tief gelegen (z. B. mm. flexores digitorum superficialis et profundus)

medius, intermedius = in der Mitte zwischen zwei anderen Gebilden liegend (z. B. die concha nasalis media liegt in der Mitte zwischen concha nasalis superior und inferior)

medianus = in der Mittellinie gelegen (z. B. fissura mediana des Rückenmarks)
Durch einen »medianen Sagittalschnitt« wird der Körper in zwei spiegelbildlich gleiche Teile zerlegt.

medialis – lateralis = gegen die Mitte des Körpers gelegen, gegen die Seite zu gelegen (z. B. fossae inguinales medialis et lateralis)

frontalis = in der Stirnebene (Frontalebene) liegend, auch zur Stirn ziehend (z. B. processus frontalis maxillae)

longitudinalis = längsverlaufend (z. B. m. longitudinalis superior)

sagittalis = in einer Sagittalebene liegend, die vertikal (senkrecht) auf der Frontalebene steht (z. B. sutura sagittalis des Schädels)

transversalis = in einer Transversalebene liegend, aber auch z. B. in der fascia transversalis

transversus = querverlaufend (z. B. processus transversus des Brustwirbels)

Richtungs- und Lagebezeichnungen für die Extremitäten

proximalis – distalis = gegen die Extremitätenwurzel zu gelegen – gegen das Extremitätenende zu gelegen (z. B. articulationes radioulnares proximalis et distalis)

Für die Brustgliedmaße:
radialis – ulnaris = auf der Radialseite – auf der Ulnarseite gelegen (z. B. aa. radialis et ulnaris)

Für die Hand:
palmaris (volaris) – dorsalis = hohlhandwärts – handrükkenwärts gelegen (z. B. aponeurosis palmaris)

Für die Beckengliedmaße:
tibialis – fibularis = auf der Tibial-, auf der Fibularseite gelegen (z. B. a. tibialis anterior)

Für den Fuß:
plantaris – dorsalis = fußsohlenwärts – fußrückenwärts gelegen (z. B. aa. plantares lateralis et medialis, a. dorsalis pedis)

Allgemeine Erläuterungen über Herkunft, Bedeutung und Betonung der anatomischen Namen

Die 1895 seitens der Anatomischen Gesellschaft in Basel gesichteten und vereinheitlichten anatomischen Bezeichnungen (= B.N.A.) wurden 1955 einer gründlichen Revision unterzogen (= Pariser Nomina Anatomica, P.N.A.). Die fremdsprachlichen, international gebräuchlichen Namen in der Anatomie werden ständig von einer internationalen Nomenklaturkommission überarbeitet und dem neuesten Kenntnisstand (Internat. Anatomical Nomenclatur Comm.: Nomina Anatomica. 4th Ed. Excerpta Medica. Amsterdam, Oxford 1977). Sie stammen zum großen Teil aus dem Altertum. Nur verhältnismäßig wenige Benennungen sind später hinzugekommen. Die große Mehrzahl der heute gebräuchlichen offiziellen Namen ist der lateinischen Sprache entlehnt, nicht wenige stammen aus dem Griechischen und wurden später mehr oder weniger latinisiert. Vereinzelt sind Namen orientalischen Sprachen (Arabisch, Aramäisch) entnommen. Sie sind in ihrer grammatikalischen Form aber so latinisiert, so daß ihre ursprüngliche Herkunft kaum noch erkennbar ist.

Da das griechische Alphabet nicht unwesentlich vom lateinischen abweicht, werden Namen griechischer Sprache in lateinischen Buchstaben geschrieben.

Schreibweise und Betonung der Namen griechischer Abkunft

Das griechische Kappa (k) wird mit c wiedergegeben, das Chi (ch) mit ch, das Phi (ph) mit ph, das Psi (ps) mit ps, das Xi (x) mit x, das Theta (th) mit th, der sog. Spiritus asper mit h; Gamma (g) vor Gamma, Kappa (k), Chi (ch) und Xi (x) werden wie n gesprochen (z.B. aggeion = angeion, agkos = ankos); da griechische Worte, die mit Rho (= r) beginnen, über dem Rho den Spiritus asper tragen, sind sie lateinisch mit rh zu schreiben, z.B. rhomboideus u.a. Von den Vokalen und Diphthongen der griechischen Sprache werden das *O* mega (langes O) und *O* mikron (kurzes O) beide mit o geschrieben, ebenso beide E, sowohl das (kurze) Epsilon wie das (lange) Eta; Ypsilon, Alpha, Jota wie im Griechischen. Der Diphthong Epsilon-Jota wird latinisiert (wie im Neugriechischen) wie i gesprochen, z. B. Aristeides (gr.) latinisiert: Aristides; gelegentlich auch mit e wie tracheia (gr.) latinisiert: trachéa. Der Diphthong O mikron-Jota wird oe geschrieben und gesprochen (oikos gr. = oecus lat., z. B. oeconomia), Alpha-Jota wird zu ae, Alpha-Ypsilon zu au, Omikron-Ypsilon zu u, Epsilon-Ypsilon zu eu. Die Substantiv- und Adjektivendungen werden latinisiert (z. B. sternon in sternum, isthmos in isthmus; das Adjektiv von thorax: thorakikos in thorácicus); in der Regel wird dann auch die lateinische Deklination verwendet (seltener die griechische, z. B. hypóphysis, Gen. hypophyseos). Vielfach werden, wie es schon in römischer Zeit in ausgedehntem Maße üblich war, griechische Substantive mit lateinischen Adjektivendungen versehen (z. B. centralis, abgeleitet von [latinisiert] centrum, gr. to kentron). Aussprache und Betonung der der griechischen Sprache entnommenen latinisierten Namen richten sich, wie das allgemein z. B. bei unseren Fremdwörtern üblich ist, nach den lateinischen Regeln. Es gilt auch die alte Betonungsregel: vocalis ante vocalem brevis est, von der nur dann abgewichen wird, wenn der Vokal, aus griechischem Diphthong entstanden, gedehnt ist. (Strich über dem Vokal = Länge, Haken = Kürze, Akzent = Betonung; der griechische Vokal Epsilon ist mit e, Eta mit ē angegeben.)

Hinweis zu den farbigen Tafelbildern

Den mehrfarbigen Abbildungen dieses Bandes liegen didaktische Überlegungen zugrunde: Kontraste sollten verstärkt, natürlicherweise schwer Unterscheidbares leichter erkennbar gemacht werden. Die für verschiedene Gewebe (wie Sehnen, Knorpel, Knochen, Muskulatur) und Leitungsbahnen (Arterien, Venen, Lymphgefäße, Nerven) verwendeten Farben sind also anders als beim Lebenden und beim Toten oder bei der konservierten Leiche.

Abweichungen des Farbtones und der Farbintensität (z. B. in den Darstellungen von Muskeln, Blutgefäßen und Nerven) bei verschiedenen Abbildungen dieses Bandes beruhen zumeist darauf, daß die Vorlagen in einer langen zeitlichen Folge entstanden sind. Neben den Zeichnern, die mit Prof. Sobotta die Grundlagen des gesamten Bildbestandes geschaffen haben (K. Hajek, Prof. E. Lepier, H. v. Eickstedt, W. Wohlschlegel), zeichneten für die 18. Auflage: Elisabeth Althaus: Abb. 51, 52, 53, 69, 70, 71, 72, 73, 74, 75, 76, 77, 78; Ulrike Brugger: Abb. 13, 62, 63, 100, 139, 156, 157, 158, 159, 166, 167, 179, 188, 232, 270, 271, 326, 327, 392, 459, 494, 495, 496, 497; Marie Anne Erhard: Abb. 15, 16, 236, 238, 240; Luitgard Kellner: Abb. 14, 177, 178, 224, 438; Li Körner: Abb. 390a; Christiane Schaeffer: Abb. 1, 230, 318, 391, 397; Lothar Schnellbächer: Abb. 89, 90, 91, 136, 143, 154, 163, 208, 209, 212, 213, 221, 222, 223, 225, 226, 228, 229, 284, 294, 295, 298, 299, 307, 328, 332, 334; Fritz Urich: Abb. 68, 93, 383, 384, 385, 386a, 386b, 393, 395; Ingo Wegerl: Abb. 17, 19, 20, 45, 111, 112, 147, 148, 155, 180, 182, 185, 189, 257, 258, 267, 268, 273, 274, 275, 276, 277, 278, 280, 281, 282, 283, 288, 300, 301, 302, 303, 306, 308, 309, 320, 321, 394, 396, 401, 402, 403, 405, 407, 408, 409, 413, 418, 419, 435, 436, 437, 450, 451, 458, 460, 461, 462, 466, 467, 470, 471, 475, 476, 487, 488, 489, 490, 491, 498, 499, 504, 505; G. Zeh-Kosanke: Abb. 130, 131, 132, 133, 134, 164, 165, 399, 400, 414, 415, 416, 417, 452, 453.

Rumpf

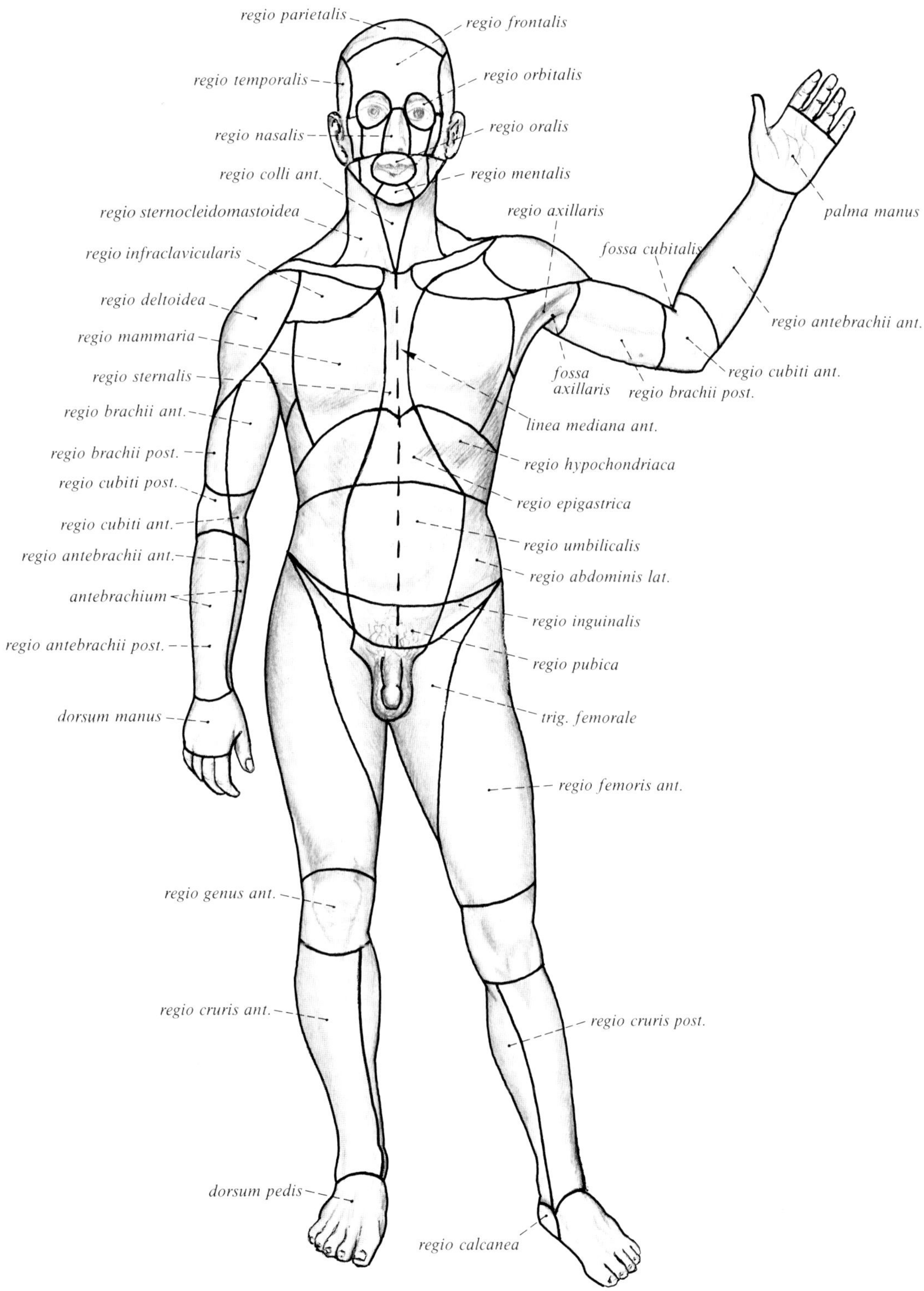

Abb. 1. Regionengliederung der vorderen Körperseite, regiones corporis ventrales.

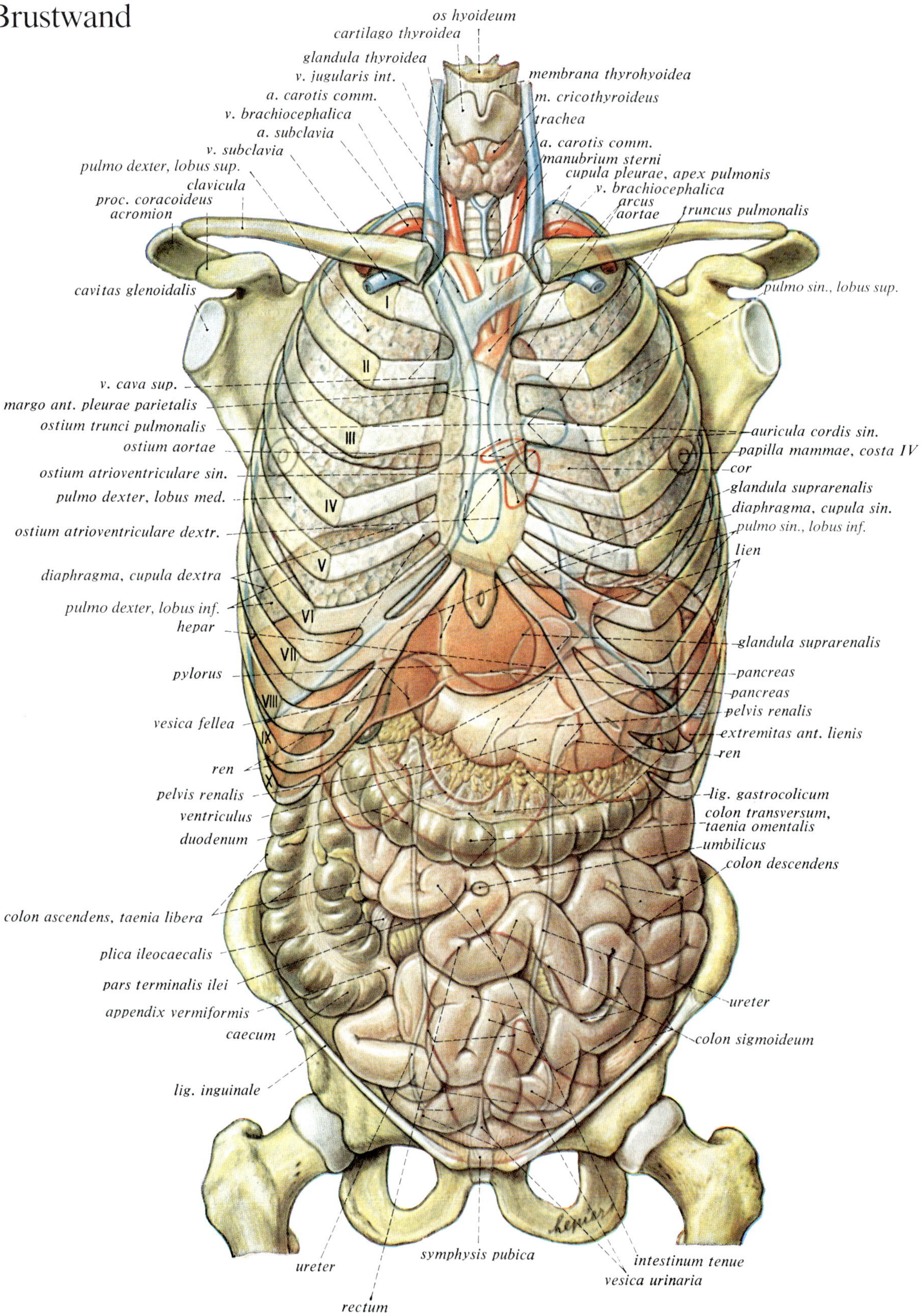

Abb. 2. Projektionsfelder und Kontaktflächen der Hals-, Brust- und Baucheingeweide eines erwachsenen Mannes. Ansicht von vorn. Das große Netz ist vom Querkolon entfernt.

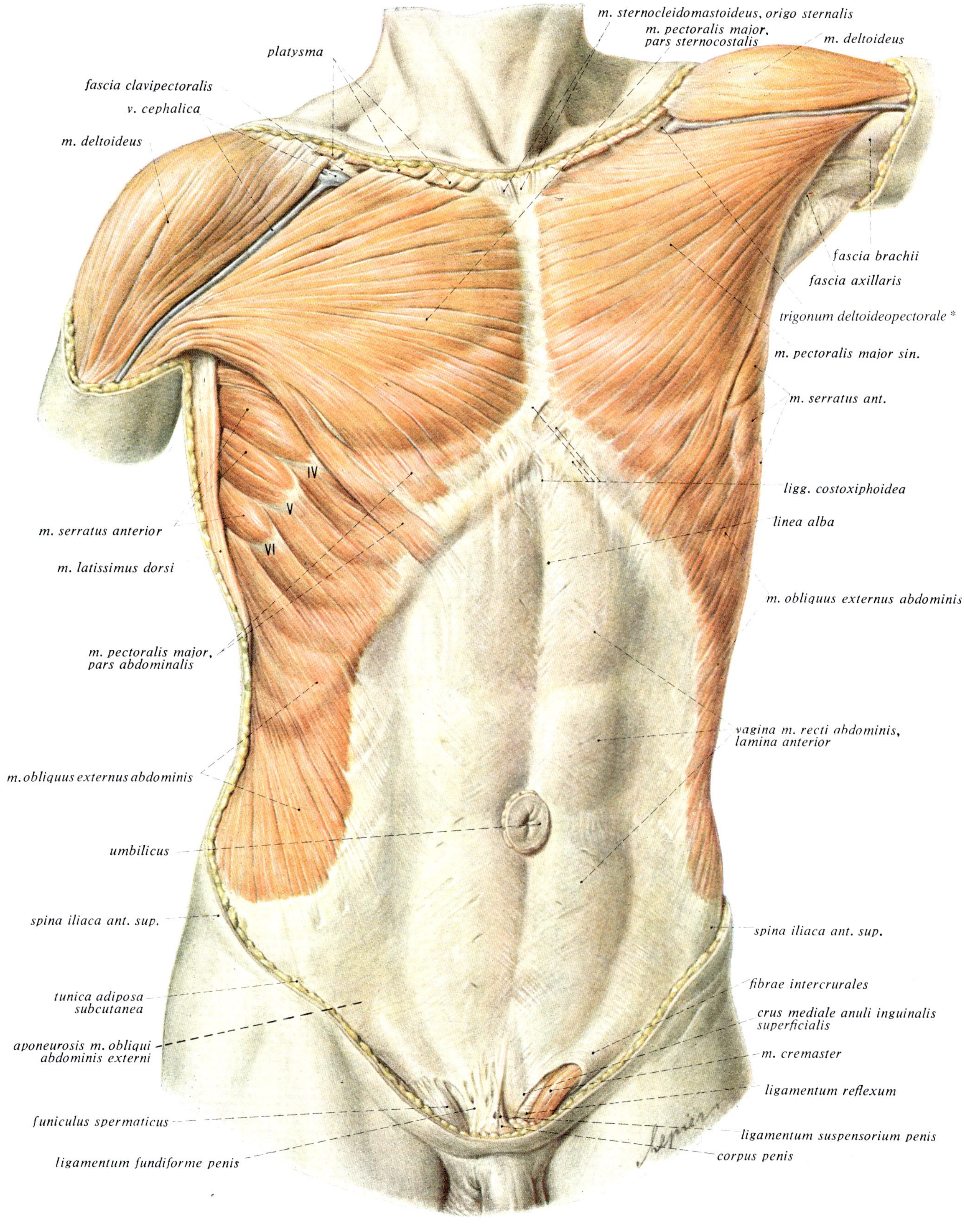

Abb. 3. Ventralansicht der Brust- und Bauchmuskulatur. Oberflächliche Schicht. IV, V, VI: Rippen. * = MOHRENHEIMsche Grube.

Brustmuskulatur (Abb. 3, 4, 5, 7)

Name	*Ursprung*	*Ansatz*
1. m. pectoralis major kräftig, überwiegend fleischig, sehnig nur an der Insertion	*pars clavicularis:* sternale Hälfte der clavicula; *pars sternocostalis:* Ventralfläche des manubrium und corpus sterni und Knorpel der 2. bis 6. Rippe; *pars abdominalis:* sehnig von der Bauchmuskelaponeurose (Rektusscheide)	crista tuberculi majoris humeri. Fasern konvergieren gegen eine breite Sehne in Gestalt einer kranialwärts offenen, platten Tasche

Innervation: rami thoracici ventrales

Funktion: kräftige Adduktion (Senkung des erhobenen Armes), Bewegung des Armes unter Innenrotation nach der Ventralfläche des Körpers; wirkt vielfach als Antagonist des m. latissimus dorsi, kann aber auch mit ihm zusammenarbeiten. Die Klavikularportion bewirkt Pendeln im Schultergelenk ventralwärts. In vielen Fällen (z. B. Klimmzug) wirkt er mit anderen Muskeln (m. latissimus dorsi, m. trapezius) zusammen

2. m. pectoralis minor schwach und ziemlich platt	sehnig vom Knochen der 2. bis 5. Rippe, nahe der Knorpel-Knochen-Grenze	Spitze des processus coracoideus scapulae

Innervation: rami thoracici ventrales

Funktion: Senkung des Schultergürtels; kann durch Rippenhebung inspiratorisch wirken; funktioniert selten allein (zusammen mit m. serratus anterior, m. trapezius u. a.)

3. m. subclavius	kurzsehnig an der Knorpel-Knochen-Grenze der 1. Rippe	akromiales Ende der clavicula

Innervation: n. subclavius aus dem plexus brachialis

Funktion: ist entsprechend der geringen Masse der Muskulatur gering; befestigt die clavicula im Sternoklavikulargelenk

4. m. serratus anterior	mit fleischigen Zacken von der 1. bis 9. Rippe, besteht aus drei Teilen, deren mittlerer der schwächste, deren kaudaler der stärkste ist	
(pars superior)	1. und 2. Rippe, mäßig konvergierend	angulus superior scapulae
(pars media)	2. bis 4. Rippe, divergierend	margo medialis scapulae
(pars inferior)	5. bis 9. Rippe, stark konvergierend	angulus inferior scapulae

Innervation: n. thoracicus longus aus dem plexus brachialis

Funktion: fixiert scapula am Rumpf; zieht sie (besonders kranialer Teil) nach lateral und ventral; kaudale Portion verschiebt kaudalen Skapularwinkel so, daß angulus lateralis kranialwärts bewegt wird (beim Heben des Armes über die Horizontale hinaus – s. m. trapezius); wirkt auch inspiratorisch (bei fixierter scapula – s. m. rhomboideus)

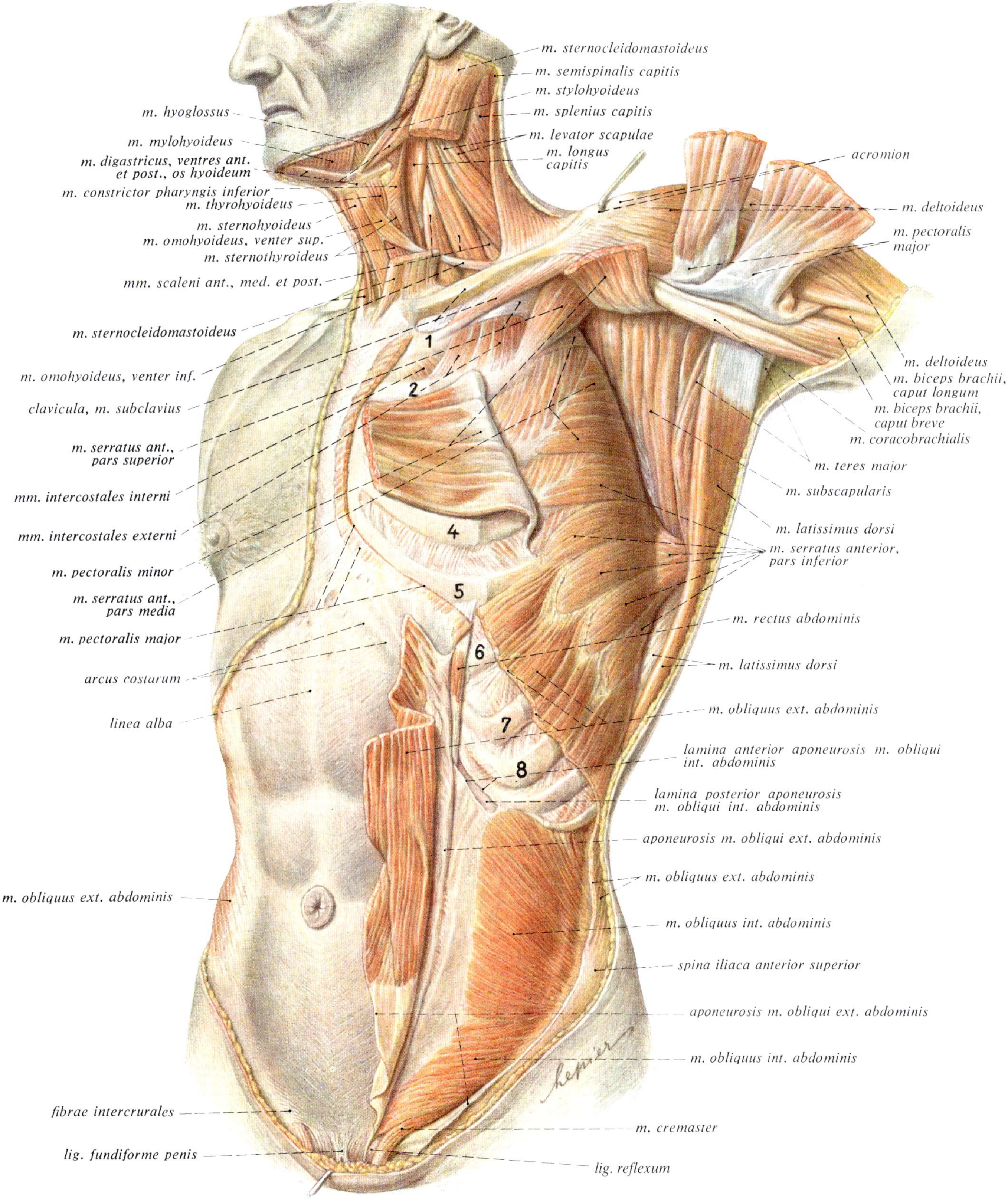

Abb. 4. Ventralansicht der Hals-, Brust- und Bauchmuskulatur. Tiefere Schicht.

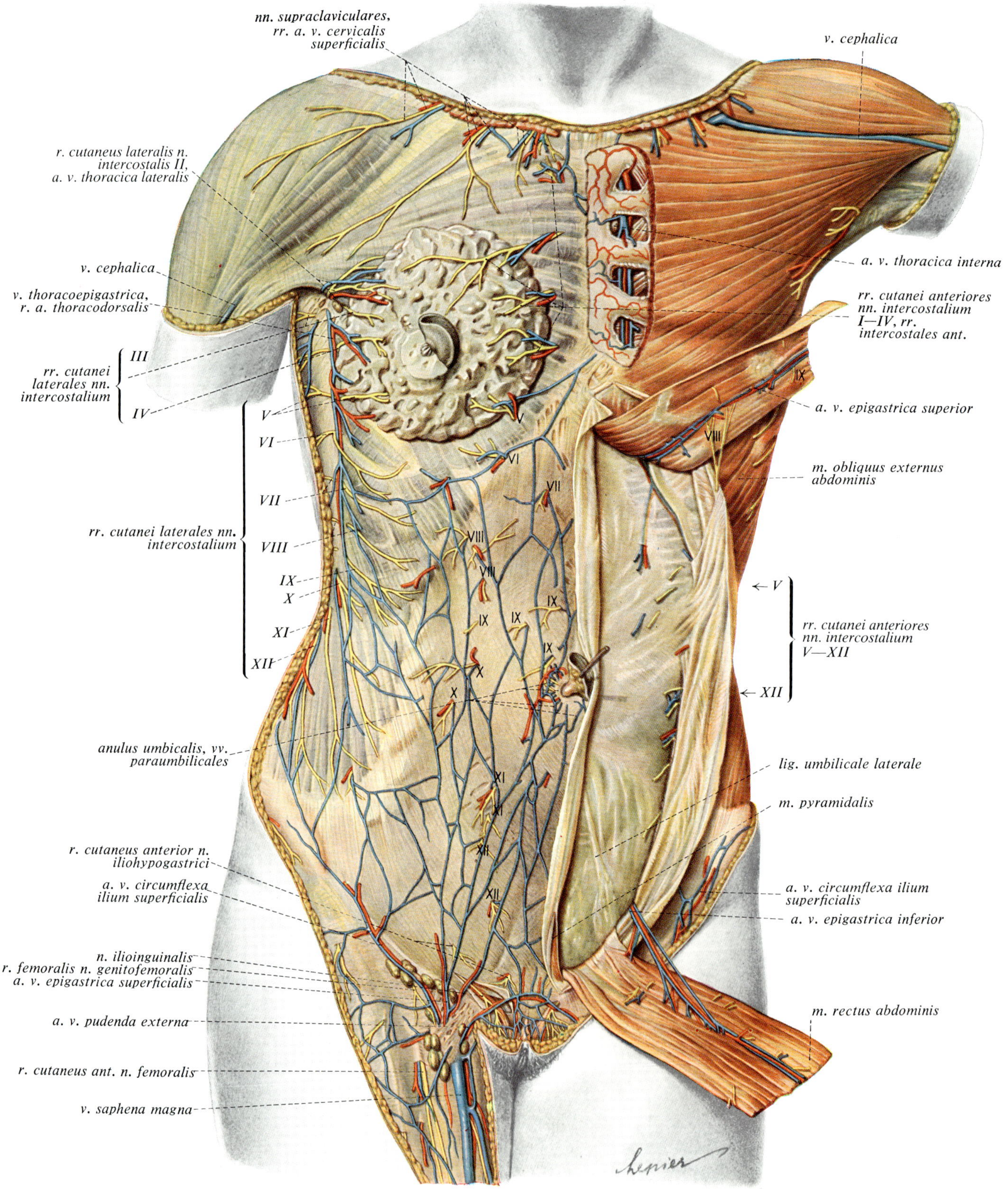

Abb. 5. Nerven und Gefäße der Brust- und Bauchwand. Linke Bildseite: oberflächliche Schicht.

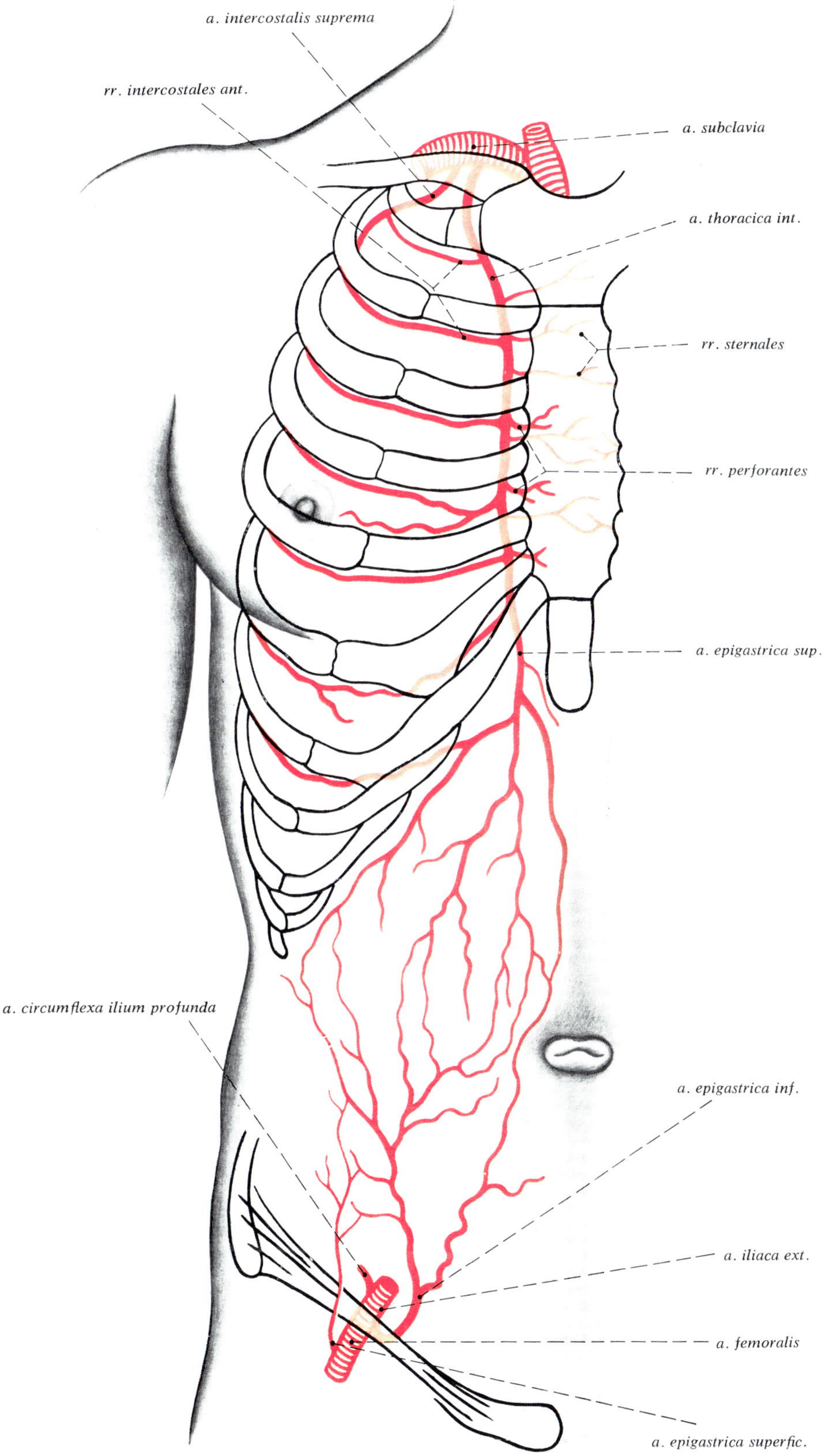

Abb. 6. Schema der arteriellen Anastomosen zwischen a. subclavia → a. thoracica interna → a. epigastrica superior einerseits und a. iliaca externa → a. epigastrica inferior andererseits im Bereich der vorderen Rumpfwand (nach F. R. MERKEL: Handbuch der topographischen Anatomie. Vieweg, Braunschweig 1899).

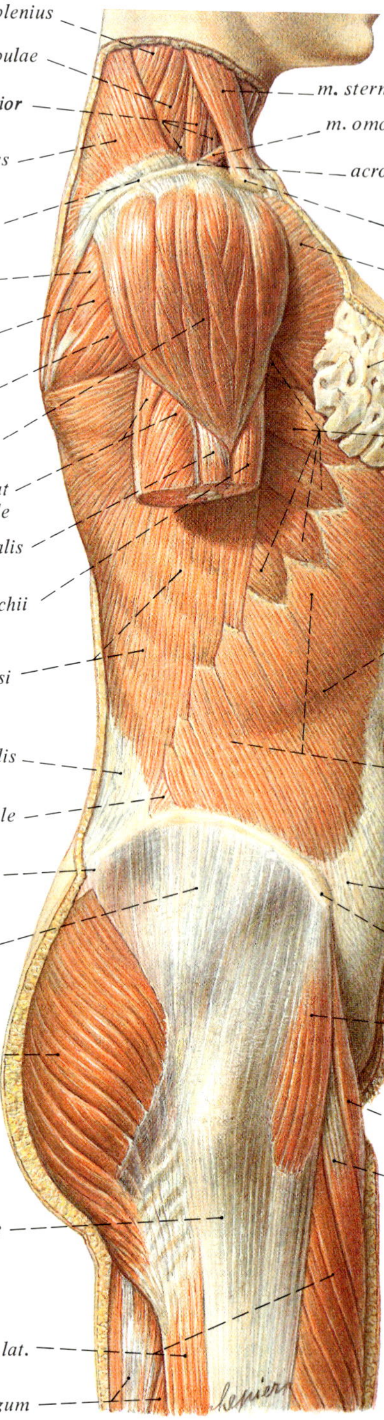

Abb. 7. Muskulatur von Hals, seitlicher Rumpfwand und Oberschenkel einer erwachsenen Frau. Brustdrüse, mamma, präpariert.

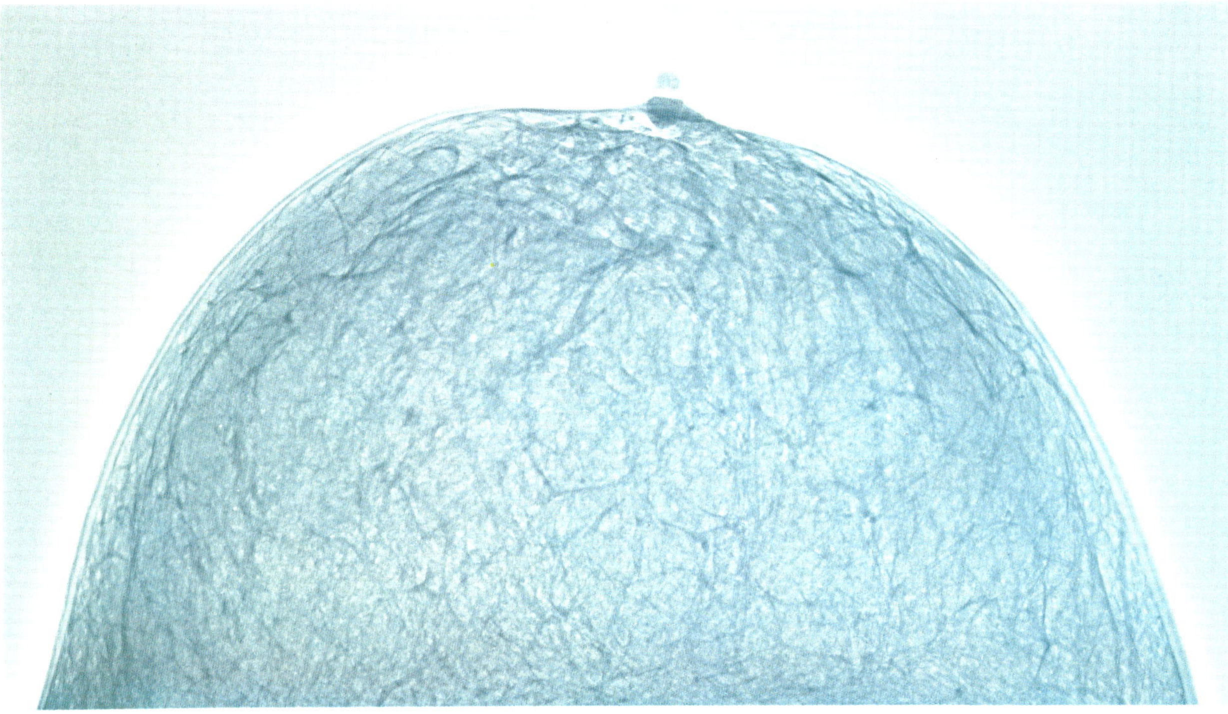

Abb. 8. Xeroradiographie der weiblichen Brustdrüse, mamma (kranio-kaudaler Strahlengang): Dichteunterschiede zwischen Fett (hell), Stützgewebe und Gefäßen (dunkel) sind als Strukturzeichnung erkennbar. (Aufnahme Prof. Dr. G. Kauffmann, Zentrum Radiologie des Klinikums der Universität Freiburg i. Br.).

Stadien der Brustentwicklung (aus O. Hövels [Redakt.]: Wartmann, Wiesbaden 1977)

B 1	Präpuberal: kein palpabler Drüsenkörper, nur die Brustwarze ist prominent.	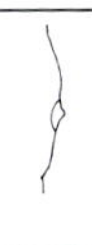
B 2	Brustknospe: leichte Vorwölbung der Drüse im Bereich des Warzenhofs. Vergrößerung des Areolendurchmessers gegenüber B 1.	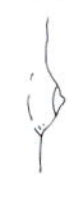
B 3	Brustdrüse und Areola weiter vergrößert. Drüsen jetzt größer als der Warzenhof. Dieser ist jedoch ohne eigene Konturen.	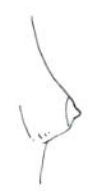
B 4	Knospenbrust: Areolen und Warzen heben sich gesondert von der übrigen Drüse ab.	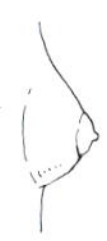
B 5	Vollentwickelte Brust: die Warzenvorhofvorwölbung hebt sich von der allgemeinen Brustkontur nicht mehr ab.	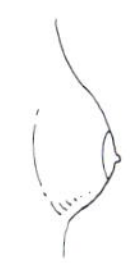

Stadium B 4 kann fehlen (bei 25% aller Mädchen). Entwicklung kann bei Stadium B 4 stehenbleiben oder erst sehr spät in Stadium B 5 übergehen.

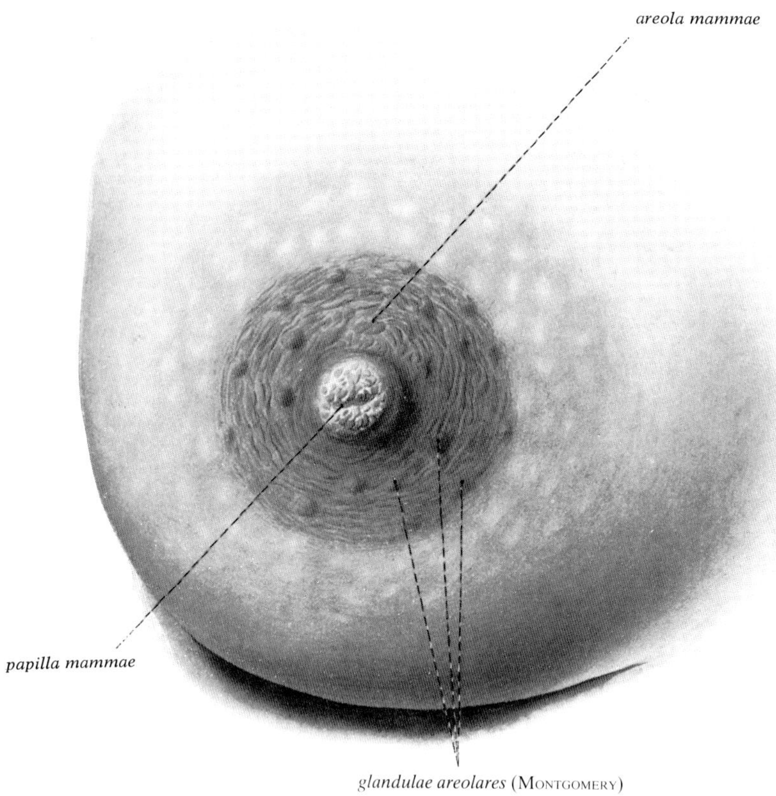

Abb. 9. Rechte Brustdrüse einer Schwangeren.

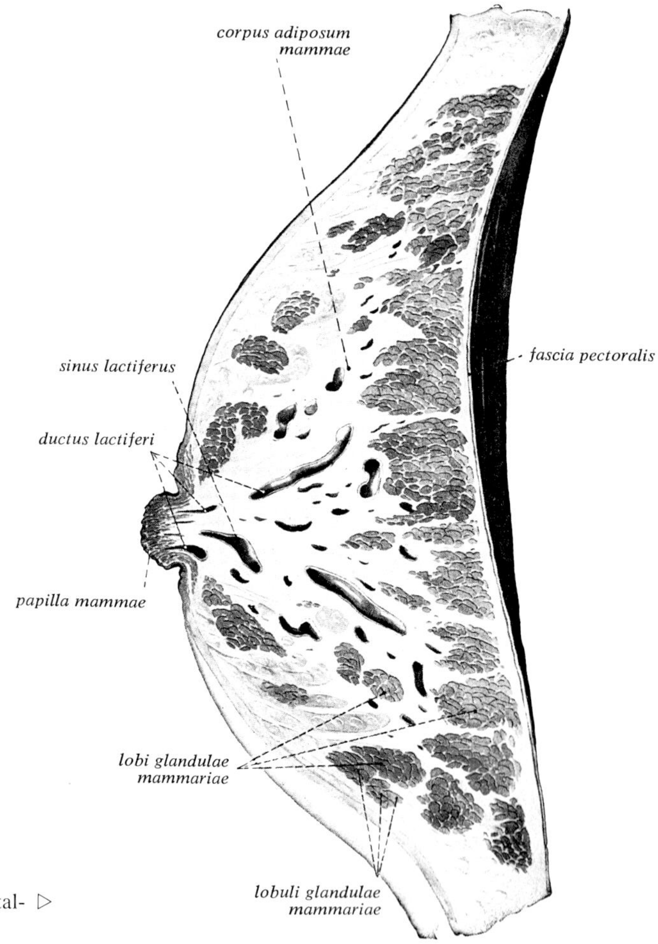

Abb. 10. Rechte Brustdrüse einer Schwangeren, durch Sagittalschnitt halbiert. ▷

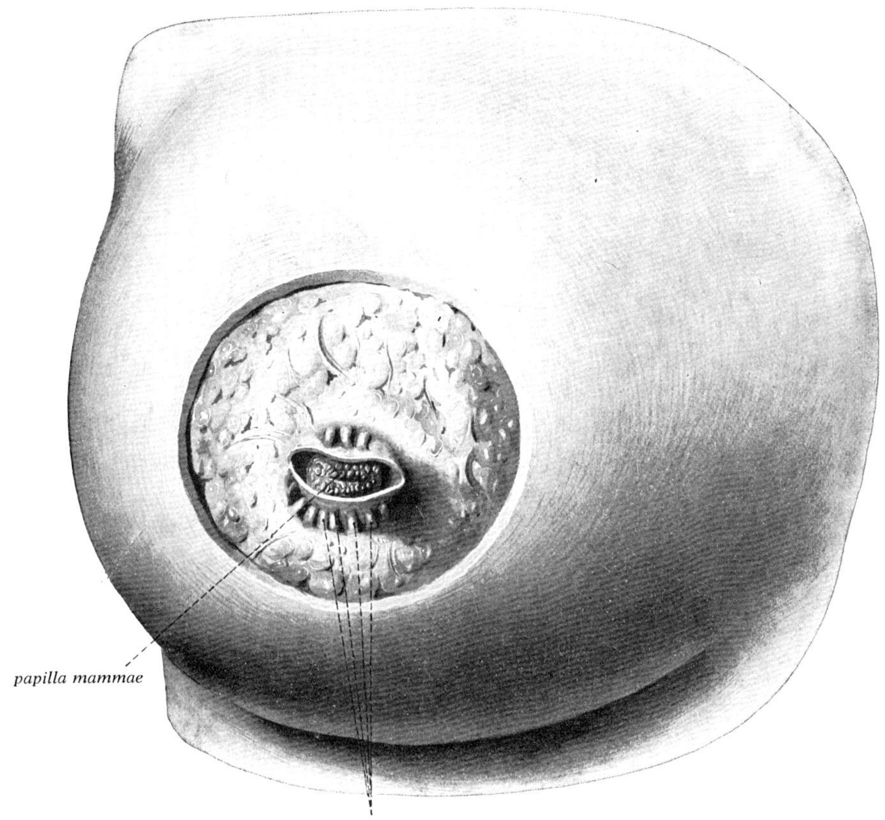

Abb. 11. Rechte Brustdrüse einer Schwangeren. Ein ringförmiges Hautstück um die Brustwarze, papilla mammae, herausgeschnitten. Die der papilla benachbarte Haut ist gegen die Brustwarze umgeschlagen, um die Milchgänge, ductus lactiferi, zu zeigen.

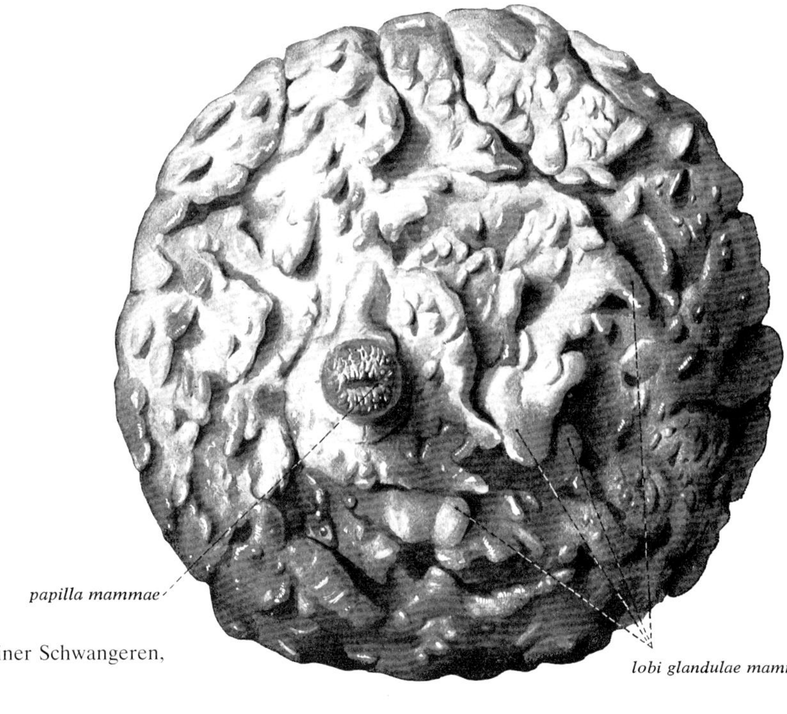

Abb. 12. Rechte Brustdrüse (Drüsenkörper) einer Schwangeren, freipräpariert.

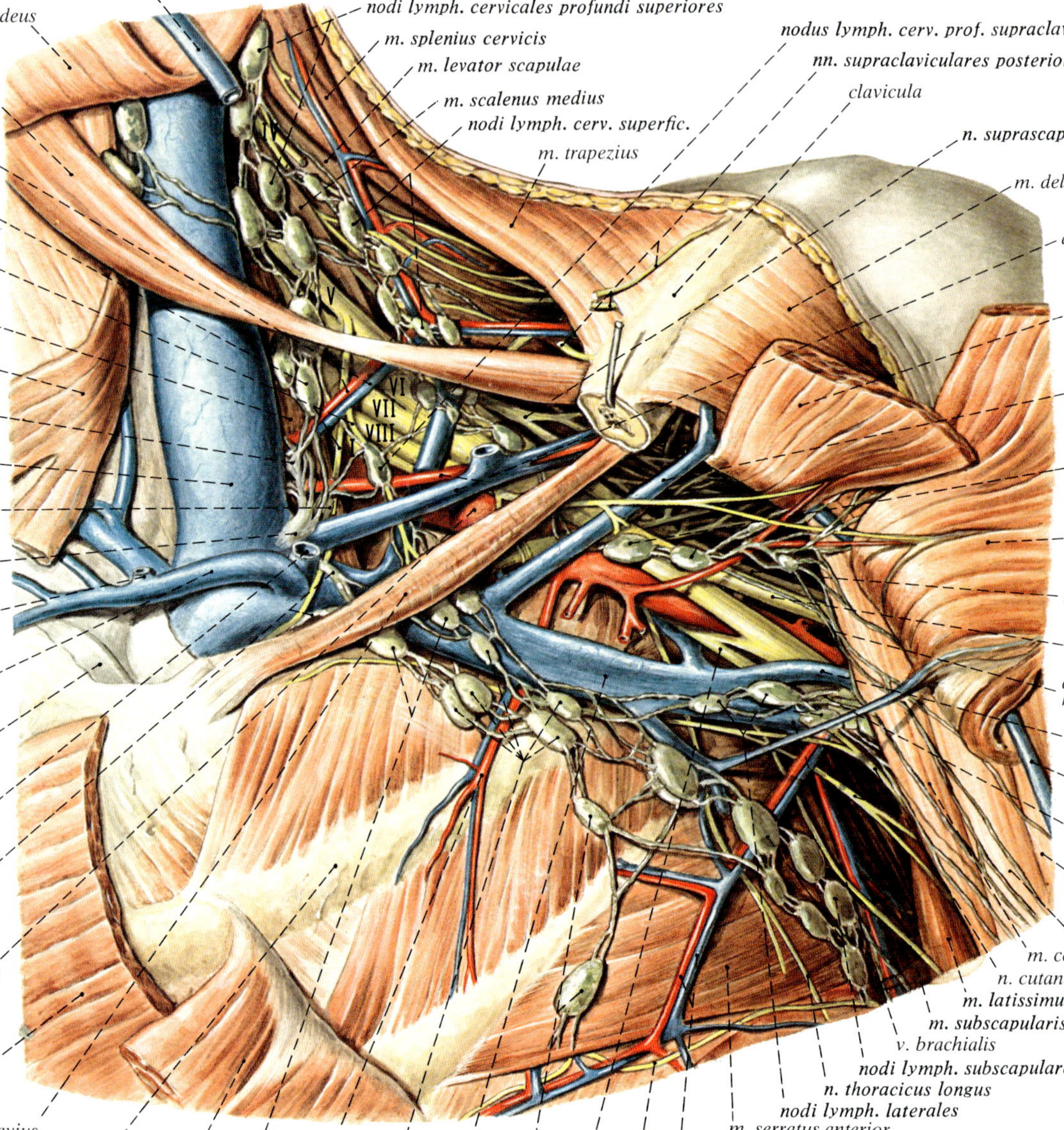

Abb. 13. Tiefe Lymphgefäße des kaudalen linken Halsabschnitts, der Brustwand und der linken Achselhöhle. Am Hals ist der m. sternocleidomastoideus mit der clavicula größtenteils entfernt, an der Brust sind die mm. pectorales major et minor durchgeschnitten. Die Stelle des Sternoklavikulargelenks ist durch den discus articularis gekennzeichnet. Die »VIRCHOWsche Drüse« gehört zur Gruppe der nodi lymphatici cervicales profundi. Sie liegt neben der Mündung des ductus thoracicus im Winkel zwischen v. jugularis interna und a. subclavia, dicht oberhalb der clavicula und hinter dem Ursprung des m. sternocleidomastoideus. Dieser Lymphknoten hat wegen seiner Metastasen bei Leber- und Magenkarzinomen klinische Bedeutung. * VIRCHOWsche Drüse; I = nervus thoracicus I; IV–VIII = nervi cervicales.

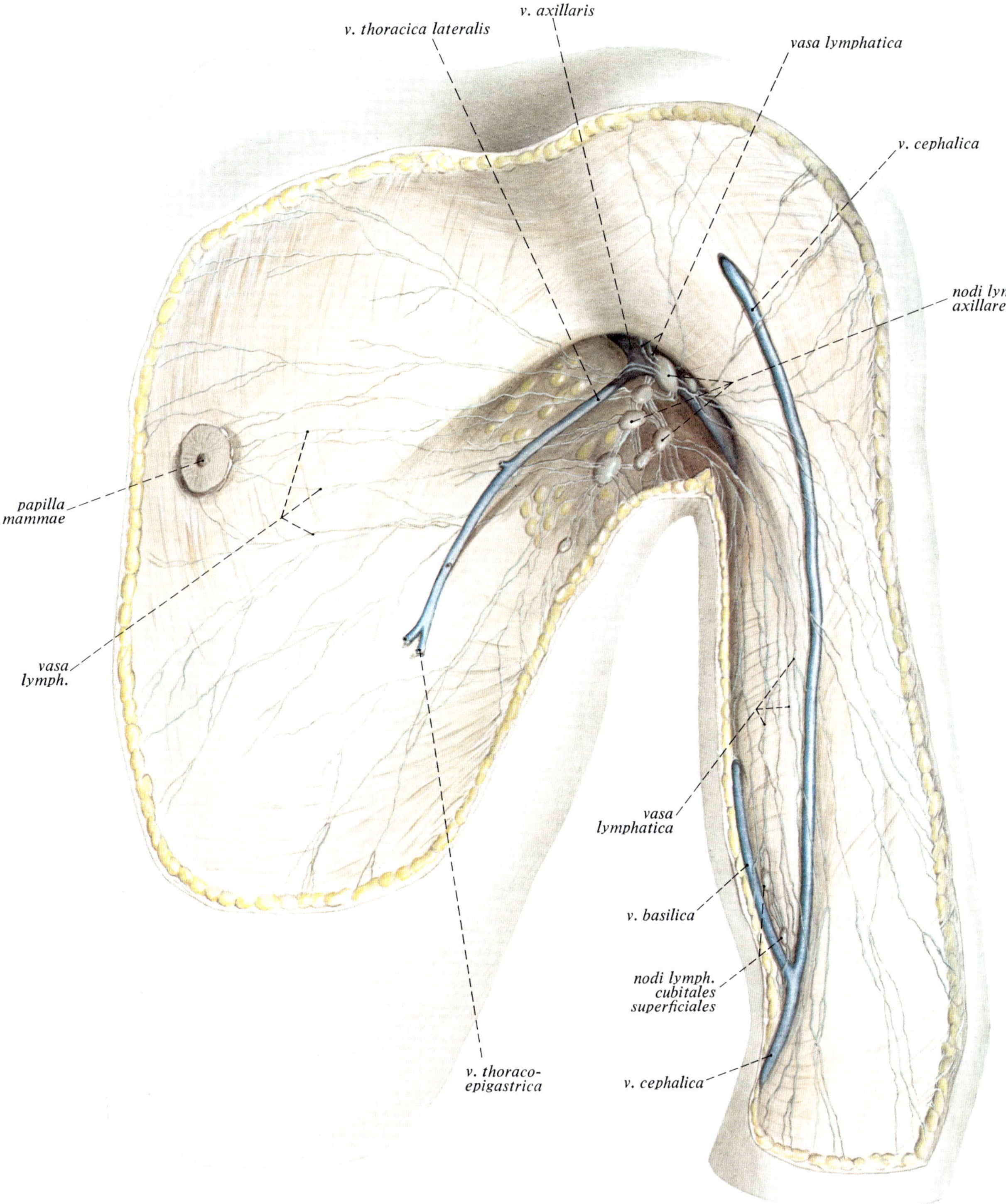

Abb. 14. Oberflächliche Lymphgefäße und Lymphknoten von Arm, Brustwand und Achselhöhle. Entfernung der Haut in diesen Bereichen. Lymphgefäße mit Tusche injiziert.

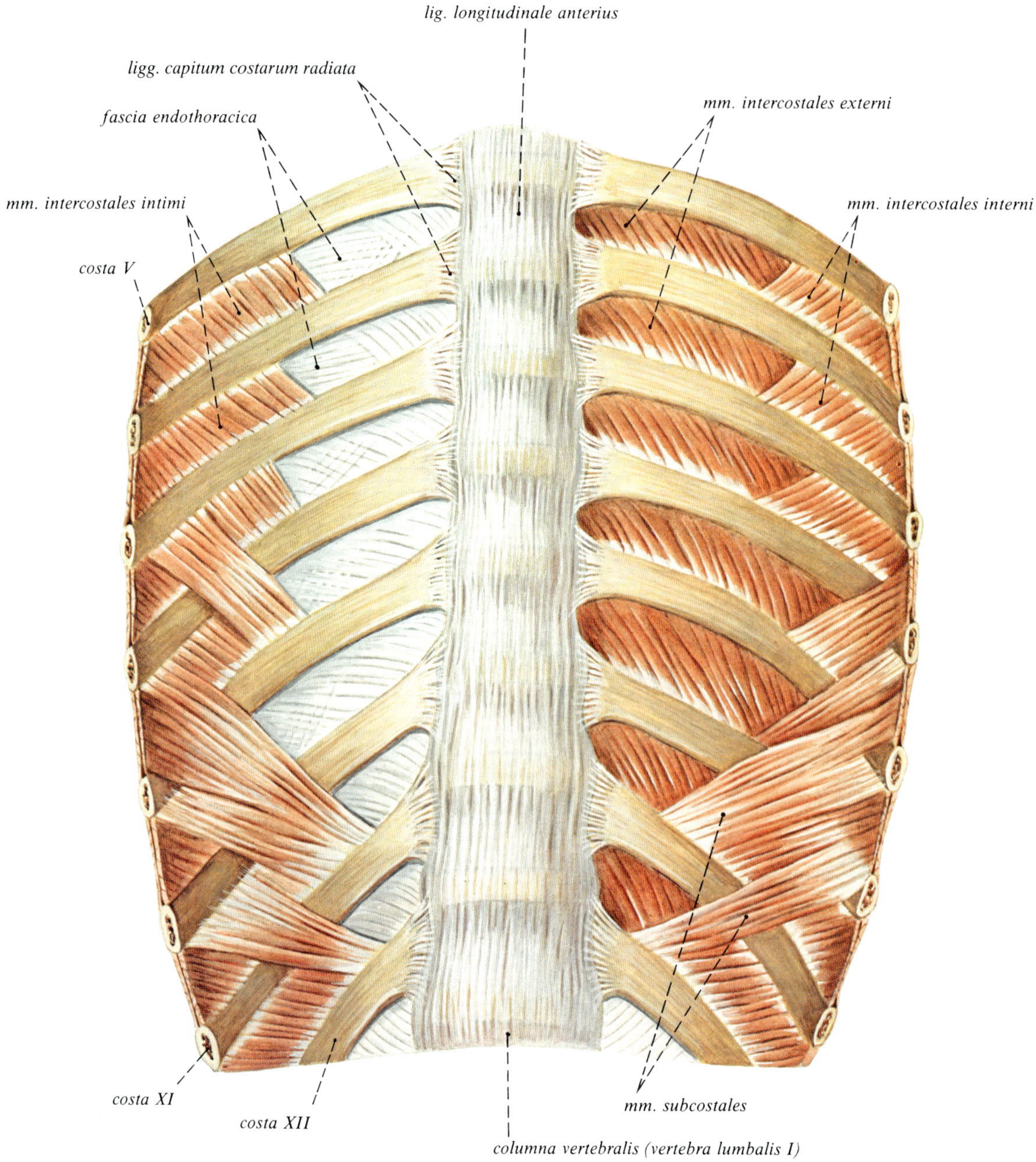

Abb. 15. Fünfter bis zwölfter Brustwirbel und proximale Enden des fünften bis zwölften Rippenpaares mit mm. intercostales. Innenansicht. Links im Bild sind die membrana intercostalis interna und die fascia endothoracica erhalten.

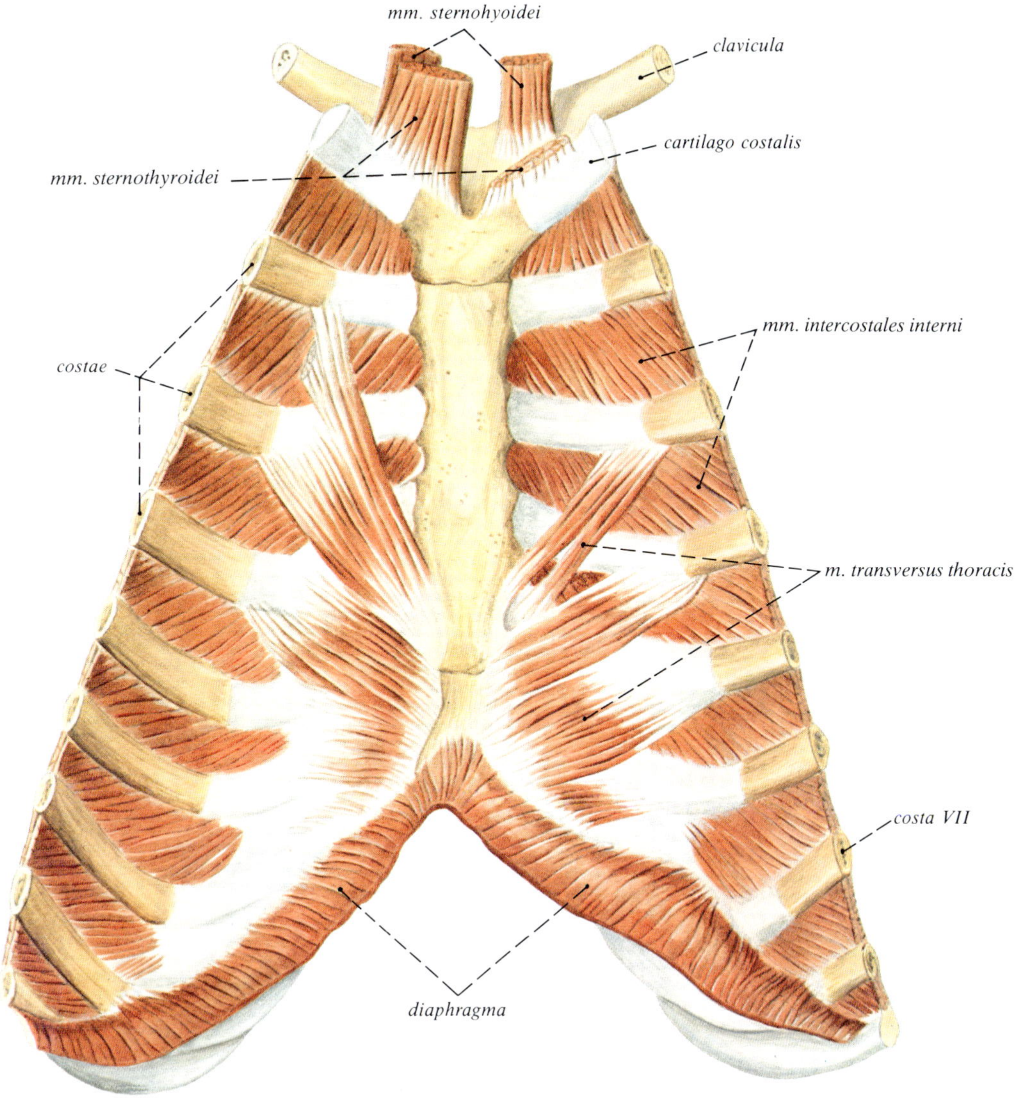

Abb. 16. Brustbein, sternum, und sternale Enden von clavicula und Rippen mit mm. intercostales, m. transversus thoracis, Ursprüngen des Zwerchfells und der mm. sternohyoidei et sternothyroidei. Innenansicht.

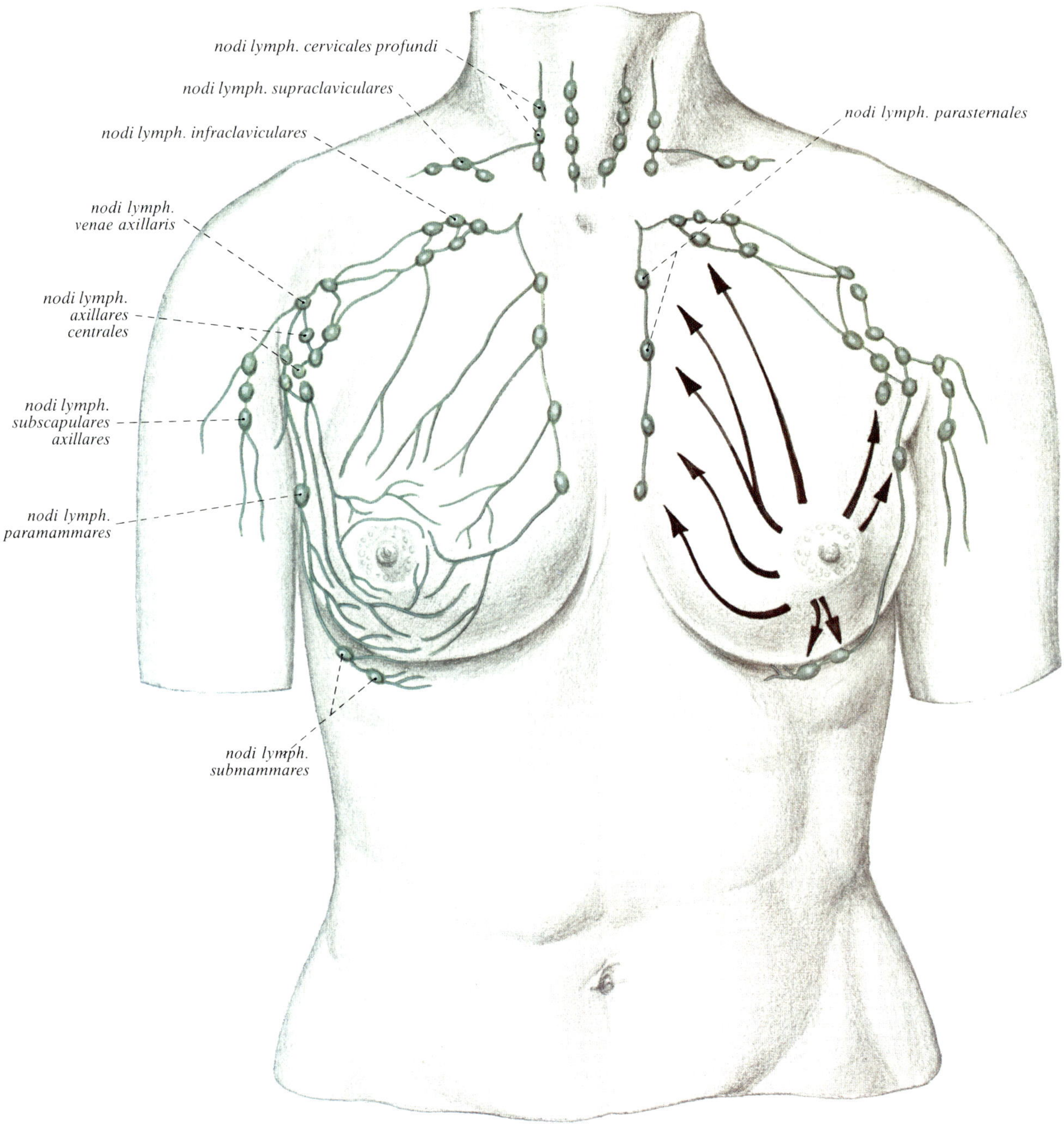

Abb. 17. Abflußwege der Lymphe der weiblichen Brust; Lage der regionalen Lymphknoten und deren Verbindungen (nach Bäsler, 1978). (Aus Benninghoff/Goerttler: Lehrbuch der Anatomie des Menschen, Bd. 2, 12. Aufl. [Hgg. H. Ferner und J. Staubesand]. Urban & Schwarzenberg, München–Wien–Baltimore 1979.)

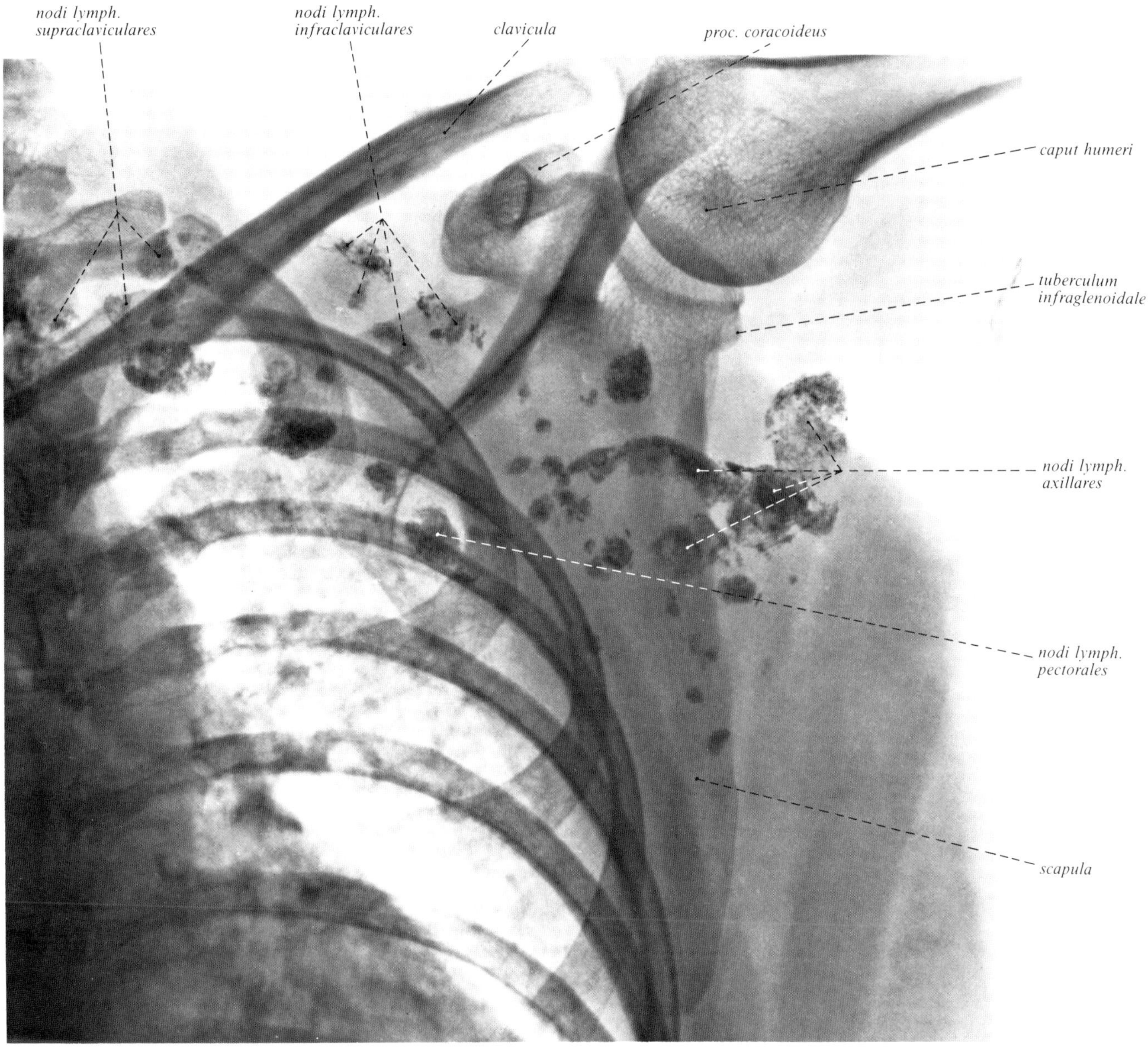

Abb. 18. Lymphadenogramm pektoraler und axillärer Lymphknoten (Speicherphase). (Aus L. WICKE, Atlas der Röntgenanatomie, 2. Aufl. Urban & Schwarzenberg, München–Wien–Baltimore 1980.)

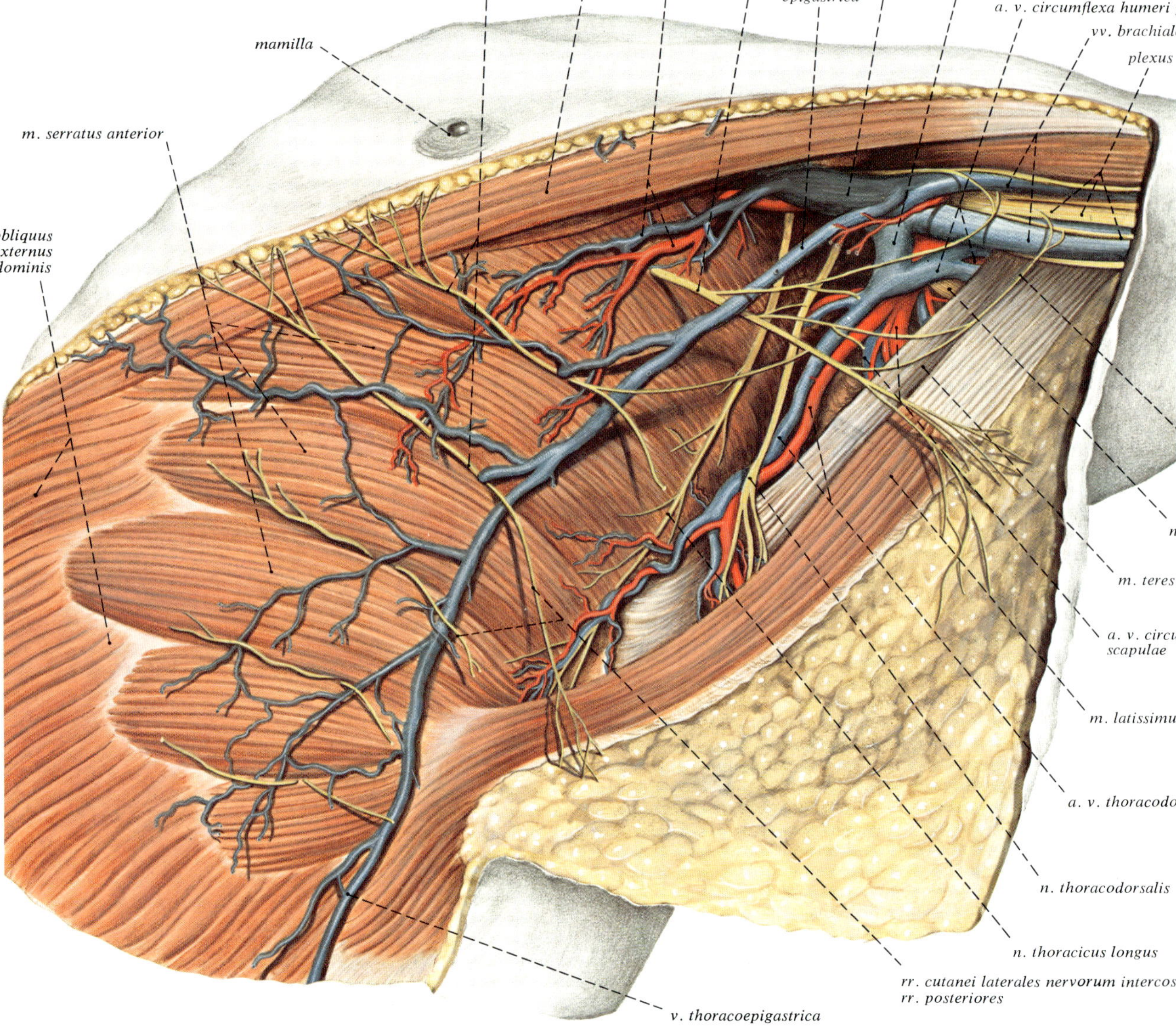

Abb. 19. Oberflächliche Schicht der Nerven und Gefäße der linken Achselhöhle und der linken seitlichen Brustwand. Haut und Fett vom lateralen Rand des m. pectoralis major an zurückgelegt, oberflächliche Faszie entfernt.

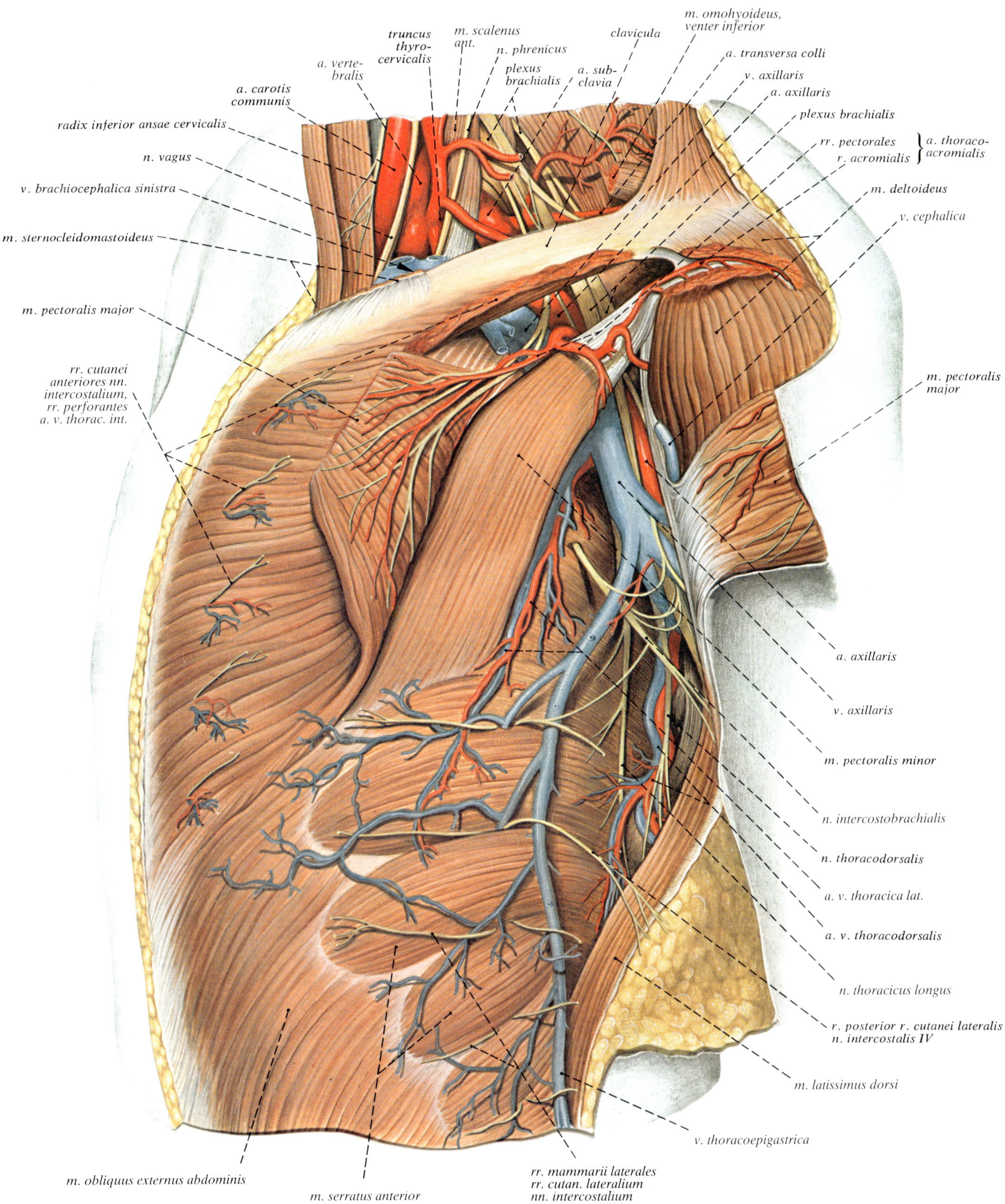

Abb. 20. Tiefere Schicht der Nerven und Gefäße der linken Achselhöhle und der linken seitlichen Brustwand. M. pectoralis major durchgeschnitten.

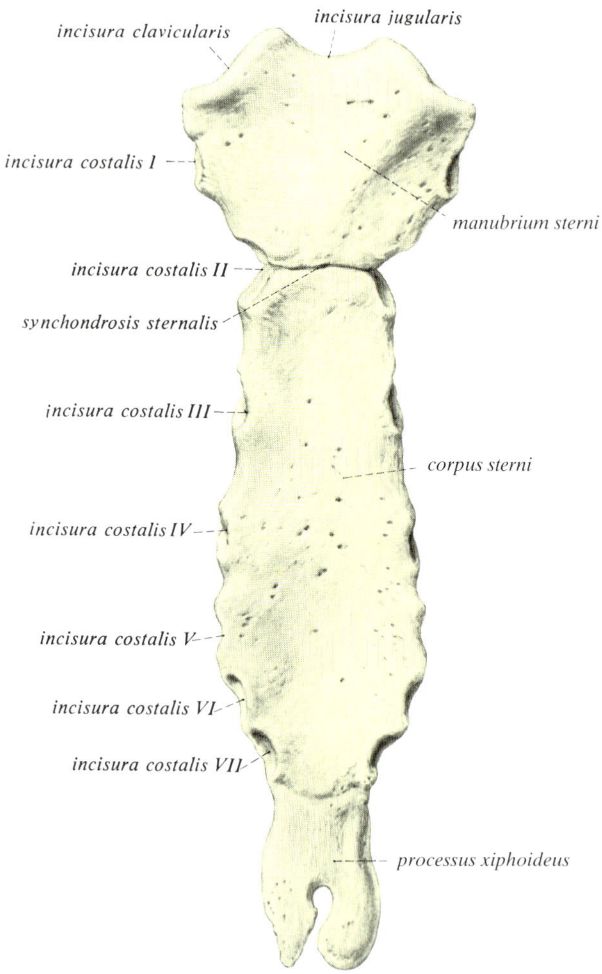

Abb. 21. Brustbein, sternum, eines Erwachsenen. Ventralansicht.

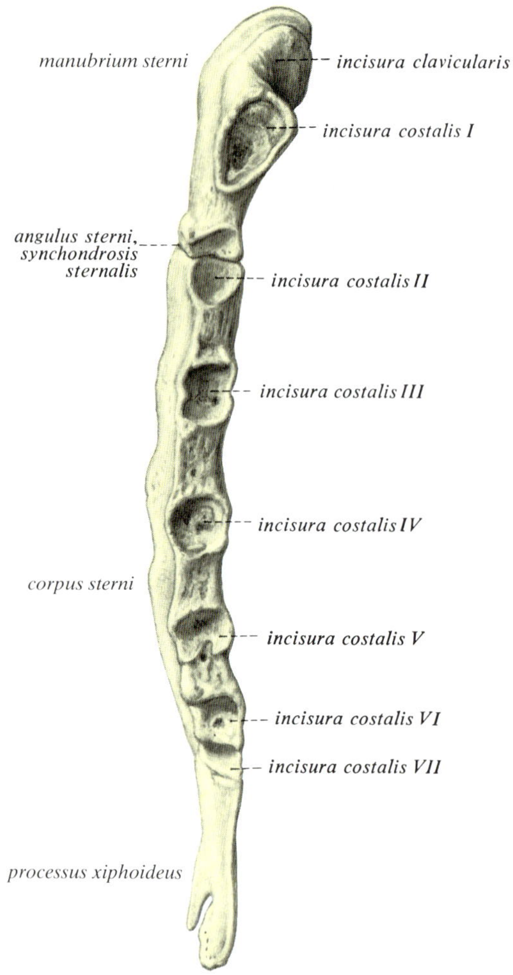

Abb. 22. Brustbein, sternum, eines Erwachsenen. Lateralansicht.

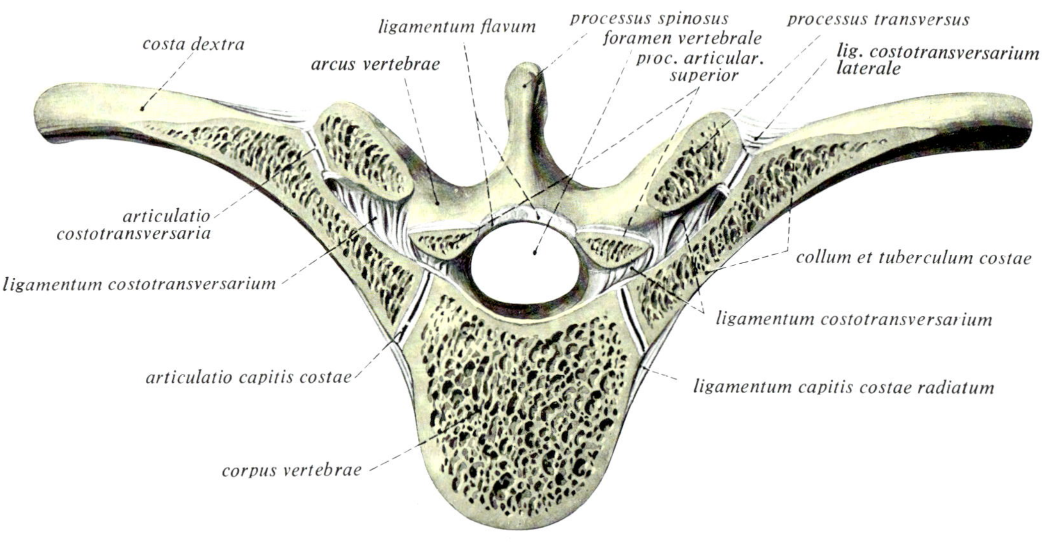

Abb. 23. Horizontalschnitt eines Brustwirbels mit Rippengelenken, articulationes costarum.

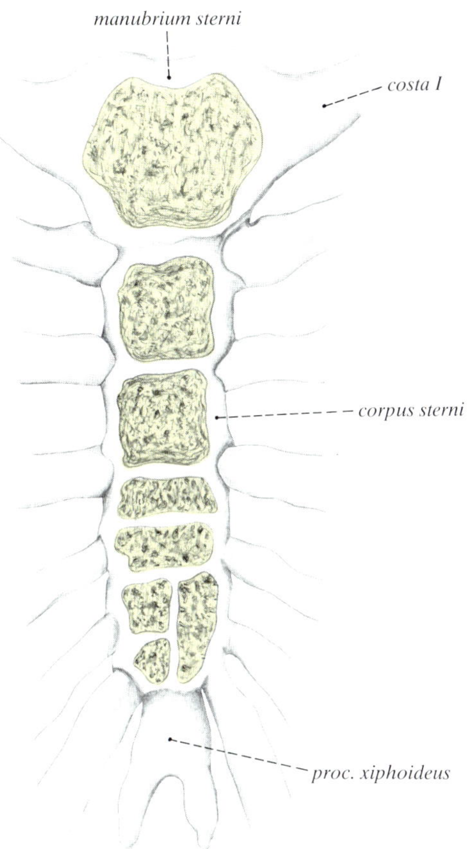

△
Abb. 24. Brustbein, sternum, eines 11jährigen Knaben. Beachte Verschmelzungen der Knochenkerne zu größeren Knochenplatten und Synchondrosen zwischen sternum und 1., 6. sowie 7. Rippe.

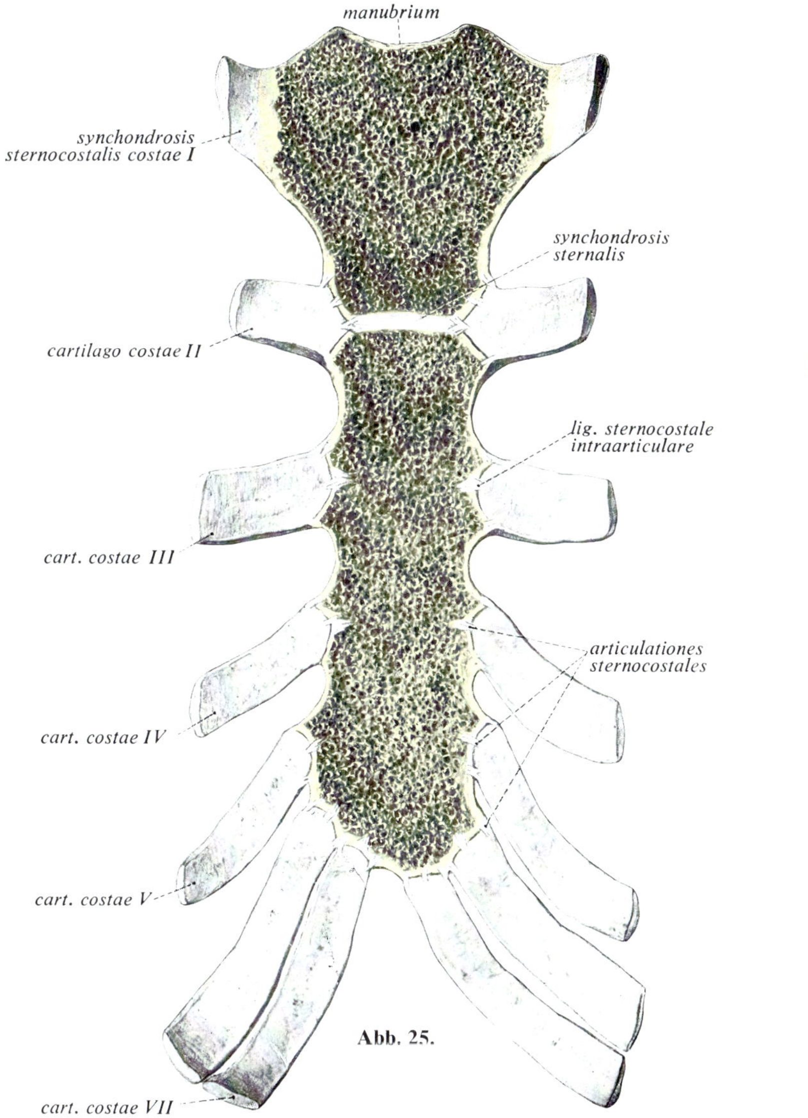

Abb. 25.

Abb. 25. Brustbein mit Rippenknorpeln, articulationes sternocostales, der Länge nach in frontaler Richtung durchgesägt.

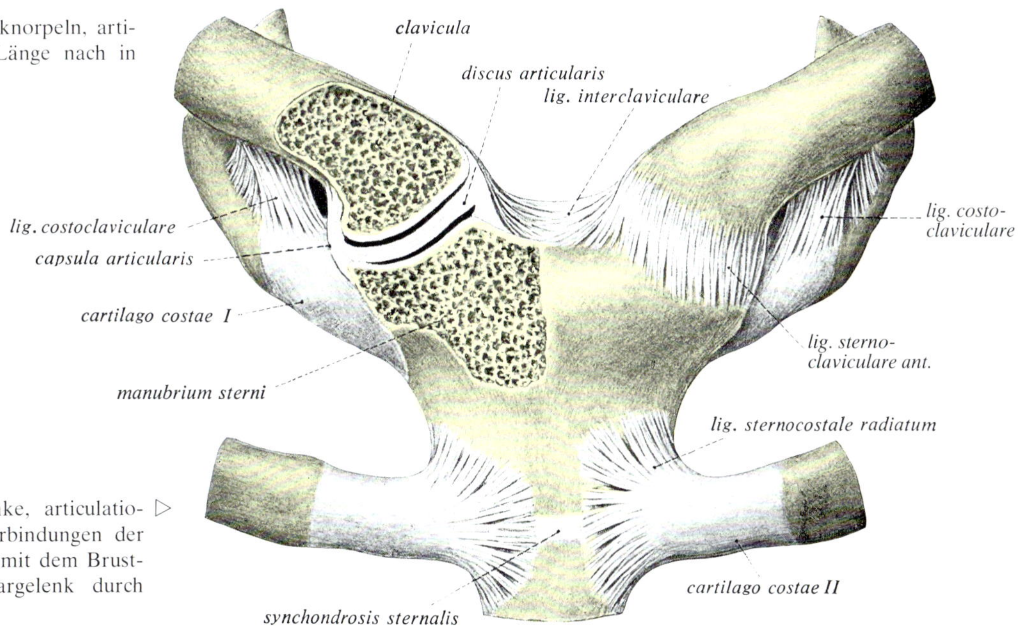

Abb. 26. Sternoklavikulargelenke, articulationes sternoclaviculares und Verbindungen der Knorpel der kranialen Rippen mit dem Brustbein. Rechtes Sternoklavikulargelenk durch frontalen Sägeschnitt eröffnet. ▷

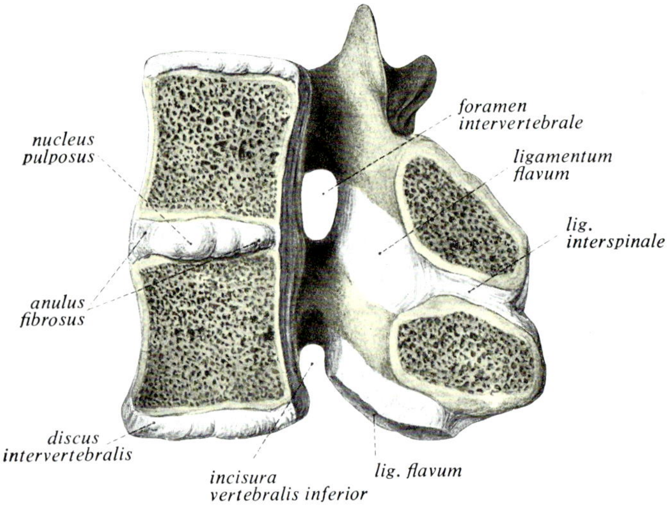

Abb. 27. Zwei Brustwirbel, in der Medianebene durchgeschnitten, mit ihren Bändern.

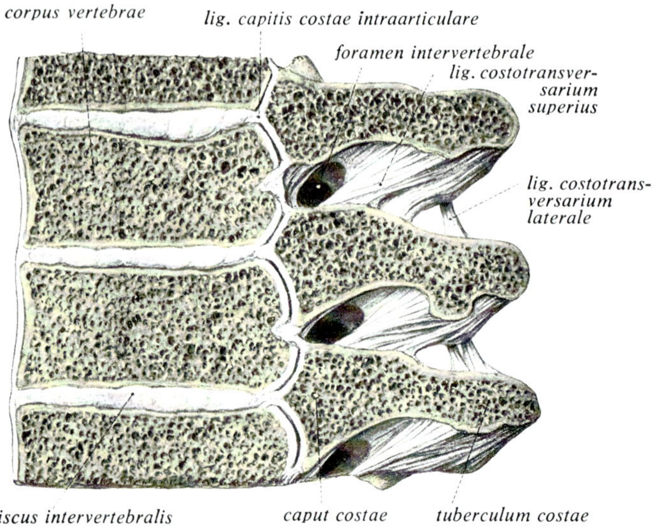

Abb. 28. Sägeschnitt durch die Wirbelkörper, die articulationes costovertebrales und die vertebralen Enden der Rippen. Der Schnitt ist im Winkel von 45° zur Medianebene geführt. Die crista capitis costae ist durch ein ligamentum intraarticulare mit dem discus intervertebralis verhaftet. Die Rippe gehört zu dem jeweils darunterliegenden Wirbel.

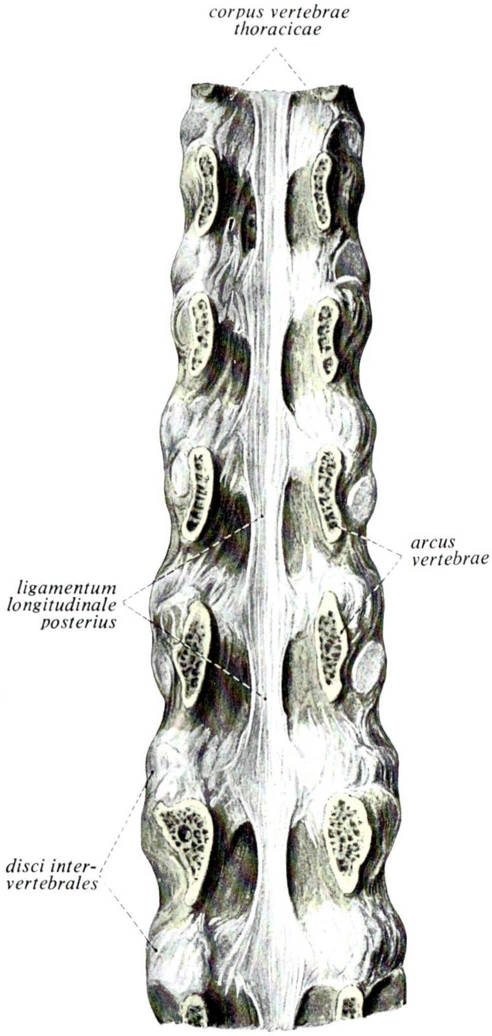

Abb. 29. Ligamentum longitudinale posterius und disci intervertebrales. Kaudaler Bereich der Brustwirbelsäule. Wirbelkanal durch Abtragung der Wirbelbögen von dorsal eröffnet.

Beachte: Die Köpfchen der Rippen artikulieren mit ihrem zugehörigen Wirbel am oberen Rand des Wirbelkörpers in der fovea costalis superior, an der Zwischenwirbelscheibe mit der crista capitis costae und am unteren Rand des nächst höheren Wirbelkörpers in der fovea costalis inferior. Nur der 11. und 12. Brustwirbel haben eine ganze fovea costalis auf der oberen seitlichen Fläche des Wirbelkörpers. Die Besonderheit des 1. Brustwirbels besteht u. a. darin, daß er neben einer ganzen fovea costalis für die 1. Rippe eine fovea costalis inferior für die 2. Rippe besitzt.

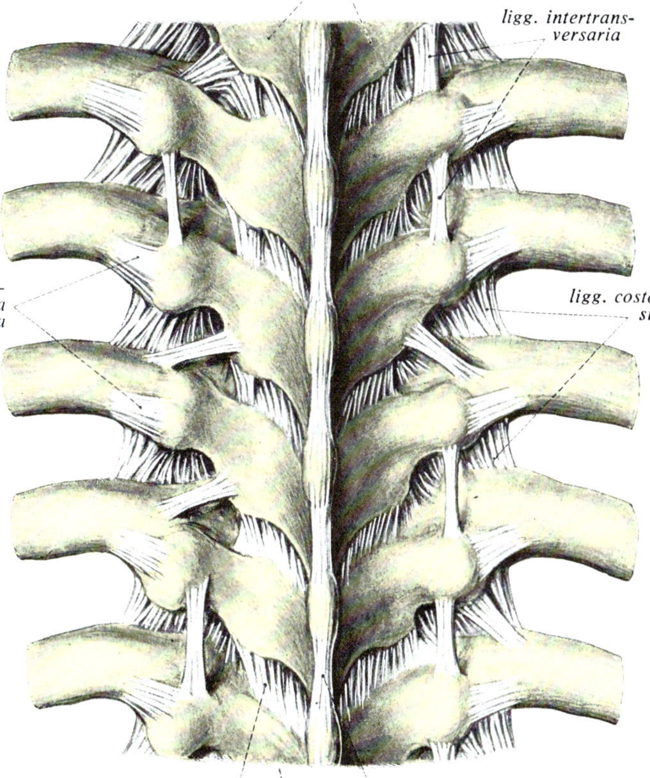

Abb. 30. Bandpräparat der mittleren und kaudalen Brustwirbel und Rippen, articulationes vertebrarum, Dorsalansicht.

Beachte: Die 2.–9. Brustwirbel besitzen jederseits drei Gelenkflächen für Rippen: je eine obere (halbe) am Körper für die zugehörige Rippe, je eine untere (halbe) am Körper für die folgende Rippe und je eine am Querfortsatz für die zugehörige Rippe.

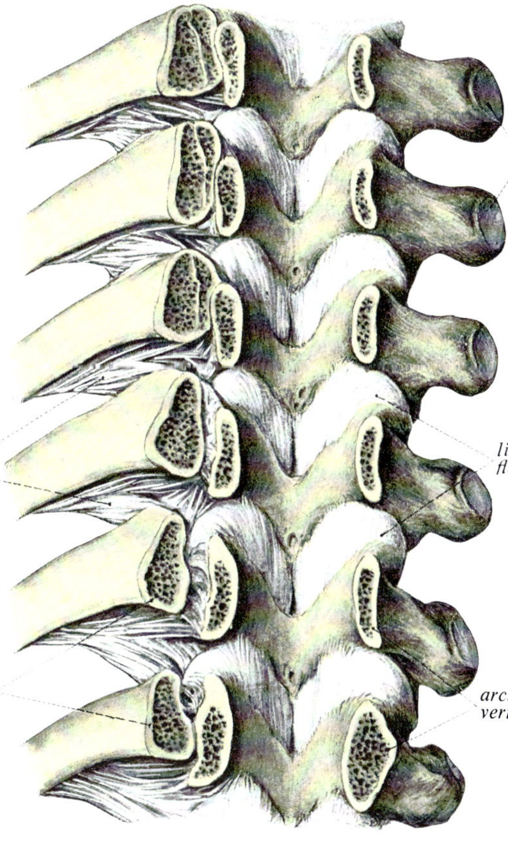

Abb. 31. Ligamenta flava der Brustwirbel. Ansicht vom Innern des canalis vertebralis aus; die Wirbelkörper sind durch Sägeschnitte im Bereich der Bogenwurzeln abgetrennt. Links sind die Rippen aus den Gelenken entfernt, rechts im natürlichen Zusammenhang.

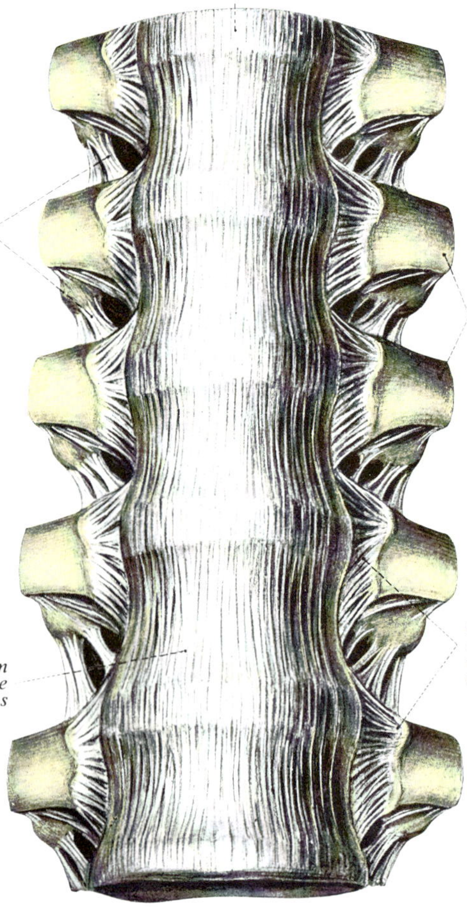

Abb. 32. Bandpräparat des kaudalen Abschnittes der Brustwirbelsäule mit den vertebralen Enden der Rippen. Ventralansicht.

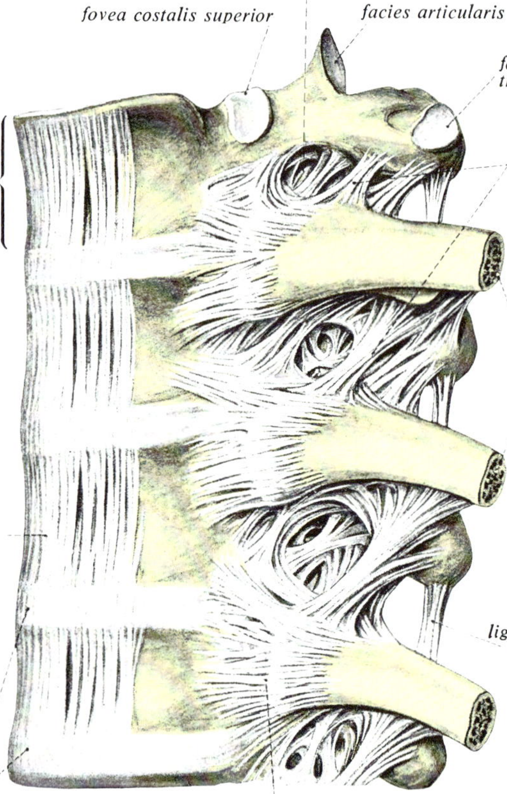

Abb. 33. Bandpräparat der mittleren und kaudalen Brustwirbel und der Rippen, Ansicht von der linken Seite. Die am weitesten kranial gelegene, zugehörige Rippe ist aus ihren Gelenken entfernt.

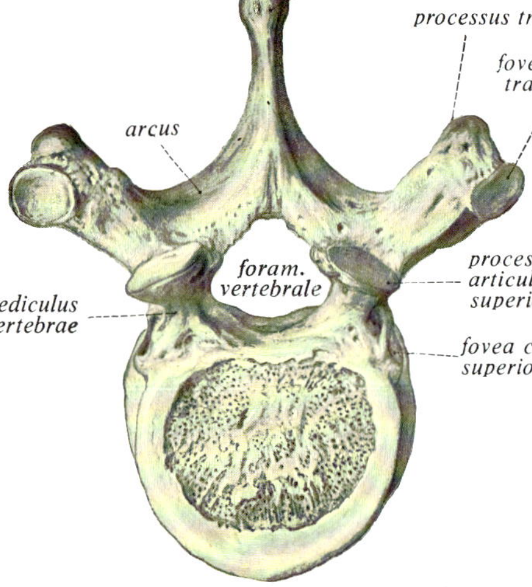

Abb. 34. 6. Brustwirbel, vertebra thoracica. Ansicht von oben.

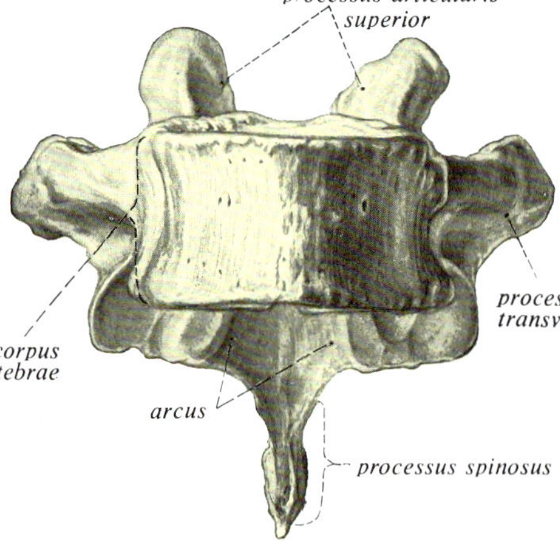

Abb. 35. 10. Brustwirbel, vertebra thoracica. Ansicht von vorn.

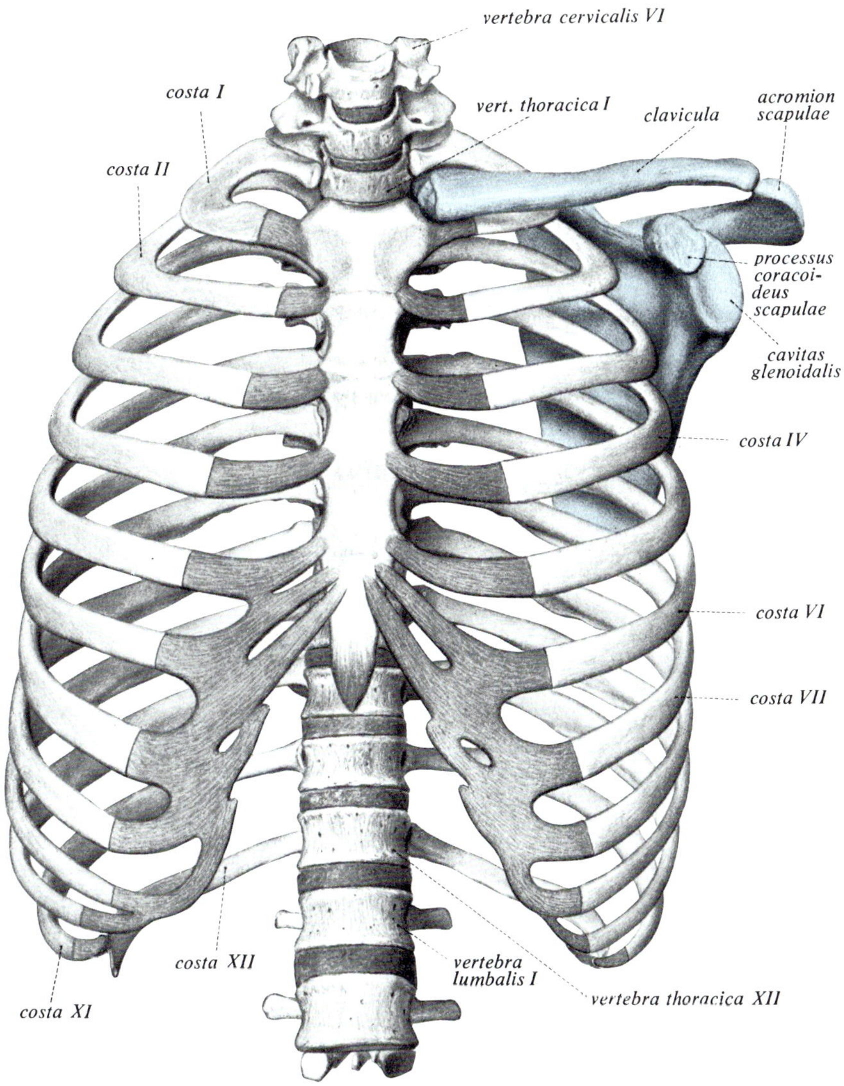

Abb. 36. Brustkorb, thorax, (leichte Inspirationsstellung) mit linkem Schultergürtel (blau). Ventralansicht.

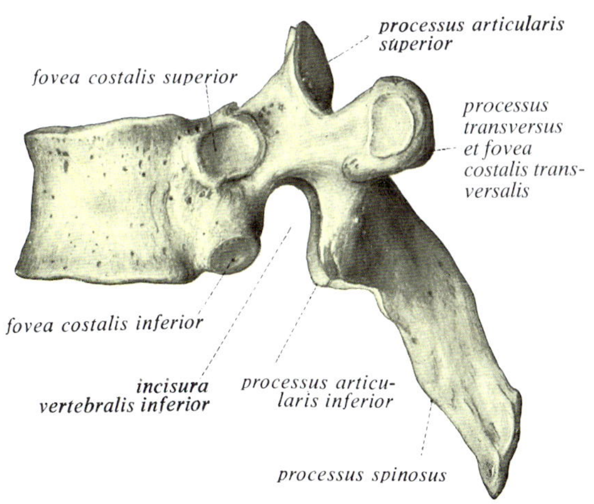

Abb. 37. 6. Brustwirbel, vertebra thoracica. Ansicht von links.

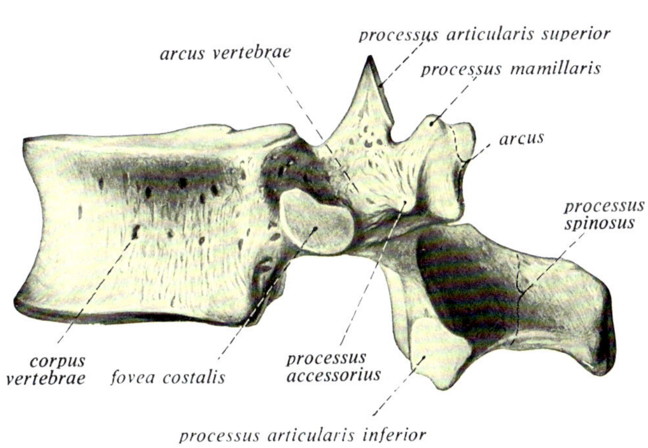

Abb. 38. 12. Brustwirbel, vertebra thoracica. Ansicht von links.

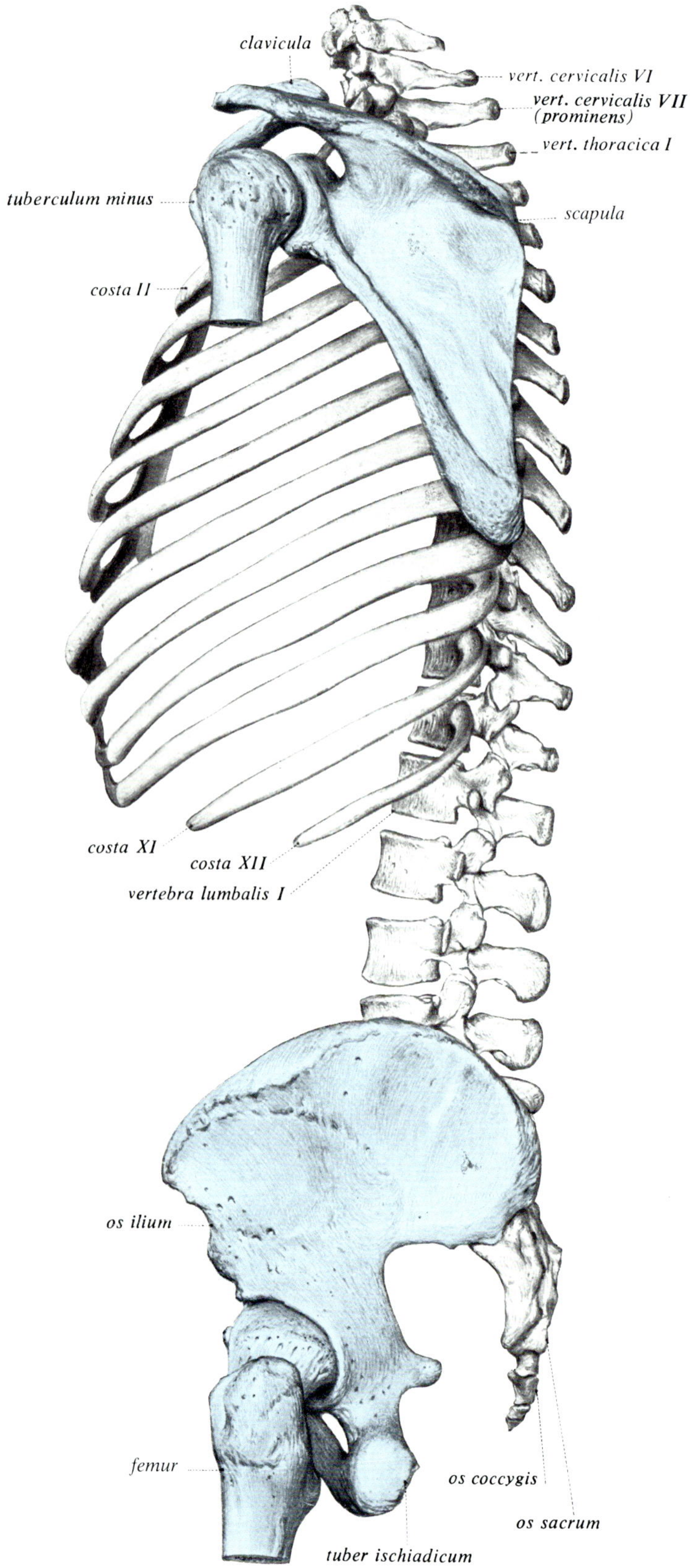

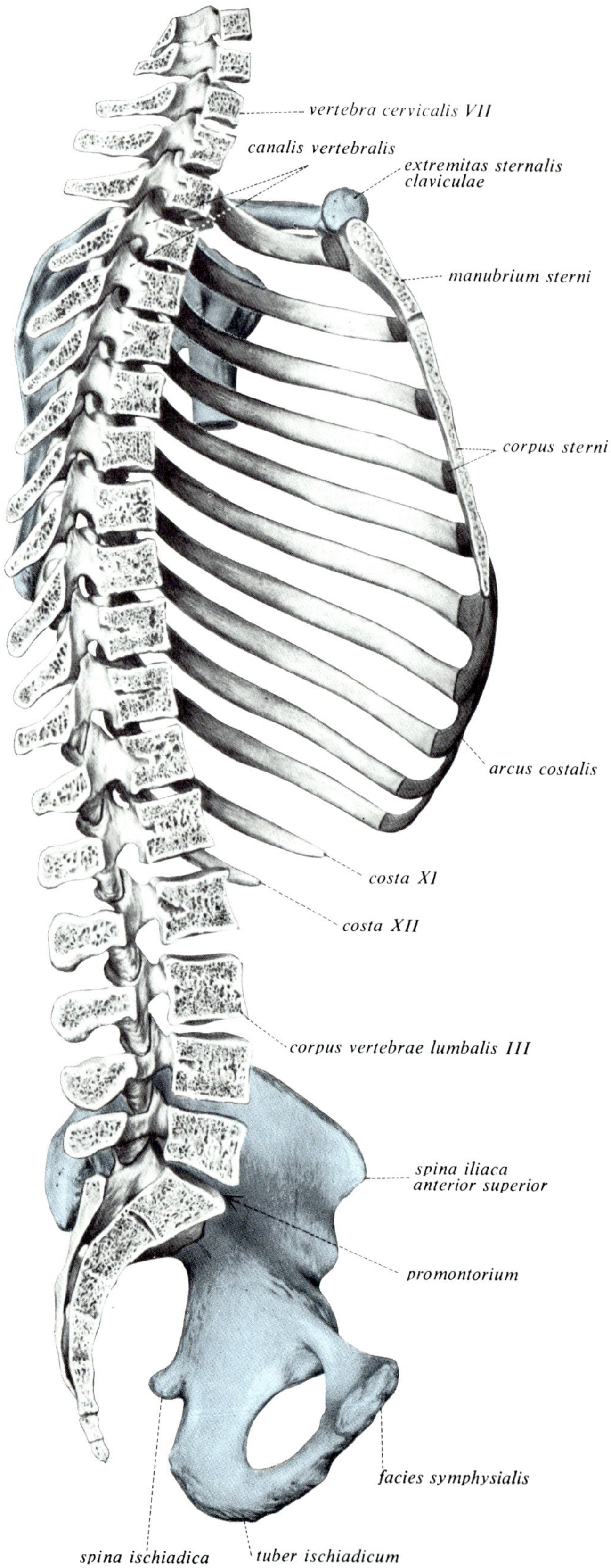

Abb. 39. Ansicht des median halbierten Rumpfskeletts mit Schulter- und Beckengürtel (linke Hälfte) von lateral. Schultergürtelknochen, os coxae und proximales Femurstück blau.

Abb. 40. Ansicht des median halbierten Rumpfskeletts mit Schulter- und Beckengürtel (linke Hälfte) von median. Schultergürtelknochen und os coxae blau.

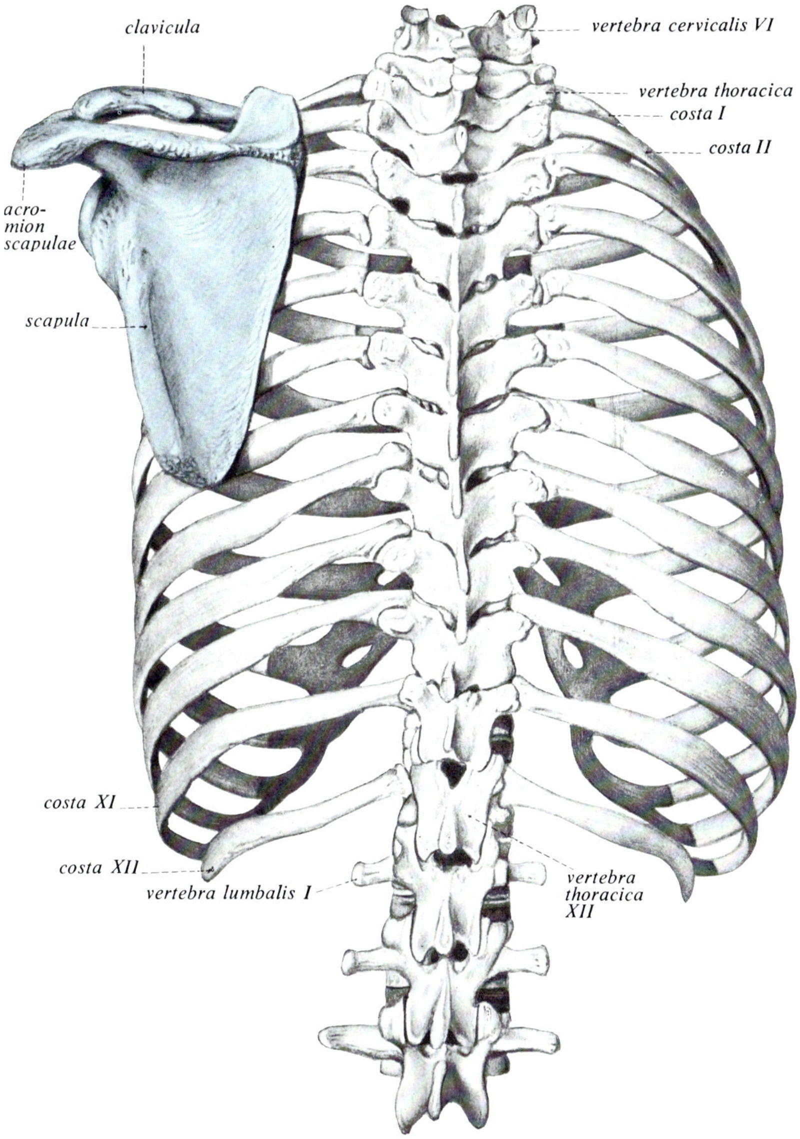

Abb. 41. Brustkorb, thorax, (leichte Inspirationsstellung) mit linkem Schultergürtel (blau). Dorsalansicht.

Beachte: Der Ansatz der 2. Rippe entspricht dem angulus sterni, d. h. der Verbindungsstelle (synchondrosis) von manubrium und corpus sterni. Dieser Querwulst am sternum ist meist unter der Haut tastbar und gestattet es, die seitlich davon gelegene 2. Rippe beim Lebenden zu bestimmen.

Beachte: Die obere Thoraxapertur, apertura thoracis superior, wird vom 1. Brustwirbel der 1. Rippe und dem manubrium sterni mit seiner incisura jugularis begrenzt. Die untere Thoraxapertur, apertura thoracis inferior, ist vom 12. Brustwirbel, der 12. Rippe und dem knorpeligen Rippenbogen, arcus costalis, umrandet.

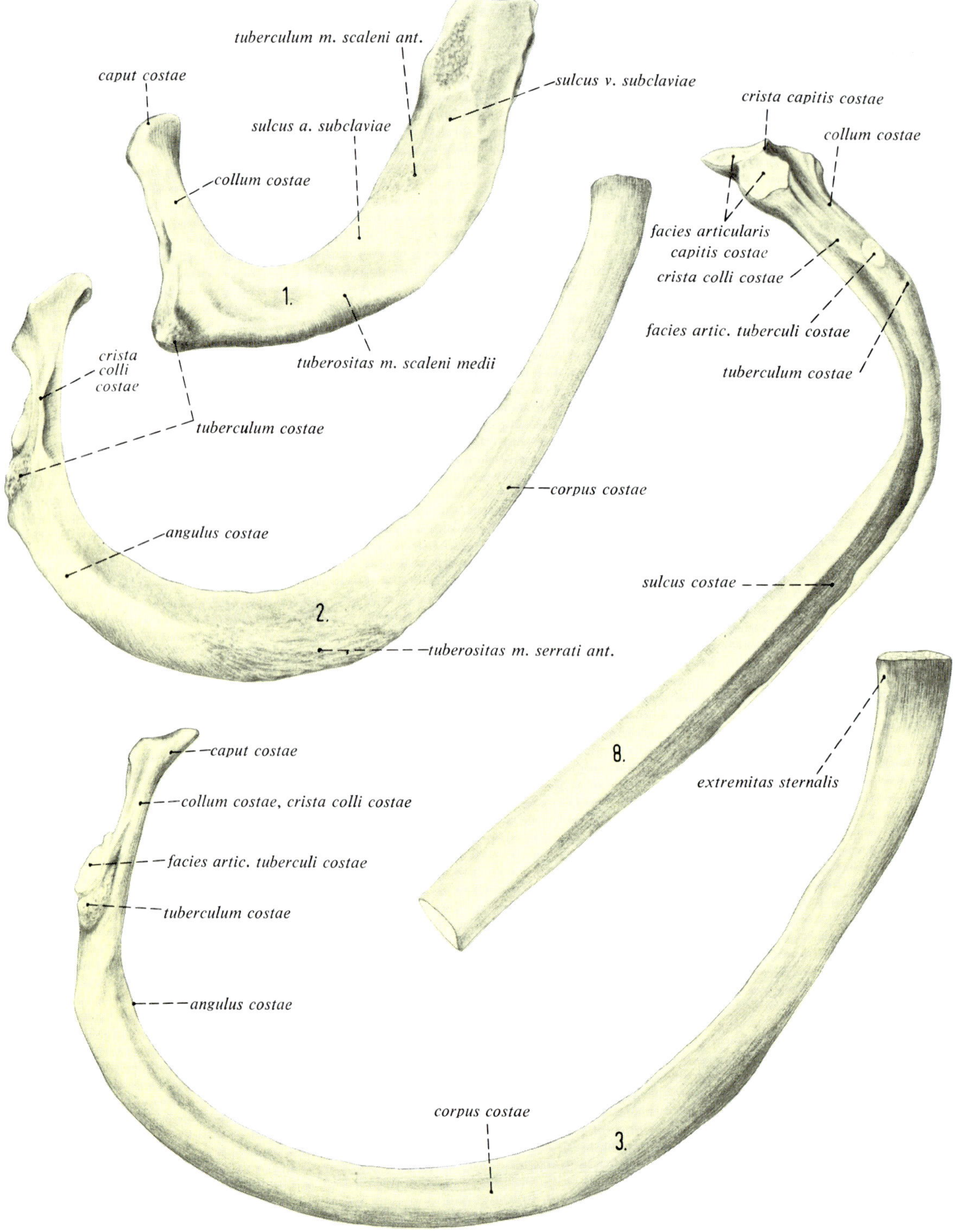

Abb. 42. 1., 2., 3. und 8. Rippe der rechten Thoraxseite von oben ohne Rippenknorpel, cartilagines costales. Die gekürzte 8. Rippe von der Unterseite her gesehen.

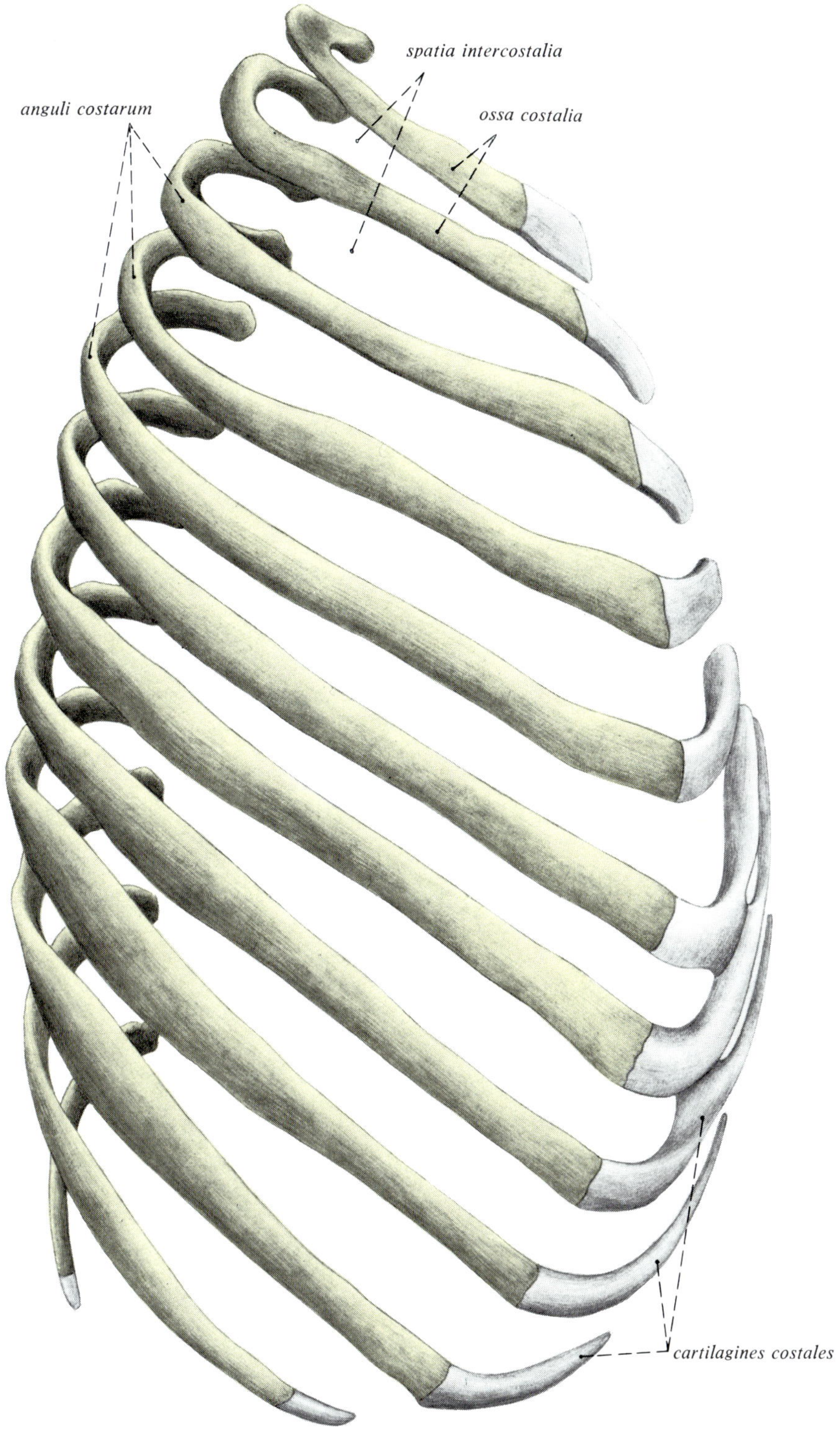

Abb. 43. Die Rippen der rechten Thoraxseite in ihren natürlichen Abständen.

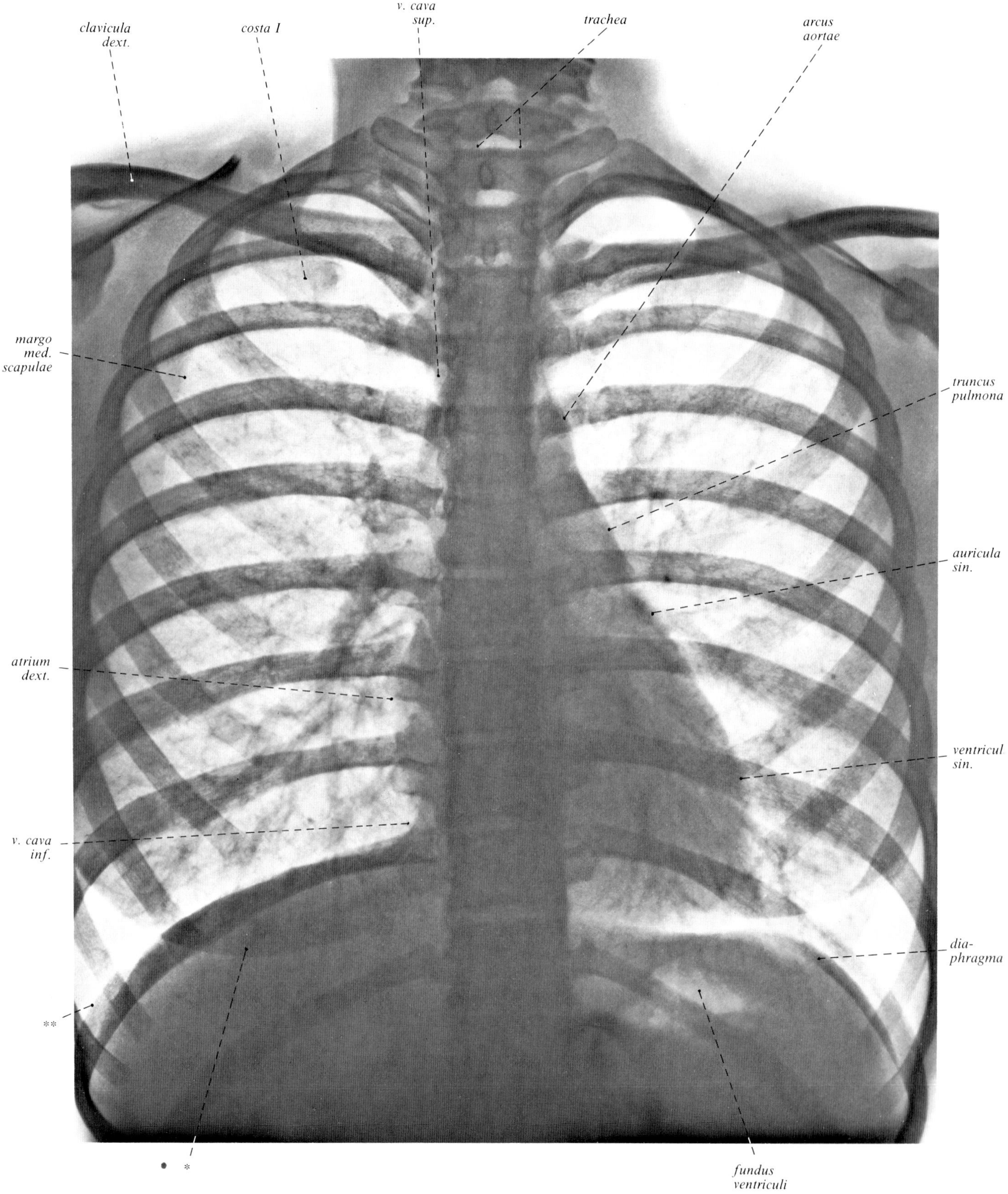

Abb. 44. Röntgenbild des thorax im sagittalen Strahlengang. (Aus L. WICKE, Atlas der Röntgenanatomie, 2. Aufl. Urban & Schwarzenberg, München–Wien–Baltimore 1980.) * Mammaschatten. ** recessus costodiaphragmaticus

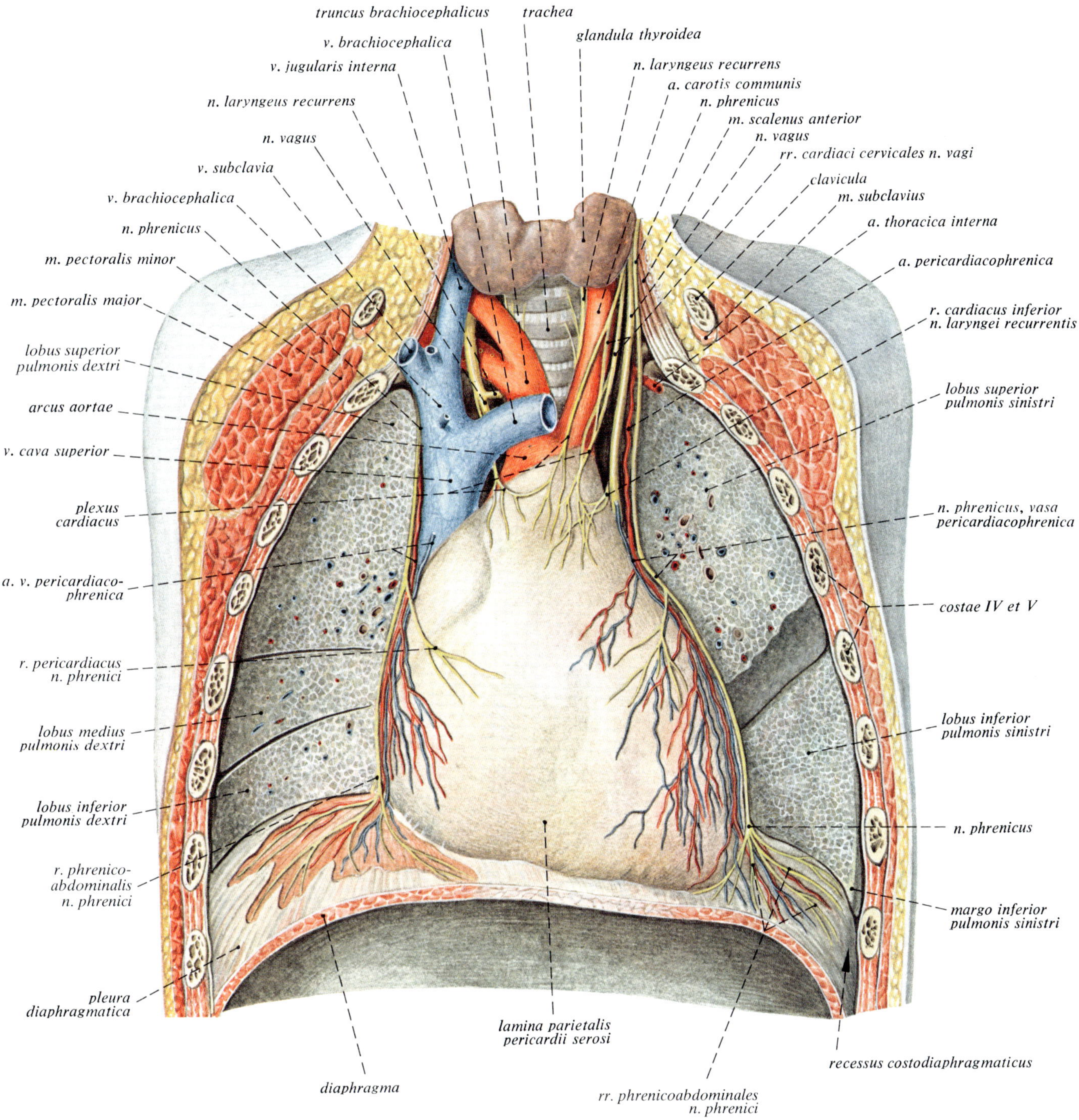

Abb. 45. Brusteingeweide eines Erwachsenen von ventral nach Entfernung der vorderen Thoraxwand. Die rechte Lunge ist bis zur Schnittebene vollständig, die linke teilweise noch weiter abgetragen. Die pleura mediastinalis ist vom Herzbeutel abgelöst, um die nn. phrenici sowie die a. et v. pericardiacophrenica darzustellen; thymus vollständig entfernt.

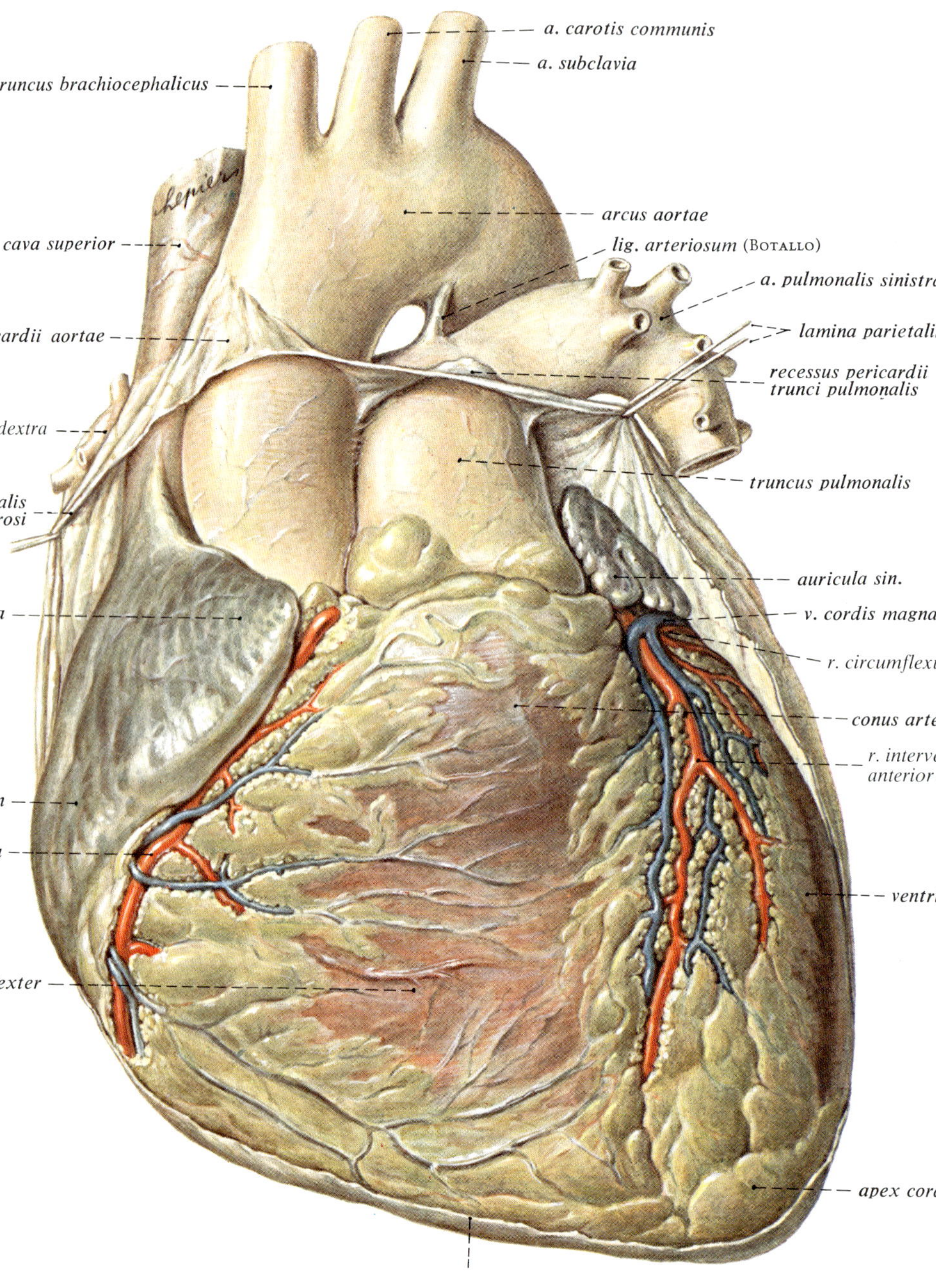

Abb. 46. Ansicht des Herzens und der großen Gefäßstämme von ventral. Herzbeutel eröffnet und parietales Blatt, lamina parietalis pericardii serosi, weitgehend entfernt. Die größeren Äste der Kranzgefäße sind freigelegt. Beachte die Taschen des Perikards an den Umschlagstellen auf truncus pulmonalis und aorta.

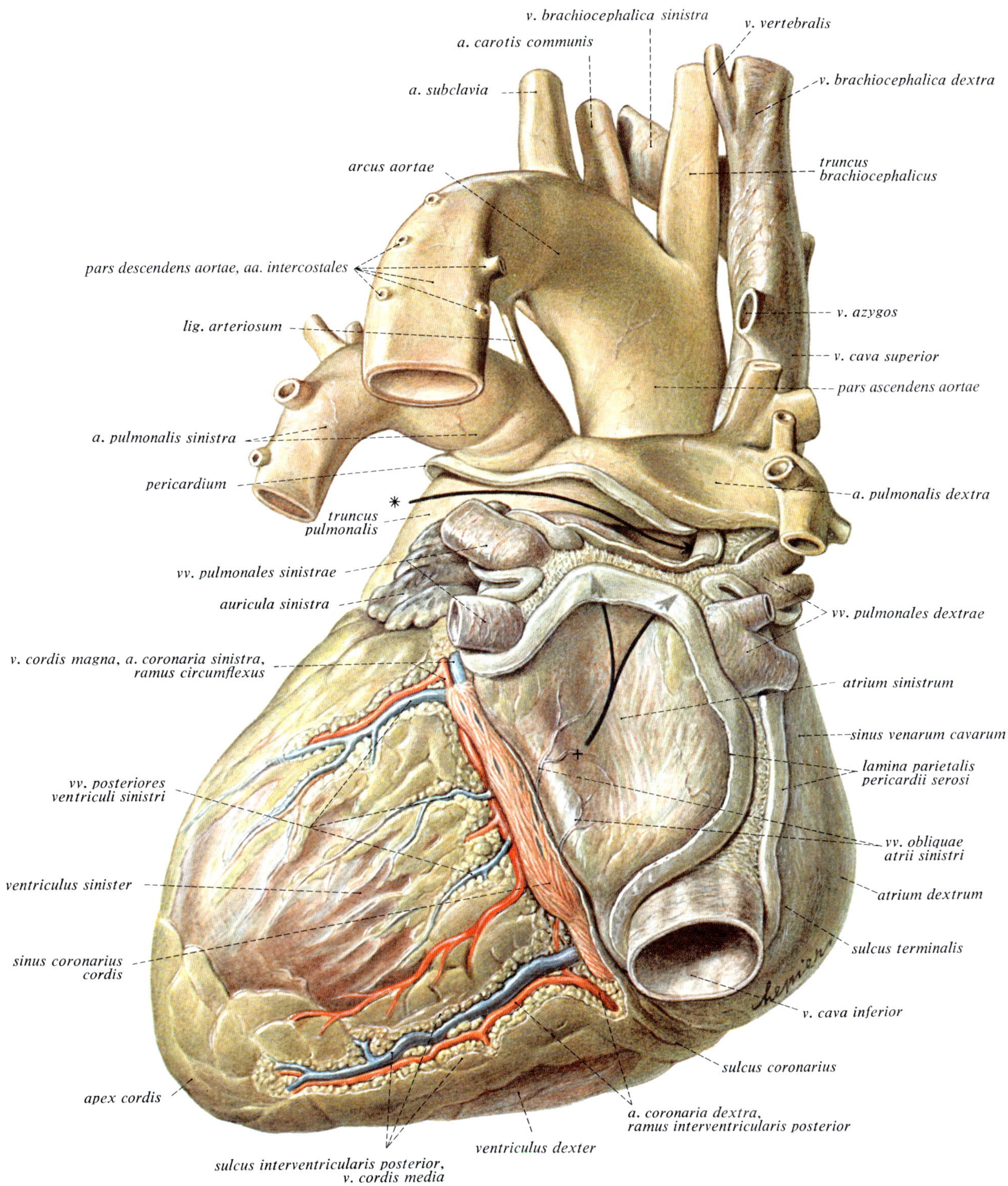

Abb. 47. Ansicht des Herzens und der großen Gefäßstämme von dorsal. Die größeren Äste der Kranzgefäße freigelegt.
* Pfeil zeigt in den sinus transversus pericardii.
\+ Doppelpfeil zeigt in den sinus obliquus pericardii.

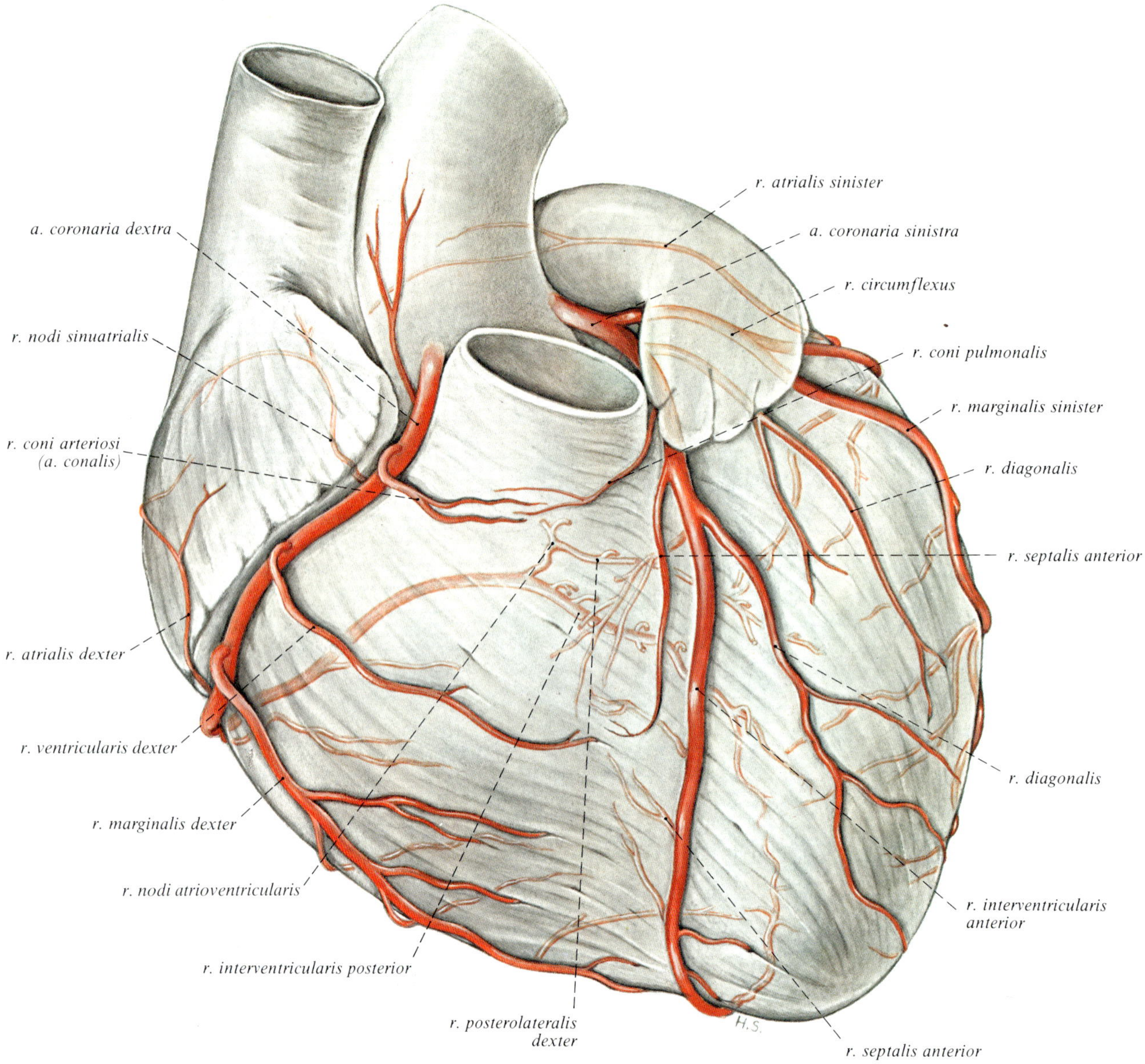

Abb. 48. Herzkranzarterien, aa. coronariae, nach einem Injektionspräparat. (Original FERNER)

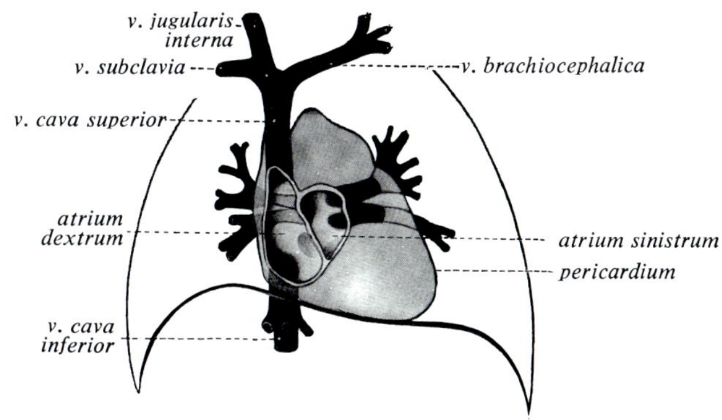

Abb. 49. Venenkreuz der herznahen Venen. Der Längsbalken des Venenkreuzes wird von der vena cava sup., dem Sinusteil des rechten Vorhofs und der vena cava inf. gebildet. Der Querbalken besteht aus den zwei rechten und zwei linken Lungenvenen und deren Mündungsgebiet im linken Vorhof (nach BENNINGHOFF).

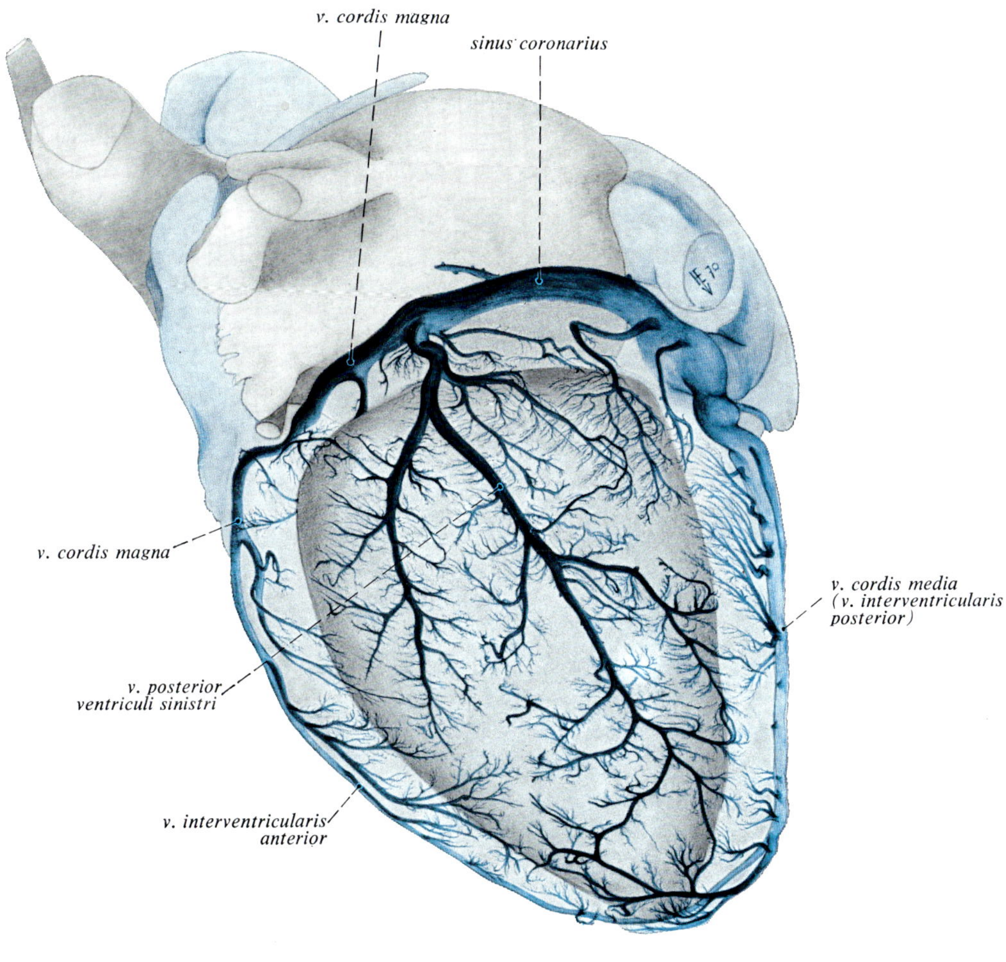

Abb. 50. Ansicht des Herzens von der linken Seite. Darstellung der in den sinus coronarius einmündenden Venen der Herzwand. Beachte die venovenösen Anastomosen im Bereich der Herzspitze. Binnenraum des linken Ventrikels grau dargestellt.

Für Diagnose und Therapie der Koronargefäßerkrankungen hat die Koronarangiographie fortschreitend größere Bedeutung gewonnen. Mit ihrer Hilfe werden der individuelle Versorgungstyp (»ausgeglichener koronarer Versorgungstyp«: Abb. 51, »koronarer Linksversorgungstyp«: Abb. 52, »koronarer Rechtsversorgungstyp«: Abb. 53) ebenso erkannt wie Stenosen und Gefäßverschlüsse, deren genaue Kenntnis für einen evtl. erforderlichen koronarchirurgischen Eingriff von entscheidender Bedeutung ist. Aus den von M. Kaltenbach und F. Spahn (1975) übernommenen Schemata gehen die koronaren Hauptversorgungstypen hervor. M. Kaltenbach und F. Spahn: Koronarographische Nomenklatur und Typologie der Koronararterien des Menschen. Z. Kardiol. 64 (1975).

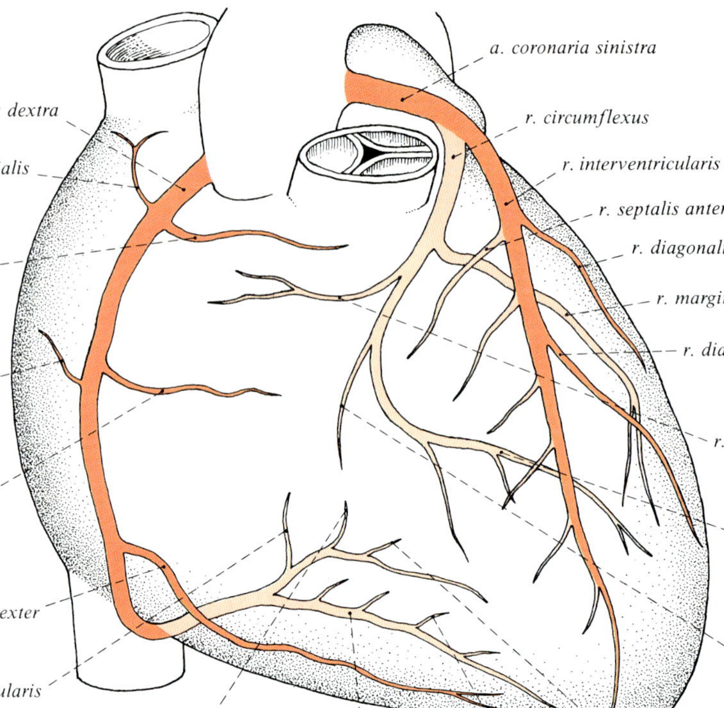

Abb. 51. Ausgeglichener koronarer Versorgungstyp. Die a. coronaria dextra gibt den r. interventricularis posterior ab, und die diaphragmale Hinterwand des linken Ventrikels wird vom r. posterolateralis dexter versorgt.

Abb. 52. Koronarer Linksversorgungstyp. Die a. coronaria sinistra versorgt allein den linken Ventrikel und das septum interventriculare. ▷ Der r. interventricularis posterior ist hier ein Ast der a. coronaria sinistra.

Abb. 53. Koronarer Rechtsversorgungstyp. Der r. posterolateralis dexter ist stark entwickelt, der r. circumflexus um so geringer. Die Hinterwand des linken Ventrikels wird überwiegend von rechts versorgt.

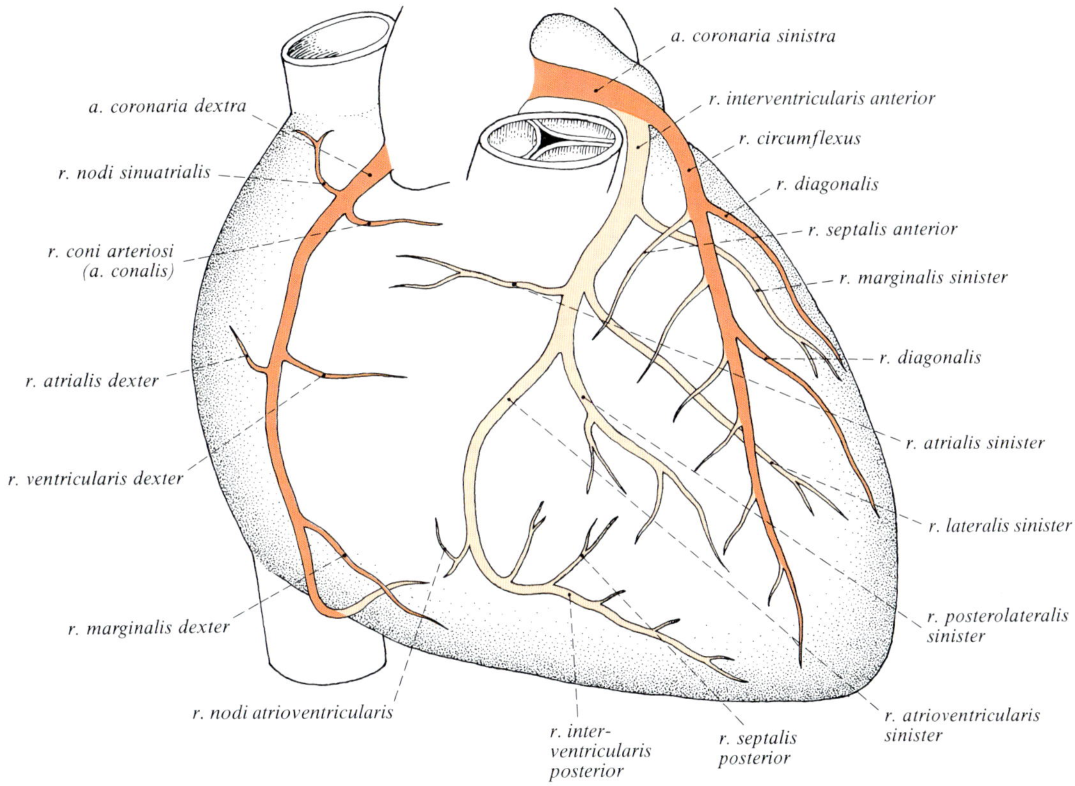
a. coronaria sinistra
r. interventricularis anterior
r. circumflexus
r. diagonalis
r. septalis anterior
r. marginalis sinister
r. diagonalis
r. atrialis sinister
r. lateralis sinister
r. posterolateralis sinister
r. atrioventricularis sinister
r. septalis posterior
r. inter-ventricularis posterior
r. nodi atrioventricularis
r. marginalis dexter
r. ventricularis dexter
r. atrialis dexter
r. coni arteriosi (a. conalis)
r. nodi sinuatrialis
a. coronaria dextra

Abb. 52.

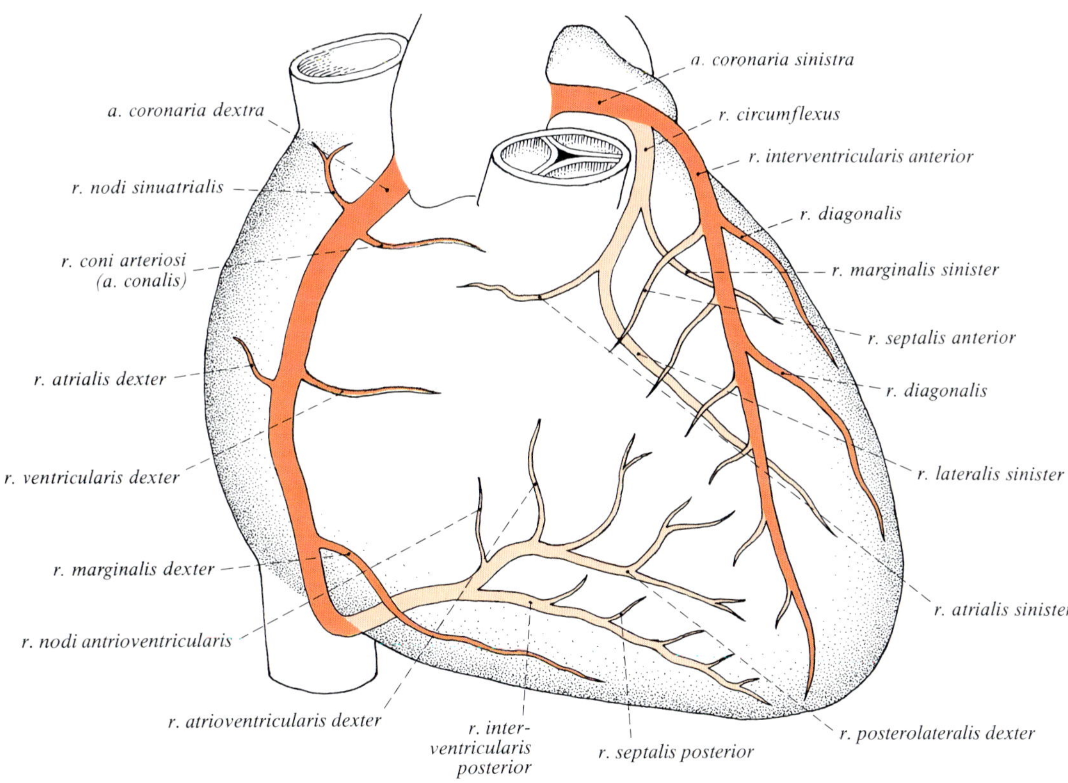
a. coronaria sinistra
r. circumflexus
r. interventricularis anterior
r. diagonalis
r. marginalis sinister
r. septalis anterior
r. diagonalis
r. lateralis sinister
r. atrialis sinister
r. posterolateralis dexter
r. septalis posterior
r. inter-ventricularis posterior
r. atrioventricularis dexter
r. nodi antrioventricularis
r. marginalis dexter
r. ventricularis dexter
r. atrialis dexter
r. coni arteriosi (a. conalis)
r. nodi sinuatrialis
a. coronaria dextra

Abb. 53.

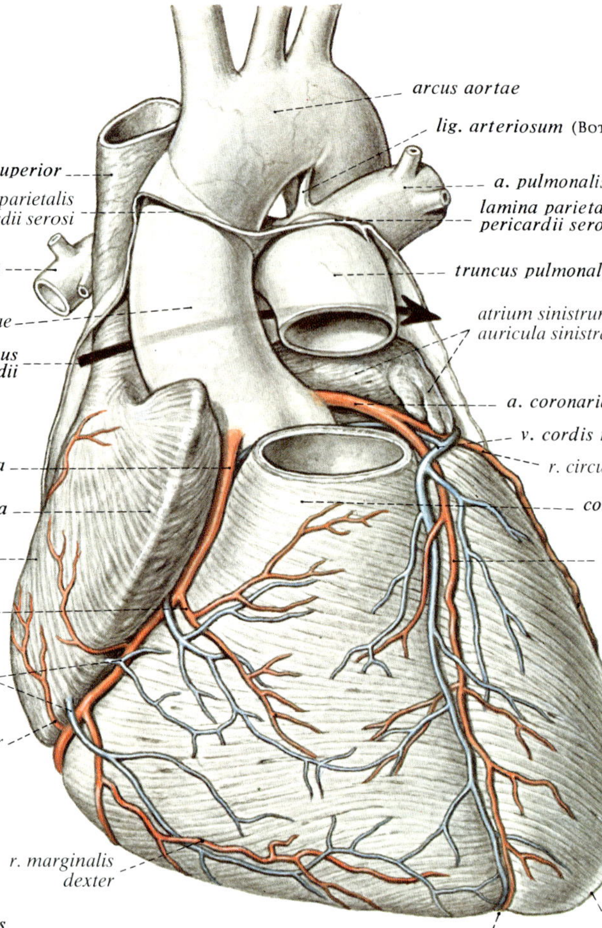

Abb. 54. Vorderfläche des Herzens und der großen Gefäßstämme. Ursprung und Hauptäste der Kranzgefäße, vasa coronaria. Pfeil im sinus transversus pericardii.

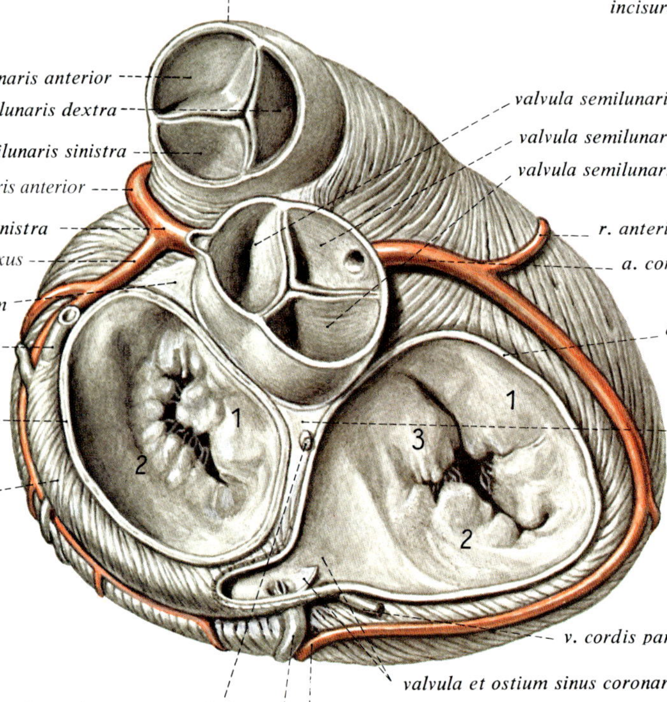

1–3 *valva atrioventricularis dextra (valva tricuspidalis)*
1 *cuspis anterior*
2 *cuspis posterior*
3 *cuspis septalis*

1–2 *valva atrioventricularis sinistra (valva mitralis) [valvula bicuspidalis]*
1 *cuspis anterior*
2 *cuspis posterior*

Abb. 55. Klappenapparat des Herzens in der Ansicht von oben nach Entfernung der Vorhöfe und Durchtrennung des truncus pulmonalis und der aorta. Ursprung, Verlauf und Hauptäste der Kranzgefäße. Mündung des sinus coronarius.

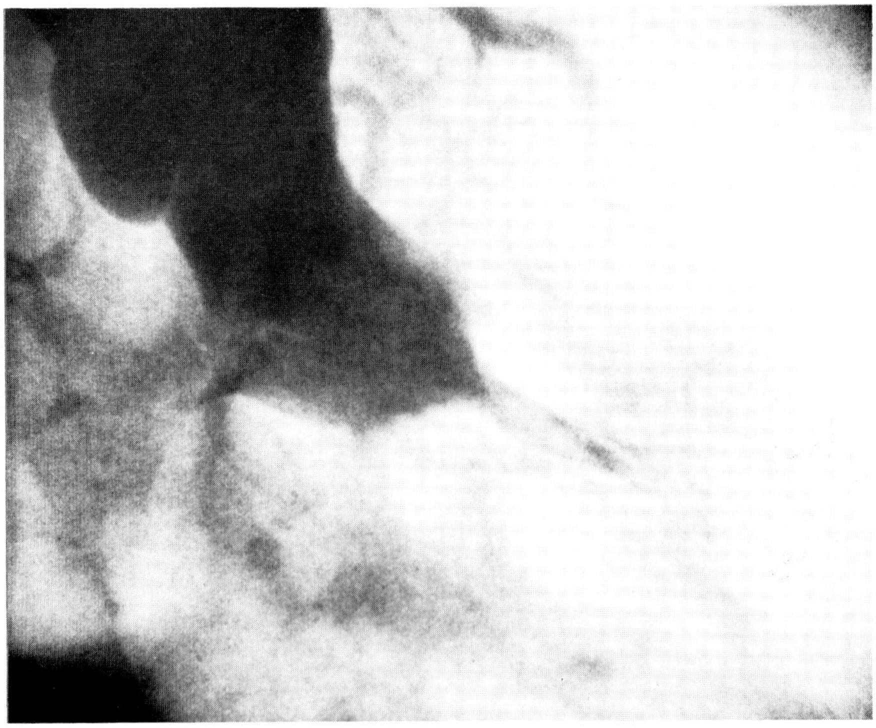

Abb. 56. Kontrastmitteldarstellung des linken Ventrikels in der systolischen Phase (Laevogramm). Original: Prof. Dr. H. Roskamm, Bad Krozingen.

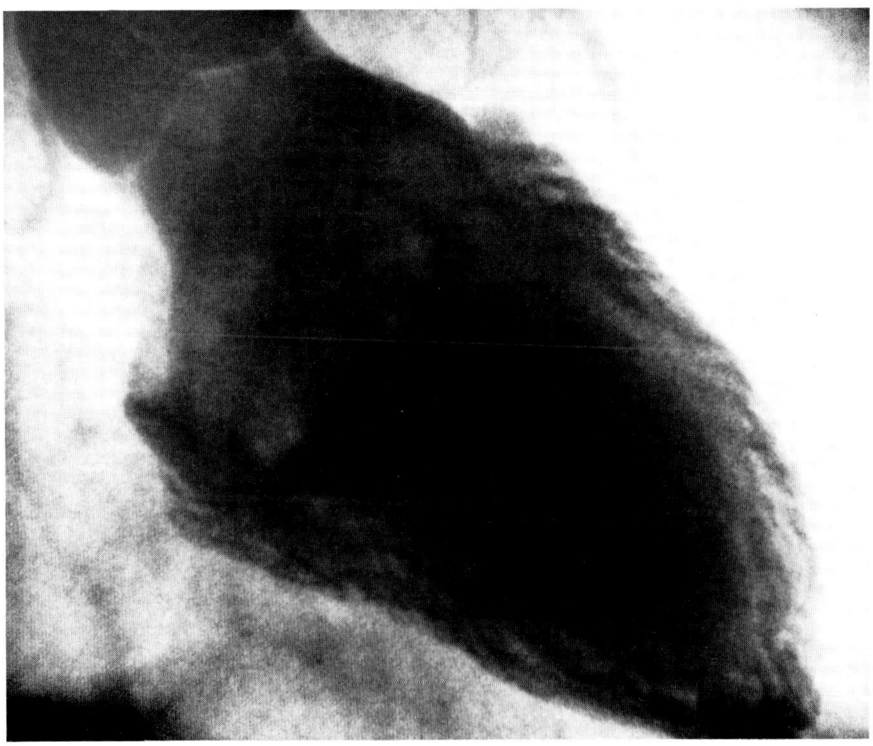

Abb. 57. Kontrastmitteldarstellung des linken Ventrikels in der diastolischen Phase (Laevogramm). Original: Prof. Dr. H. Roskamm, Bad Krozingen.

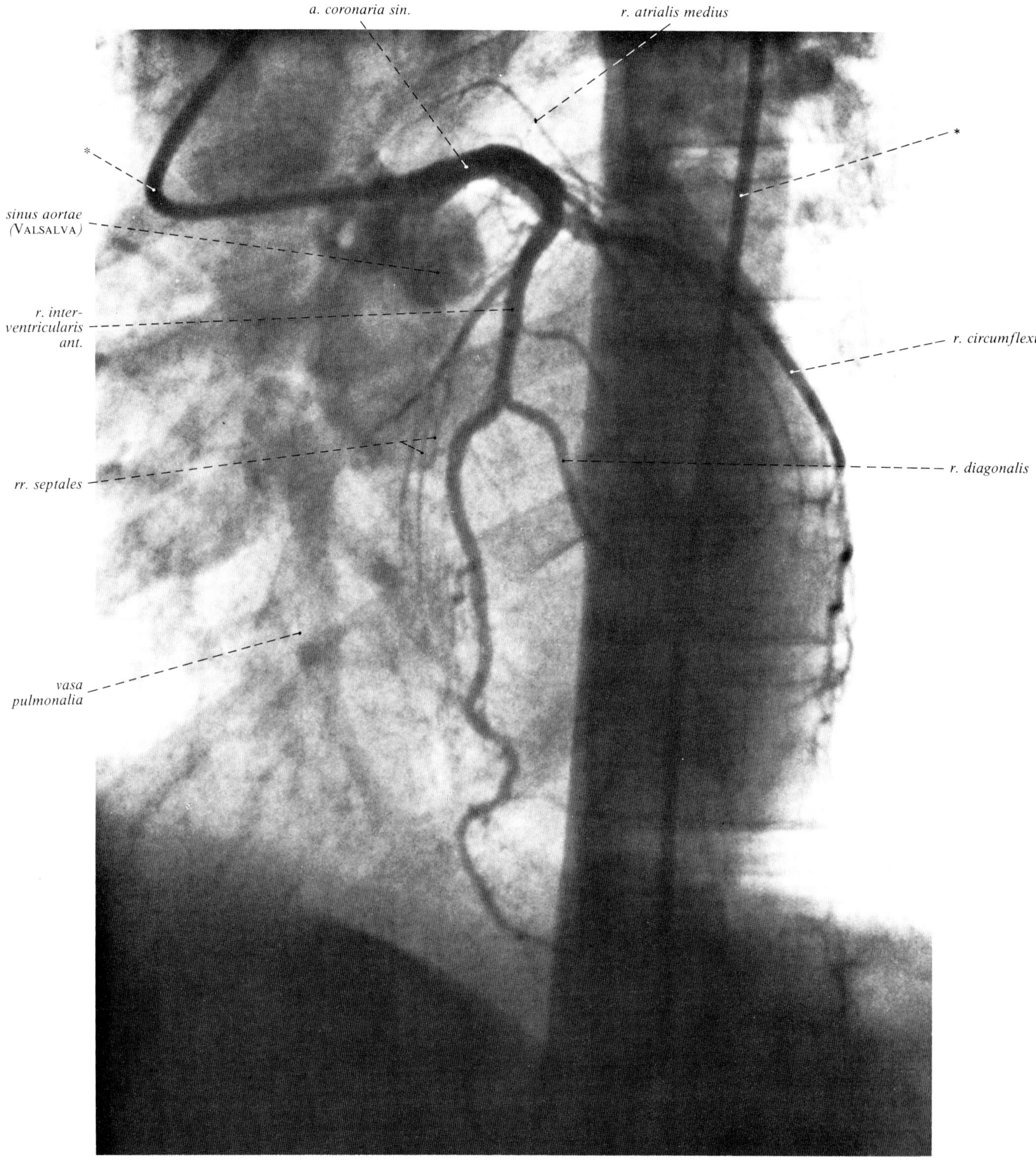

Abb. 58. Koronarangiographie links (2. Schrägdurchmesser). (Aus L. WICKE: Atlas der Röntgenanatomie, 2. Aufl. Urban & Schwarzenberg, München–Wien–Baltimore 1980.) * = Katheter

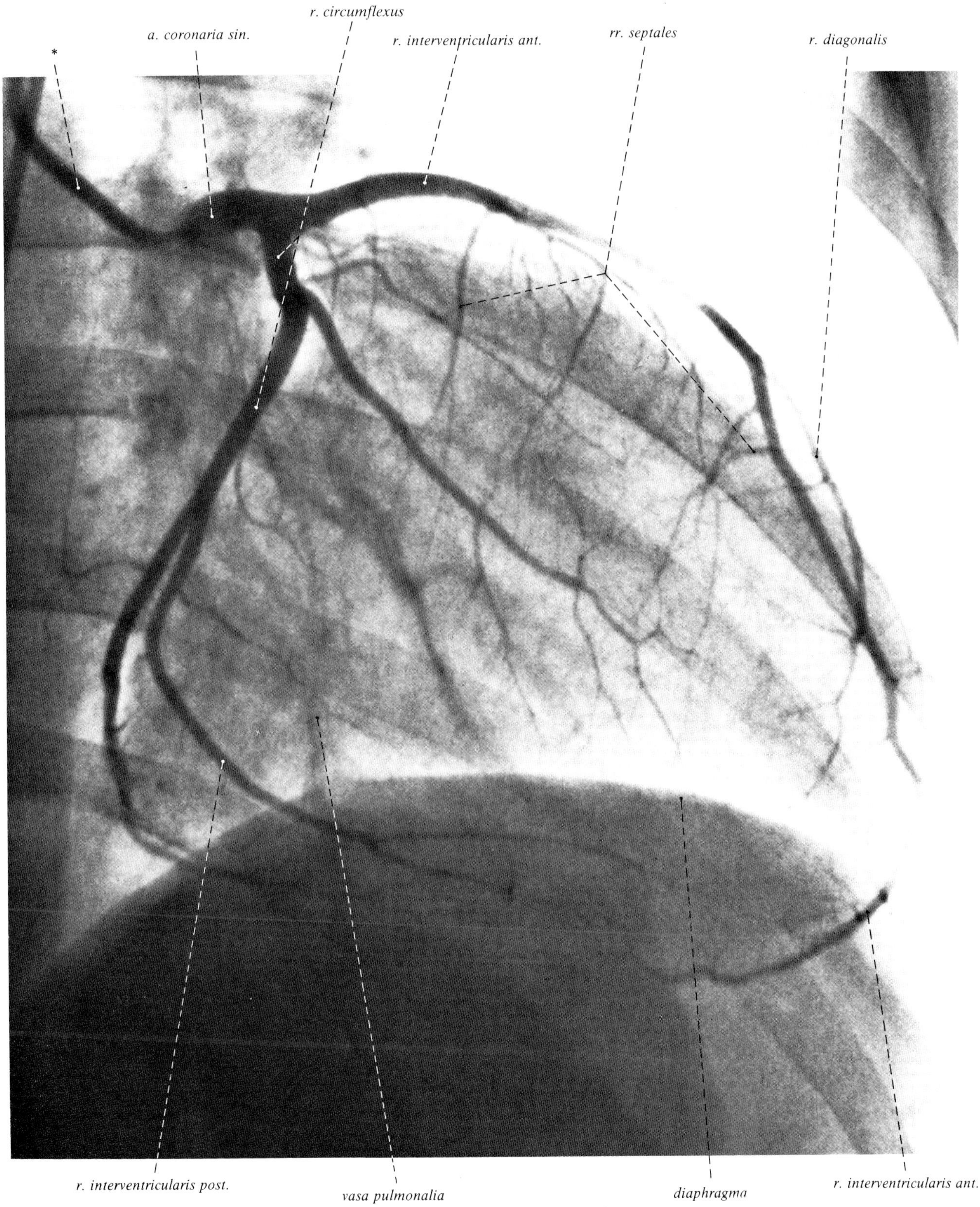

Abb. 59. Koronarangiographie links (1. Schrägdurchmesser). Ausgeprägter ramus interventricularis posterior; es liegt hier ein Linksversorgungstyp vor. (Aus L. Wicke: Atlas der Röntgenanatomie, 2. Aufl. Urban & Schwarzenberg, München–Wien–Baltimore 1980.)
* = Katheter

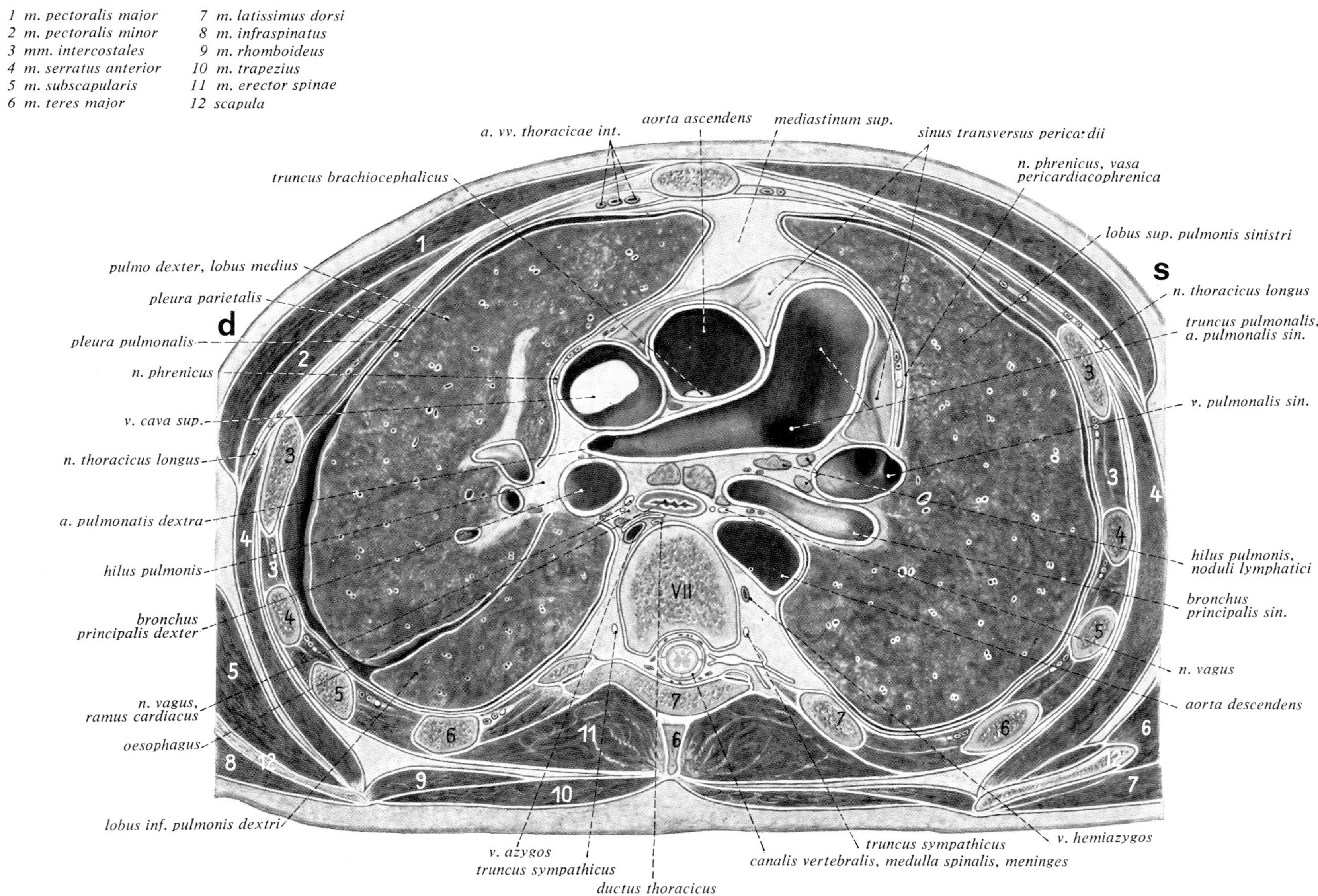

Abb. 60. Transversalschnitt durch den thorax in Höhe des VII. Brustwirbels, vertebra thoracica VII. Die arabischen Zahlen 3–7 auf beiden Seiten entsprechen der jeweiligen Rippe. 7 in der dorsalen Mittellinie bezeichnet den Wirbelbogen dieses Brustwirbels, 6 den processus spinosus des 6. Brustwirbels. Blick auf die Unterfläche.

1 m. pectoralis major
2 m. pectoralis minor
3 mm. intercostales
4 m. transversus thoracis
5 m. serratus anterior
6 m. subscapularis
7 m. teres major
8 m. latissimus dorsi
9 m. rhomboideus
10 m. trapezius
11 m. erector spinae

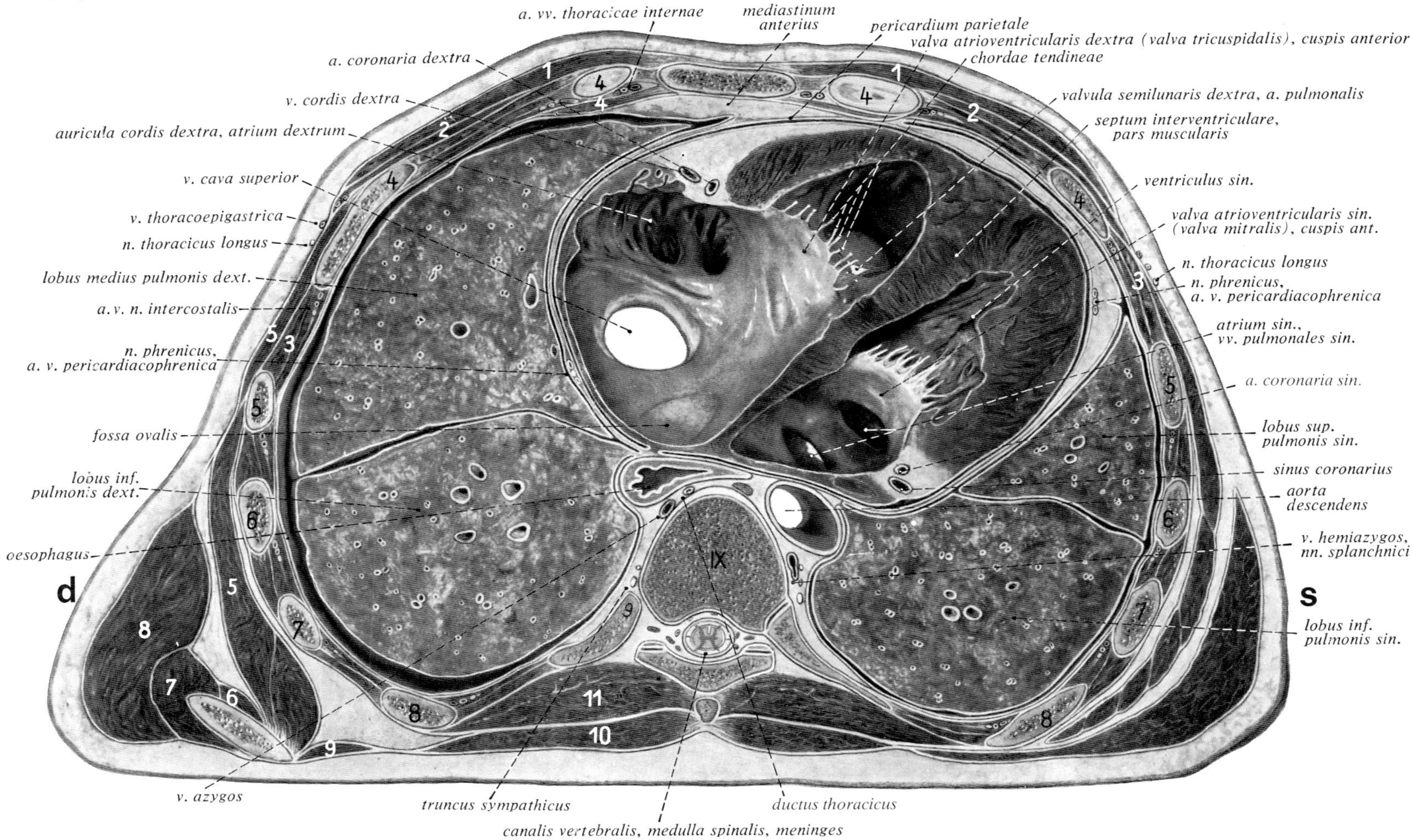

Abb. 61. Transversalschnitt durch den thorax in Höhe des IX. Brustwirbelkörpers, vertebra thoracica IX. Die arabischen Zahlen 4–9 geben die im Schnitt getroffenen Rippen an. Blick auf die Unterfläche.

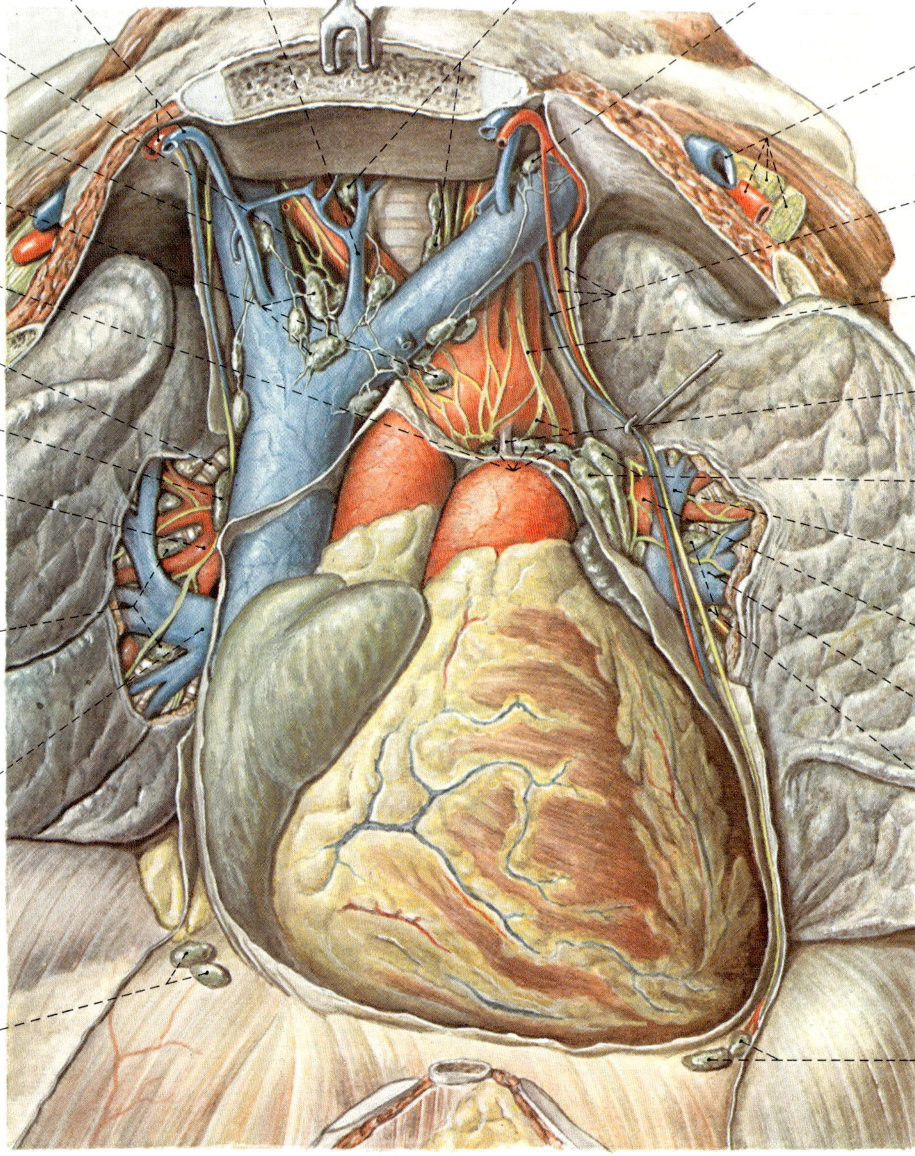

Abb. 62. Lymphknoten der Brustorgane, Ventralansicht. Brustkorb von vorne eröffnet, manubrium sterni durchgesägt und nach oben gewinkelt, thymus entfernt, facies sternocostalis des Herzbeutels abgetragen und Vorderfläche der Lungenwurzel freigelegt. * »Hilusdrüsen«.

Abb. 63. Lymphknoten der Brustorgane. Dorsalansicht. Lungen an der Lungenwurzel entfernt. Am Herzbeutel ist ein Stück des Zwerchfells mit den Durchtrittsstellen von v. cava inferior und oesophagus stehengeblieben, aorta thoracica und v. azygos sind abgeschnitten. ▷

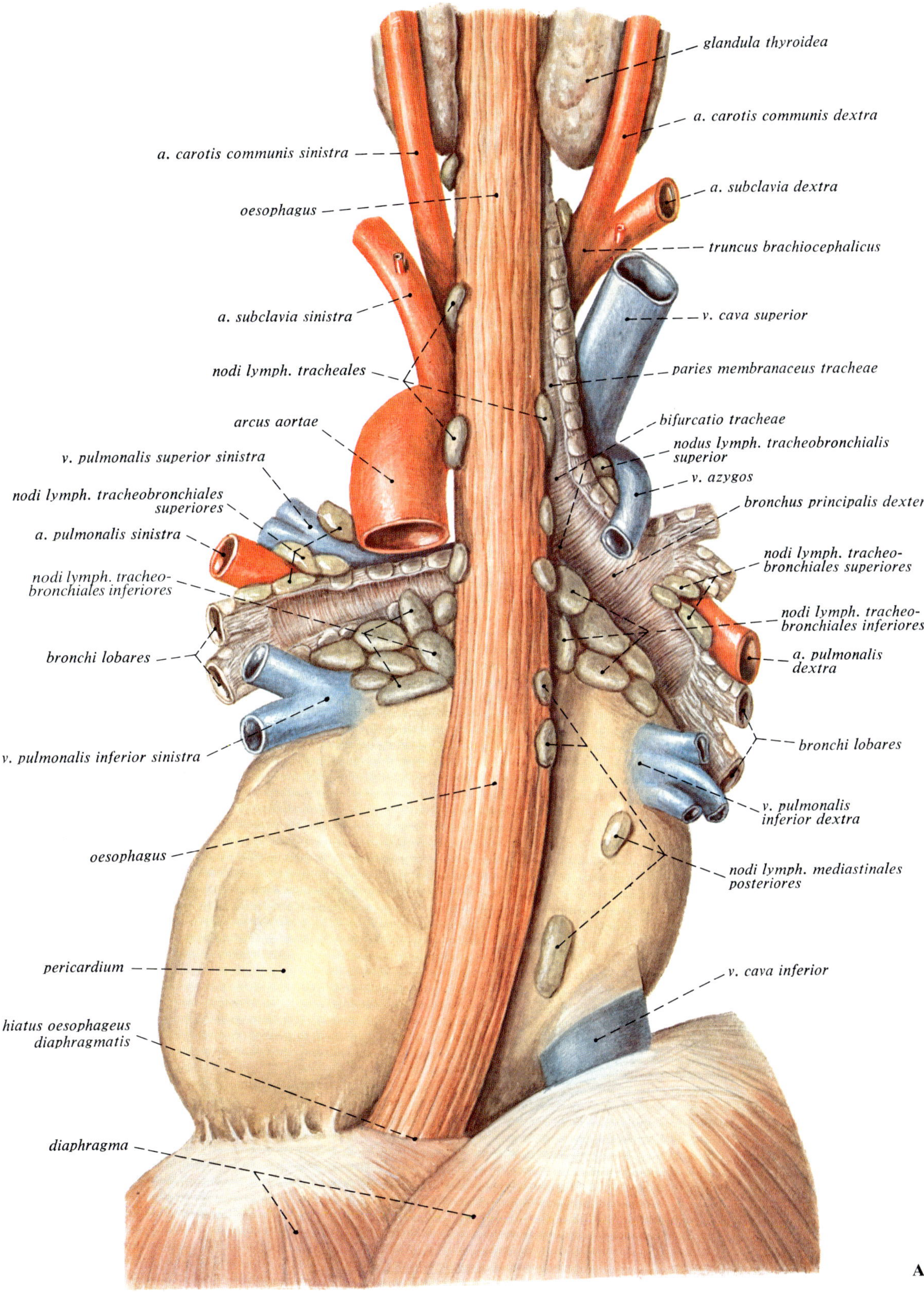
glandula thyroidea
a. carotis communis dextra
a. carotis communis sinistra
a. subclavia dextra
oesophagus
truncus brachiocephalicus
a. subclavia sinistra
v. cava superior
nodi lymph. tracheales
paries membranaceus tracheae
arcus aortae
bifurcatio tracheae
nodus lymph. tracheobronchialis superior
v. pulmonalis superior sinistra
v. azygos
nodi lymph. tracheobronchiales superiores
bronchus principalis dexter
a. pulmonalis sinistra
nodi lymph. tracheo-bronchiales superiores
nodi lymph. tracheo-bronchiales inferiores
nodi lymph. tracheo-bronchiales inferiores
bronchi lobares
a. pulmonalis dextra
bronchi lobares
v. pulmonalis inferior sinistra
v. pulmonalis inferior dextra
oesophagus
nodi lymph. mediastinales posteriores
pericardium
v. cava inferior
hiatus oesophageus diaphragmatis
diaphragma

Abb. 63.

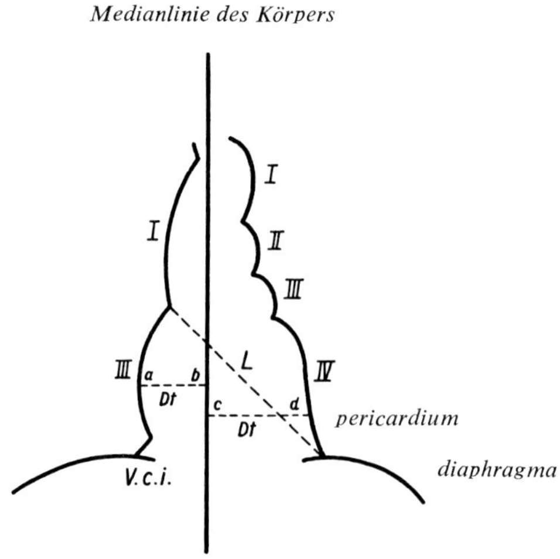

Abb. 64. Herzschatten im Röntgenbild bei sagittalem Strahlengang (nach SCHULTZE-LUBOSCH). Rechts: I rechter Gefäßbogen = v. cava superior und pars ascendens aortae; III rechter Vorhofbogen. Links: I pars descendens aortae mit »Aortenknopf«; II Pulmonalisbogen; III linker Vorhofbogen (linkes Herzohr); IV linker Ventrikelbogen. v. c. i. = v. cava inferior. Dt. Transversaldurchmesser. Diameter transversa a b + c d im Durchschnitt 13–14 cm. L Längsachse des Herzens = Länge vom oberen Ende des rechten Vorhofbogens zur Herzspitze im Durchschnitt 15–16 cm.

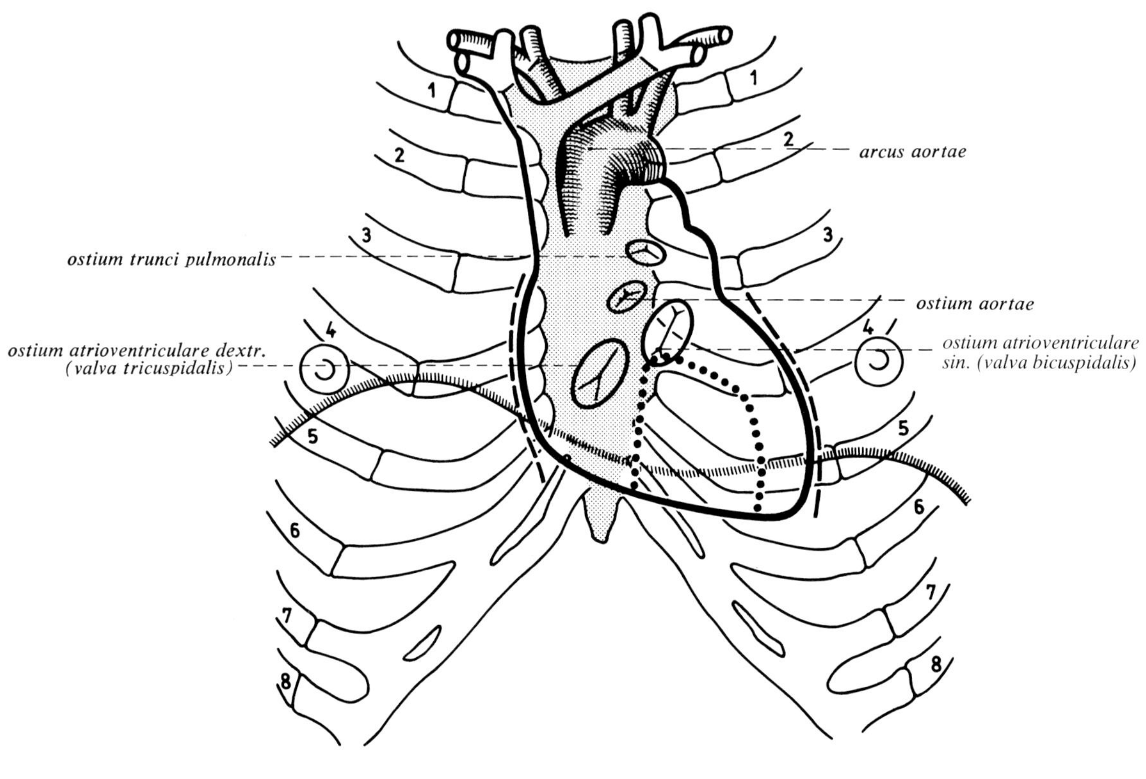

Abb. 65. Projektion des Herzens und der Herzklappen auf die vordere Brustwand. Gestrichelte Linie: seitliche Begrenzung der relativen Herzdämpfung. Punktierte Linie: Begrenzung der absoluten Herzdämpfung. Bei der Perkussion spielt die Bestimmung der relativen und absoluten Herzdämpfung eine bedeutende Rolle.

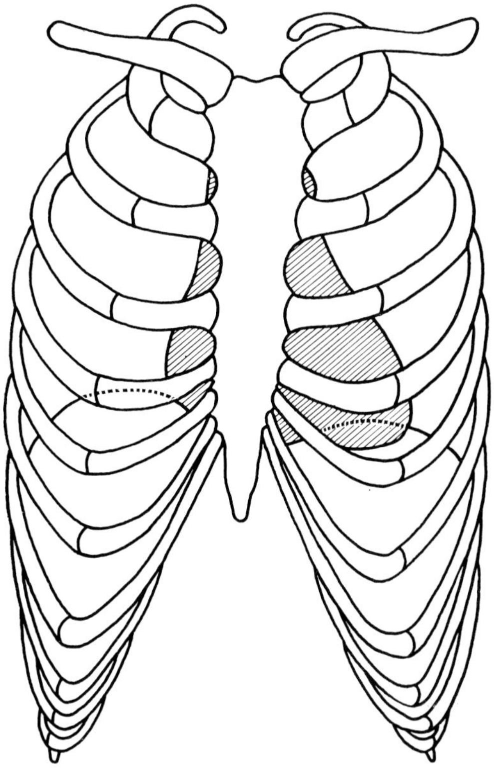

Abb. 66. Herz bei Exspirationsstellung.

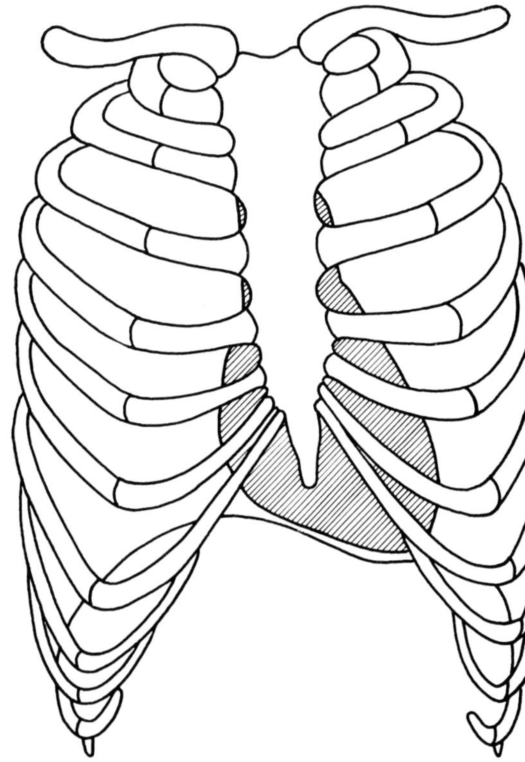

Abb. 67. Herz bei Inspirationsstellung.

Standardpunkte zur Herzauskultation[1]

Für die Herzauskultation haben sich seit langem 7 Abhörstellen bewährt, über deren topographische Lage die nebenstehende Skizze unterrichtet. Sie werden mit den Abkürzungen S 1–S 7 in der folgenden Weise bezeichnet:

S 1: Gegend der absoluten Herzdämpfung im linken IV. ICR parasternal (Mitralklappe).
S 2: Über der Herzspitze in der Medioklavikulargegend des linken V. ICR (Mitralklappe).
S 3: Über dem Sternalende des rechten II. ICR (Aortenklappe).
S 4: Über dem Sternalende des linken II. ICR (Aorten- bzw. Pulmonalklappe).
S 5: Zusätzliche Auskultationsstelle (5. Punkt nach Erb) über dem Sternalende des linken III. ICR (Aortenklappe).
S 6: Über dem Sternalende des rechten V. ICR (Trikuspidalklappe).
S 7: Vordere Axillarlinie links (Mitralklappe).

[1] Aus J. Schmidt-Voigt: Herzauskultation audiovisuell. J. F. Lehmann, München, 1973.

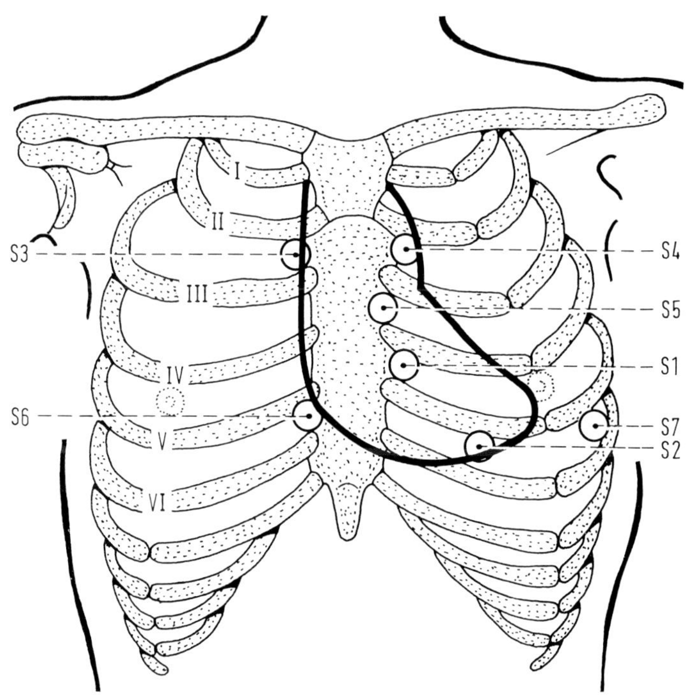

Abb. 68. Standardpunkte zur Auskultation über dem Herzen.

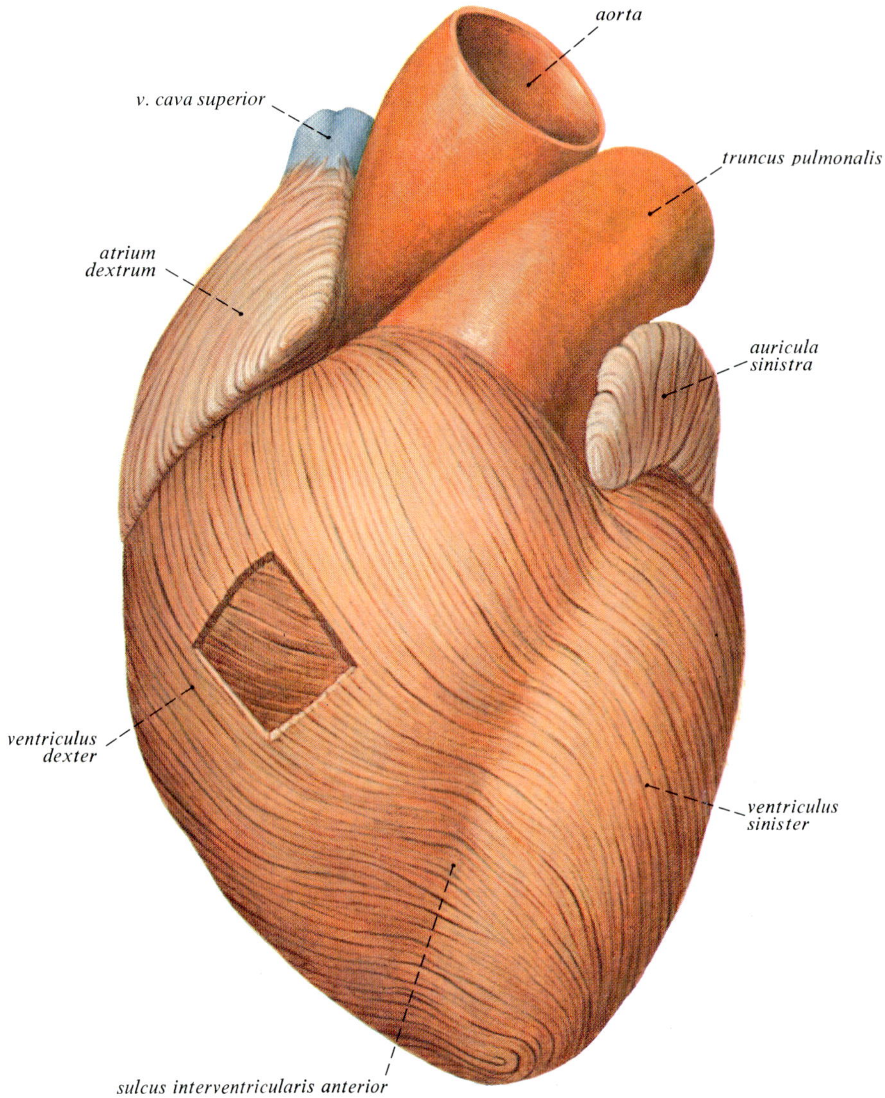

Abb. 69. Die Muskulatur des Herzens, Ventralansicht. Im Bereich der Wand des rechten Ventrikels ist ein Teil der oberflächlichen Schicht entfernt, um die tiefere Lage zu zeigen.

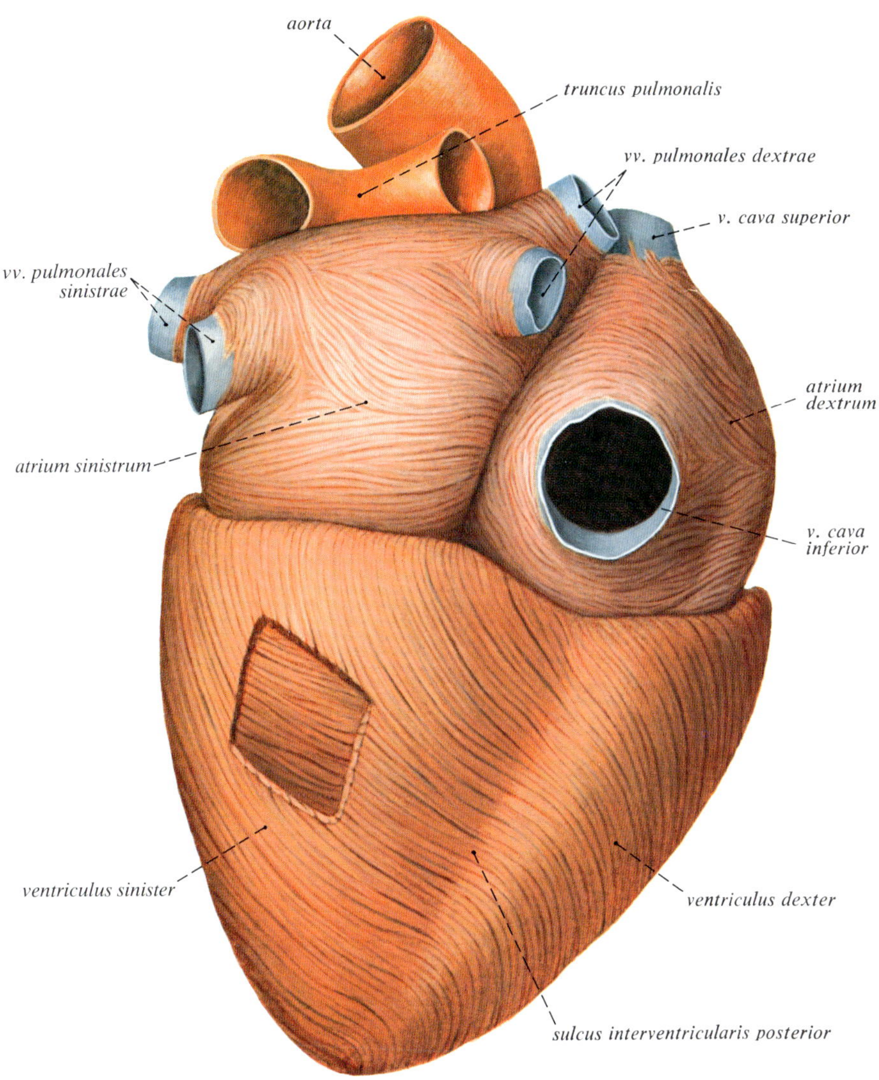

Abb. 70. Die Muskulatur des Herzens, Dorsalansicht. Im Bereich der Wand des linken Ventrikels ist ein Teil der oberflächlichen Schicht entfernt, um die tiefere Lage zu zeigen.

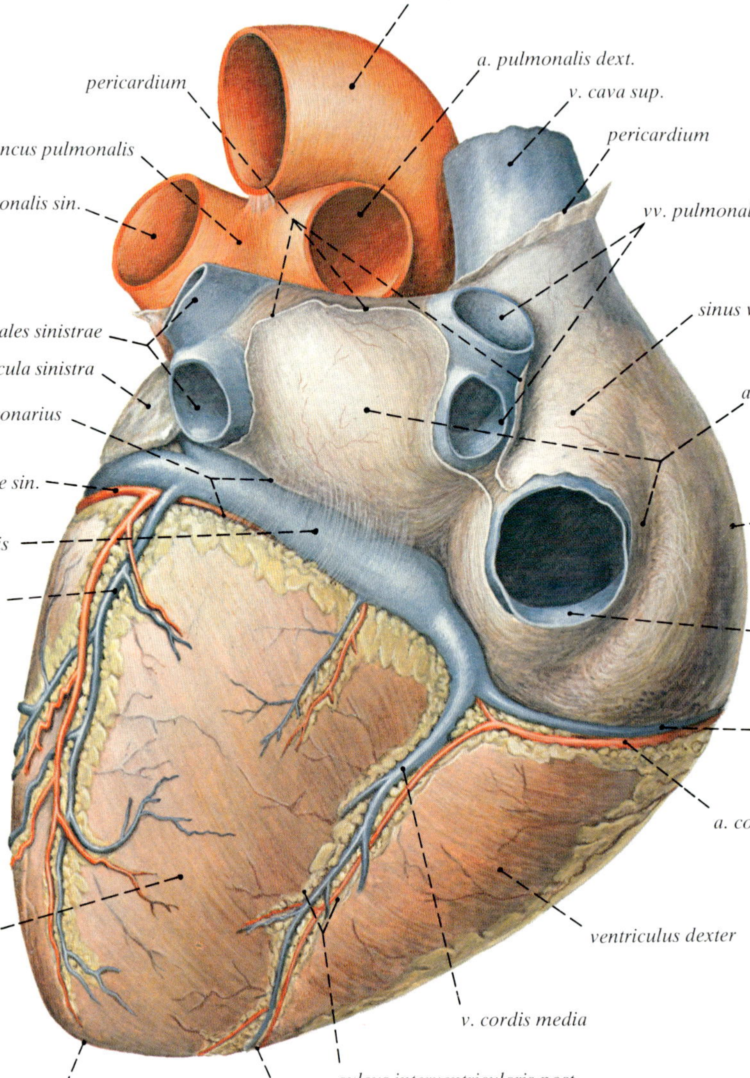

Abb. 71. Facies diaphragmatica des Herzens. Der Herzbeutel ist bis auf die Ansatzstelle an den großen Gefäßen entfernt.

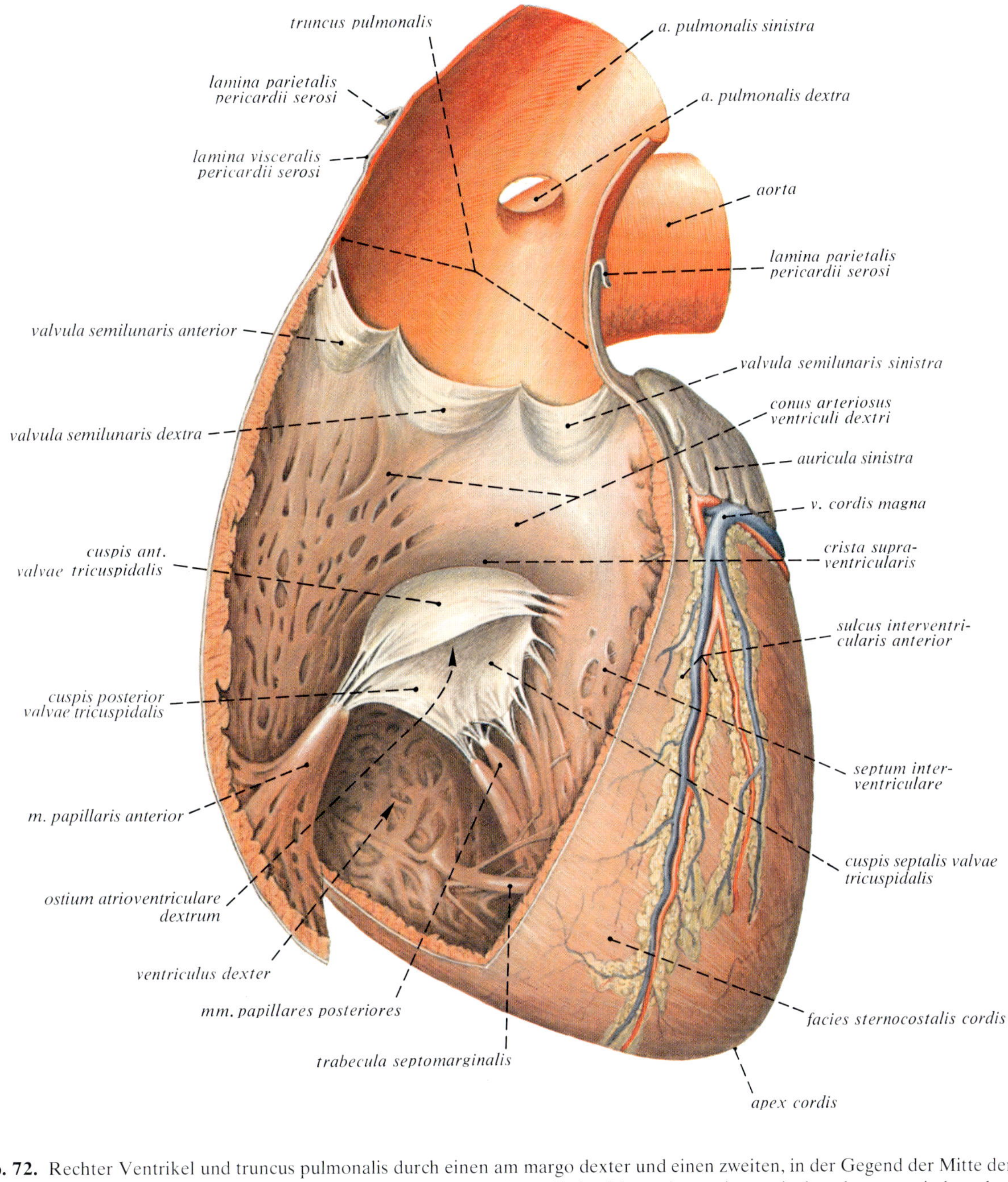

Abb. 72. Rechter Ventrikel und truncus pulmonalis durch einen am margo dexter und einen zweiten, in der Gegend der Mitte der facies sternocostalis cordis geführten Schnitt eröffnet. Blick in den rechten Ventrikel auf das ostium atrioventriculare dextrum mit der valva tricuspidalis und auf die valva trunci pulmonalis, gebildet aus den drei valvulae semilunares.

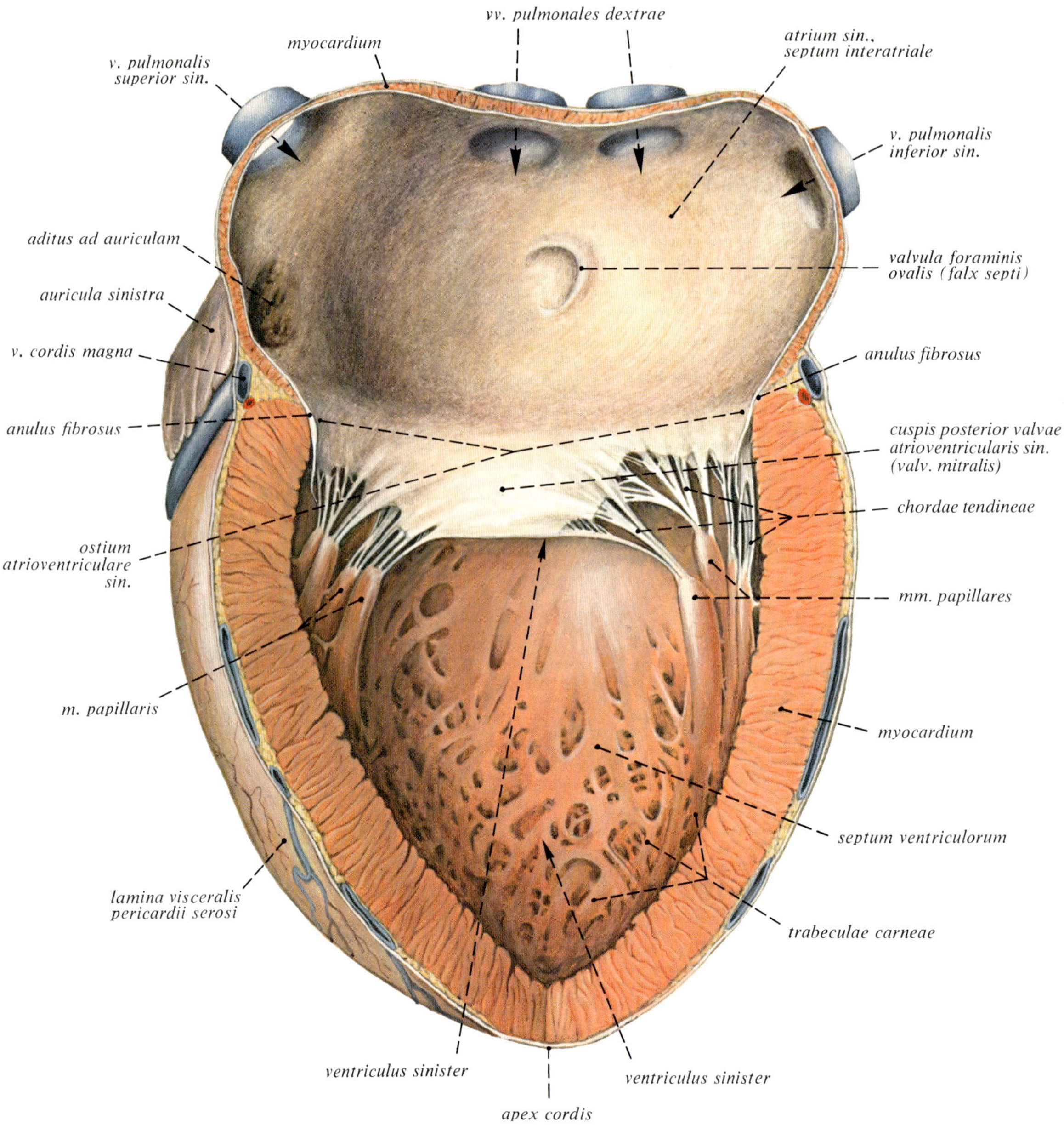

Abb. 73. Einblick in das durch einen Längsschnitt eröffnete linke Herz. Das ostium atrioventriculare sinistrum ist aufgeschnitten und auseinandergezogen, so daß das hintere Segel der valva atrioventricularis sinistra von oben her zu sehen ist.

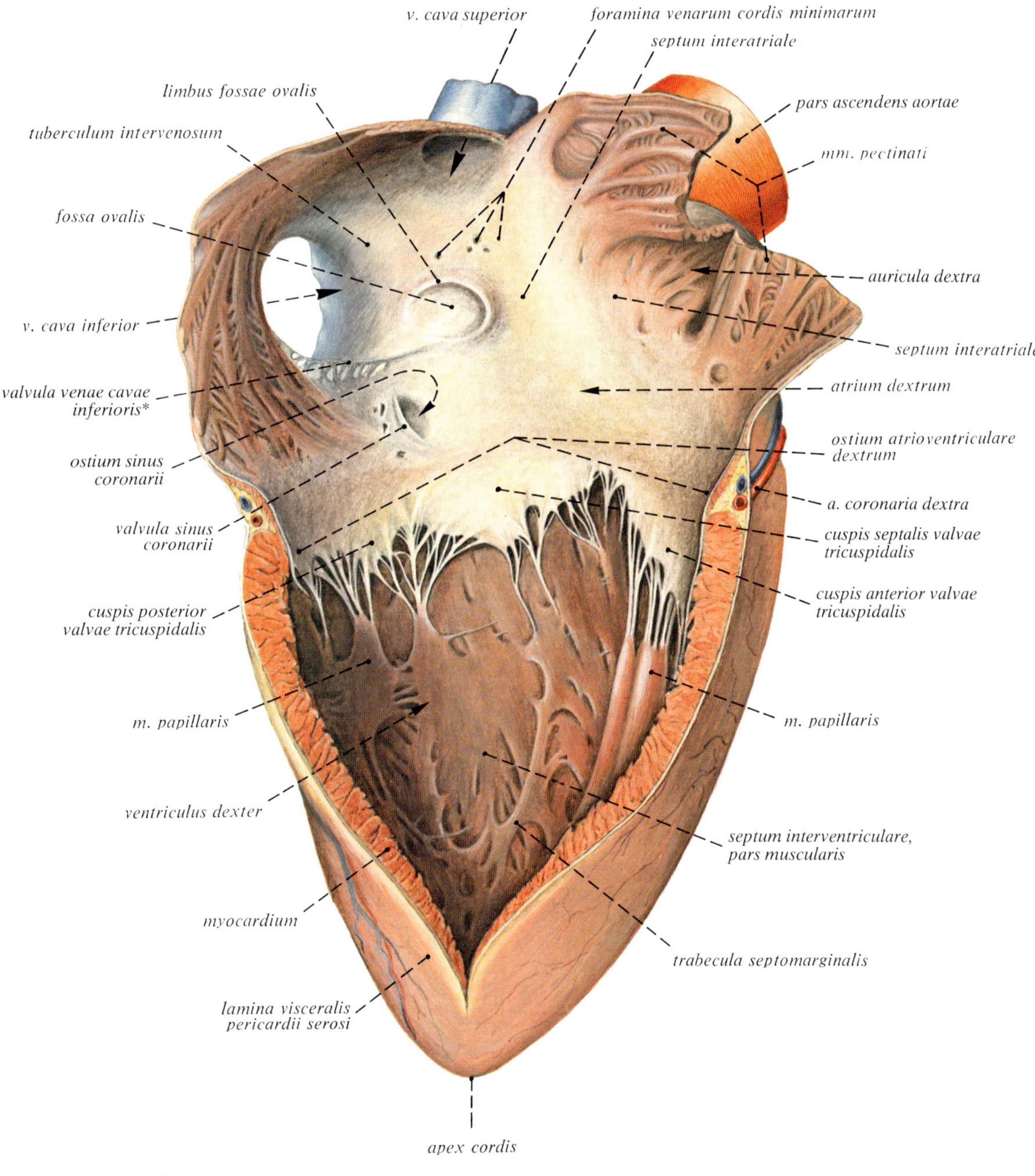

Abb. 74. Einblick in das durch einen Längsschnitt entlang des margo acutus eröffnete rechte Herz. Das ostium atrioventriculare dextrum ist aufgeschnitten und auseinandergezogen, so daß die Segel der valva atrioventricularis dextra von oben her zu sehen sind.
* Valvula Eustachii.

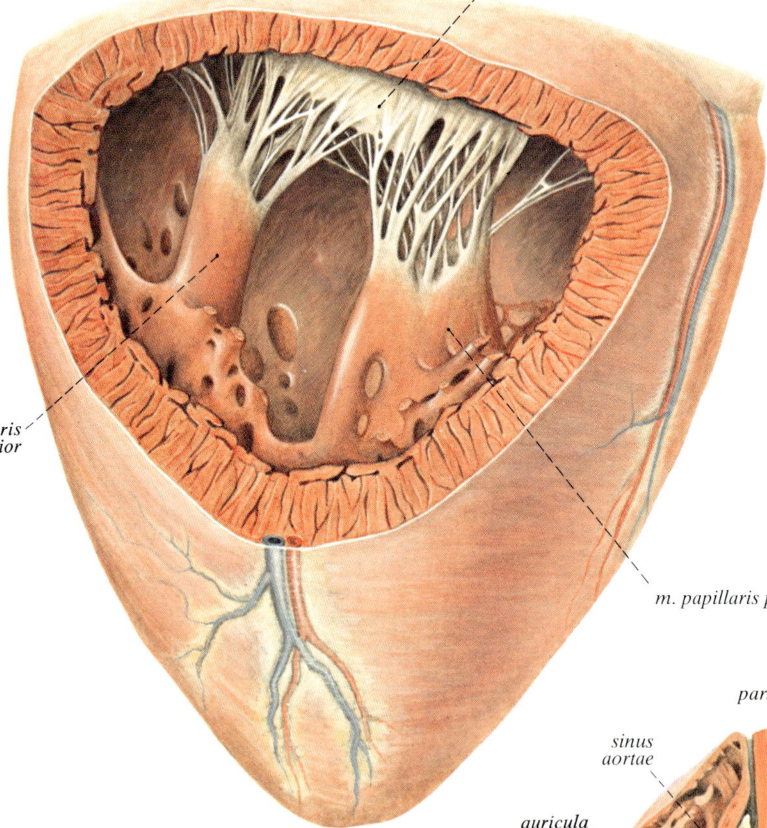

◁ **Abb. 75.** Fensterschnitt in der Wand des linken Ventrikels zur Darstellung der Papillarmuskeln mit den chordae tendineae.

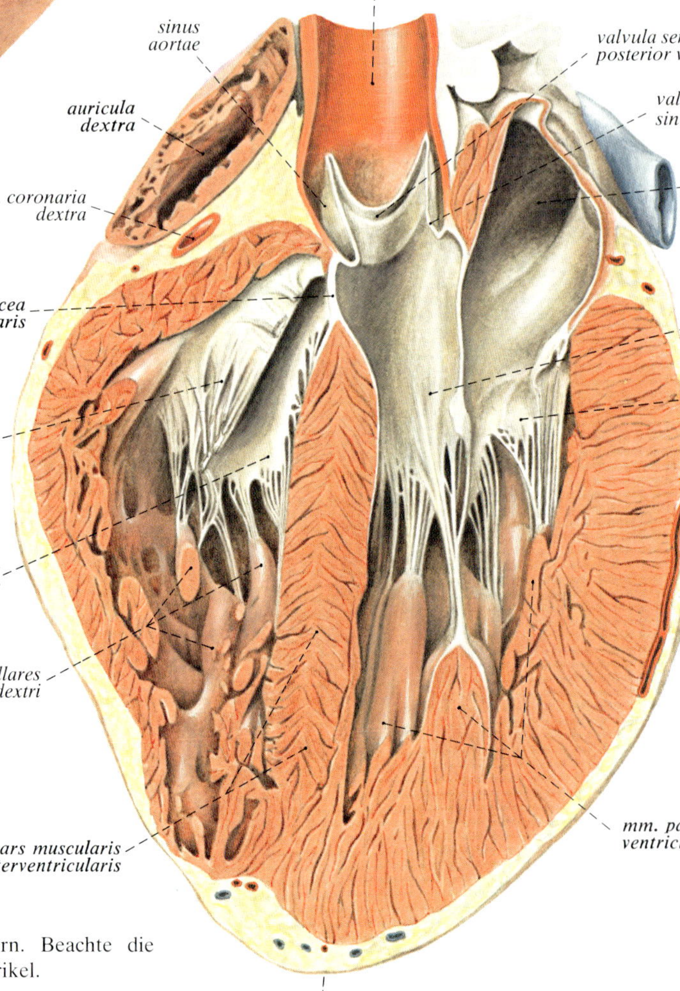

Abb. 76. Längsschnitt durch die Herzkammern. Beachte die unterschiedlichen Wandstärken der beiden Ventrikel.

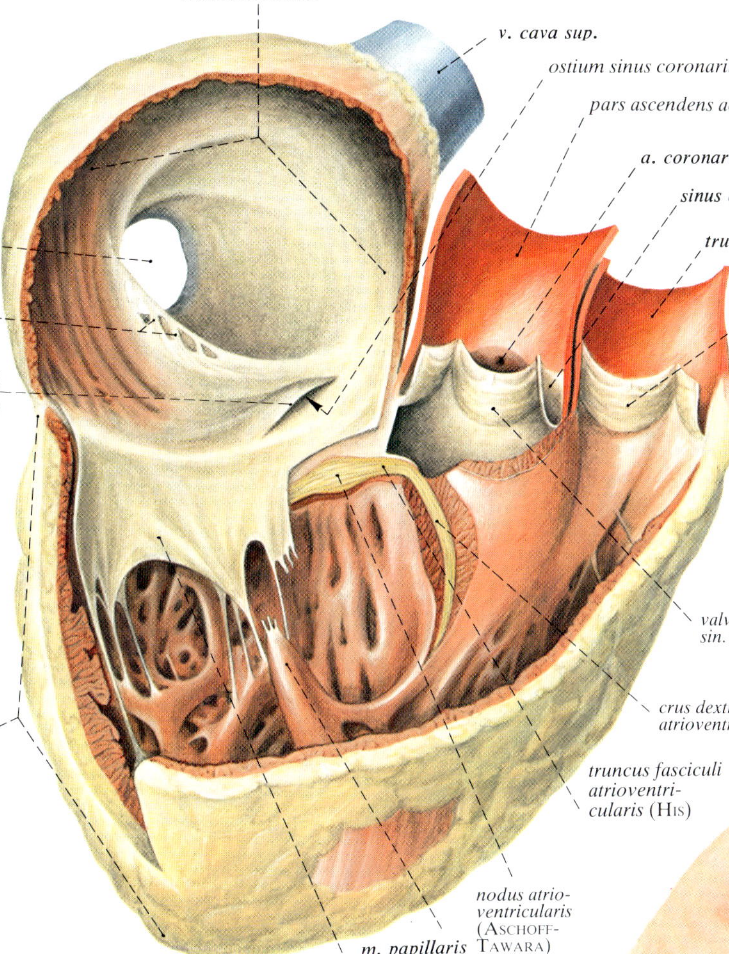

◁ **Abb. 77.** Eröffnung des ostium atrioventriculare dextrum sowie der beiden arteriellen Herzostien von ventral.

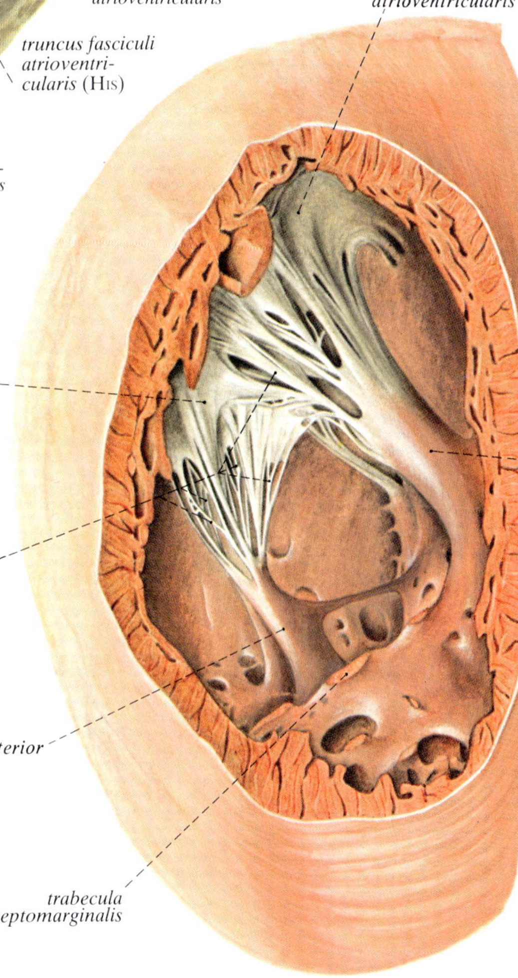

Abb. 78. Fensterschnitt in der Wand des rechten Ventrikels zur ▷ Darstellung der Papillarmuskeln mit den chordae tendineae.

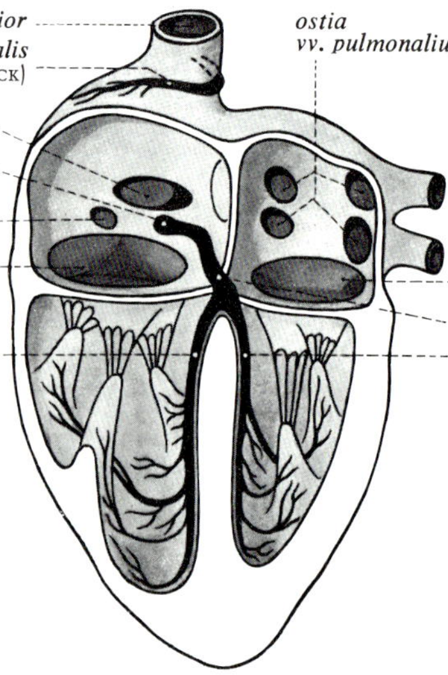

◁ **Abb. 79.** Erregungsleitungssystem des Herzens, Schema.

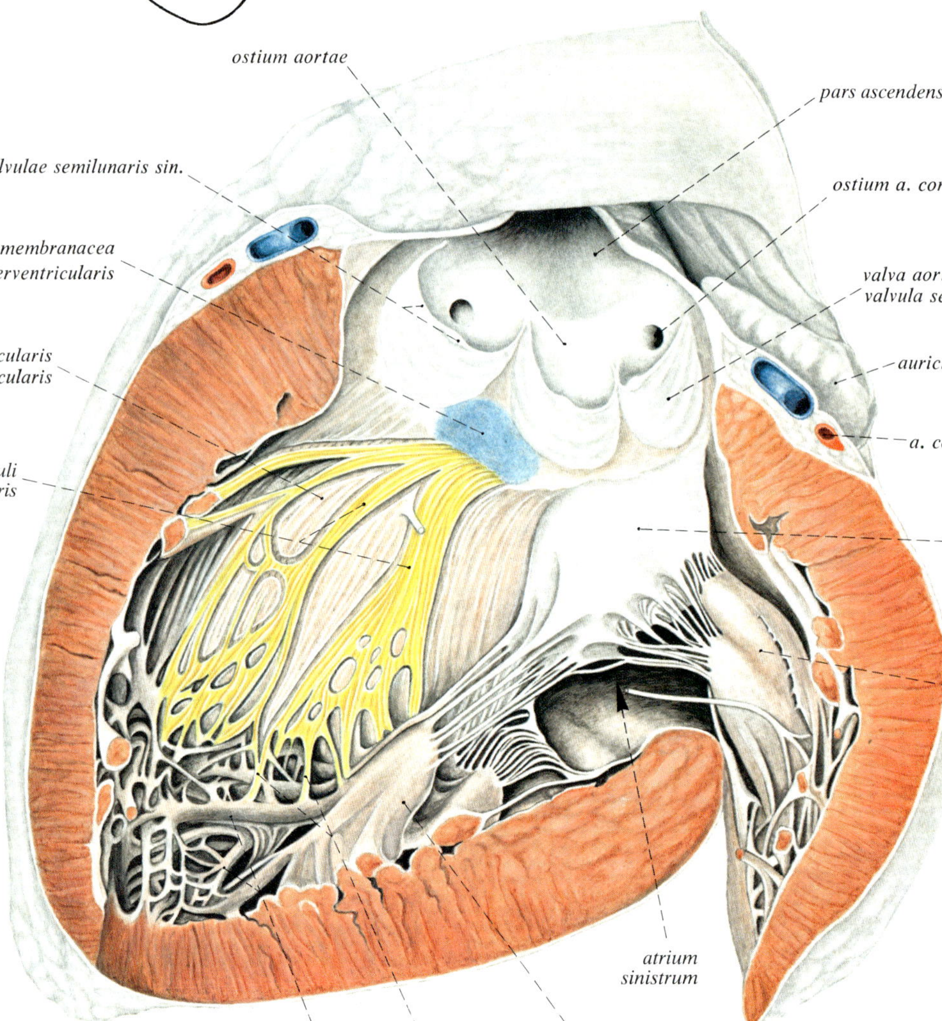

Abb. 80. Linker Ventrikel eröffnet, Blick auf das septum interventriculare mit dem crus sinistrum fasciculi atrioventricularis und auf das ostium aortae. (Nach Pernkopf: Atlas der topographischen und angewandten Anatomie des Menschen, Bd. 2, 2. Aufl. [Hrsg. H. Ferner]. Urban & Schwarzenberg, München–Wien–Baltimore 1980.)

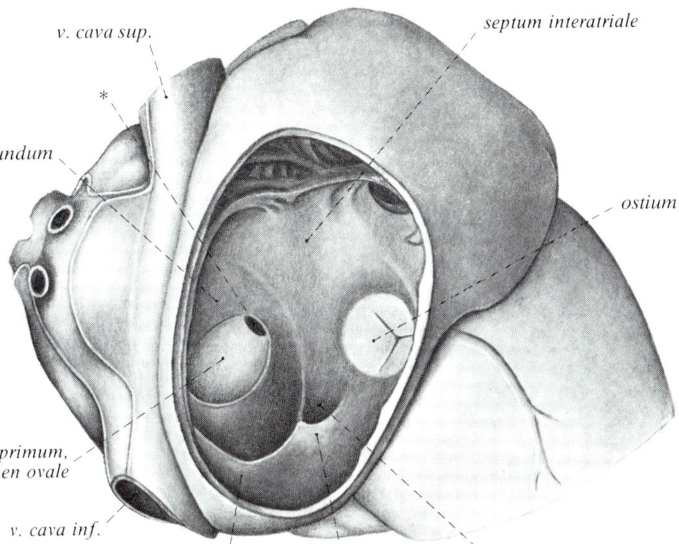

Abb. 81. Einblick in den rechten Vorhof bei einem 310 mm langen menschlichen Embryo (nach BORN und TANDLER) auf das Foramen ovale. * = offene Verbindung zwischen rechtem und linkem Vorhof

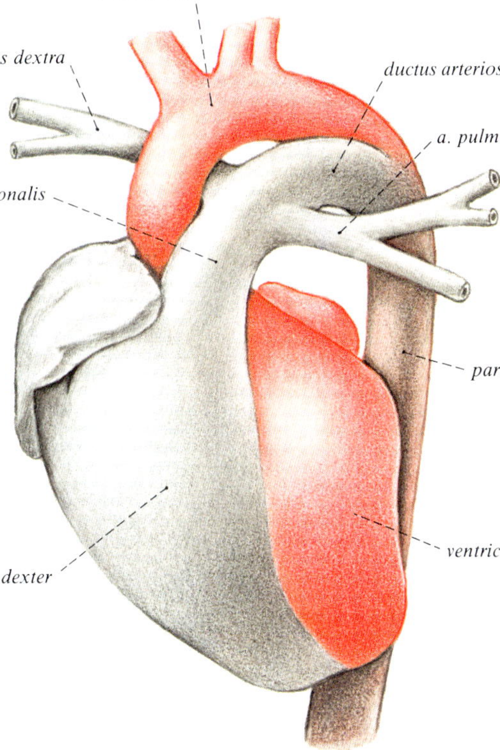

Abb. 82. Herz eines Neugeborenen. Mischung des Blutes in der Aorta descendens durch Aufnahme des Ductus arteriosus [BOTALLO].

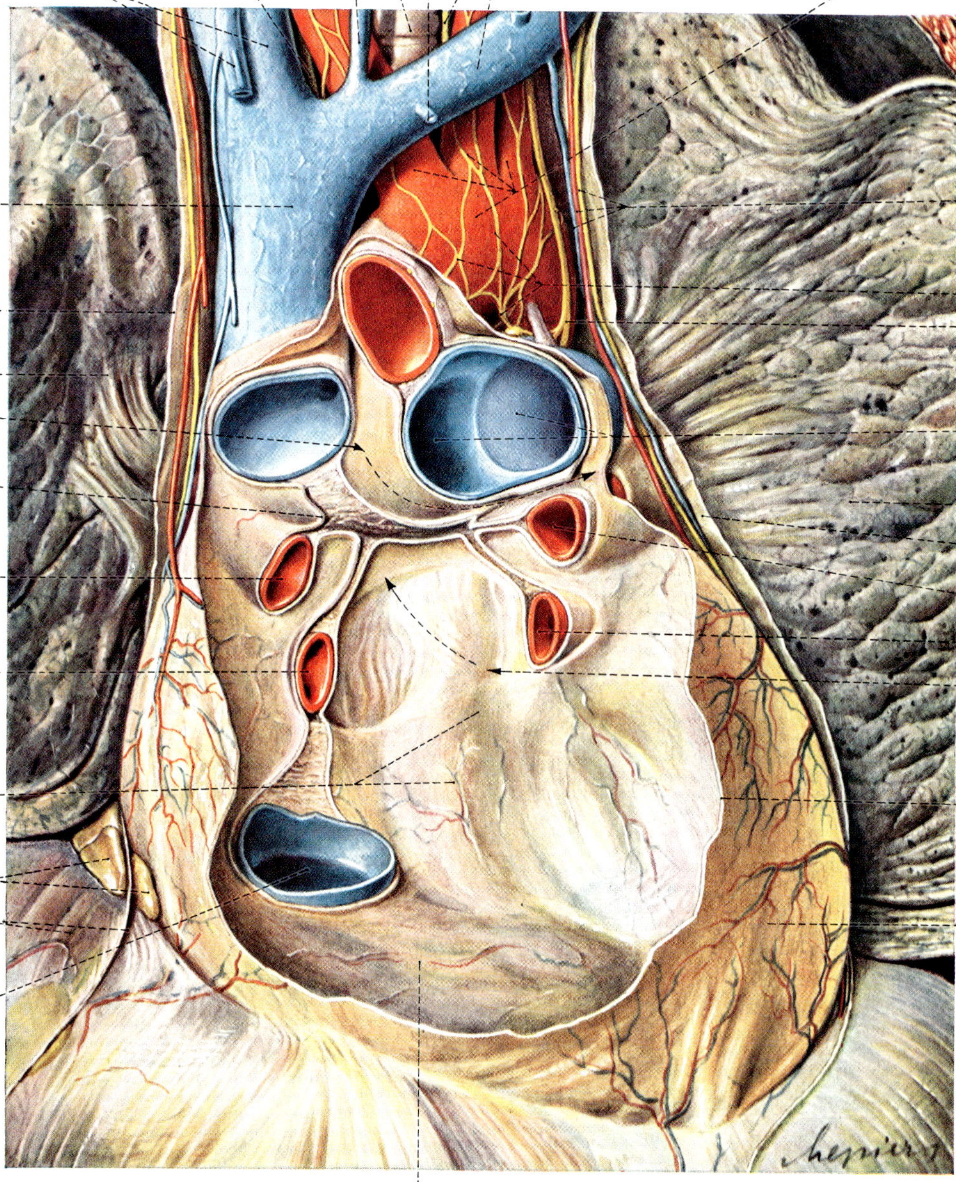

Abb. 83. Ansicht des von ventral eröffneten Herzbeutels, pericardium, nach Herausnahme des Herzens. Die ventrale Wand des Herzbeutels ist in kranio-kaudaler Richtung eröffnet und z. T. entfernt. Die acht Gefäße, die vom Herzen ausgehen bzw. in dieses einmünden, sind durchgeschnitten. Vgl. mit Abb. 45.

Gefäßstämme

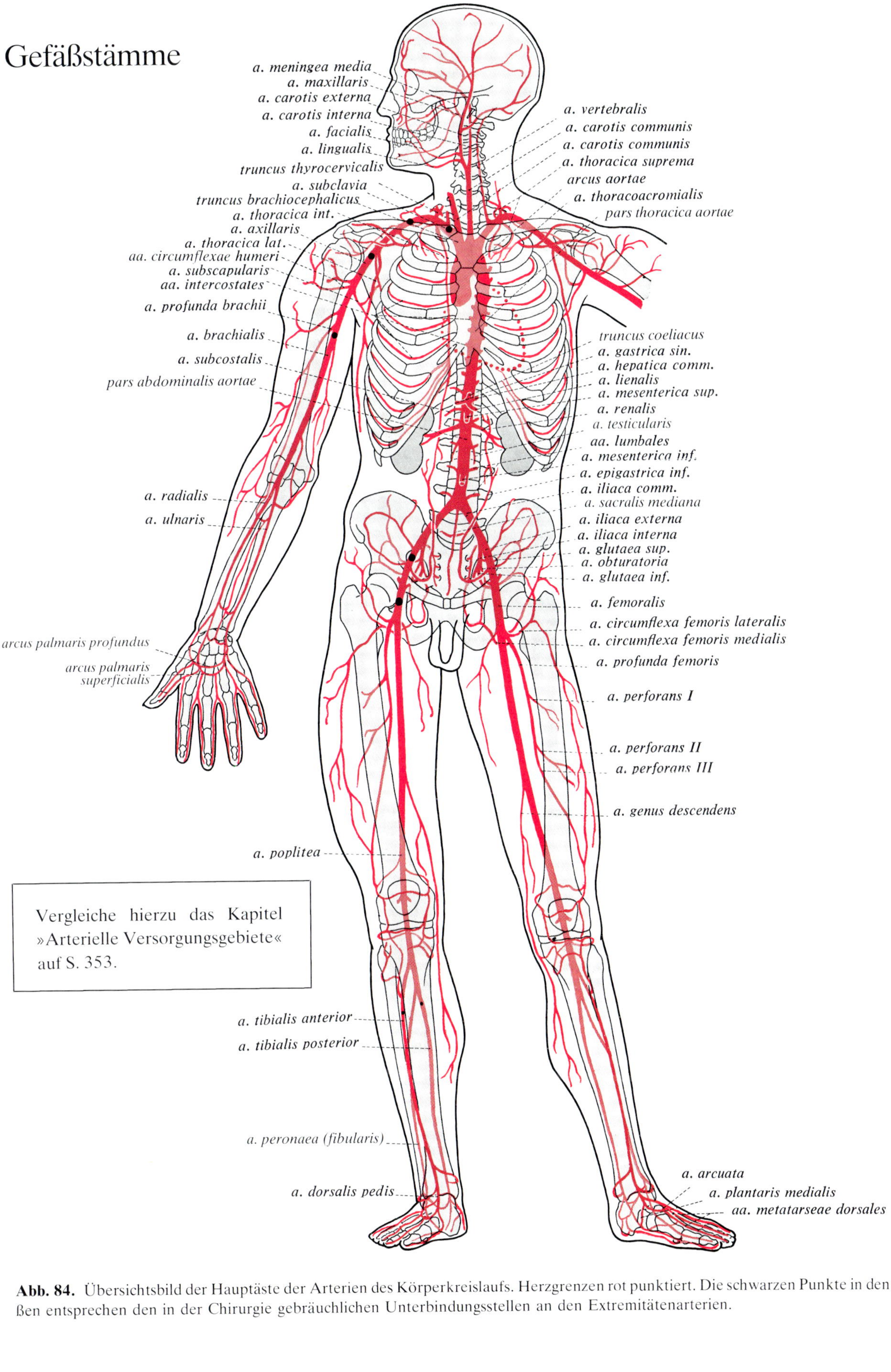

Vergleiche hierzu das Kapitel »Arterielle Versorgungsgebiete« auf S. 353.

Abb. 84. Übersichtsbild der Hauptäste der Arterien des Körperkreislaufs. Herzgrenzen rot punktiert. Die schwarzen Punkte in den Gefäßen entsprechen den in der Chirurgie gebräuchlichen Unterbindungsstellen an den Extremitätenarterien.

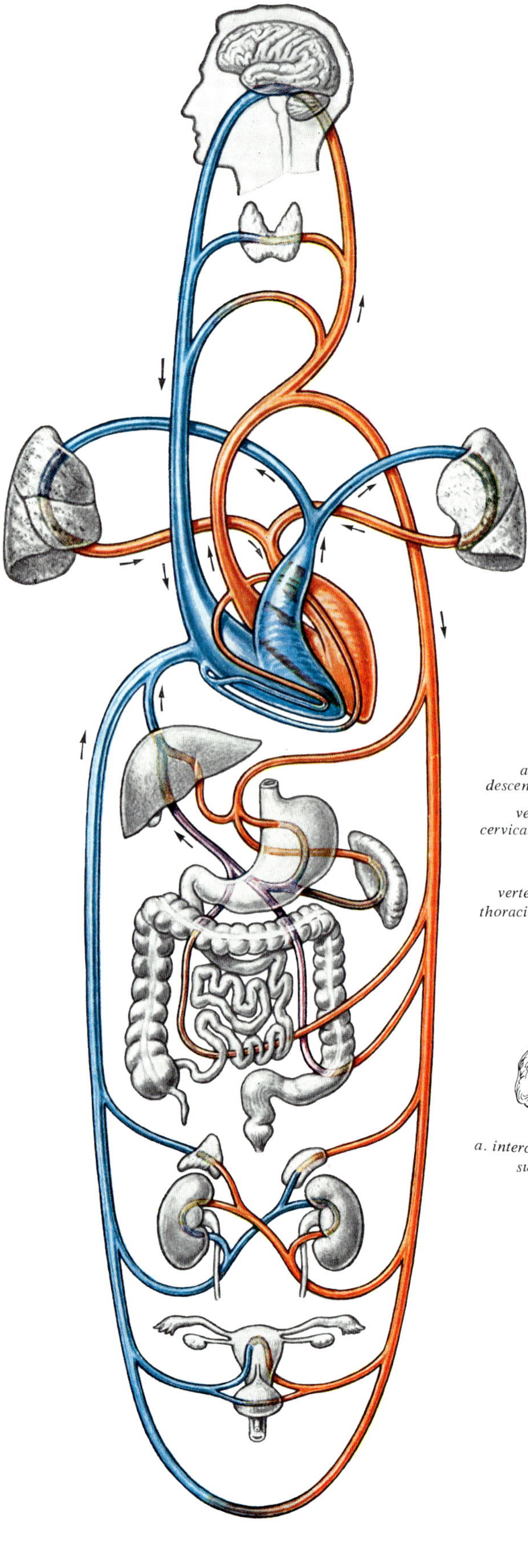

◁ **Abb. 85.** Schematische Darstellung des Blutkreislaufes des Erwachsenen (♀). Gefäße mit arteriellem Blut rot, Gefäße mit venösem Blut blau, Pfortadergefäße violett.

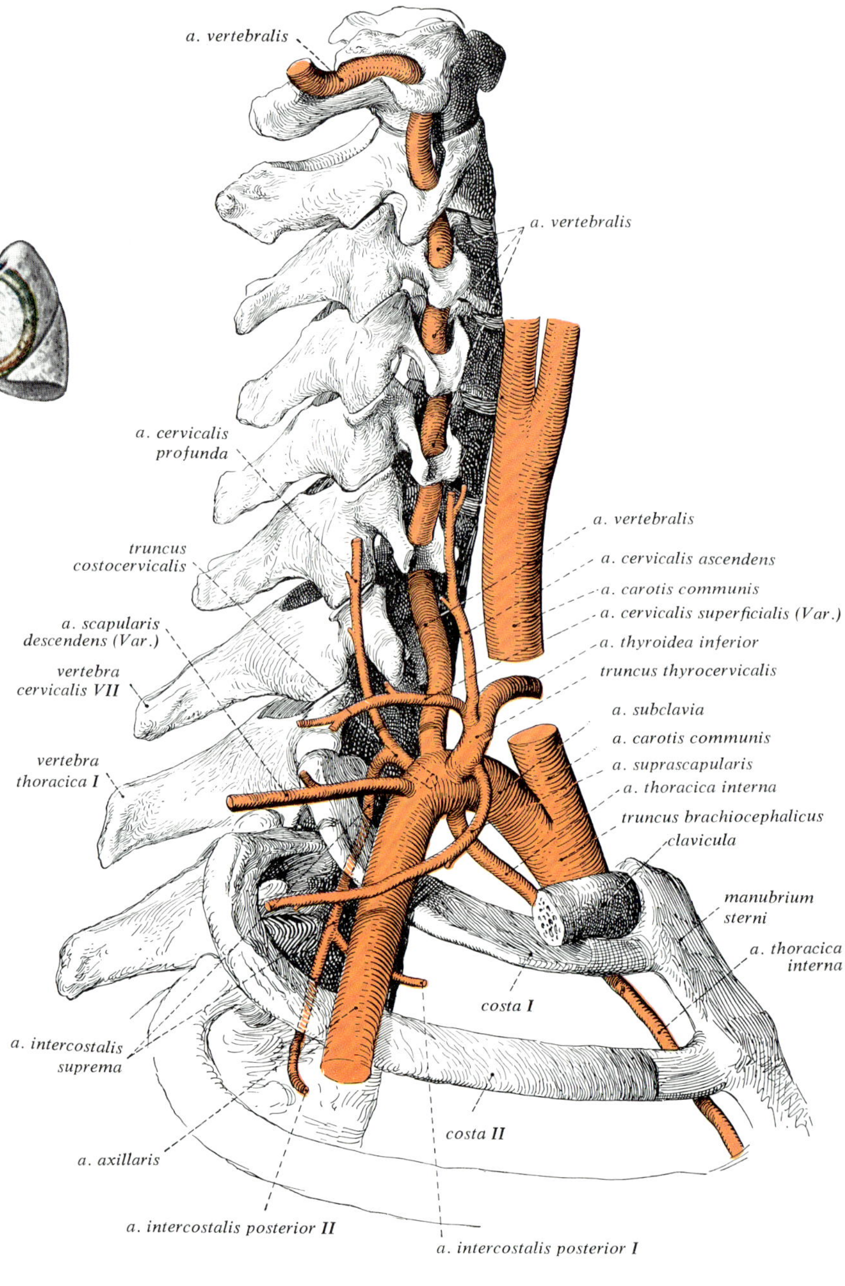

Abb. 86. Äste der a. subclavia und Verlauf der a. vertebralis am Hals (schematisch).

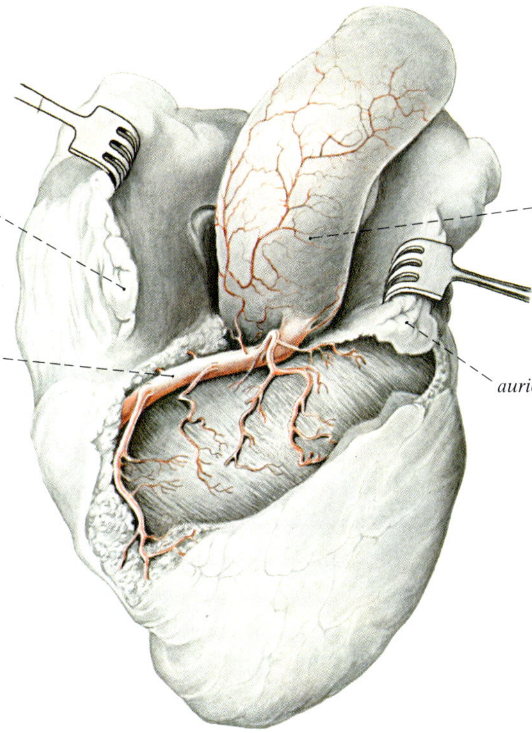

Abb. 87. Vasa vasorum der pars ascendens aortae. Präparation des Anfangsteils der a. coronaria dextra, aus der kleine Äste rückläufig die Aortenwand erreichen und sich hier netzförmig ausbreiten. Latex-Injektion. (Aus J. STAUBESAND: Anatomie der Blutgefäße. In: M. Ratschow: Angiologie. Thieme, Stuttgart 1959.)

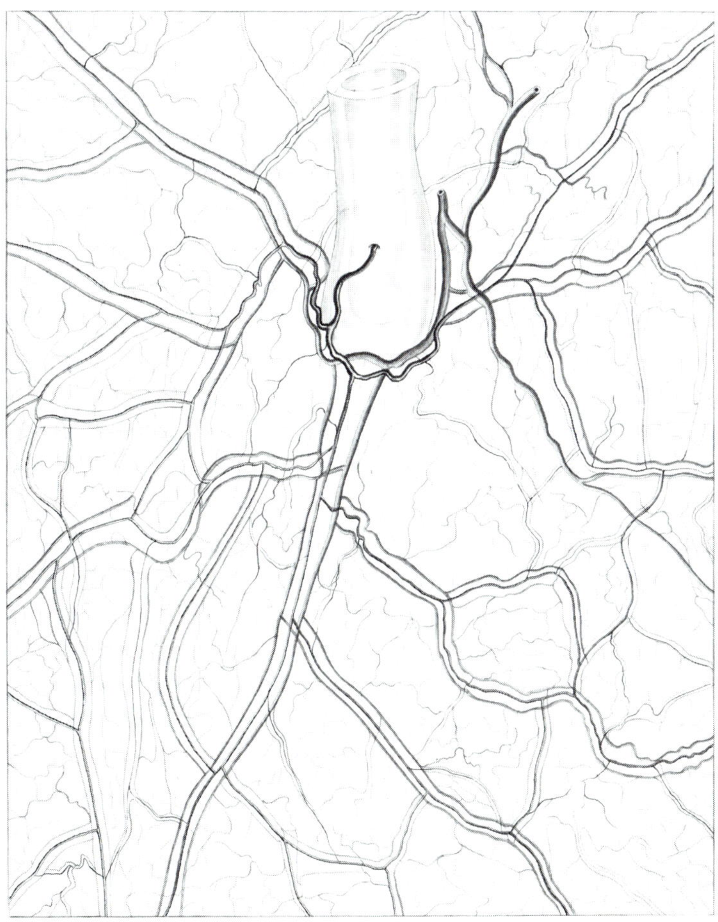

Abb. 88. Brustaorta, aufgehelltes Totalpräparat, das nach Tuscheinjektion der vasa vasis und Ablösung der adventitia gewonnen wurde. Aus dem Stamm einer Interkostalarterie zweigt ein rückläufiger Ast ab, der in das Netz der arteriae vasis übergeht. Darunter erkennt man den Kapillarschwamm in den äußeren Schichten der Media. (Aus J. STAUBESAND: Anat. Anz. 107, 332–339, 1959.)

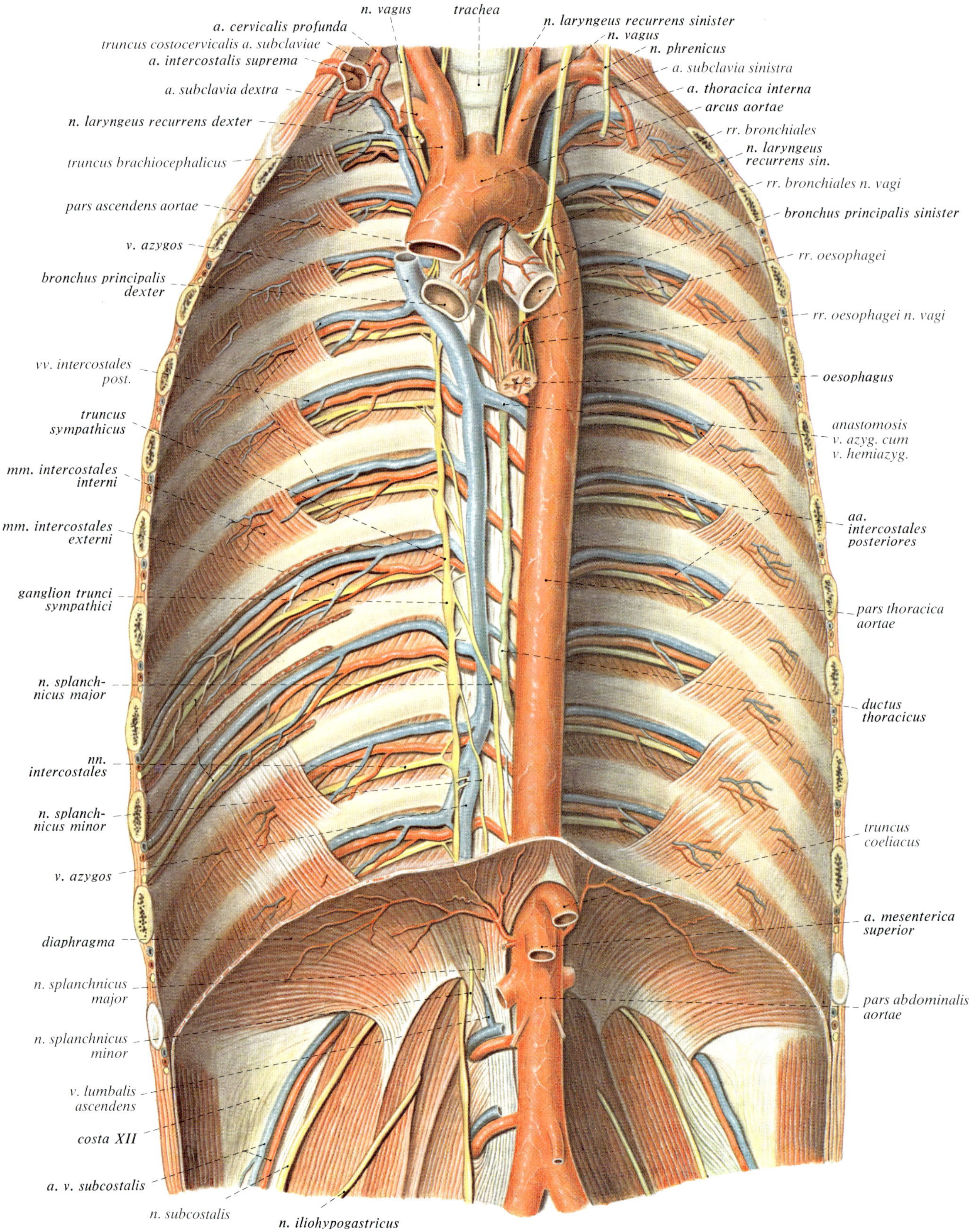

Abb. 89. Pars thoracica et abdominalis aortae mit Hauptästen. Leitungsbahnen der Interkostalräume und des hinteren mediastinum, Grenzstrang des Sympathikus, truncus sympathicus. Ansicht von ventral.

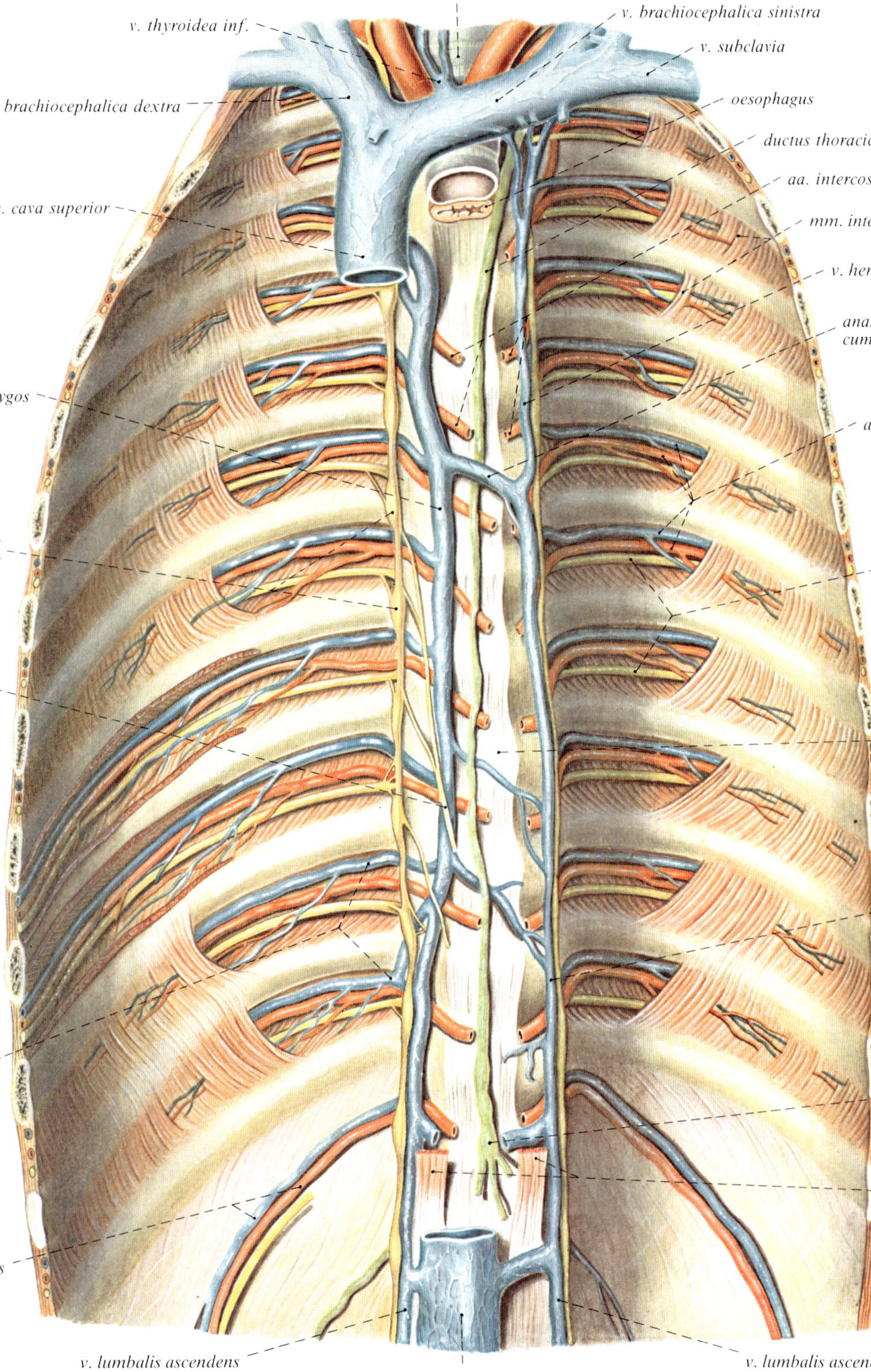

Abb. 90. Nerven und Gefäße der Interkostalräume und des hinteren mediastinum, Milchbrustgang, ductus thoracicus. Aorta entfernt, v. cava sup. vor Eintritt in den Herzbeutel, v. cava inf. kaudal vom Zwerchfell abgeschnitten.

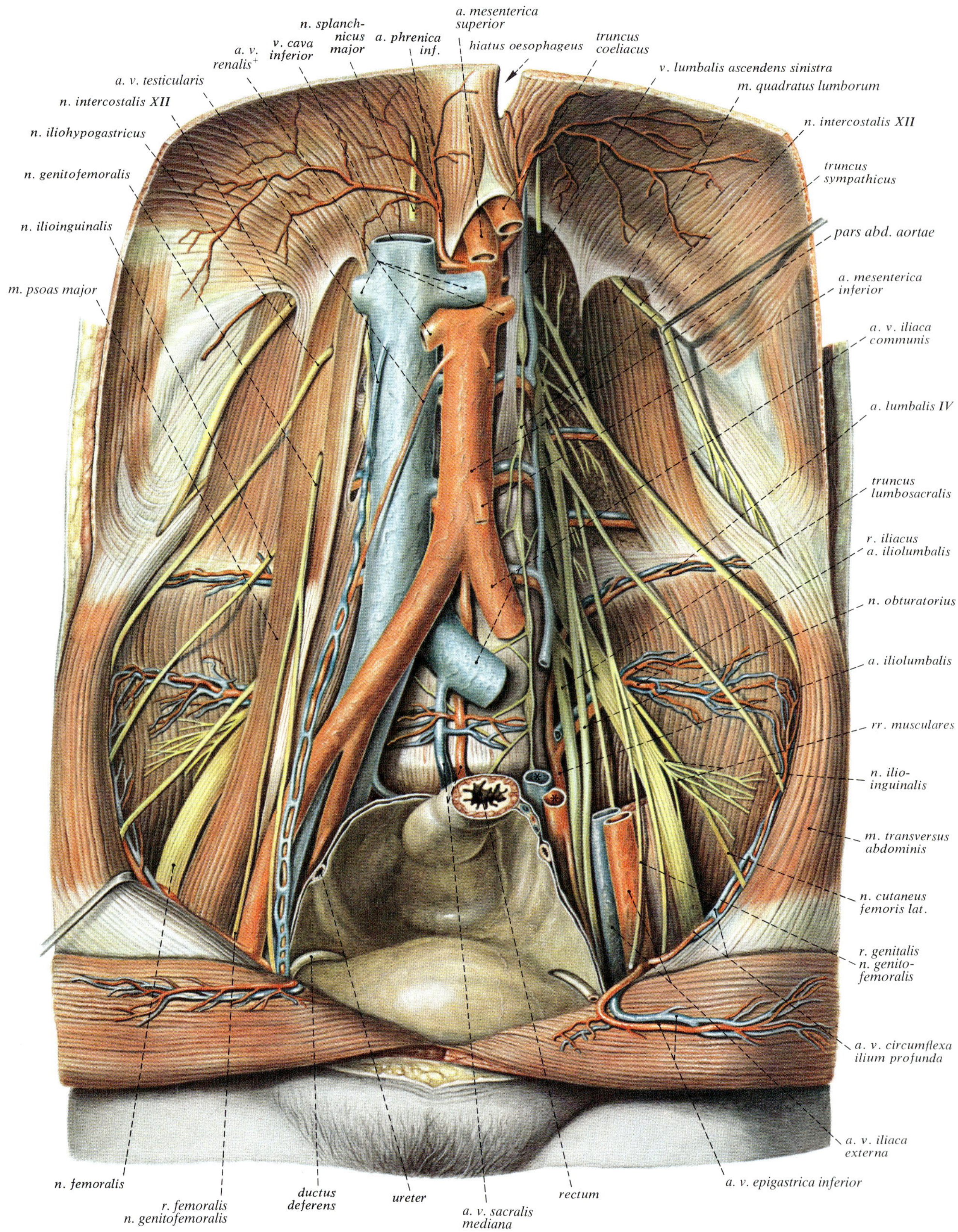

Abb. 91. Nerven und Blutgefäße der hinteren Bauchwand und plexus lumbalis. Zu deren Darstellung sind auf der linken Seite des Präparates der m. psoas major weitgehend und Teile der a. und v. iliaca communis entfernt *, * = a. v. iliaca interna. + a. renalis dextra verläuft in der Regel *hinter* der v. cava inf. (vgl. Abb. 261).

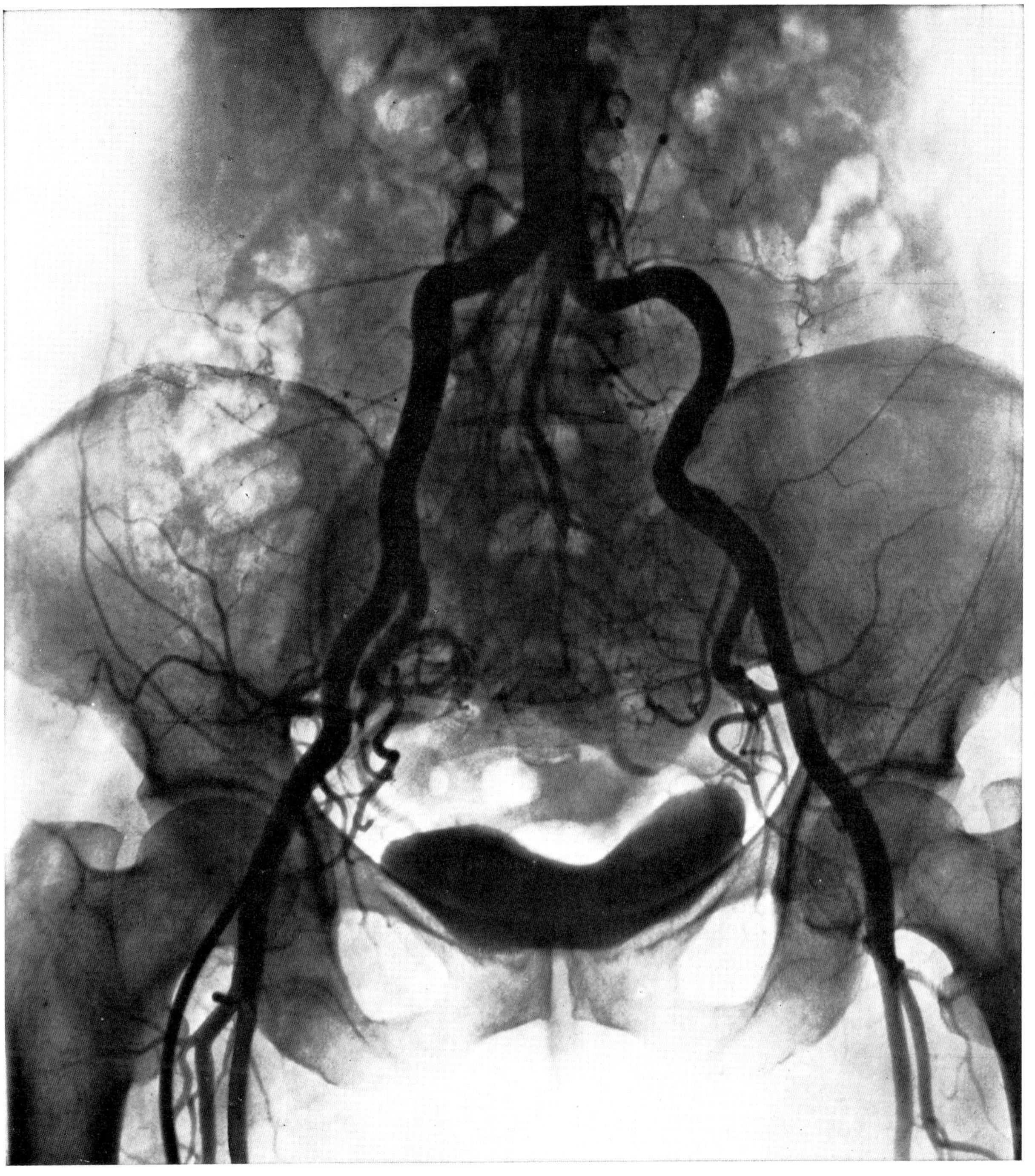

Abb. 92. Arteriogramm der unteren pars abdominalis aortae, der aa. iliacae und ihrer Aufzweigungen. Beachte den Verlauf der a. sacralis mediana und ihrer Äste. In der Harnblase bereits über die Nieren ausgeschiedenes Kontrastmittel. Röntgenbild, sagittaler Strahlengang (Aufnahme: Dr. H. SCHMIDT, Pforzheim).

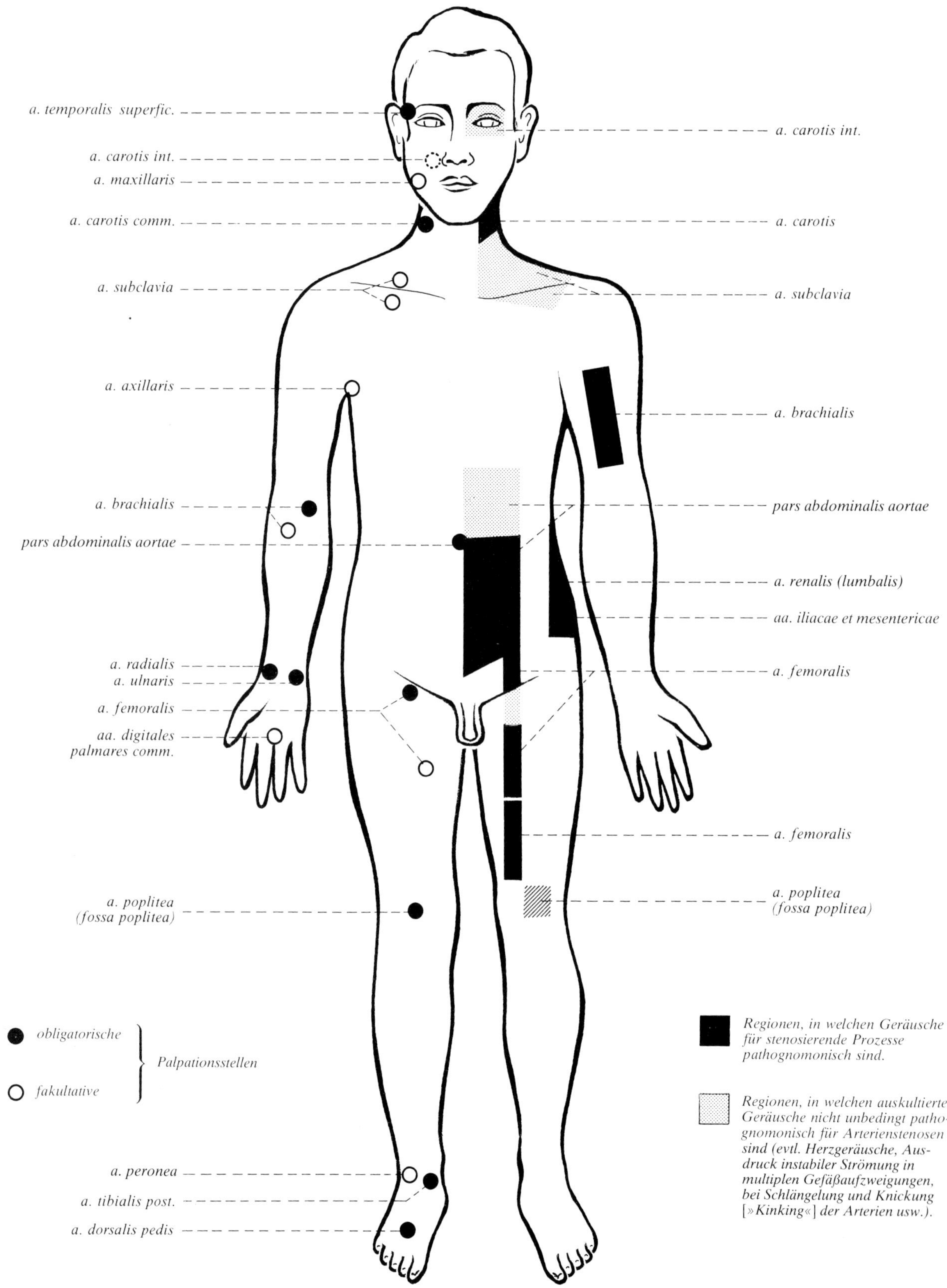

Abb. 93. Typische Stellen der Arterienpalpation und -auskulation. (Aus A. KAPPERT: Lehrbuch und Atlas der Angiologie. 10. Aufl., Huber, Bern–Stuttgart–Wien 1981.)

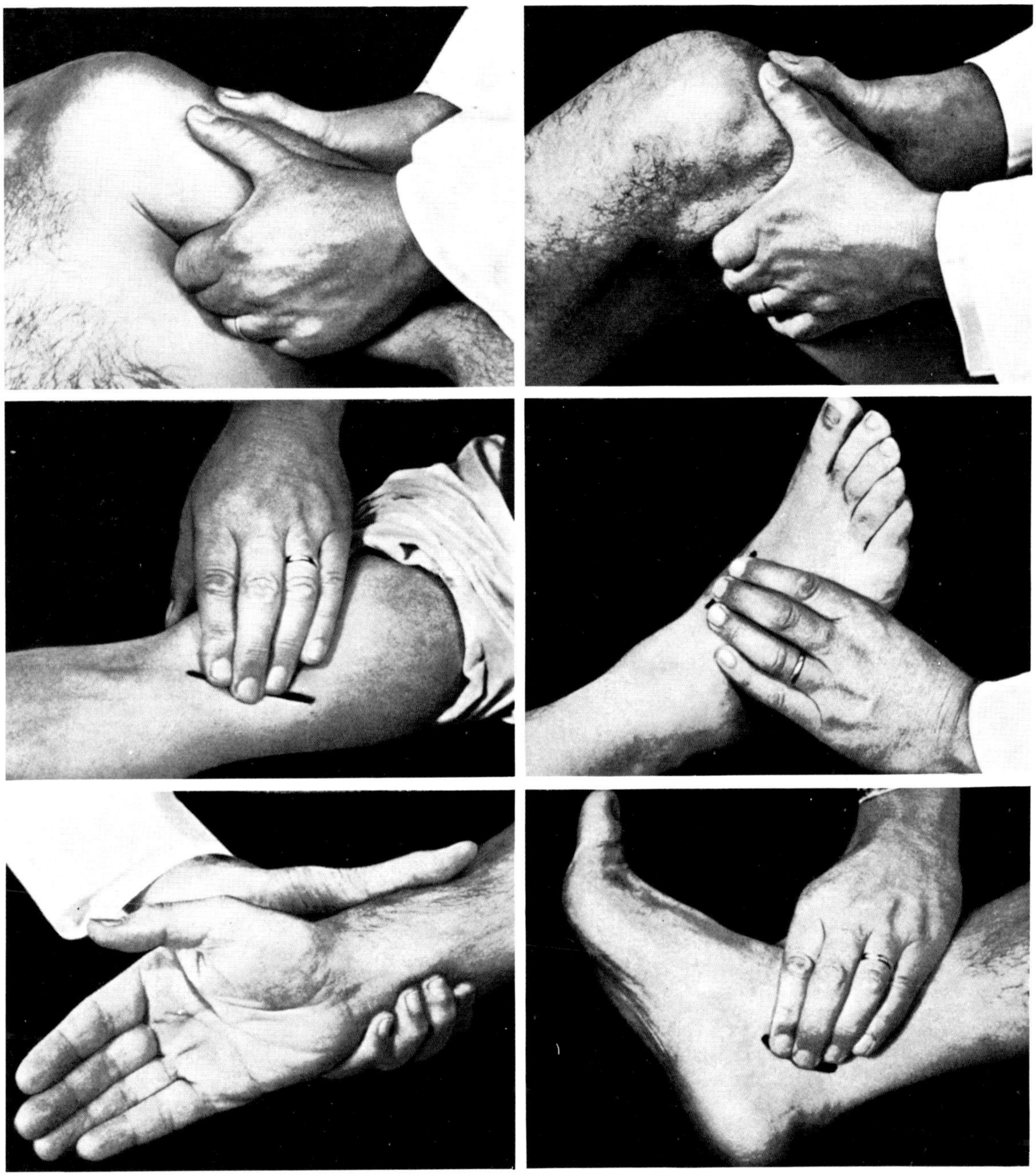

Abb. 94. Palpation der Arterienpulse. Von oben nach unten: links a. axillaris, a. brachialis, a. ulnaris; rechts a. poplitea, a. dorsalis pedis, a. tibialis post. (Aus A. Kappert: Lehrbuch und Atlas der Angiologie. 10. Aufl., Huber, Bern–Stuttgart–Wien 1981.)

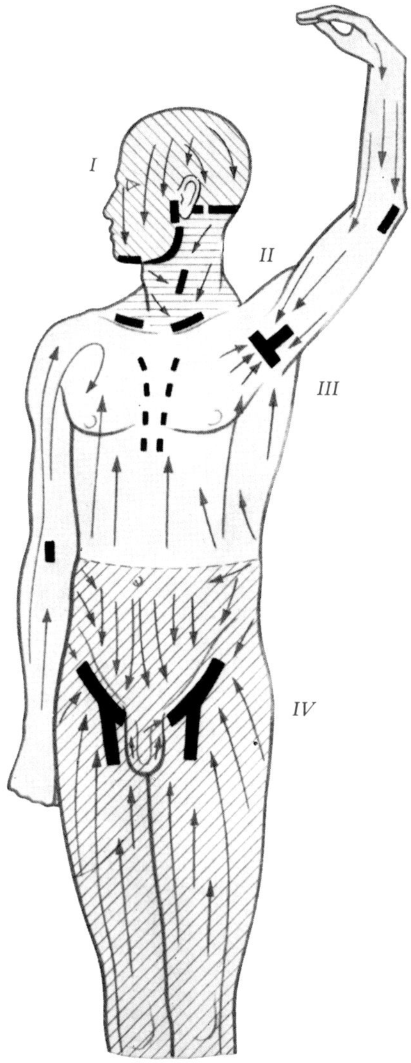

Abb. 95. Schematische Darstellung wichtigster regionärer Lymphknotengruppen (■) und ihrer Zuflüsse (→). (Aus B. LEIBER: Der menschliche Lymphknoten. Urban & Schwarzenberg, München–Berlin 1961.) Siehe untenstehende Tabelle.

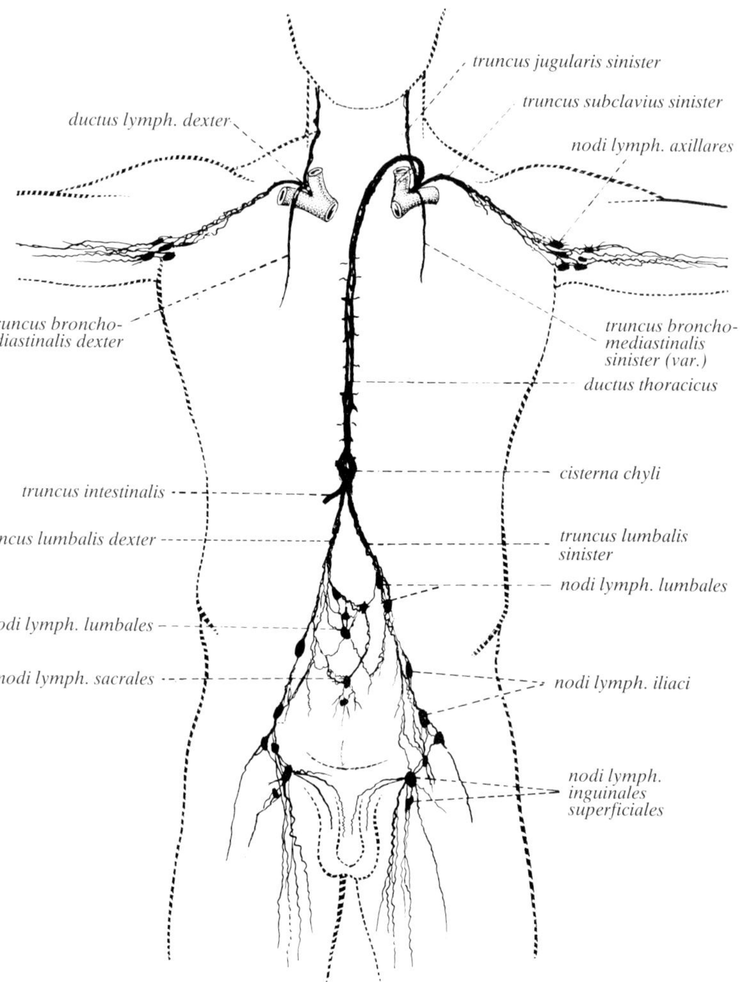

Abb. 96. Schema der großen Lymphstämme des Körpers. (Aus BENNINGHOFF/GOERTTLER: Lehrbuch der Anatomie des Menschen, 2. Bd., 12. Aufl. [Hgg. H. FERNER und J. STAUBESAND]. Urban & Schwarzenberg, München–Wien–Baltimore 1979.)

Region	Name	Lage
Kopf (I)	nodi lymph. submentales nodi lymph. submandibulares nodi lymph. parotidei superfic. et prof. nodi lymph. retroauriculares nodi lymph. occipitales	unter dem Kinn an der gl. submandibularis vor dem Ohr, auf und in der gl. parotis hinter dem Ohr über dem Ansatz des m. trapezius
Hals (II)	nodi lymph. cervicales superfic. sup. nodi lymph. cervicales superfic. inf.	auf dem m. sternocleidomastoideus nahe dem Kieferwinkel im seitlichen Halsdreieck über der clavicula
Brustwand und obere Extremität (III)	nodi lymph. axillares superfic.	präfaszial in der Achselhöhle
untere Körperhälfte (IV)	nodi lymph. inguinales superfic.	präfaszial in der Leistenbeuge

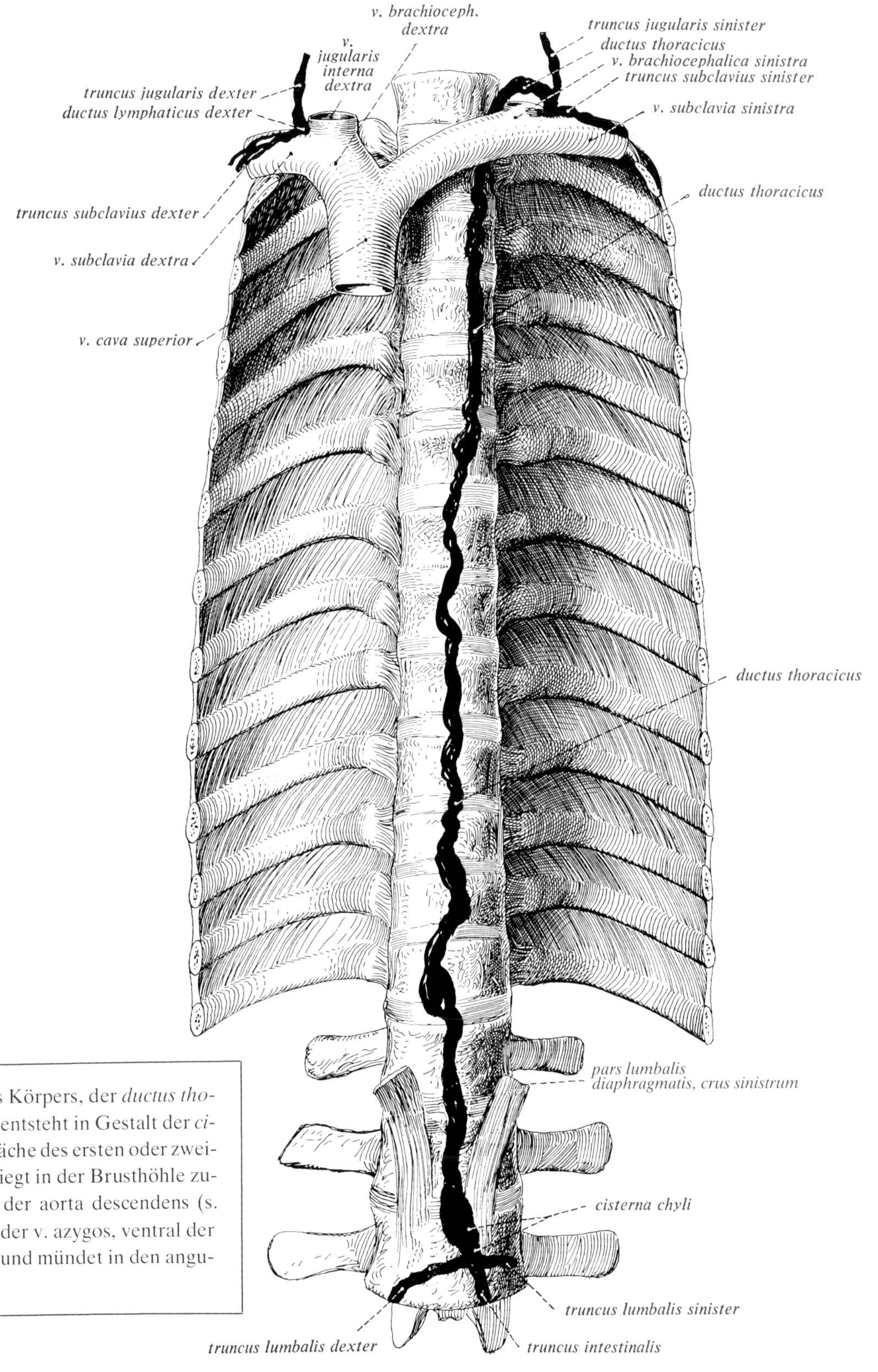

Der Hauptlymphstamm des Körpers, der *ductus thoracicus,* »Milchbrustgang«, entsteht in Gestalt der *cisterna chyli* an der Ventralfläche des ersten oder zweiten Lendenwirbelkörpers, liegt in der Brusthöhle zunächst dorsal, dann rechts der aorta descendens (s. Abb. 89), zwischen ihr und der v. azygos, ventral der rechten Interkostalarterien und mündet in den angulus venosus sinister.

Abb. 97. Schema der Hauptlymphgefäßstämme. Der truncus bronchomediastinalis dexter und die thorakalen Zuflüsse des ductus thoracicus sind nicht dargestellt (vgl. hierzu Abb. 89 u. 90).

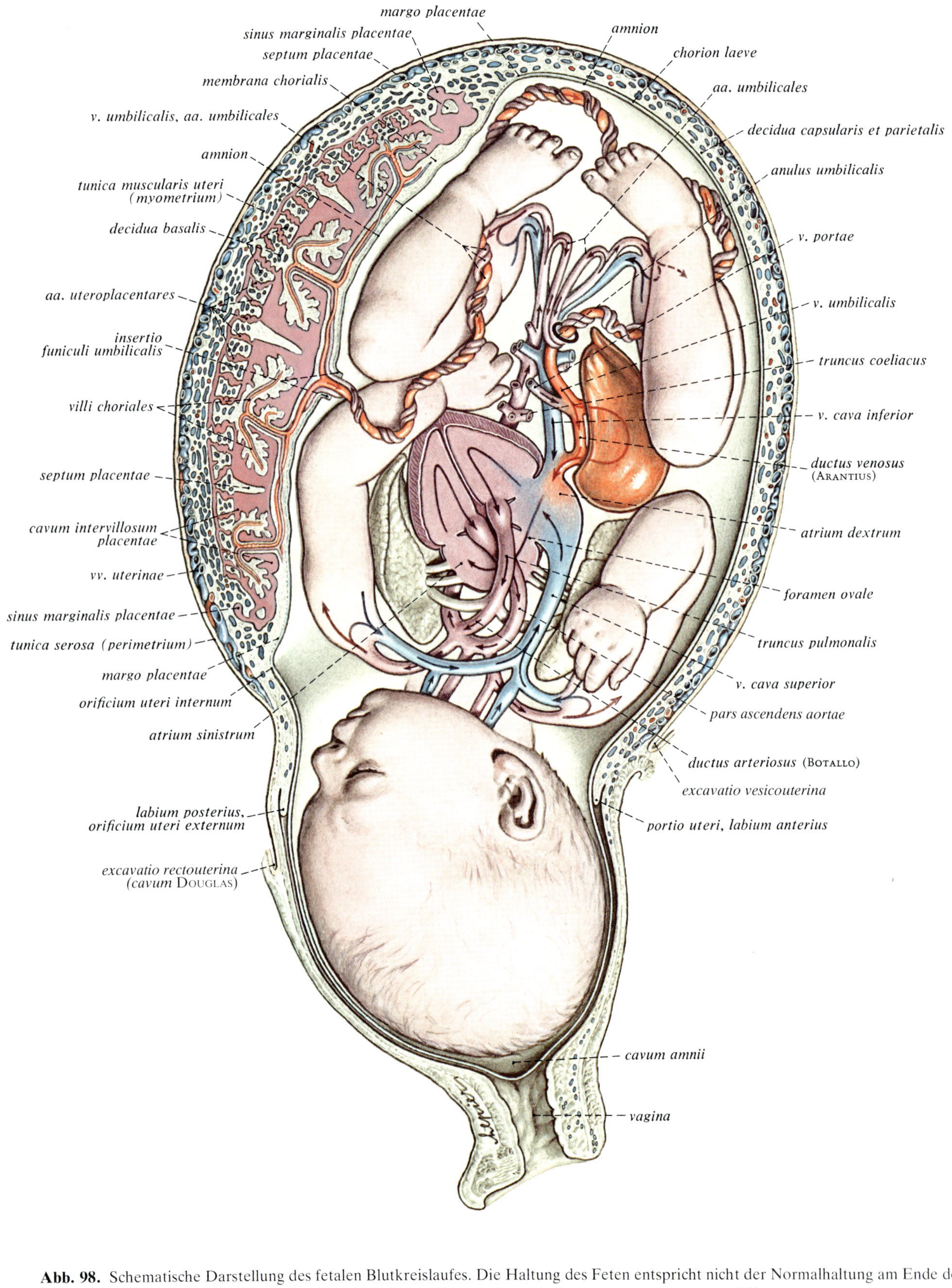

Abb. 98. Schematische Darstellung des fetalen Blutkreislaufes. Die Haltung des Feten entspricht nicht der Normalhaltung am Ende der Schwangerschaft. Arterielles Blut rot, venöses Blut blau, Mischblut violett (vgl. hierzu Abb. 317 u. 318).

Brusteingeweide

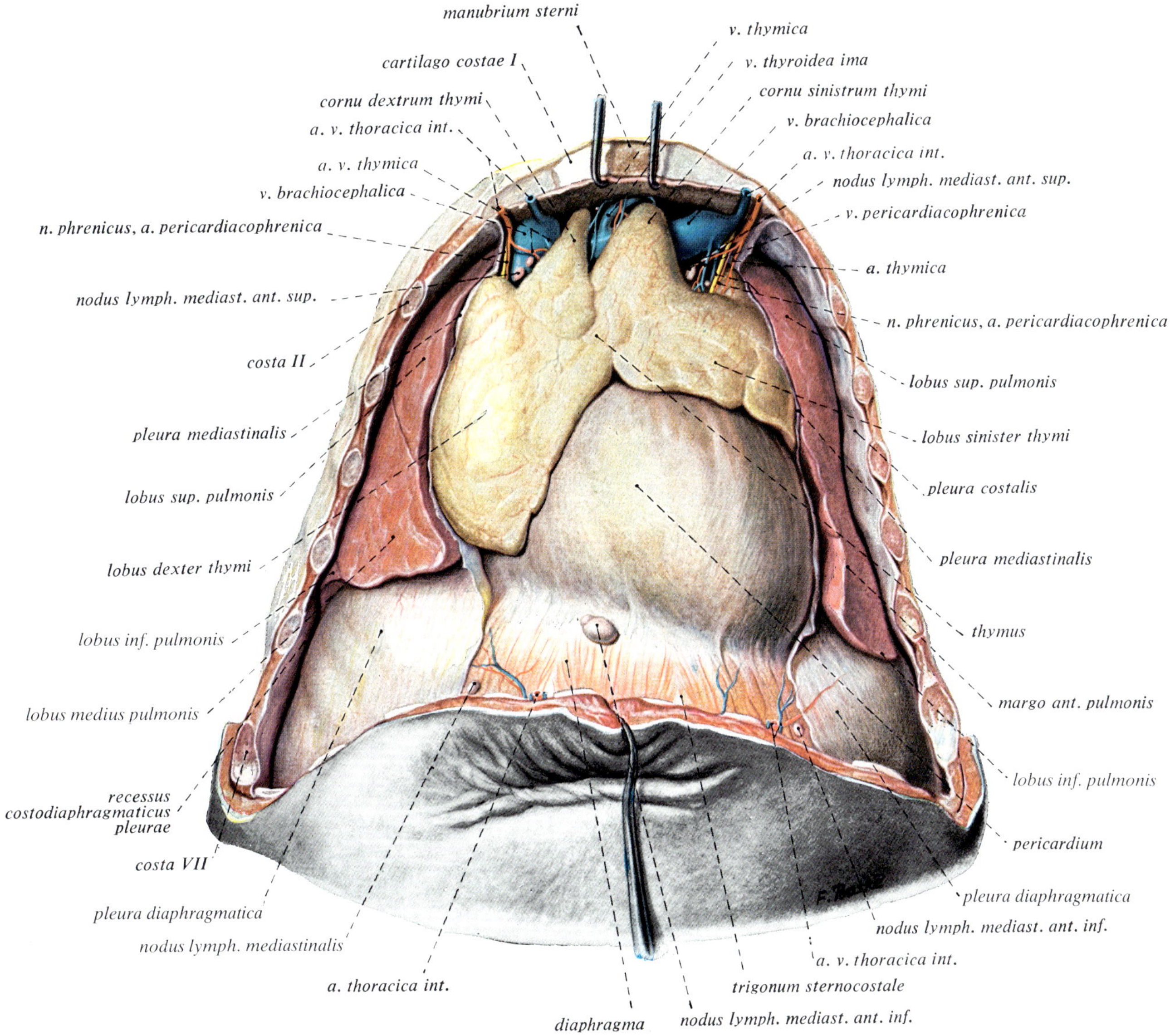

Abb. 99. Brusteingeweide eines Neugeborenen von ventral nach Entfernung der vorderen Thoraxwand. Der noch relativ große thymus überlagert von oben her den Herzbeutel, pericardium. (Aus Pernkopf: Atlas der topographischen und angewandten Anatomie des Menschen, Bd. 2, 2. Aufl. [Hrsg. H. Ferner]. Urban & Schwarzenberg, München–Wien–Baltimore 1981.)

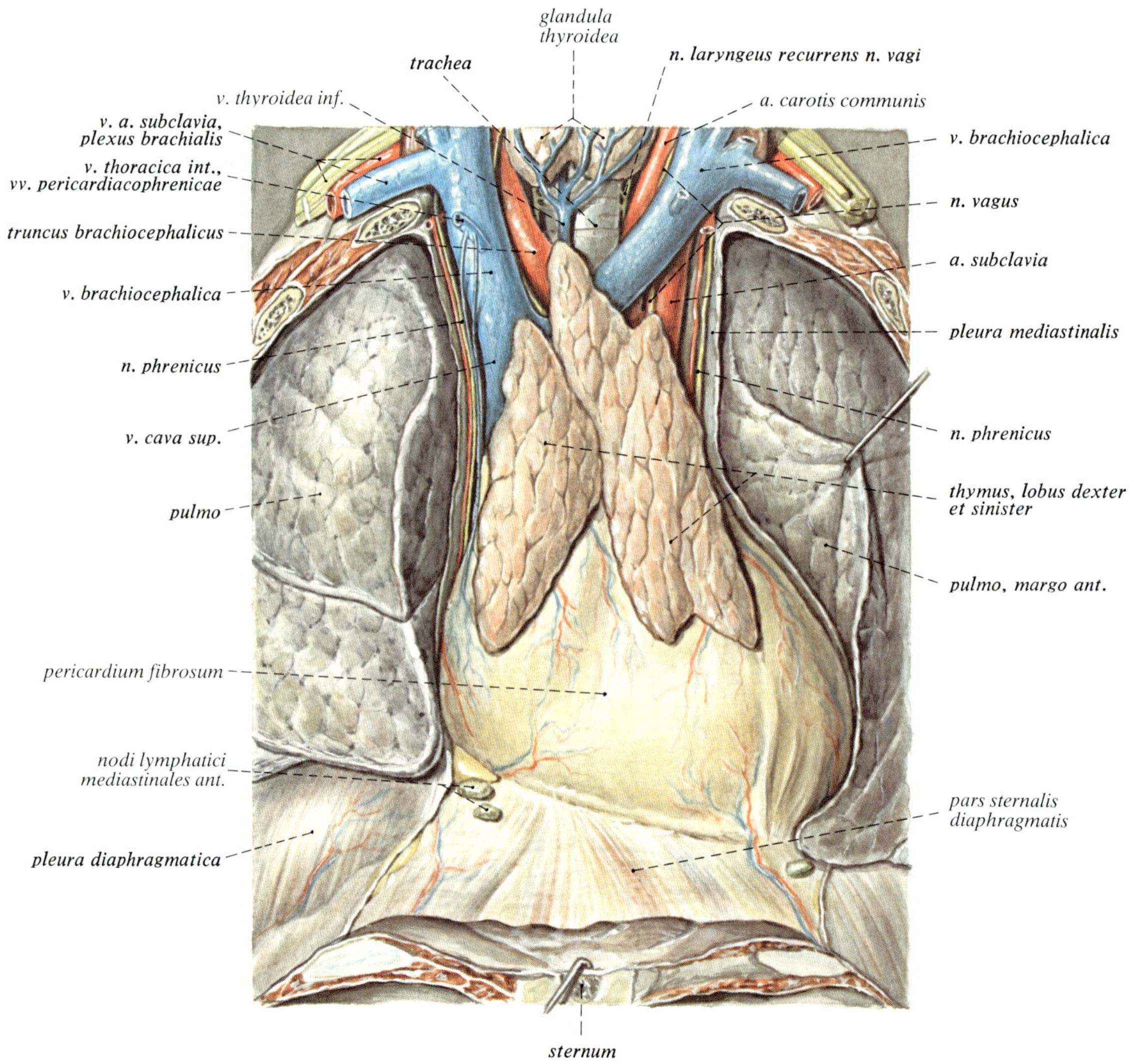

Abb. 100. Thymus eines Jugendlichen in situ. Ventralansicht. Die vordere Brustwand ist nach Durchschneidung von Rippen und Interkostalmuskulatur nach unten umgelegt. Pleura costalis und pleura mediastinalis sind eröffnet und im präparierten Bezirk abgetragen. Der Herzbeutel ist geschlossen. In der Halsgegend, oberhalb der oberen Brustapertur, sind der untere Teil der Schilddrüse mit ihren Gefäßen, die Luftröhre und die großen Gefäßstämme der unteren Halsgegend, im oberen mediastinum der thymus freigelegt.

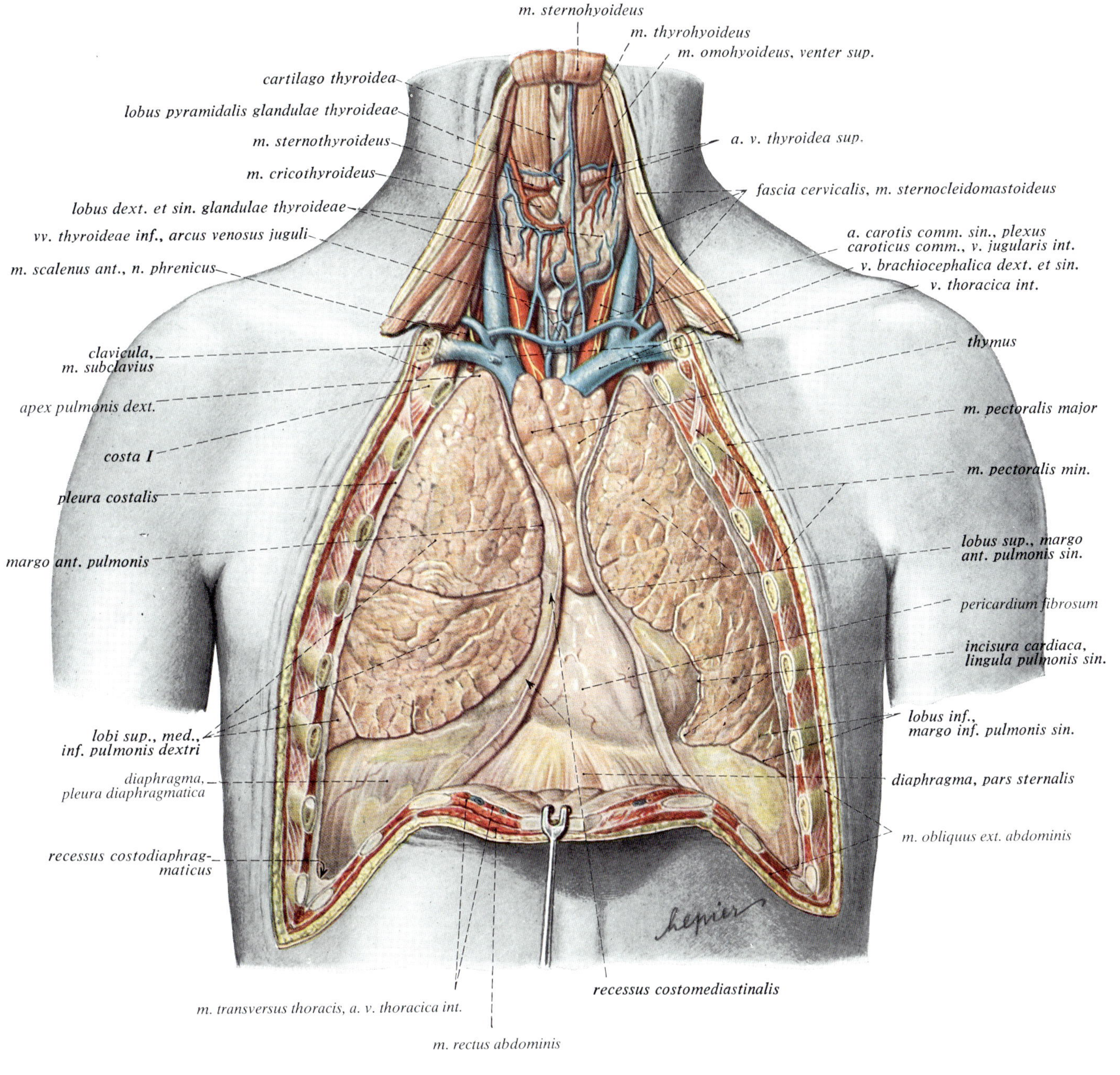

Abb. 101. Thymus eines Erwachsenen. Ventralansicht. Pleura costalis beiderseits entsprechend dem abgetragenen Teil der vorderen Brustwand geöffnet.

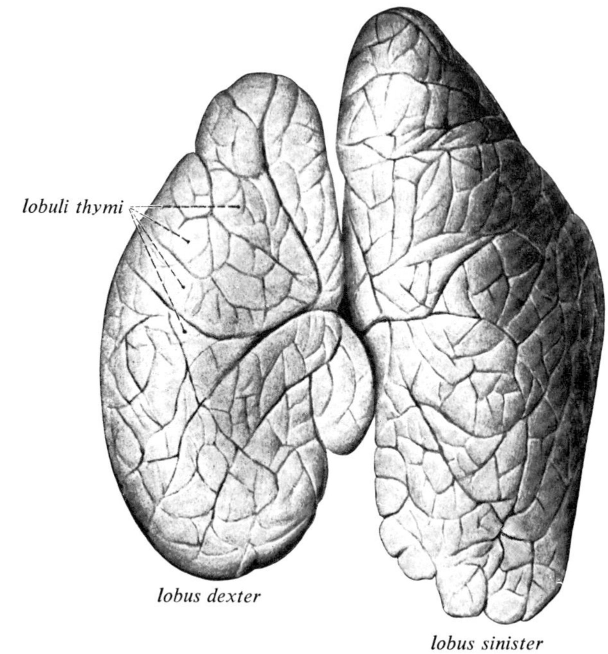

Abb. 102. Thymus eines zweijährigen Kindes. Ventralansicht.

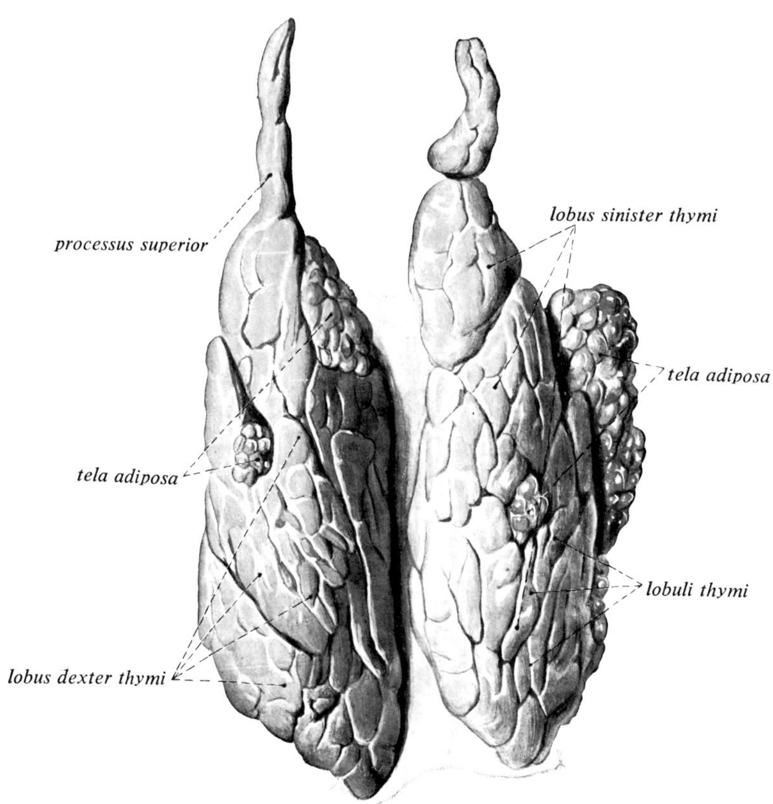

Abb. 103. Der Form nach für dieses Alter gut erhaltener thymus eines 24jährigen Mannes nach Entfernung des umliegenden Fettgewebes. Ventralansicht.

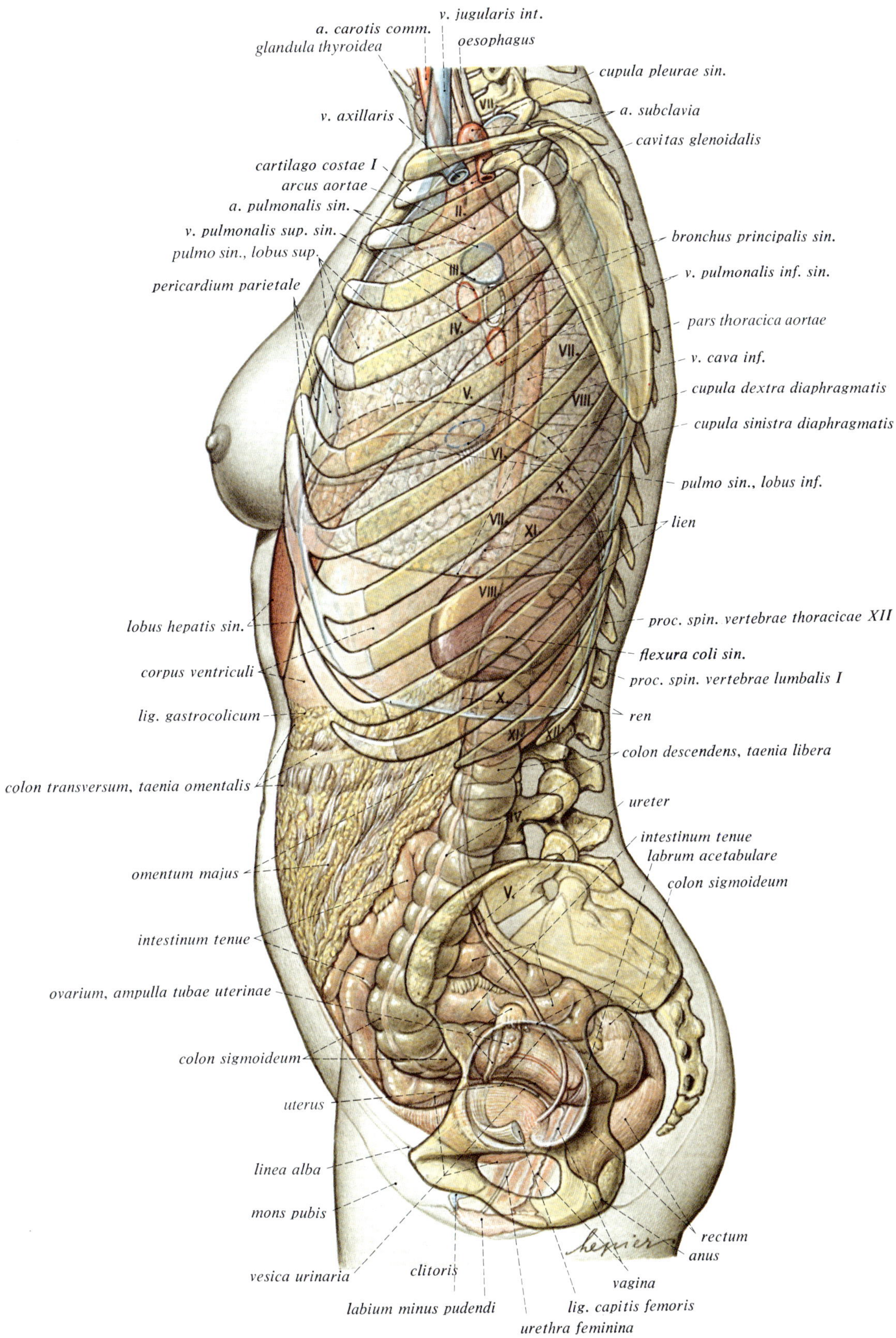

Abb. 104. Projektionsfelder und Kontaktflächen der Brust- und Bauchorgane einer Frau. Ansicht von der linken Seite. In der fossa acetabuli ist ein Teil des lig. capitis femoris dargestellt. Urethra, vagina und pudendum externum sind im Mediosagittalschnitt gezeichnet (nach Tandler und Pernkopf.

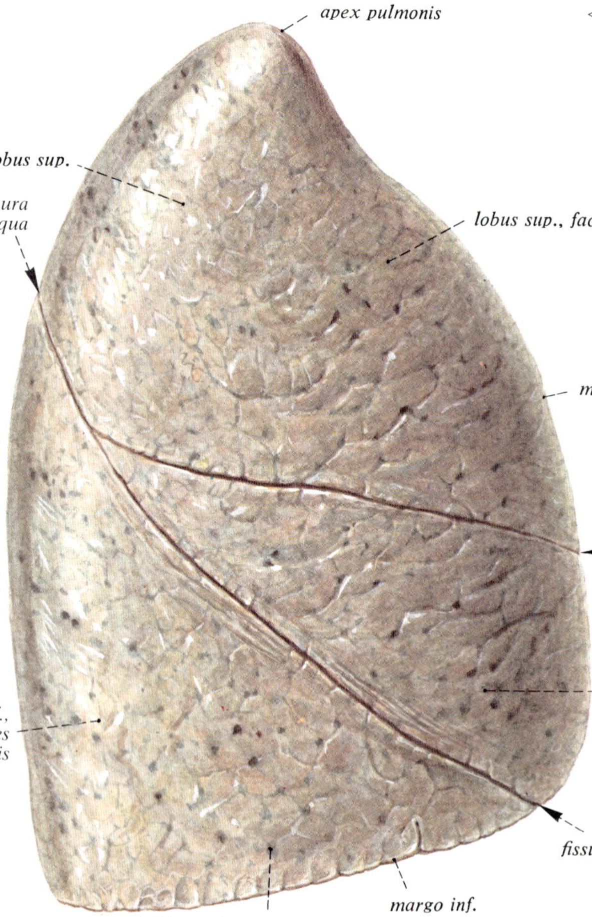

◁ **Abb. 105.** Rechte Lunge, pulmo dexter. Ansicht von lateral. Die schwarzen Flecken entsprechen Kohlenstaubablagerungen (anthrakotisches Pigment), die weißen Glanzlichter dem spiegelglatten und während des Lebens feuchten Überzug des Organs mit der pleura visceralis.

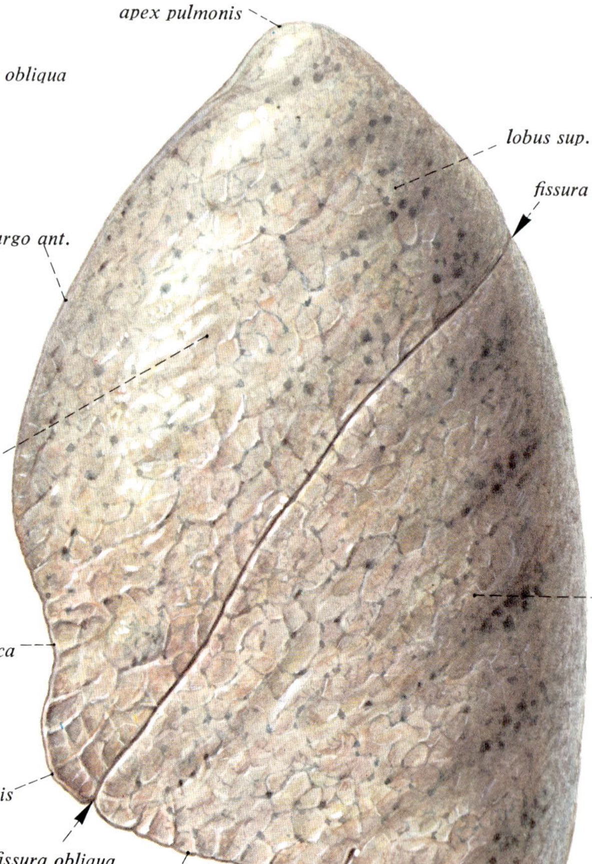

Abb. 106. Linke Lunge, pulmo sinister. Ansicht von lateral.

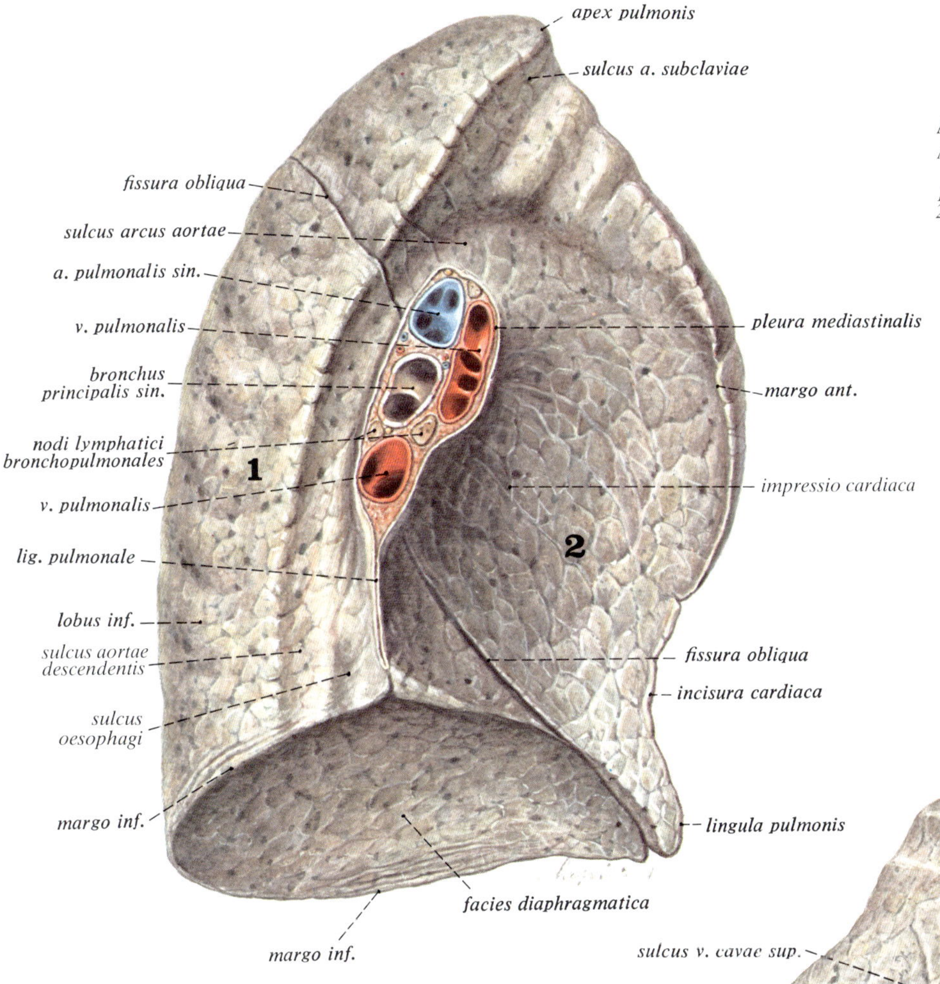

Abb. 107. Linke Lunge, pulmo sinister. Ansicht von medial, facies medialis.

1 pars vertebralis / *2 pars mediastinalis* } *faciei medialis*

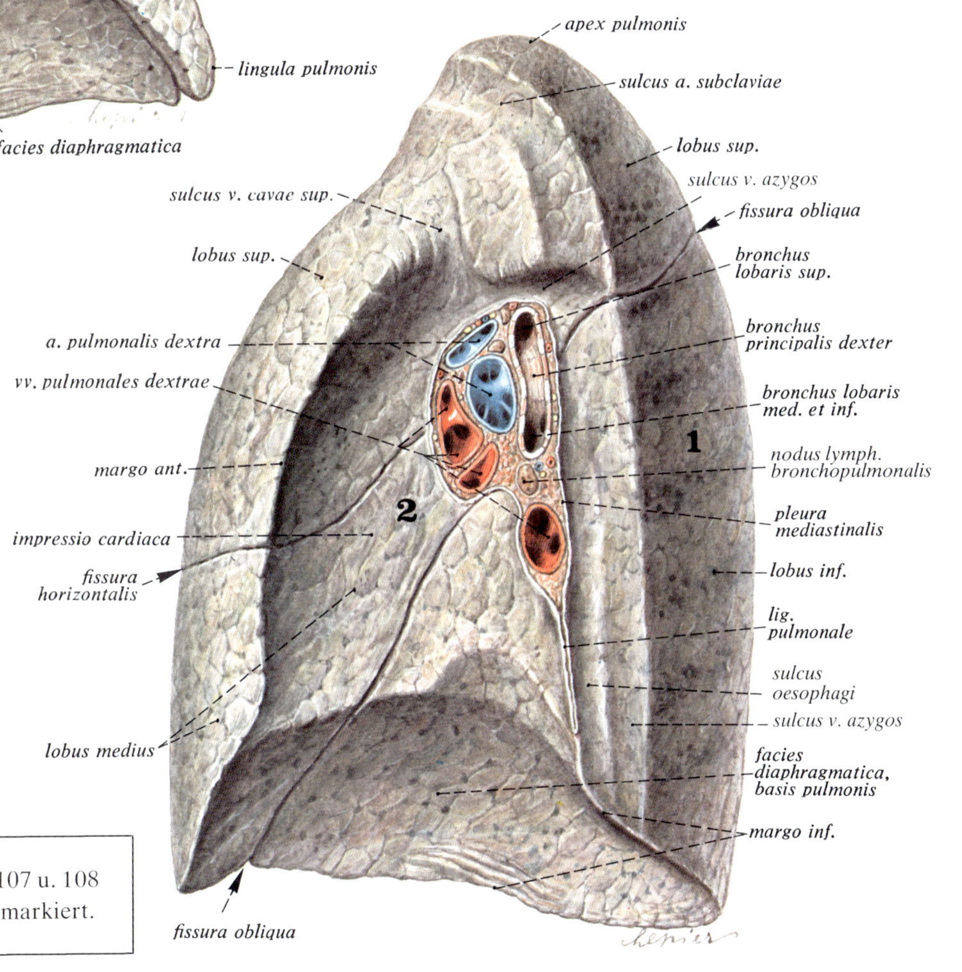

Abb. 108. Rechte Lunge, pulmo dexter. Ansicht von medial, facies medialis.

1 pars vertebralis / *2 pars mediastinalis* } *faciei medialis*

Lungenarterien und -venen in Abb. 107 u. 108 nach dem Sauerstoffgehalt farblich markiert.

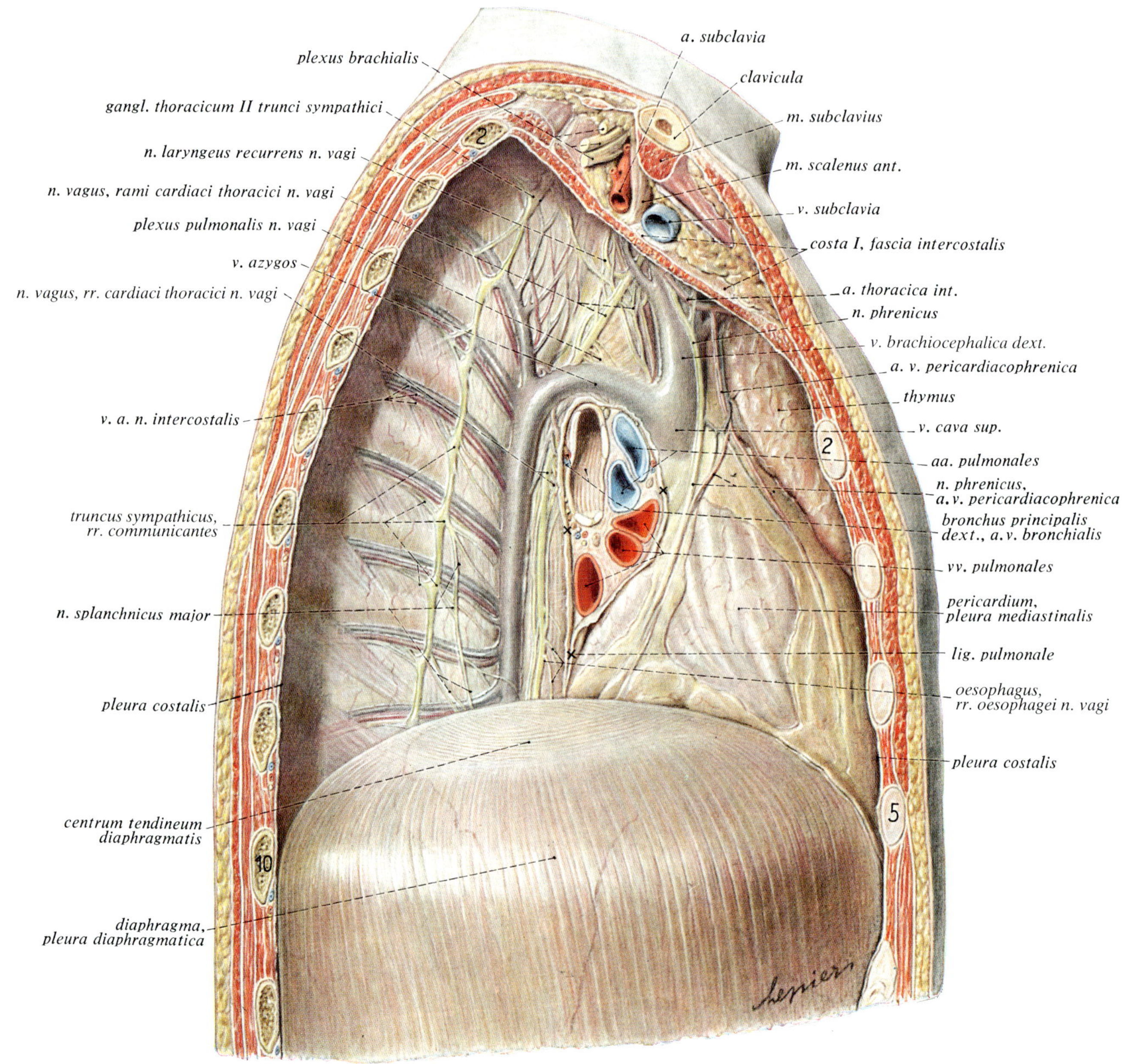

Abb. 109. Rechte Pleurahöhle nach Entfernung der seitlichen Brustwand und der rechten Lunge. × × × = Umschlagrand der pleura an der Lungenwurzel und am ligamentum pulmonale. Lungenarterien und -venen hier und in Abb. 110 nach dem Sauerstoffgehalt farblich markiert.

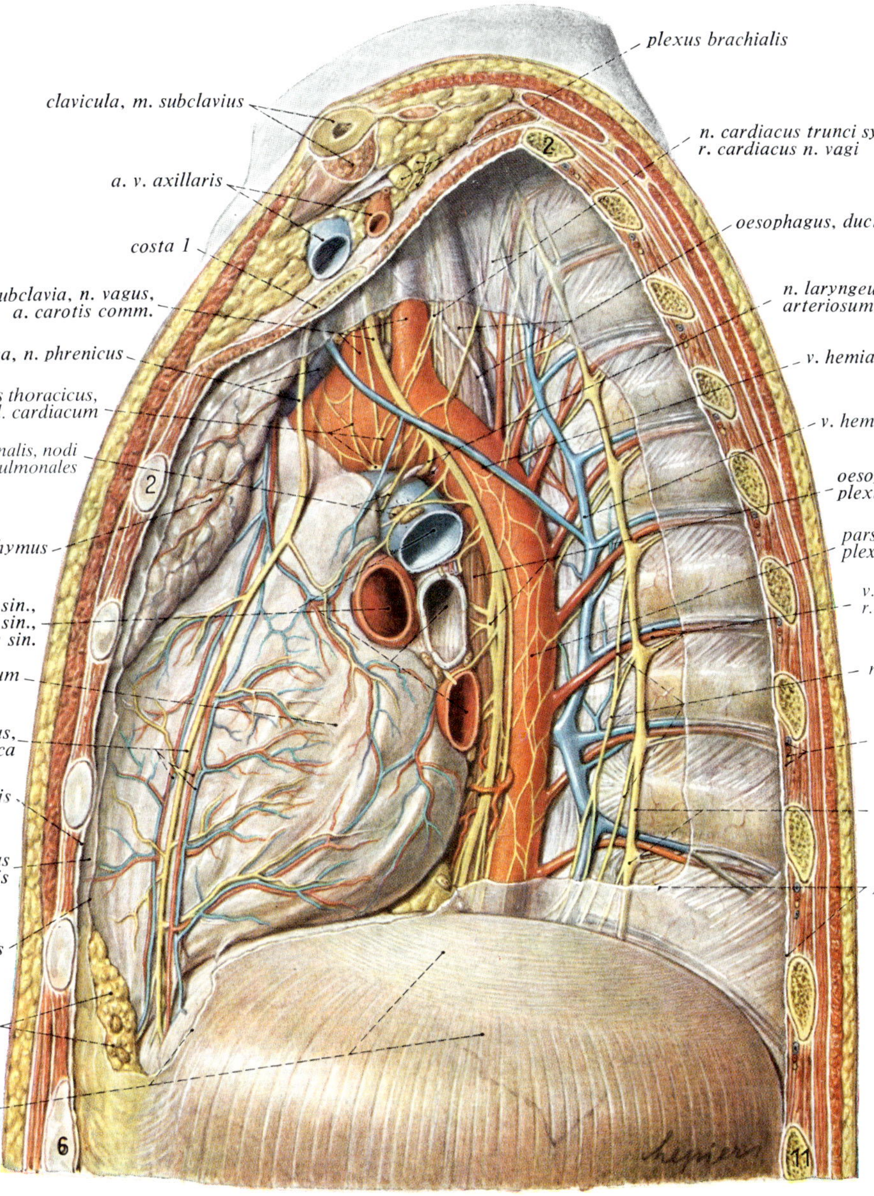

Abb. 110. Linke Pleurahöhle nach Entfernung der seitlichen Brustwand und der linken Lunge. Ein großer Teil der pars mediastinalis und der pars costalis, ein kleiner Teil der pars diaphragmatica pleurae sind entfernt. Der Herzbeutel ist geschlossen.

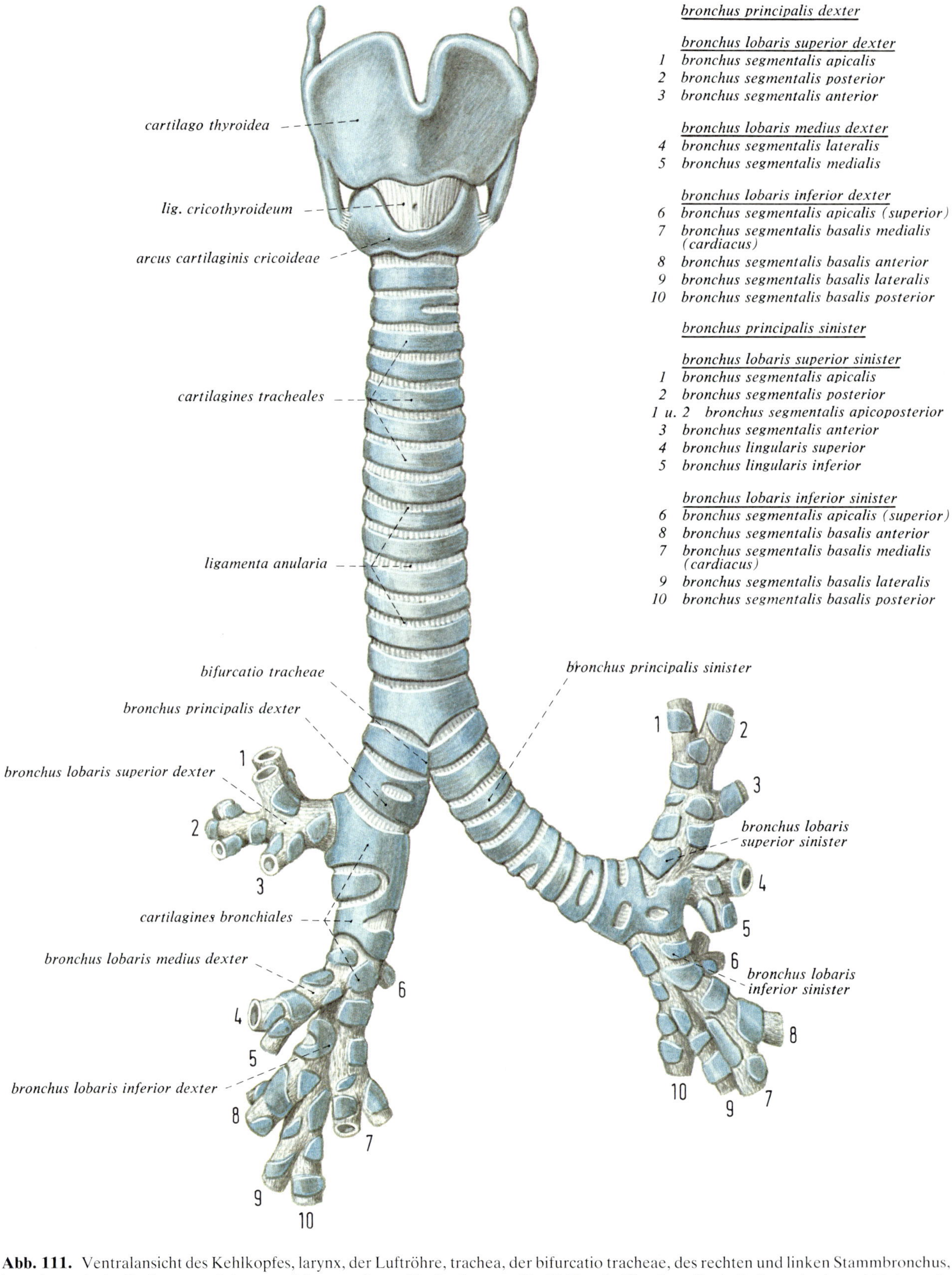

Abb. 111. Ventralansicht des Kehlkopfes, larynx, der Luftröhre, trachea, der bifurcatio tracheae, des rechten und linken Stammbronchus, bronchus principalis dexter et sinister, und deren weiterer Verästelungen. Die Zahlen 1–10 geben die Aufteilung der bronchi lobares in die bronchi segmentales an. S. Abb. 117–120, segmenta bronchopulmonalia. In der linken Lunge fehlen oft der 7. Bronchus und das 7. Segment.

bronchus principalis sinister

bronchus lobaris superior sinister

1 *bronchus segmentalis apicalis*
2 *bronchus segmentalis post.*
1 u. 2 *bronchus segmentalis apicoposterior*
3 *bronchus segmentalis ant.*
4 *bronchus lingularis sup.*
5 *bronchus lingularis inf.*

bronchus lobaris inferior sinister

6 *bronchus segmentalis apicalis (superior)*
7 *bronchus segmentalis basalis medialis (cardiacus)*
8 *bronchus segmentalis basalis anterior*
9 *bronchus segmentalis basalis lat.*
10 *bronchus segmentalis basalis post.*

bronchus principalis dexter

bronchus lobaris superior dexter

1 *bronchus segmentalis apicalis*
2 *bronchus segmentalis post.*
3 *bronchus segmentalis ant.*

bronchus lobaris medius dexter

4 *bronchus segmentalis lateralis*
5 *bronchus segmentalis medialis*

bronchus lobaris inferior dexter

6 *bronchus segmentalis apicalis (superior)*
7 *bronchus segmentalis basalis medialis (cardiacus)*
8 *bronchus segmentalis basalis ant.*
9 *bronchus segmentalis basalis lat.*
10 *bronchus segmentalis basalis post.*

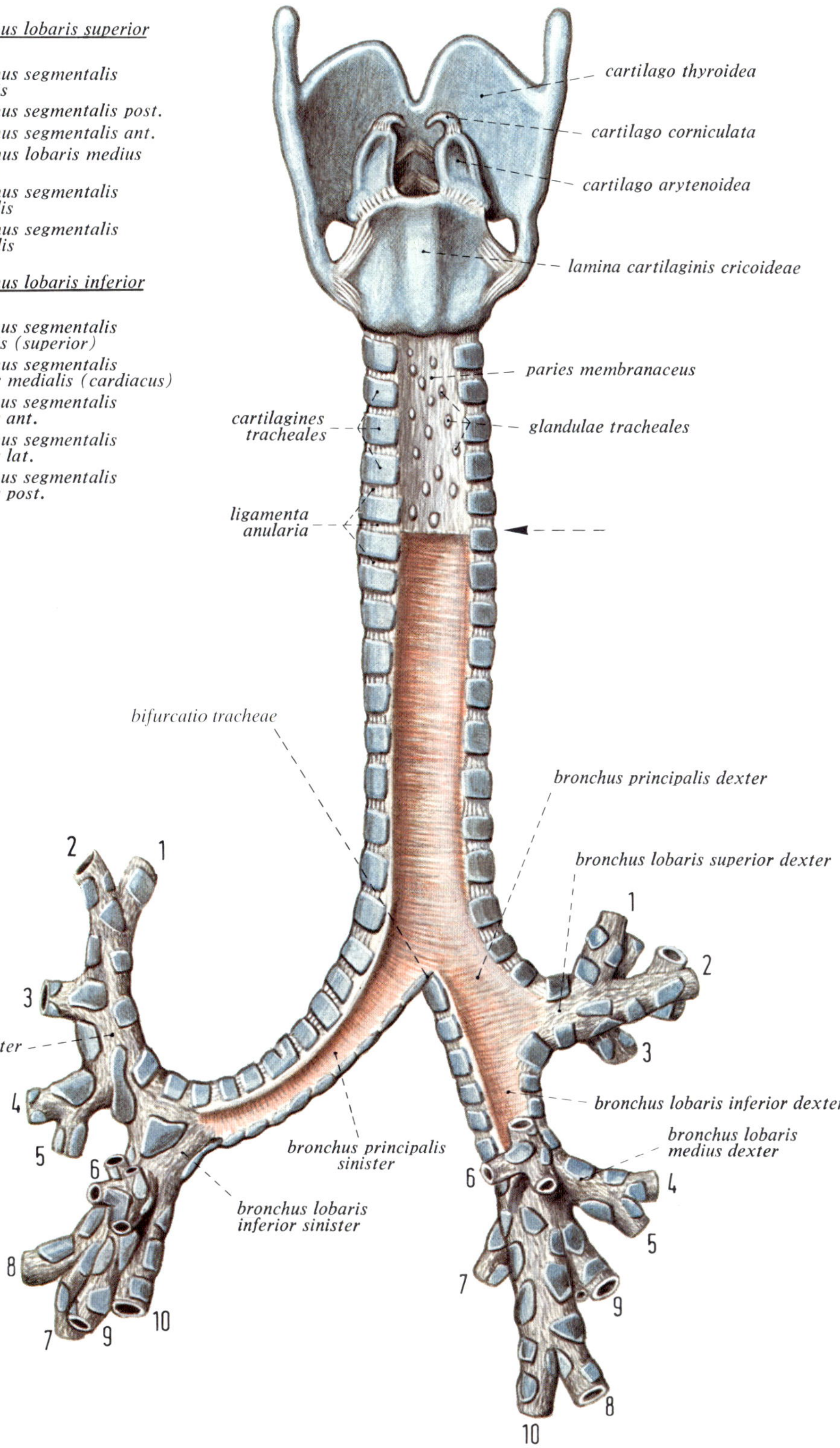

Abb. 112. Dorsalansicht des Kehlkopfes, larynx, der Luftröhre, trachea, der bifurcatio tracheae und der weiteren Teilung in bronchi lobares (rechts drei, links zwei) und bronchi segmentales (1–10). Unterhalb des ← ist die oberflächliche Schicht des paries membranaceus entfernt, so daß das stratum musculare mit horizontalem oder schrägem, verflochtenem Verlauf der Muskelbündel sichtbar ist. Beachte die leichte Erweiterung der Luftröhre etwa in der Mitte ihrer Länge.

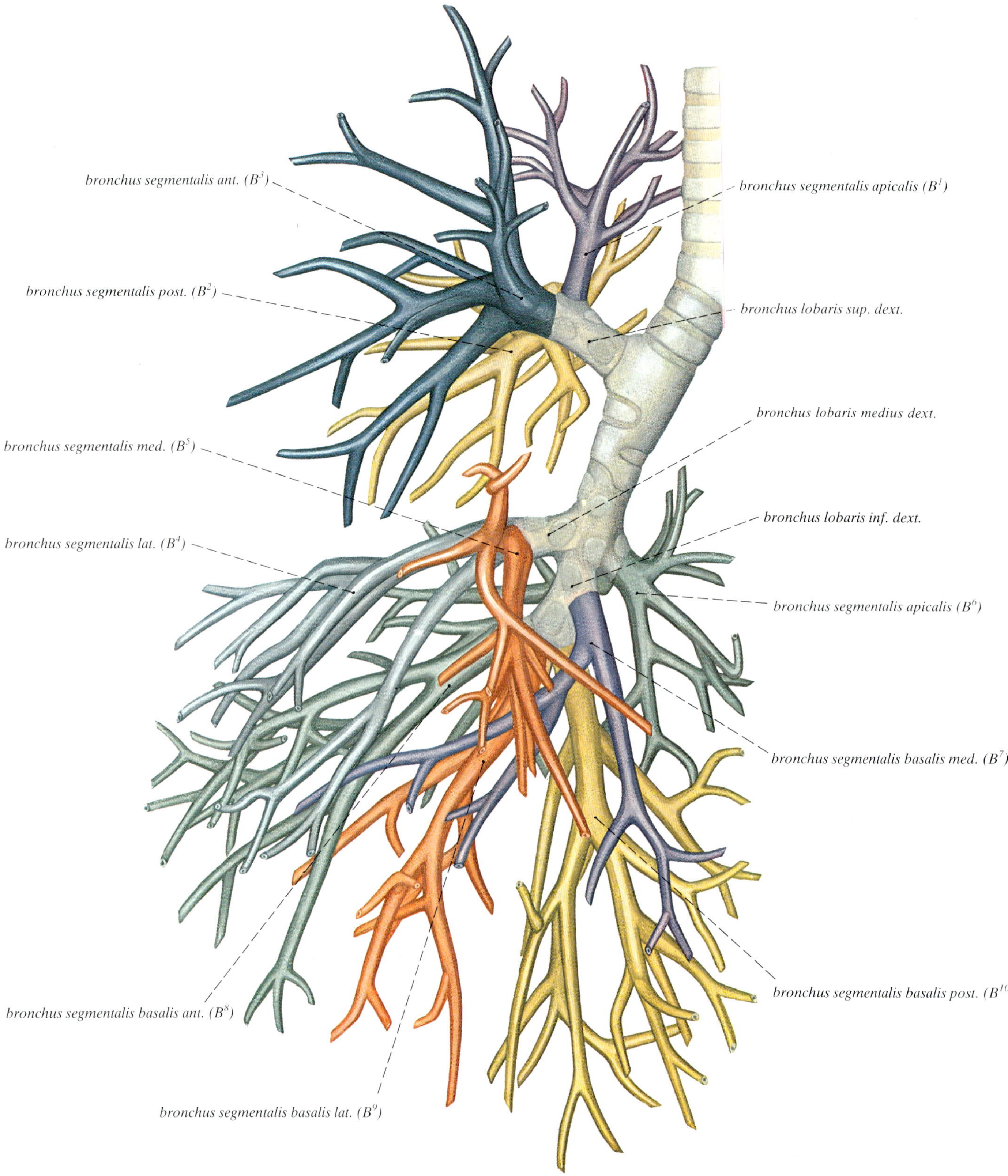

Abb. 113. Tracheobronchialbaum mit Segmentbronchien in verschiedenen Farben. Rechte Lunge. Ansicht von ventral. Präparat: Anatomisches Institut der Universität Wien. (Aus PERNKOPF: Atlas der topographischen und angewandten Anatomie des Menschen, Bd. 2, 2. Aufl. [Hg. H. FERNER]. Urban & Schwarzenberg, München–Wien–Baltimore 1980.)

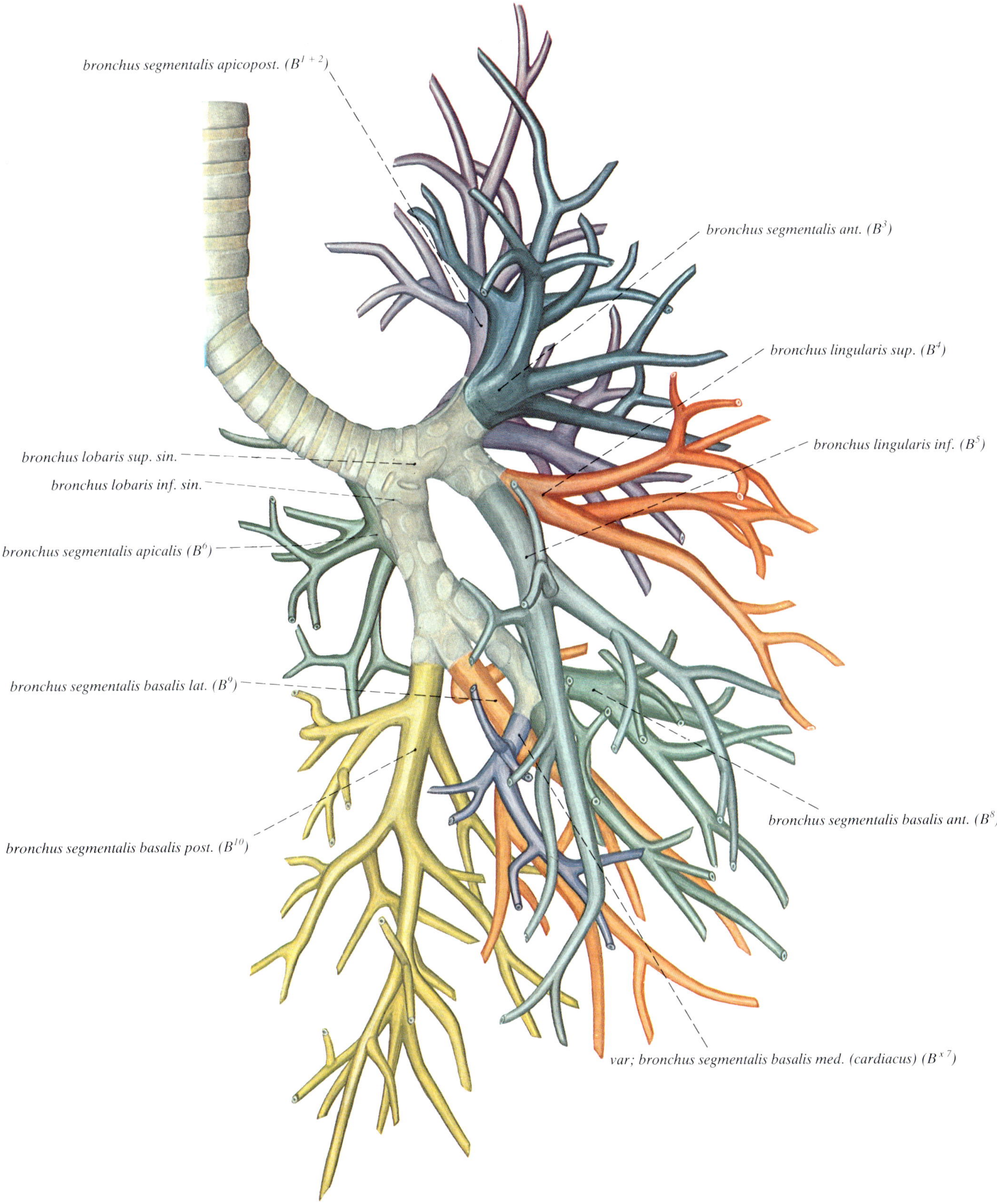

Abb. 114. Tracheobronchialbaum mit Segmentbronchien in verschiedenen Farben. Linke Lunge. Ansicht von ventral. Präparat: Anatomisches Institut der Universität Wien. (Aus PERNKOPF: Atlas der topographischen und angewandten Anatomie des Menschen, Bd. 2, 2. Aufl. [Hg. H. FERNER]. Urban & Schwarzenberg, München–Wien–Baltimore 1980.)

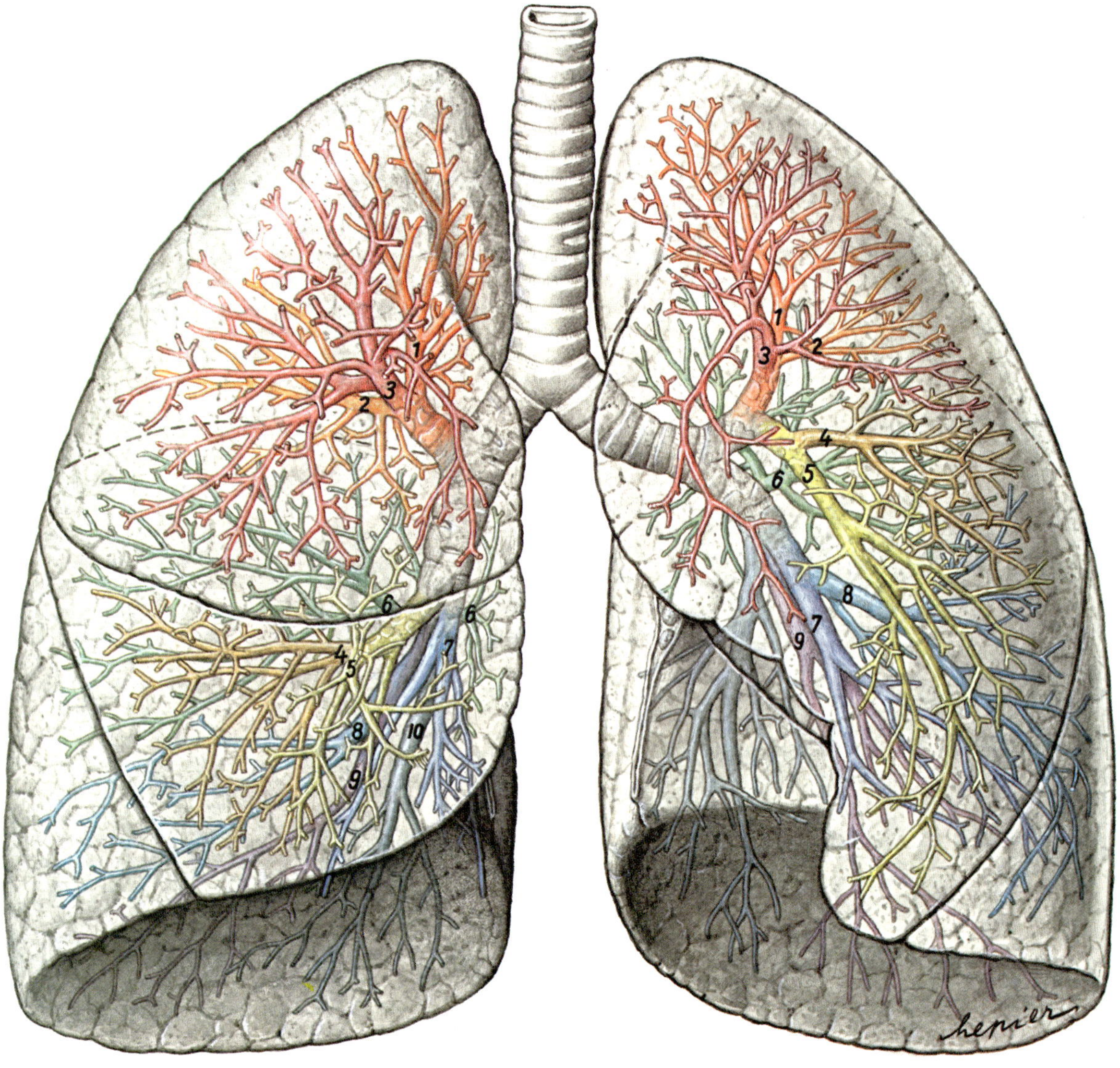

Abb. 115. Projektion des Bronchialbaumes auf die äußere Form der Lungen und ihre Lappen. Die zehn bronchi segmentales jederseits sind mit verschiedenen, jedoch rechts und links entsprechenden Farben dargestellt und zahlenmäßig (1–10) bezeichnet. Die Abbildung ist nach einem Ausguß des Bronchialbaumes angefertigt. Auf der linken Seite entspringen das apikale und das posteriore Oberlappensegment meist aus einem gemeinsamen Stamm. Das mediobasale Segment des Unterlappens ist in der Regel nicht ausgebildet.

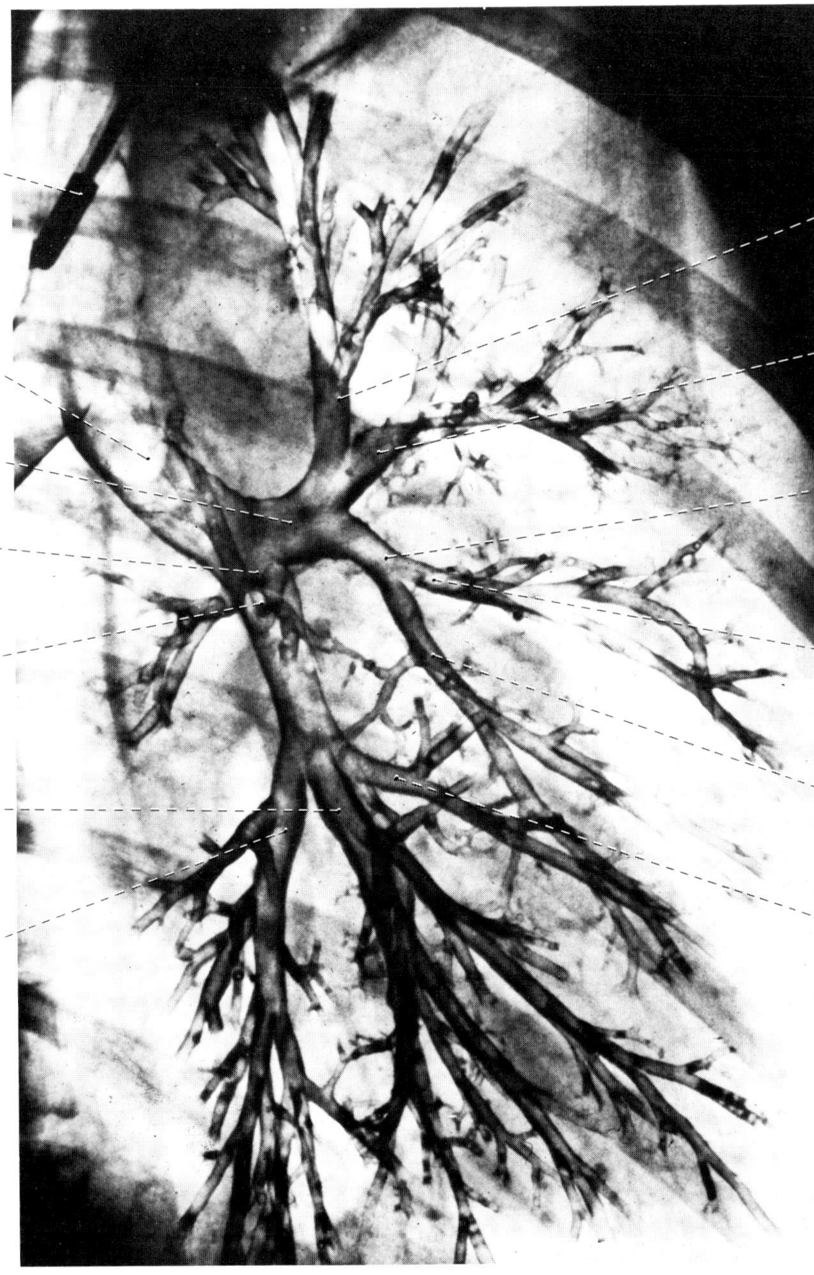

* *Bronchographiekatheter in der Trachea*

lobus superior

B^{1+2}	*bronchus segmentalis apicoposterior*
B^{3}	*bronchus segmentalis anterior*
B^{4}	*bronchus lingularis superior*
B^{5}	*bronchus lingularis inferior*

lobus inferior

B^{6}	*bronchus segmentalis apicalis superior*
[B^{7}	*bronchus segmentalis basalis medialis (cardiacus)*]
B^{8}	*bronchus segmentalis basalis anterior*
B^{9}	*bronchus segmentalis basalis lateralis*
B^{10}	*bronchus segmentalis basalis posterior*

Abb. 116. Bronchographie links.
Aus dem Oberlappenbronchus der linken Lunge zweigen die Segmentbronchien B^1 und B^2 meist mit einem gemeinsamen Stamm als apikoposteriores Oberlappensegment ab. Durch den Raum, den das Herz in der linken Thoraxseite beansprucht, sind die Segmente der lingula übereinander angeordnet (B^4 = bronchus lingularis superior, B^5 = bronchus lingularis inferior), während die Mittellappensegmente der rechten Lunge nebeneinanderliegen (B^4 = bronchus segmentalis lateralis, B^5 bronchus segmentalis medialis). Ein Segmentbronchus B^7 (bronchus segmentalis basalis medialis) ist auf der linken Seite meist nicht vorhanden. (Original: PD Dr. W. S. Rau, Zentrum Radiologie im Klinikum der Universität Freiburg i. Br.)

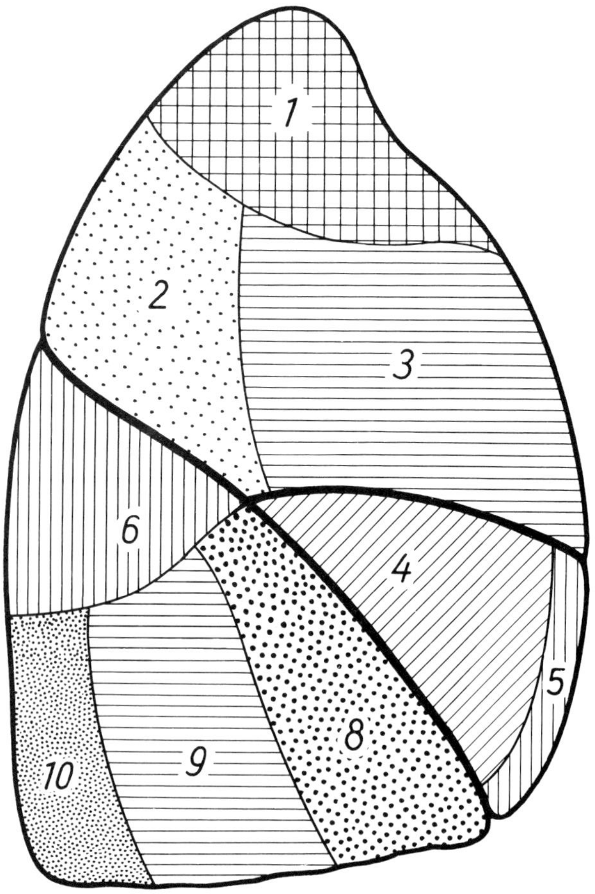

Abb. 117. Die bronchopulmonalen Segmente der rechten Lunge, segmenta bronchopulmonalia dextra (laterale Fläche).

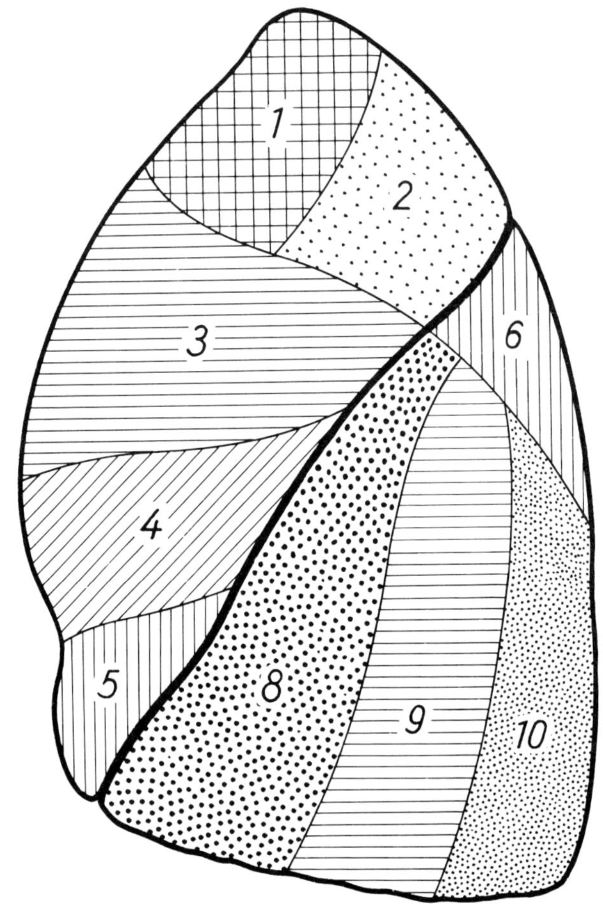

Abb. 118. Die bronchopulmonalen Segmente der linken Lunge, segmenta bronchopulmonalia sinistra (laterale Fläche).

pulmo dexter

lobus superior
1 segmentum apicale
2 segmentum posterius
3 segmentum anterius

lobus medius
(4) segmentum laterale
5 segmentum mediale

lobus inferior
6 segmentum apicale (superius)
8 segmentum basale anterius
9 segmentum basale laterale
10 segmentum basale posterius

pulmo sinister

lobus superior
1 segmentum apicale[1]
2 segmentum posterius[1]
3 segmentum anterius
4 segmentum lingulare superius
5 segmentum lingulare inferius

lobus inferior
6 segmentum apicale (superius)
8 segmentum basale anterius
9 segmentum basale laterale
10 segmentum basale posterius

[1]) *1 und 2 gemeinsam als segmentum apicoposterius*

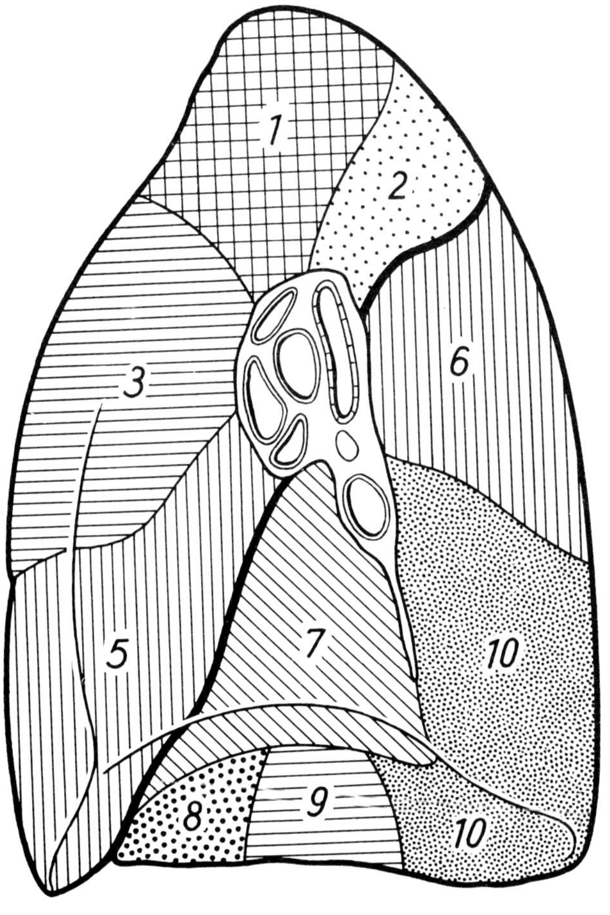

Abb. 119. Die bronchopulmonalen Segmente der rechten Lunge, segmenta bronchopulmonalia dextra (mediale Fläche).

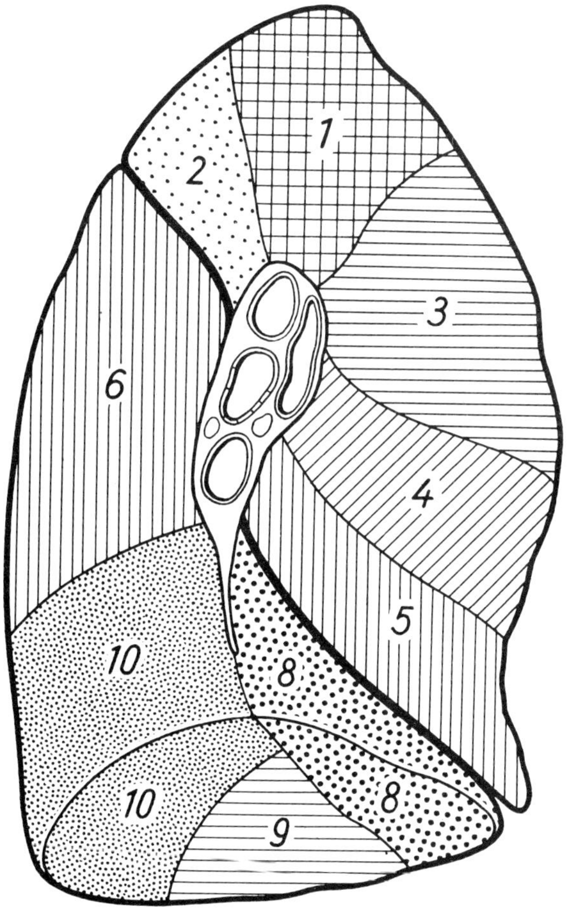

Abb. 120. Die bronchopulmonalen Segmente der linken Lunge, segmenta bronchopulmonalia sinistra (mediale Fläche). Das Segment x7 findet sich in der linken Lunge nur ausnahmsweise.

pulmo dexter

lobus superior
1 segmentum apicale
2 segmentum posterius
3 segmentum anterius

lobus medius
4 segmentum laterale
5 segmentum mediale

lobus inferior
6 segmentum apicale (superius)
7 segmentum basale mediale (cardiacum)
8 segmentum basale anterius
9 segmentum basale laterale
10 segmentum basale posterius

pulmo sinister

lobus superior
1 segmentum apicale[1]
2 segmentum posterius[1]
3 segmentum anterius
4 segmentum lingulare superius
5 segmentum lingulare inferius

lobus inferior
6 segmentum apicale (superius)
x7 segmentum basale mediale (cardiacum)
8 segmentum basale anterius
9 segmentum basale laterale
10 segmentum basale posterius

[1]) *1 und 2 gemeinsam als segmentum apicoposterius*

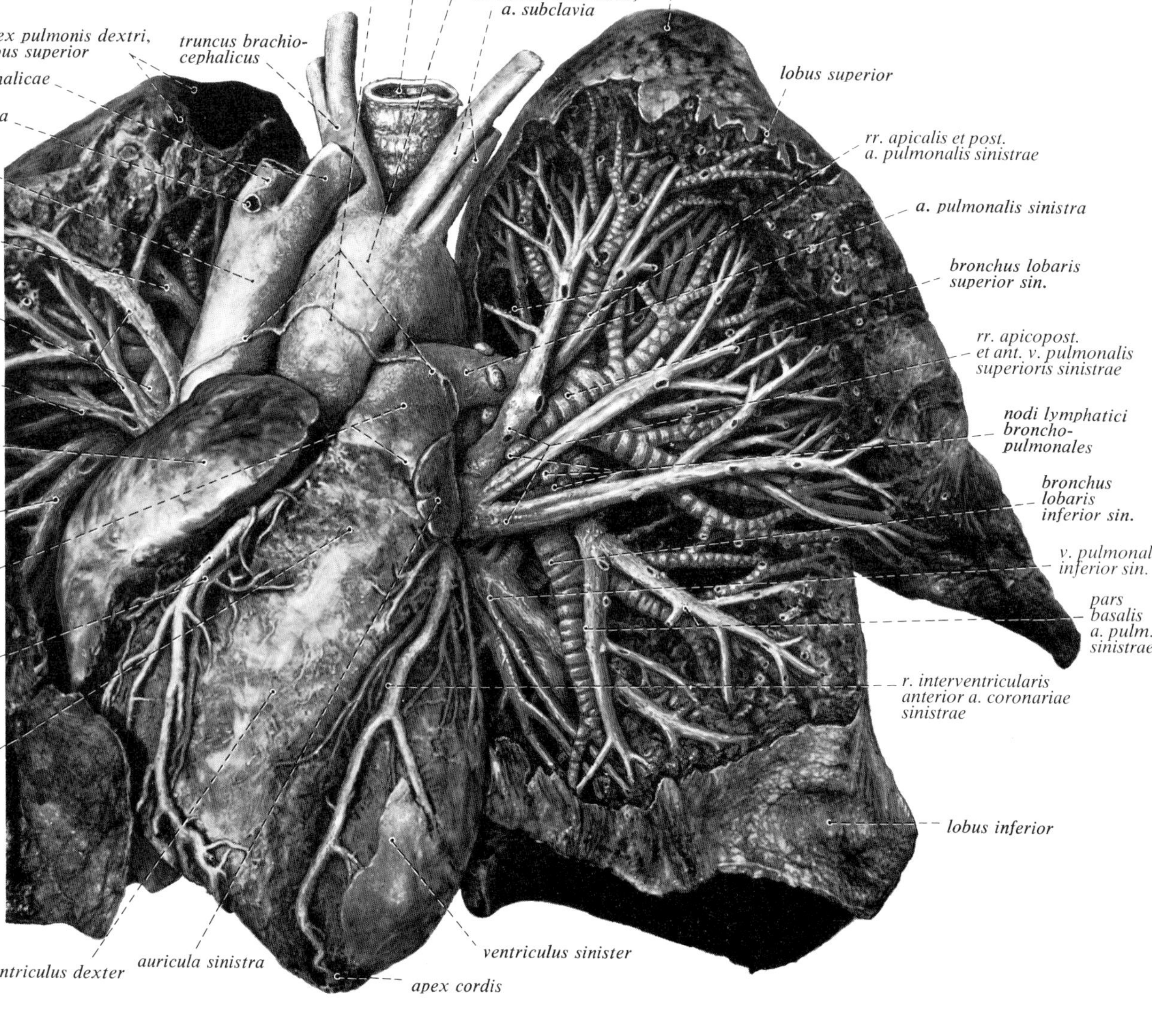

Abb. 121. Herz-Lungen-Präparat. Ansicht von ventral. Darstellung der Kranzgefäße, der Herz-Lungen-Gefäße und des Bronchialbaumes sowie einiger Lymphknoten in der Gegend der linken Lungenwurzel.

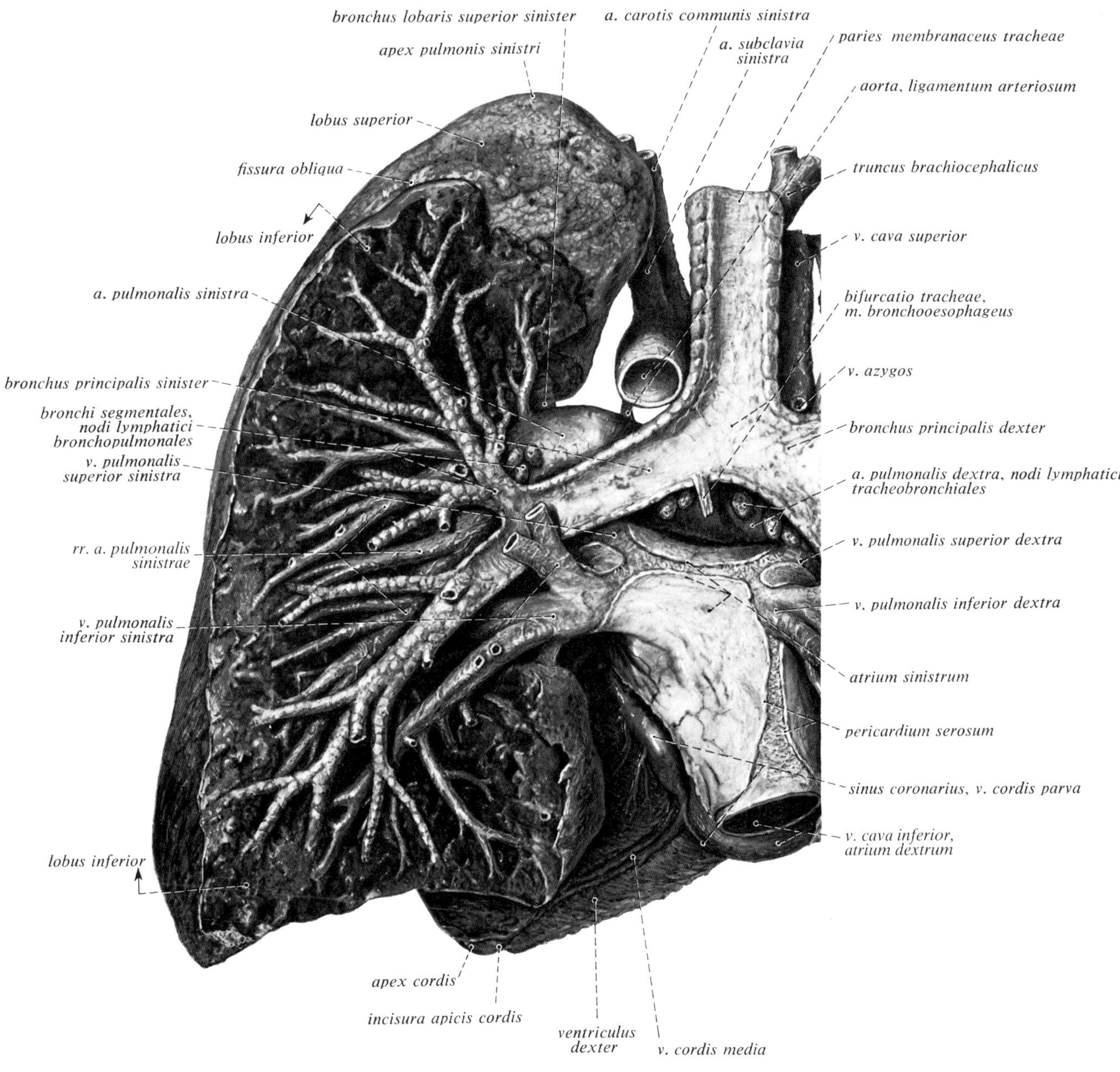

Abb. 122. Herz-Lungen-Präparat. Ansicht von dorsal. Darstellung des Bronchialbaumes, der Herzkranzgefäße und der Herz-Lungen-Gefäße sowie der regionalen Lymphknoten.

Abb. 123–126. Lungengrenzen (rot) und Pleuragrenzen (blau) in Projektion zu Rippen, costae, Brustbein, sternum, und Wirbelsäule, columna vertebralis. – Beachte die Differenz im Verlauf der Lungen- und Pleuragrenzen. Stärkste Dissoziation im Bereich der Axillarlinie (handbreit).

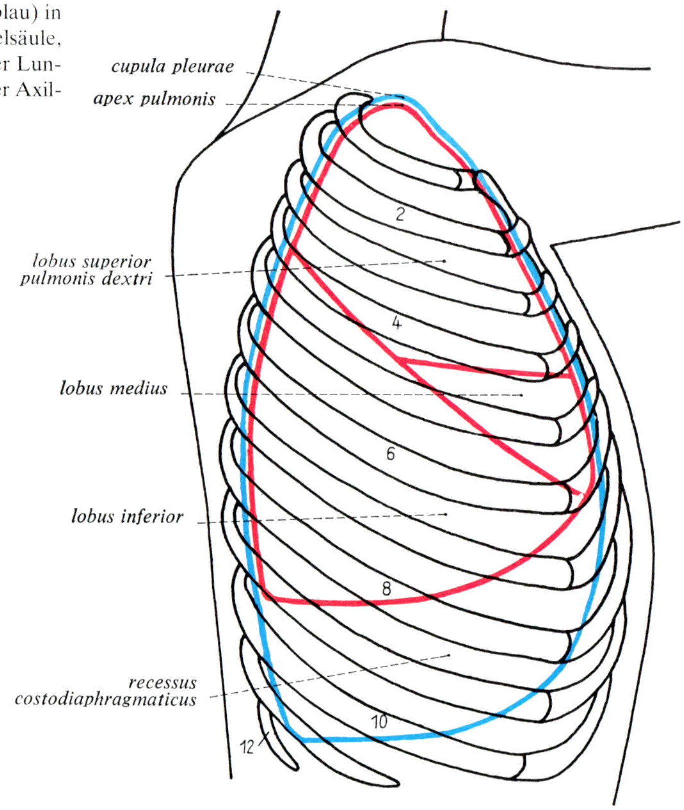

Abb. 123. Lateralansicht von rechts.

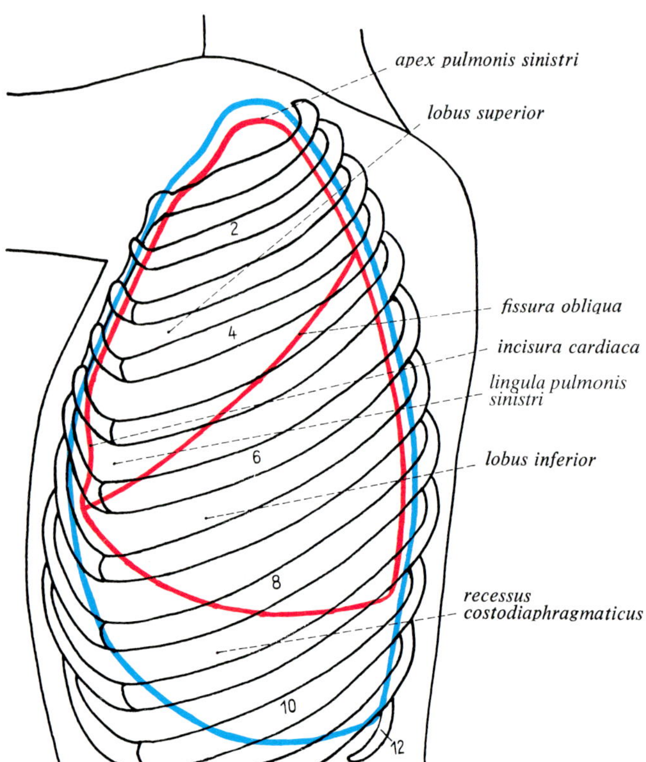

Abb. 124. Lateralansicht von links.

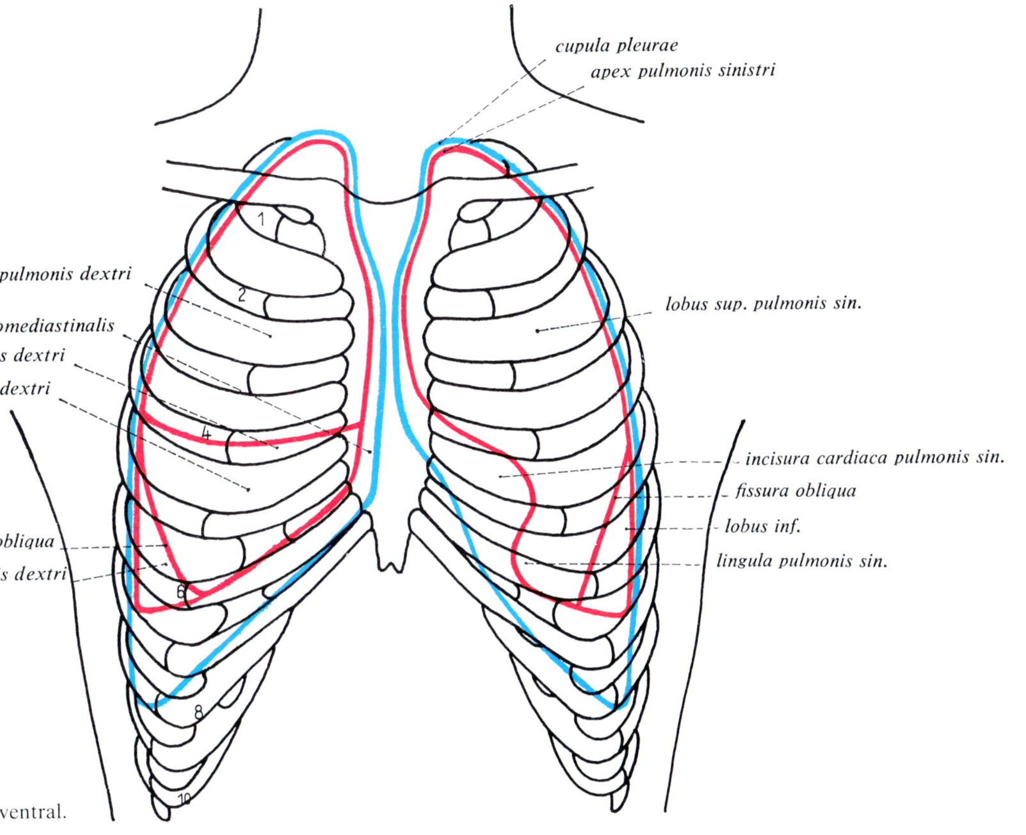

Abb. 125. Ansicht von ventral.

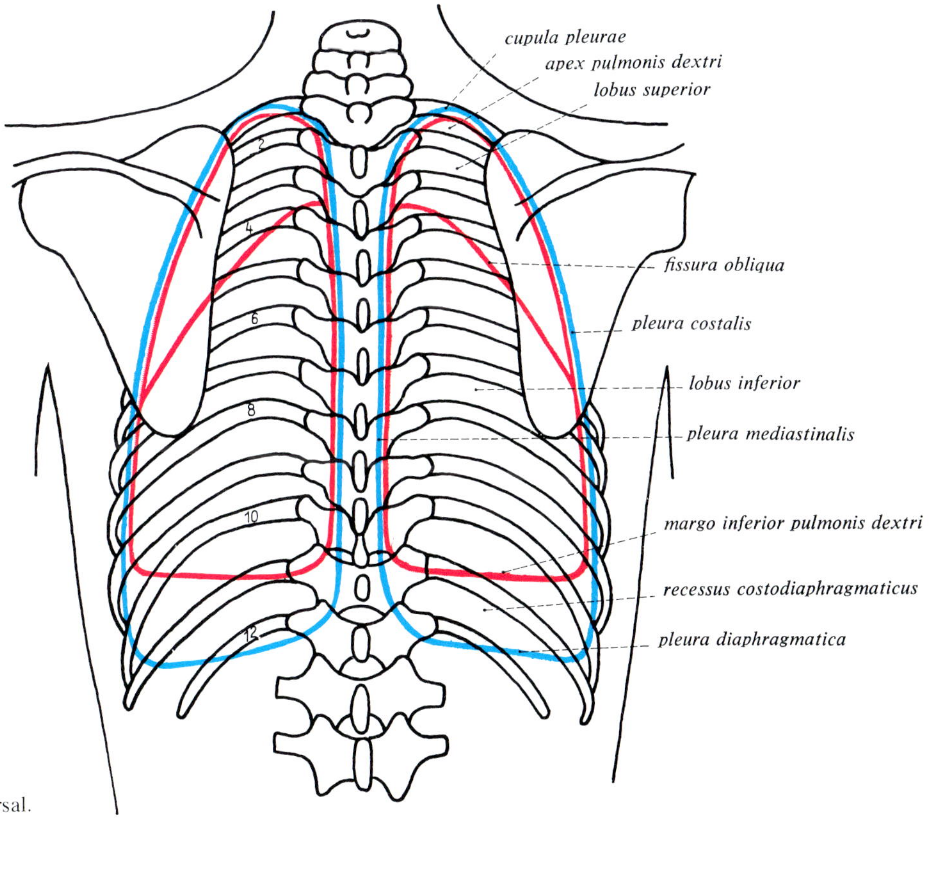

Abb. 126. Ansicht von dorsal.

Abb. 127–129. Schematische Transversalschnitte durch den thorax. Pleura rot, pericardium serosum blau.

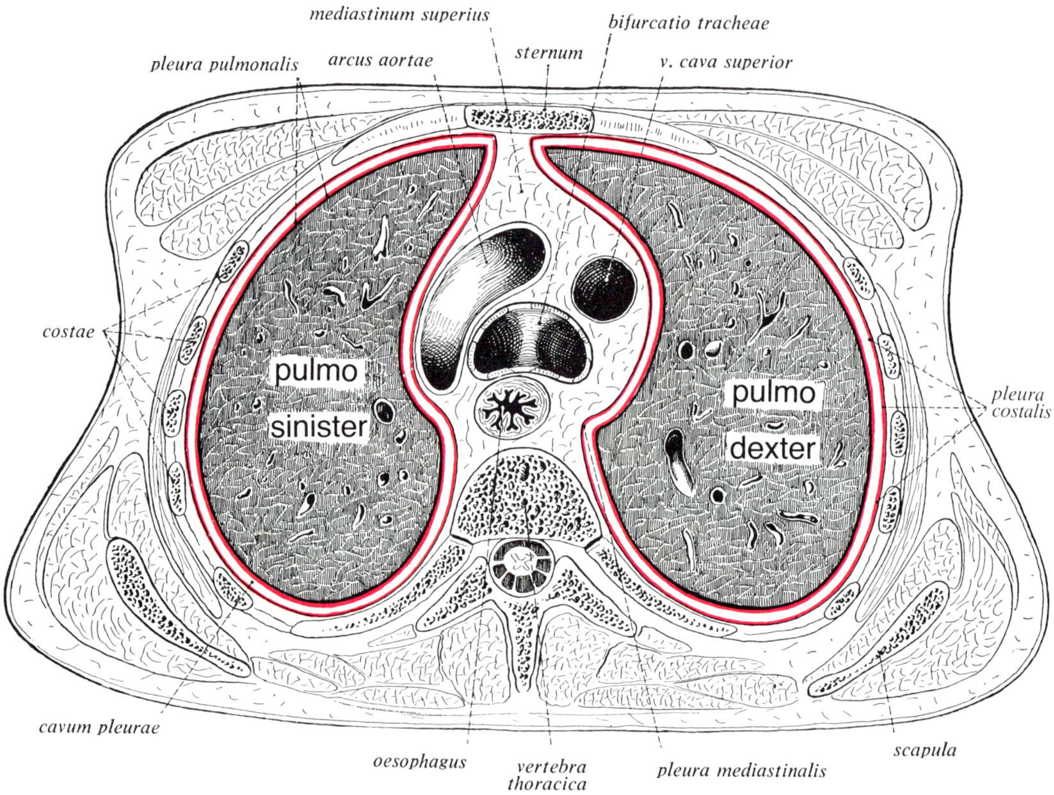

Abb. 127. Schnitt in Höhe der bifurcatio tracheae.

Recessus pleurales

Von der pleura parietalis gebildete Nischen, in die sich die Lungen bei maximaler Inspiration hineinentfalten können (Komplementärräume):

– recessus costodiaphragmaticus zwischen Zwerchfell und Thoraxseitenwand,
– recessus costomediastinalis zwischen pleura costalis und pleura mediastinalis (links tiefer als rechts).

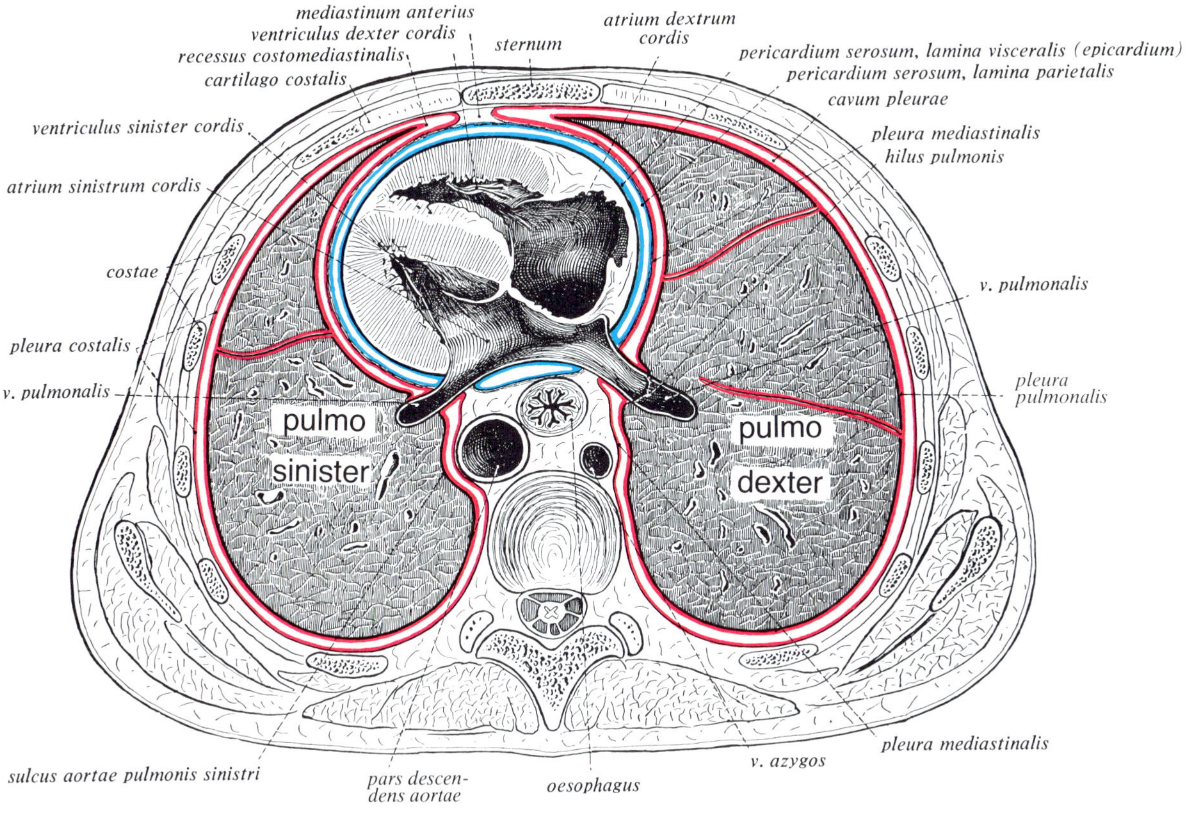

Abb. 128. Schnitt in Höhe des Lungenhilus.

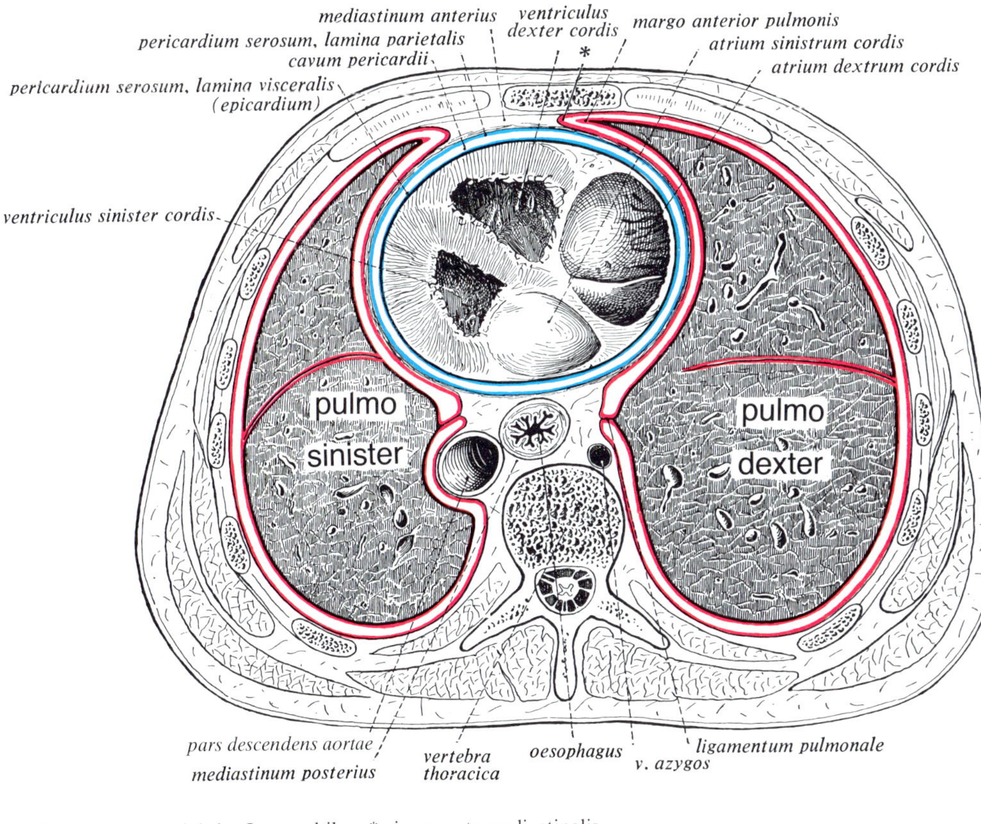

Abb. 129. Schnitt kaudal des Lungenhilus. * sinus costomediastinalis.

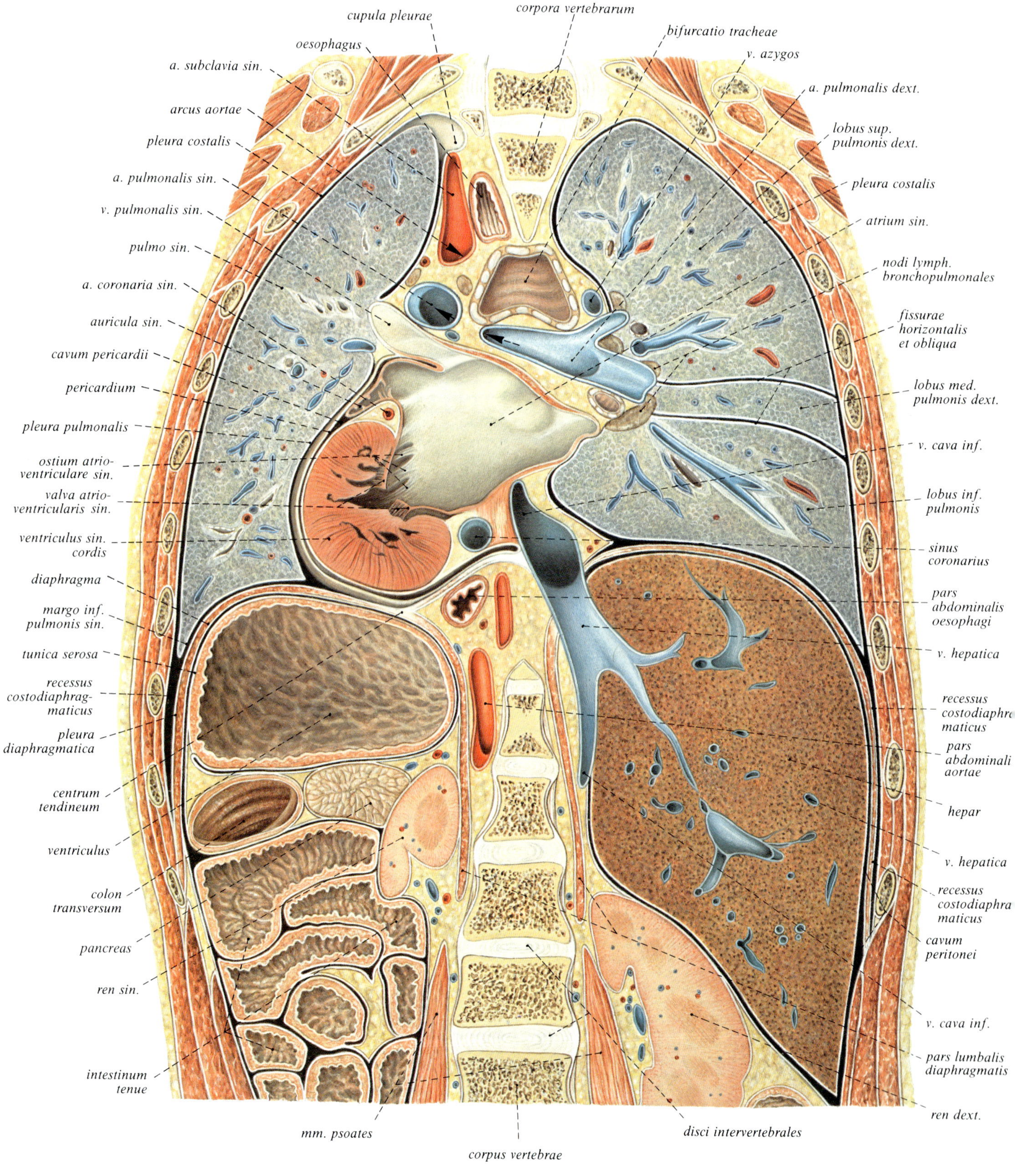

Abb. 130. Frontaler Gefrierschnitt der Brust- und Bauchhöhle. Ansicht von dorsal.

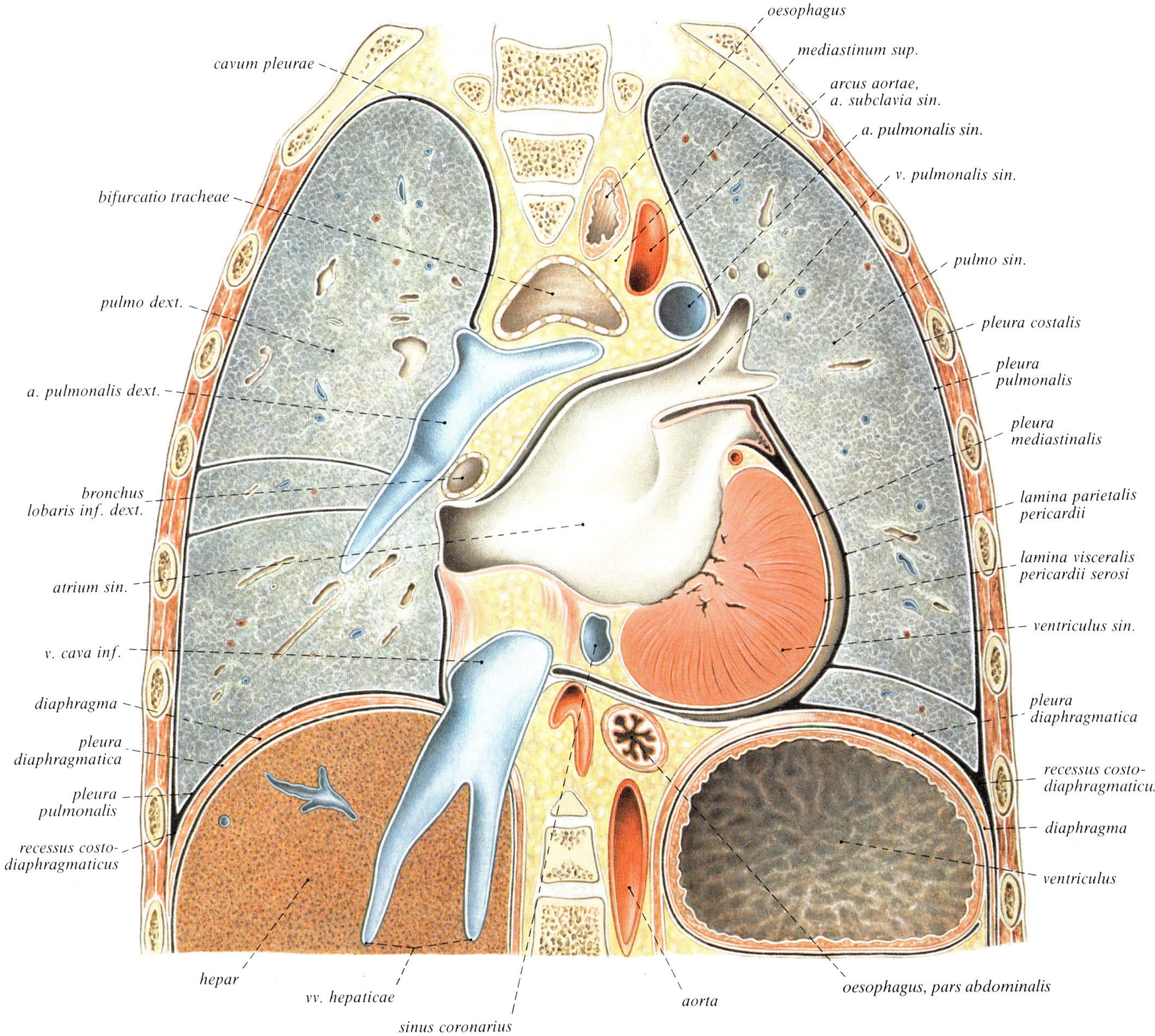

Abb. 131. Schematische Darstellung von pleura und pericardium. Frontalschnitt. Ansicht von ventral. Pleuren rot, Perikard blau.

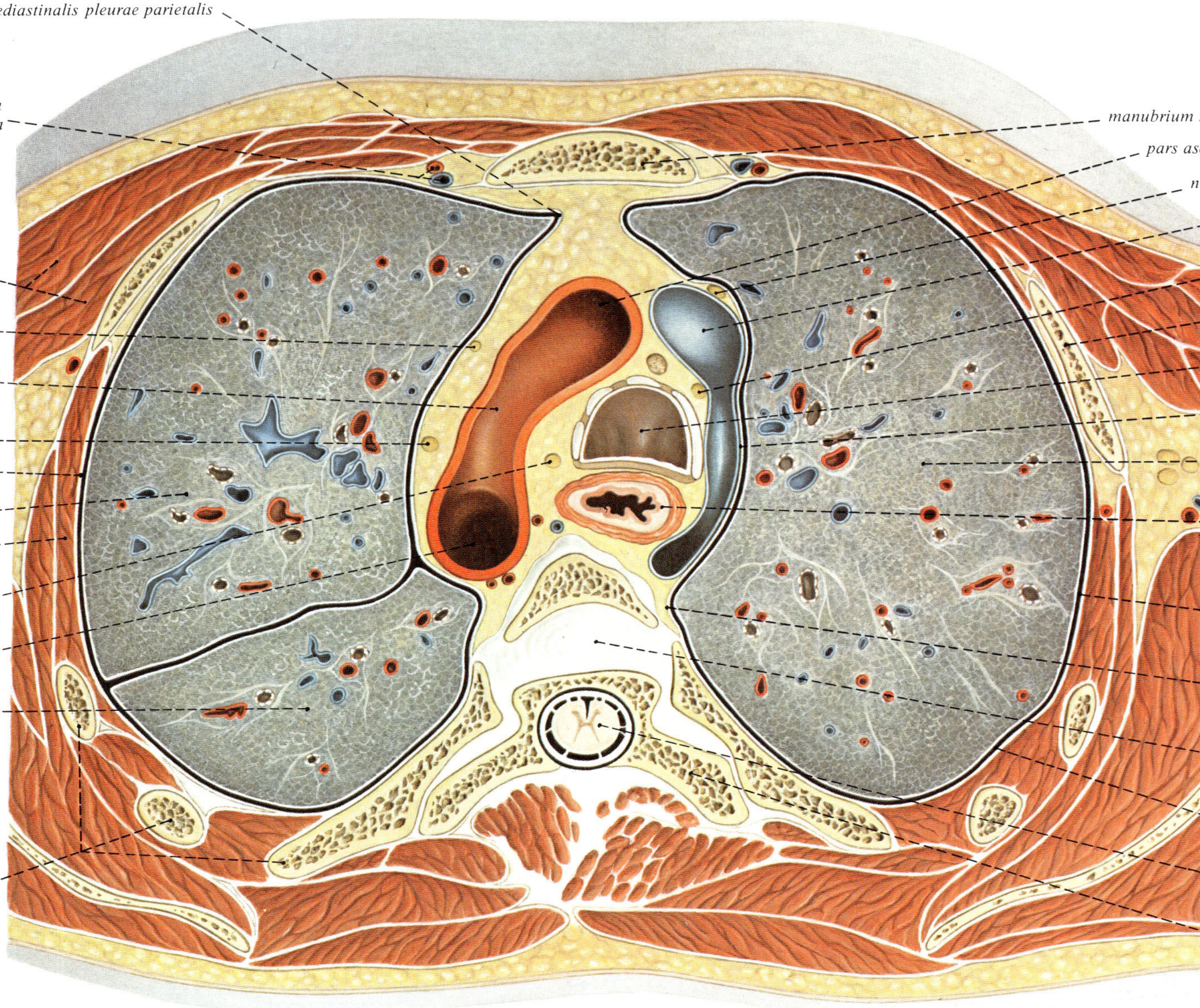

Abb. 132. Horizontalschnitt durch den kranialen Teil der Brusthöhle. Schnitt in Höhe des discus intervertebralis zwischen dem 3. und 4. Brustwirbel. Blick von kranial auf die kaudale Schnittfläche. Pleurasäcke, Lungen, Eingeweide, Gefäße und Nerven im mediastinum superius getroffen. Das zur vena cava superior laufende bogenförmige Mündungsstück der vena azygos ist fast seiner ganzen Länge nach eröffnet. Der arcus aortae ist so angeschnitten, daß die Konvexität des Bogens oberhalb der Schnittebene liegt.

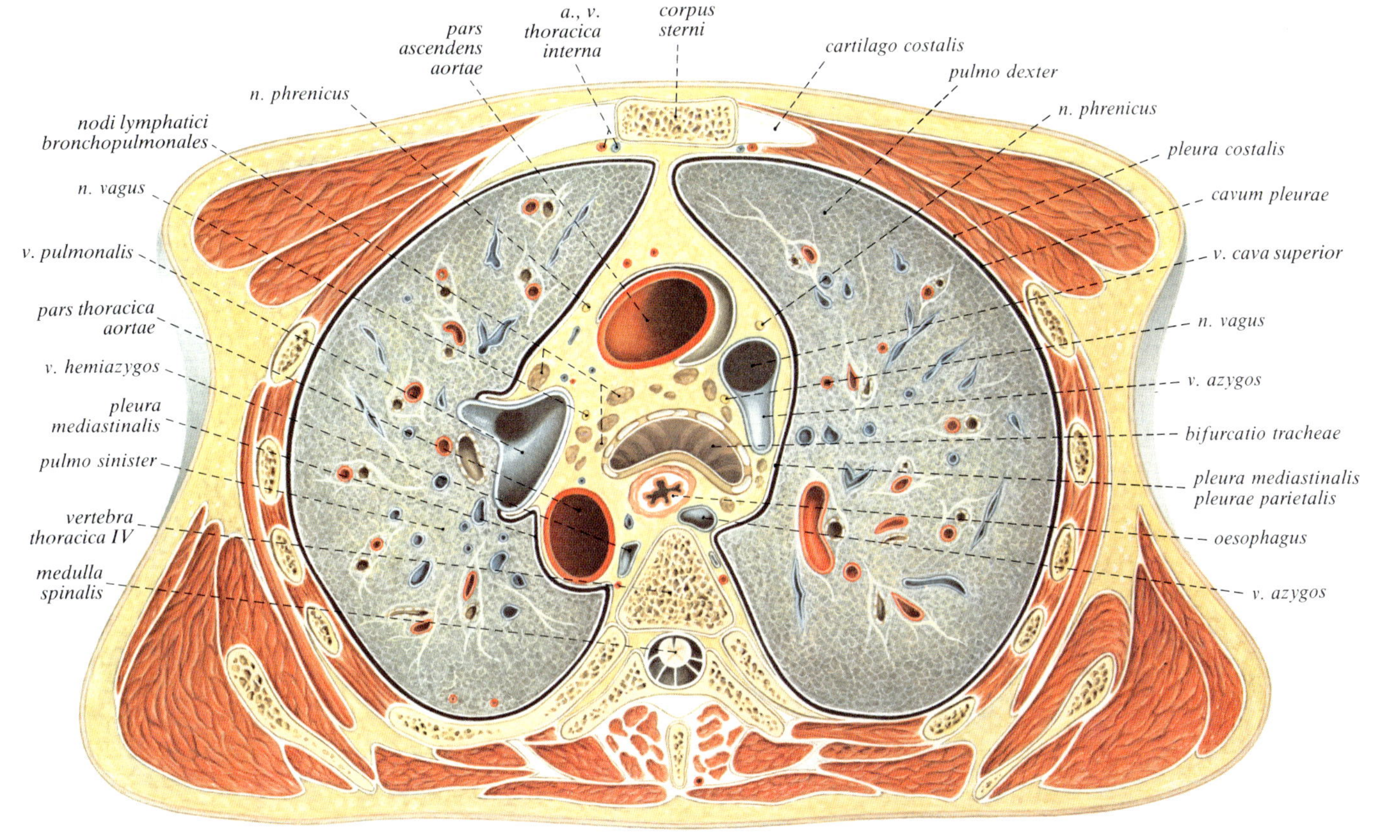

Abb. 133. Querschnitt der Brusthöhle in Höhe des 4. Brustwirbels.

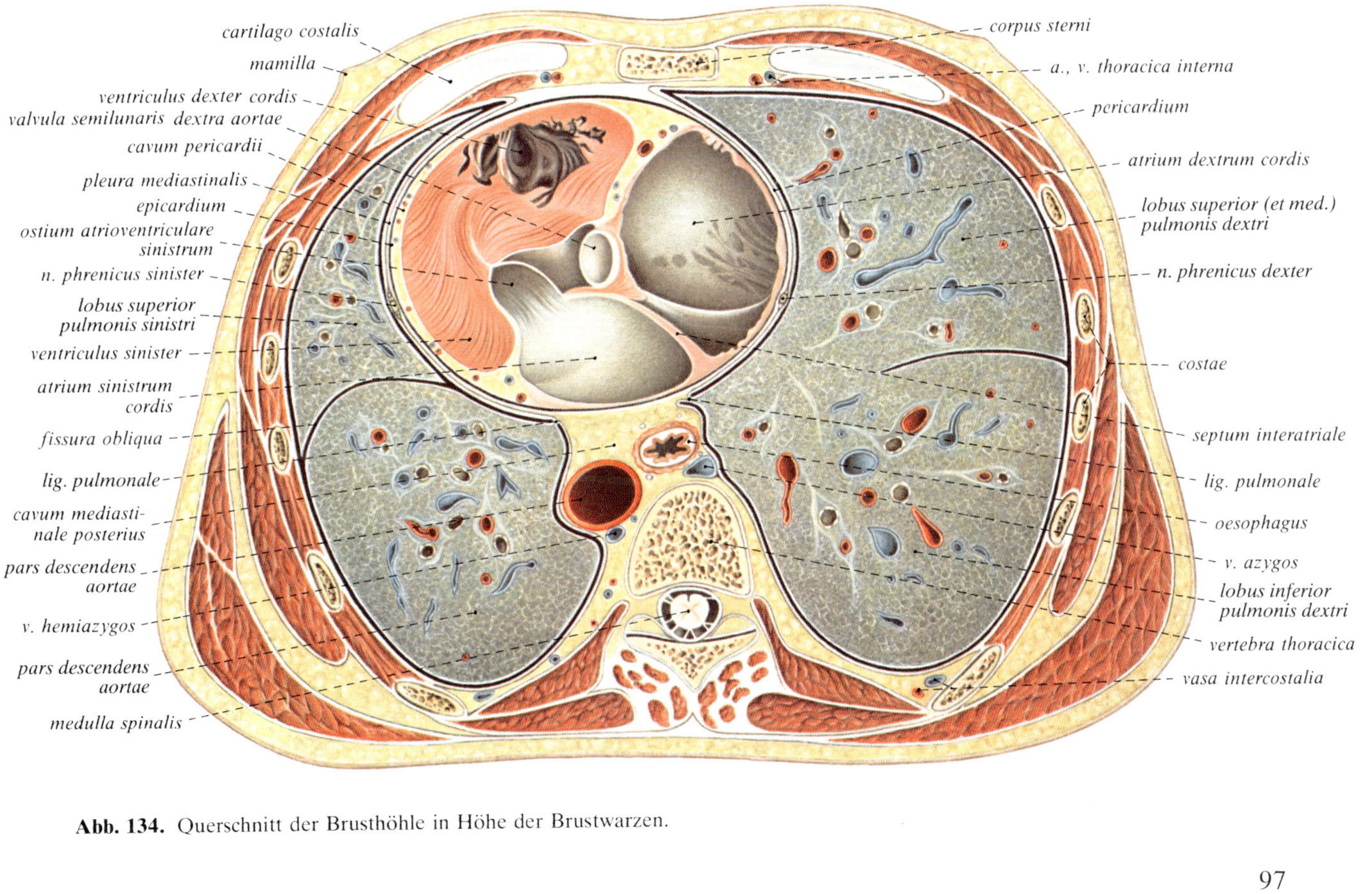

Abb. 134. Querschnitt der Brusthöhle in Höhe der Brustwarzen.

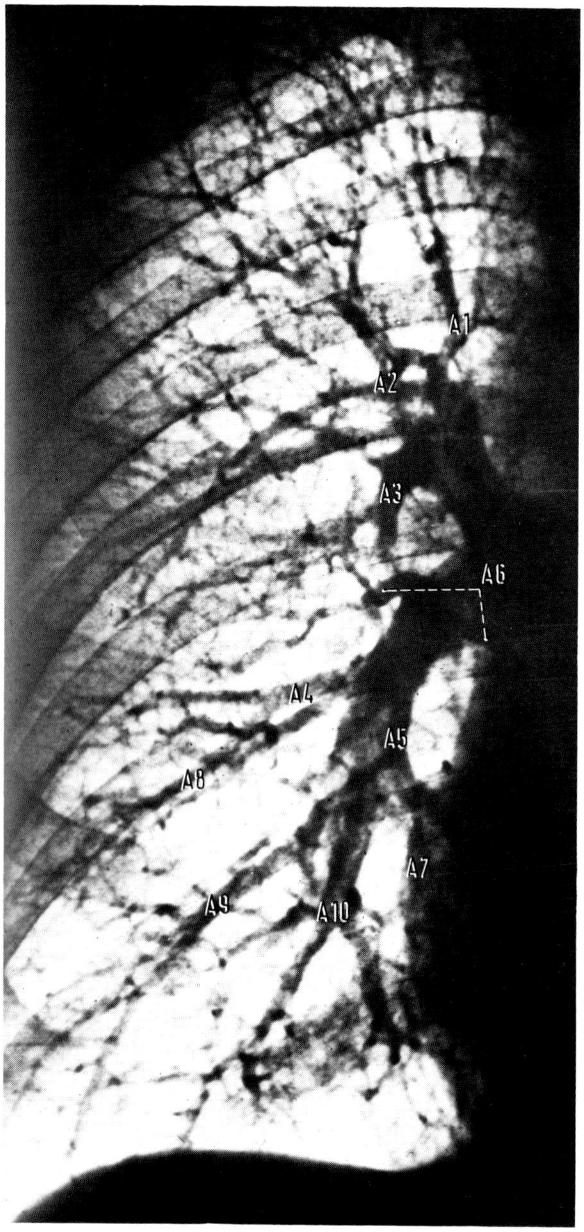

a

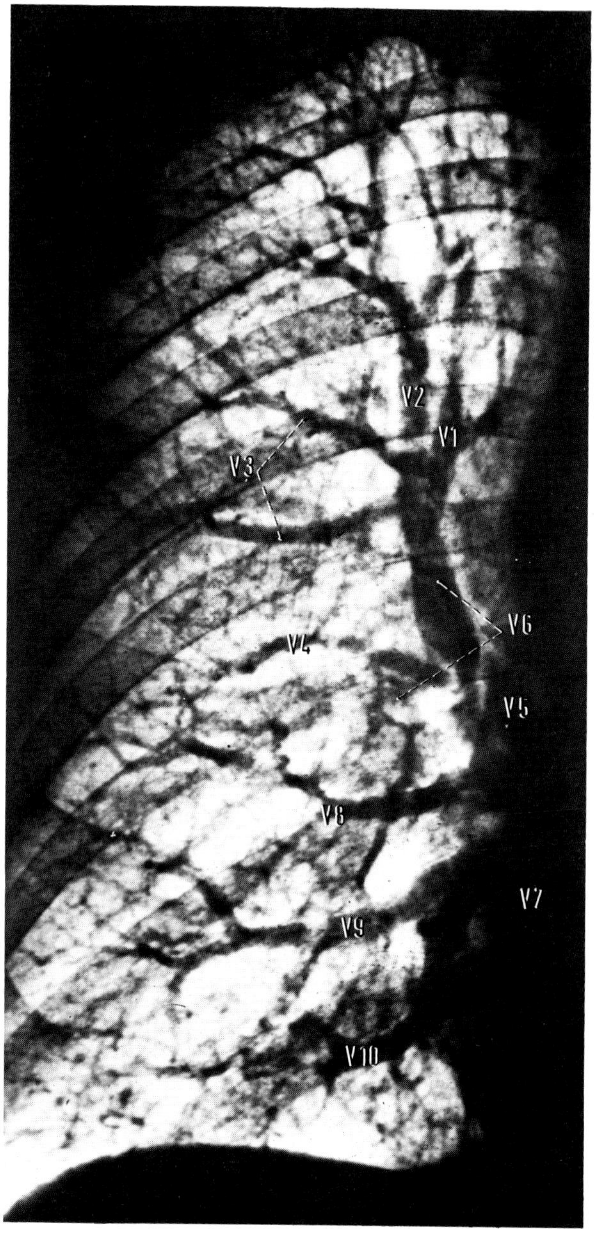

b

Abb. 135. Pulmonalisangiographie rechts. Kontrastmittelinjektion in einen Katheter, der aus der v. brachialis über die v. cava superior durch den rechten Vorhof in den rechten Ventrikel eingeführt wurde. Arterielle Phase (a) und nach Passage des Kontrastmittels durch die Lungenkapillaren venöse Phase (b). Die Arterien folgen dem Verlauf der Bronchien und verzweigen sich dichotom. Die Segmentäste der Venen verlaufen mehr horizontal und lassen bei ihren weiteren Teilungsschritten eine nahezu monopodiale Hauptachse erkennen (Originale: PD Dr. W. S. RAU, Zentrum Radiologie am Klinikum der Universität Freiburg i. Br.).

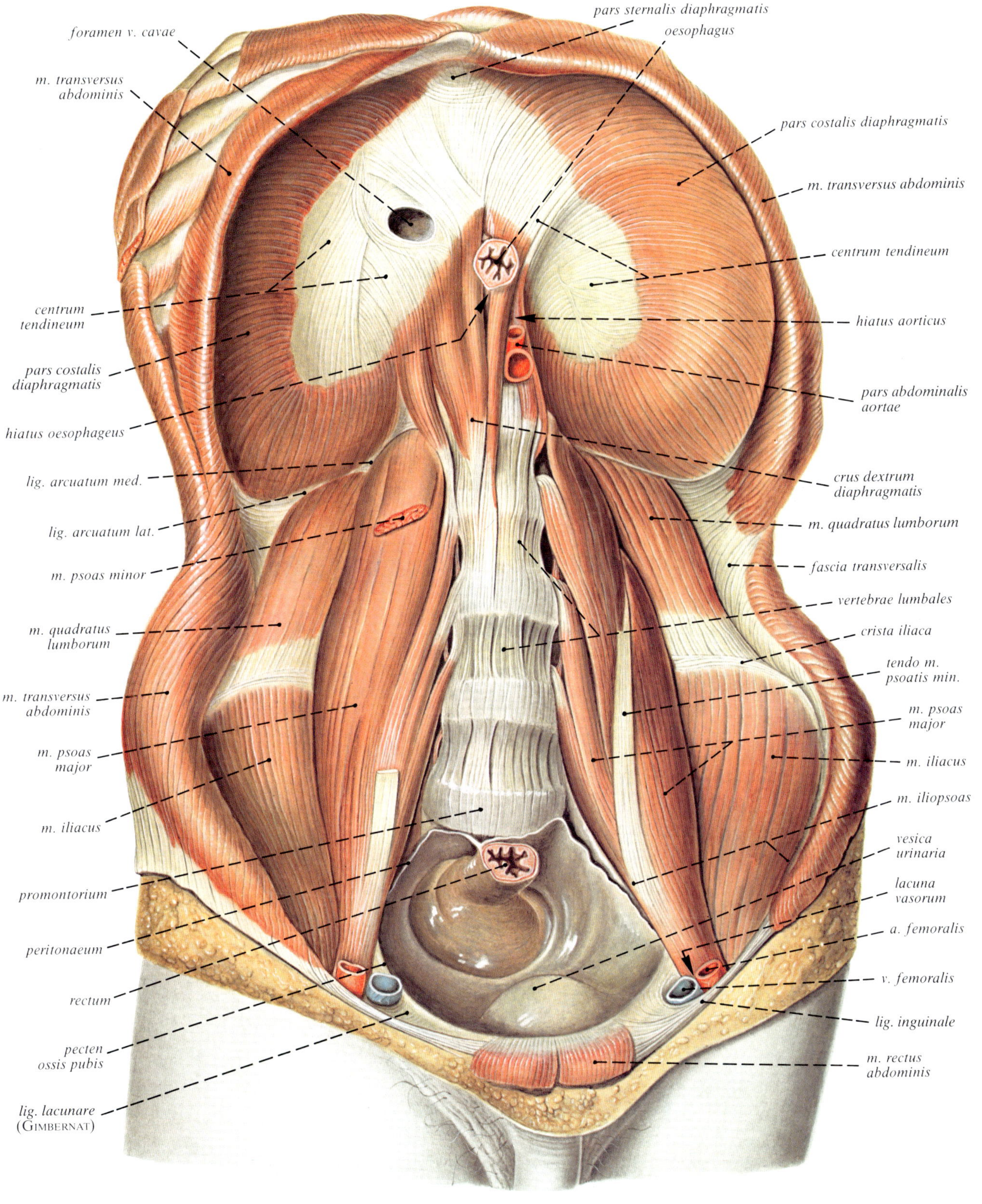

Abb. 136. Zwerchfell und Muskeln der hinteren Bauchwand. Innenansicht. Bauchdecken eröffnet, platte Bauchmuskeln zurückgeschlagen. Inhalt der Bauchhöhle entfernt. Thorax der Leiche stark nach abwärts gelagert, so daß man in die Zwerchfellkuppel voll hineinsieht. Lendenwirbelsäule stark nach vorn gekrümmt. Auf der linken Bildseite ist aus dem m. psoas minor ein Stück herausgeschnitten.

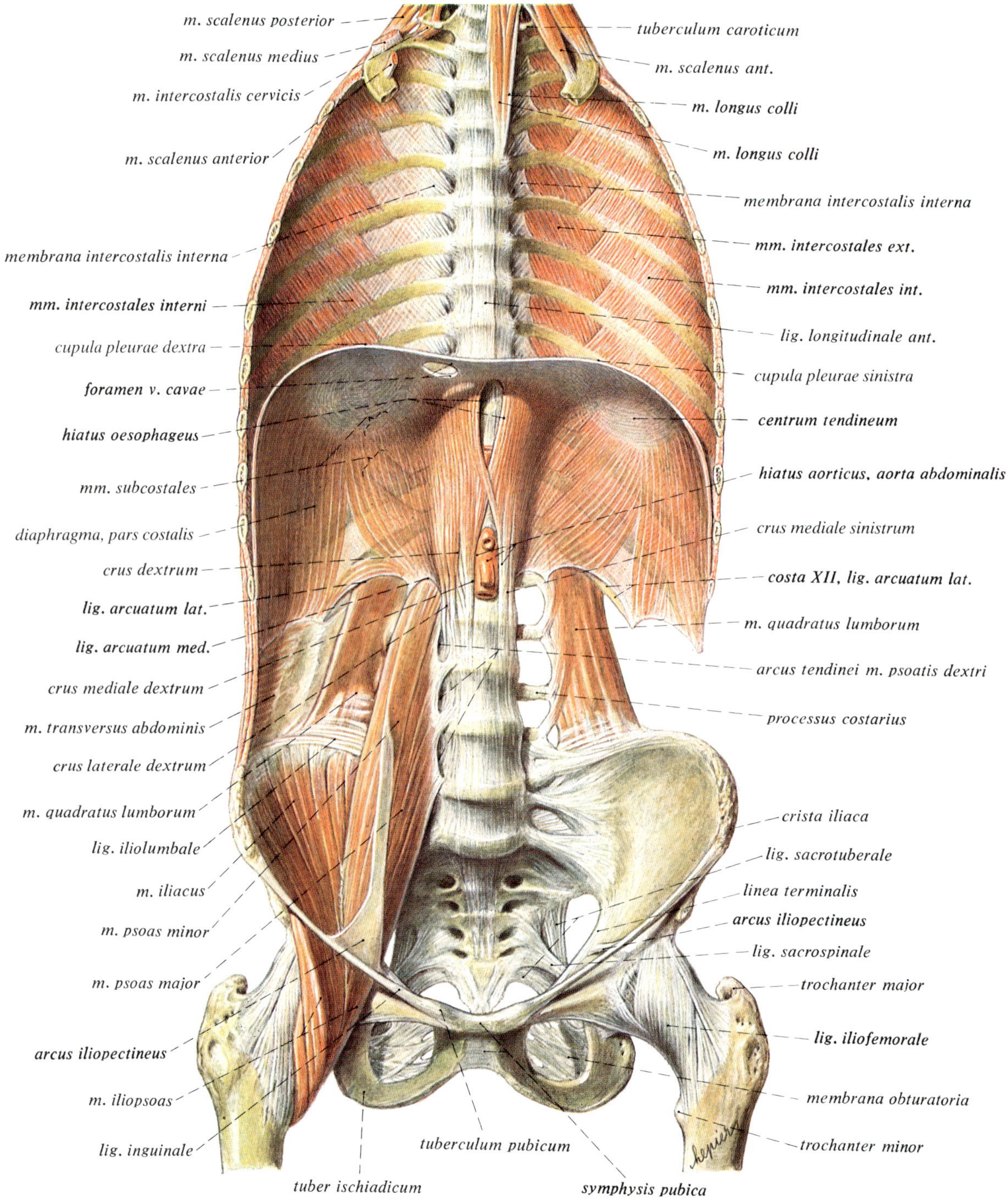

Abb. 137. Einblick in den Brustraum, cavum thoracis. Ansicht von ventral, auf das Zwerchfell, diaphragma, die dorsale Lendenmuskulatur, und in das Becken, pelvis.

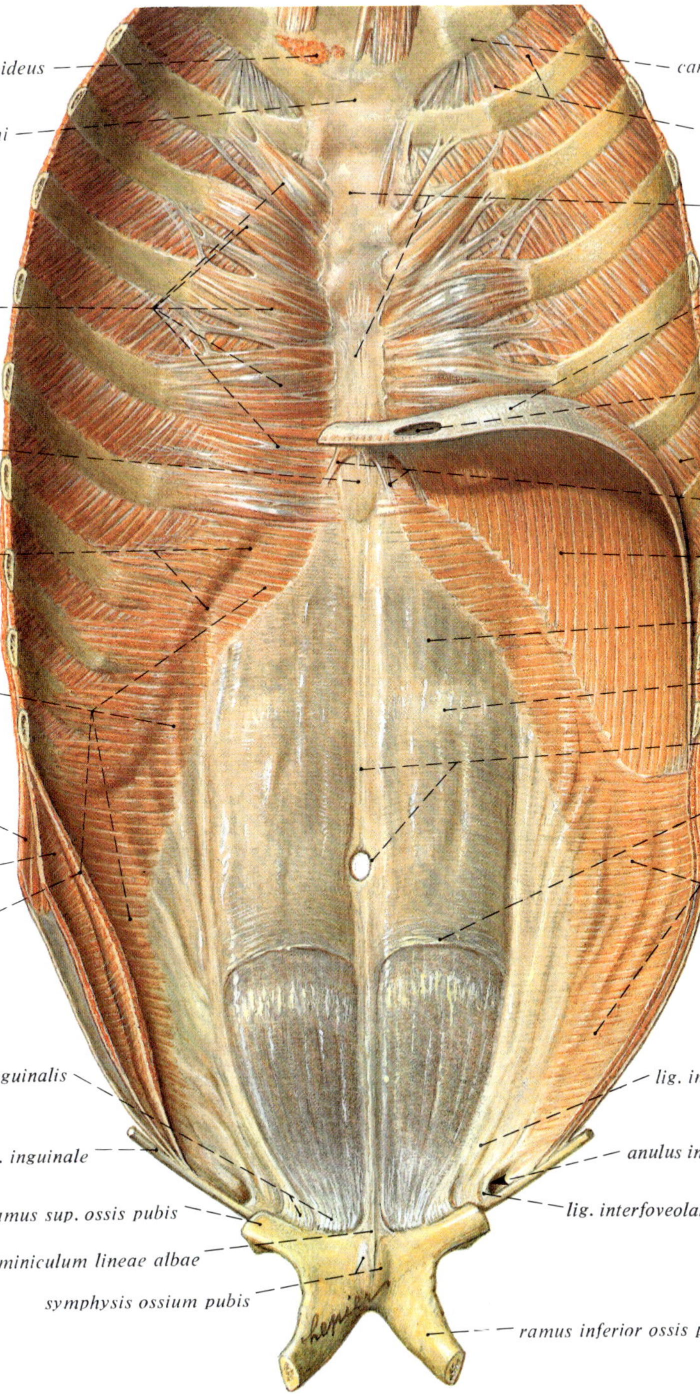

Abb. 138. Innenansicht der ventralen Brust- und Bauchwand. Beachte die ventralen Ursprünge der pars costalis diaphragmatis.

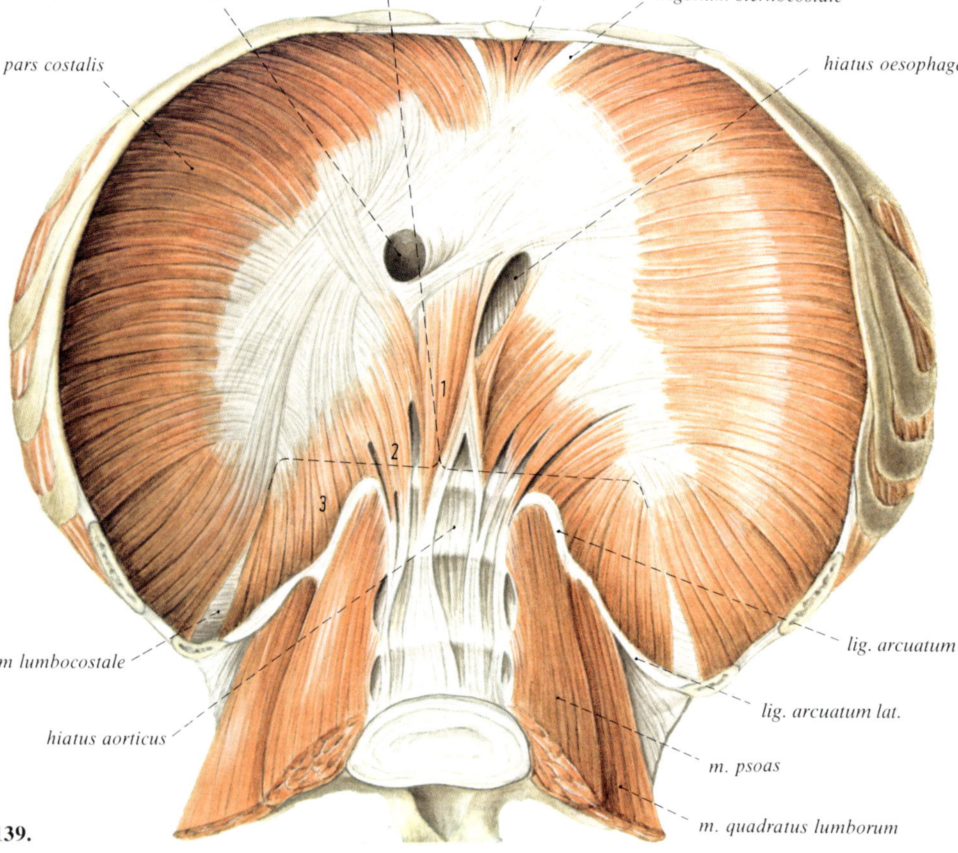

Abb. 139.

Zwerchfell, diaphragma, und **m. quadratus lumborum**

Name	*Ursprung*	*Ansatz*
pars sternalis	Innenfläche des proc. xiphoideus	im centrum tendineum das *foramen venae cavae;* in der pars lumbalis der *hiatus oesophageus*
pars costalis	Innenfläche der 6 kaudalen Rippen (-knorpel)	
pars lumbalis medialer Teil des crus dextrum	sehnig von der Ventralfläche des 4. bis 1. Lendwirbelkörpers und den disci intervertebrales	
medialer Teil des crus sinistrum	sehnig von der Ventralfläche des 3. bis 1. Lendenwirbelkörpers und den disci intervertebrales	
lateraler Teil von crus dextrum und sinistrum	vom lig. arcuatum mediale (Psoasarkade), d. h. von der Seitenfläche des 1. oder 2. Lendenwirbels bis zur Spitze des proc. costarius, und vom lig. arcuatum laterale (Quadratusarkade), d. h. vom proc. costarius bis zur Spitze der 12. Rippe	

Innervation: n. phrenicus aus dem plexus cervicalis, C 4 (3–5)

Funktion: Atemmuskel (Zwerchfellatmung), wirkt inspiratorisch, unterstützt Bauchpresse

Name	*Ursprung*	*Ansatz*
m. quadratus lumborum hinterer Bauchmuskel	labium internum cristae iliacae, lig. iliolumbale	12. Rippe (medialer Bereich), processus costarii der 4 kranialen Lendenwirbel

Innervation: rr. musculares plexus lumbalis; n. intercostalis XII

Funktion: zieht letzte Rippe kaudalwärts (Exspiration); biegt Wirbelsäule und damit Brustkorb seitwärts

◁ **Abb. 139.** Zwerchfell, diaphragma, von abdominal; 1–3 verschiedene Ursprungsteile des crus dextrum.

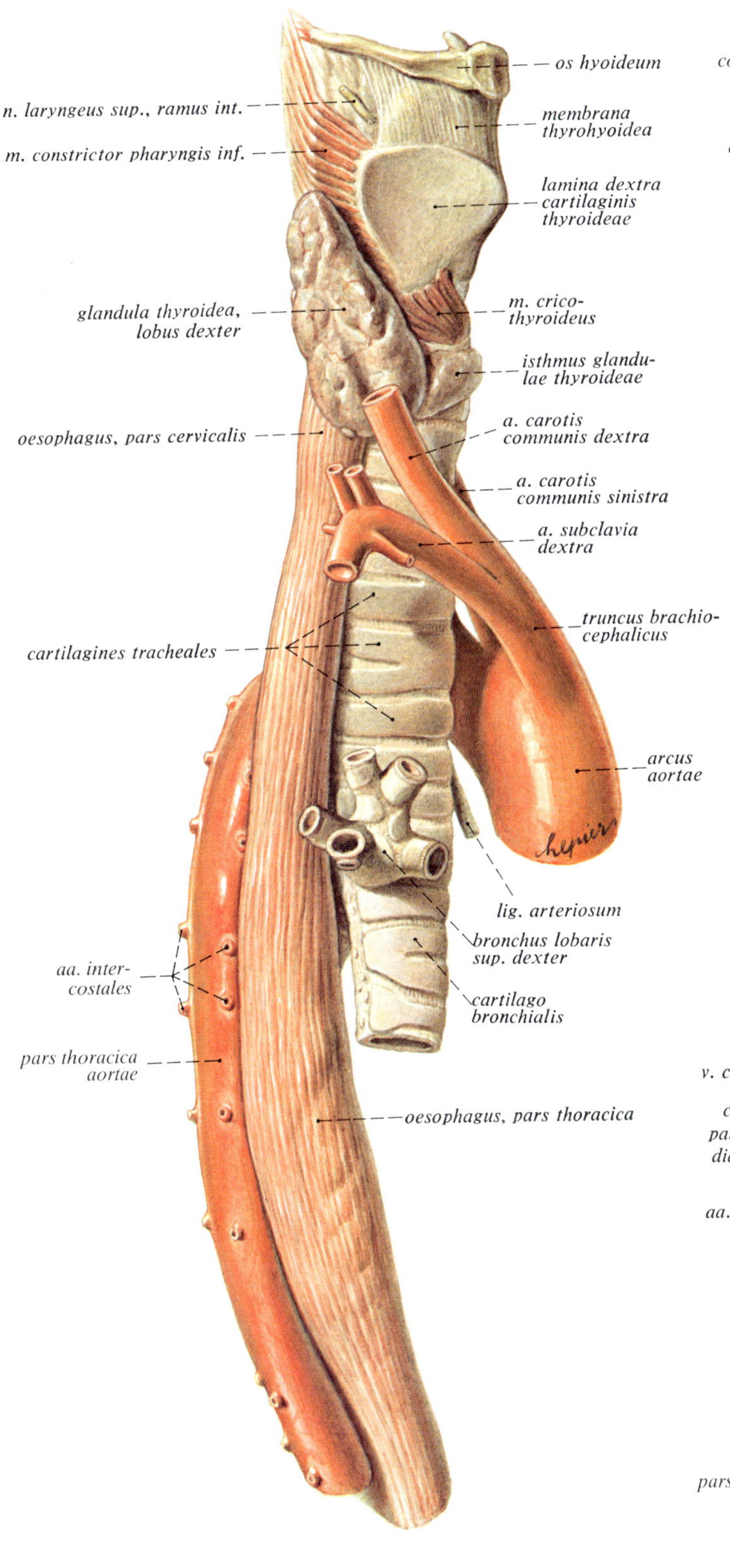

Abb. 140. Luft- und Speisewege in Hals- und Brustgegend; ihre Beziehungen zu einigen Nachbarorganen. Ansicht von rechts.

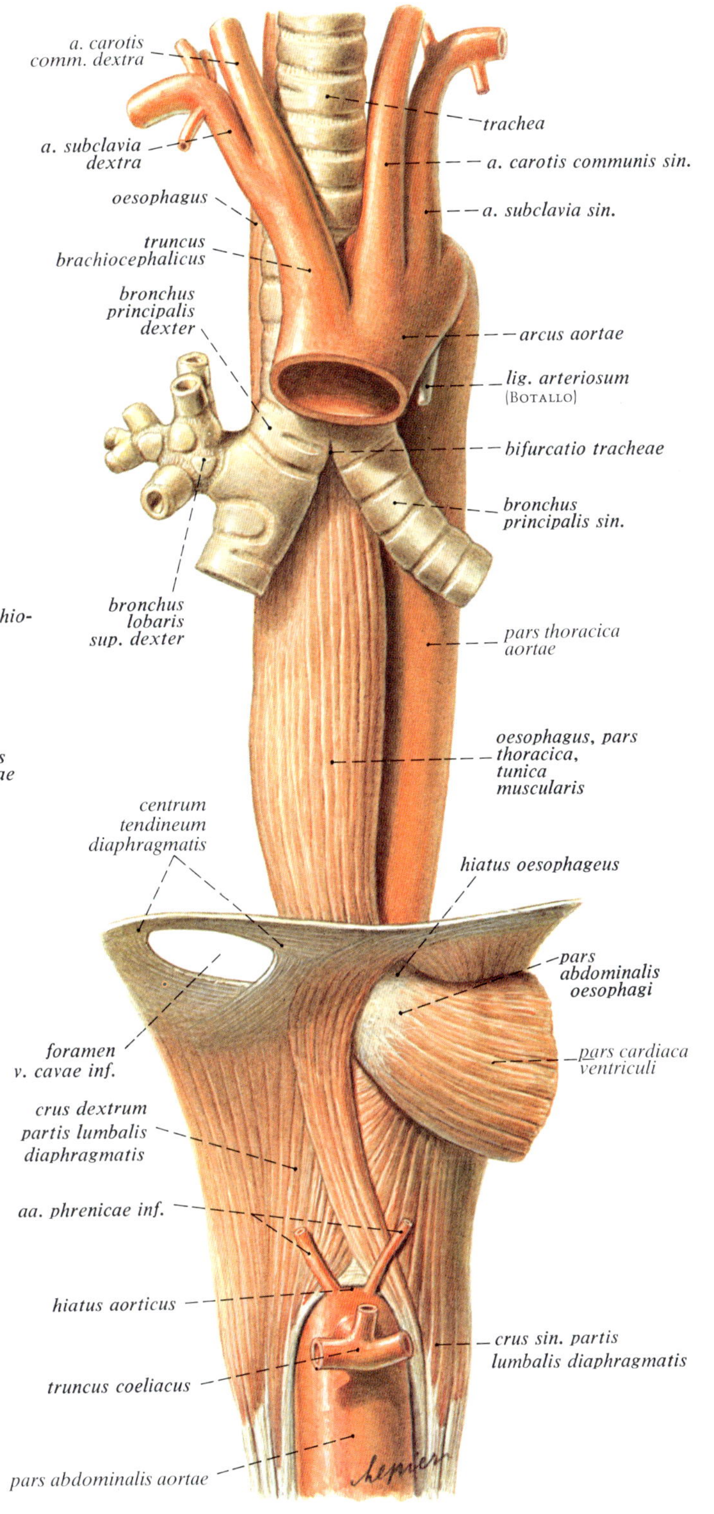

Abb. 141. Ventralansicht von Speiseröhre, oesophagus, Luftröhre, trachea, Aorta und Teilen des Zwerchfells, diaphragma, mit den großen Durchtrittsöffnungen.

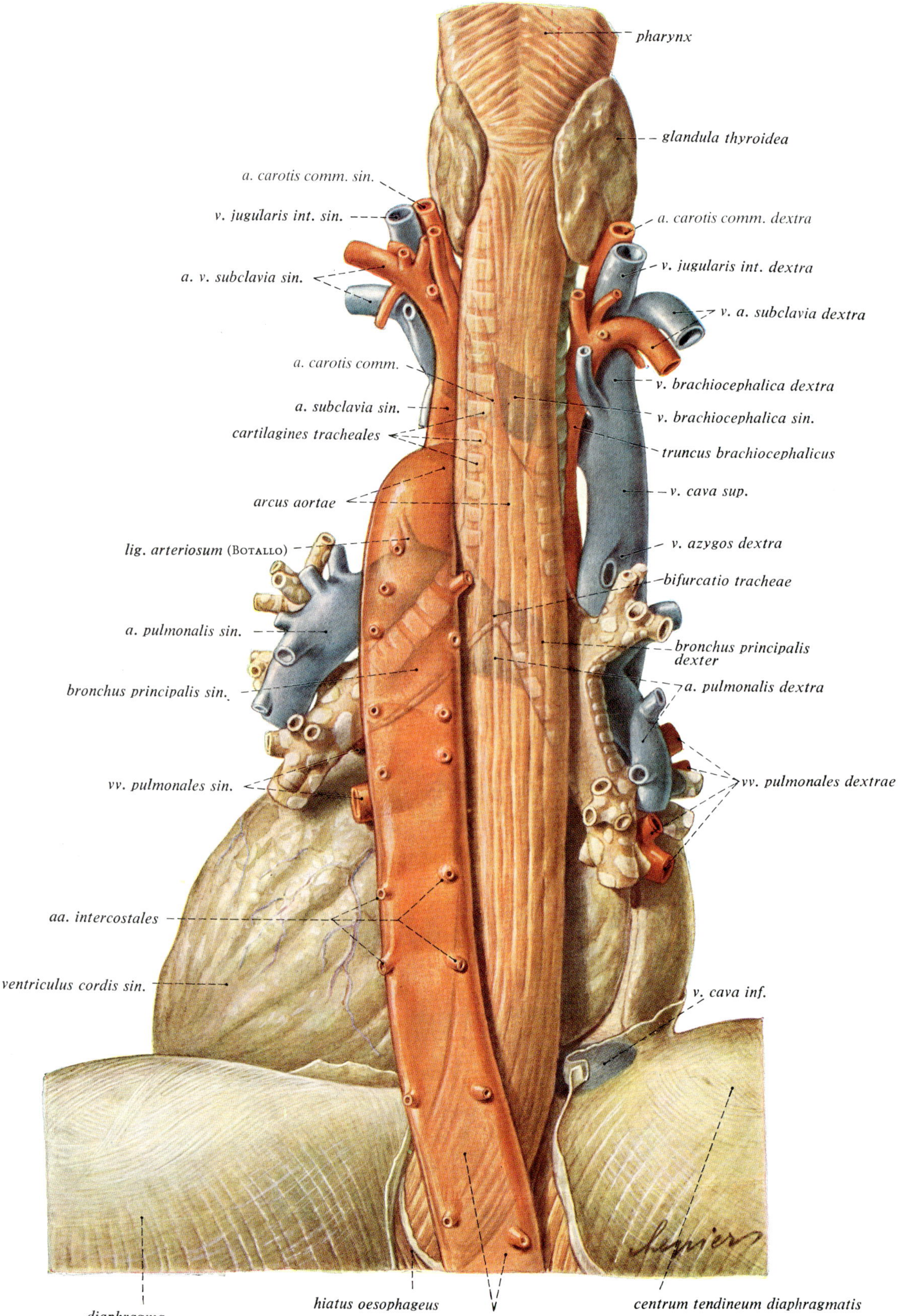

Abb. 142. Dorsalansicht der Speiseröhre, oesophagus. Ihre Lagebeziehungen zur Schilddrüse, Luftröhre und deren Ästen, zum Herzen und den herznahen Gefäßen, zur pars thoracica aortae und zum Zwerchfell.

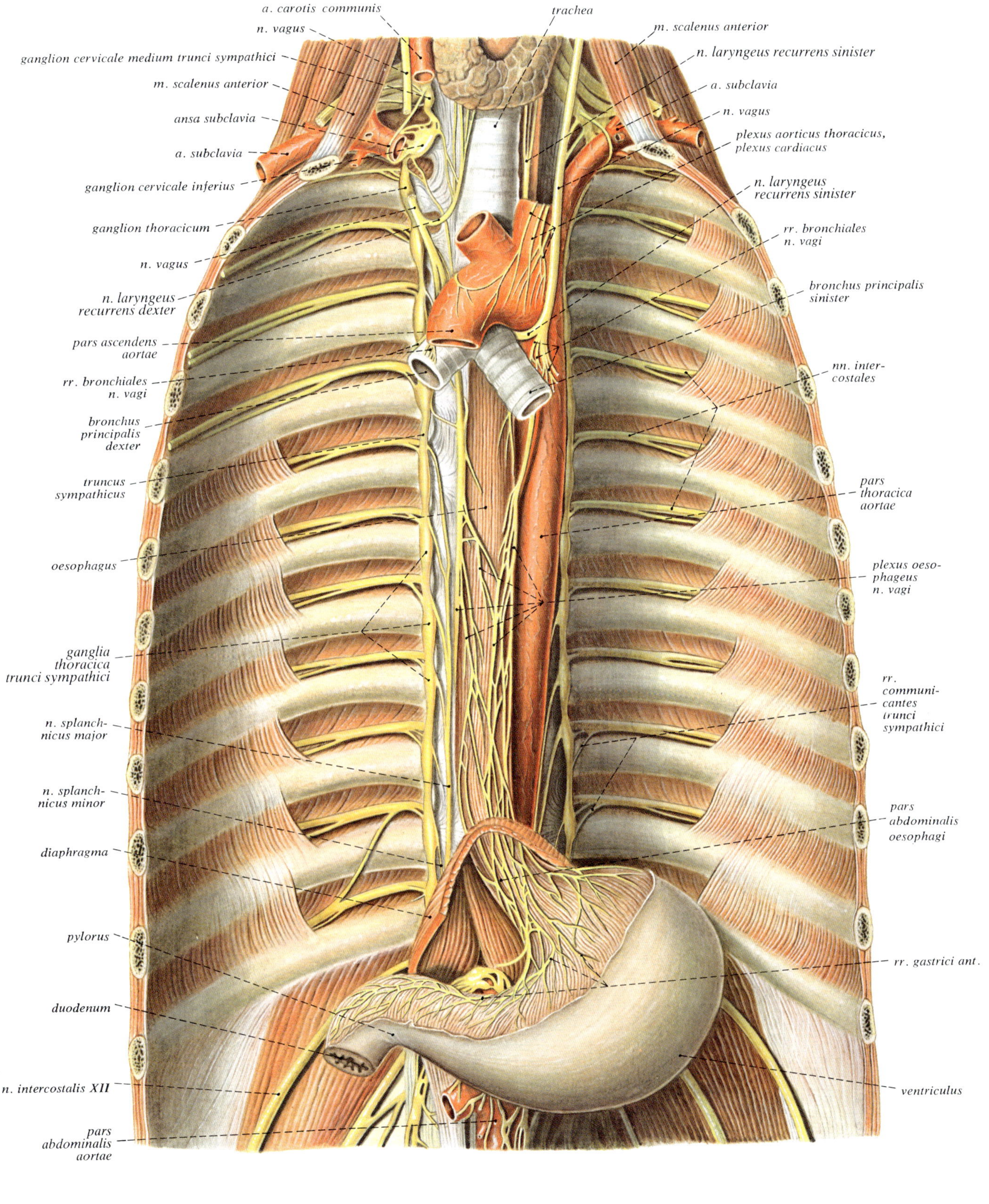

Abb. 143. Speiseröhre, oesophagus, von ventral mit plexus oesephageus, n. vagi und Grenzstrang, truncus sympathicus.

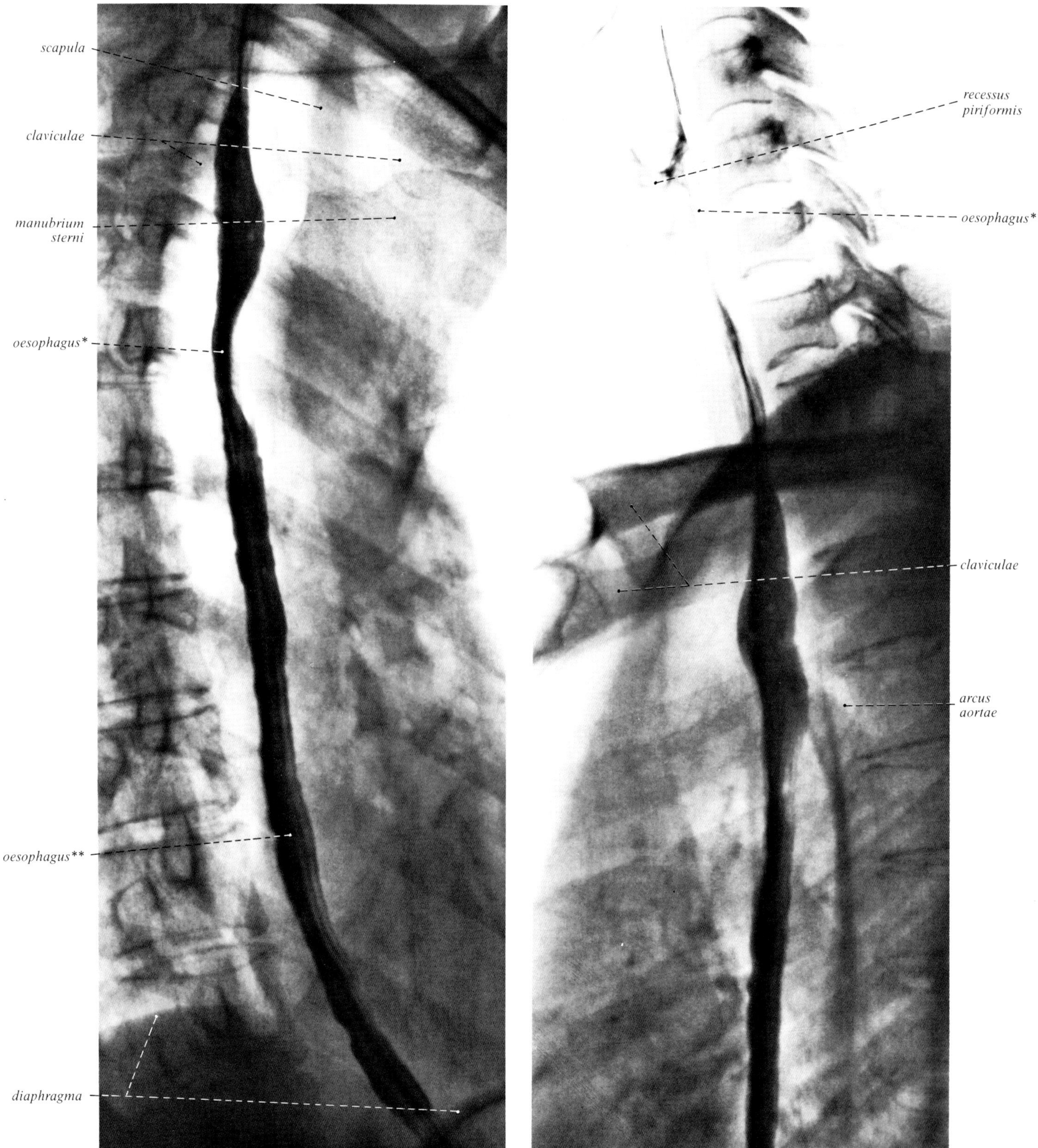

Abb. 144. Röntgenbilder des oesophagus im 1. und 2. Schrägdurchmesser. (Aus L. WICKE: Atlas der Röntgenanatomie, 2. Aufl. Urban & Schwarzenberg, München–Wien–Baltimore 1980.) * 2. Oesophagusenge, bedingt durch den arcus aortae. ** retrokardial gelegener Teil des oesophagus. *** Oesophagusmund (1. Enge).

Vordere Bauchwand

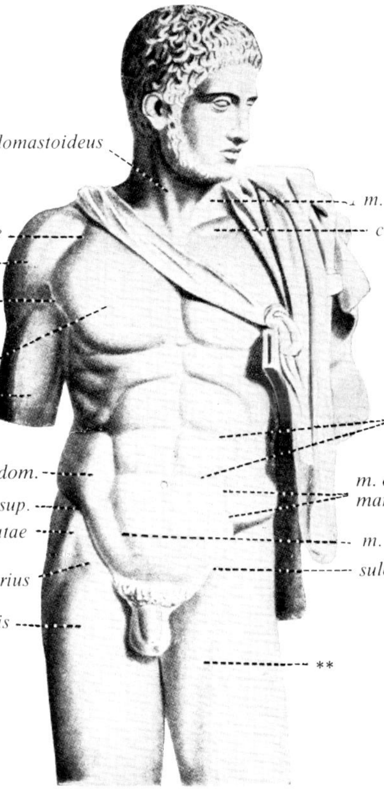

Abb. 145. Oberflächenrelief der vorderen Bauchwand. Statue des Diomedes. * vordere Begrenzung der Achselgrube. ** Furche einwärts vom m. sartorius. (Aus BENNINGHOFF/GOERTTLER: Lehrbuch der Anatomie des Menschen, Bd. 1, 13. Aufl. [Hgg. H. FERNER und J. STAUBESAND]. Urban & Schwarzenberg, München–Wien–Baltimore 1980.)

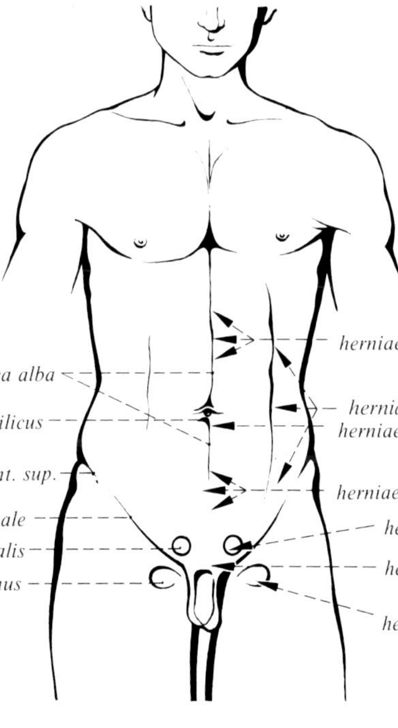

Abb. 146. Bruchpforten im Bereich der vorderen Bauchwand und am Oberschenkel (hiatus saphenus). (Aus BENNINGHOFF/GOERTTLER: Lehrbuch der Anatomie des Menschen, Bd. 1, 13. Aufl. [Hgg. H. FERNER und J. STAUBESAND]. Urban & Schwarzenberg, München–Wien–Baltimore 1980.)

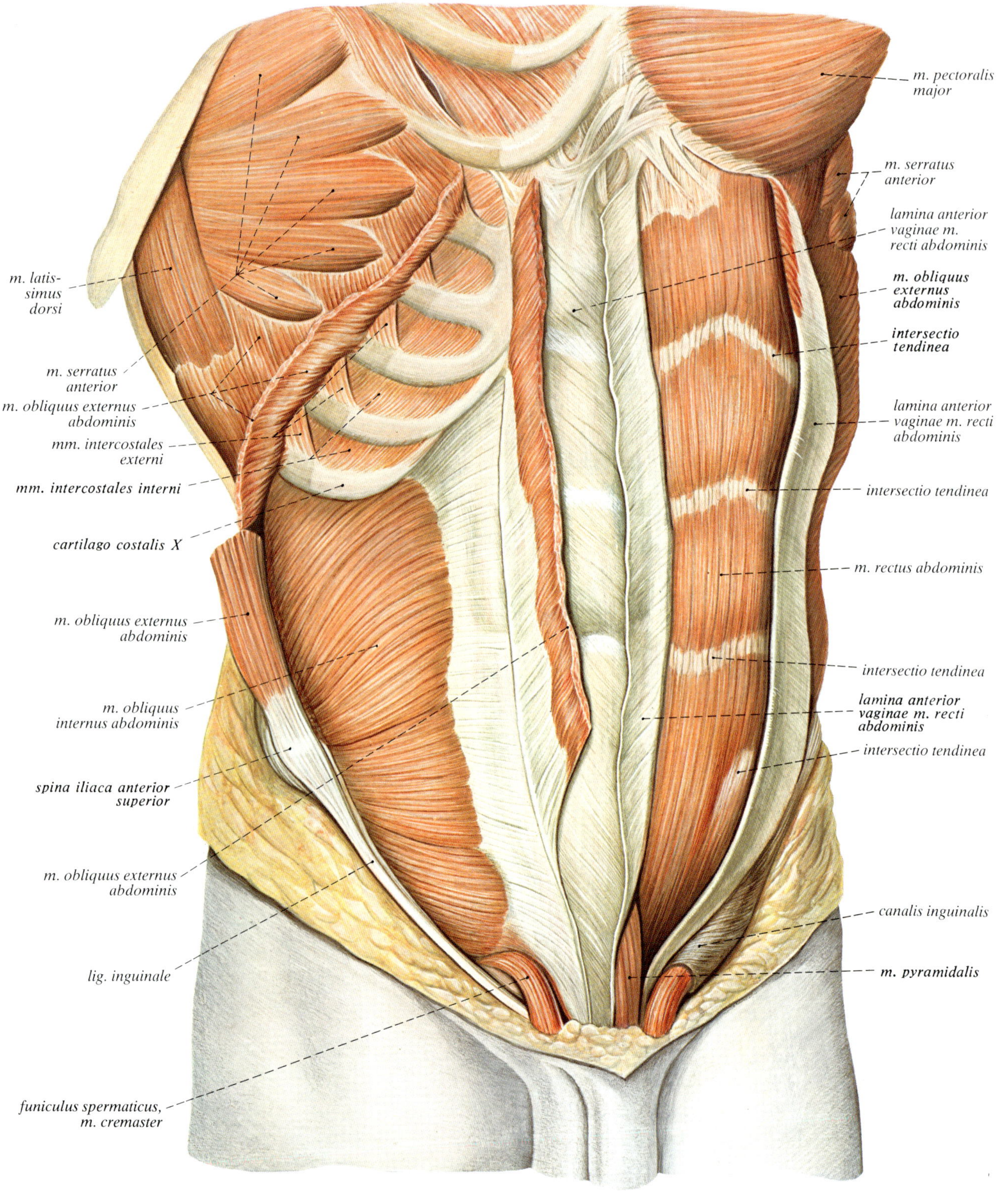

Abb. 147. Bauchmuskulatur in der Ansicht von ventral und rechts. Links sind das äußere Blatt der Rektusscheide parallel der Mittellinie gespalten, m. rectus abdominis und m. pyramidalis freigelegt. Rechts sind der m. obliquus externus abdominis durchgeschnitten (T-Schnitt) und der m. obliquus internus abdominis freigelegt.

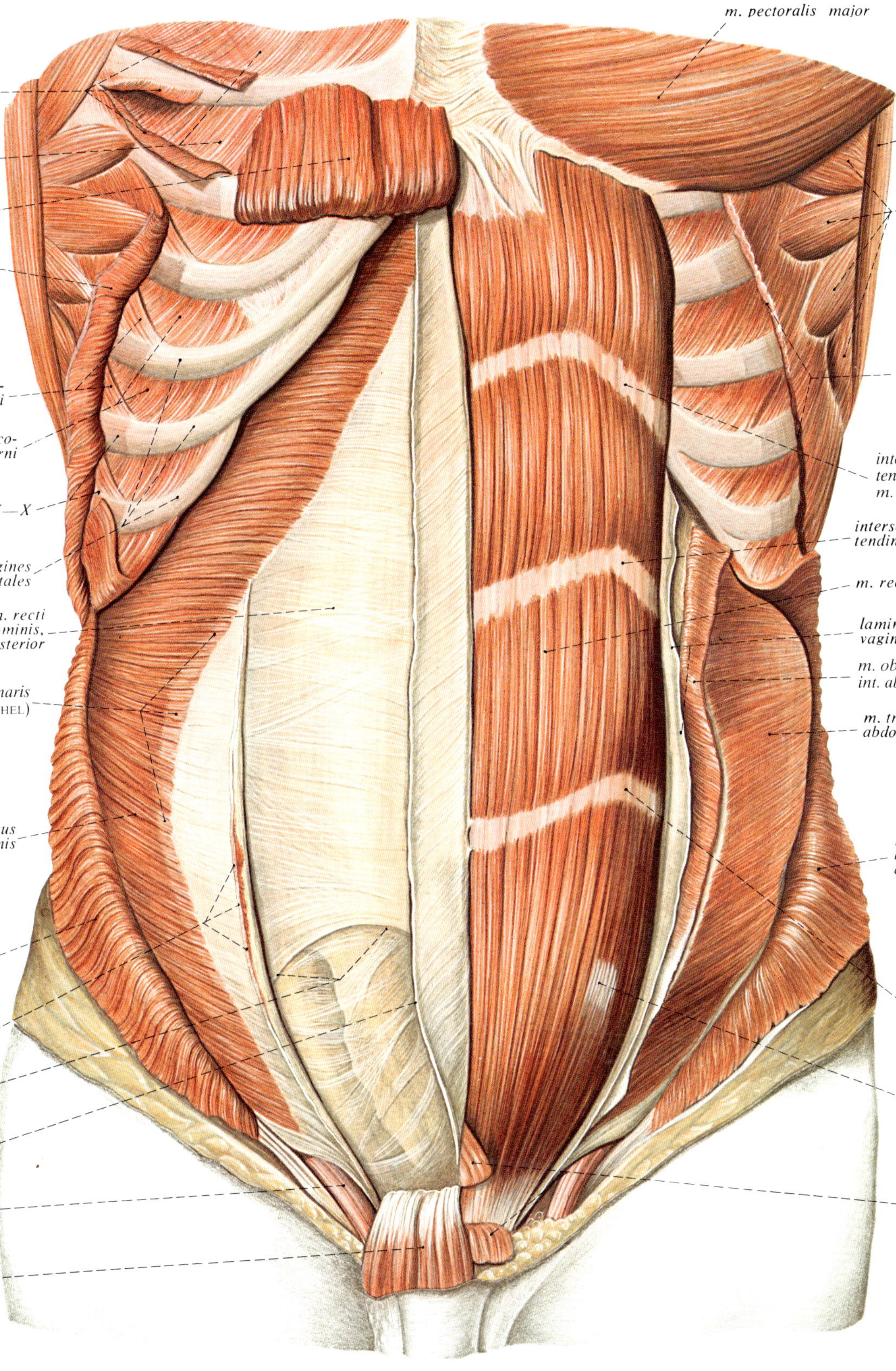

Abb. 148. Tiefere Schicht der Bauchmuskulatur. Links ist der m. pyramidalis durchgeschnitten, um die Sehne des freigelegten m. rectus abdominis zu zeigen; der m. obliquus internus abdominis ist durchgetrennt. Rechts m. rectus abdominis und m. obliquus internus abdominis durchgeschnitten, um den m. transversus abdominis und das hintere Blatt der Rektusscheide mit der linea arcuata sowie der linea semilunaris (= SPIEGHELsche Linie) darzustellen.

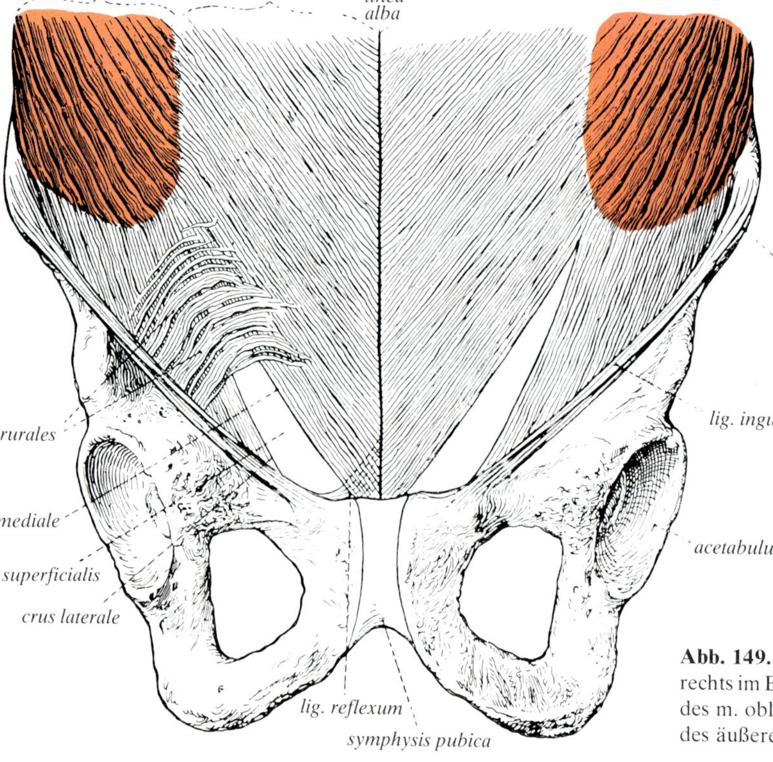

Abb. 149. Schema des äußeren Leistenringes; rechts im Bild ist nur der Anteil, den die Aponeurose des m. obliquus externus abdominis an der Bildung des äußeren Leistenringes hat, dargestellt.

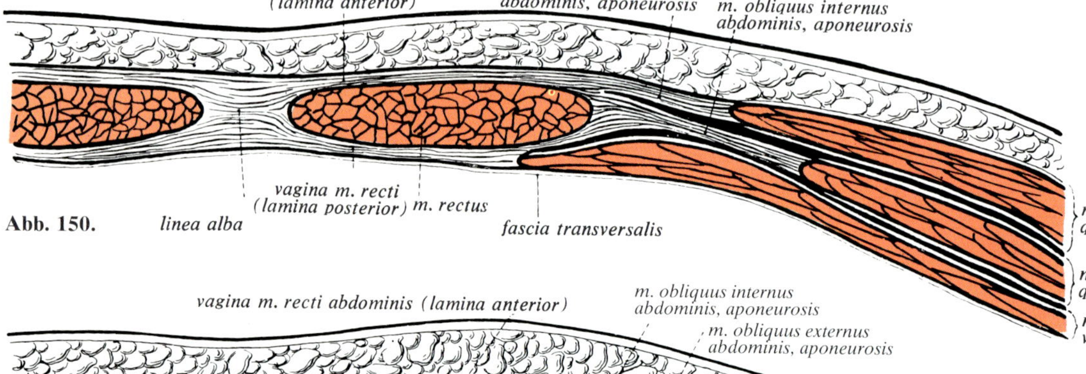

Abb. 150.

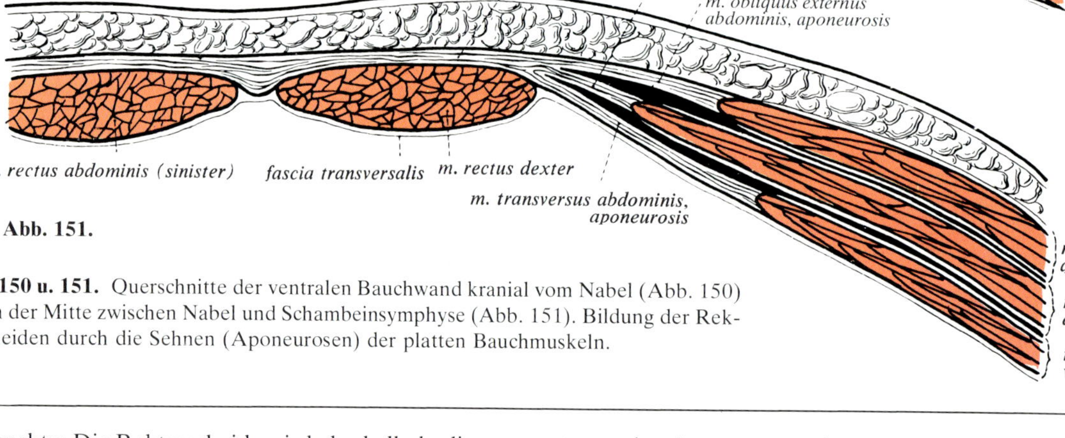

Abb. 151.

Abb. 150 u. 151. Querschnitte der ventralen Bauchwand kranial vom Nabel (Abb. 150) und in der Mitte zwischen Nabel und Schambeinsymphyse (Abb. 151). Bildung der Rektusscheiden durch die Sehnen (Aponeurosen) der platten Bauchmuskeln.

Beachte: Die Rektusscheide wird oberhalb der linea arcuata von den Aponeurosen der 3 breiten Bauchmuskeln gebildet, indem der m. obliquus ext. und die Hälfte des m. obliquus int. das vordere Blatt, die andere Hälfte des m. obliquus int. und der m. transversus das hintere Blatt bilden. Unterhalb der linea arcuata sind alle 3 Aponeurosen vorne, die Rückwand bildet hier nur noch die fascia transversalis.

Gerade Bauchmuskeln (Abb. 147, 148, 150, 151)

Name	*Ursprung*	*Ansatz*
1. m. rectus abdominis (besitzt 3–4 intersectiones tendineae)	Außenfläche der Knorpel der 5. bis 7. Rippe und des processus xiphoideus	kranialer Rand des Schambeins zwischen tuberculum pubicum und Symphyse
Innervation: mittlere und kaudale Interkostalnerven (seltener kraniale Lumbalnerven)		
Funktion: zieht thorax gegen Becken, beugt also den Rumpf oder (umgekehrt) hebt Becken (Antagonist der langen Rückenmuskeln); Bauchpresse		
2. m. pyramidalis (inkonstant)	ventral vom Ansatz von 1.	linea alba, kranial der Symphyse
Innervation: kaudale Interkostalnerven		
Funktion: Spannmuskel der linea alba; die Größe des dreieckigen Muskels variiert		

Platte Bauchmuskeln (Abb. 147, 148, 150, 151)

Name	*Ursprung*	*Ansatz*
1. m. obliquus externus abdominis (Faserverlauf von lateral-kranial nach medial-kaudal)	mit sieben bis acht fleischigen Zacken von der Außenfläche der 5. oder 6. bis 12. Rippe	am labium externum cristae iliacae fleischig, breitsehnig am ligamentum inguinale und am äußeren Blatt der Rektusscheide
Innervation: kaudale Interkostalnerven und Äste des plexus lumbalis (n. iliohypogastricus, n. ilioinguinalis)		
Funktion: Bauchpresse, Neigung des Rumpfes nach vorn; Hebung des Beckens; bei einseitiger Innervation Drehung des Rumpfes (thorax) nach der entgegengesetzten Seite (zusammen mit Rückenmuskeln)		
2. m. obliquus internus abdominis (Faserverlauf umgekehrt wie 1)	linea intermedia cristae iliacae, fascia thoracolumbalis, laterale zwei Drittel des ligamentum inguinale	kaudale Ränder der 3 kaudalen Rippen (fleischig), linea alba sehnig (Sehne beteiligt sich an der Bildung der Rektusscheide, s. Abb. 150, 151)
Innervation: kaudale Interkostalnerven, Äste aus dem plexus lumbalis (n. iliohypogastricus, n. ilioinguinalis)		
Funktion: wie m. obliquus externus; aber Drehung nach der gleichen Seite, unterstützt den externus der entgegengesetzten Seite, beugt Rumpf seitlich		
3. m. cremaster	geht aus den kaudalen Fasern von 2 (nicht selten auch 4) hervor	zieht mit dem Samenstrang zum Hoden
Innervation: ramus genitalis n. genitofemoralis		
Funktion: zieht den Hoden mit seinen Hüllen aufwärts		
4. m. transversus abdominis	1. Innenfläche der 6 kaudalen Rippen (-knorpel) (fleischig); 2. mittels der fascia thoracolumbalis von den Querfortsätzen der Lendenwirbel; 3. labium internum cristae iliacae und laterales Drittel des ligamentum inguinale (fleischig)	geht kranial der linea arcuata in das innere (hintere), kaudalwärts in das äußere Blatt der vagina m. recti abdominis über
Innervation: kaudale Interkostalnerven und Äste aus dem plexus lumbalis (n. iliohypogastricus, n. ilioinguinalis, n. genitofemoralis)		
Funktion: Einziehung und Spannung der Bauchwand; Bauchpresse		

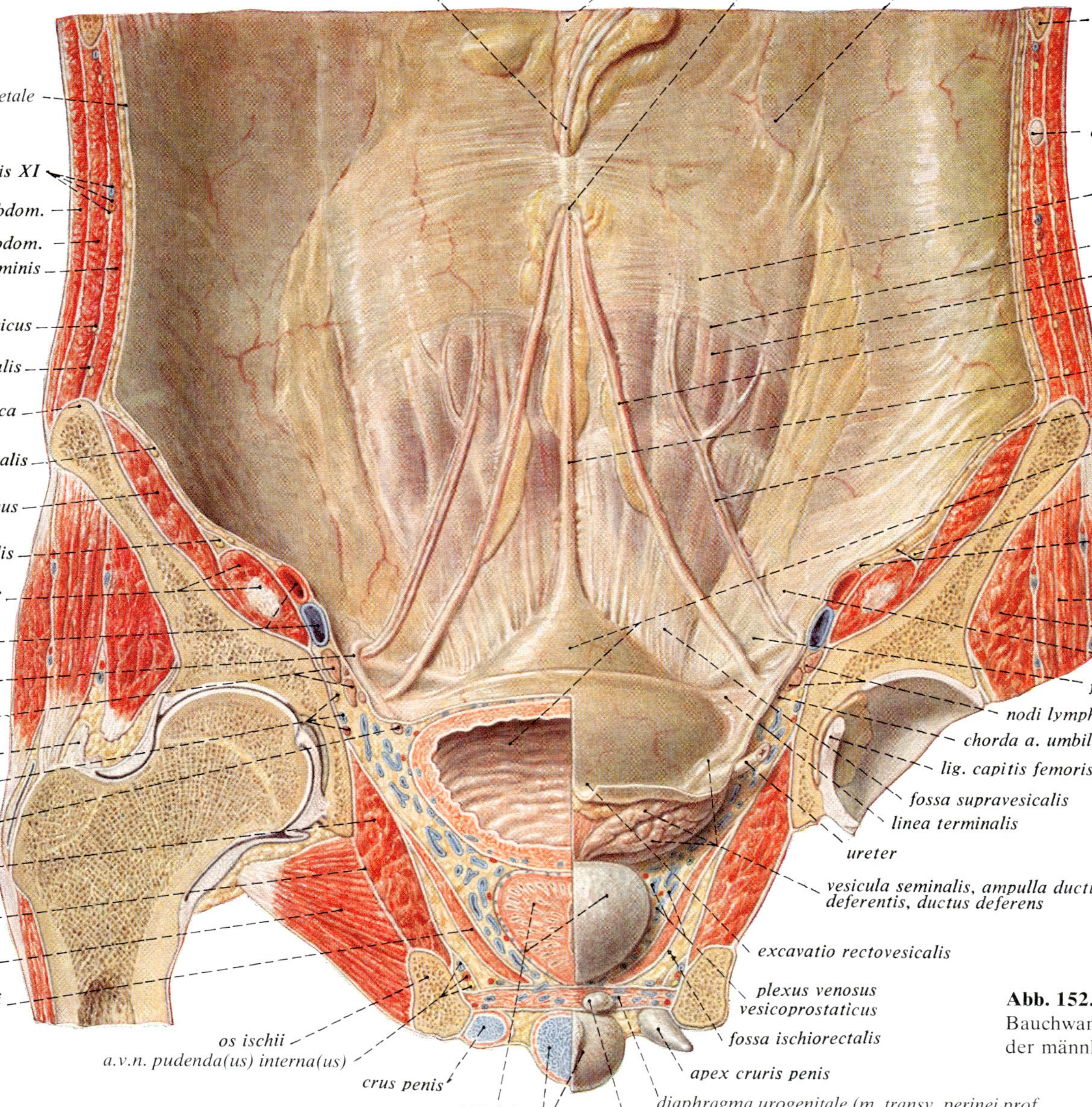

Abb. 152. Innenansicht der vorderen Bauchwand mit plicae umbilicales sowie der männlichen Beckenorgane.

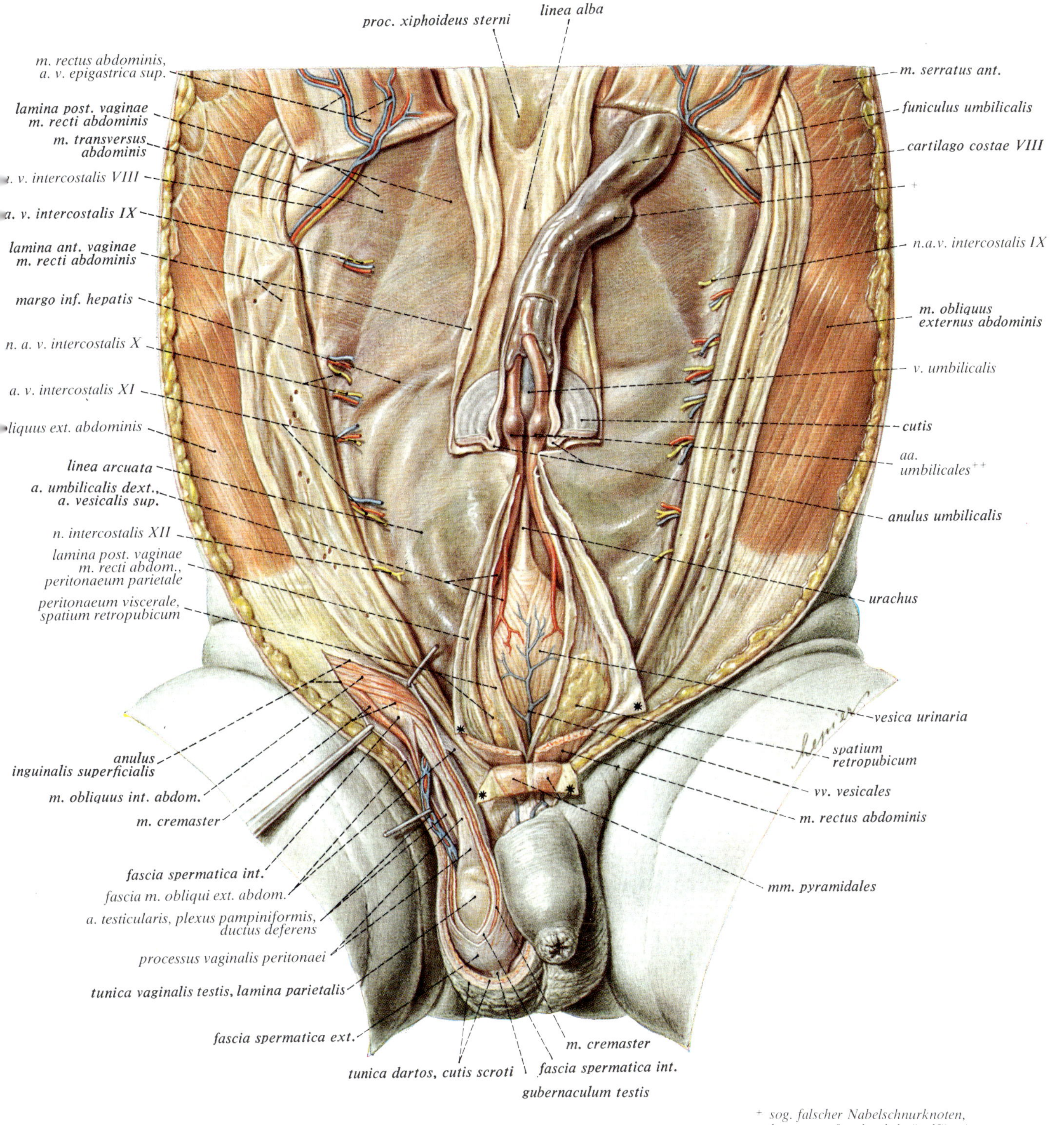

** Die Stellen der beiden Sternchen jederseits gehörten zusammen, bevor der Querschnitt ausgeführt und der untere Lappen nach vorn und unten umgeschlagen wurde.

\+ sog. falscher Nabelschnurknoten, hervorgerufen durch knäuelförmige Schlingenbildung der Umbilikalgefäße oder durch umschriebene Verdickung der WHARTONschen Sulze

++ mit Blutpfropf (thrombus)

Abb. 153. Schichten der vorderen Bauchwand beim Neugeborenen. Ansatzstelle der Nabelschnur und Durchtritt ihrer Gefäße am Nabelring. Zwischen Nabel und Symphyse sind Harnblase und urachus sichtbar. In der regio inguinalis dextra die Bestandteile des Leistenkanals sowie die Hodenhüllen freigelegt.

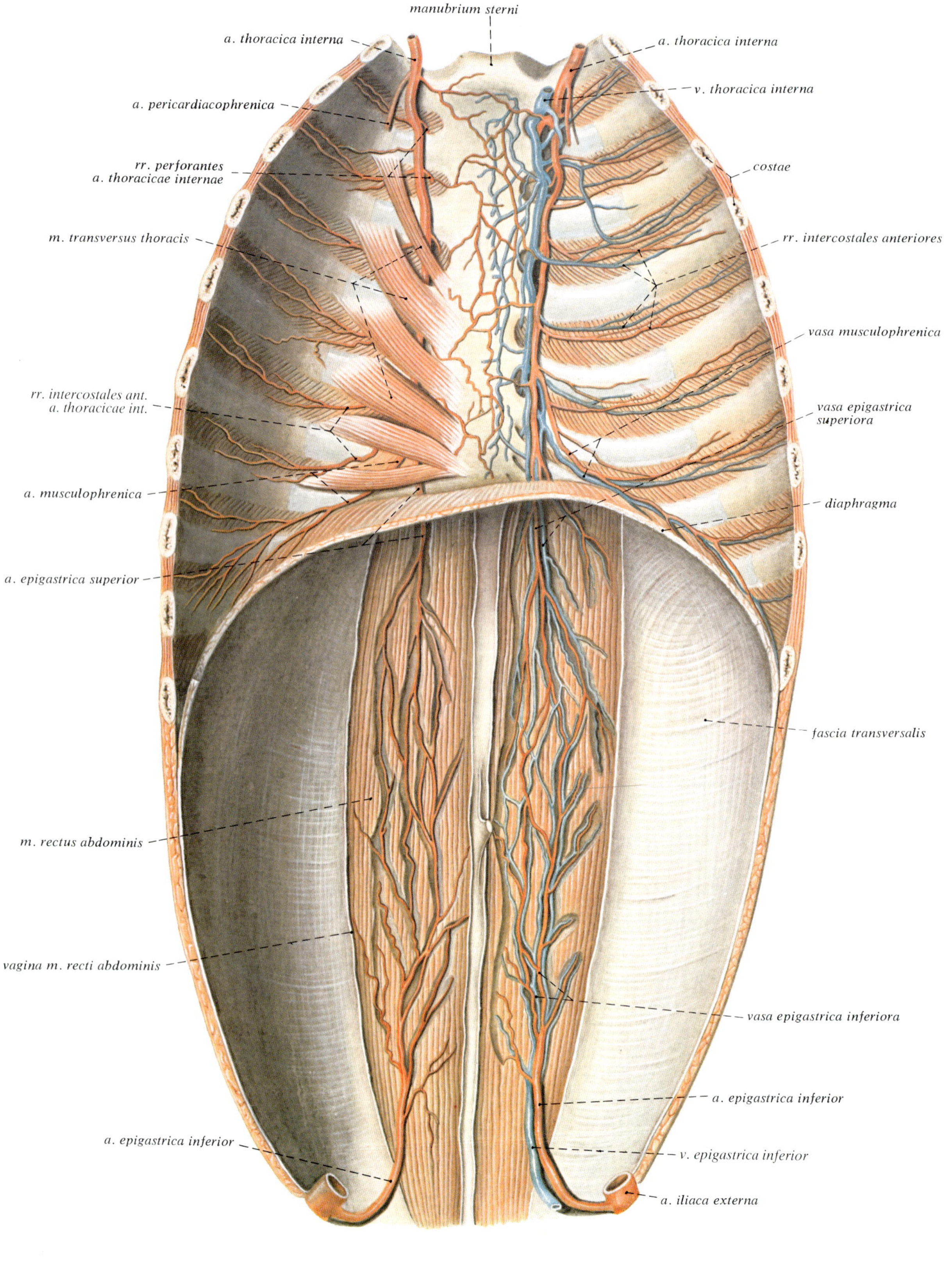

Abb. 154. Blutgefäße der vorderen Brust- und Bauchwand. Innenansicht. Rechts ist der m. transversus entfernt, um die vasa thoracica interna zeigen zu können. Äste und Anastomosen der vasa epigastrica sup. und inf. sind innerhalb des m. rectus abdominis freigelegt.

Drüsen- und Darmbauch

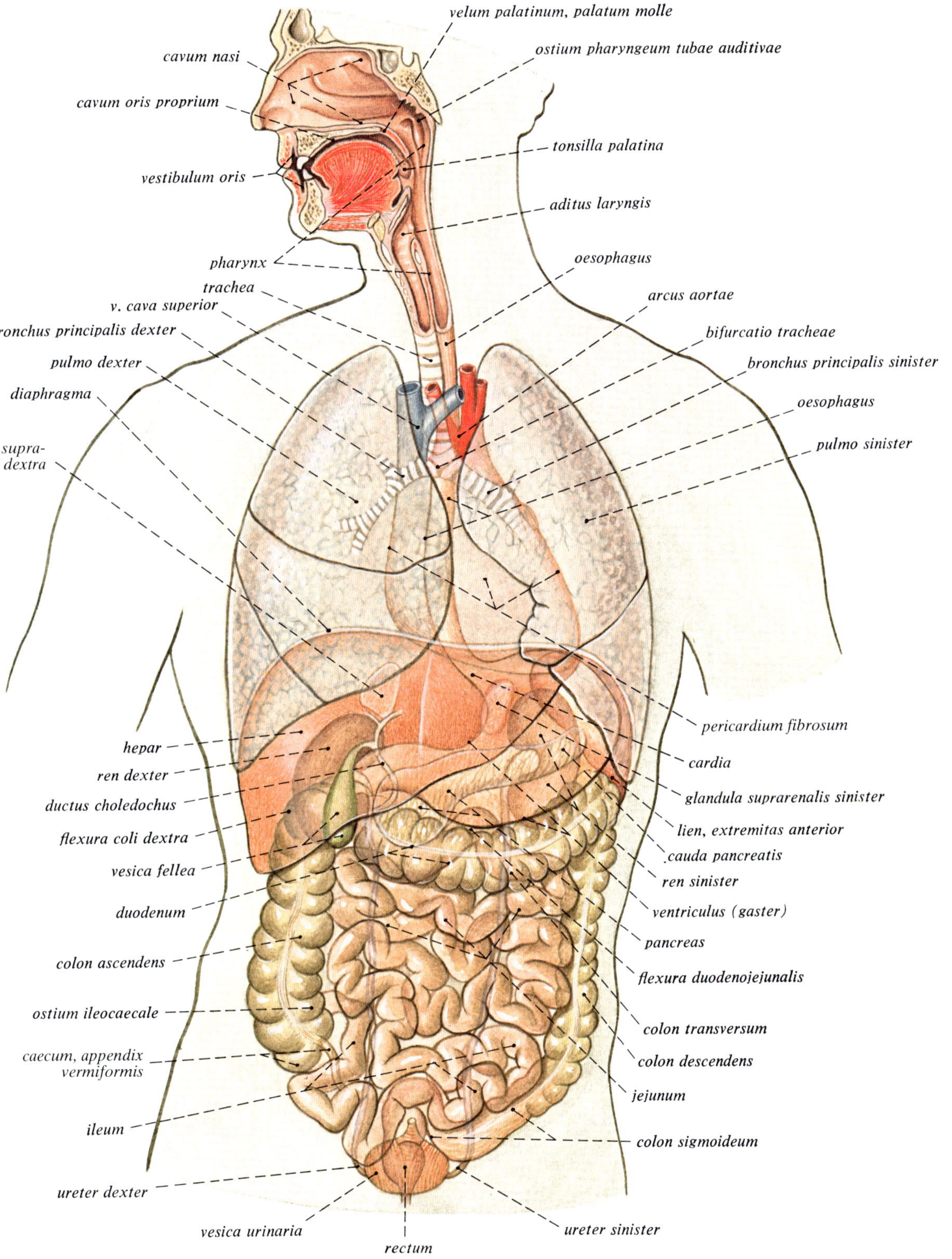

Abb. 155. Schema des Verdauungs-, Atmungs- und Harnapparates.

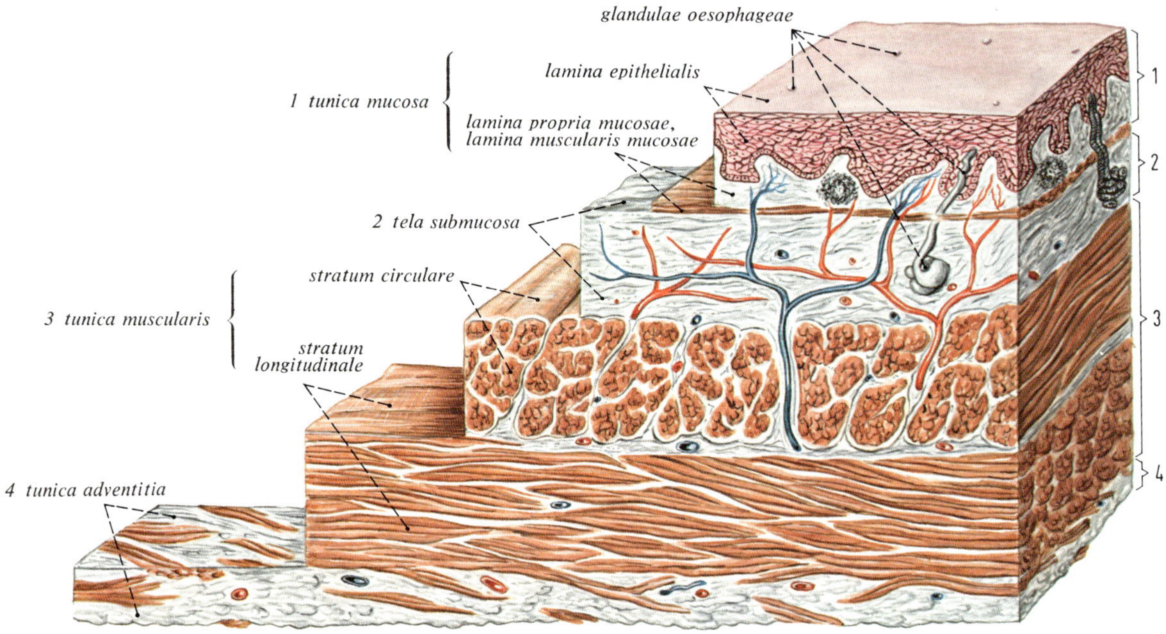

Abb. 156. Schichten der Oesophaguswand, stufenweise abgetragen, Schema, Lupenvergrößerung.

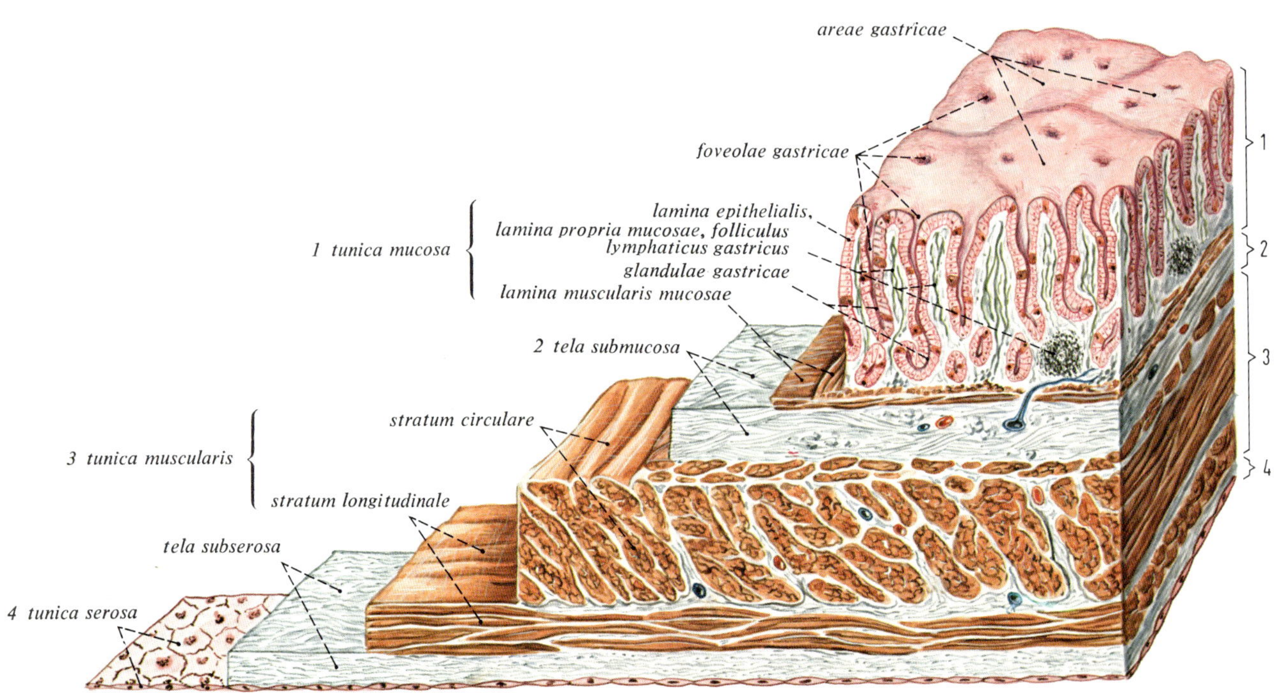

Abb. 157. Schichten der Magenwand, Fundusregion, stufenweise abgetragen, Schema, Lupenvergrößerung.

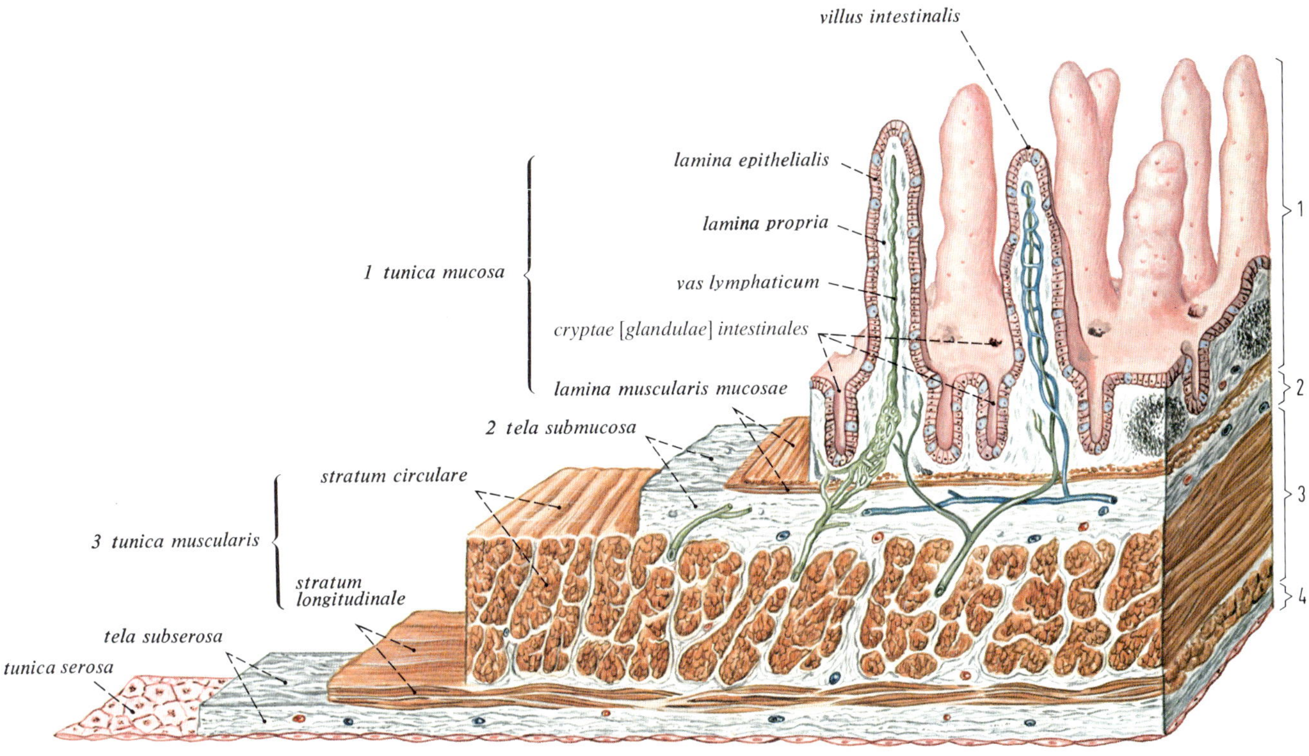

Abb. 158. Schichten der Dünndarmwand, stufenweise abgetragen, Schema, Lupenvergrößerung. In der lamina propria der Schleimhaut folliculi lymphatici solitarii. Im stroma der beiden angeschnittenen Zotten sind das zentrale Chylusgefäß bzw. die Zottenkapillaren dargestellt.

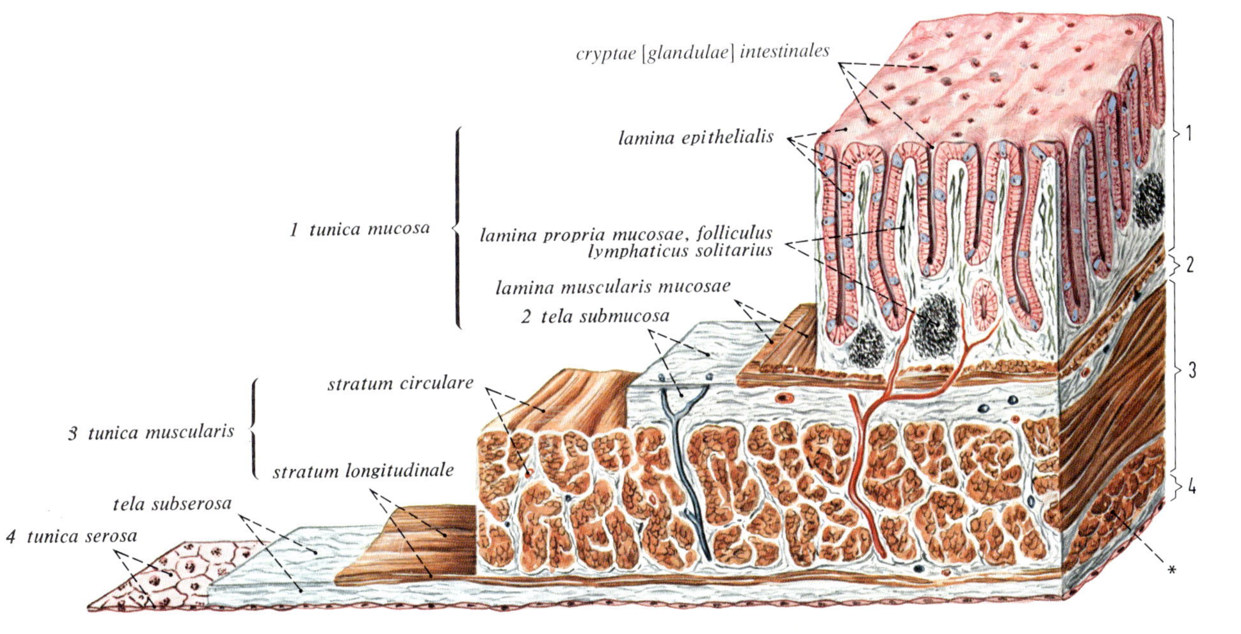

Abb. 159. Schichten der Dickdarmwand, stufenweise abgetragen, Schema, Lupenvergrößerung. Im Bereich der retroperitonäalen Dickdarmstrecken tritt an die Stelle der tunica serosa eine tunica adventitia. * Verdickung der Längsmuskulatur, taenia coli.

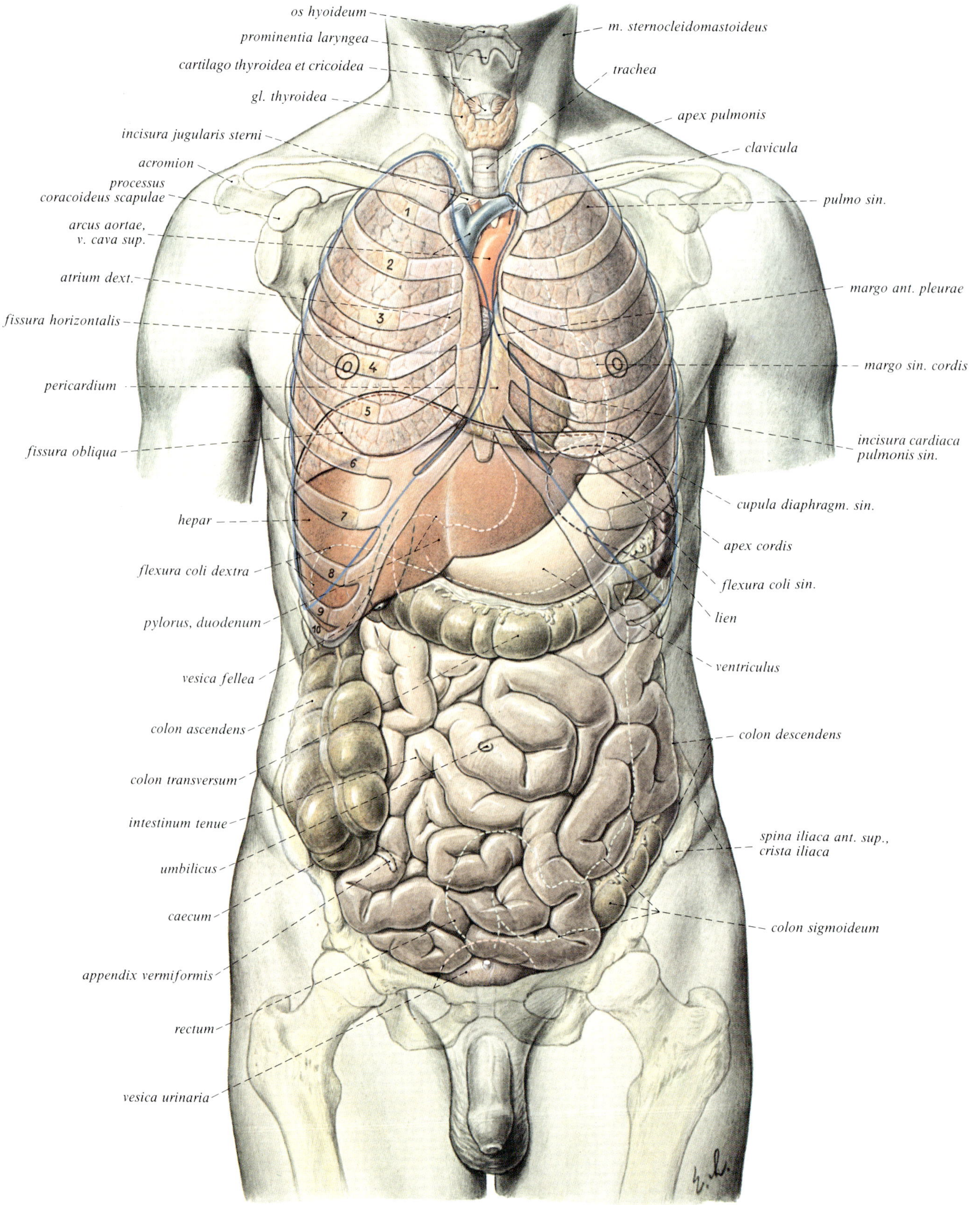

Abb. 160. Projektionsfelder und Kontaktflächen der Brust- und Baucheingeweide. Ansicht von ventral. (Aus Pernkopf, Atlas der topographischen und angewandten Antomie des Menschen, Bd. 2, 2. Aufl. [Hrsg. H. Ferner]. Urban & Schwarzenberg, München–Wien–Baltimore 1980.)

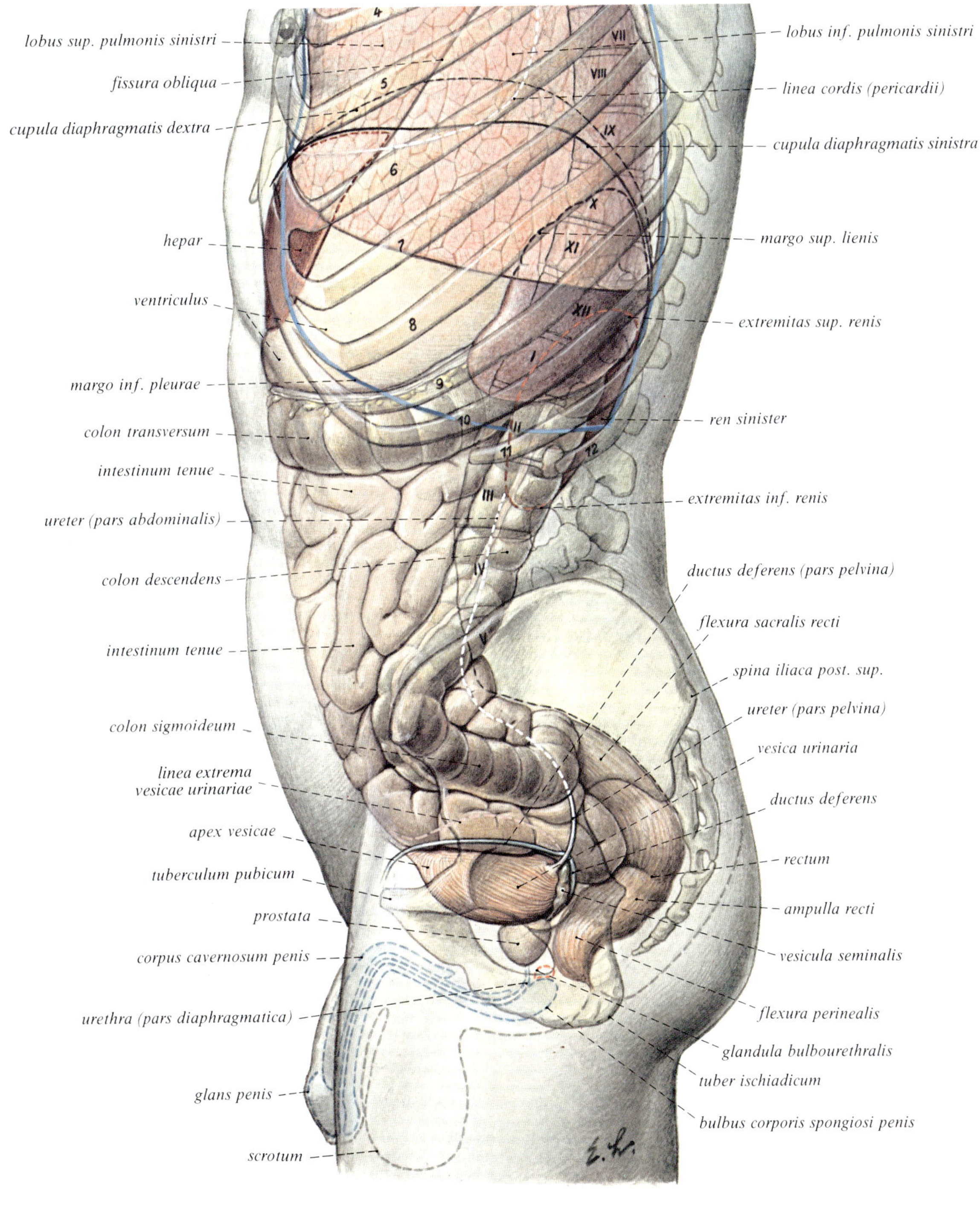

Abb. 161. Projektionsfelder und Kontaktflächen der Baucheingeweide. Ansicht von links. Ergänzte Konturen gestrichelt. (Aus PERNKOPF, Atlas der topographischen und angewandten Anatomie des Menschen, 2. Bd., 2. Aufl. [Hrsg. H. FERNER]. Urban & Schwarzenberg, München–Wien–Baltimore 1980.)

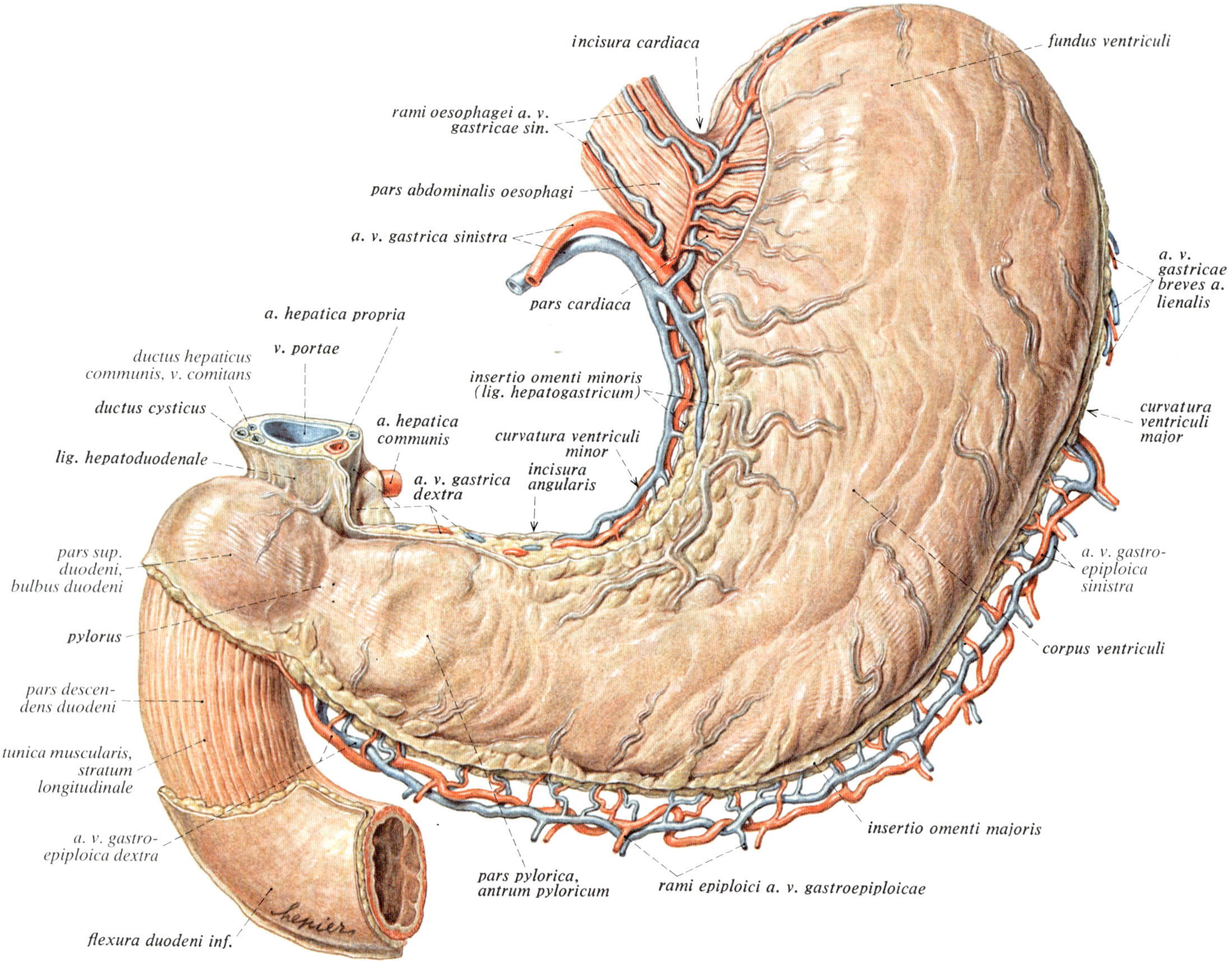

Abb. 162. Vorderfläche des Magens, paries anterior ventriculi, einschließlich der pars abdominalis oesophagi, der pars superior und der pars descendens duodeni sowie der Blutgefäße des Magens. Im Bereich der pars descendens duodeni sieht man auf die Längsmuskulatur, weil hier mit dem mesocolon transversum bedeckendes Binde- und Fettgewebe abgelöst worden sind.

Abb. 164 u. 165. Schematische Darstellung der arteriellen Versorgung des Magens. (Nach El-Eishi, H. I., S. F. Ayoub and M. Abd-El-Khalek: The arterial supply of the human stomach. Acta anat. 86, 1973.) ▷

Erläuterung zu Abb. 164: ▷

= *a. gastrica sin.*
= *a. gastrica dextra*
= *a. phrenica inf. sin.*
= *aa. gastricae breves*
= *a. gastroepiploica sin.*
= *a. gastroepiploica dextra*

Erläuterung zu Abb. 165: ▷ ▷

= *a. gastrica sin.*
= *a. gastrica dextra*
= *a. phrenica inf. sin.*
= *aa. gastricae breves*
= *a. gastroepiploica sin.*
= *a. gastroepiploica dextra*

Abb. 163. Magen, ventriculus, unterer Teil der ▷ Speiseröhre, pars inferior oesophagi, und Zwölffingerdarm, duodenum, durch Entfernung der Vorderwand eröffnet. Schleimhautrelief an der Dorsalfläche. Sonden in den Mündungen des Gallenganges und der beiden Pankreasgänge. * »Magenstraße«

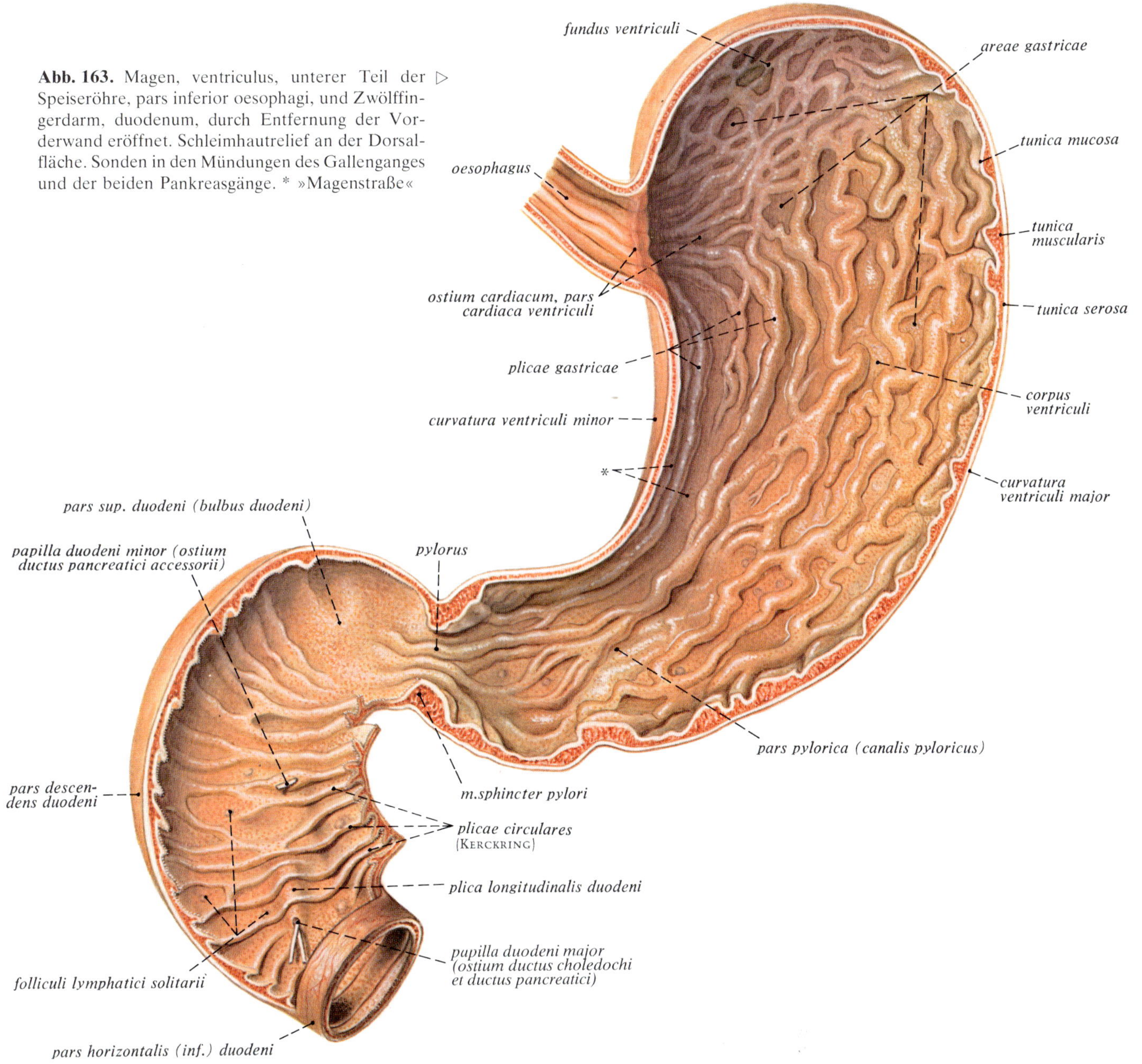

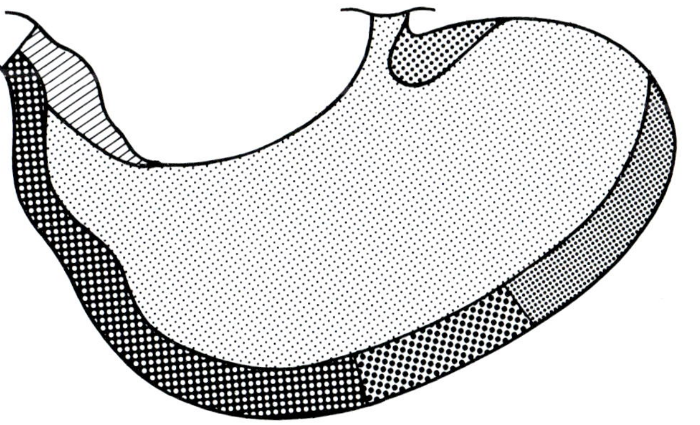

Abb. 164. Magen von ventral.

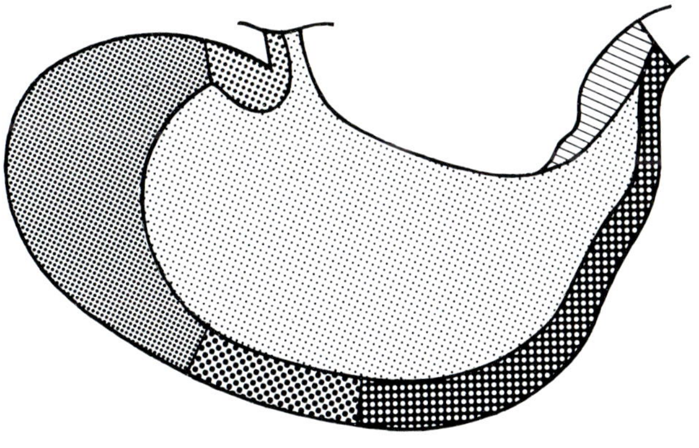

Abb. 165. Magen von dorsal.

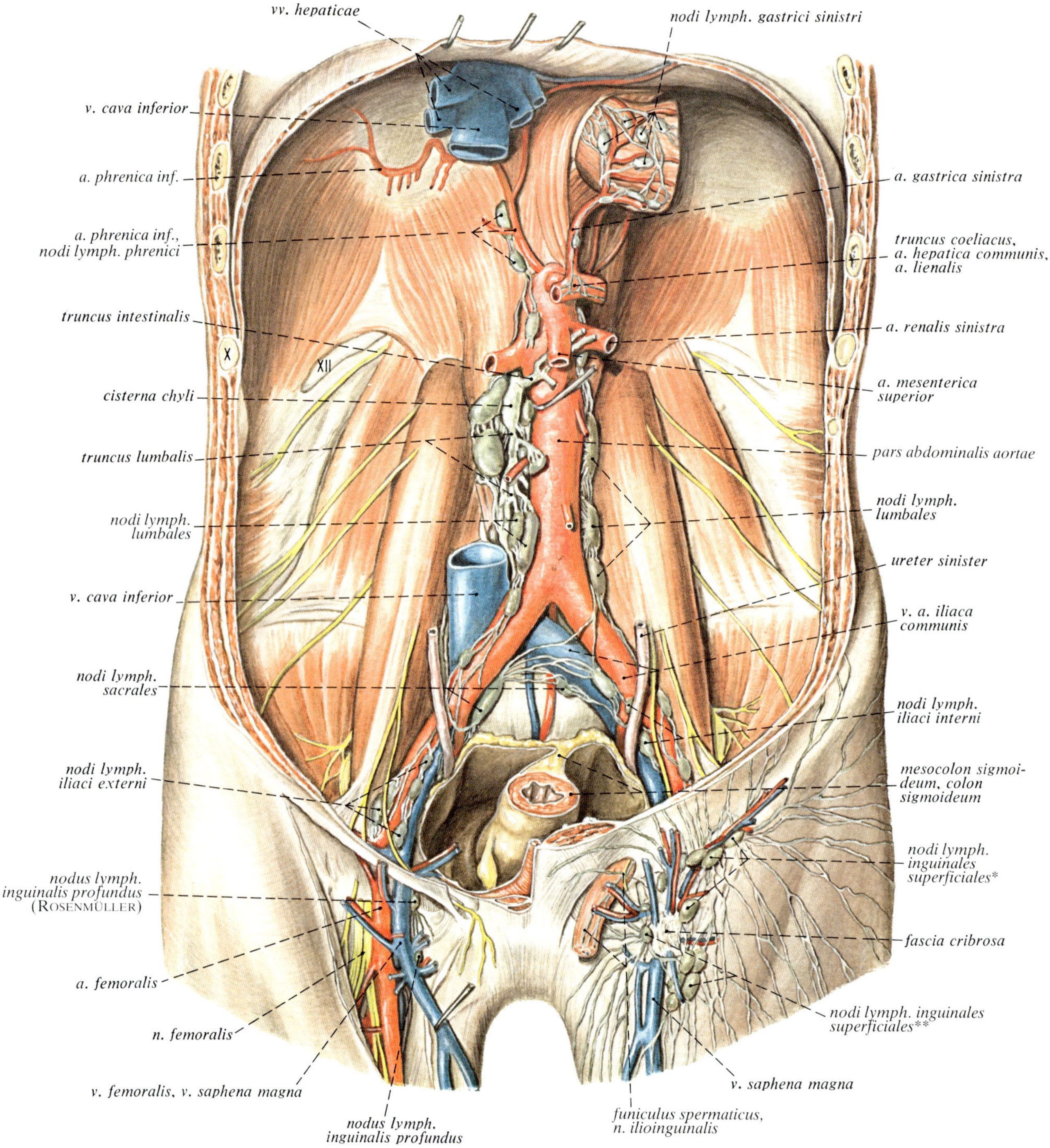

Abb. 166. Die Lymphgefäße und Lymphknoten der dorsalen Bauchwand und ihre Verbindungen mit den Lymphgefäßen der unteren Extremität. Vgl. mit Abb. 247 u. 248. * Schrägzug (»horizontale Kette«) ** Längszug (»vertikale Kette«)

Abb. 167. Lymphknoten und Lymphgefäße von Magen, pancreas und Leberpforte. ▷

Abb. 168. Lymphgefäße und Lymphknoten des Dünndarmgekröses. Tuscheinjektion. ▷

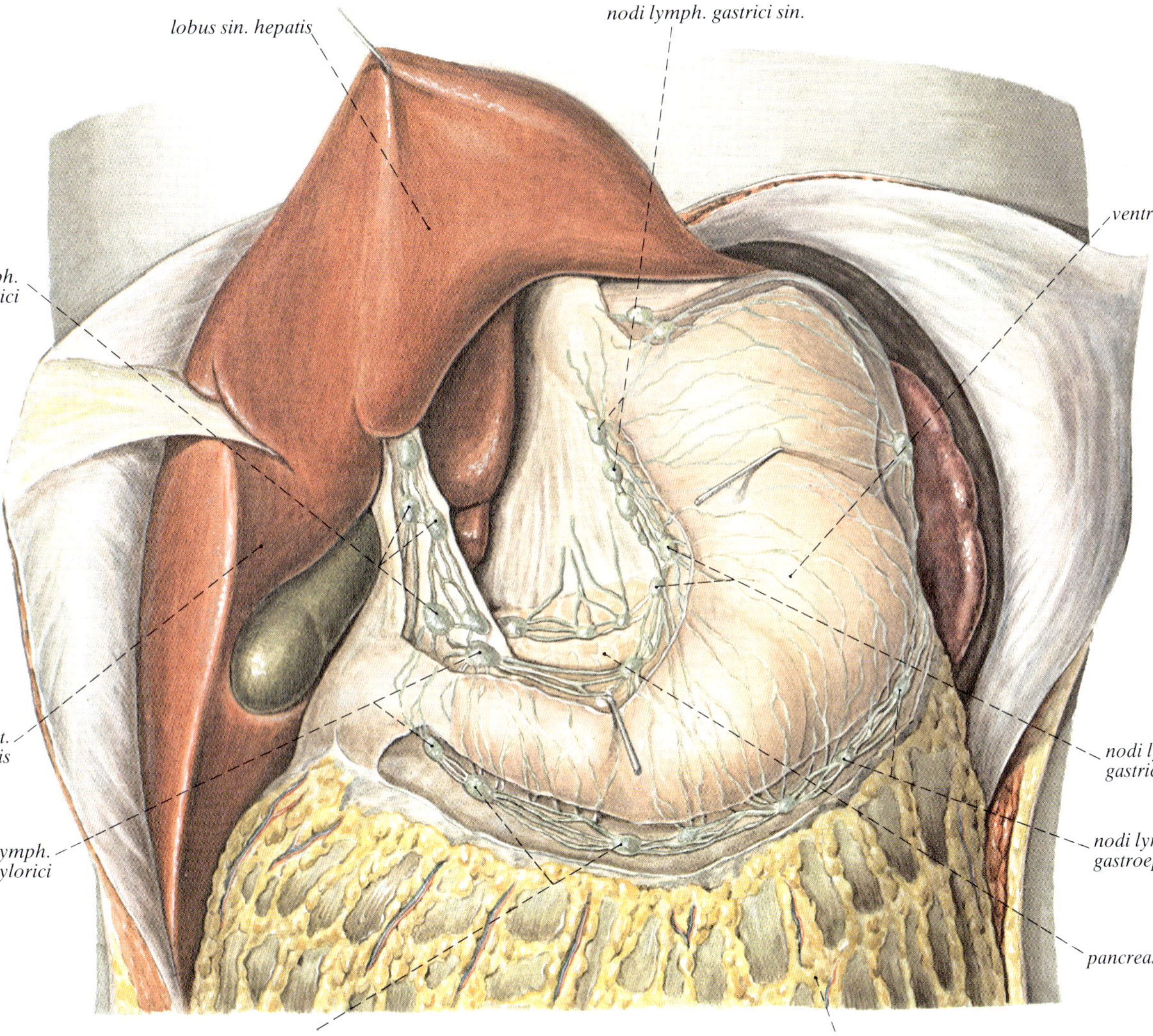

Abb. 167.

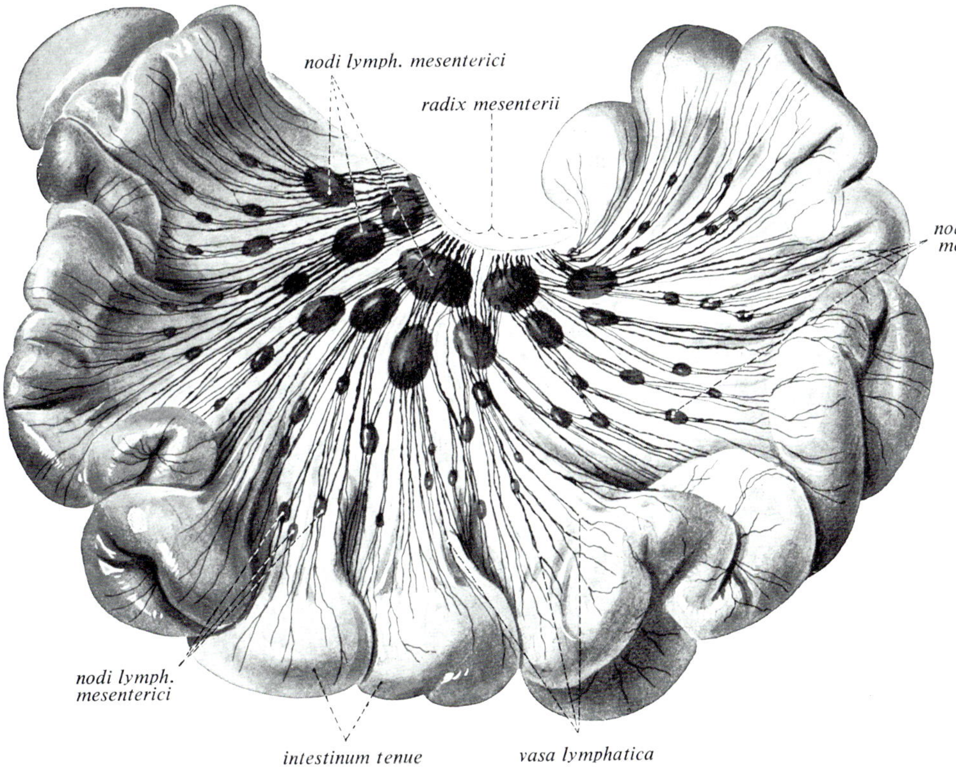

Abb. 168.

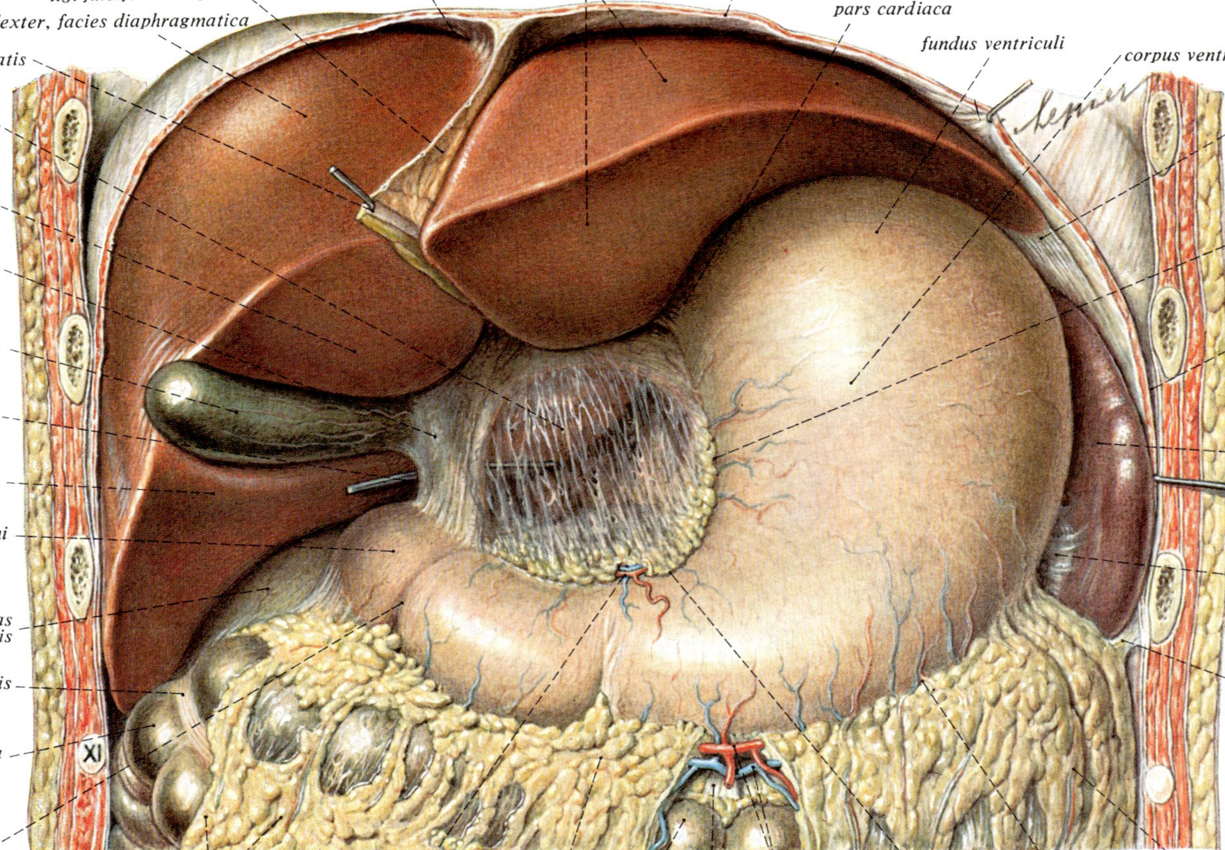

Abb. 169. Lage der Baucheingeweide. Situs viscerum. Intraperitonäale Organe des Oberbauches, »Drüsenbauch«. Leber mit Gallenblase, Magen, Milz. Leber nach oben gehoben, Sonde im foramen epiploicum (Winslow) und im vestibulum bursae omentalis, omentum minus gespannt, Magen gefüllt. Magengefäße an der kleinen Kurvatur streckenweise freigelegt.

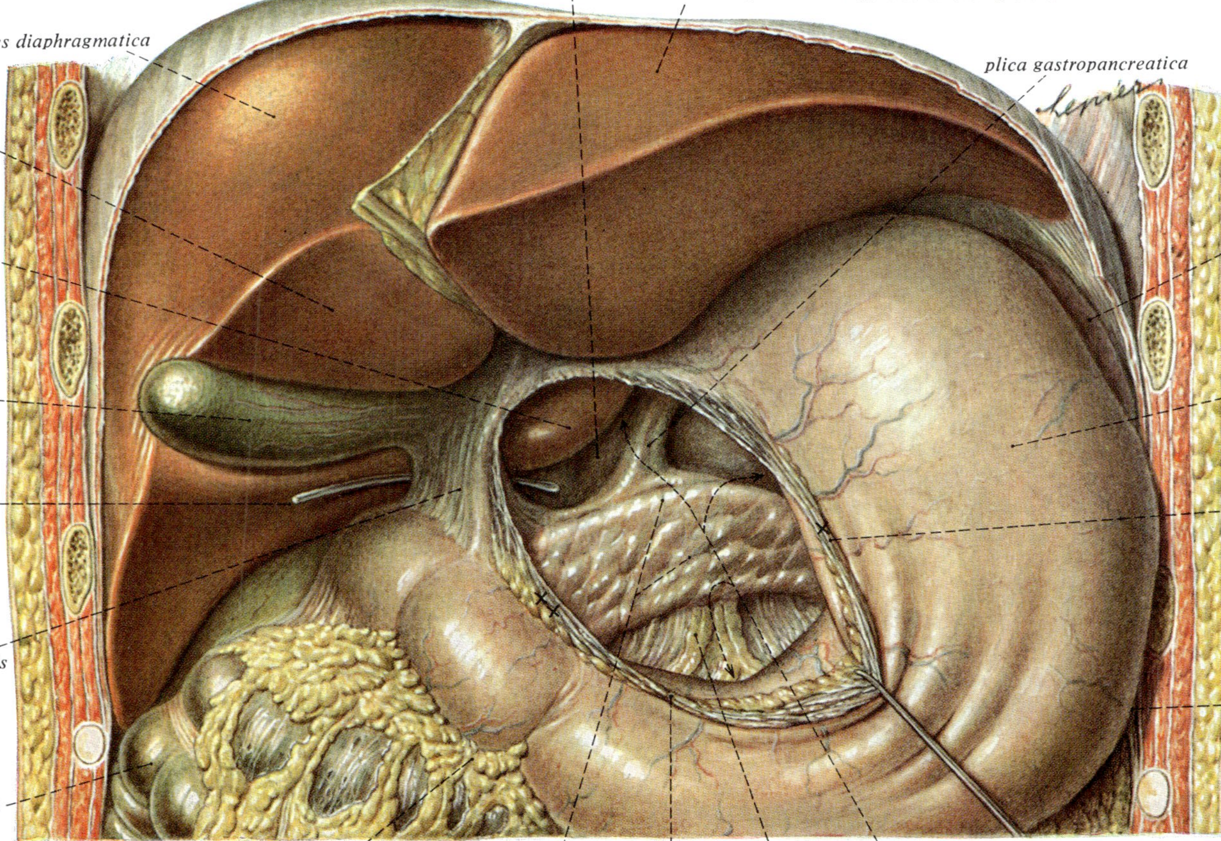

Abb. 170. Lage der Baucheingeweide. Situs viscerum. Organe des Oberbauchraums, »Drüsenbauch«. Die Leber ist nach oben gekantet, so daß facies visceralis und Gallenblase sichtbar werden. Der Magen ist mit einem in die kleine Kurvatur eingesetzten Haken nach links unten gezogen, die bursa omentalis nach Durchtrennung des lig. hepatogastricum des omentum minus eröffnet. Der Einblick in die bursa omentalis umfaßt das vestibulum bursae omentalis (unter dem lobus caudatus der Leber) und den anschließenden Hauptteil der bursa. Die Grenze bildet die plica gastropancreatica. Die Pfeile zeigen in die Richtung der drei recessus bursae omentalis. In das foramen epiploicum ist eine Sonde eingeführt, deren Spitze in das vestibulum bursae omentalis reicht und zwischen dem lobus caudatus der Leber und dem tuber omentale des pancreas liegt. * Sonde im foramen epiploicum. ×, × × Durchtrennungsstrecken des lig. hepatogastricum.

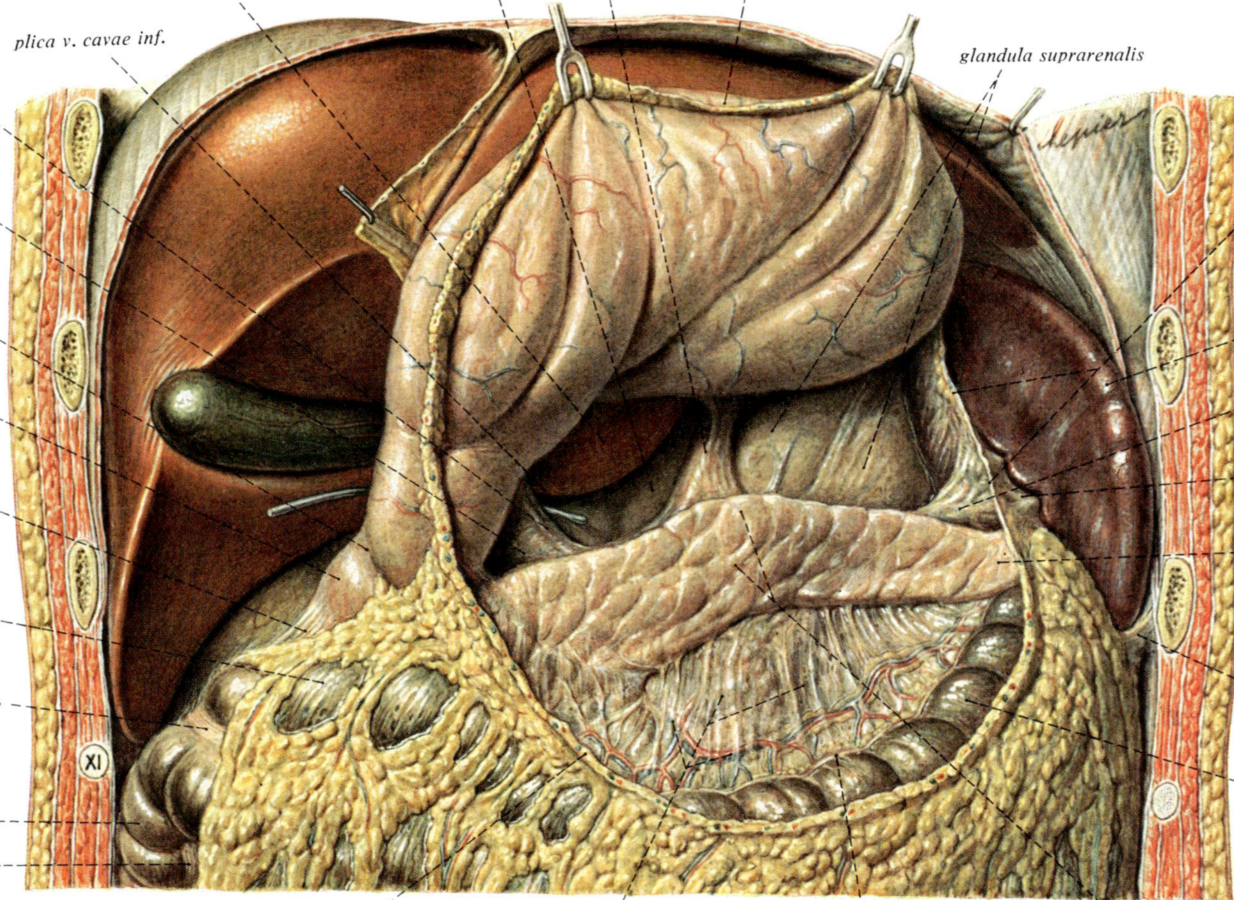

Abb. 171. Lage der Baucheingeweide. Situs viscerum. Intraperitonäale Organe des Oberbauchs, »Drüsenbauch«. Das lig. gastrocolicum ist an der großen Kurvatur des Magens durchgeschnitten und der Magen nach oben gezogen. So ist die bursa omentalis in ganzer Ausdehnung zu übersehen. Sie reicht nach oben bis zum lobus caudatus der Leber, nach links bis zum hilus der Milz, nach unten beim Erwachsenen nach der sekundären Verklebung der vier Blätter des omentum majus bis zum colon transversum. Vor der Verklebung der vier Blätter des omentum majus reicht die bursa omentalis bis in den Grund des großen Netzes. Die Verklebung kann unterschiedliche Ausmaße erreichen.

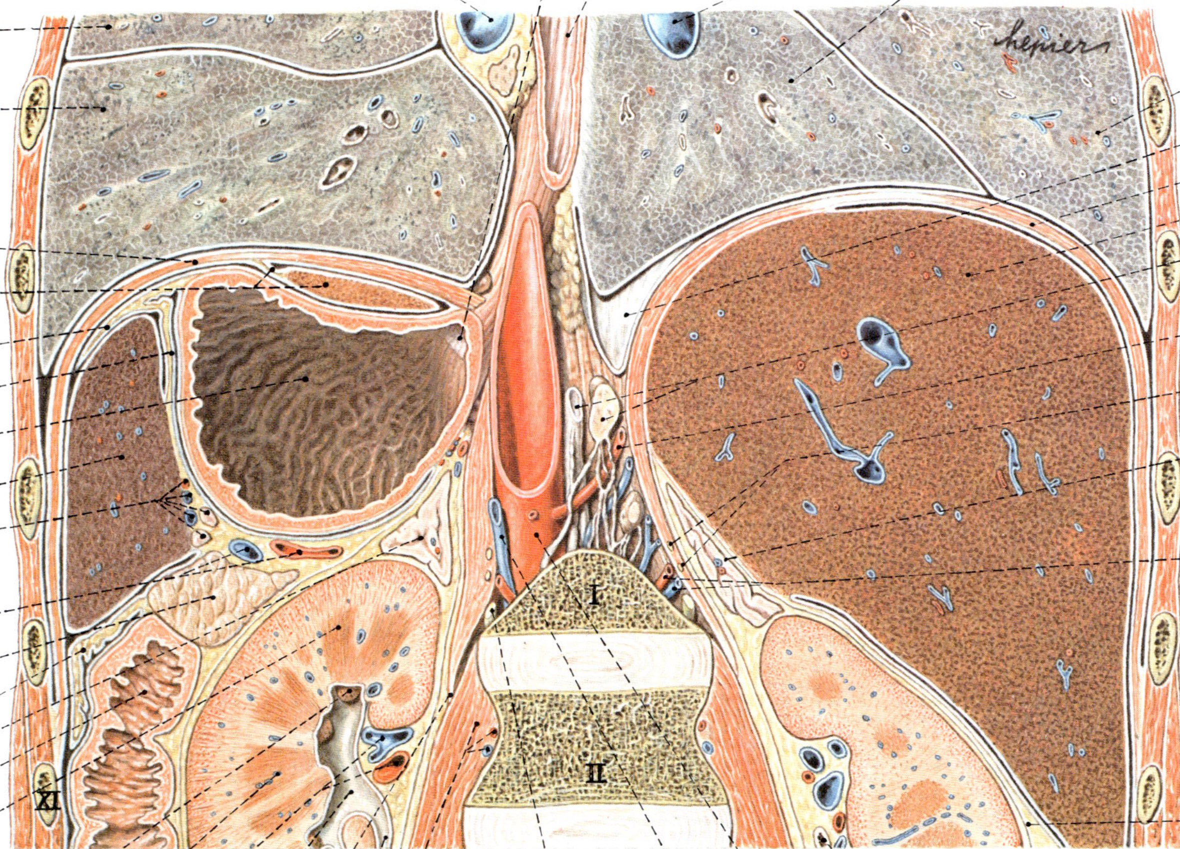

Abb. 172. Frontalschnitt durch den Rumpf. Ansicht des vorderen Schnittsegmentes von dorsal. Aorta unterkreuzt die Speiseröhre, oesophagus. Im unteren Teil des Bildes sind die ersten beiden Lendenwirbel angeschnitten (Lendenlordose!). Im Bereiche der Brusthöhle sieht man zwischen den beiden Lungen bzw. Pleurahöhlen das mediastinum posterius mit der Speiseröhre; diese ist axial getroffen und erscheint auffällig gedehnt. Auf ihrer linken Seite ist die Brustaorta eine Strecke weit an- bzw. aufgeschnitten; es ist die Stelle der spitzwinkligen Kreuzung beider Organe. Kaudal vom Zwerchfell, im Gebiete der Bauchhöhle, sieht man den kurzen Teil der Speiseröhre (pars abdominalis), der vor der Einmündung in den Magen scharf nach links biegt; ferner die Mündung selbst, ostium cardiacum. XI = Anschnitt der 11. Rippe.

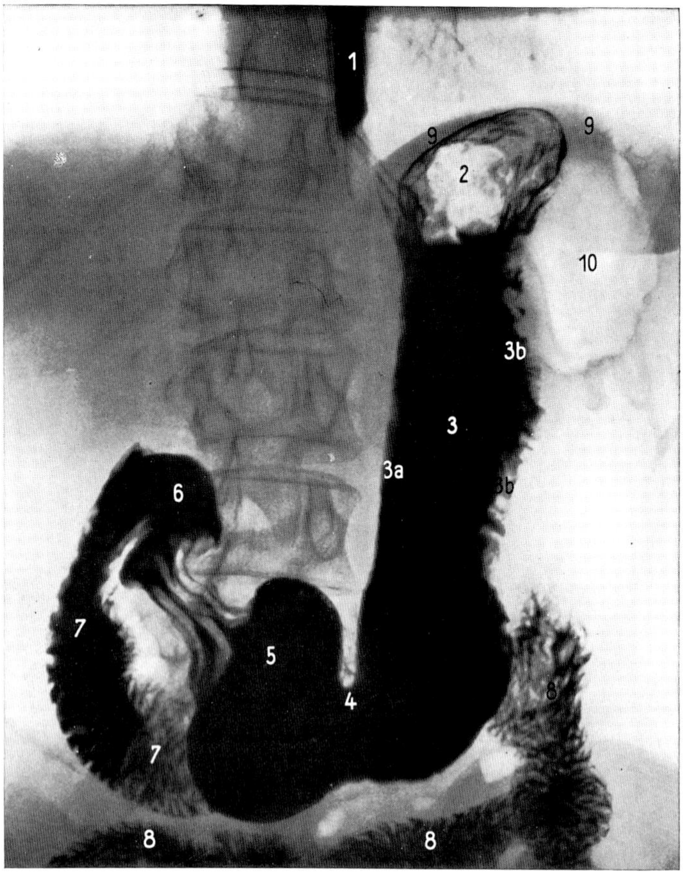

Abb. 173. Unterer Teil der Speiseröhre, oesophagus, Magen, ventriculus, Zwölffingerdarm, duodenum, obere Schlingen des Leerdarms, jejunum, Röntgenbild, sagittaler Strahlengang.

1 *oesophagus mit Kontrastbrei, am Übergang in den fundus ventriculi sind die Faltenrinnen als dunkle Streifen sichtbar (durch den Belag mit Kontrastbrei)*
2 *fundus ventriculi mit Luftblase*
3a *curvatura ventriculi minor*
3b *curvatura ventriculi major. In der Begrenzung der letzteren Aussparungen entsprechend dem Relief der Schleimhautfalten*
4 *peristaltische Einschnürung an der incisura angularis*
5 *pars pylorica vor der Weitergabe eines Schubes Mageninhalt*
6 *bulbus duodeni*
7 *pars descendens duodeni mit plicae circulares*
8 *jejunum*
9 *linke Zwerchfellkuppel*
10 *flexura coli sin. (luftgefüllt)*

1 *oesophagus*
2 *Luftblase im fundus ventriculi*
3 *Kontraktionsfurche an der incisura angularis*
4 *Kontraktionsfurche im Bereich des antrum pylori – »sphincter antri«*
5 *pylorus in Abb. 174 geschlossen, in Abb. 175 bei Beginn der Öffnung*
6 *bulbus duodeni*

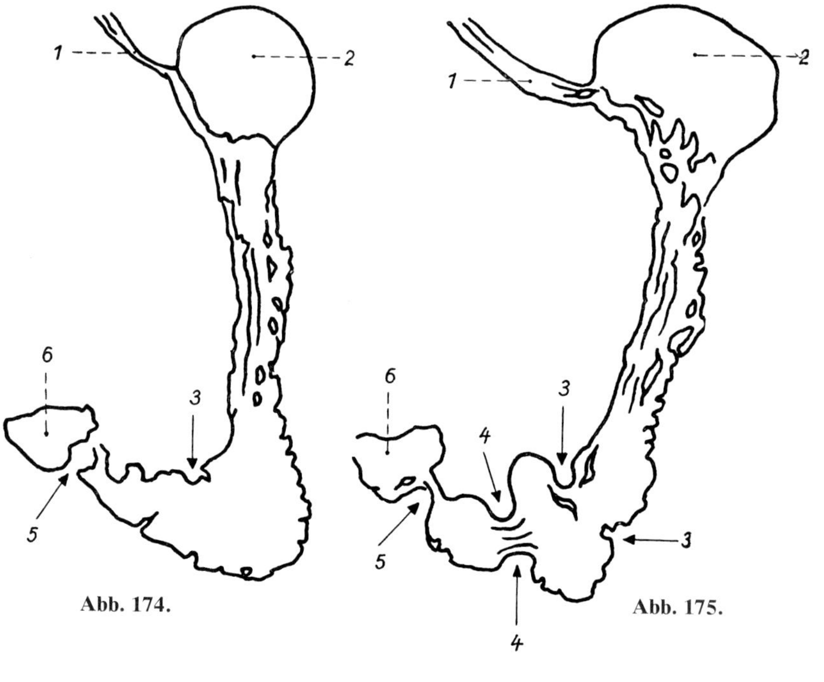

Abb. 174. **Abb. 175.**

Abb. 174 u. 175. Schleimhautrelief des Magens nach Röntgenbildern beim Lebenden im Stehen. Die Abb. 174 und 175 zeigen aufeinanderfolgende Stadien der Fortbewegung des Kontrastbreies. Die Längslinien und die gezähnelte Begrenzung der Kurvaturen entsprechen dem Schleimhautrelief.

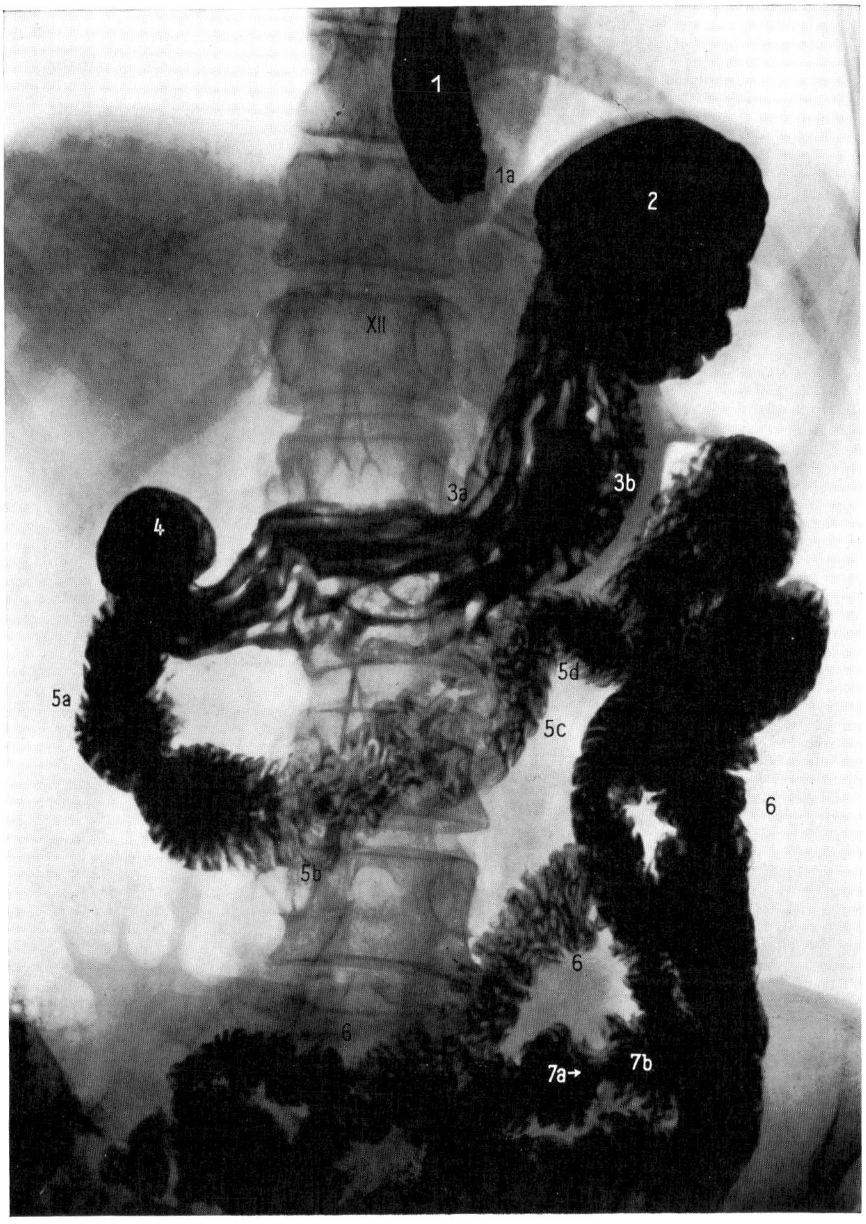

XII vertebra thoracica 12

1 oesophagus. 1a ostium cardiacum geschlossen, Schleimhautfalten mit Kontrastmasse belegt

2 fundus ventriculi (gefüllt)

3a curvatura ventriculi minor mit plicae gastricae (»Magenstraße«)

3b curvatura ventriculi major, plicae gastricae, areae gastricae

4 bulbus duodeni, pars superior duodeni

5a pars descendens
5b pars horizontalis (inferior) } *duodeni*
5c pars ascendens

5d flexura duodenojejunalis

6 jejunum, plicae circulares

7 peristaltische Kontraktionswelle von 7a zu 7b

Abb. 176. Unteres Drittel der Speiseröhre, oesophagus, Magen, ventriculus, Zwölffingerdarm, duodenum, Leerdarm, jejunum. Röntgenbild, sagittaler Strahlengang (vgl. mit Abb. 162).

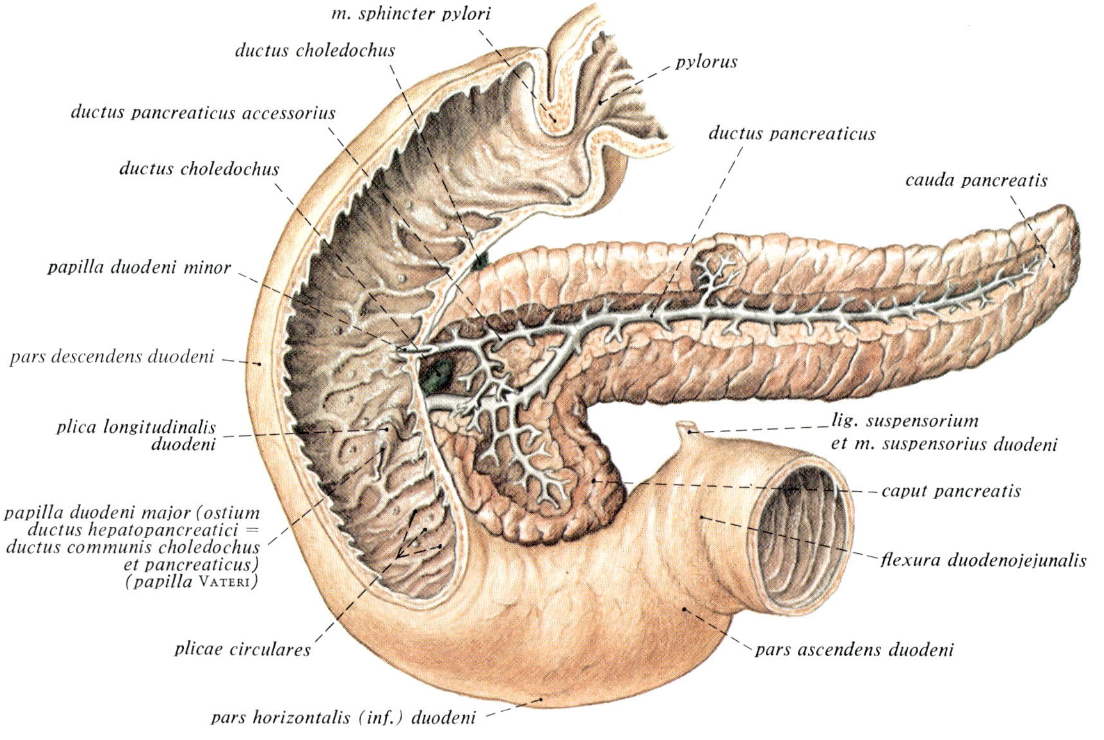

Abb. 177. Magenpförtner, pars pylorica ventriculi, Zwölffingerdarm, duodenum, und Bauchspeicheldrüse, pancreas. Ventralansicht. Die vordere Wand des pylorus und des oberen Teils des duodenum sind entfernt, die größeren Ausführungsgänge des pancreas durch Spaltung des Organs von der Ventralfläche freigelegt.

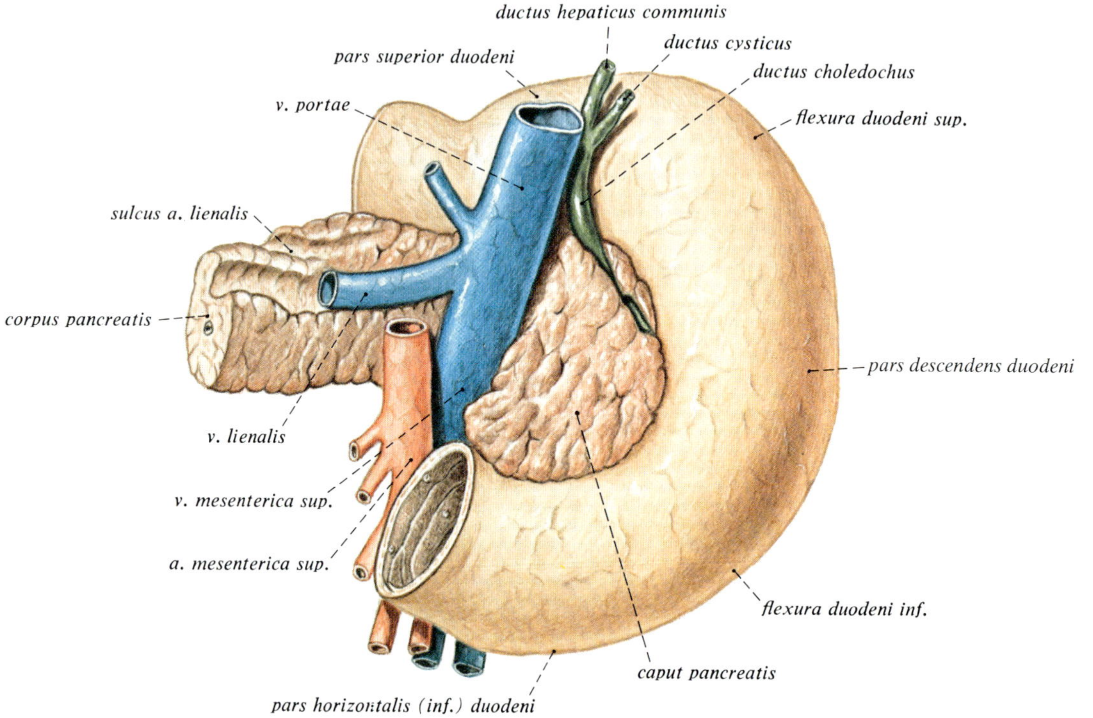

Abb. 178. Caput und corpus pancreatis mit ductus choledochus und Blutgefäßen (v. portae, v. lienalis, a. und v. mesenterica sup.). Dorsalansicht. Unter der Hinweislinie zum corpus pancreatis ist der ductus pancreaticus zu erkennen.

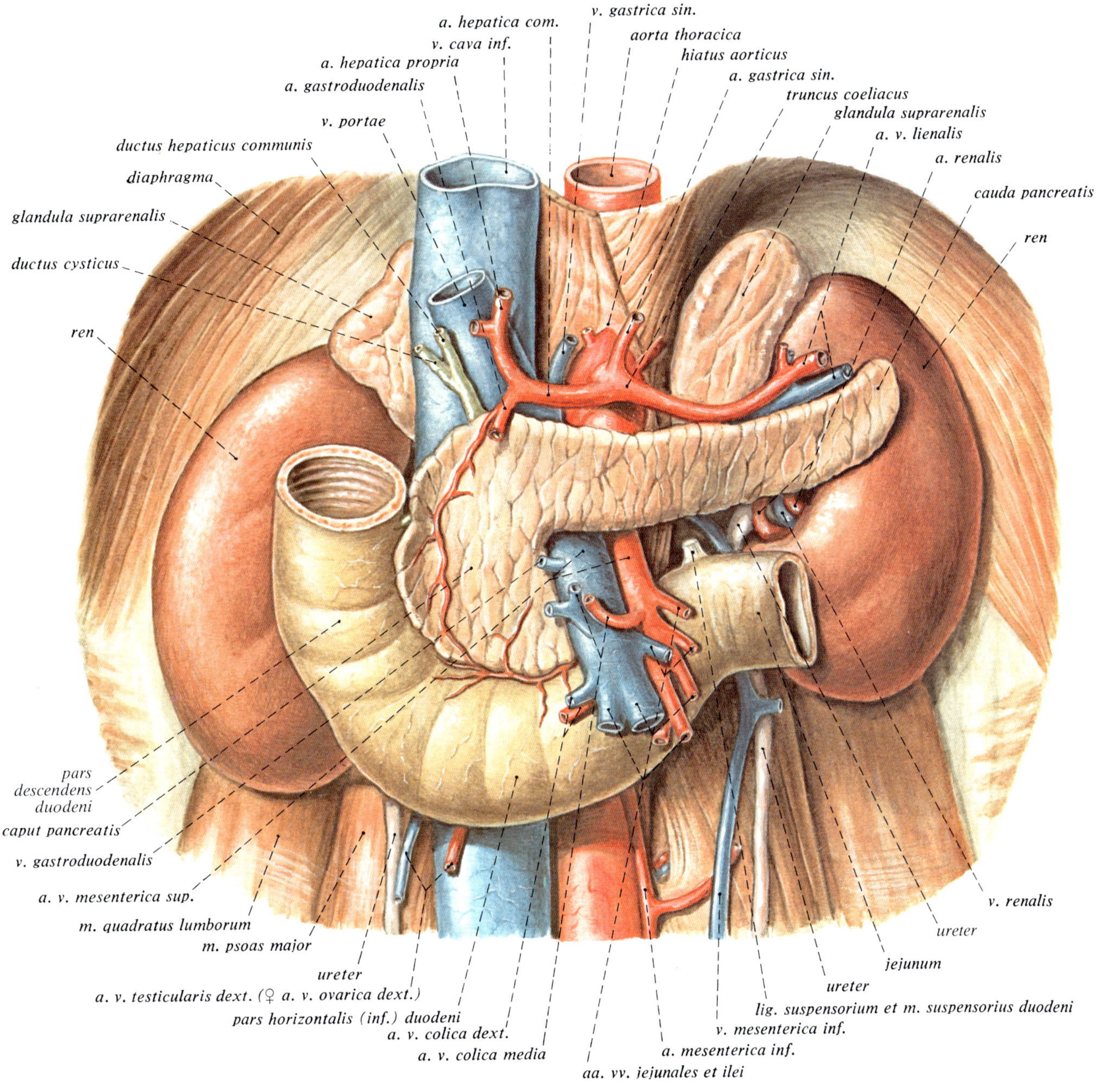

Abb. 179. Die retroperitonäalen Organe des Oberbauches. Ventralansicht.

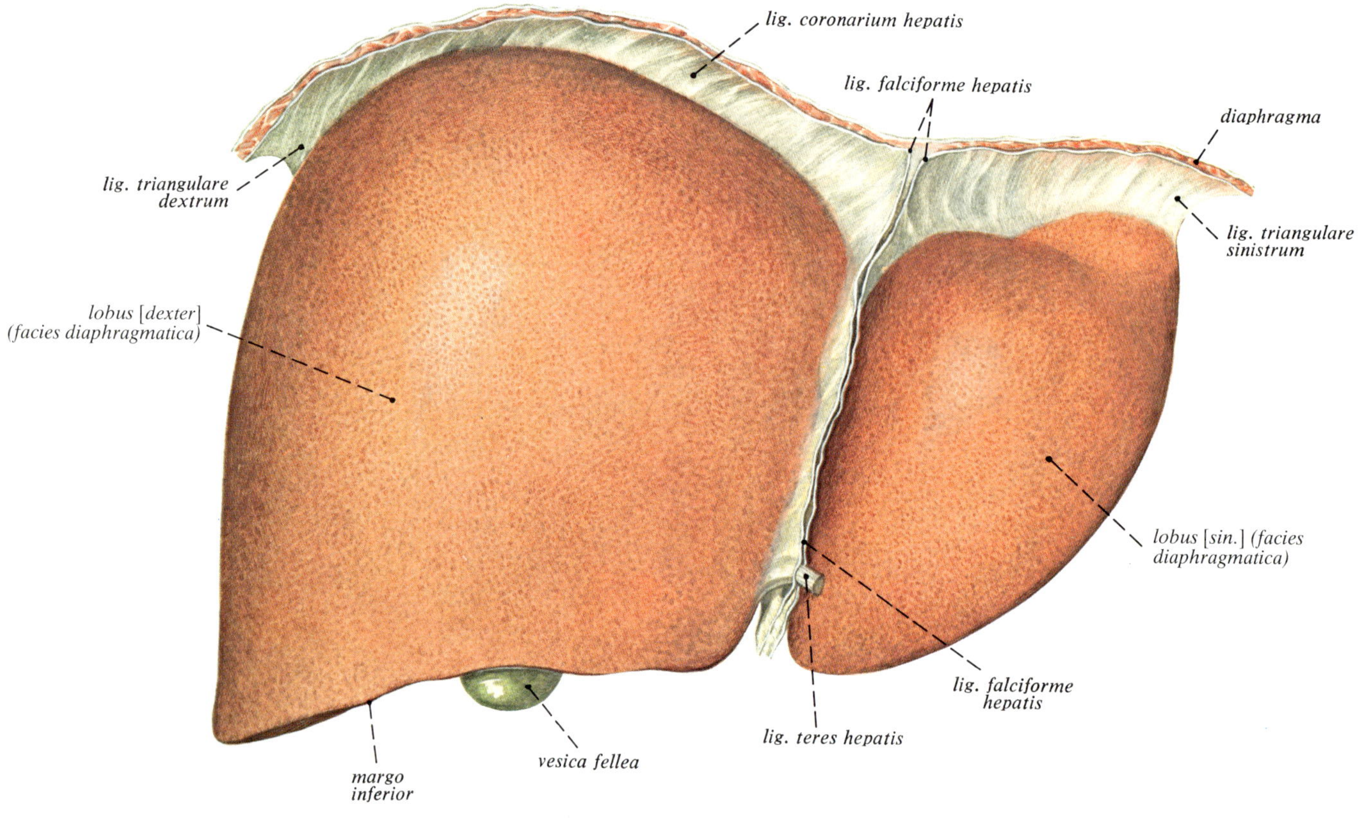

Abb. 180. Ventralfläche der Leber, facies diaphragmatica hepatis, pars anterior, mit einem Teil des Zwerchfells.

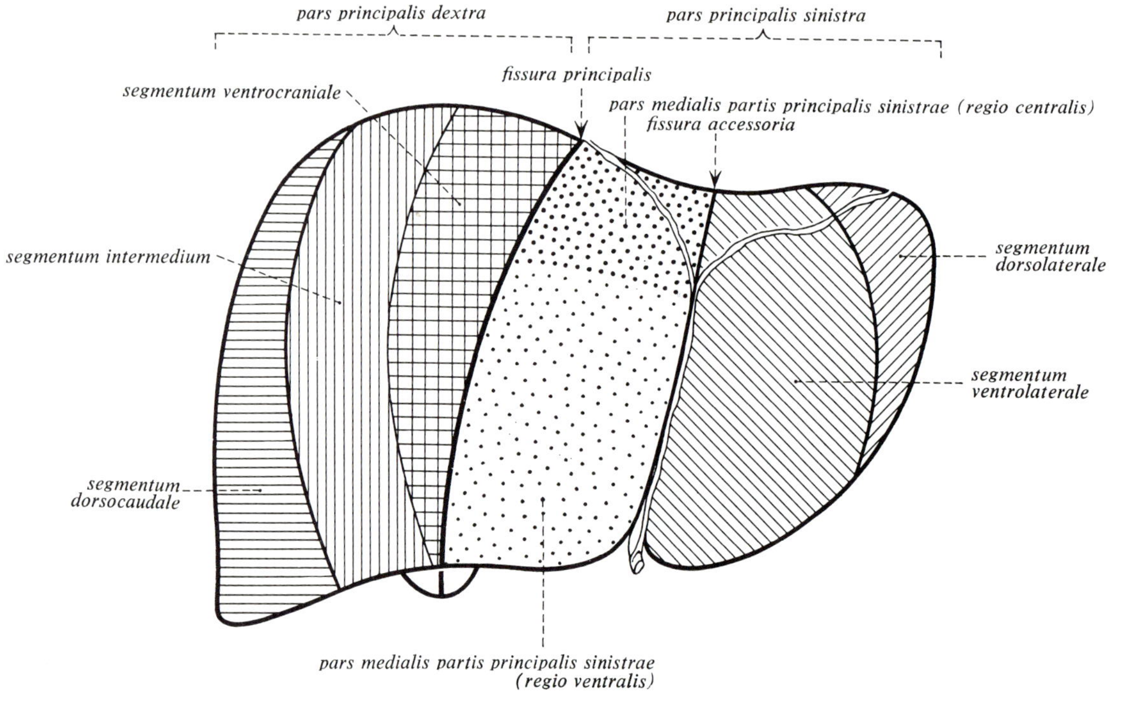

Abb. 181. Die Lebersegmente nach C. H. Hjortsjö. Facies diaphragmatica hepatis, Ventralfläche der Leber.

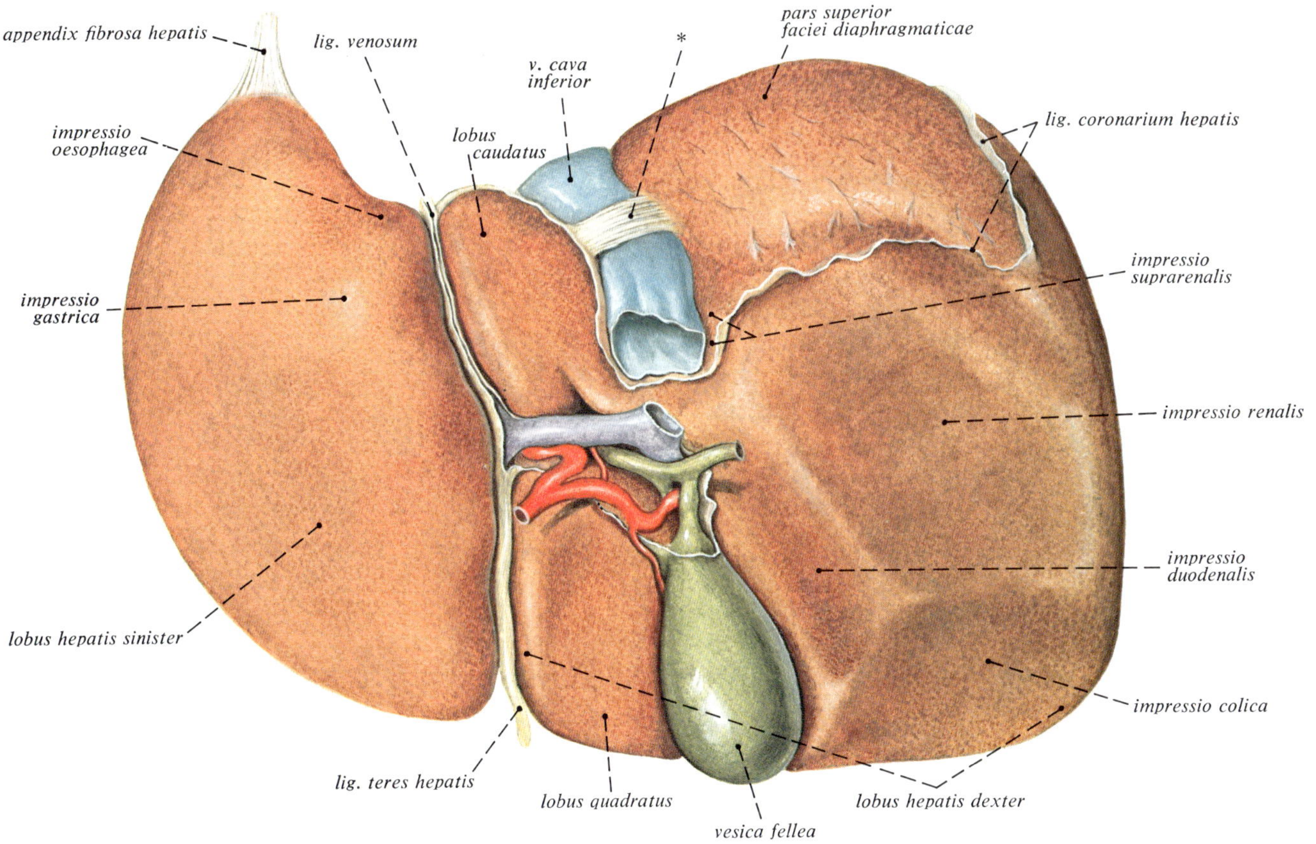

Abb. 182. Dorsalfläche der Leber, facies visceralis hepatis. Leberpforte, porta hepatis, und Verwachsungsfläche der Leber mit dem diaphragma, area nuda, ohne Peritonäalüberzug. * sog. lig. venae cavae

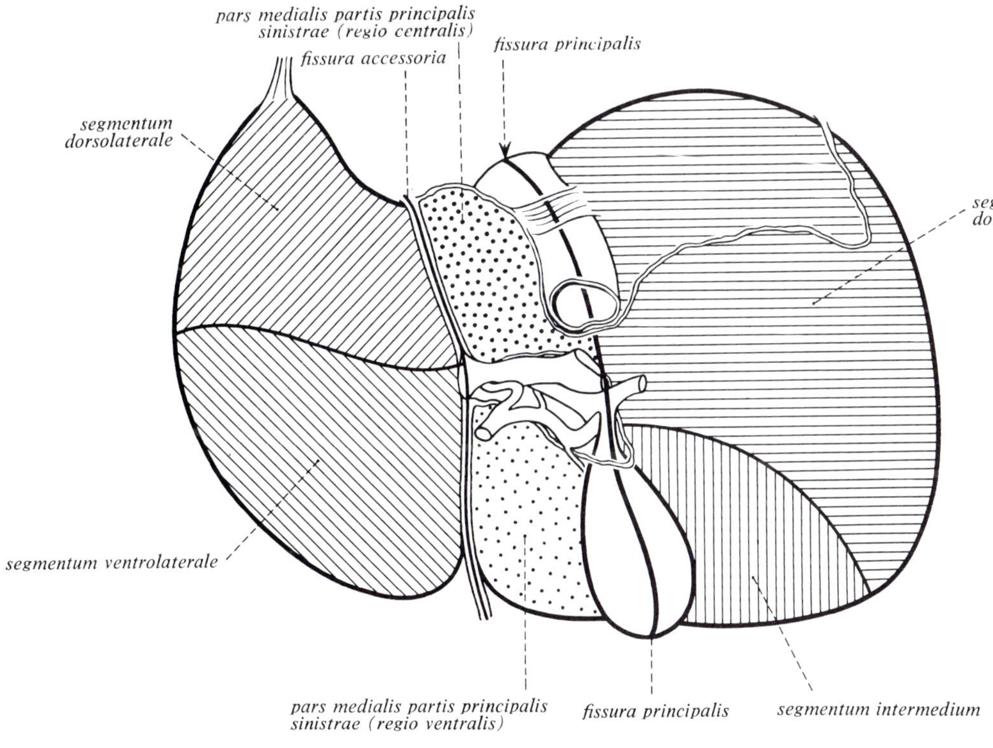

Abb. 183. Die Lebersegmente nach C. H. Hjortsjö. Facies visceralis hepatis, Dorsalfläche der Leber.

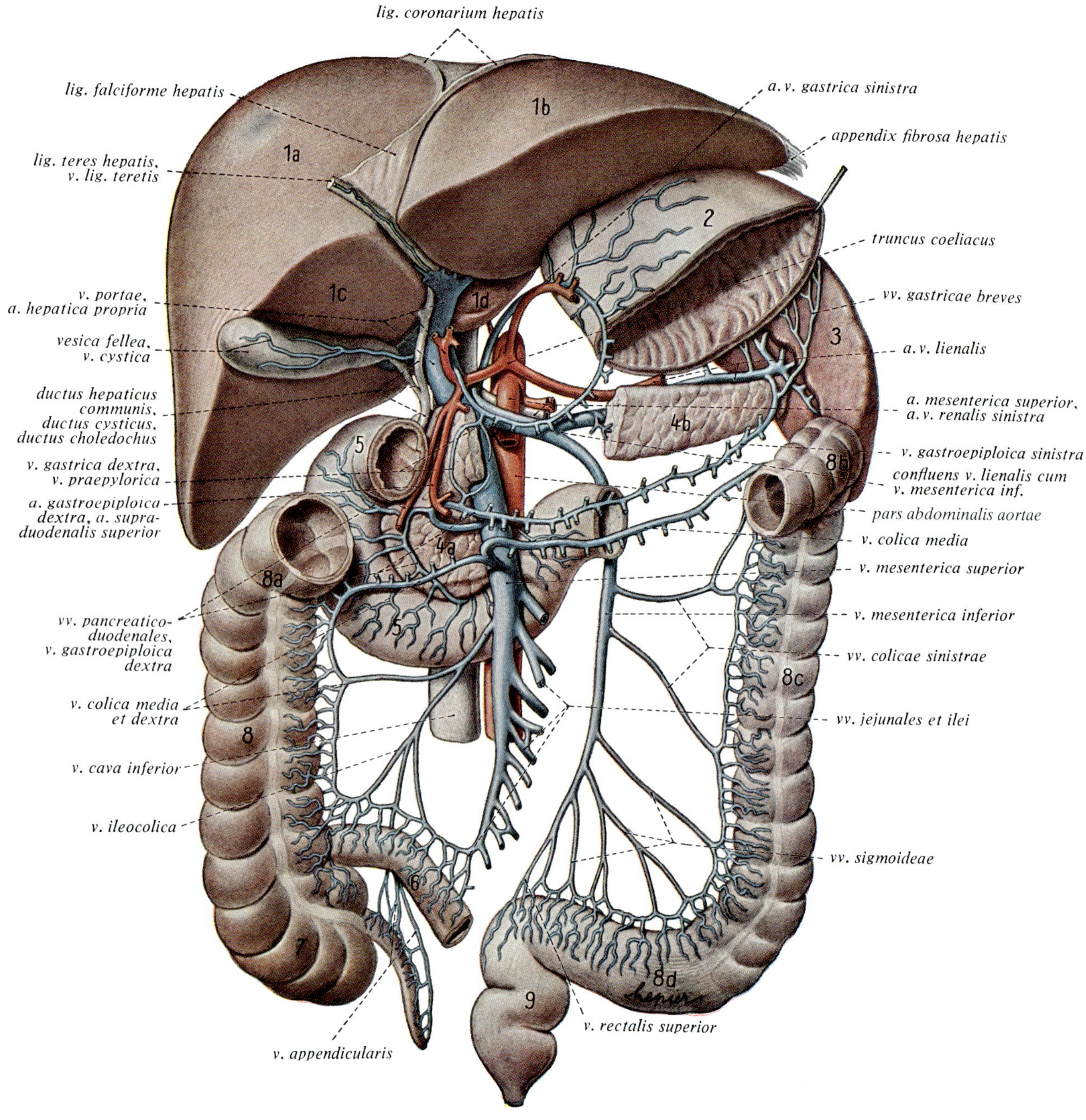

1 a hepar, lobus dexter	*3 lien*	*7 caecum, appendix vermiformis*	*8 d colon sigmoideum*
1 b hepar, lobus sinister	*4 a caput pancreatis*	*8 colon ascendens*	*9 rectum*
1 c hepar, lobus quadratus	*4 b cauda pancreatis*	*8 a flexura coli dextra*	↖ *= confluens v. mesentericae sup. cum vena lienali = v. portae*
1 d hepar, lobus caudatus	*5 duodenum*	*8 b flexura coli sinistra*	
2 fundus ventriculi	*6 ileum*	*8 c colon descendens*	

Abb. 184. Die Wurzeln der Pfortader.

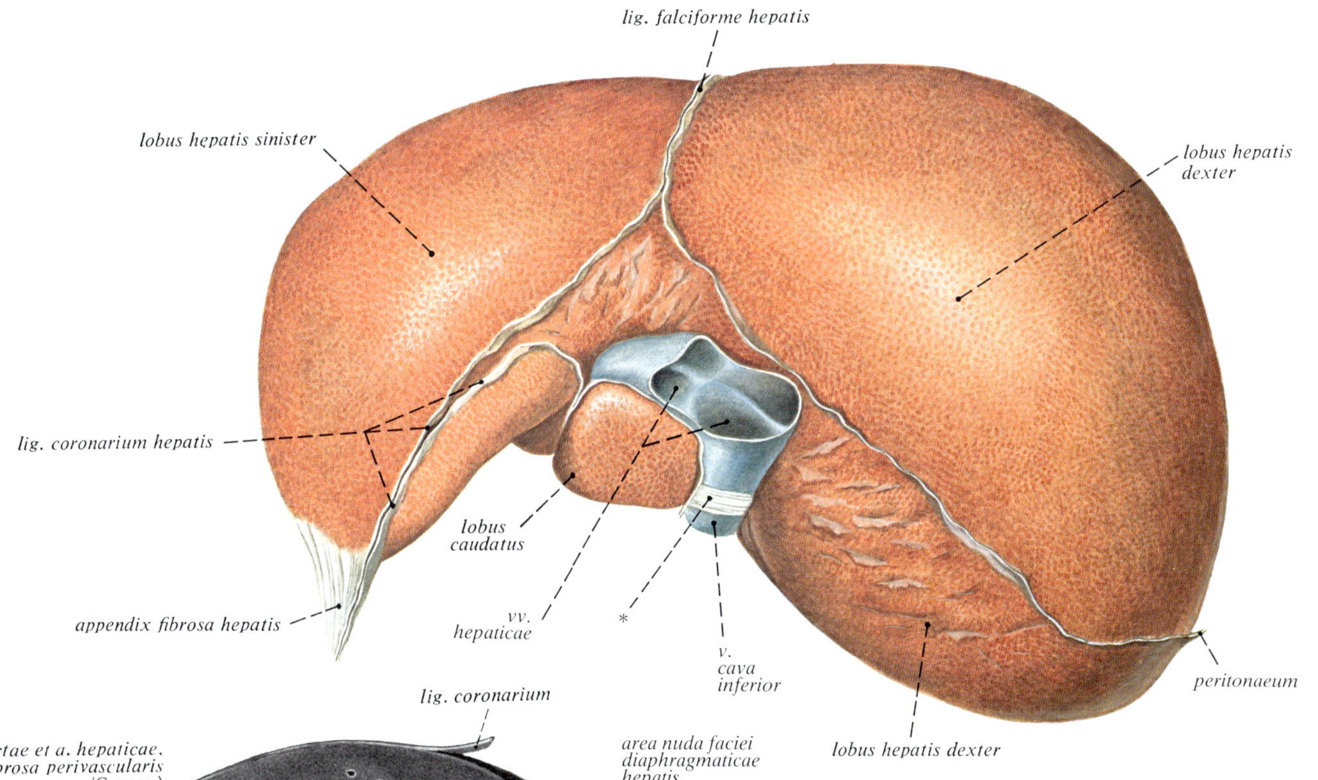

△ **Abb. 185.** Kranialfläche der Leber, facies diaphragmatica hepatis, pars superior, mit einem Teil der venae hepaticae und der vena cava inferior. Der bauchfellfreie Bezirk der Leber, area nuda, ist durch die Rauhigkeit der Oberfläche erkennbar. * sog. lig. venae cavae

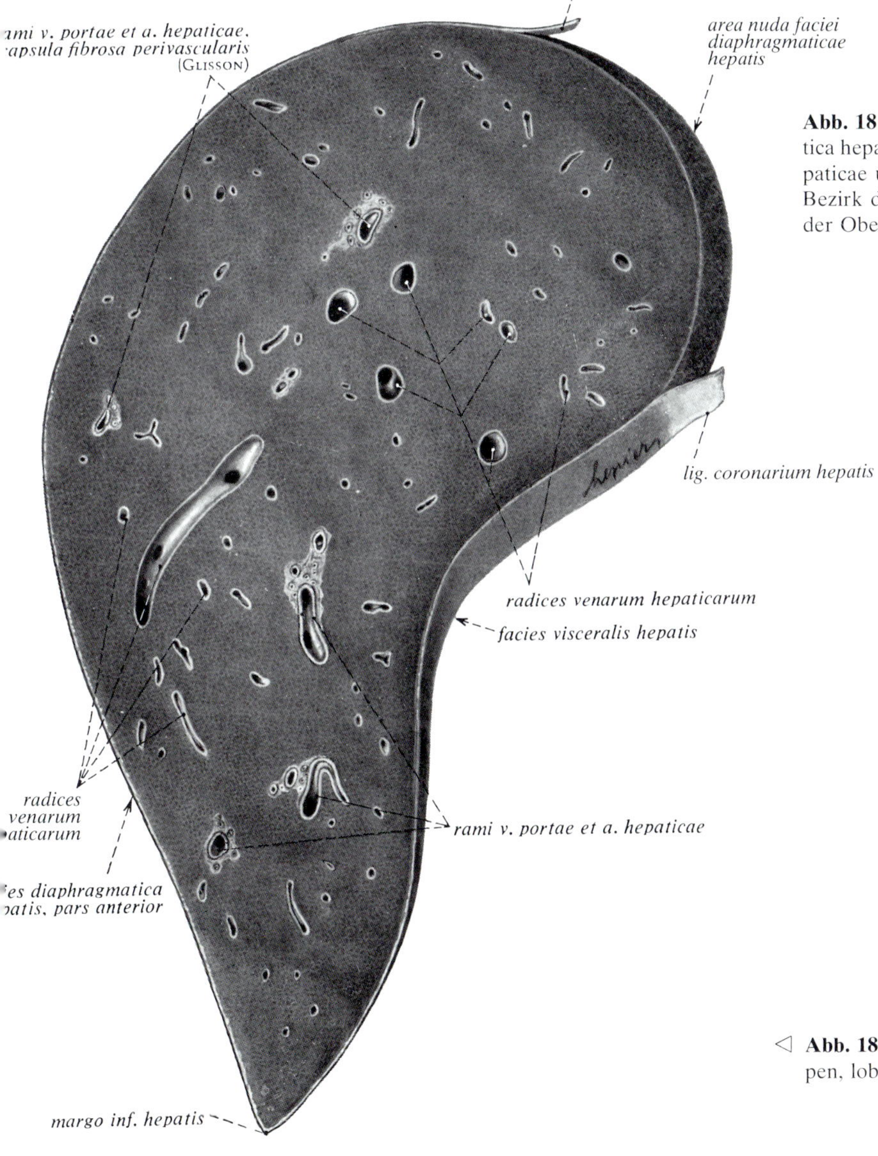

◁ **Abb. 186.** Sagittalschnitt durch den rechten Leberlappen, lobus hepatis dexter, eines Erwachsenen.

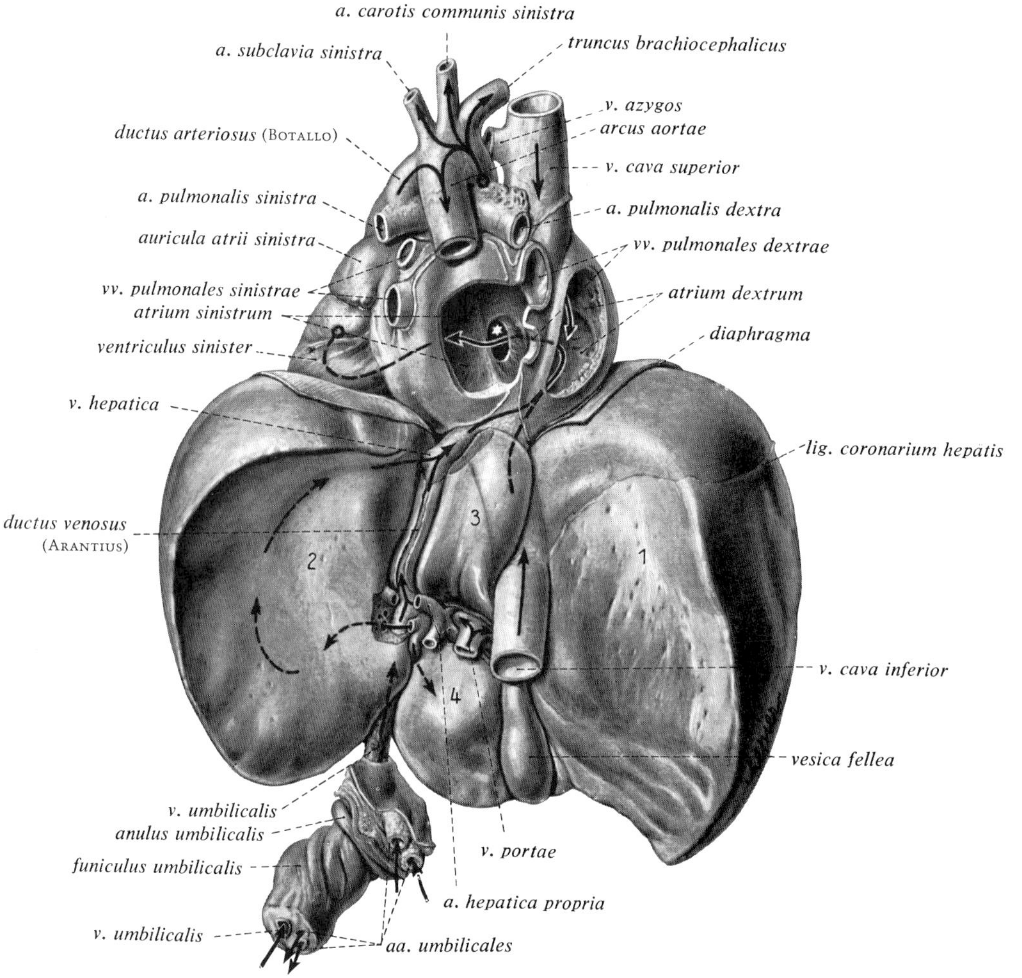

Abb. 187. Nabelvene, v. umbilicalis, und ductus venosus (Arantius) an der facies visceralis hepatis beim Feten. Die Pfeile geben die Richtung des Blutstroms im fetalen Kreislauf an.
1 = lobus dexter; 2 = lobus sinister; 3 = lobus caudatus; 4 = lobus quadratus hepatis. * foramen ovale

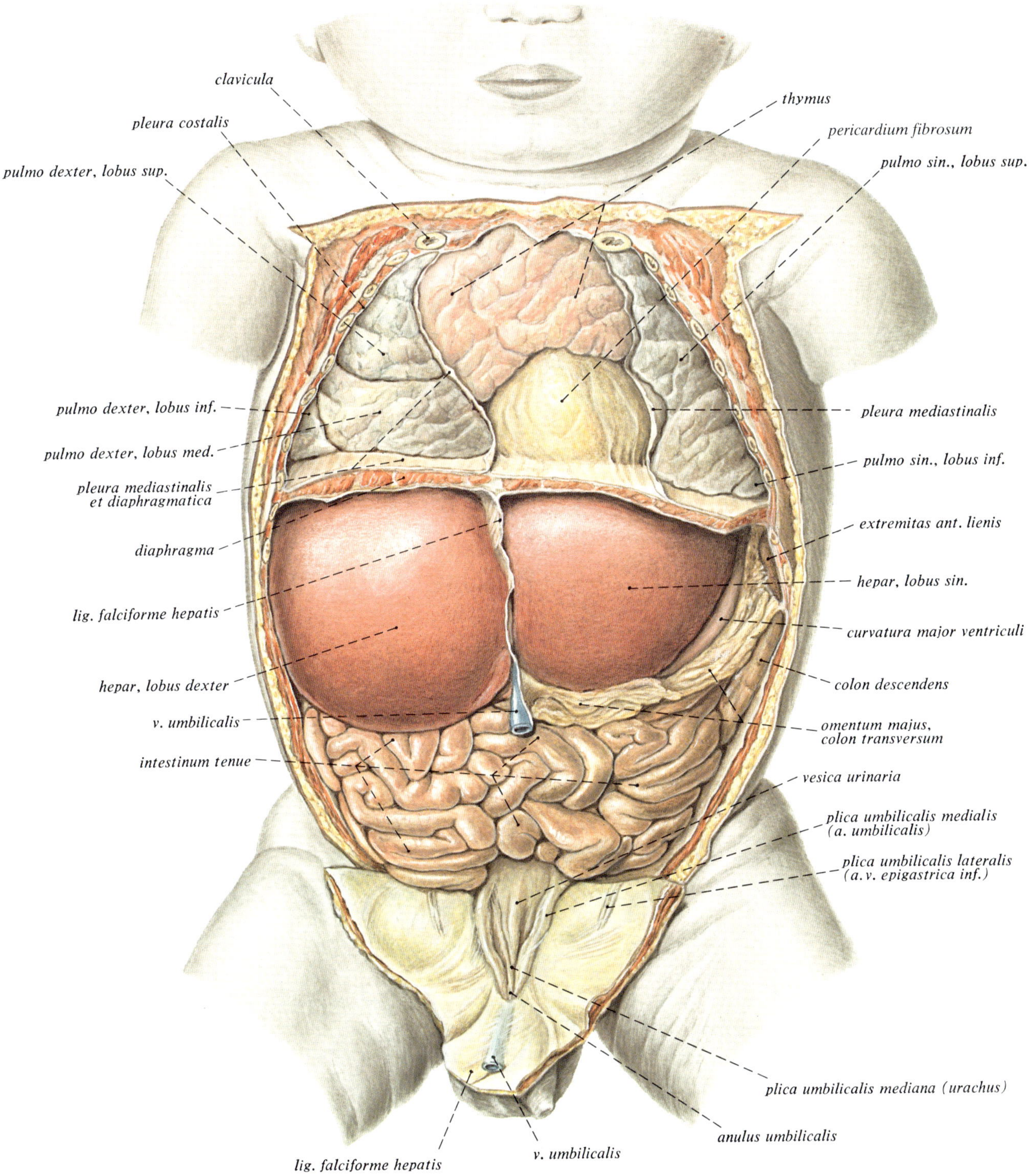

Abb. 188. Leber des Neugeborenen in situ. Die vordere Rumpfwand ist breit eröffnet und zum größten Teil entfernt. Der untere Teil der Bauchwand ist als dreieckiger Lappen nach unten geschlagen, so daß der Nabelring und die zum Nabel ziehenden Falten sichtbar sind. Beachte den Umfang der Leber, deren Gewicht im Verhältnis zum Gesamtgewicht des Körpers beim Neugeborenen etwa doppelt so groß ist wie beim Erwachsenen.

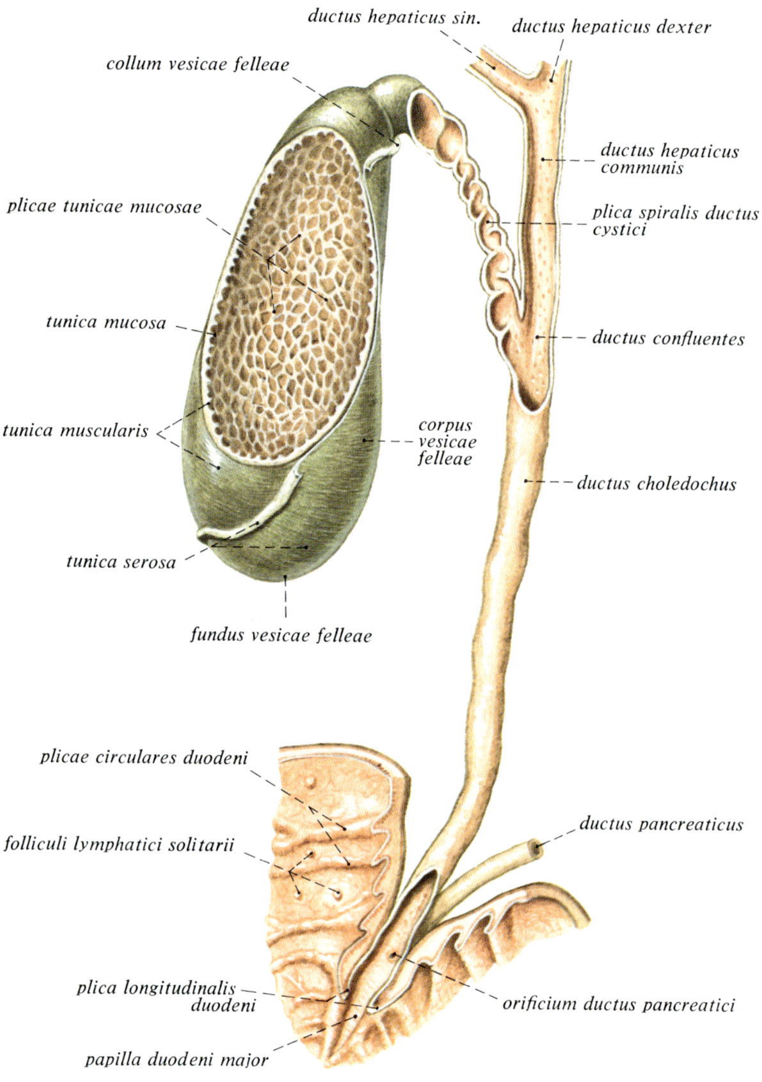

Abb. 189. Gallenblase, vesica fellea, extrahepatische Gallenwege und Einmündung des ductus choledochus in das duodenum. Die plica longitudinalis duodeni ist gespalten, so daß die Mündungen der Ausführungsgänge von Leber und pancreas sichtbar sind.

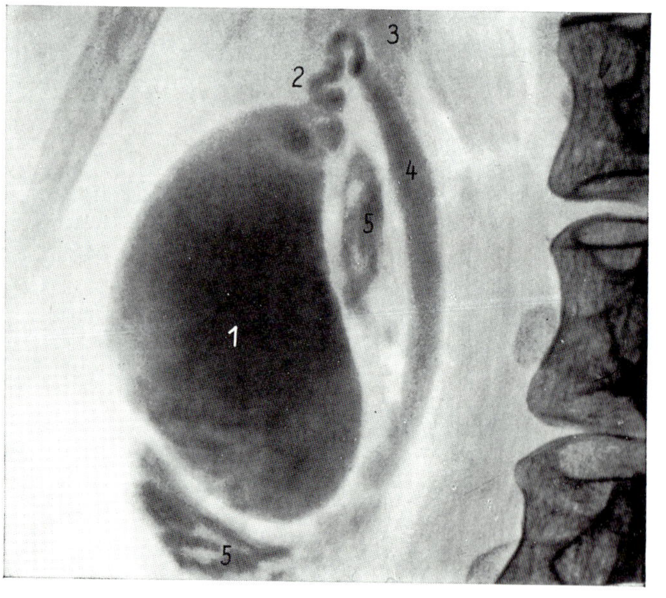

1 corpus und fundus vesicae felleae
2 collum vesicae felleae und ductus cysticus mit plica spiralis
3 ductus hepaticus communis
4 spitzwinklige Vereinigung von ductus cysticus und ductus hepaticus communis zum ductus choledochus
5 Kontrastmasse im duodenum

Abb. 190. Röntgenbild einer mit Kontrastmasse prall gefüllten Gallenblase und der extrahepatischen Gallenwege.

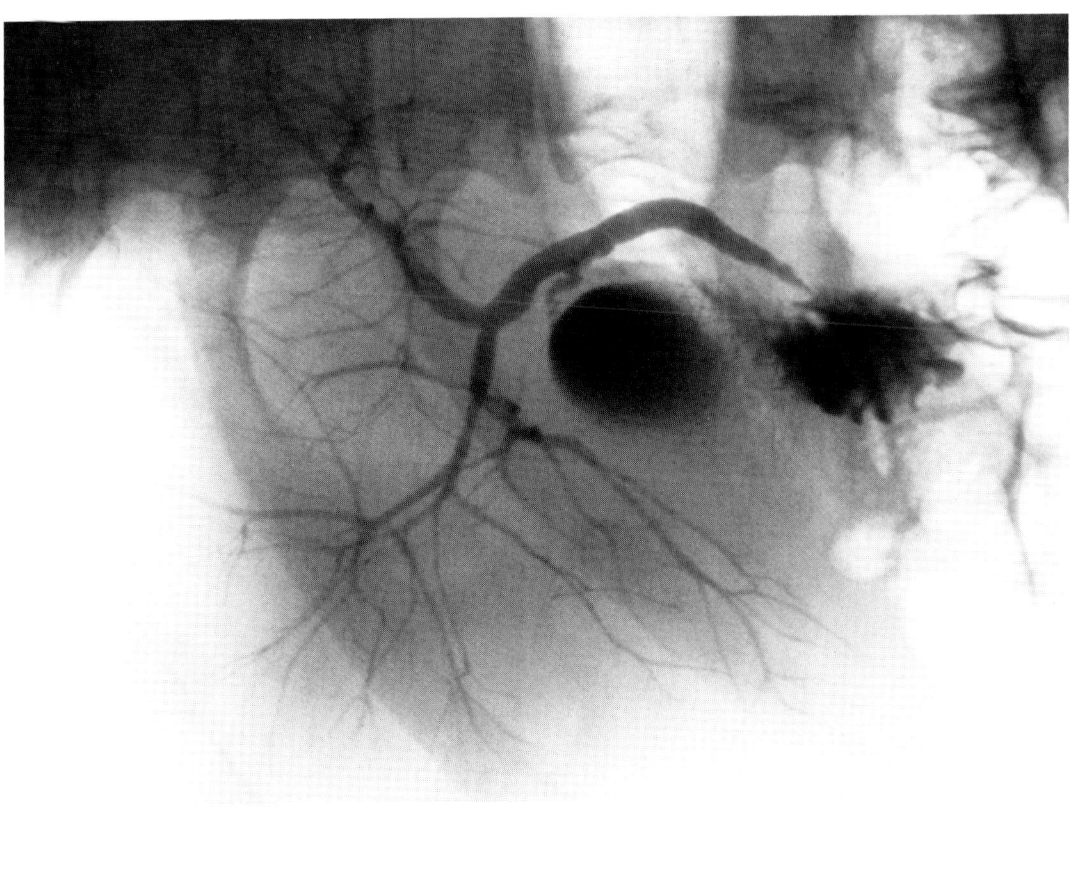

Abb. 191. Retrograde Röntgendarstellung der extra- und intrahepatischen Gallenwege und der Gallenblase. (Original: Prof. Dr. J. ALTARAS, Zentrum für Radiologie am Klinikum der Universität Gießen.)

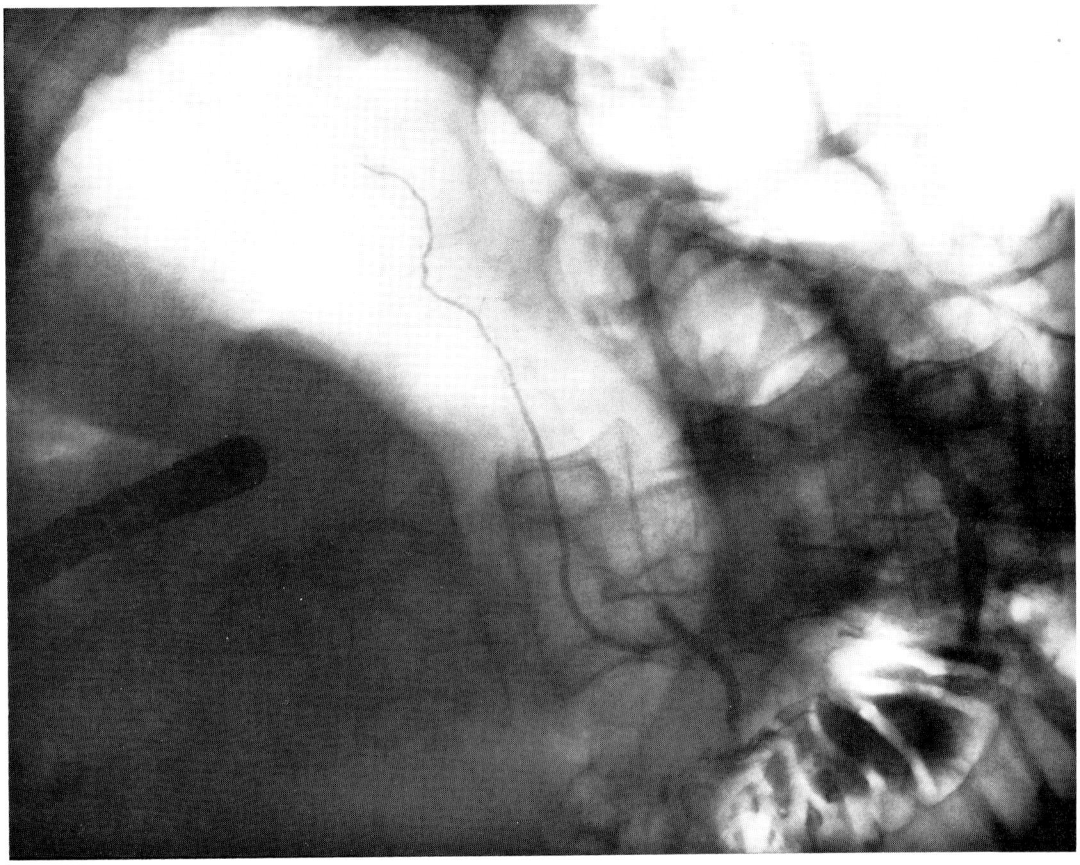

Abb. 192. Röntgendarstellung des ductus pancreaticus in seiner ganzen Länge. Durch Luftfüllung des Magens sind alle Einzelheiten bis zu den Pankreasgängen 2. Grades sichtbar. (Original: Prof. Dr. J. ALTARAS, Zentrum für Radiologie am Klinikum der Universität Gießen.)

Abb. 193–195. Variationen des Verlaufs und der Vereinigung von ductus hepaticus und ductus cysticus zum ductus choledochus und dessen Mündung in der papilla duodeni an der dorsalen Wand der pars descendens duodeni. Leber und Gallenblase sind hochgeschlagen. Pars descendens duodeni in Höhe der papilla duodeni major gefenstert.

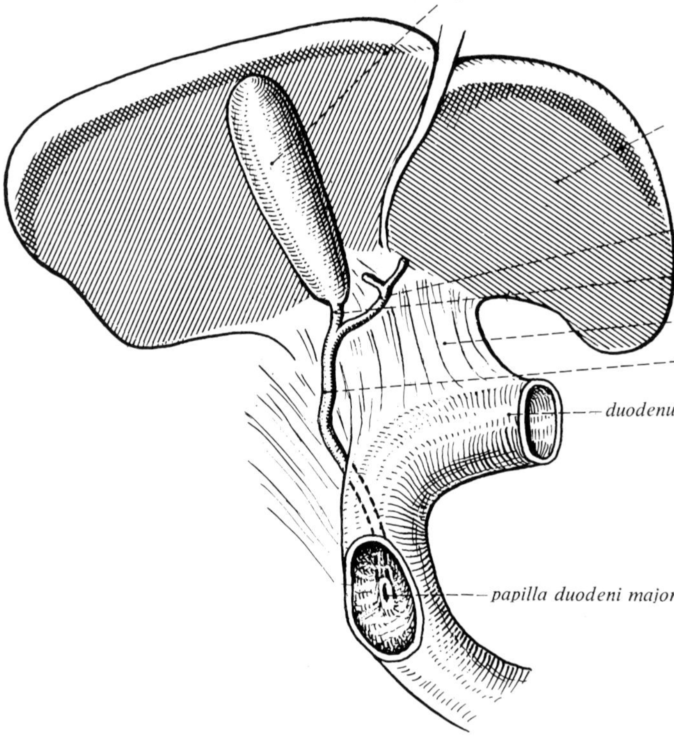

Abb. 193. Hohe Vereinigung des ductus hepaticus comm. mit dem ductus cysticus.

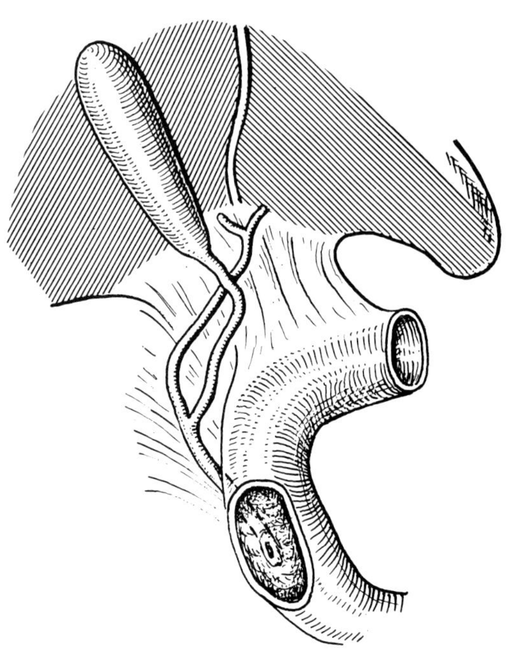

Abb. 194. Tiefe Vereinigung beider Gänge und Überkreuzung des ductus cysticus mit dem ductus hepaticus comm.

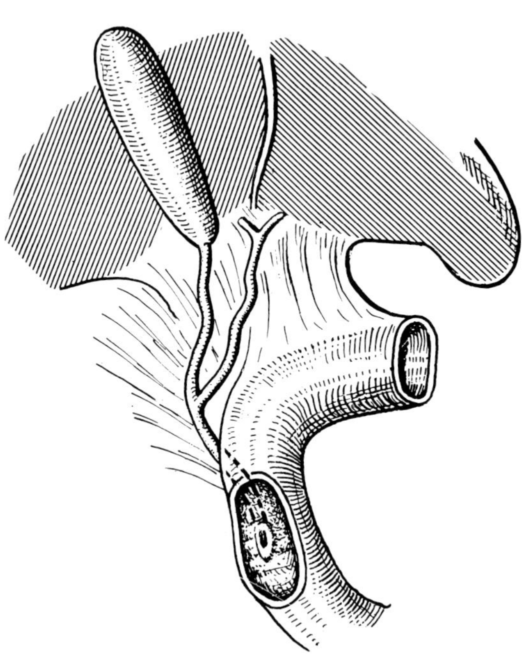

Abb. 195. Tiefe Vereinigung beider Gänge.

Variationen der Mündungen der Ausführungsgänge von Leber, hepar, und Bauchspeicheldrüse, pancreas.

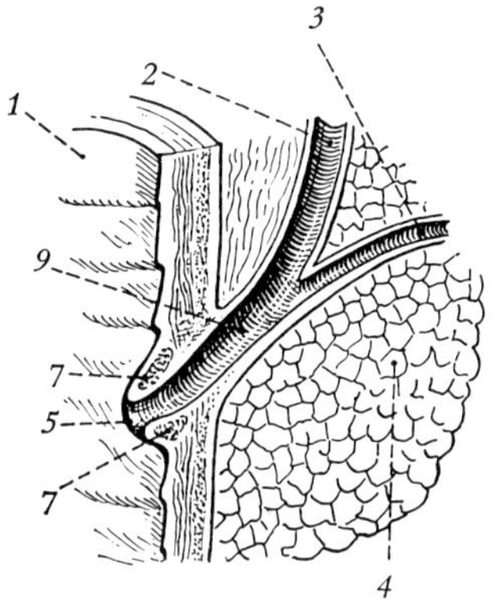

Abb. 196.

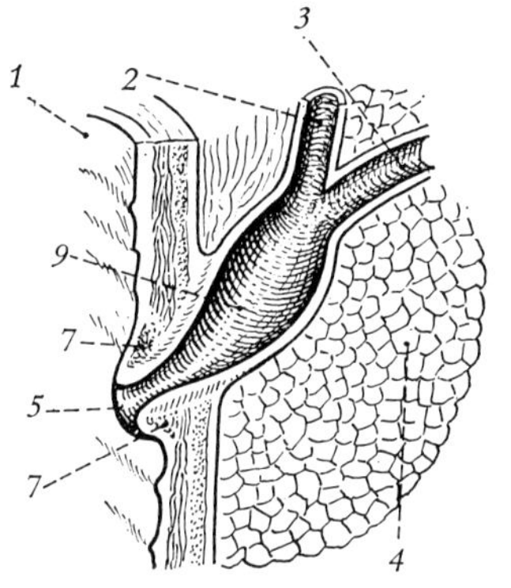

Abb. 197.

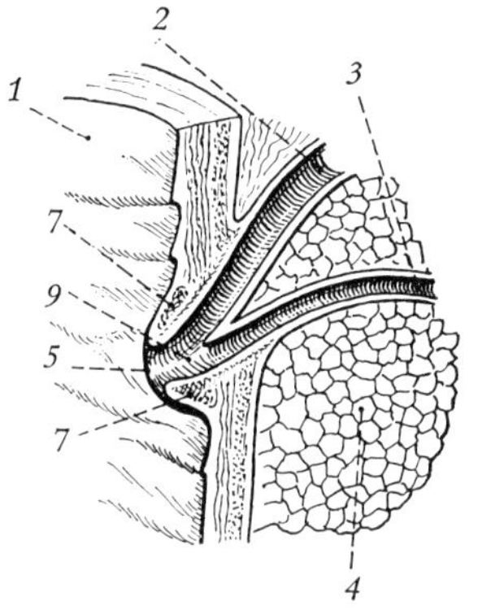

Abb. 198.

Abb. 196. Langes, gemeinsames Endstück = ductus hepatopancreaticus.
Abb. 197. Ampulläre Erweiterung des gemeinsamen Endstückes vor der Mündung = ampulla hepatopancreatica.
Abb. 198. Kurzes, gemeinsames Endstück.

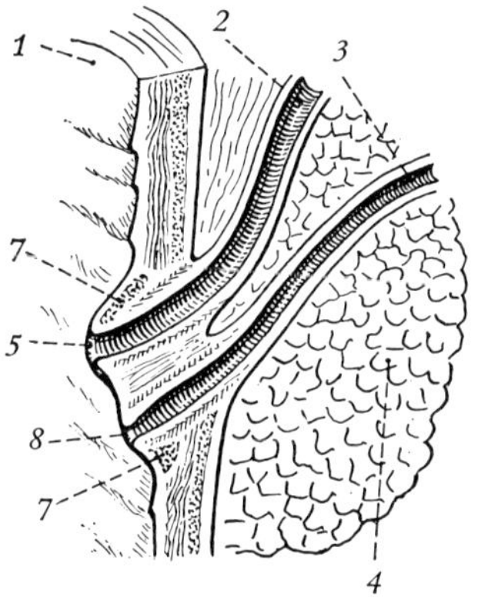

Abb. 199.

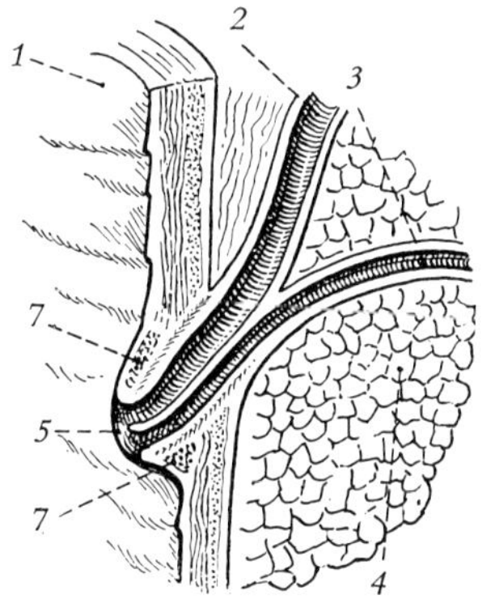

Abb. 200.

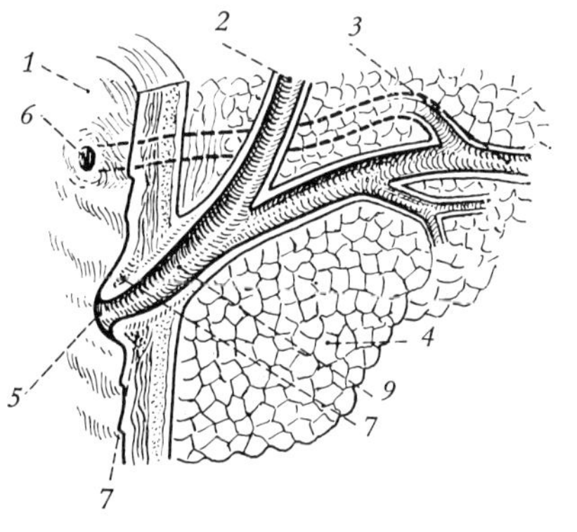

Abb. 201.

Abb. 199. Getrennte Mündungen des ductus choledochus und des ductus pancreaticus (WIRSUNG) auf einer papilla bipartita.
Abb. 200. Einheitliche Mündung mit Septierung des ductus hepatopancreaticus.
Abb. 201. Gemeinsames Endstück des ductus hepatopancreaticus mit ductus pancreaticus accessorius.

1 duodenum
2 ductus choledochus
3 ductus pancreaticus
4 pancreas
5 papilla duodeni major
6 papilla duodeni minor, ductus pancreaticus accessorius (SANTORINI)
7 m. sphincter (ODDI) *ductus choledochi*
8 ductus pancreaticus (WIRSUNG) *auf papilla bipartita*
9 ductus hepatopancreaticus

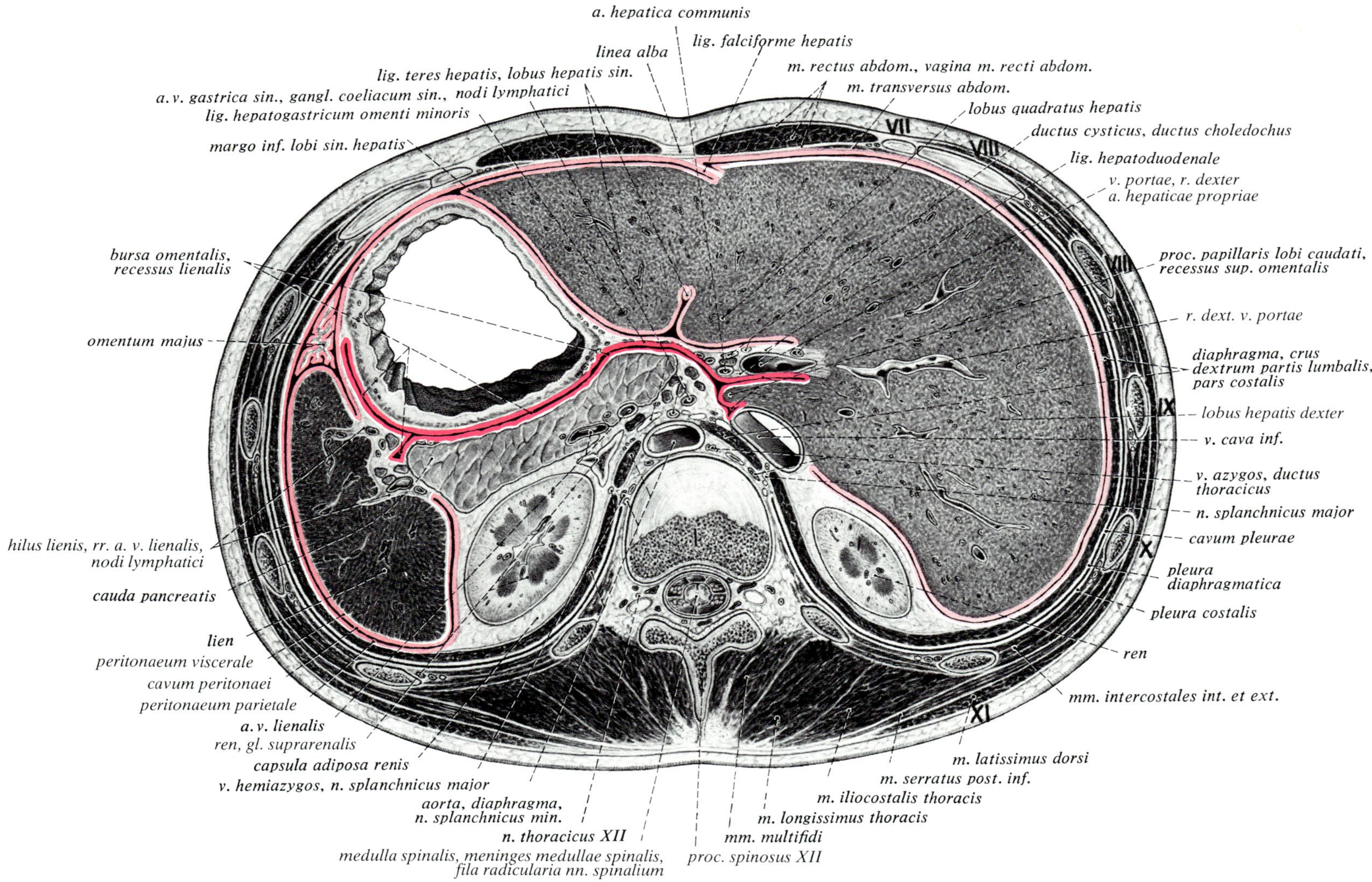

Abb. 202. Transversalschnitt des Oberbauches. Scheibenpräparat, in Höhe des discus intervertebralis zwischen vertebra thoracica XII und vertebra lumbalis I. Das peritonaeum des großen Bauchfellraumes ist mit hellroter Linie, das des kleinen Bauchfellraumes, bursa omentalis, mit dunkelroter Linie gezeichnet. Beide »Räume« sind schmale Spalten, da die Organe das cavum abdominis hier fast vollständig ausfüllen. Der Magen war gefüllt, er ist auf Grund der Fixierung des Präparates im gedehnten Zustand geblieben, der Inhalt aber herausgenommen. Lig. hepatoduodenale und lig. hepatogastricum bilden gemeinsam das omentum minus.
Beachte die intraperitonäale Position von Leber und Milz sowie die unterschiedliche Höhenlage der Nieren: linke höher (Th. XI – L. II), rechte tiefer (Th. XII – L. III). I = vertebra lumbalis I, VII – XII = costae

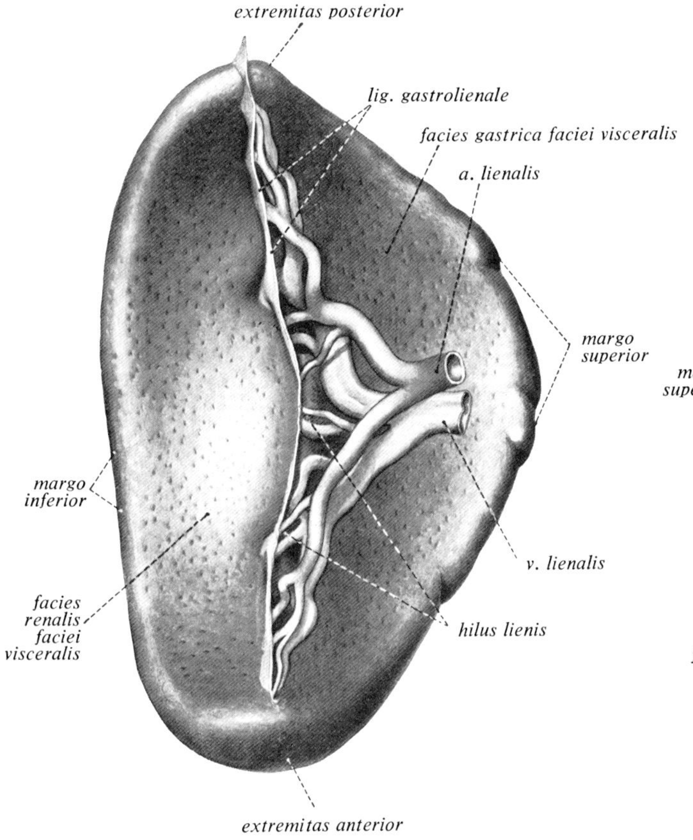

Abb. 203. Milz, lien, facies visceralis.

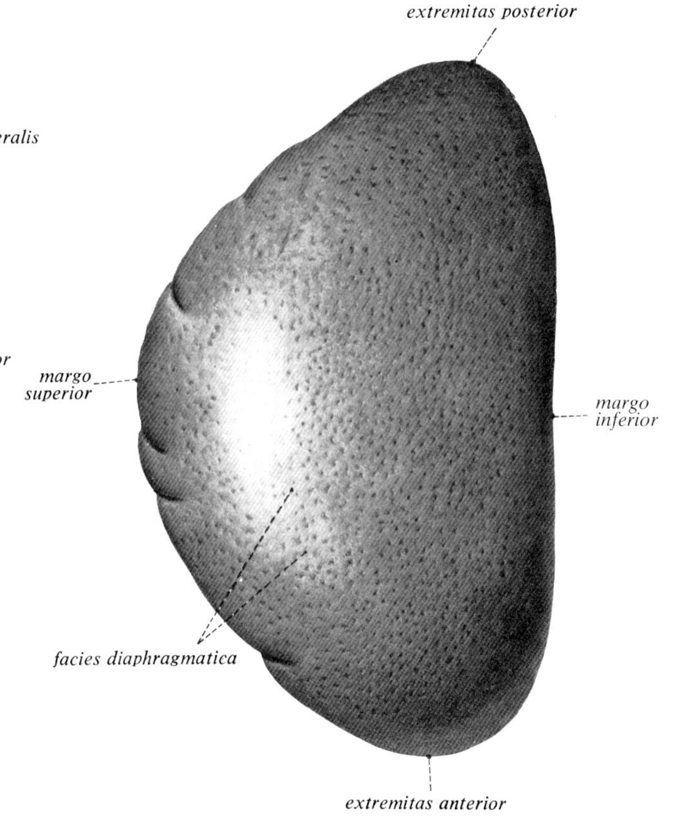

Abb. 204. Milz, lien, facies diaphragmatica.

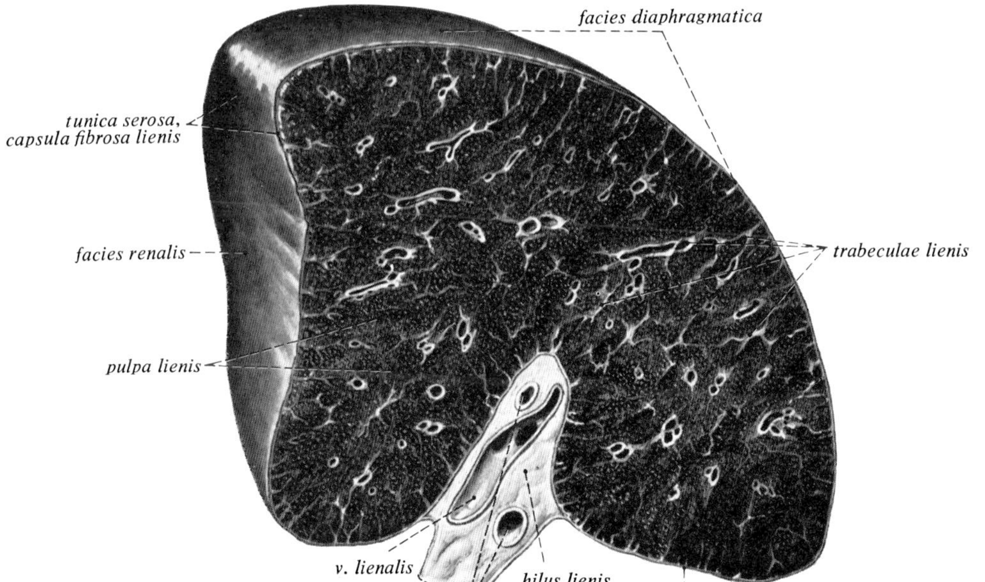

Abb. 205. Querschnitt durch die Milz, lien.

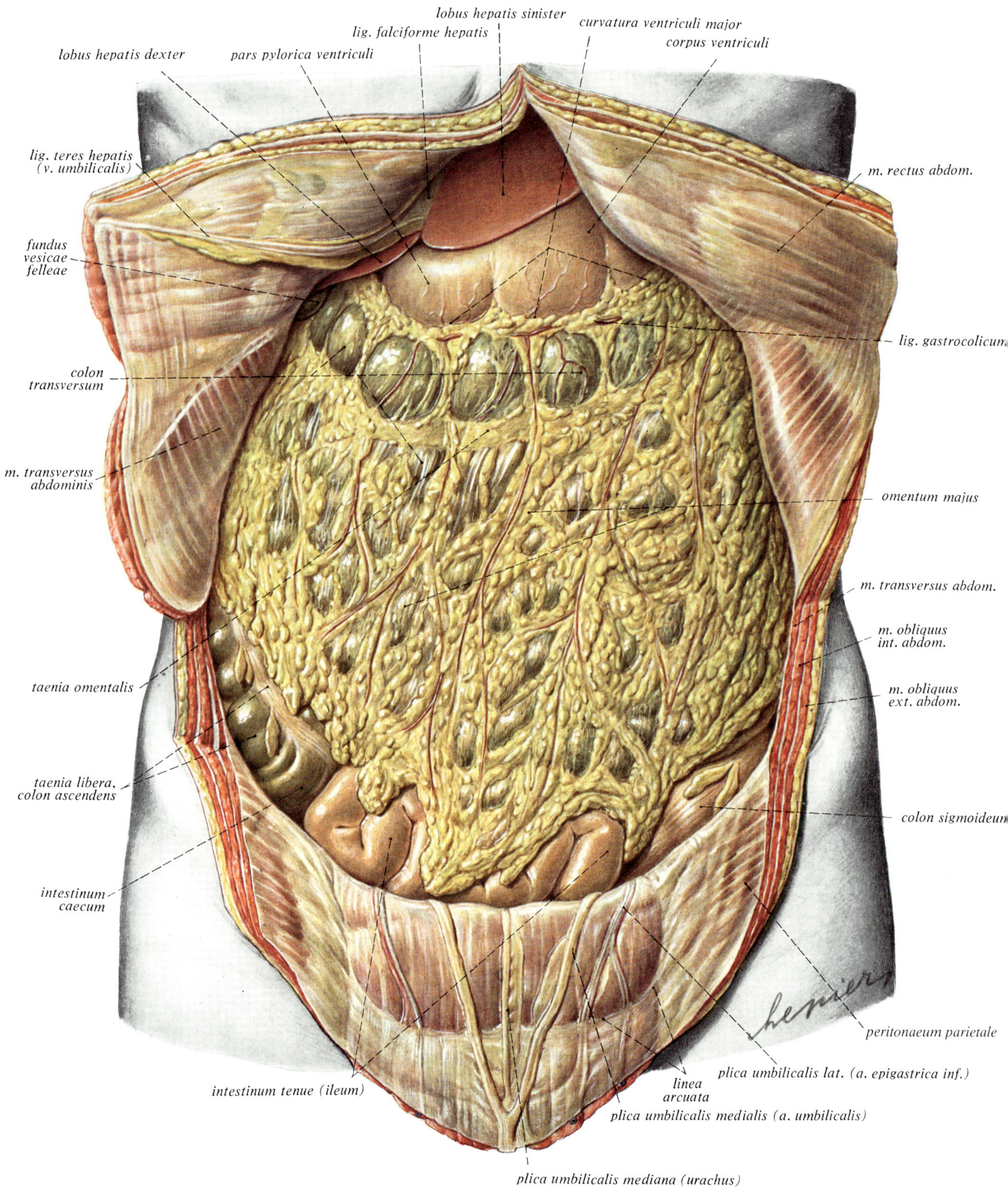

Abb. 206. Lage der Baucheingeweide; situs viscerum; »Darmbauch«; Lage des großen Netzes, omentum majus.

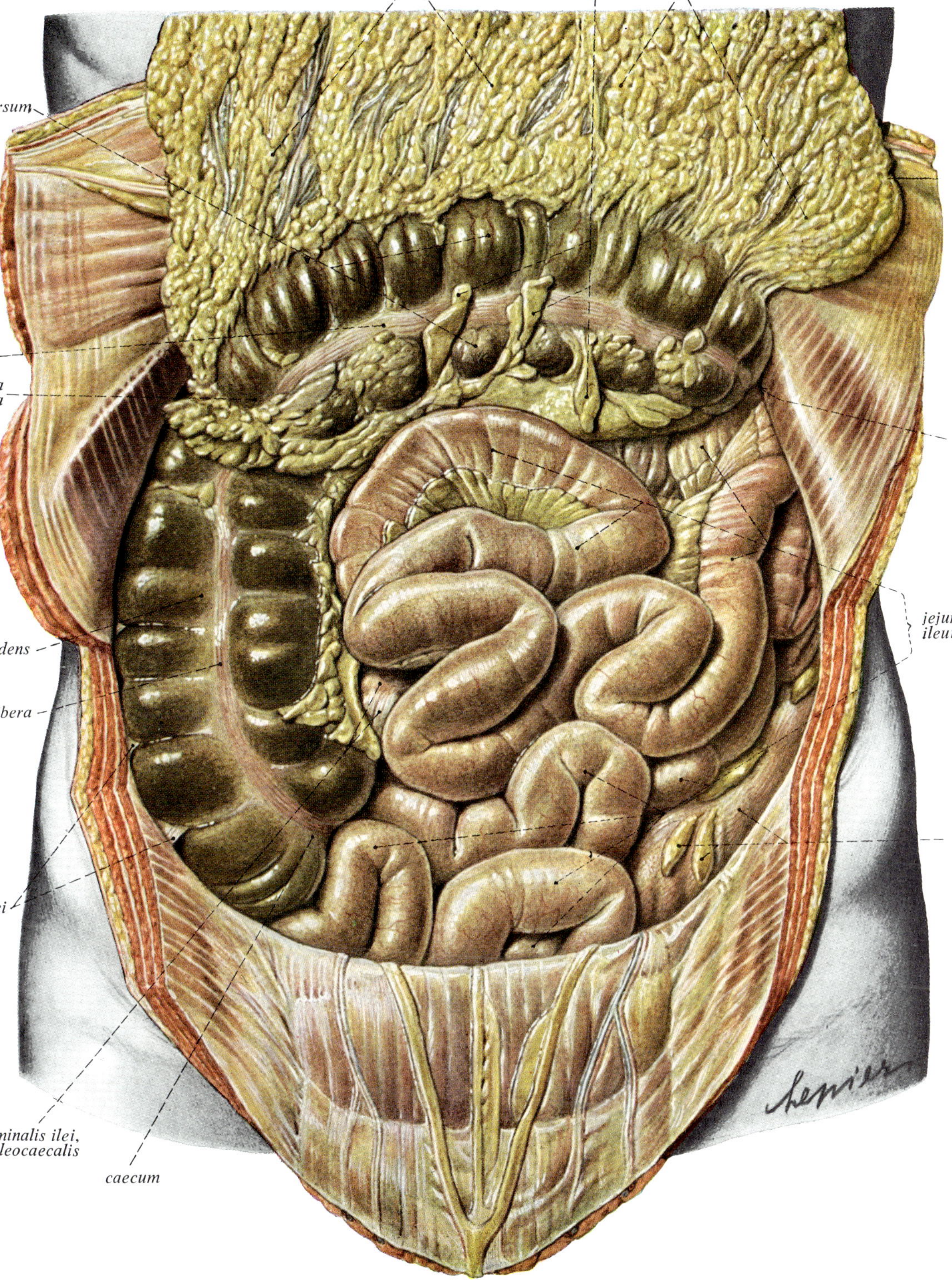

Abb. 207. Lage der Baucheingeweide; situs viscerum; »Darmbauch«; omentum majus und colon transversum nach oben gelegt, so daß die intraperitonäalen Organe des mittleren und unteren Bauchraums zu übersehen sind.

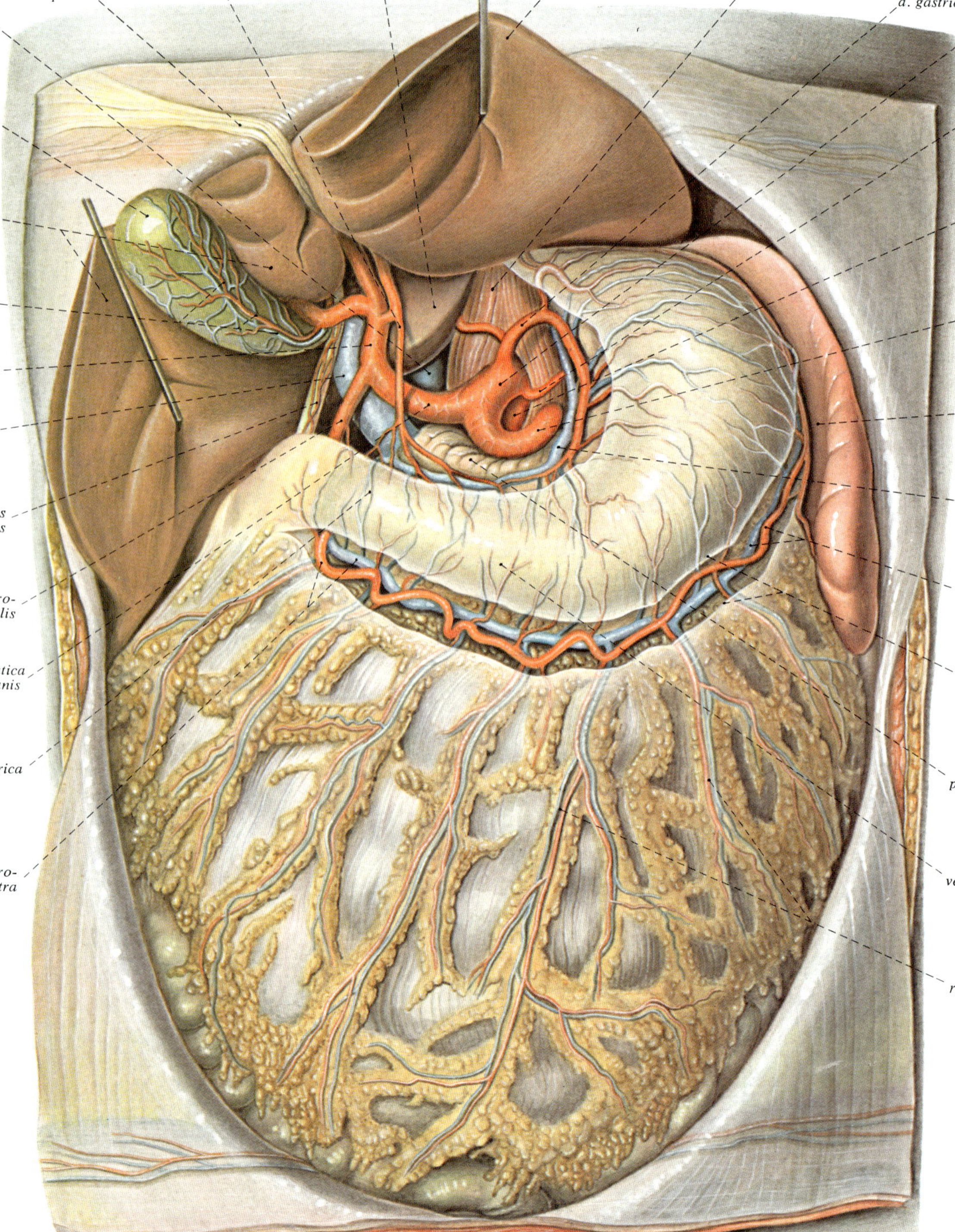

Abb. 208. Blutgefäße des Magens und der Leber. Truncus coeliacus freigelegt; die ventrale Platte des großen Netzes entlang der großen Magenkurvatur zur Darstellung der vasa gastroepiploica eröffnet; kleines Netz und Bauchfell im Bereich des vestibulum bursae omentalis entfernt.

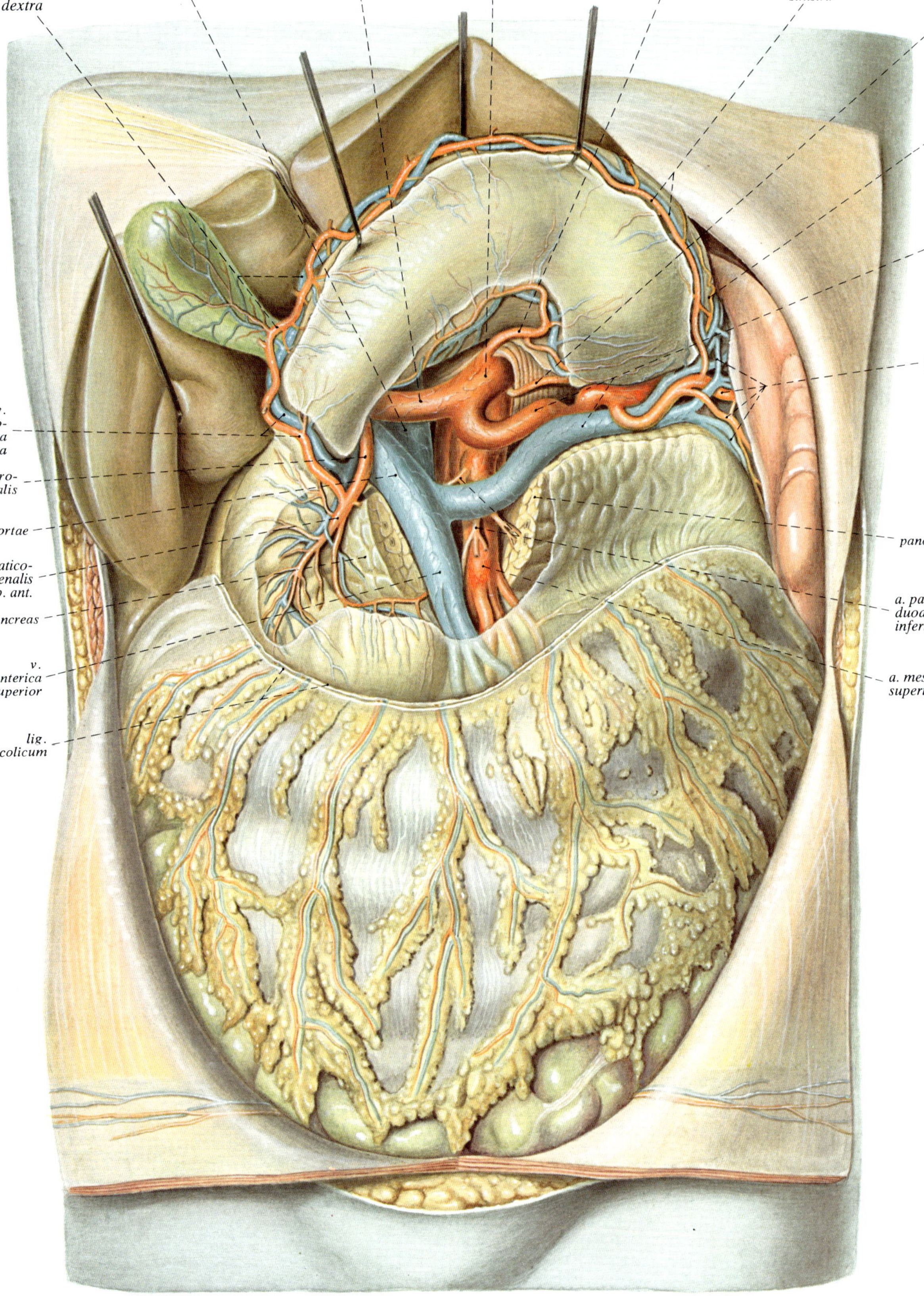

Abb. 209. Blutgefäße des Magens, Wurzeln der Pfortader, Äste des truncus coeliacus (»tripus HALLERI«). Magen nach Durchtrennung des großen Netzes in die Höhe gezogen, so daß seine Hinterwand zu sehen ist. Ein Teil des pancreas zur Darstellung der a. und v. mesenterica superior entfernt.

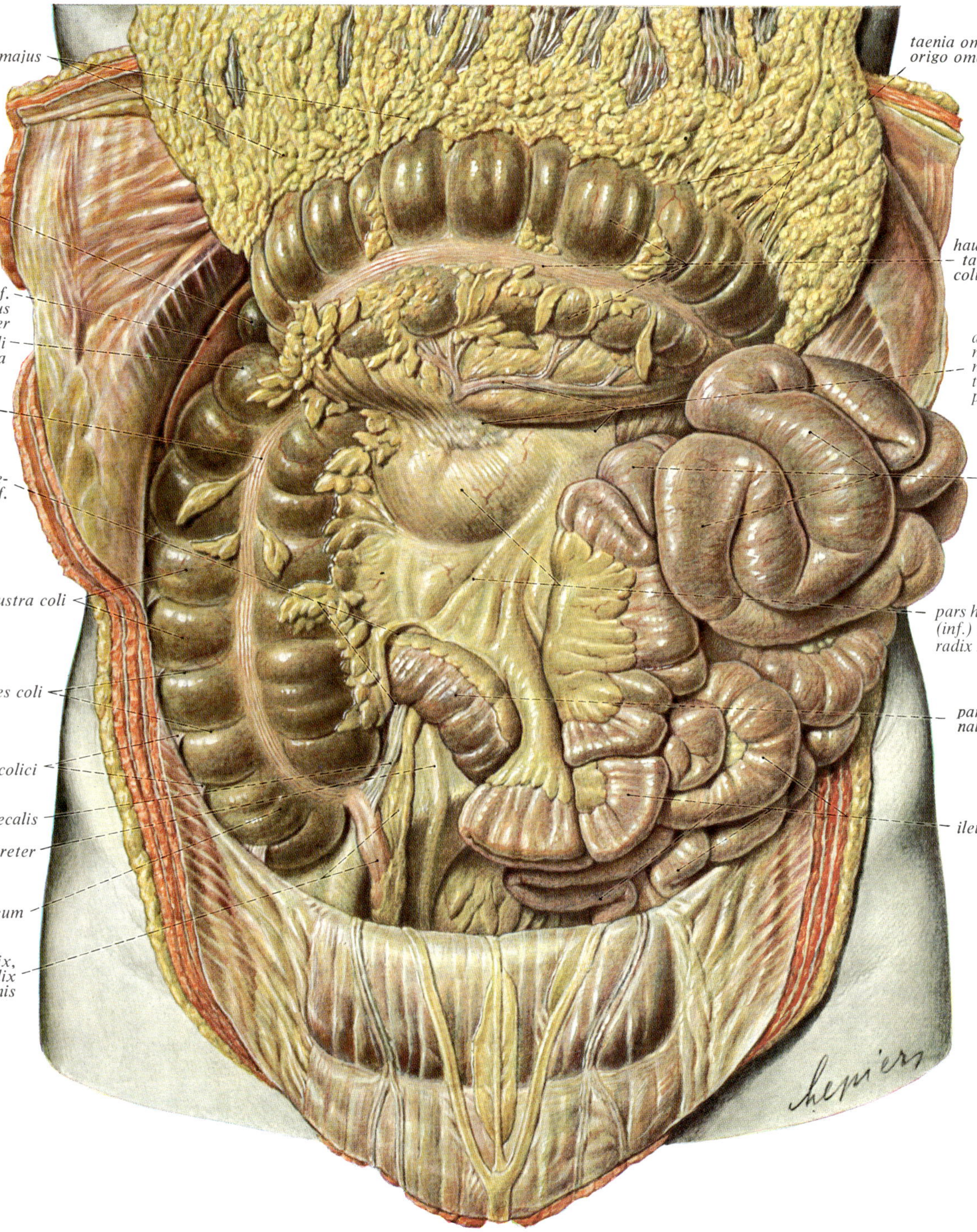

Abb. 210. Lage der Baucheingeweide; situs viscerum; »Darmbauch«. Die Lappen der vorderen Bauchwand sind zurückgeschlagen, omentum majus und colon transversum nach oben, Dünndarmschlingen nach links gelegt. Appendix vermiformis und pars terminalis ilei sind im Bereich der regio dextra zu erkennen, ebenso im hypochondrium dextrum der scharfe untere Rand des rechten Leberlappens und der fundus der Gallenblase.

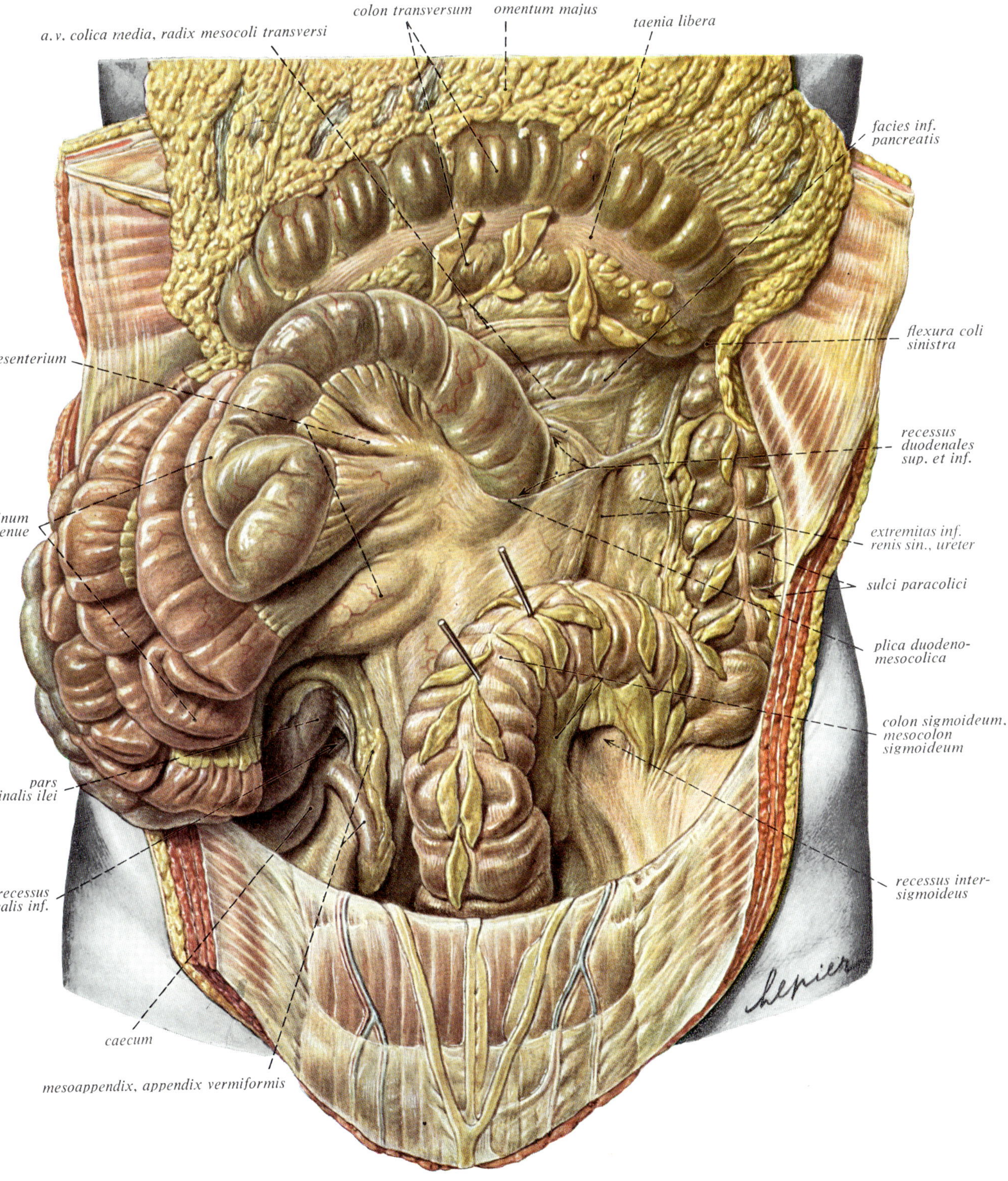

Abb. 211. Lage der Baucheingeweide; situs viscerum; »Darmbauch«. Die Lappen der vorderen Bauchwand nach oben-seitlich und unten auseinandergelegt. Omentum majus und colon transversum sind nach oben geschlagen, das Konvolut der Dünndarmschlingen ist nach rechts gelagert, das colon sigmoideum mit Haken nach vorn und oben gezogen.

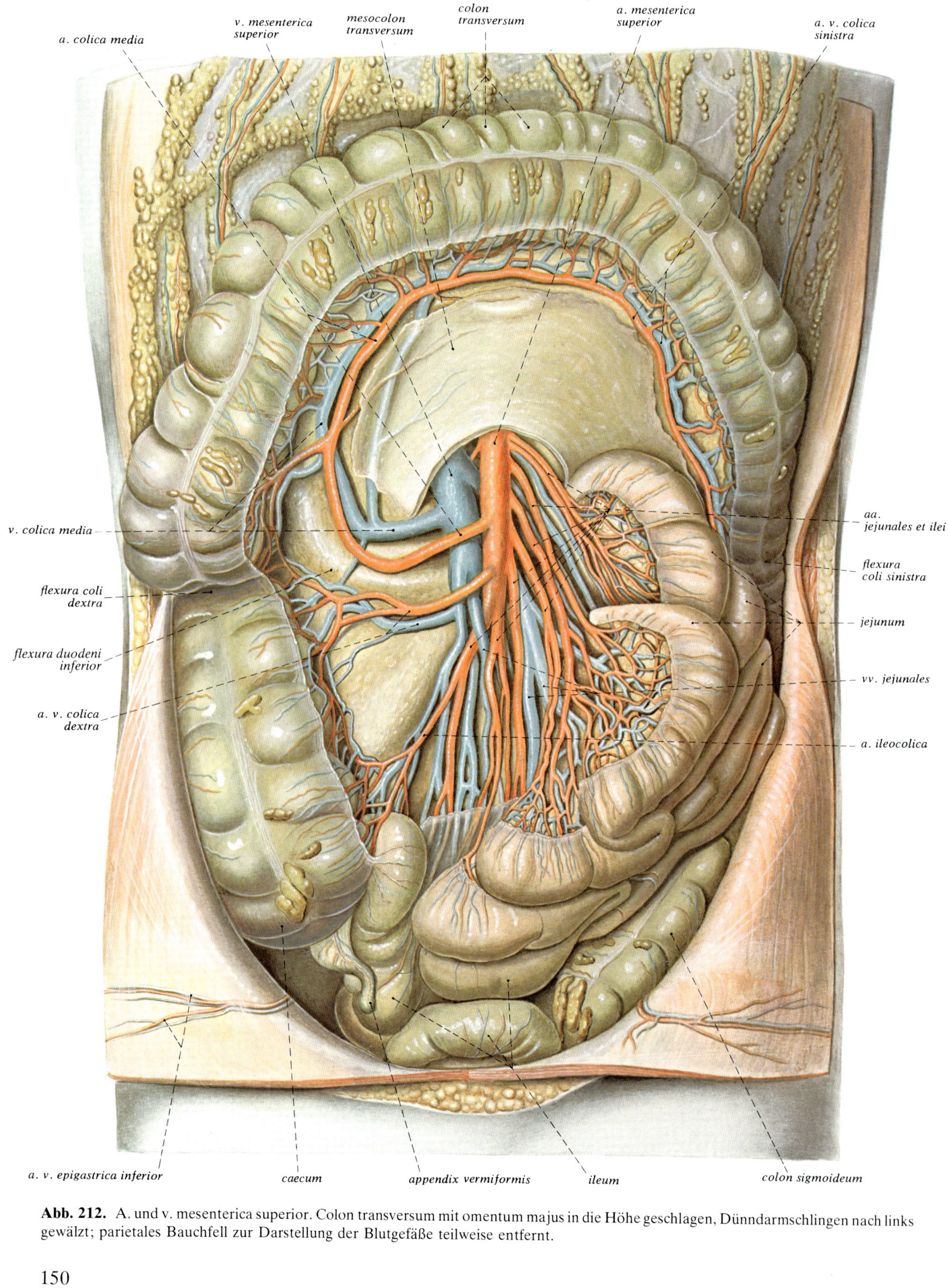

Abb. 212. A. und v. mesenterica superior. Colon transversum mit omentum majus in die Höhe geschlagen, Dünndarmschlingen nach links gewälzt; parietales Bauchfell zur Darstellung der Blutgefäße teilweise entfernt.

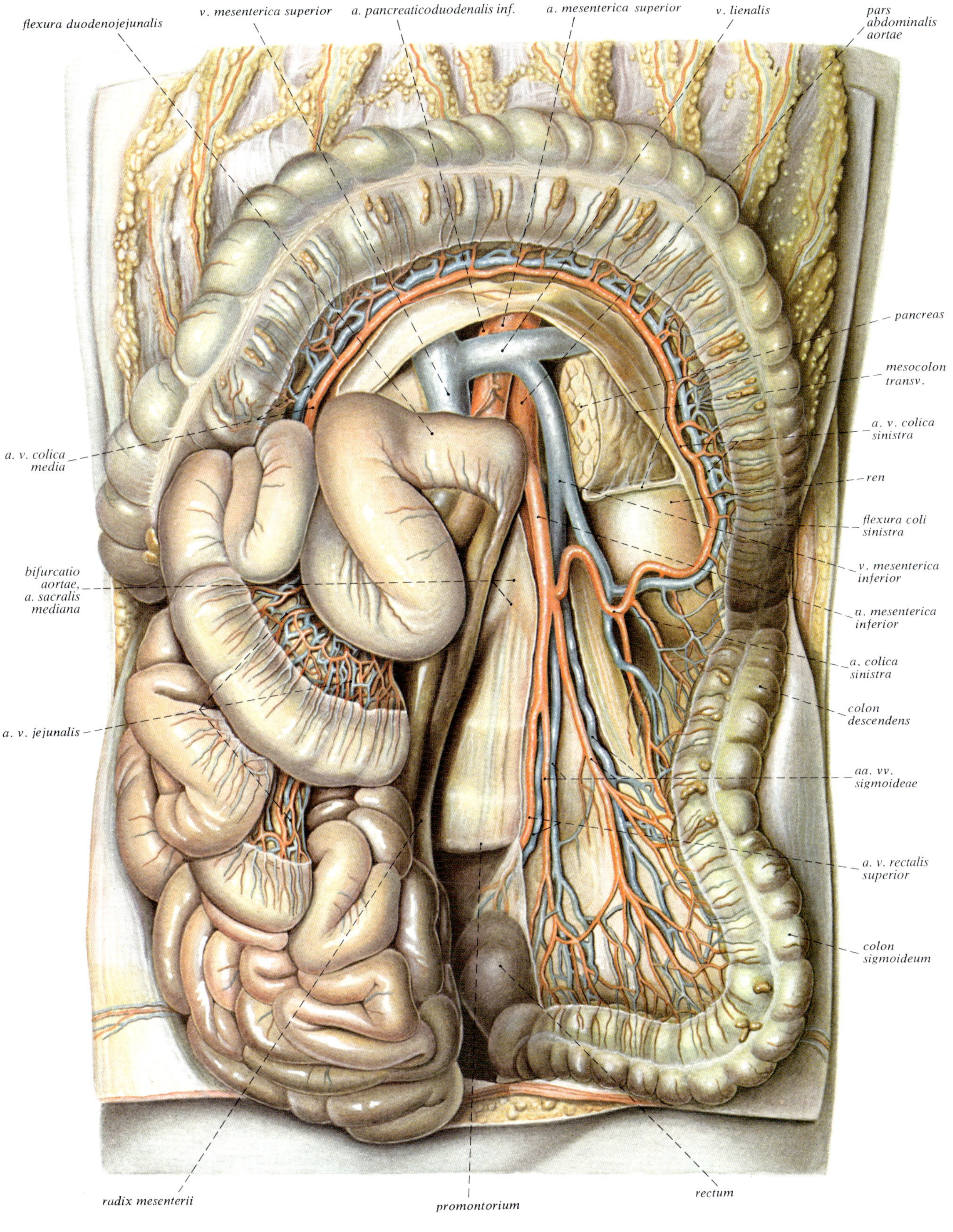

Abb. 213. A. und v. mesenterica inferior. Präparation wie in Abb. 212; Dünndarmschlingen hier nach rechts gelegt.

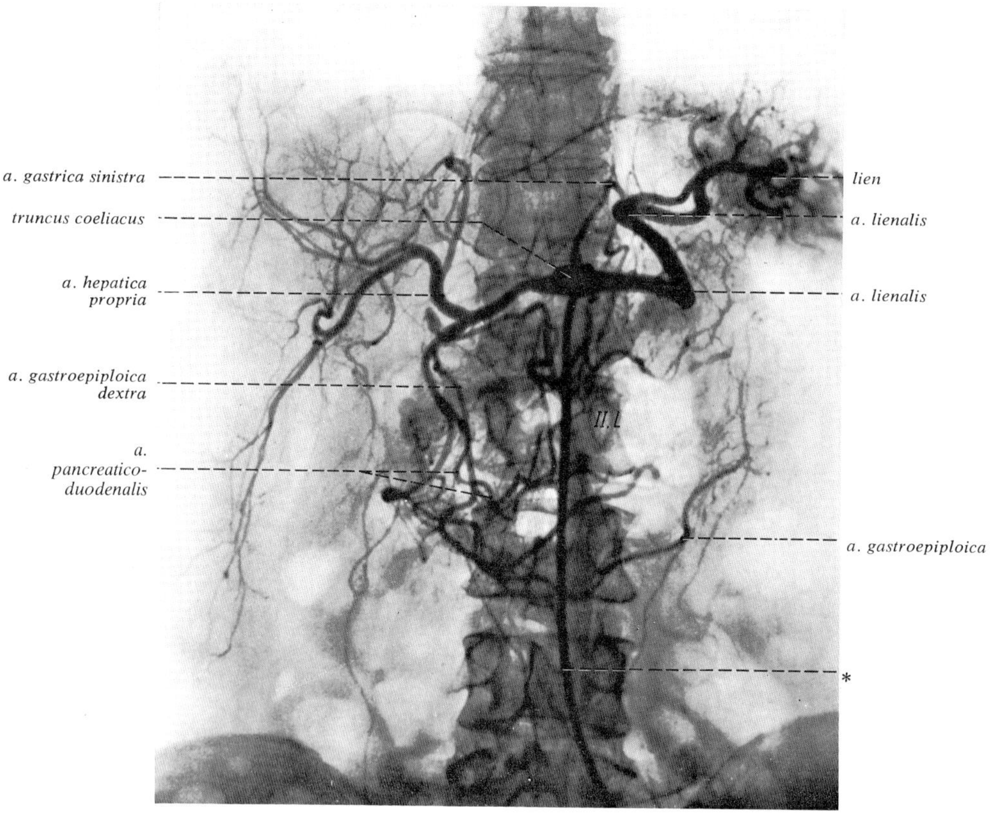

Abb. 214.

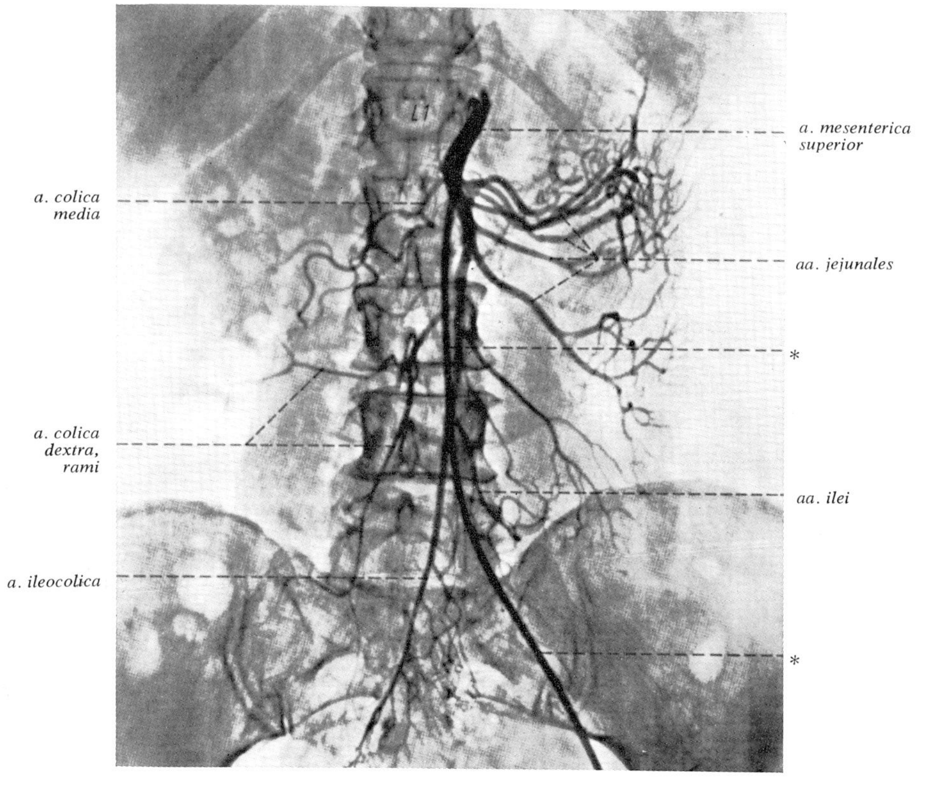

Abb. 215.

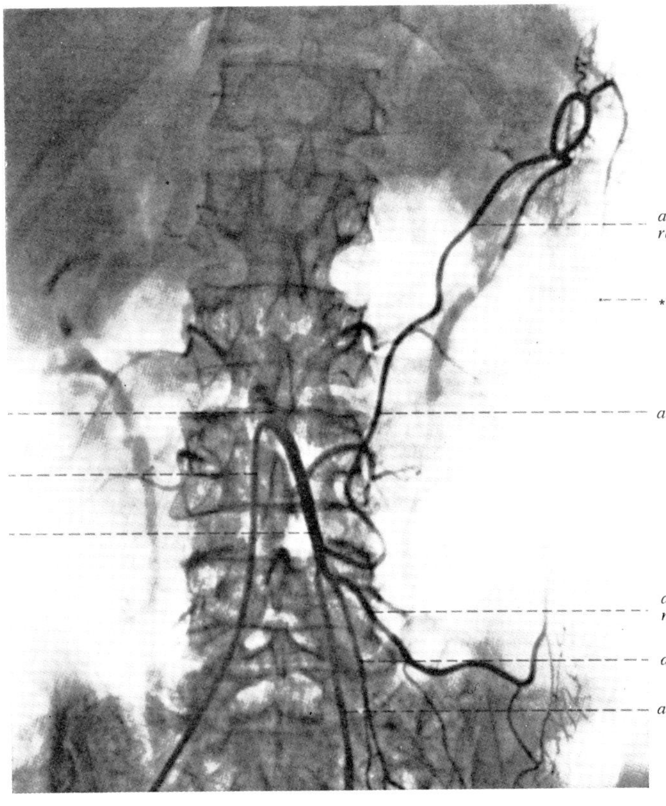

Abb. 216. Arteriogramm der a. mesenterica inferior. * = Abgang der a. mesenterica inferior; ** = Katheter; *** = Längsanastomose.

◁ **Abb. 214.** Normales Arteriogramm der Äste des truncus coeliacus. * = Katheter in der aorta, Spitze am Abgang des truncus coeliacus. (Aus Benninghoff/Goerttler: Lehrbuch der Anatomie des Menschen, 2. Bd., 12. Aufl. [Hgg. H. Ferner und J. Staubesand]. Urban & Schwarzenberg, München–Wien–Baltimore 1979.)

Abb. 215. Arteriogramm der a. mesenterica superior. * Katheter in der pars abdominalis aortae.

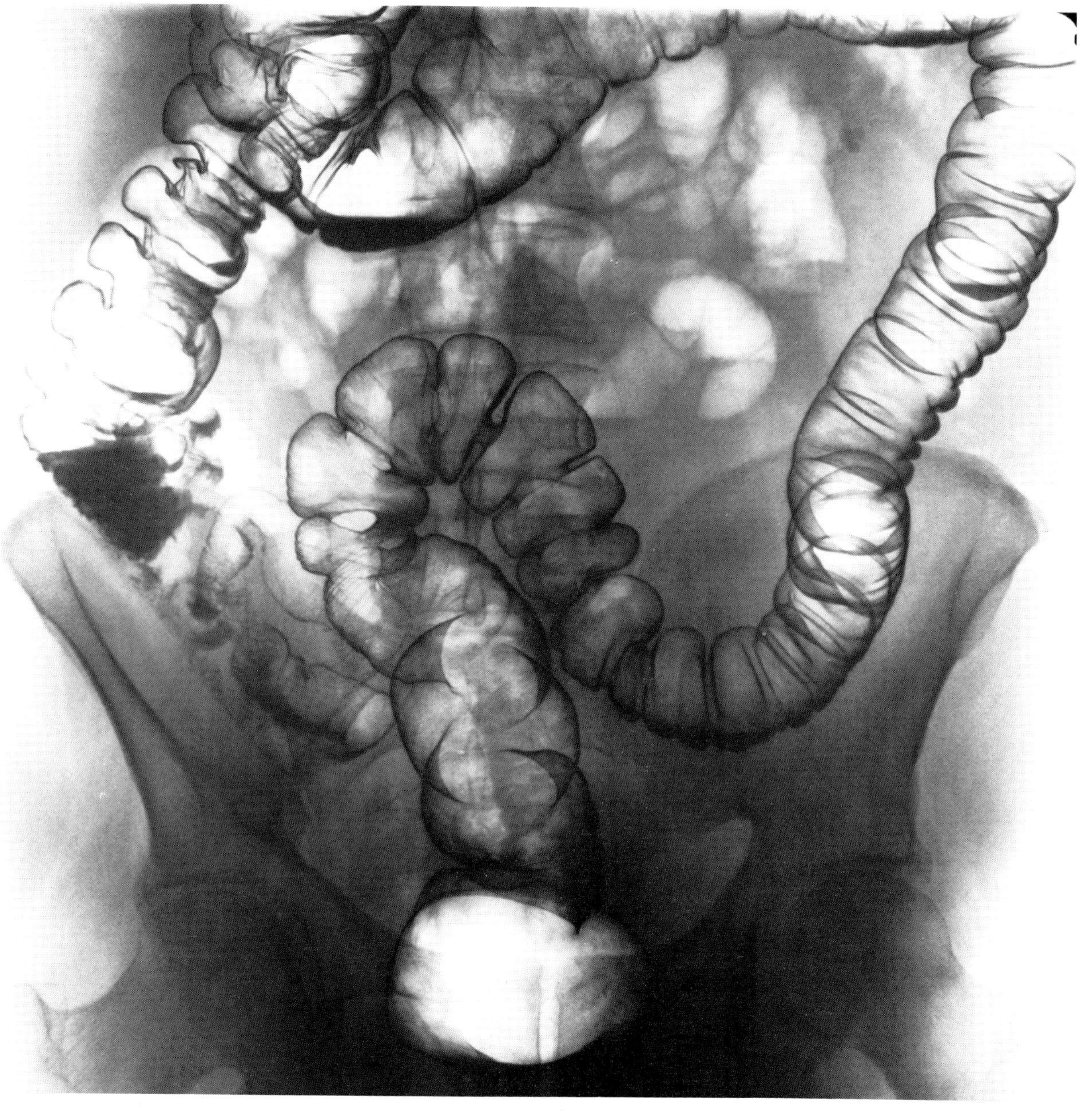

Abb. 217. Übersichts-Röntgenaufnahme des Dickdarms: flexura coli dextra, colon transversum, flexura coli sinistra, colon descendens, colon sigmoideum und rectum. Doppelkontrastmethode. (Original: Prof. Dr. J. ALTARAS, Zentrum für Radiologie am Klinikum der Universität Gießen.)

Der Dickdarm, colon, intestinum crassum, ist röntgenologisch optimal mit der Methode des Doppelkontrasts zu untersuchen. Nach Prallfüllung aller Dickdarmabschnitte mit einem positiven Kontrastmittel, nachfolgender Entleerung und Luftinsufflation läßt sich der Dickdarm zu einem transparenten Rohr entfalten. Die Transparenz ermöglicht eine räumliche Vorstellung vom gesamten colon, dessen Innenwand gleichzeitig en profil und en face betrachtet werden kann. Dadurch ergibt sich die Möglichkeit, organische Veränderungen nicht nur nach ihrer Lokalisation, sondern auch hinsichtlich ihrer Größe und Form zu beurteilen.

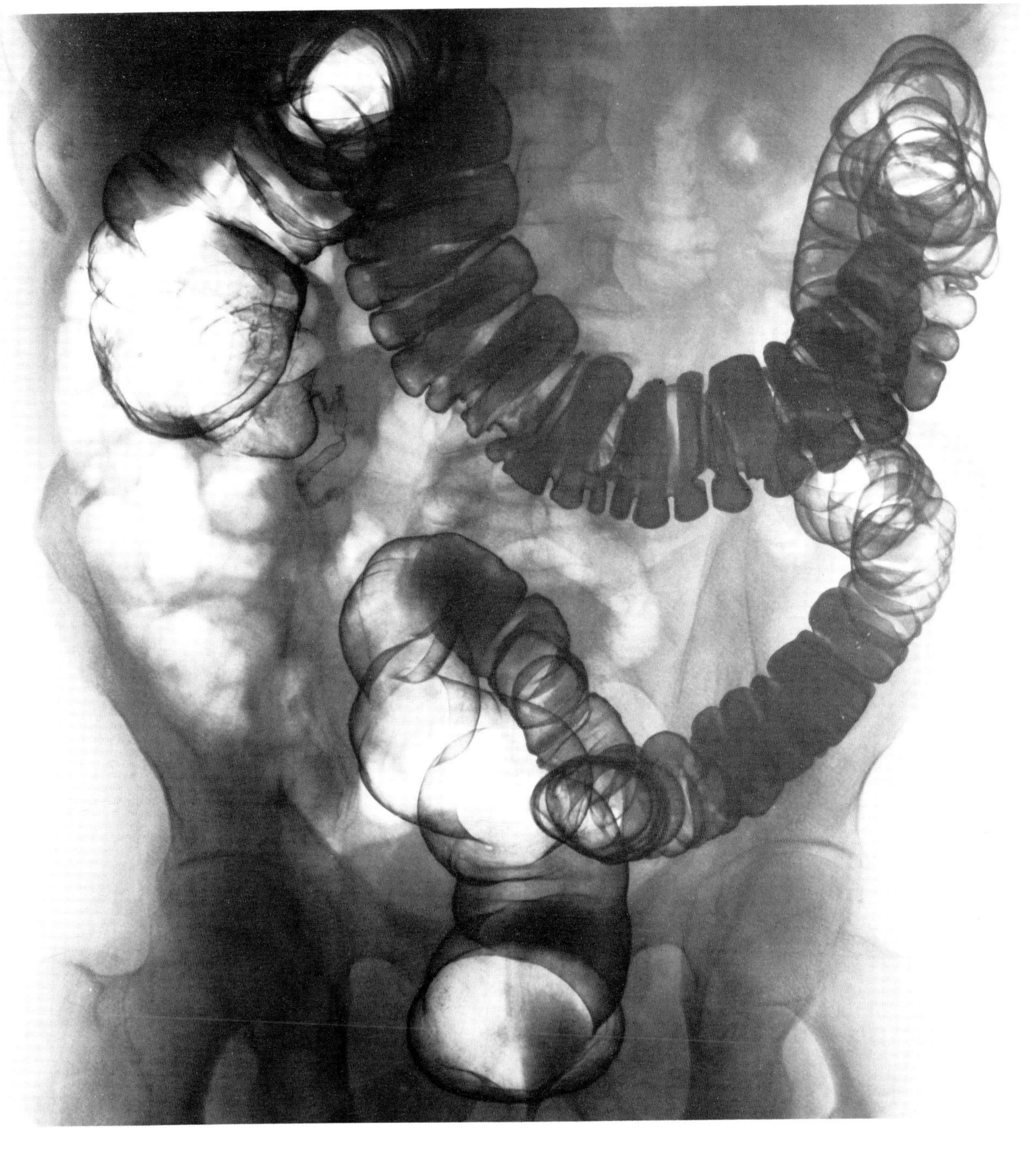

Abb. 218. Röntgenaufnahme von recto-sigmoid. Doppelkontrastmethode. (Original: Prof. Dr. J. ALTARAS, Zentrum für Radiologie am Klinikum der Universität Gießen.)

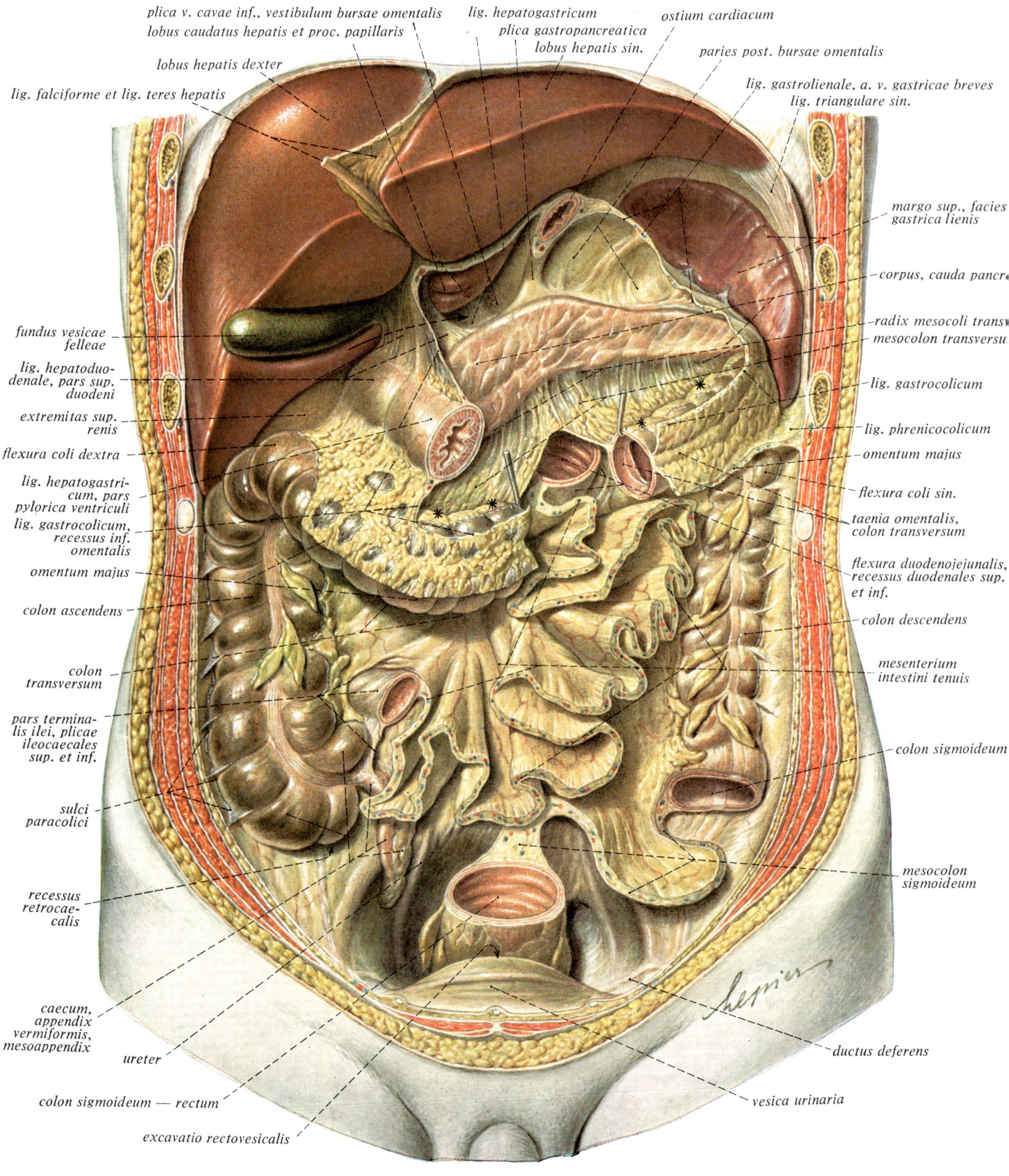

* * * * = Ansatz des mesocolon transversum am Querkolon

Abb. 219. Lage der Baucheingeweide; situs viscerum; »Darmbauch«. Der Magen ist von der pars cardiaca bis zur pars pylorica entfernt. Dadurch liegt die bursa omentalis in ganzer Ausdehnung frei. → in der bursa omentalis.

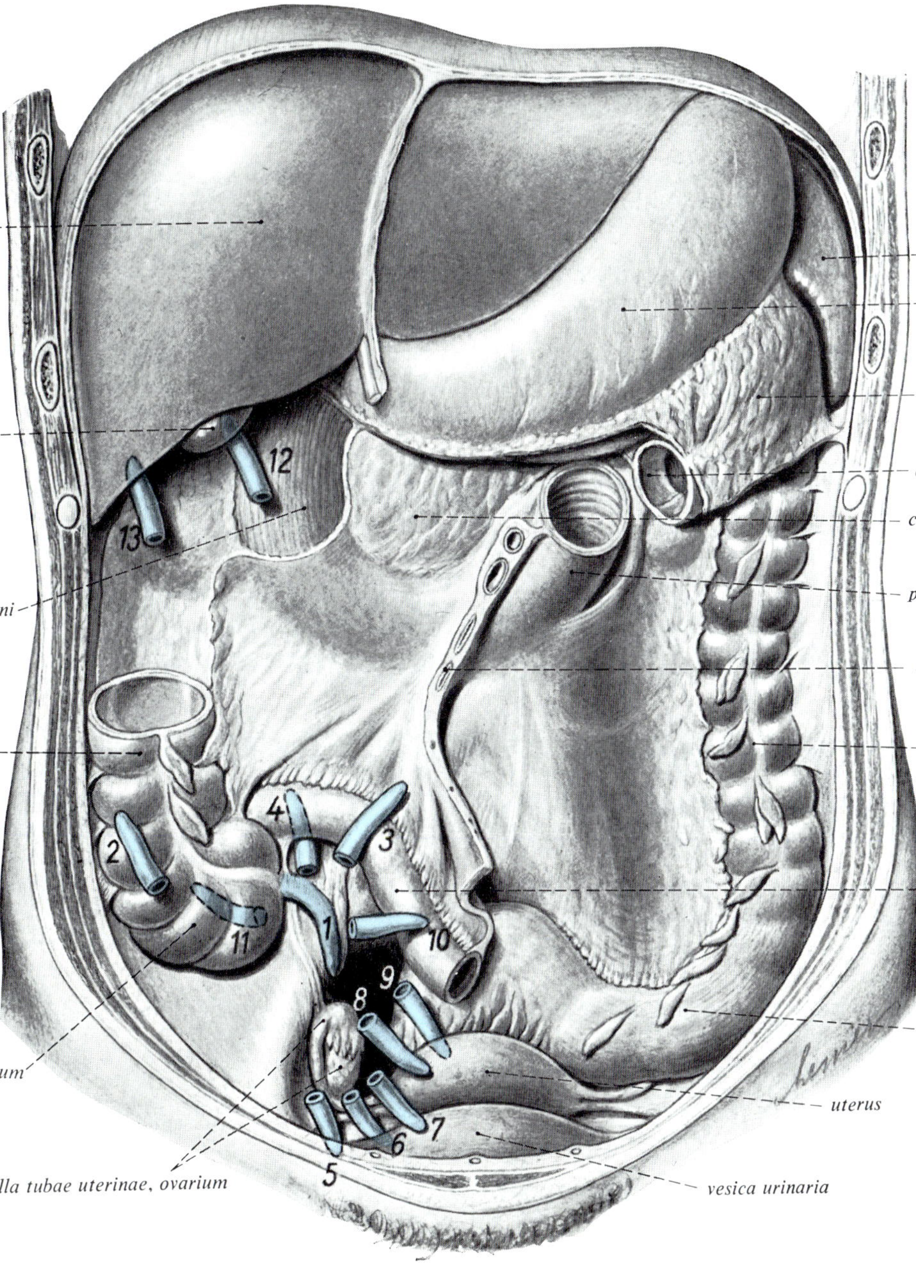

1 normal
2 lateral
3 nabelwärts und nach der radix mesenterii
4 hinter der pars terminalis des ileum
5 in der regio inguinalis
6 in der excavatio vesicouterina
7 an der Harnblase
8 am uterus und an den Adnexen (ovarium, tuba uterina)
9 in der excavatio rectouterina (DOUGLASscher Raum)
10 ileumwärts und zur Gegend des colon sigmoideum
11 retrocaecal
12 gallenblasenwärts
13 leberwärts

Abb. 220. Lagevariationen des Wurmfortsatzes, appendix vermiformis. Die Voraussetzungen für die Abweichungen größeren Ausmaßes von der »Normallage« (1) sind die Länge des Wurmfortsatzes und die Beweglichkeit des caecum (caecum mobile).

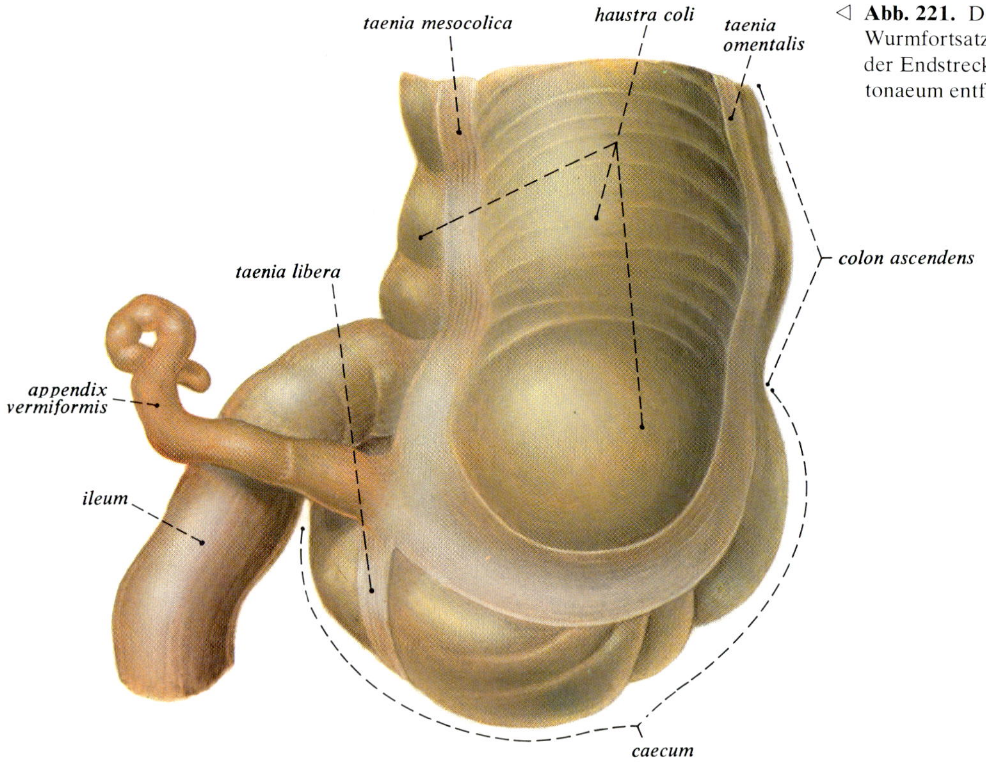

◁ **Abb. 221.** Dorsalansicht des Blinddarms mit Wurmfortsatz, caecum et appendix vermiformis, und der Endstrecke des ileum, pars terminalis ilei. Peritonaeum entfernt.

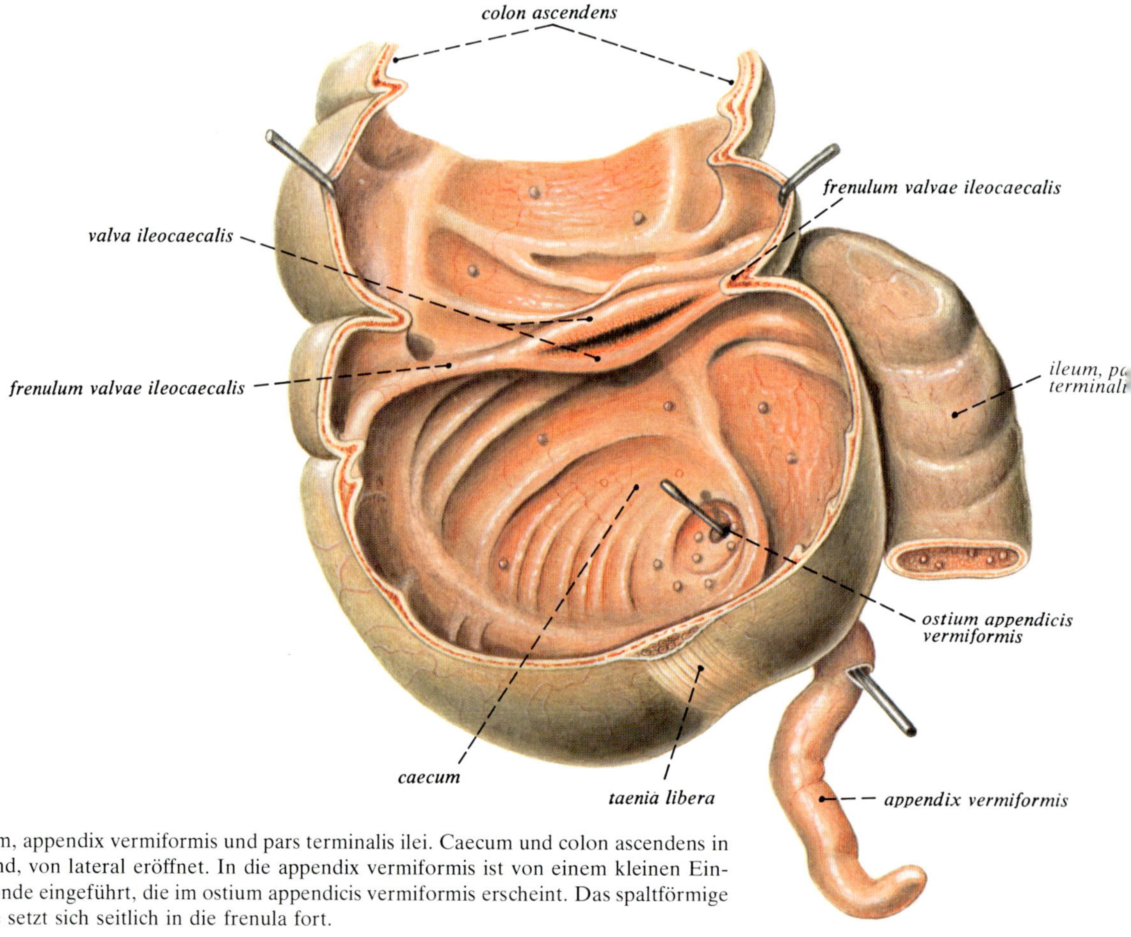

Abb. 222. Caecum, appendix vermiformis und pars terminalis ilei. Caecum und colon ascendens in gedehntem Zustand, von lateral eröffnet. In die appendix vermiformis ist von einem kleinen Einschnitt aus eine Sonde eingeführt, die im ostium appendicis vermiformis erscheint. Das spaltförmige ostium ileocaecale setzt sich seitlich in die frenula fort.

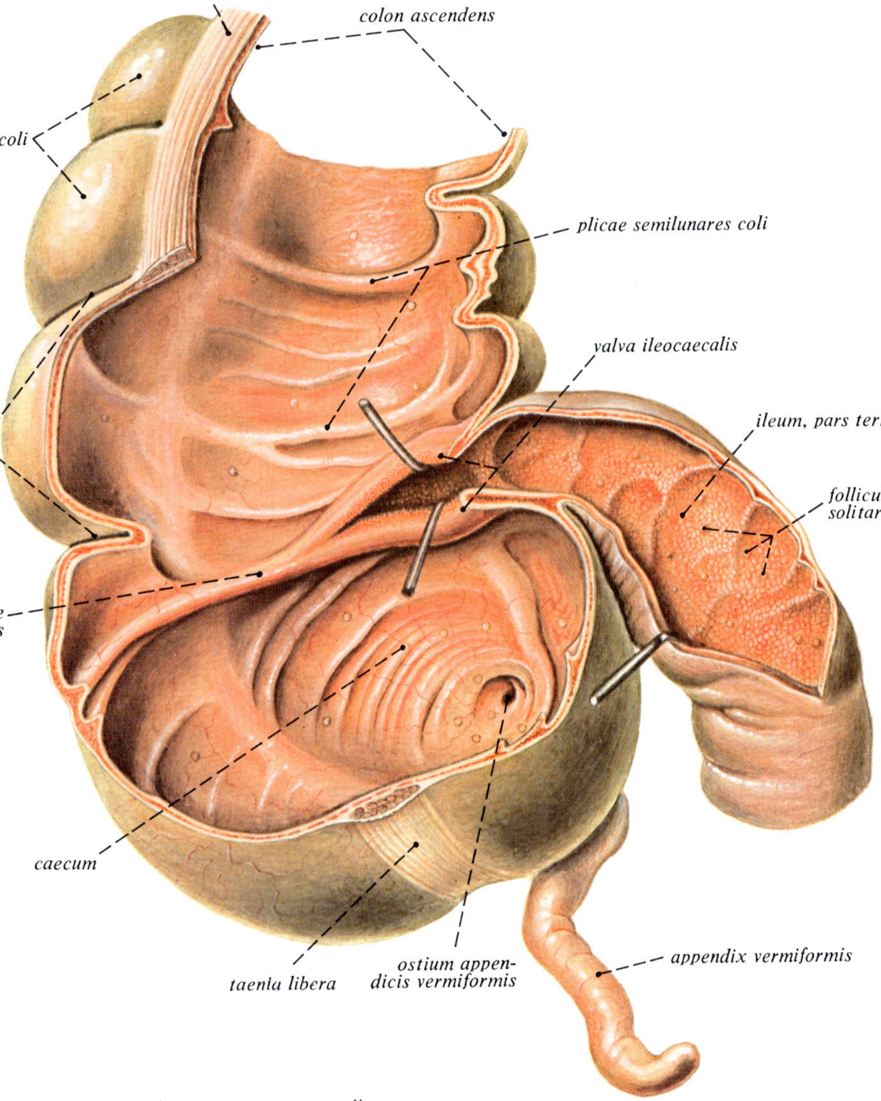

Abb. 223. Unterer Teil des colon ascendens, caecum, appendix vermiformis und Endstück des ileum, durch Frontalschnitt breit eröffnet. Durch 3 Haken gespreizt, wird der Einblick in die valva ileocaecalis und das ileum ermöglicht.

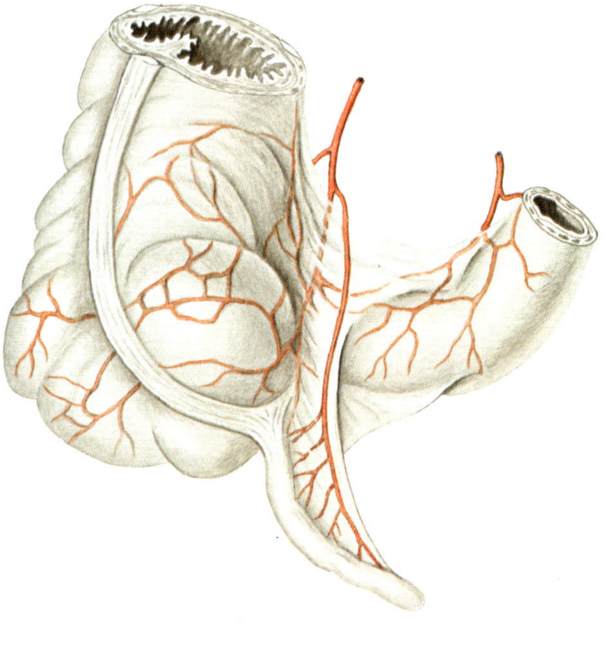

Abb. 224. Gefäßversorgung der appendix vermiformis durch die arkadenlose a. appendicularis. Das Ostiumsegment wird durch einen Ast aus der a. ileocolica versorgt. (Nach F. Stelzner und W. Lierse, Langenbecks Arch. Chir. 330, 1979.)

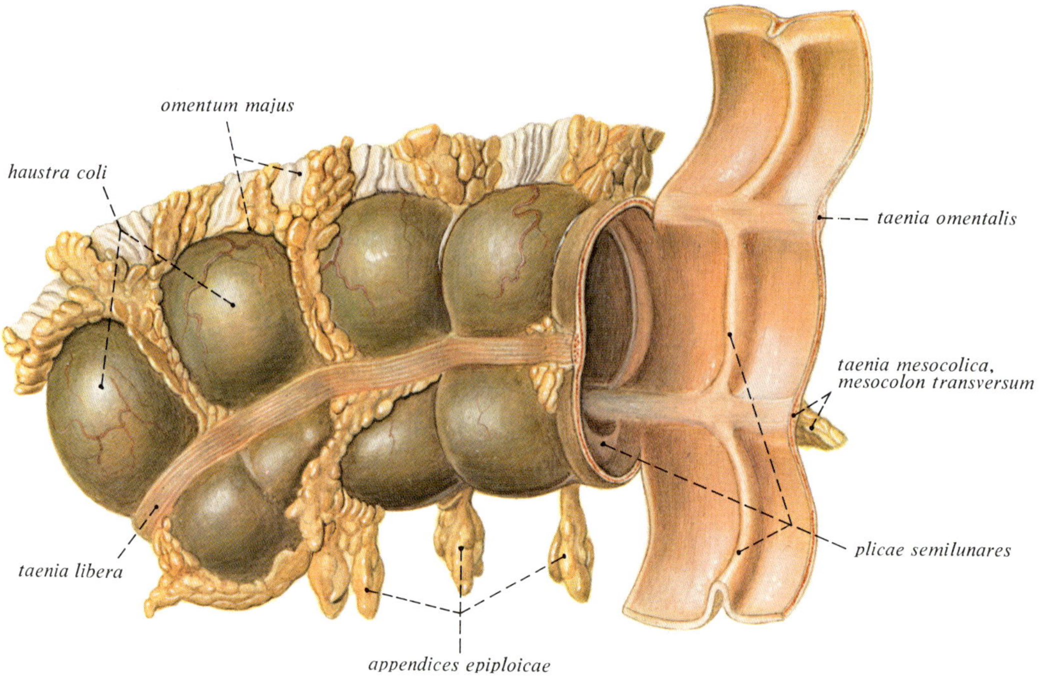

Abb. 225. Teil des colon transversum. Ansicht von ventrokaudal. Omentum majus nach oben geschlagen und in der Nähe der Verklebungsfläche mit dem colon transversum abgeschnitten, am rechten Ende eröffnet und aufgeklappt.

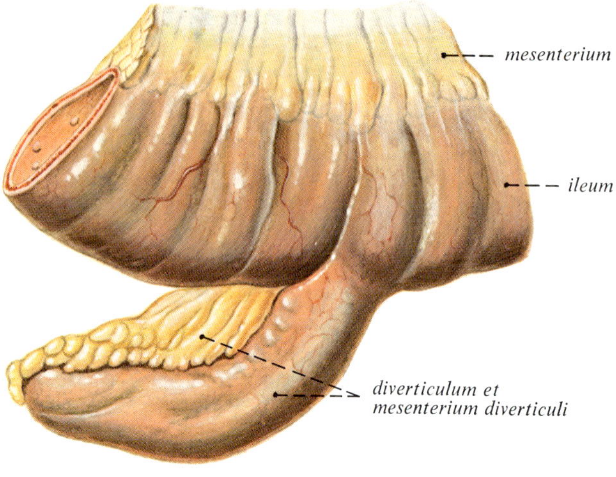

Abb. 226. Diverticulum ilei (MECKELsches Darmdivertikel). Als Rest des ductus omphaloentericus beim Menschen in 3% der Fälle zu beobachten. Das Divertikel findet sich etwa 80 cm bis 1 m oberhalb der Einmündung des ileum in das caecum (vgl. mit Abb. 227).

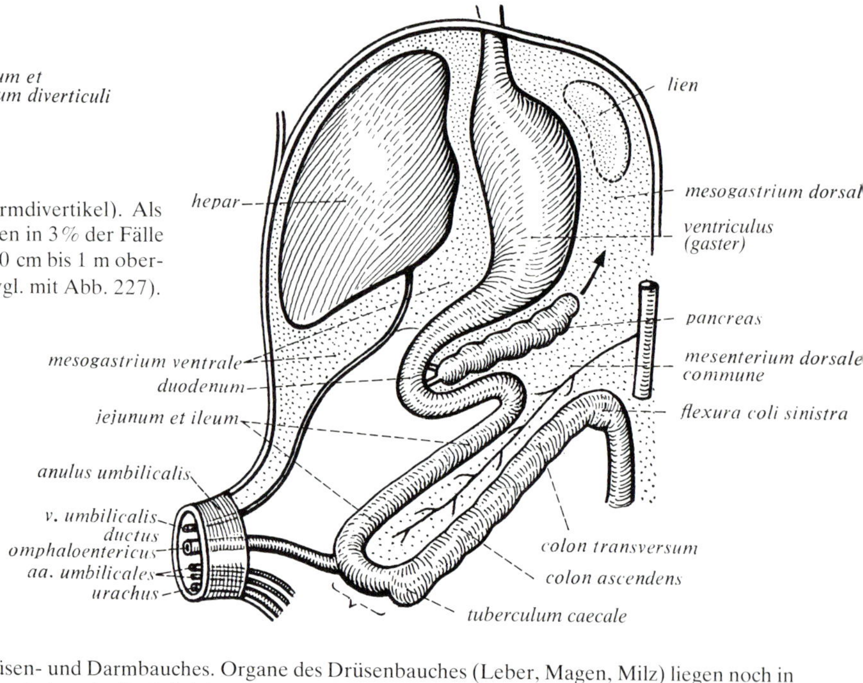

Abb. 227. Frühes Entwicklungsstadium des Drüsen- und Darmbauches. Organe des Drüsenbauches (Leber, Magen, Milz) liegen noch in einer Sagittalen, erst durch die »Magendrehung« erhalten sie die definitive topographische Lage. Das MECKELsche Divertikel ist ein Rest, der vom ductus omphaloentericus bestehen bleiben kann. In der Nabelschleife verläuft die a. mesenterica sup.

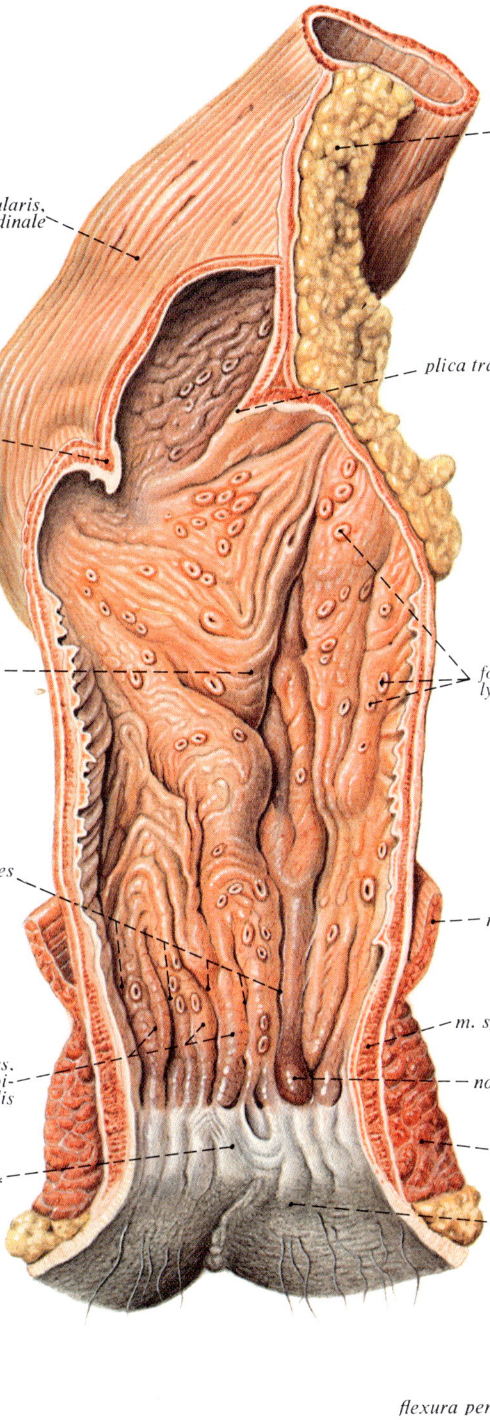

◁ **Abb. 228.** Rektum. Innenansicht.
* vgl. mit Abb. 325.

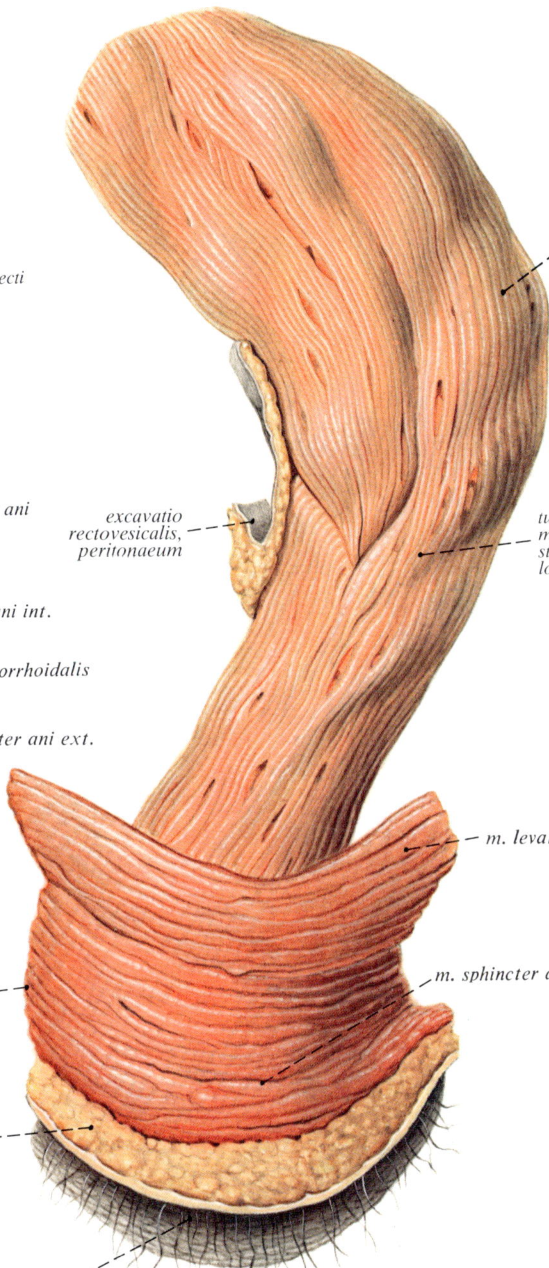

Abb. 229. Rektum, Mastdarm. Lateralansicht. Tunica ▷ muscularis, stratum longitudinale, m. sphincter ani externus, m. levator ani.

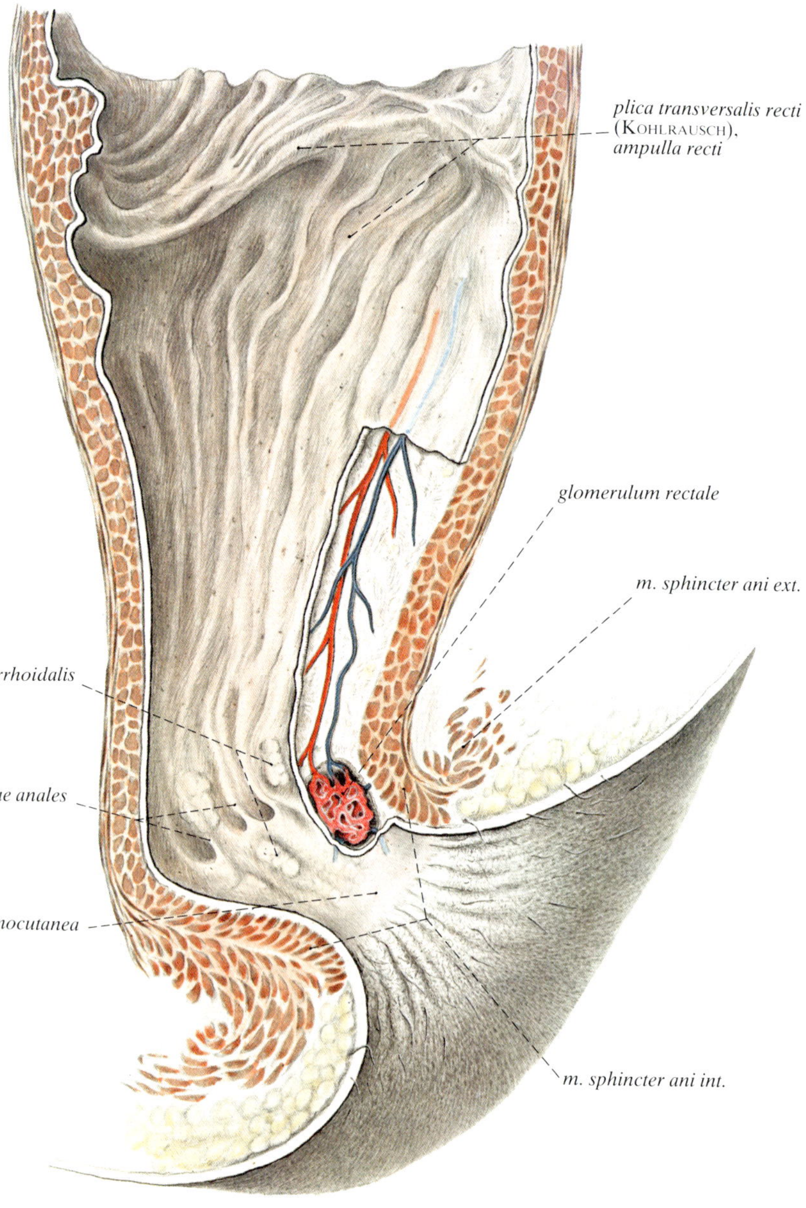

Abb. 230.

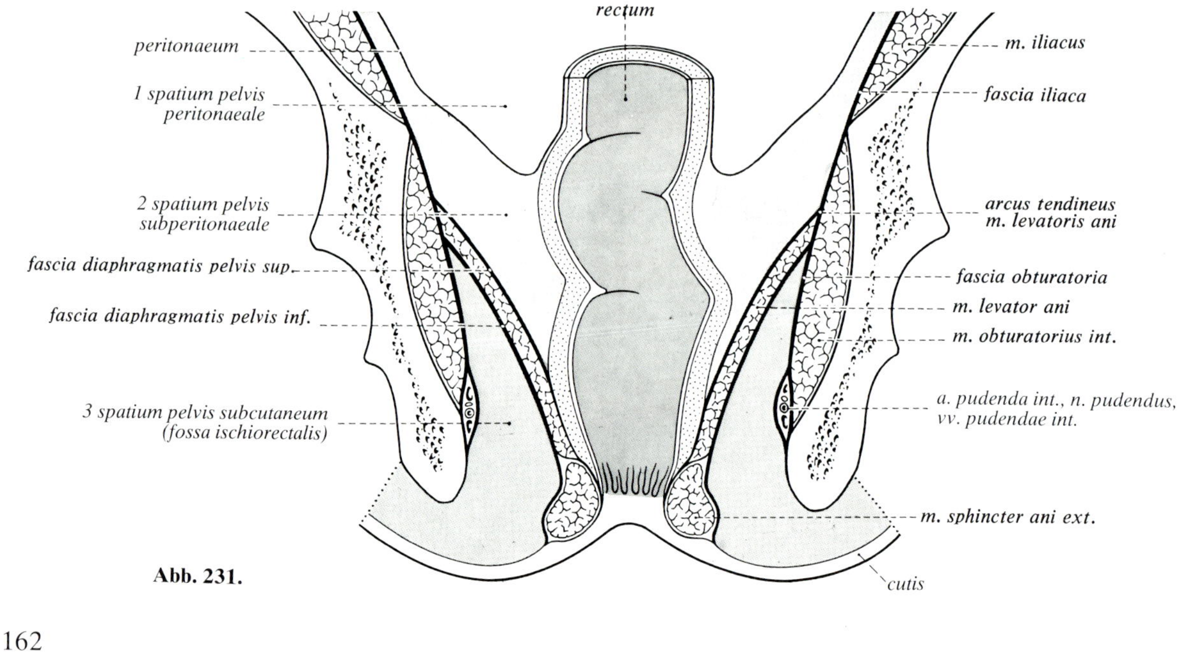

Abb. 231.

◁ **Abb. 230.** Corpus cavernosum recti, Medianschnitt durch das Rektum. Die Schleimhaut ist zur Darstellung der submukösen zu- und ableitenden Gefäße eines glomerulum rectale abgelöst. (Aus J. STAUBESAND, Phlebol. u. Proktol. 1, 55–68, 1972)

Abb. 231. Frontalschnitt durch das Becken in der Ebene des rectum. 1, 2, 3: Die drei Beckenetagen. Schema. Beachte a. pudenda int., n. pudendus und vv. pudendae int. im ALCOCKschen Kanal.

Das corpus cavernosum recti besteht aus der Summe der glomerula rectalia (Abb. 230). Ihm kommt eine wesentliche Bedeutung beim muskulären und mukösen Verschluß des anus zu (»Kontinenzorgan«). Die arterio-venösen glomerula rectalia bilden die normalanatomische Grundlage für die inneren Hämorrhoiden, die somit pathogenetisch nicht als erweiterte Venen bzw. Varikositäten beurteilt werden dürfen.

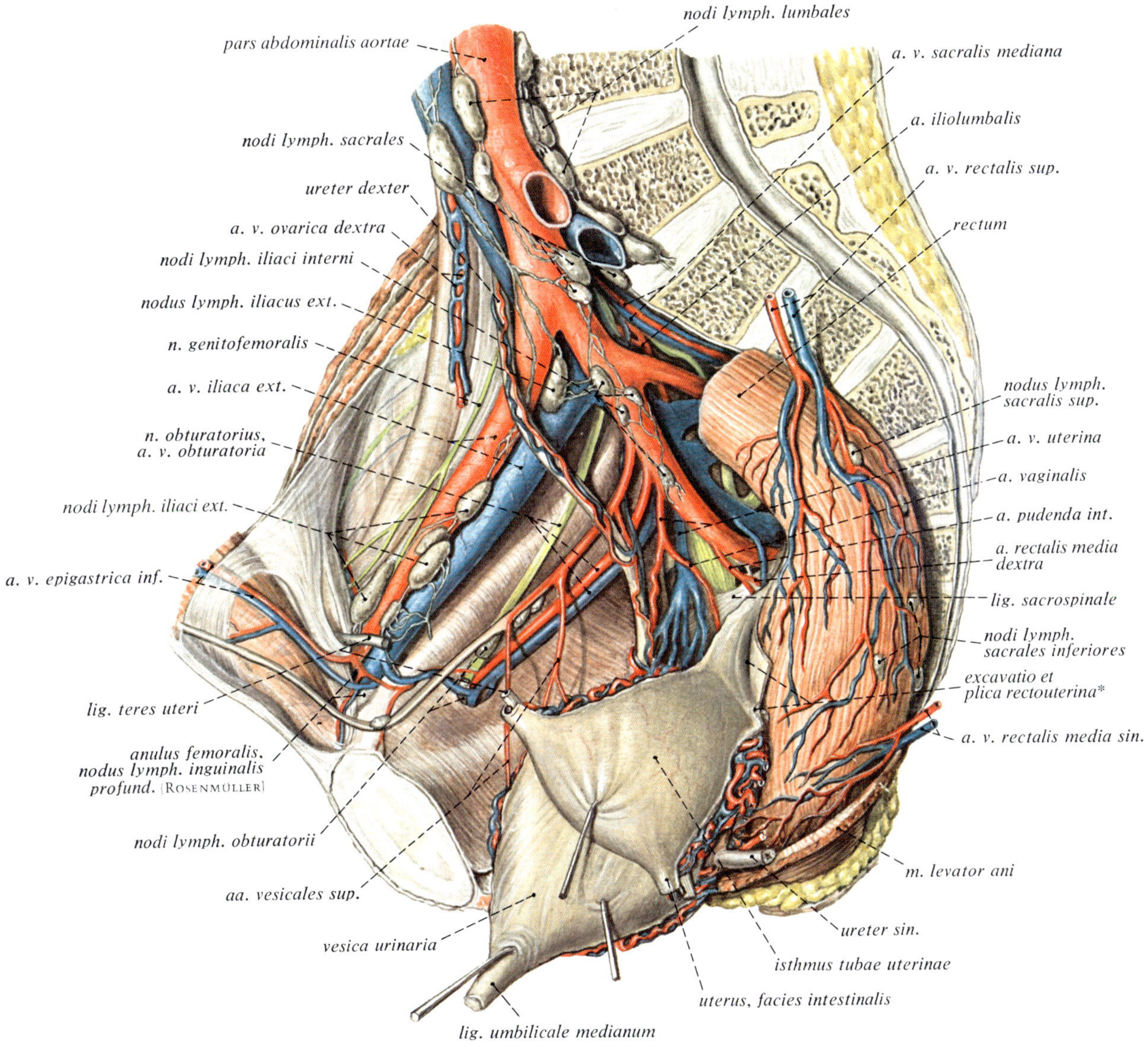

Abb. 232. Lymphgefäße und Lymphknoten an der rechten Seitenwand des großen und kleinen Beckens. Das Becken ist in der Medianlinie durchgetrennt, Harnblase, uterus und rectum sind erhalten, Blutgefäße und Nerven dargestellt. Vgl. mit Abb. 247 u. 248.
* DOUGLASscher Raum

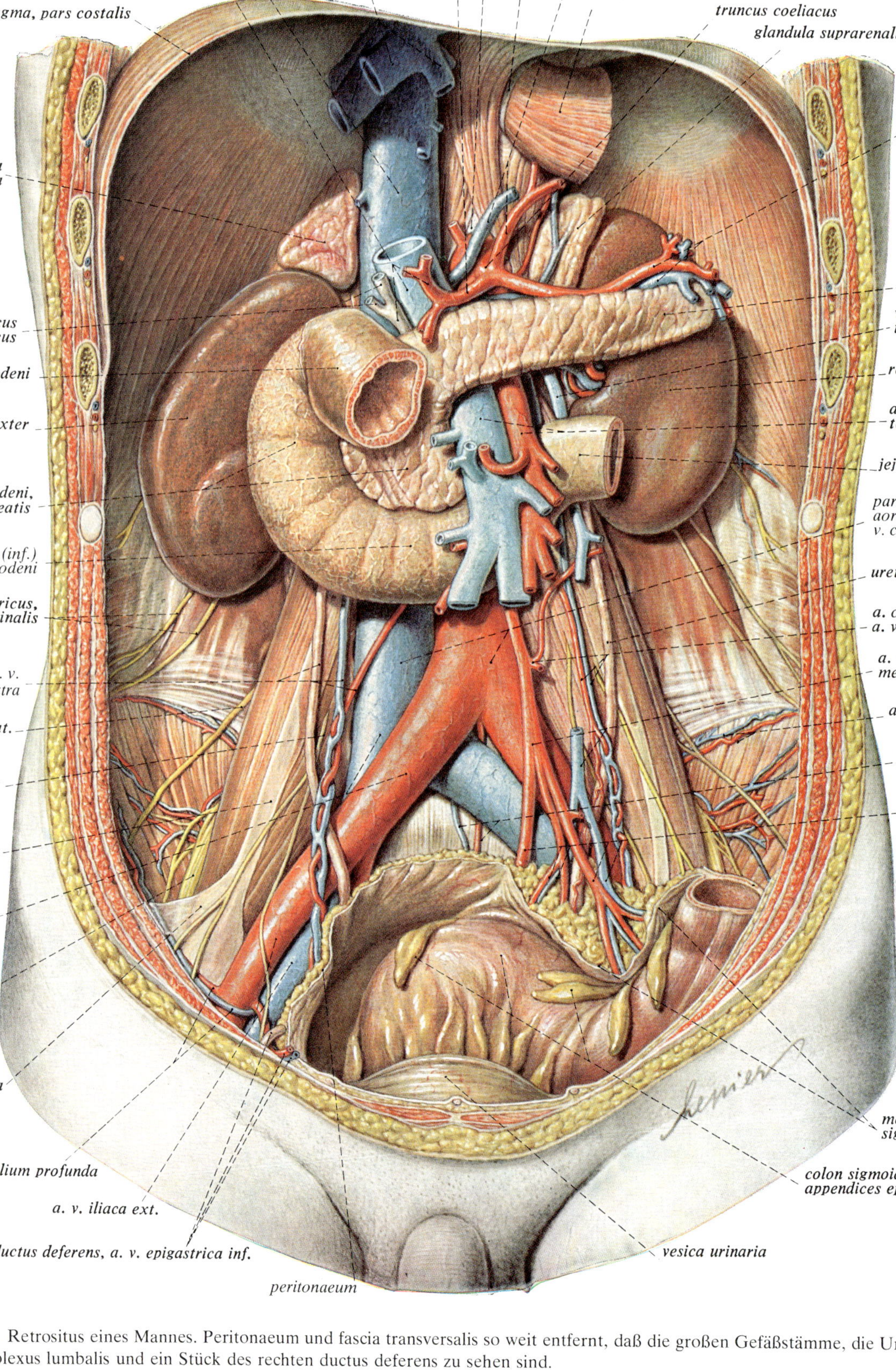

Abb. 233. Retrositus eines Mannes. Peritonaeum und fascia transversalis so weit entfernt, daß die großen Gefäßstämme, die Ureteren, Äste des plexus lumbalis und ein Stück des rechten ductus deferens zu sehen sind.

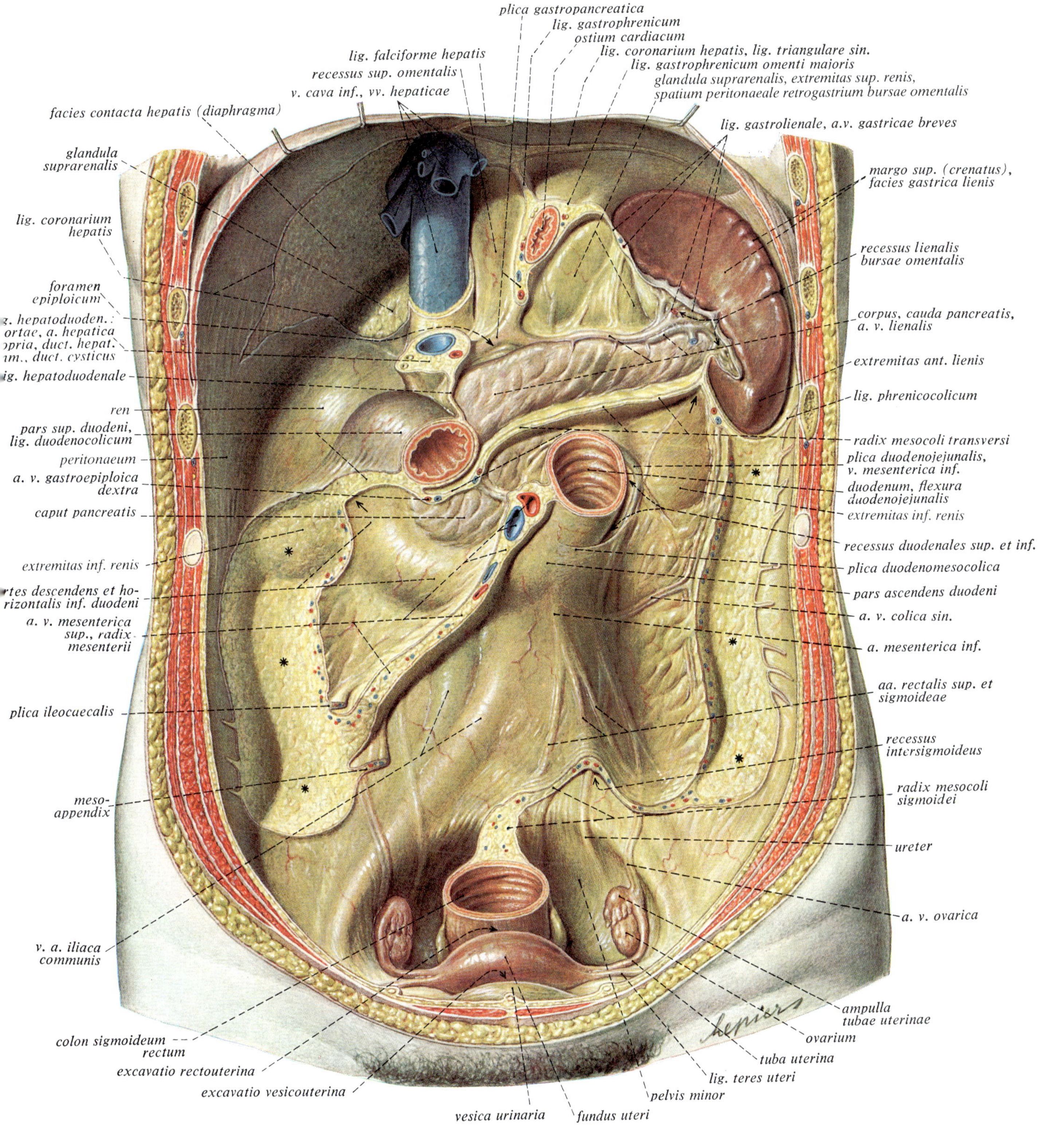

Abb. 234. Retrositus einer erwachsenen Frau. Hinter dem quer durchgetrennten lig. hepatoduodenale zeigt ein Pfeil in das foramen epiploicum (WINSLOW). Verlötungsstellen von colon ascendens und descendens mit der hinteren Bauchwand durch * markiert. Pfeile weisen in rechte und linke Colonnische an den Colonflexuren.

Die Computer-Tomographie ist ein Röntgenschichtverfahren, das zum Bildaufbau einen Computer verwendet. Ein dünn fokussiertes Strahlenbündel (Schichtdicke 1,5–10 mm) rotiert um den Körper. Ein gegenüberliegender Detektorkranz mißt die Intensitätsminderung der Röntgenstrahlen hinter dem Objekt in verschiedenen Winkeleinstellungen. Zirka 300 000 Einzelwerte pro Schicht werden von dem Computer in Graustufen eines Monitorbildes umgewandelt. Das computertomographische Bild ist ein topographisch genaues Abbild eines Schnittes durch den Körper. Die Computer-Tomographie hat in den letzten Jahren den führenden Platz in der Röntgendiagnostik des Schädels eingenommen und gewinnt zunehmende Bedeutung auch für die Untersuchung der Leibeshöhlen und inneren Organe. Spezielle Computerprogramme erlauben ohne zusätzliche Strahlenbelastung die Anfertigung sogenannter Computer-Reformationen, ein »Rearrangement« der Computerdaten zu Schnittbildern in jeder beliebigen Ebene und damit eine exakte dreidimensionale Orientierung. Unabdingbare Voraussetzung für die korrekte Interpretation computertomographischer Bilder und die optimale Anwendung der Reformationstechnik ist neben der Beachtung untersuchungstechnischer Gesichtspunkte *die detaillierte Kenntnis der Topographie* der verschiedenen Körperregionen.

Abdominelle Computertomogramme
Topographie der inneren Organe

Die von Fett umgebenen abdominellen und retroperitonäalen Organe stellen sich scharf begrenzt dar. Durch Gabe verdünnter Gastrografinlösungen und nierengängiger Kontrastmittel lassen sich Magen-Darm-Trakt, Nieren und ableitende Harnwege besser darstellen. Beachte die detaillierte Darstellung von aorta, v. cava inferior, Milz- und Nierengefäßen. Aufnahmen: Radiologische Abteilung Elisabeth-Krankenhaus Neuwied. Zusammenstellung: Dr. R. Unsöld, Univ.-Augenklinik, Freiburg i. Br.

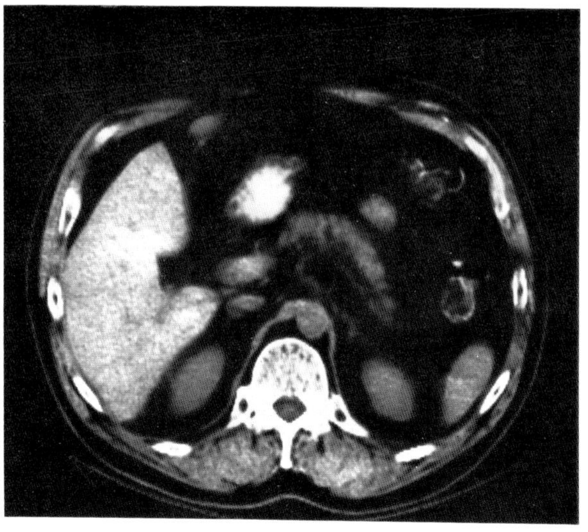

Abb. 235. Darstellung des oberen Pankreasrandes sowie einer Schlinge der a. lienalis, ferner von Leber, Milz, oberen Nierenpolen und Nebennieren.

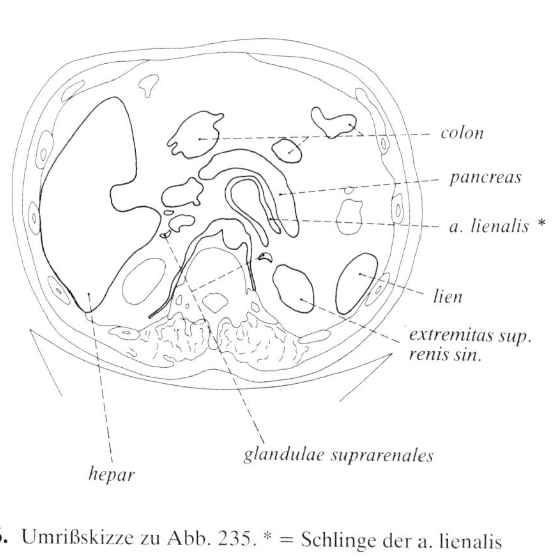

Abb. 236. Umrißskizze zu Abb. 235. * = Schlinge der a. lienalis

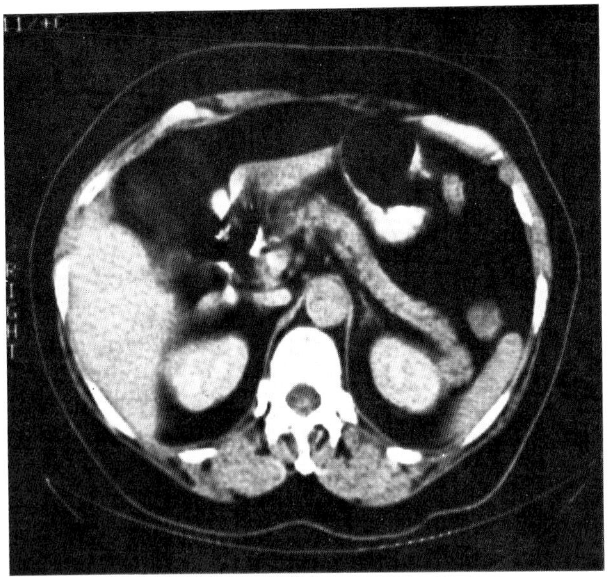

Abb. 237. Darstellung von Pankreas, v. lienalis, Leber, oberen Nierenpolen und linker Nebenniere.

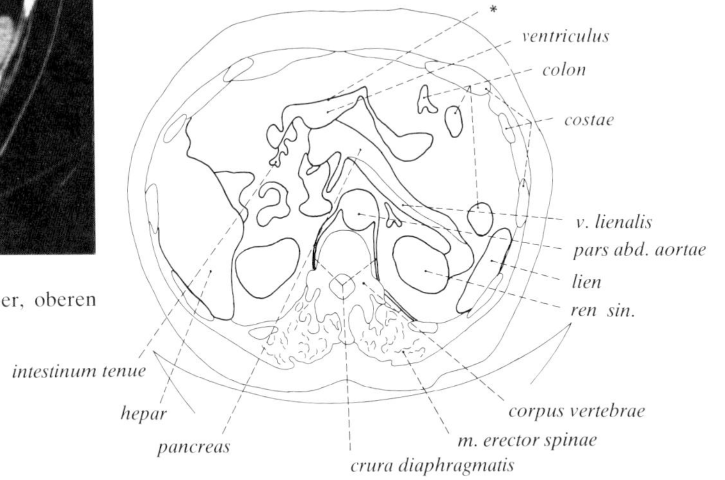

Abb. 238. Umrißskizze zu Abb. 237. * = Luftkontrastmittel

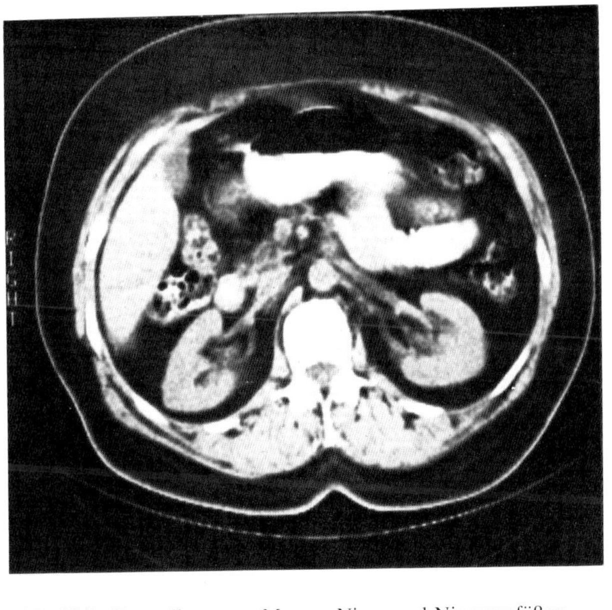

Abb. 239. Darstellung von Magen, Niere und Nierengefäßen.

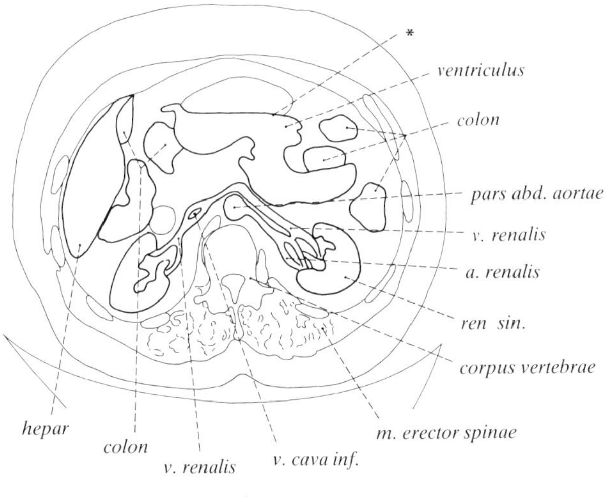

Abb. 240. Umrißskizze zu Abb. 239. * = Luft-Kontrastmittel-Spiegel

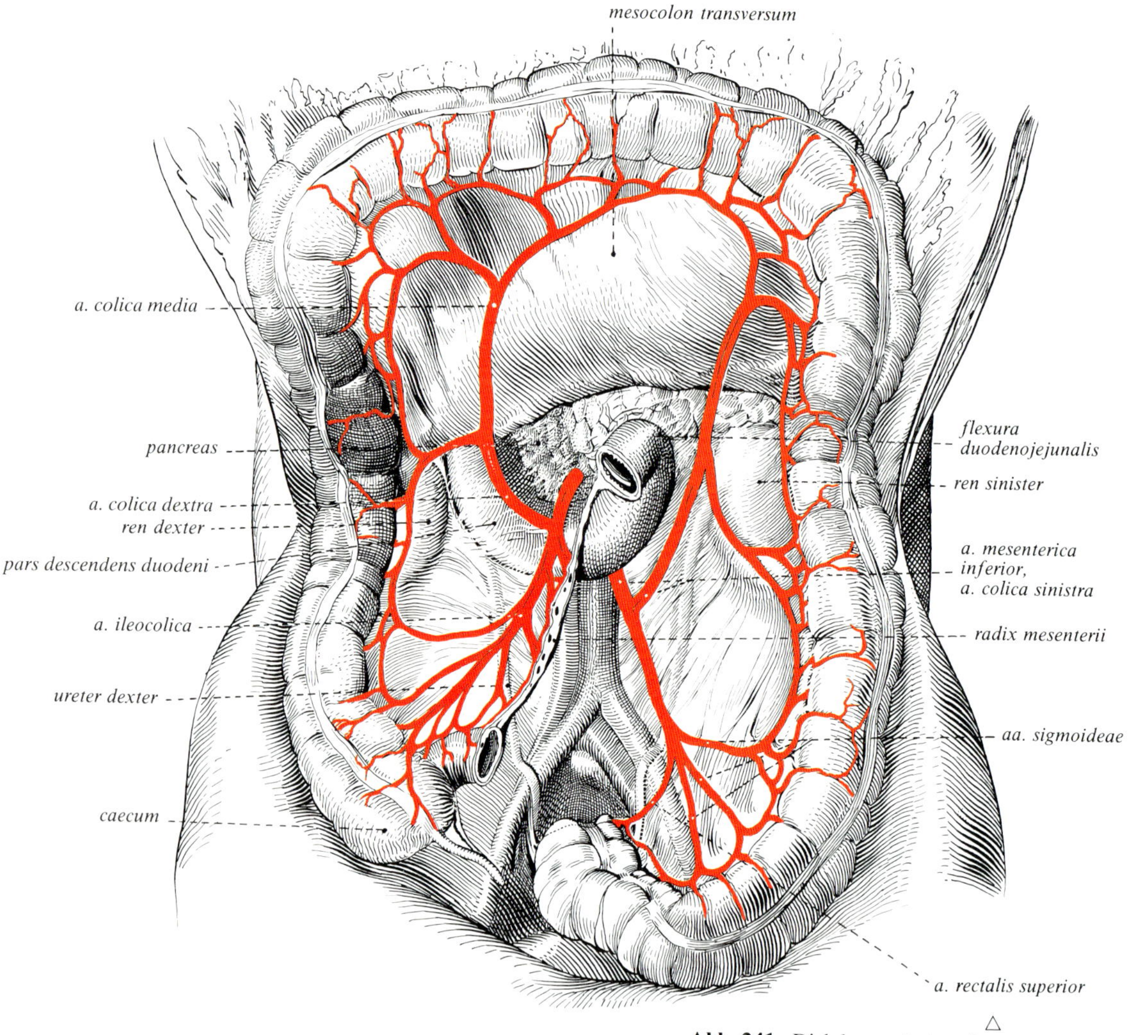

△
Abb. 241. Dickdarm mit Arterien.

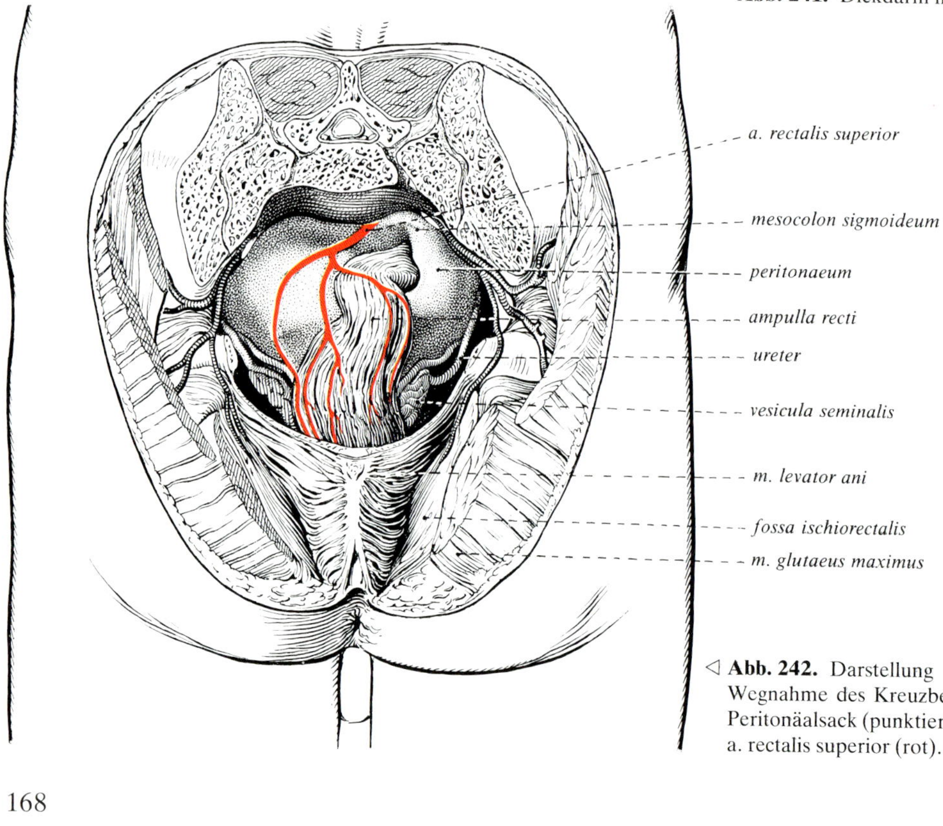

◁ **Abb. 242.** Darstellung des rectum von hinten nach Wegnahme des Kreuzbeins. Das rectum tritt aus dem Peritonäalsack (punktiert) hervor. Verlauf und Äste der a. rectalis superior (rot).

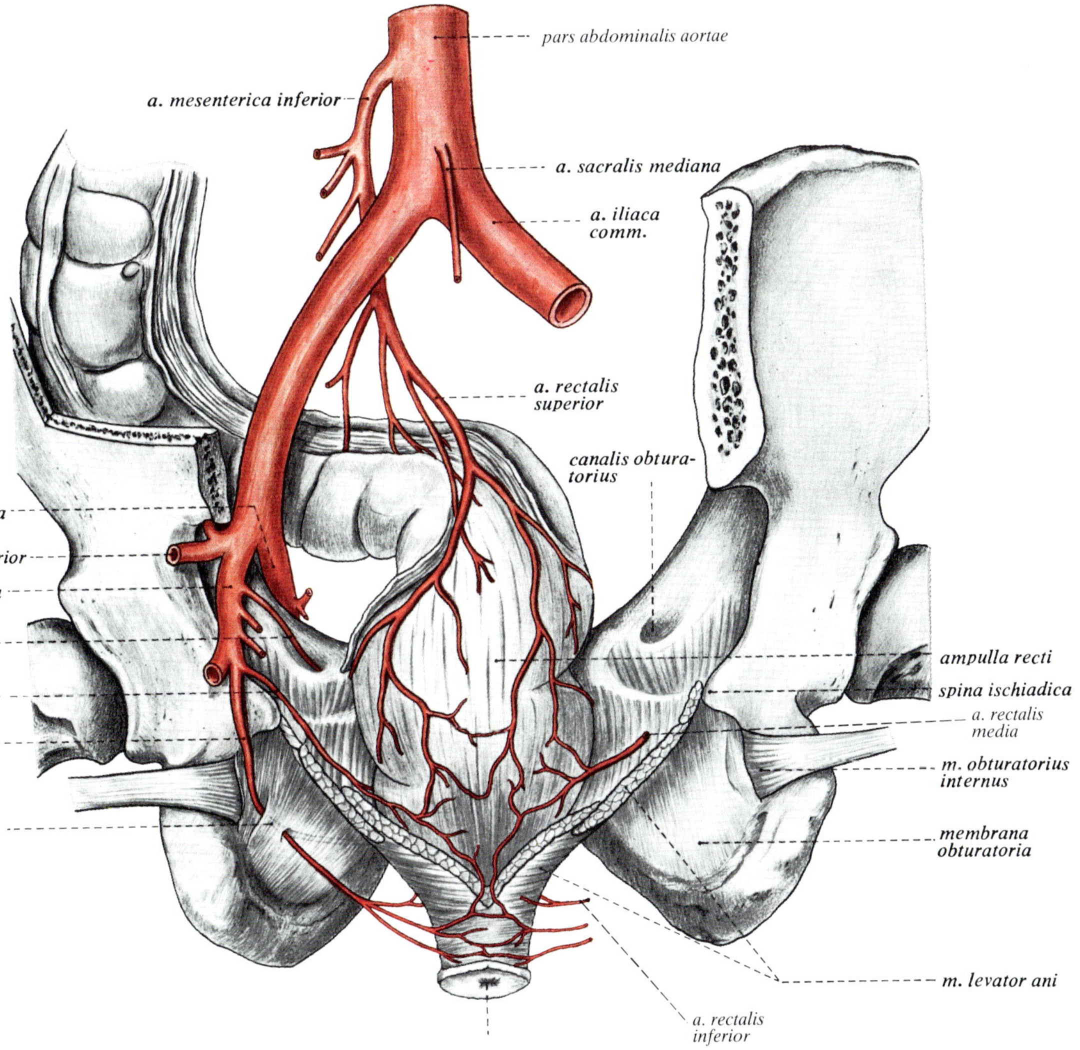

Abb. 243. Schematische Darstellung der arteriellen Versorgung des rectum. Ansicht von dorsal auf die ampulla recti. Beachte den Abgang der a. rectalis superior aus der a. mesenterica inferior, die Abzweigung der a. rectalis media aus der a. iliaca interna und den Ursprung der a. rectalis inferior aus der a. pudenda interna im ALCOCKschen Kanal. Unter Verwendung einer Abbildung von F. H. NETTER (1969). (Aus H. SCHMIDT und J. STAUBESAND, Fortschr. Röntgenstr. 116, 297–305, 1972.) * Abzweigung der a. rectalis inferior im ALCOCKschen Kanal

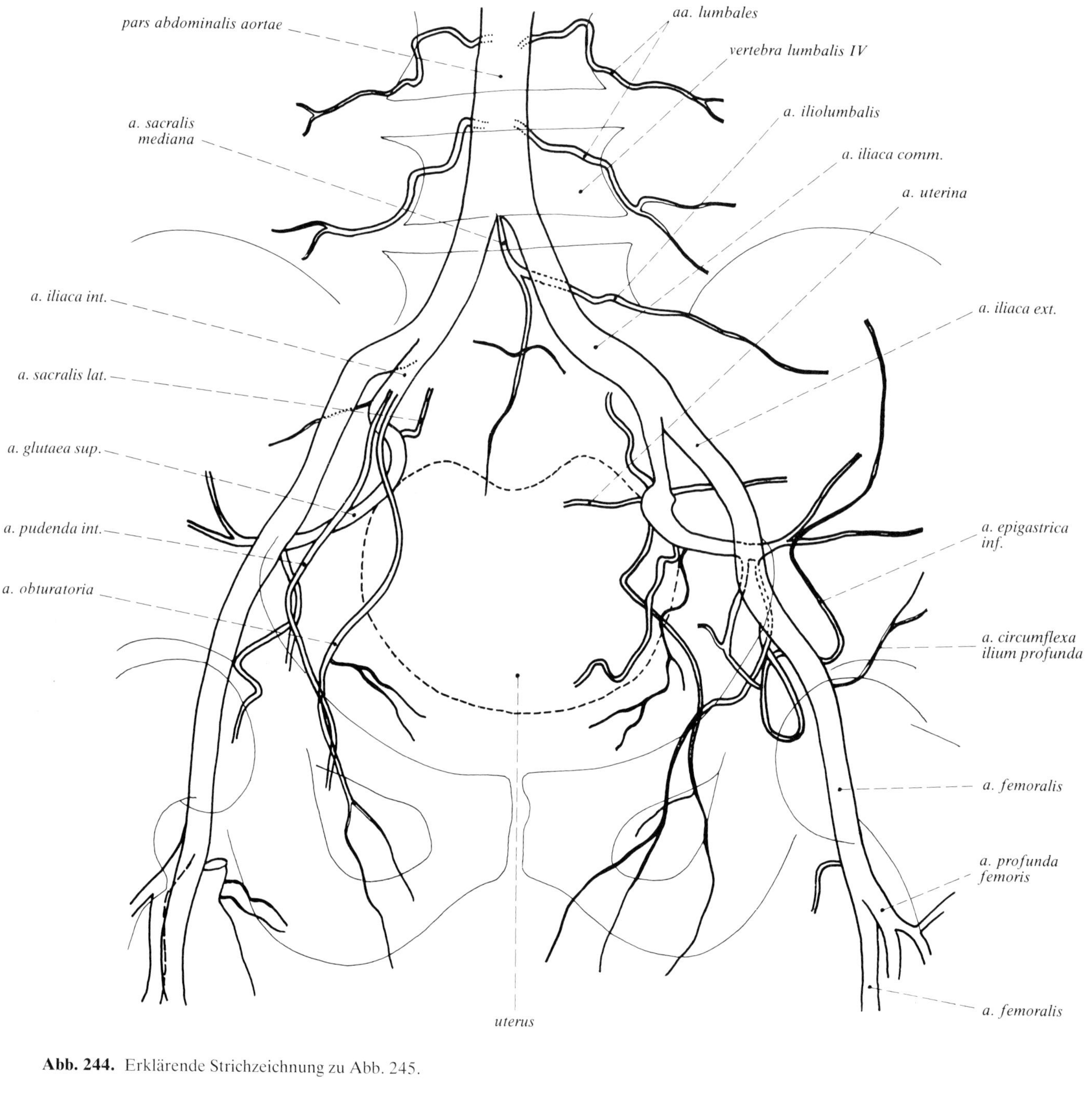

Abb. 244. Erklärende Strichzeichnung zu Abb. 245.

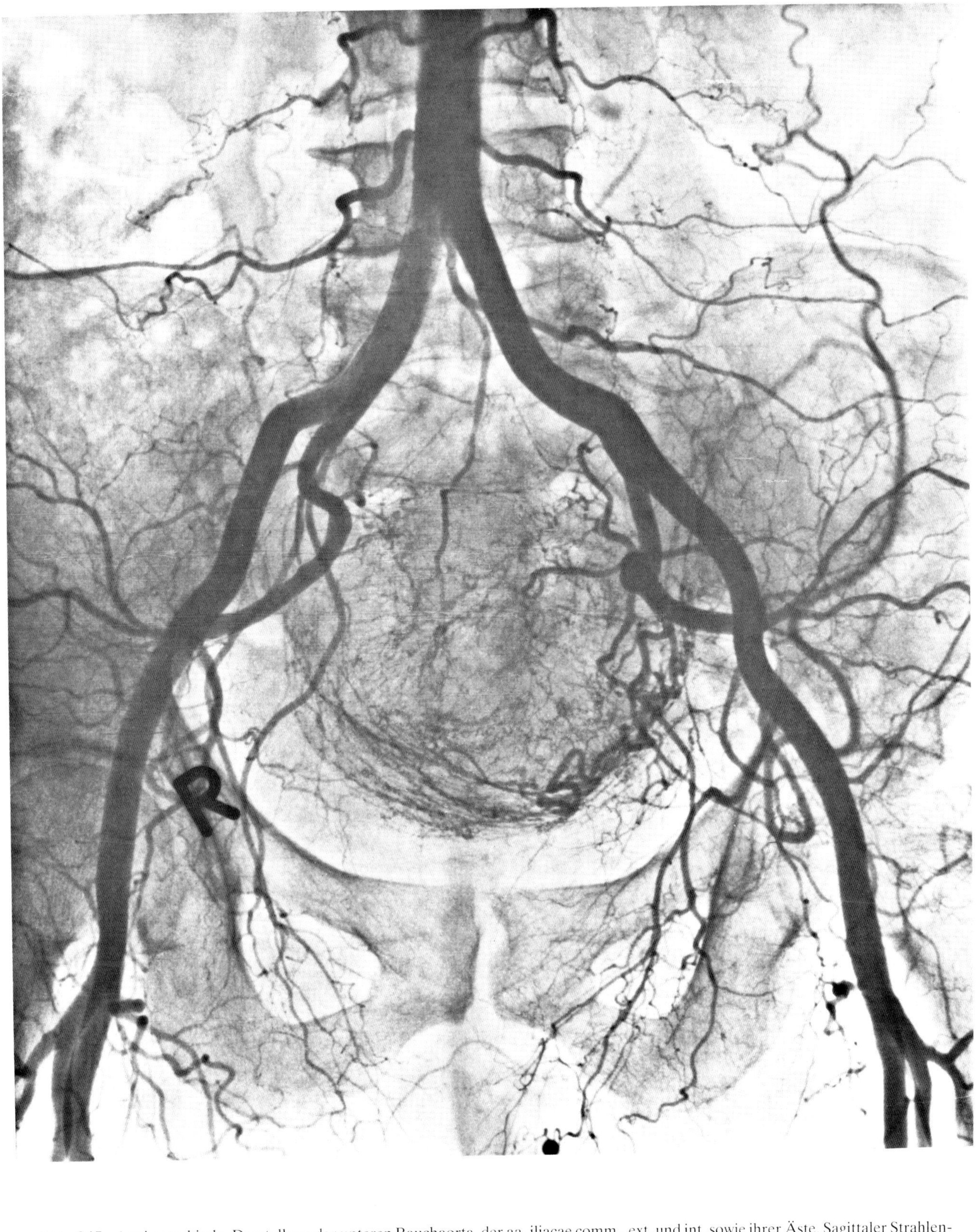

Abb. 245. Angiographische Darstellung der unteren Bauchaorta, der aa. iliacae comm., ext. und int. sowie ihrer Äste. Sagittaler Strahlengang. (Aus L. WICKE, Atlas der Röntgenanatomie, 2. Aufl. Urban & Schwarzenberg, München–Wien–Baltimore 1980.)

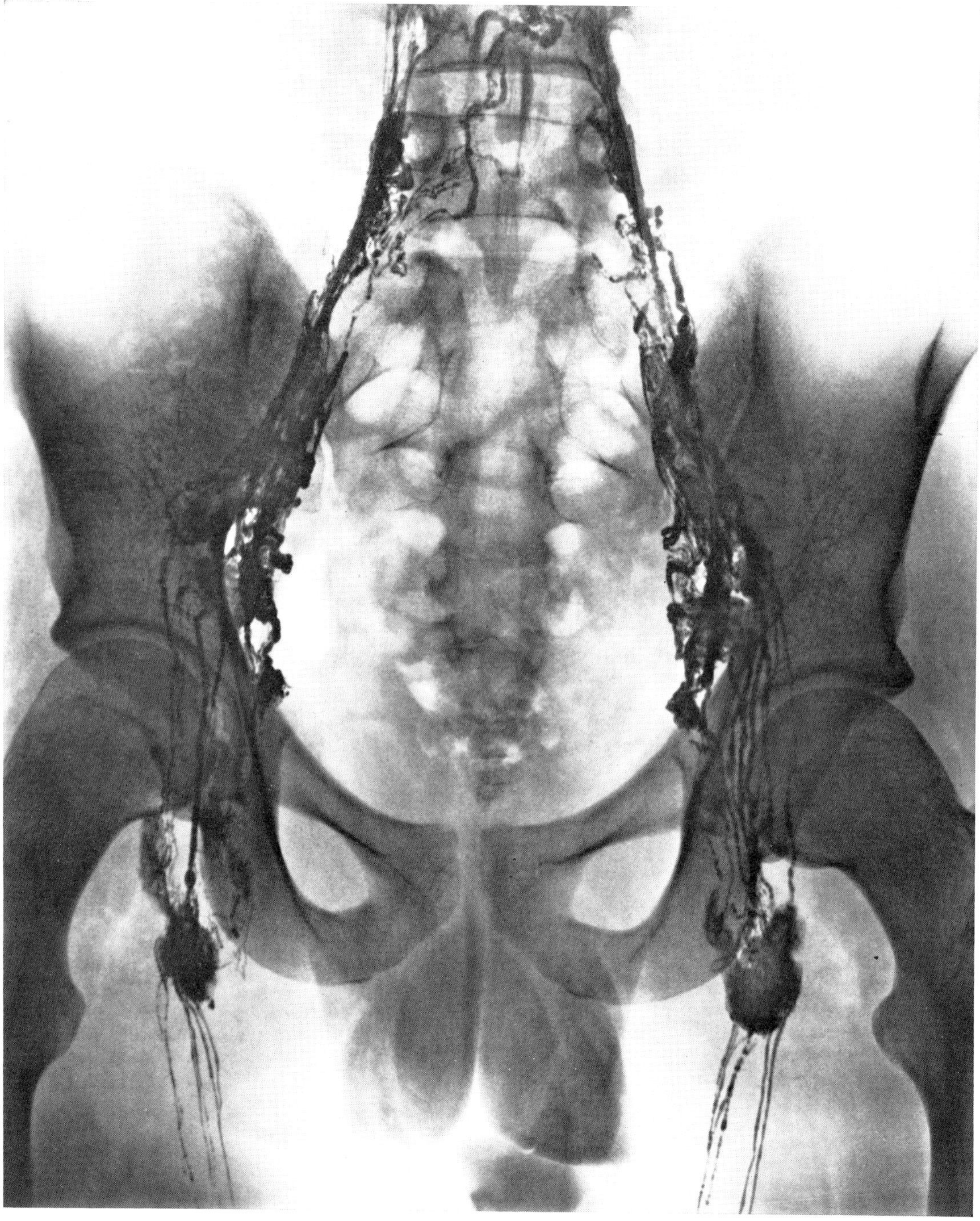

Abb. 246. Lymphangiogramm eines 18jährigen; sagittaler Strahlengang. Darstellung der inguinalen, iliakalen und lumbalen Lymphgefäße sowie der prävertebralen Anastomosen durch ein jodhaltiges öliges Kontrastmittel (Lipiodol®). Die perlschnurartigen Auftreibungen der Lymphgefäße sind durch die hintereinandergeschalteten Klappensegmente hervorgerufen. Beginnende Kontrastmittelspeicherung in einzelnen Lymphknoten, vor allem der Inguinalregion (Aufnahme: Dr. L. Baumeister, Zentrum Radiologie am Klinikum der Universität Freiburg i. Br.).

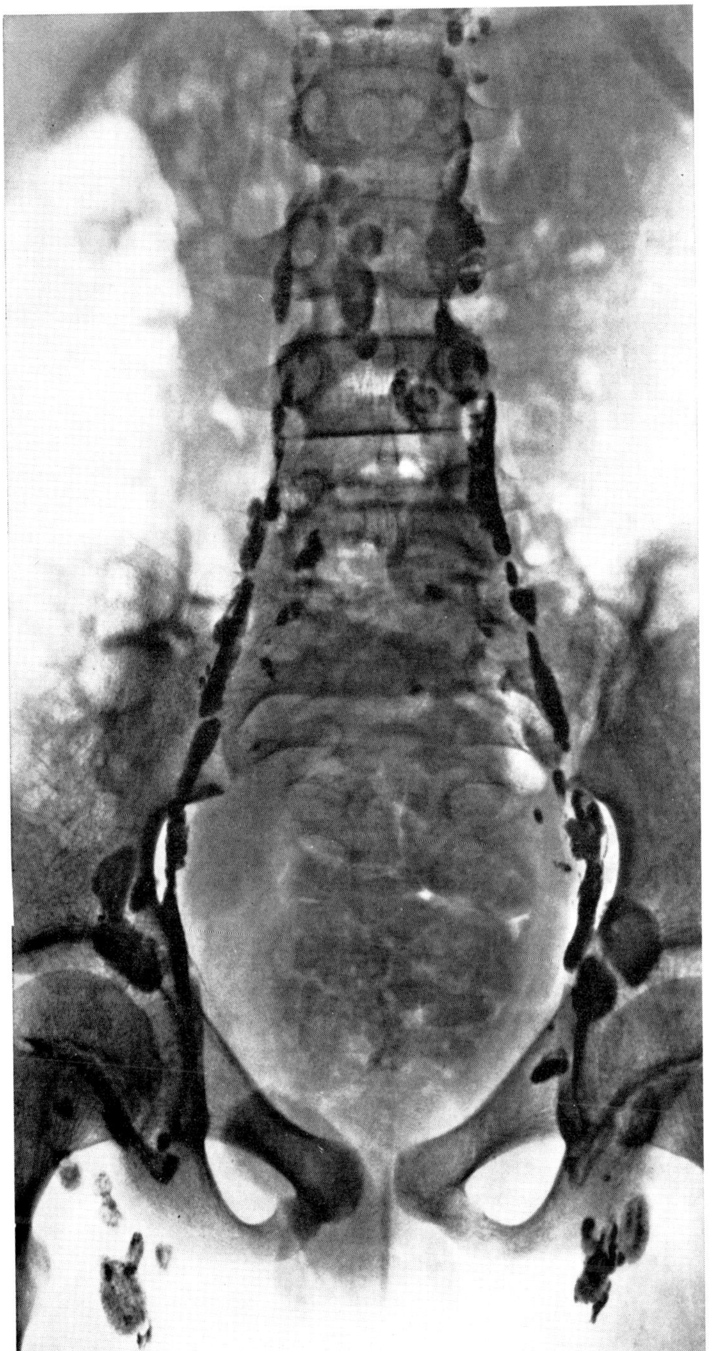

Abb. 247.

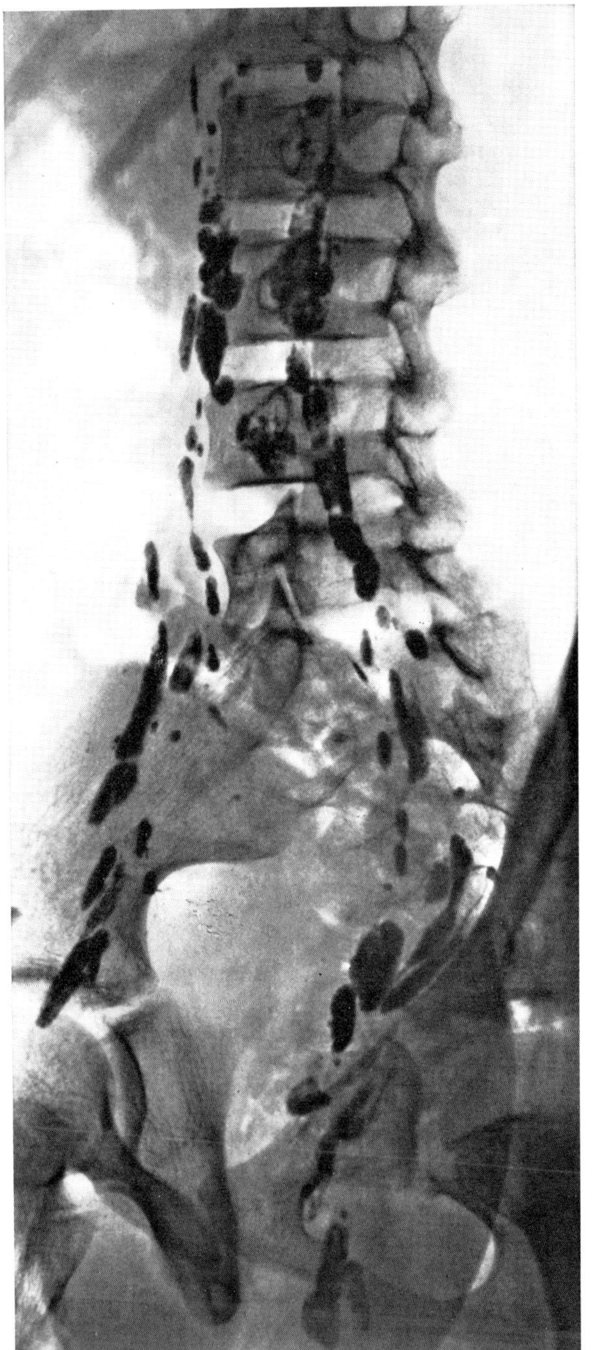

Abb. 248.

Abb. 247 u. 248. Lymphadenogramm eines Zehnjährigen in Rückenlage (Abb. 247) und in linker vorderer Schräglage (Abb. 248). Speicherung eines jodhaltigen öligen Kontrastmittels (Lipiodol®) in nodi lymphatici inguinales, nodi lymphatici iliaci externi, nodi lymphatici iliaci communes und nodi lymphatici lumbales. Die Kombination beider Aufnahmerichtungen ermöglicht die genauere Lokalisierung der einzelnen Lymphknoten (Aufnahme: Dr. L. BAUMEISTER, Zentrum Radiologie am Klinikum der Universität Freiburg i. Br.).

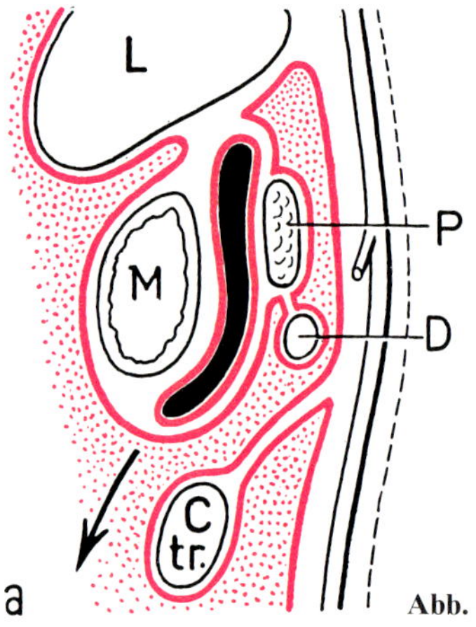

a Abb. 249.

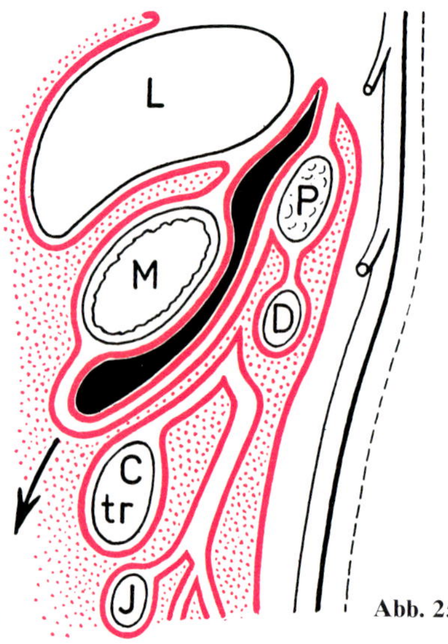

b Abb. 250.

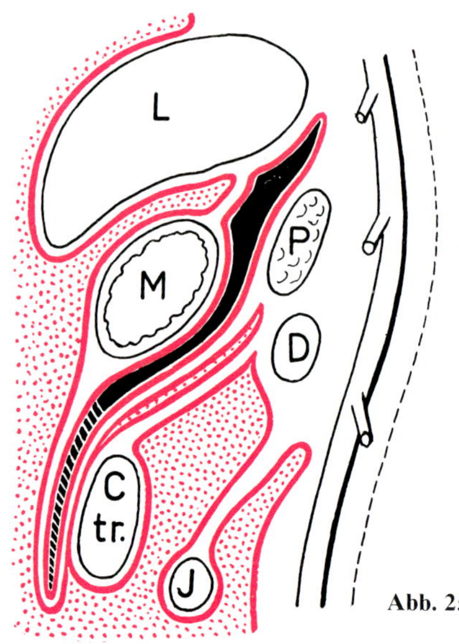

c Abb. 251.

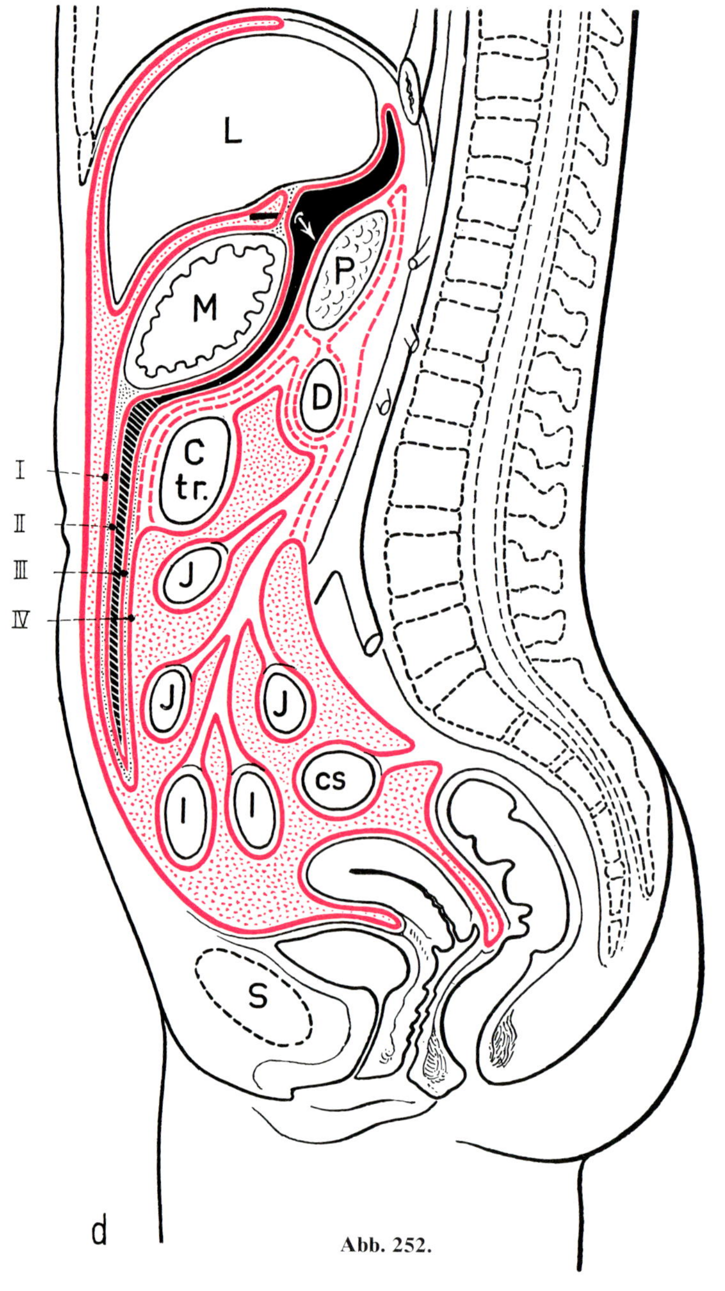

d Abb. 252.

Abb. 249–252. Entstehung und Umwandlung der serösen Säcke des Bauchraums sowie Verlauf des peritonaeum, schematische Mediansagittalschnitte. – Peritonaeum = rote Linie, cavum peritonaei = rot punktiert. Abb. 249–251 embryonale Stadien. Abb. 252 endgültiger Zustand (weiblicher situs) vor Verklebung der vier Blätter (I–IV) des großen Netzes. Rot gestrichelte Linie = ursprünglicher Verlauf des Bauchfells. Pfeil im Netzbeutel, bursa omentalis.

I–IV die vier Blätter des omentum majus
L = Leber, hepar
M = Magen, ventriculus (gaster)
C tr = colon transversum
P = pancreas
D = duodenum
J = jejunum
I = ileum
CS = colon sigmoideum
S = symphysis pubica

Urogenitalsystem

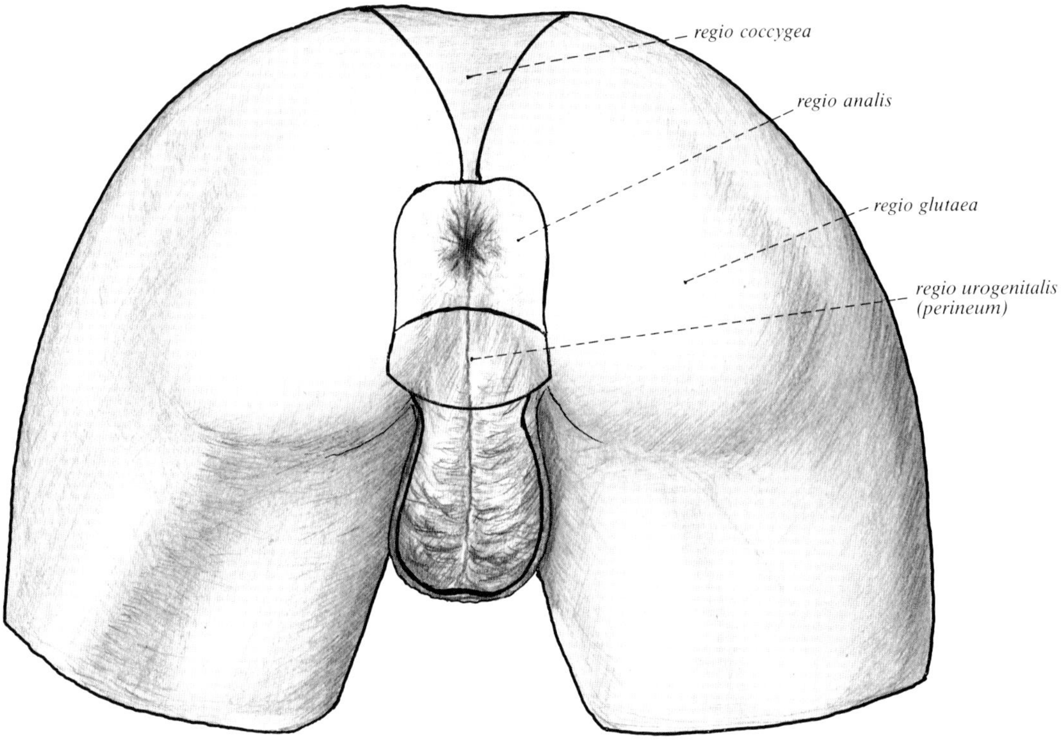

Abb. 253. Regionen des Damms, perineum, männlich.

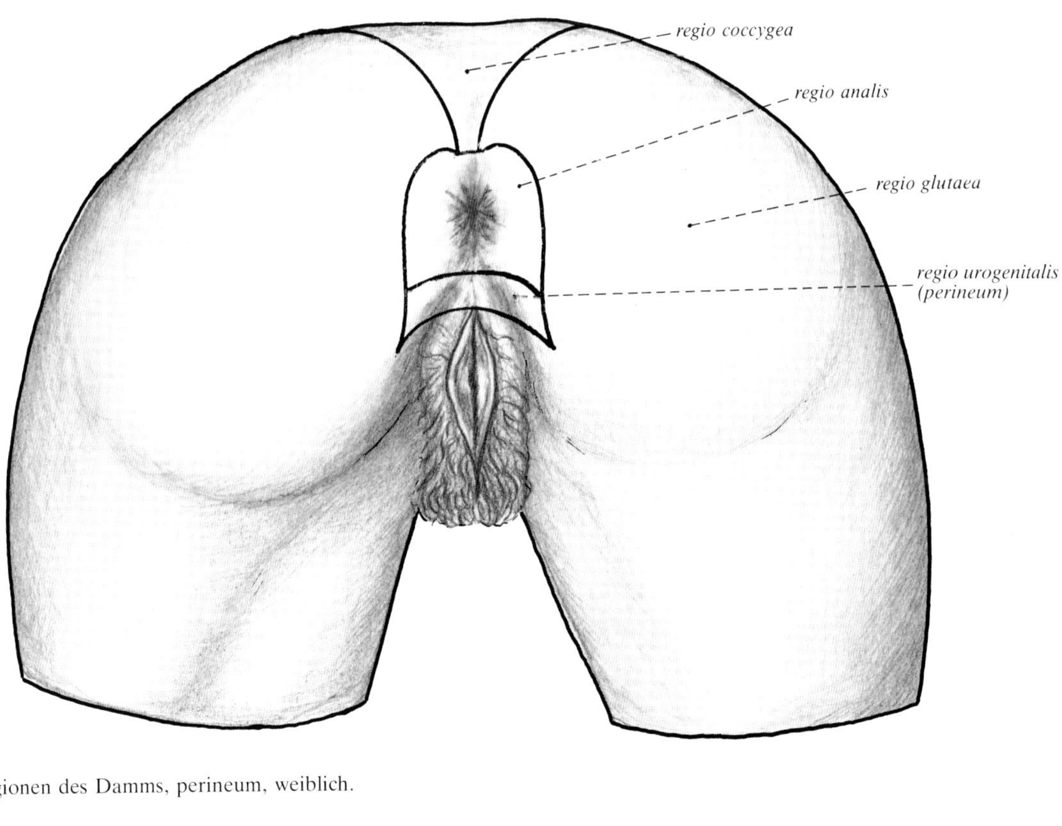

Abb. 254. Regionen des Damms, perineum, weiblich.

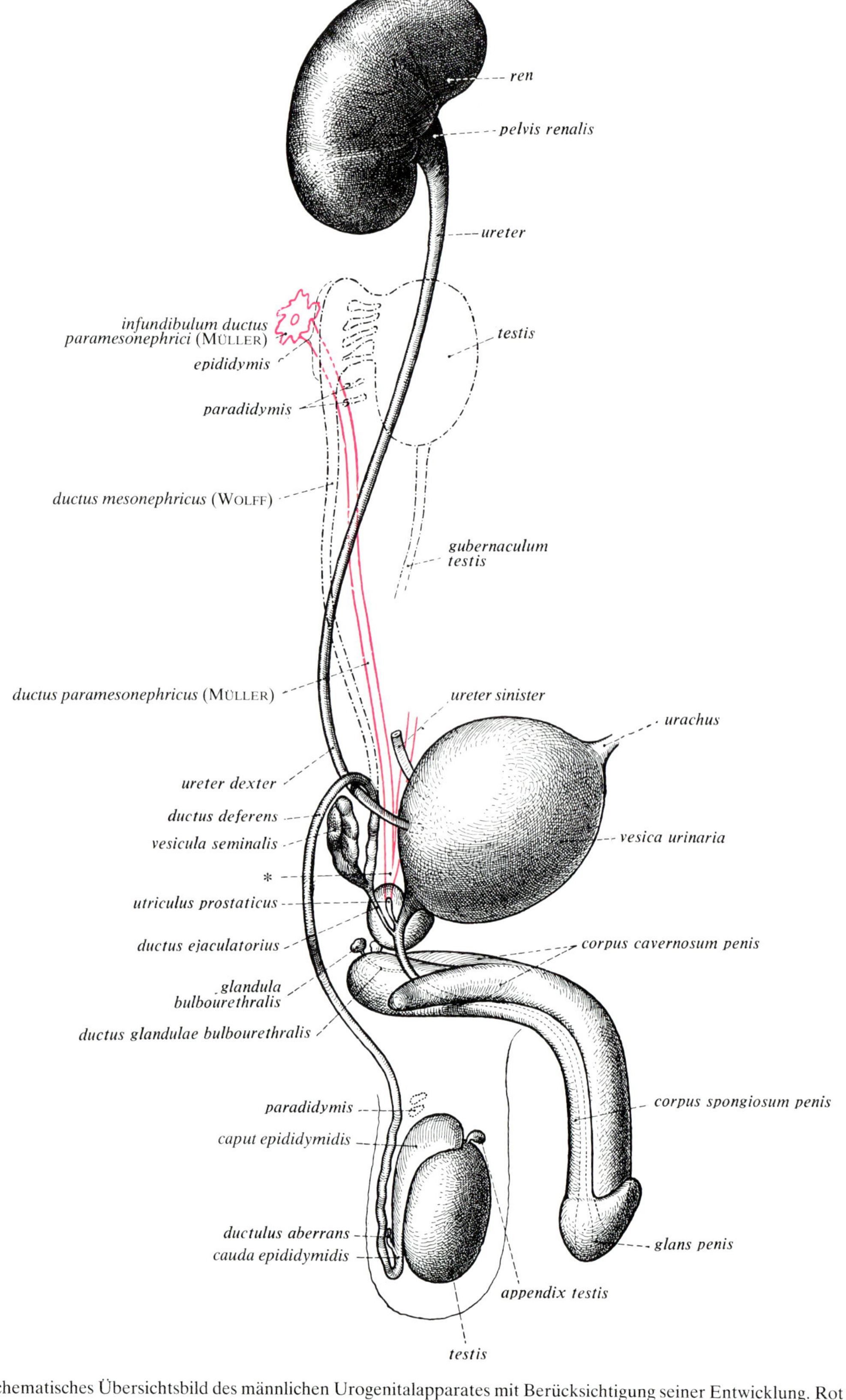

Abb. 255. Schematisches Übersichtsbild des männlichen Urogenitalapparates mit Berücksichtigung seiner Entwicklung. Rot: Zugrundegehende Teile. Gestrichelte Konturen: Lage vor dem descensus testis. Epididymis = Geschlechtsteil der Urniere; paradidymis = Nierenteil der Urniere; * = Vereinigungsstelle der MÜLLERschen Gänge, ductus paramesonephrici.

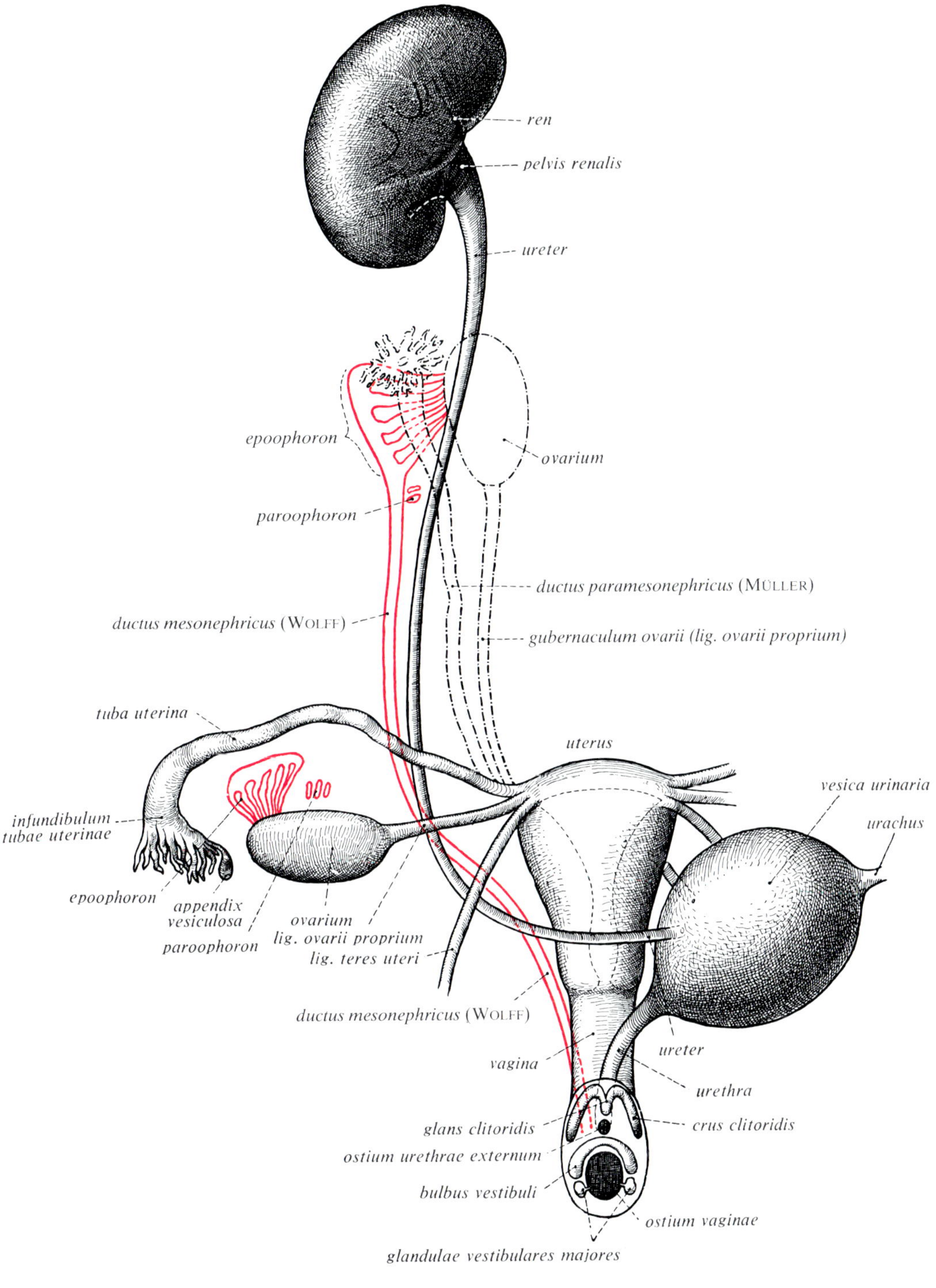

Abb. 256. Schematisches Übersichtsbild des weiblichen Urogenitalapparates mit Berücksichtigung seiner Entwicklung. Rot: Zugrundegehende Teile. Gestrichelte Konturen: Lage vor dem descensus. Epoophoron = Geschlechtsteil der Urniere; paroophoron = Nierenteil der Urniere.

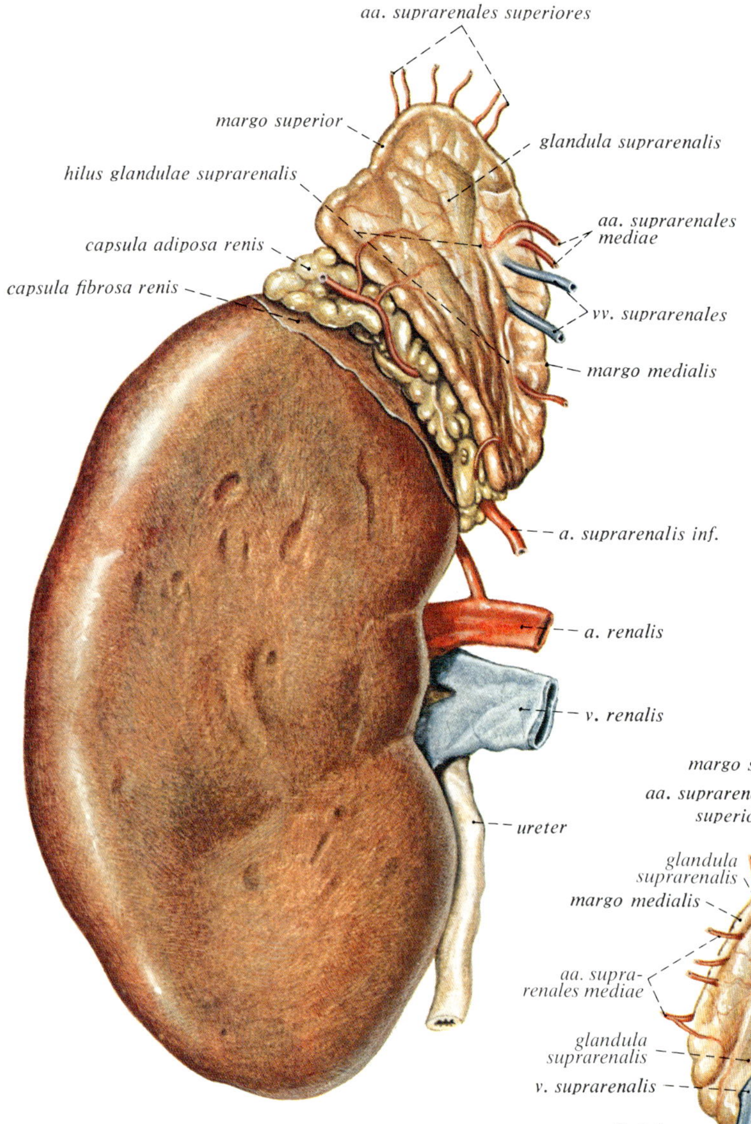

◁ **Abb. 257.** Ventralansicht der rechten Niere, ren dexter, und Nebenniere, glandula suprarenalis dextra. Am oberen Pol der Niere sind ein Teil der Fettkapsel und der capsula fibrosa der Niere erhalten. Am hilus renalis sind a., v. renalis und ureter, an der glandula suprarenalis die aa. et vv. suprarenales dargestellt.

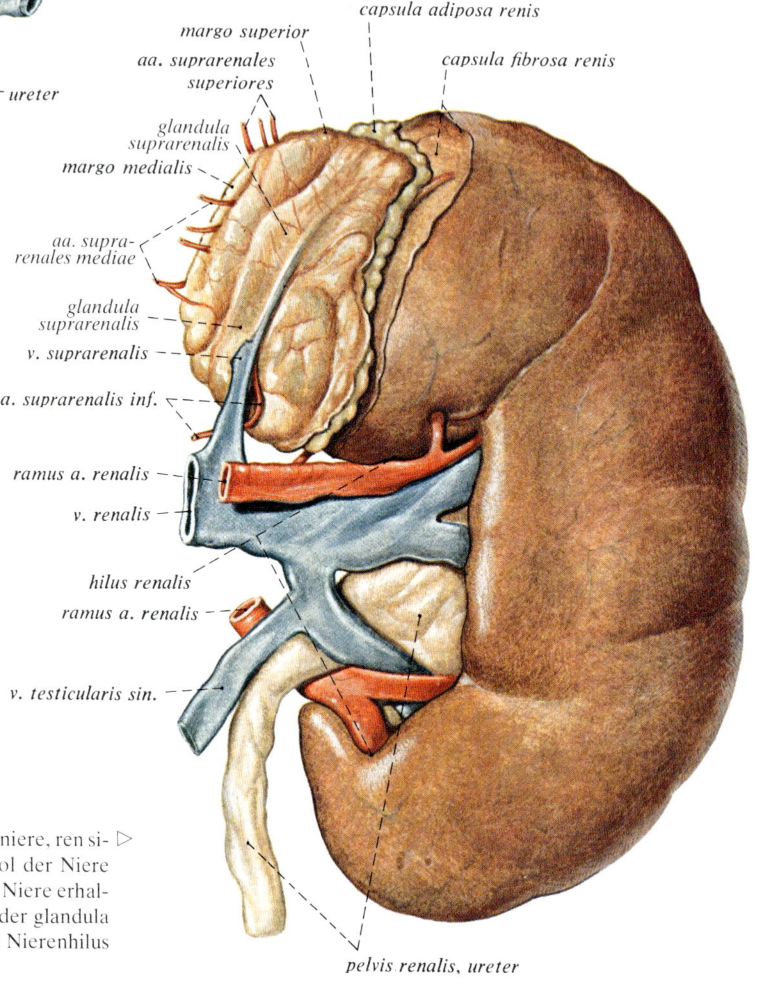

Abb. 258. Ventralansicht der linken Niere und Nebenniere, ren sinister et glandula suprarenalis sinistra. Am oberen Pol der Niere sind ein Teil der Fettkapsel und der capsula fibrosa der Niere erhalten. Am hilus renalis sind a., v. renalis und ureter, an der glandula suprarenalis die aa. et vv. suprarenales dargestellt. Im Nierenhilus liegt das Nierenbecken dorsal der großen Gefäße. ▷

Abb. 259. Frontaler Halbierungsschnitt durch ▷ die linke Niere, ren, eines Erwachsenen. Das Nierenbecken, pelvis renalis, zum Teil eröffnet. Die Nierenpapillen, papillae renales, ragen in die Nierenkelche, calices renales, hinein. Im Gebiet des sinus renalis liegt der Schnitt seitlich des Nierenbeckens. Fettgewebe, a. v. renalis und ihre Äste sowie der distale Teil des Nierenbeckens erfüllen den sinus renalis.

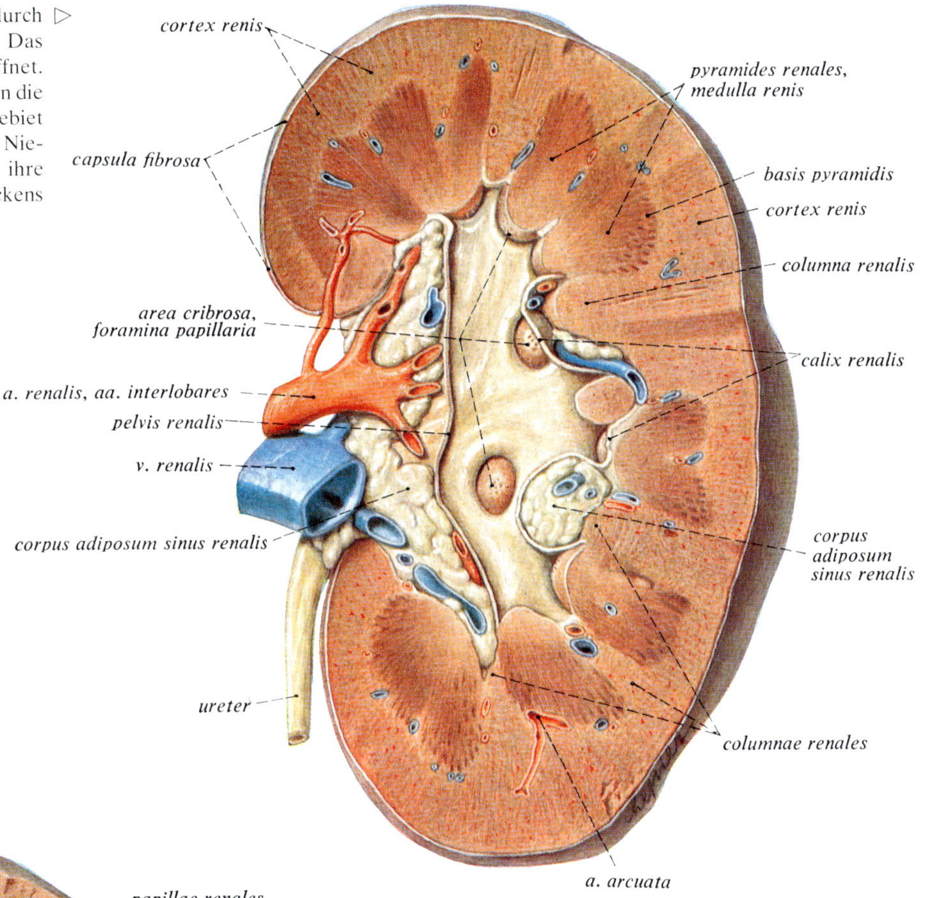

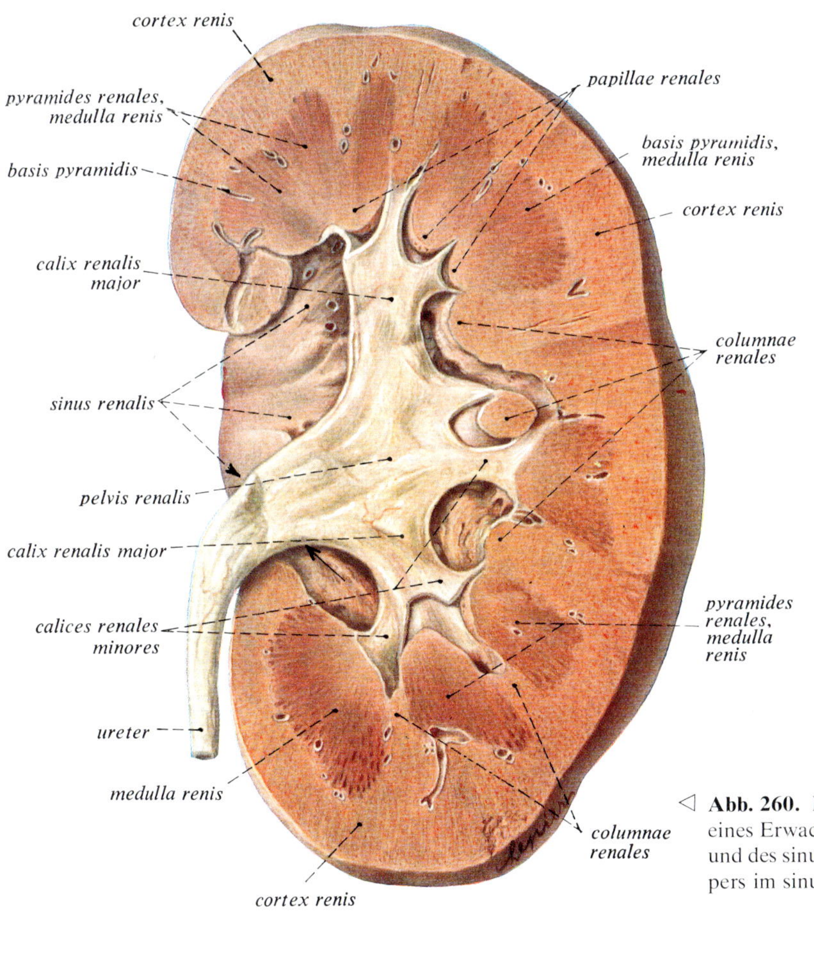

◁ **Abb. 260.** Frontaler Halbierungsschnitt durch die linke Niere, ren, eines Erwachsenen. Darstellung des Nierenbeckens, pelvis renalis, und des sinus renalis nach Entfernung der Gefäße und des Fettkörpers im sinus renalis.

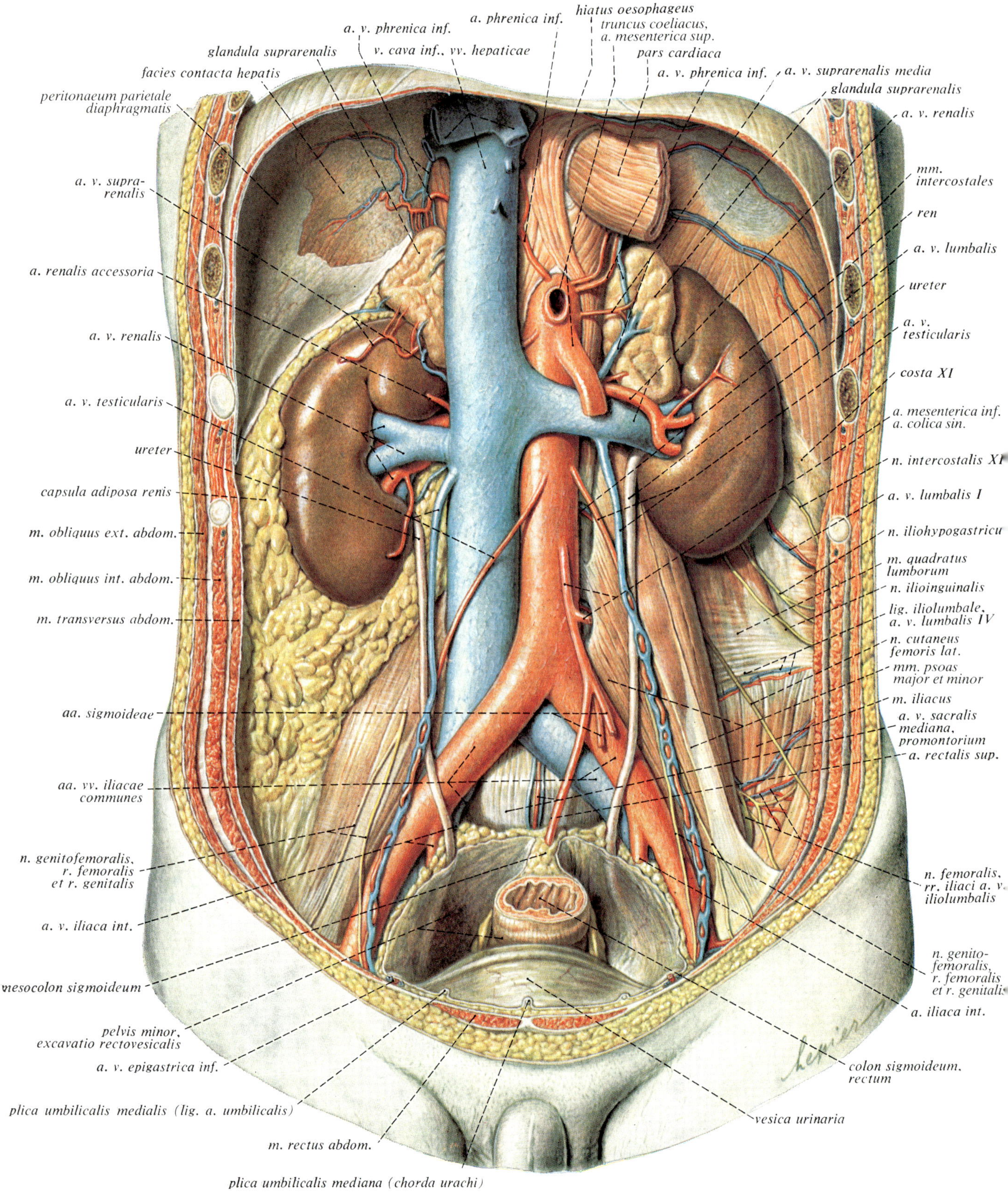

Abb. 261. Lage der Eingeweide an der dorsalen Bauchwand. Situs retroperitonaealis, sog. »Nierensitus«.

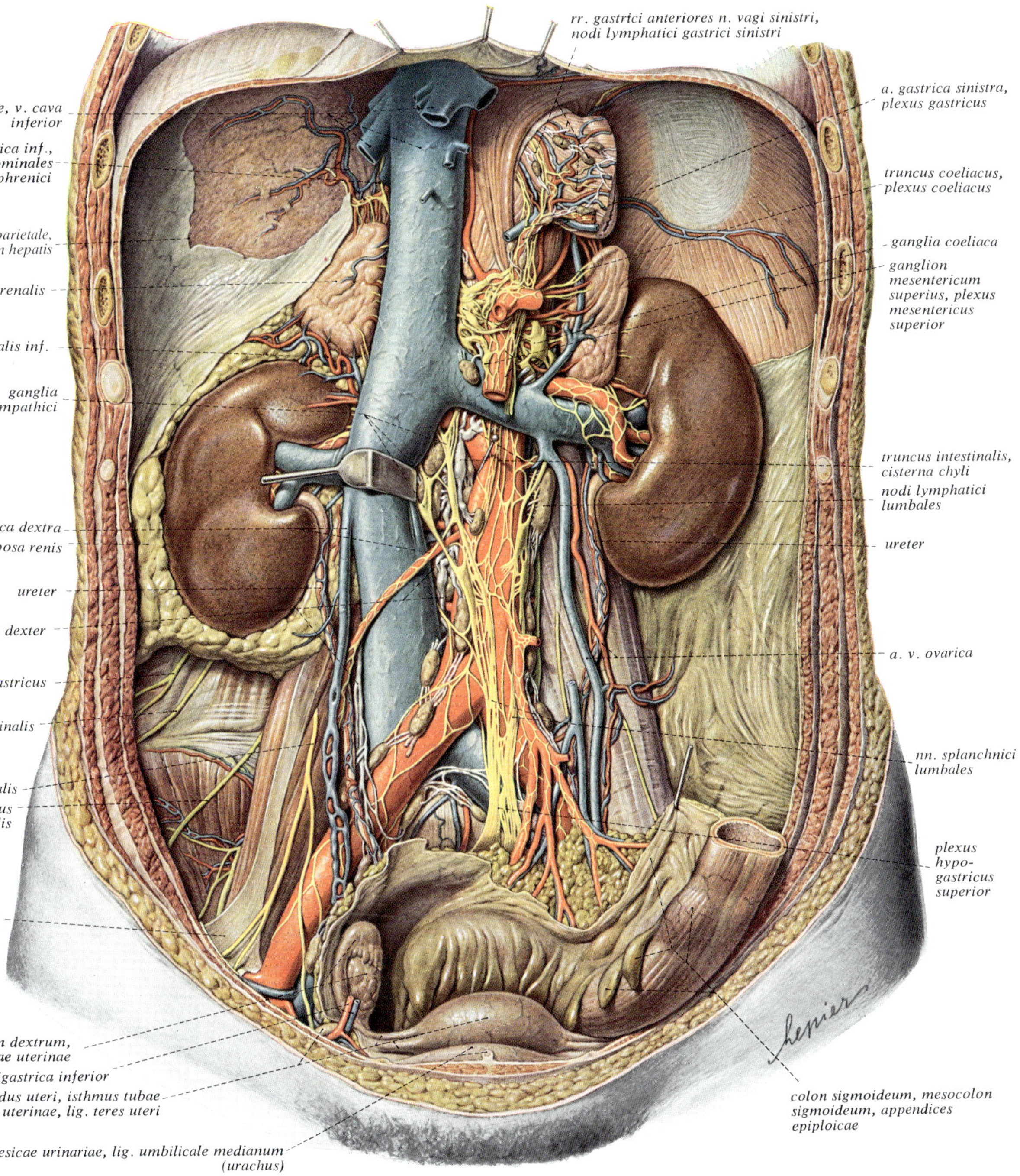

Abb. 262. Nerven, Blut- und Lymphgefäße der hinteren Bauchwand. Bauchfell nur in der rechten Zwerchfellkuppel, dem Schnittrand des lig. coronarium hepatis entsprechend, begrenzt, im kleinen Becken sowie in der fossa iliaca sinistra erhalten. Capsula adiposa der linken Niere vollständig, die der rechten Niere an der Vorderfläche entfernt. Bauch- und Beckenteil des truncus sympathicus.

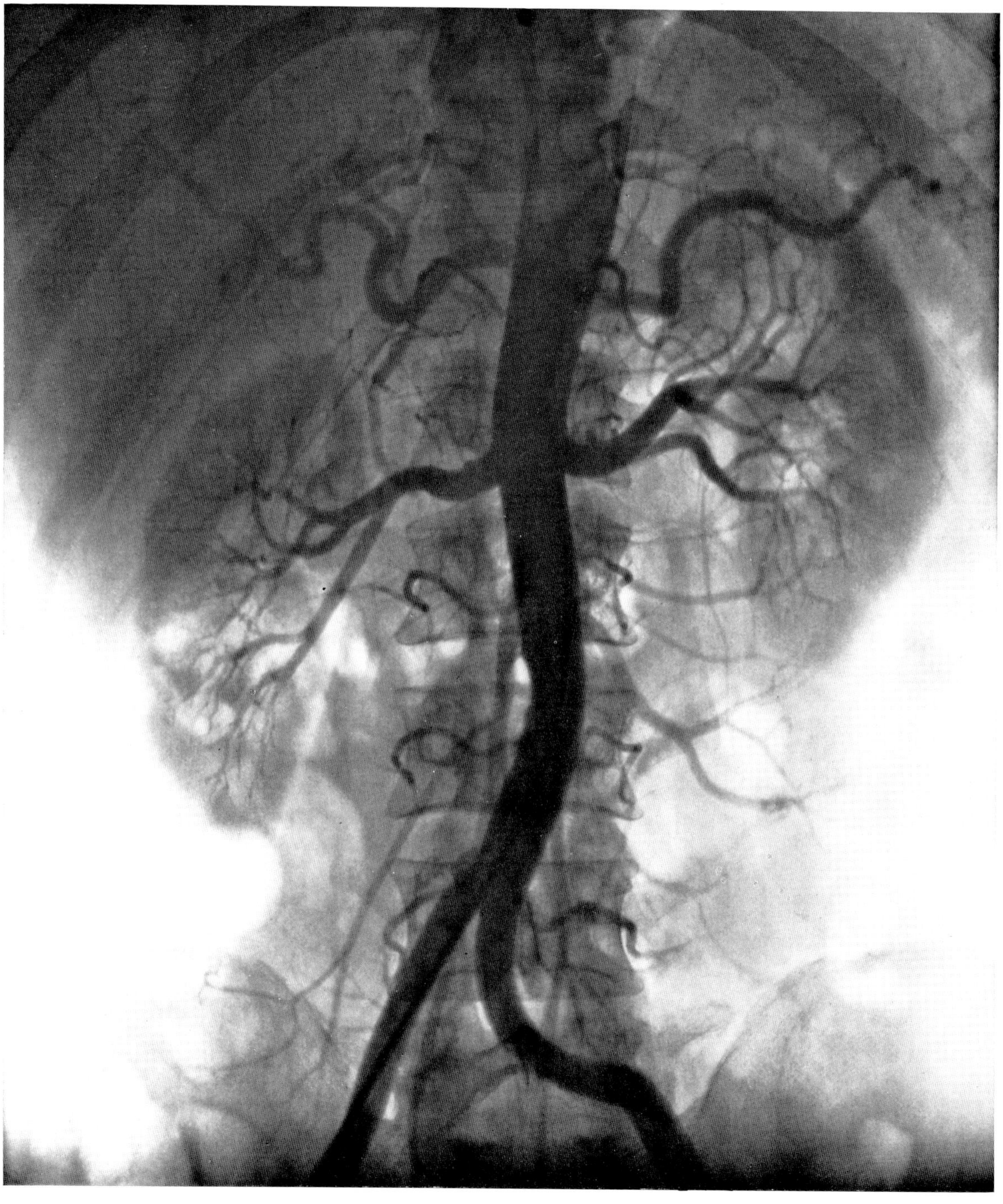

Abb. 263. Arteriogramm der pars abdominalis aortae und beider Nierenarterien. Injektion des Kontrastmittels über einen SELDINGER-Katheter, der von der a. femoralis aus eingeführt wurde und dessen Spitze knapp oberhalb des Abgangs der Nierenschlagadern liegt. Röntgenbild, sagittaler Strahlengang (Aufnahme Prof. Dr. H. SCHMIDT, Pforzheim).

1 colon descendens
2 colon ascendens
3 margo lat. m. psoatis majoris
4 pelvis renalis
5 papilla renalis
6 ureter
7 extremitas inf. renis sin.

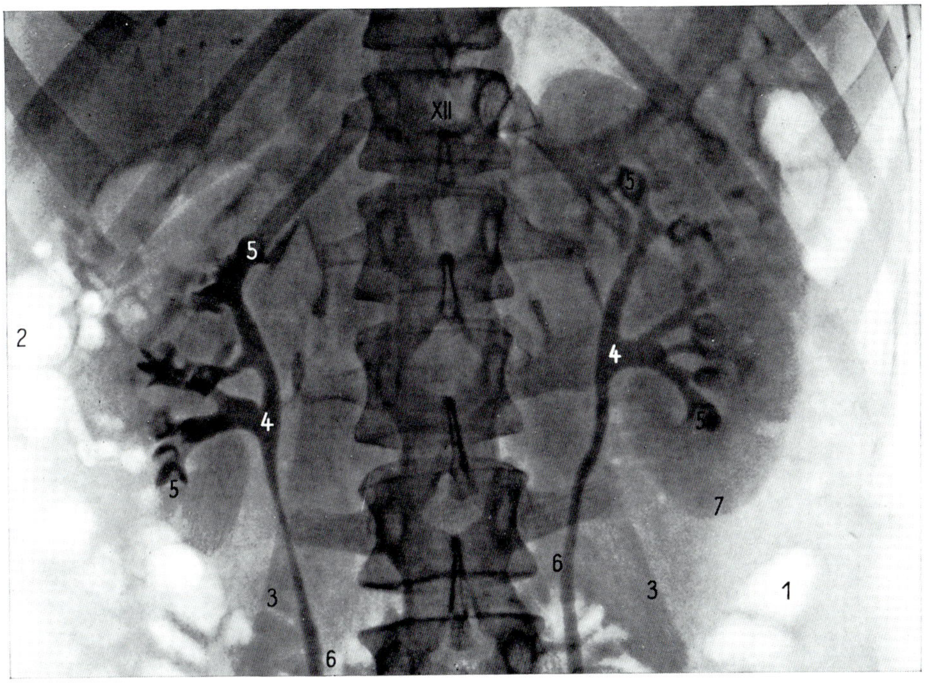

Abb. 264. Doppelseitiges retrogrades Pyelogramm. Schmales Nierenbecken, pelvis renalis, durch den Zusammenfluß langer, schlanker Nierenkelche, calices minores et majores, entstanden. Die Nierenpapillen, papillae renales, hell, ihre Umfassung durch die mit Kontrastmittel gefüllten Kelche dunkel.

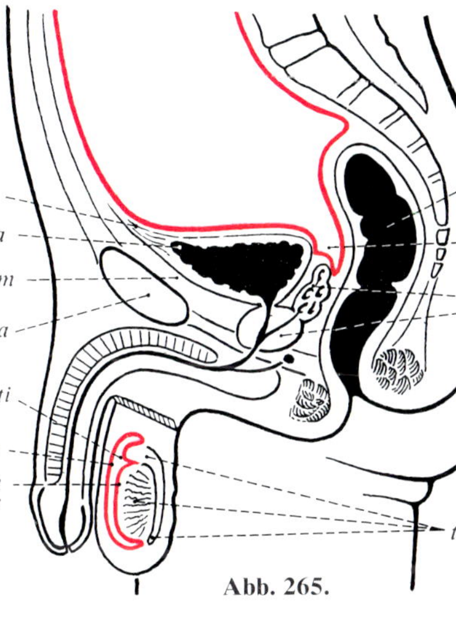

Abb. 265.

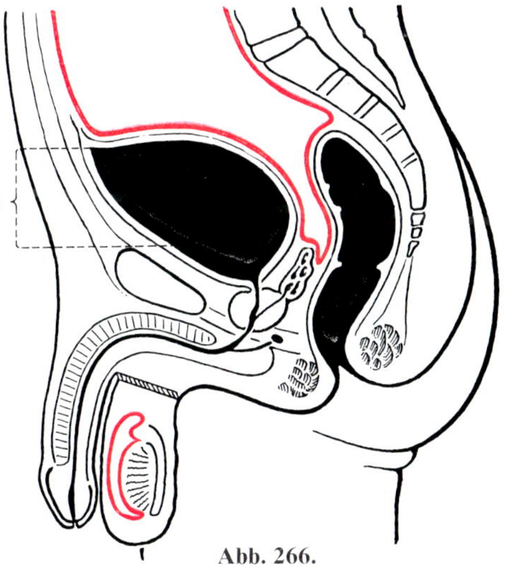

Abb. 266.

Abb. 265 u. 266. Verlauf des peritonaeum (rote Linie) im männlichen Becken. Medianschnitt bei leerer bis mäßig gefüllter (Abb. 265) und bei gefüllter Harnblase (Abb. 266). An der vorderen Bauchwand reicht das peritonaeum bei leerer Harnblase bis in die Höhe des oberen Symphysenrandes.

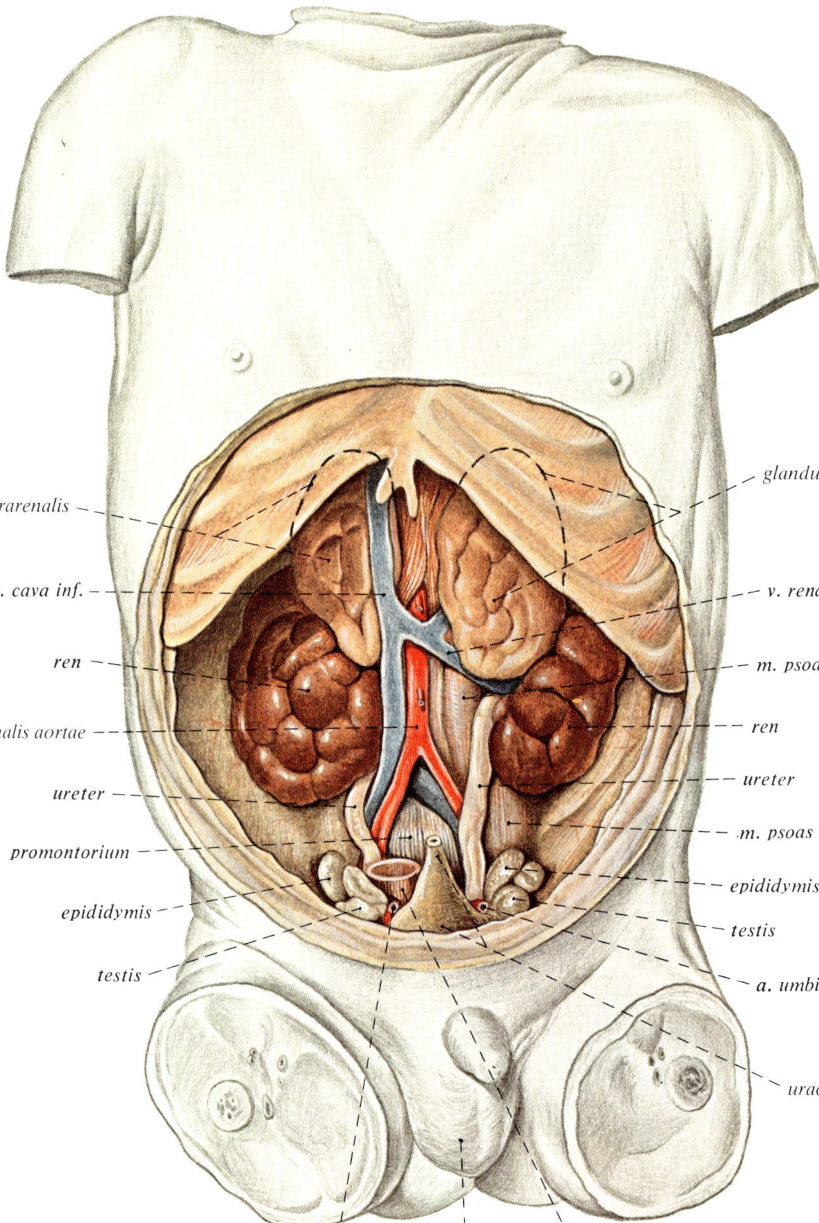

Abb. 267. Nieren und Nebennieren eines etwa 5 Monate alten Fetus. Der auf der Figur vom Rippenbogen verdeckte Teil der Nebennieren ist durch die gestrichelte Linie umrandet. Die Nieren sind deutlich gelappt (ren lobatus), die Nebennieren auffällig groß und an der Oberfläche gefältelt. Der ureter ist weit und verläuft geschlängelt. Die Keimdrüsen (Hoden und Nebenhoden) liegen im kleinen Becken vor dem Eingang in den Leistenkanal. Die Harnblase verjüngt sich kegelförmig in den noch offenen urachus. Die großen Organe des Oberbauchraumes sind ebenso wie Dünn- und Dickdarm entfernt. Die Schnittfläche des rectum ist sichtbar.

Abb. 268. Rechte Niere eines Erwachsenen mit erhaltener Lappung (ren lobatus). ▷

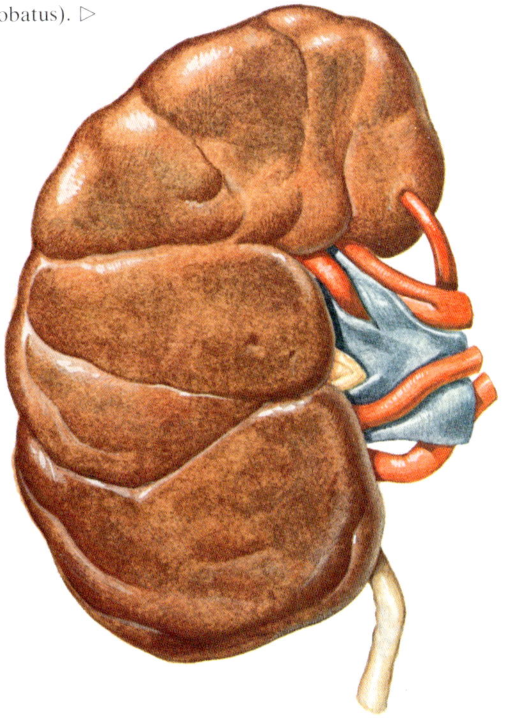

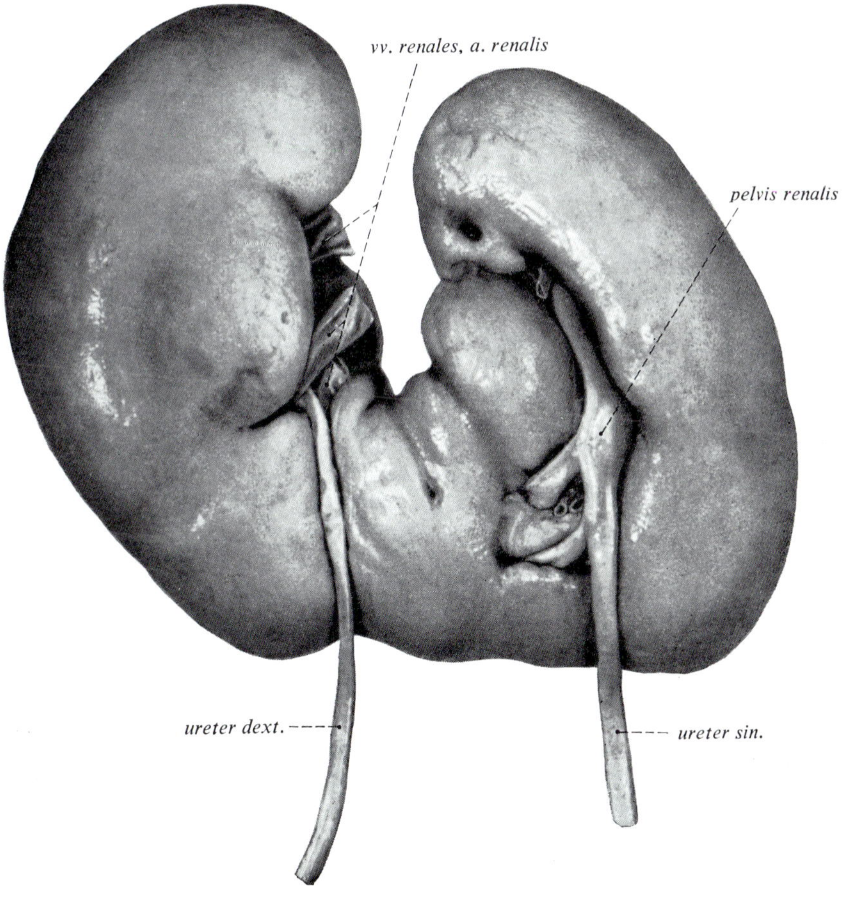

Abb. 269. Ventralansicht einer Hufeisenniere. Breite Brücke von Nierengewebe zwischen den unteren Nierenpolen.

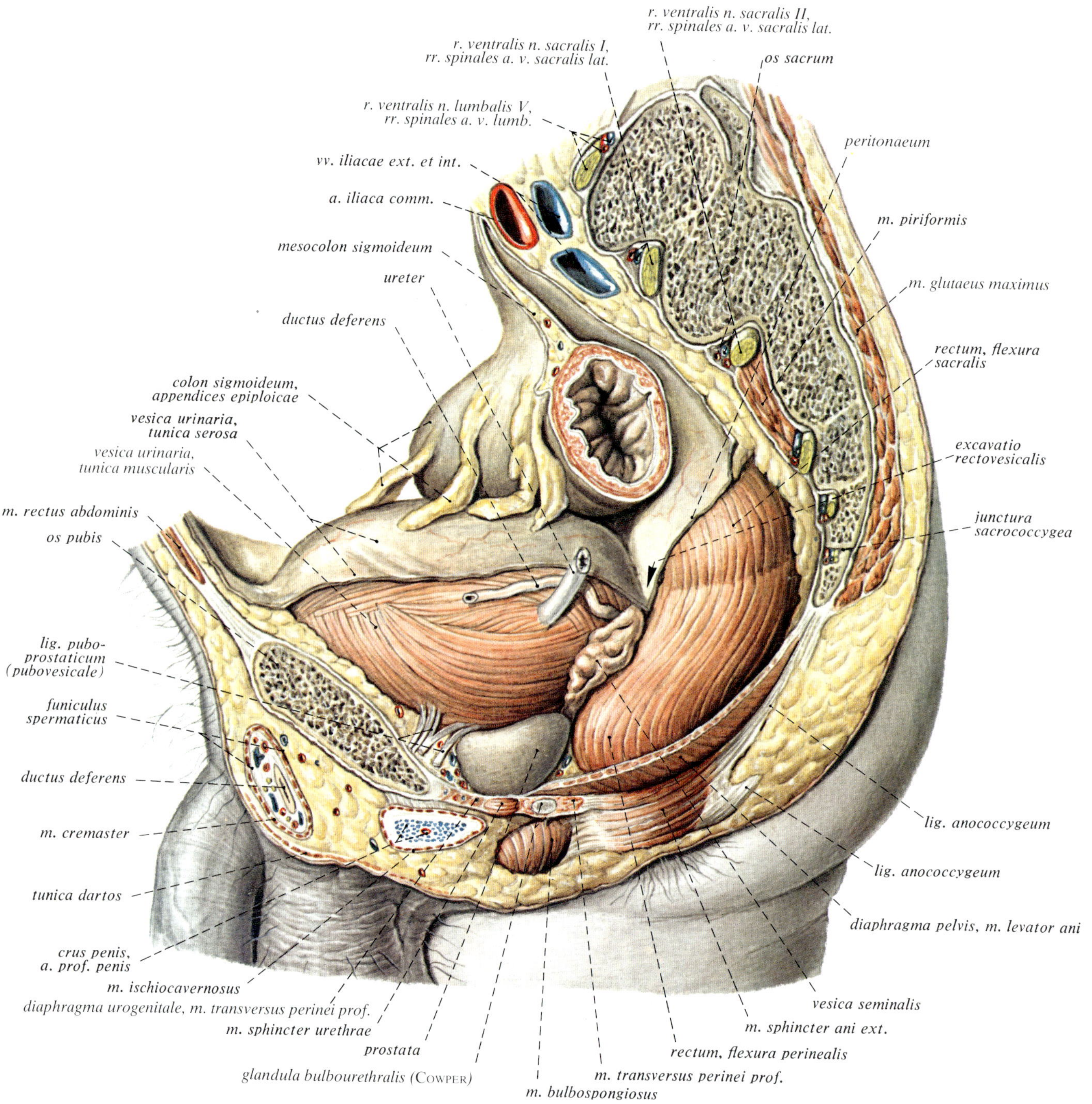

Abb. 270. Rechte Hälfte des paramedian durchgeschnittenen Beckens eines erwachsenen Mannes. Ansicht von medial. Das Bauchfell, peritonaeum, ist von der Seitenfläche der Harnblase, vesica urinaria, abgelöst.

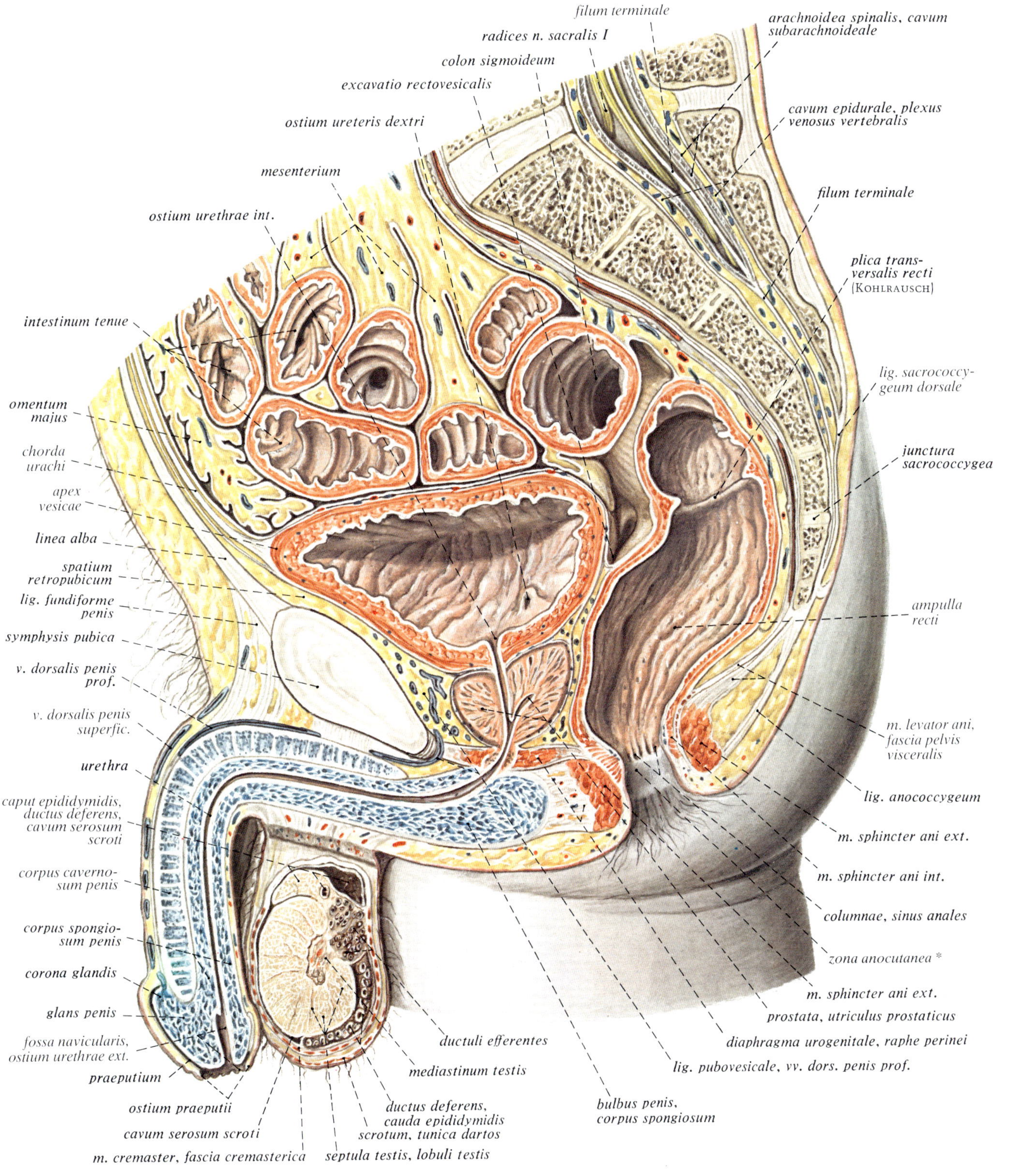

Abb. 271. Rechte Hälfte des median durchgetrennten Beckens eines erwachsenen Mannes; scrotum paramedian durchgeschnitten. * Pergamentfarbene Region zwischen dem verhornten Plattenepithel der hier meist stärker pigmentierten Epidermis (= zona cutanea) und der makroskopisch rosaroten Dickdarmschleimhaut. Die zona anocutanea wird auch als zona alba oder HILTONsche Linie bezeichnet.

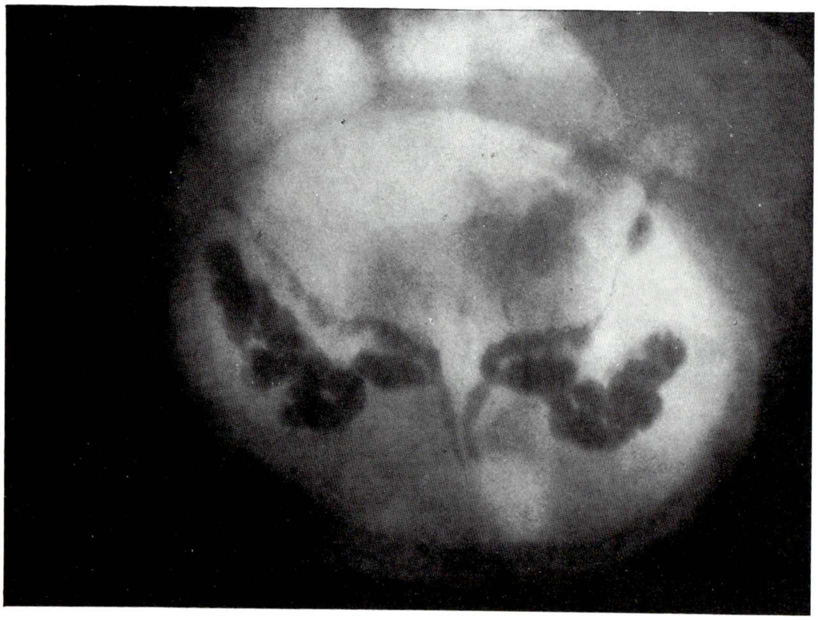

Abb. 272. Röntgenbild. Vesiculae seminales, ductus deferentes, ductus ejaculatorii hinter der luftgefüllten Harnblase.

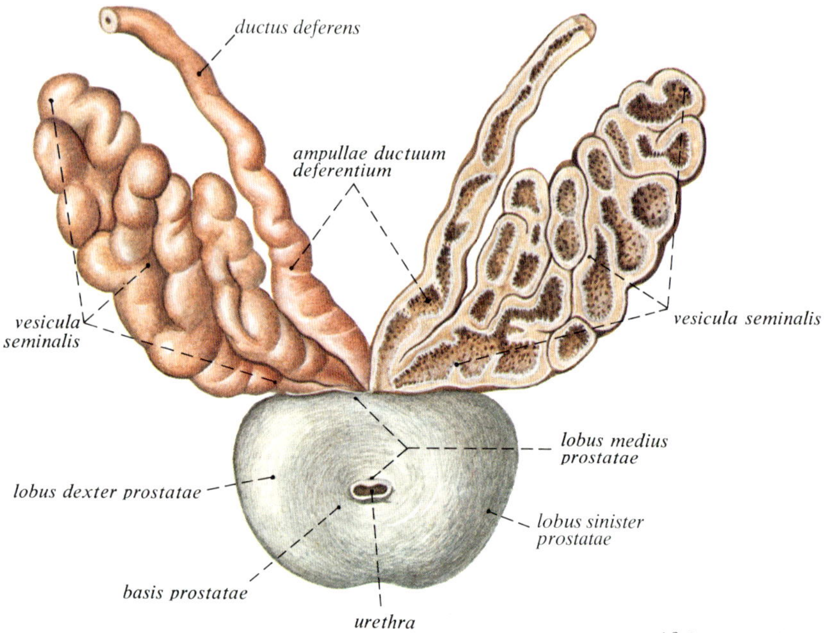

△
Abb. 273. Prostata mit Samenblasen, vesiculae seminales (ventrokraniale Ansicht). Linke Samenblase und ampulla ductus deferentis sind frontal halbiert, die Harnröhre, urethra masculina, ist kurz nach dem Austritt aus der Blase, vesica urinaria, abgeschnitten; Blick auf die konkave basis prostatae.

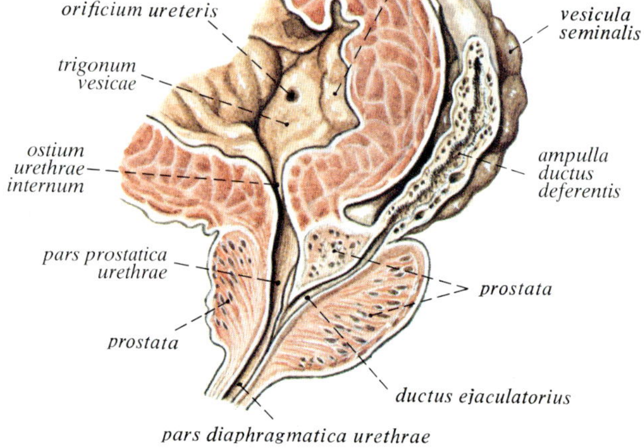

Abb. 274. Medianschnitt durch fundus vesicae urinariae, prostata ▷ und ductus deferens.

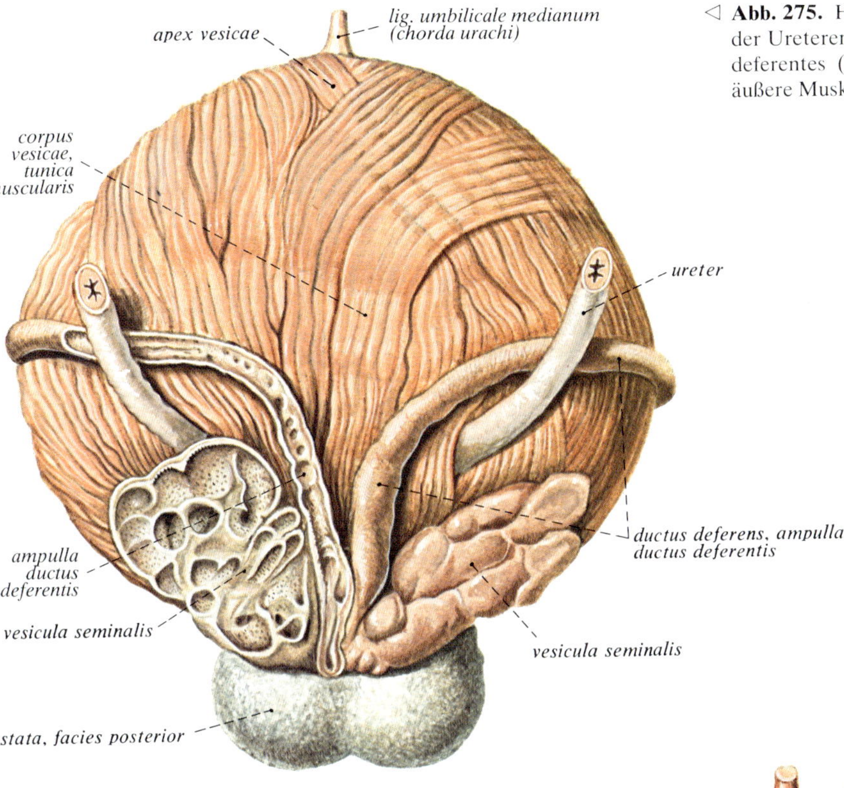

◁ **Abb. 275.** Harnblase, vesica urinaria, mit Mündungen der Ureteren, prostata, vesiculae seminales und ductus deferentes (links eröffnet). Ansicht von dorsal. Die äußere Muskelschicht der Harnblase ist präpariert.

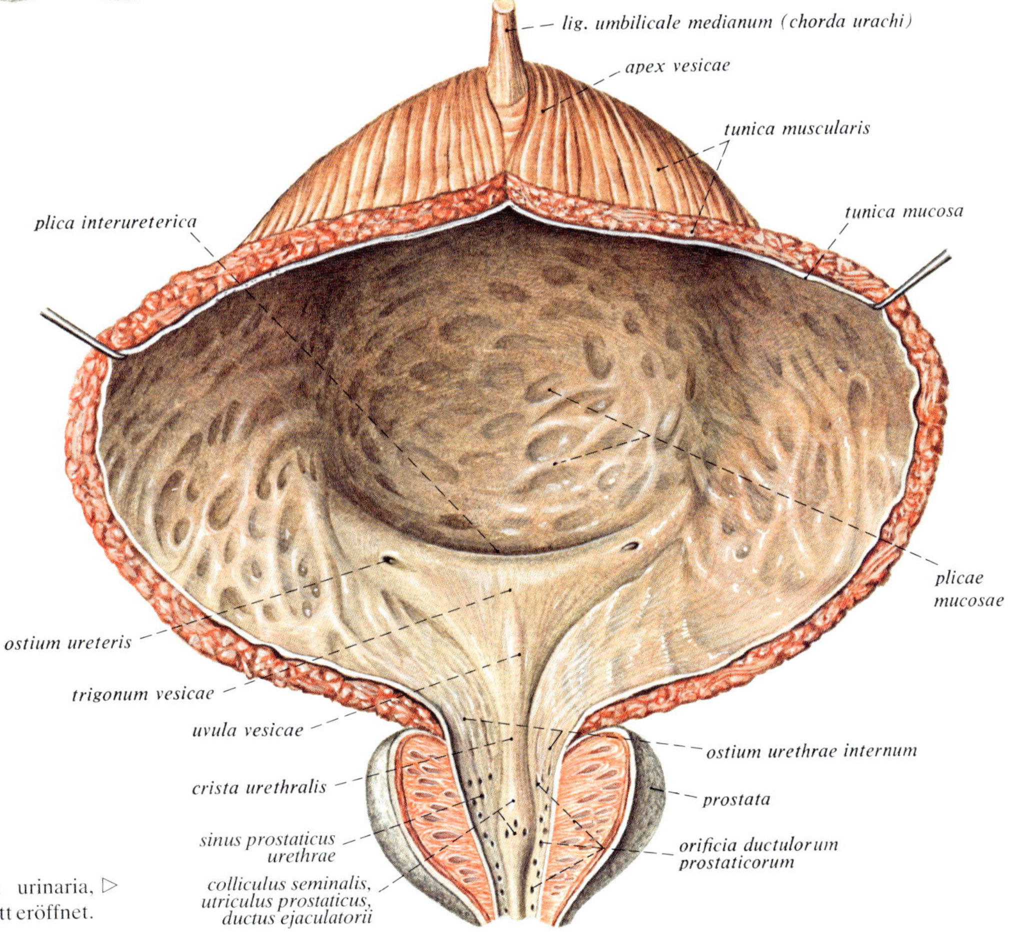

Abb. 276. Harnblase, vesica urinaria, ▷ und prostata durch Längsschnitt eröffnet. Ansicht von ventral.

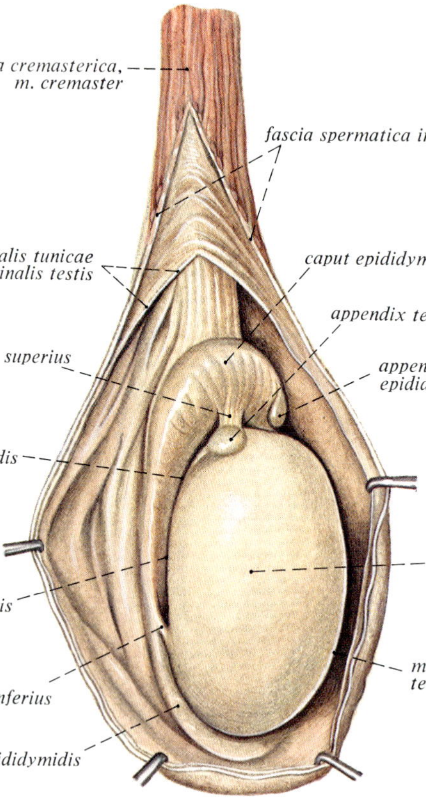

◁ **Abb. 277.** Lateralansicht des rechten Hodens und Nebenhodens, testis et epididymis. Die Hüllen des Hodens einschließlich der lamina parietalis tunicae vaginalis testis sind gespalten.

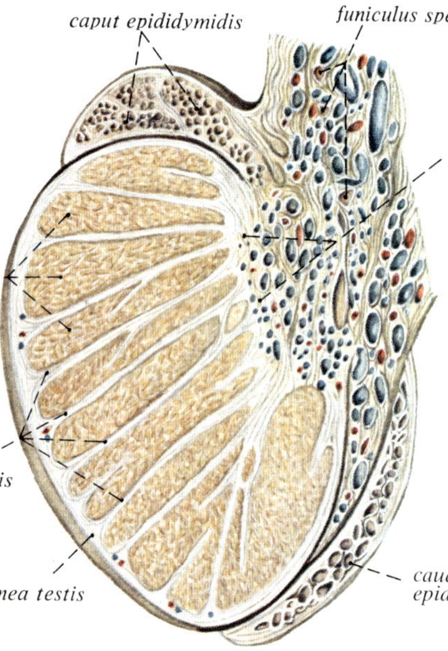

△
Abb. 278. Längsschnitt durch Hoden und Nebenhoden, testis et epididymis.

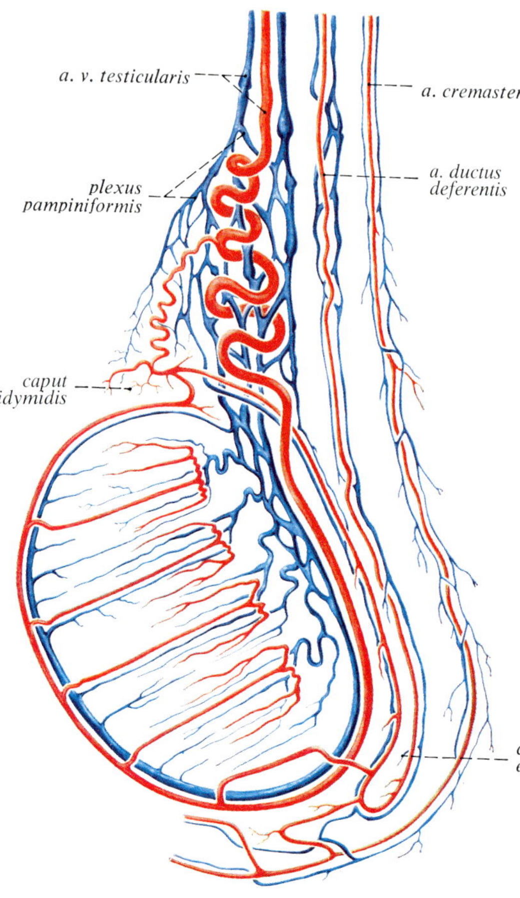

◁ **Abb. 279.** Schematische Darstellung der an der Versorgung von Hoden und Nebenhoden beteiligten Arterien und Venen. Beachte die Anastomosen zwischen Ästen der a. testicularis, der a. ductus deferentis und der a. cremasterica (nach M. Hundeiker, 1971).

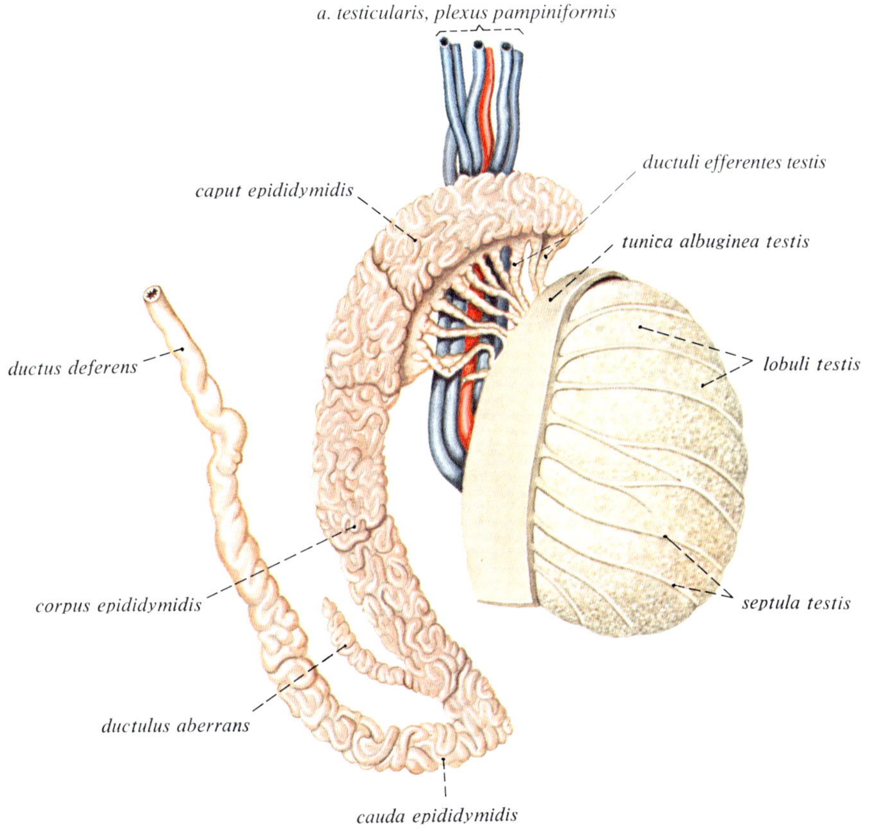

Abb. 280. Hoden, testis, Nebenhoden, epididymis, und Anfangsteil des Samenleiters, ductus deferens. Tunica albuginea des Hodens zum größten Teil entfernt. Streckung des Nebenhodengangs ergibt eine Länge von 5–6 m. Innerhalb dieses langen Gangsystems erfahren die Samenfäden ihre Ausreifung.

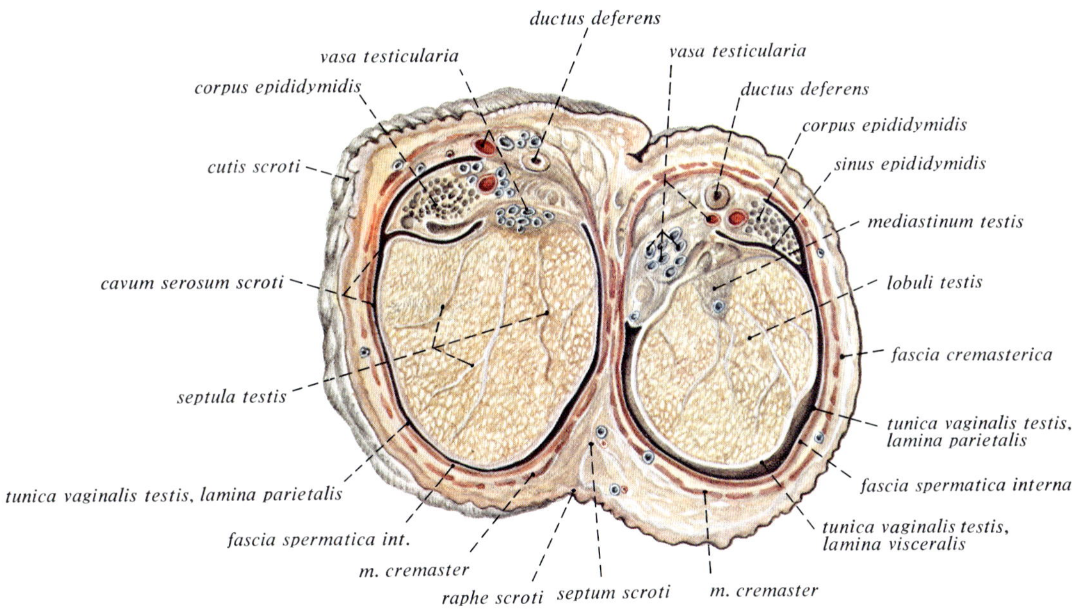

Abb. 281. Querschnitt durch scrotum mit testes eines Erwachsenen. Da die Hoden in verschiedener Höhe im scrotum liegen (links meist tiefer als rechts), ist das Querschnittsbild der beiden Hoden unterschiedlich groß.

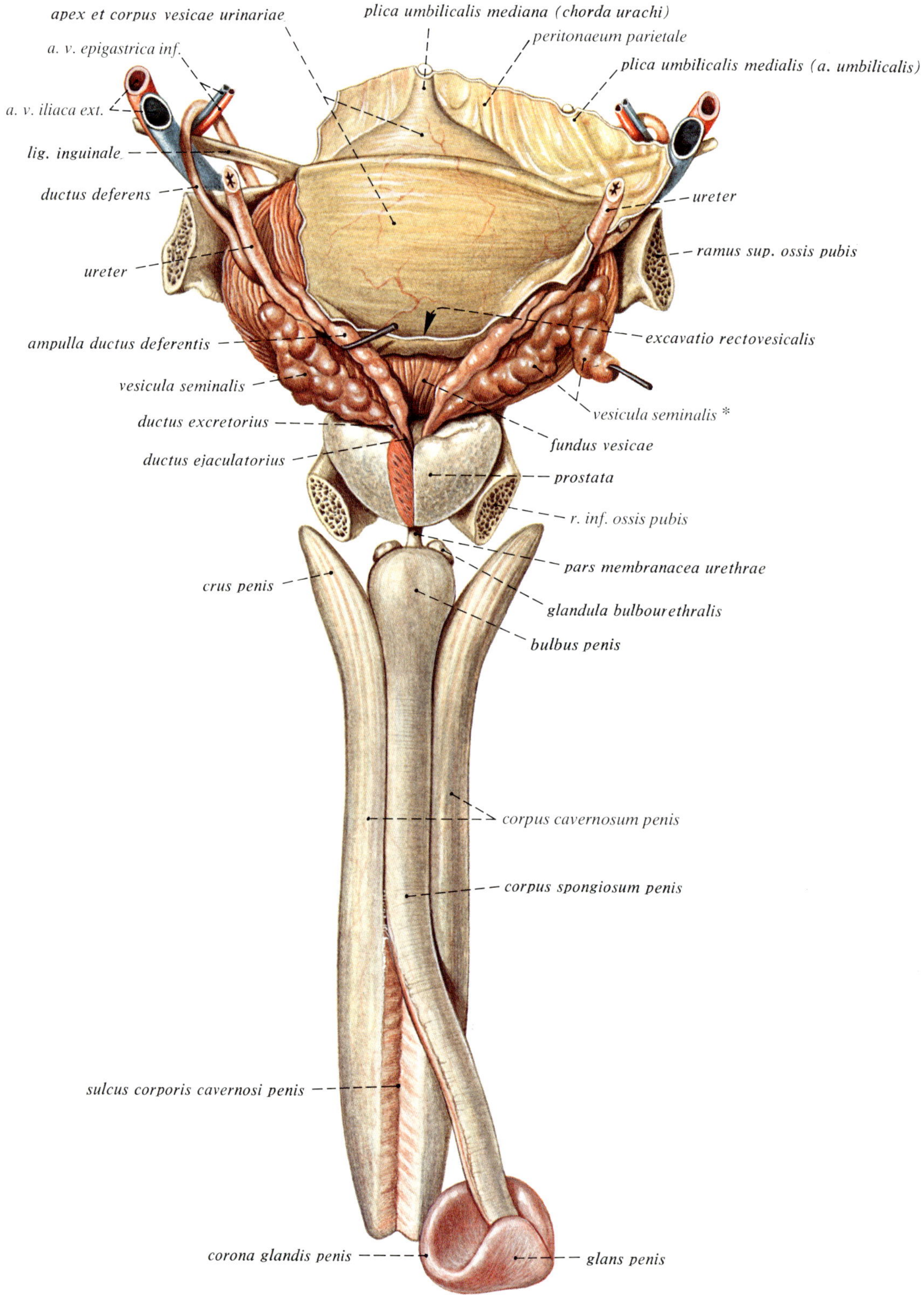

Abb. 282. Harnblase, vesica urinaria, eines Mannes mit dem Beckenteil der Ureteren, der Samenleiter, ductus deferentes, Samenblasen, vesiculae seminales, und der prostata, pars membranacea und pars spongiosa der Harnröhre, urethra masculina, und der glans penis sowie des corpus cavernosum penis. Ansicht von dorsal. Das aufgeknäuelte Gangsystem der Samenblase ist rechts gelöst und auseinandergezogen. Aus dem isthmus prostatae ist ein keilförmiges Stück geschnitten, um den ductus ejaculatorius zu zeigen.
* rechts: Ende durch Sonde gehalten

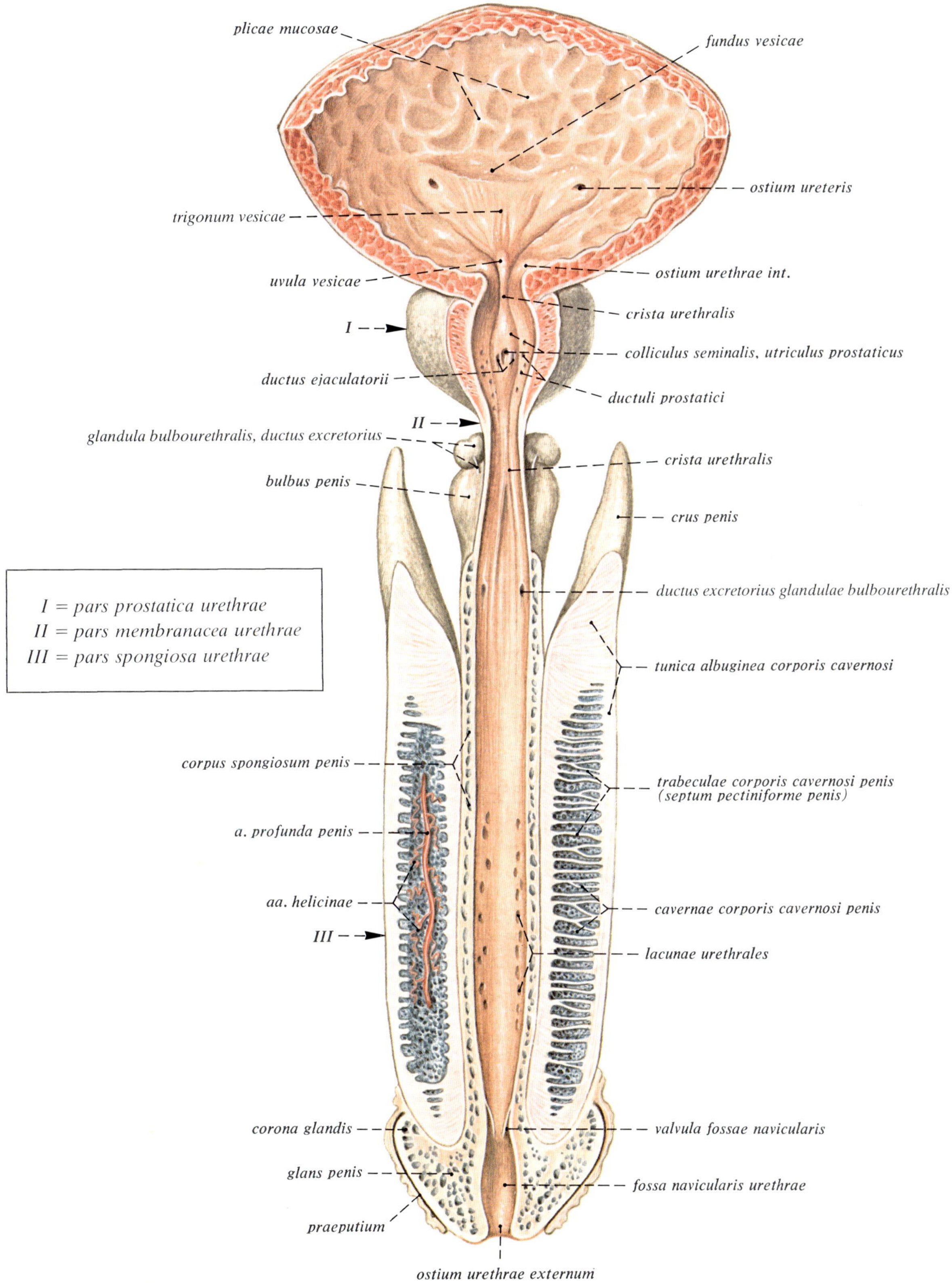

Abb. 283. Fundus vesicae und urethra masculina der Länge nach eröffnet. Prostata, glandulae bulbourethrales. Die Haut des penis ist bis auf das praeputium über der glans penis entfernt.

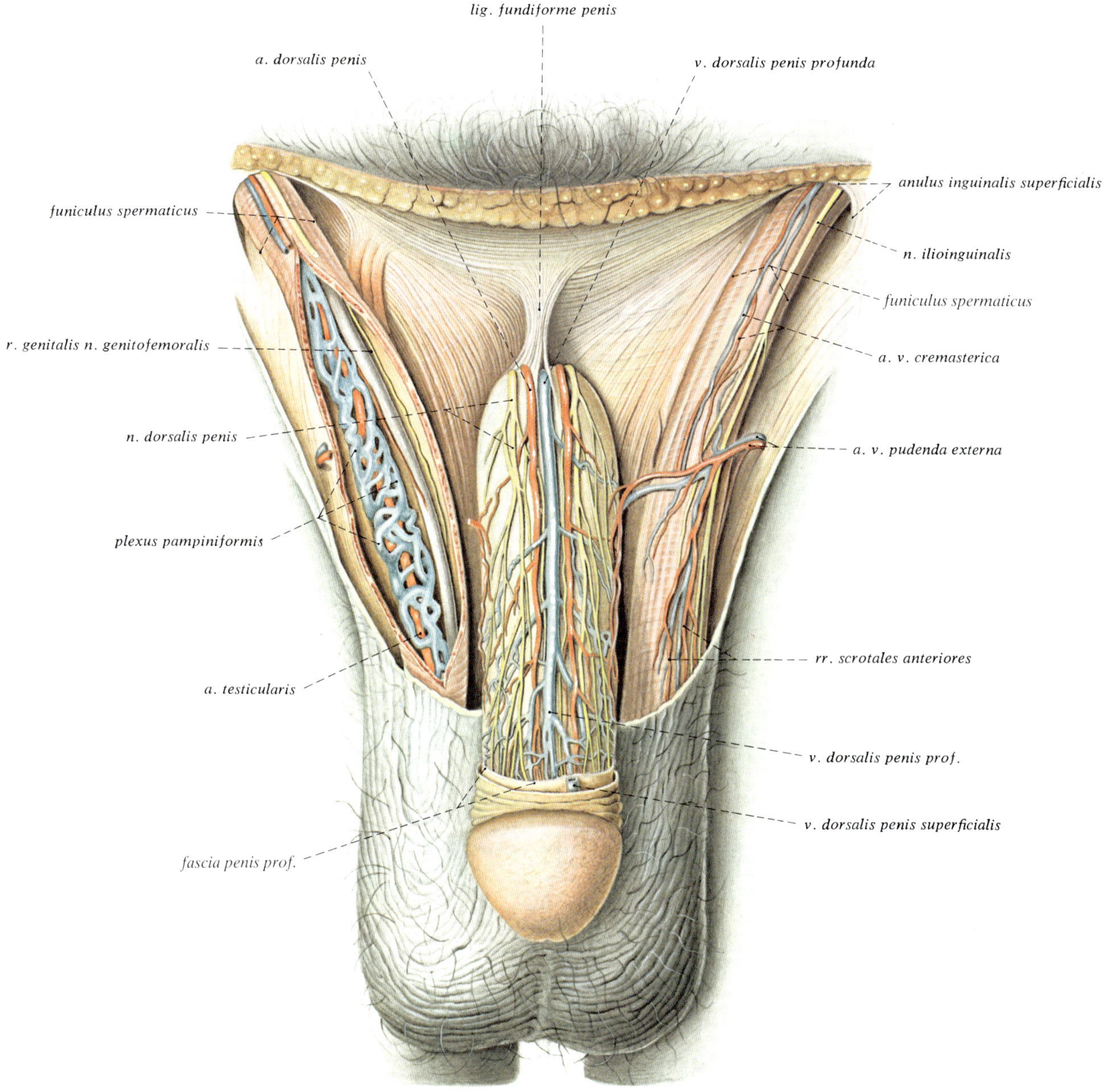

Abb. 284. Nerven und Gefäße des äußeren männlichen Genitale. Haut und fascia penis größtenteils entfernt, Hüllen des rechten Samenstranges zur Darstellung der a. testicularis und des plexus pampiniformis gespalten.

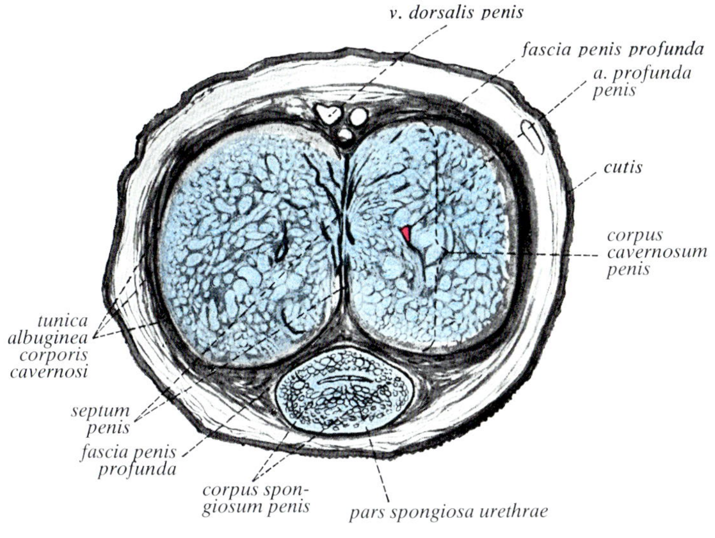

Abb. 285.

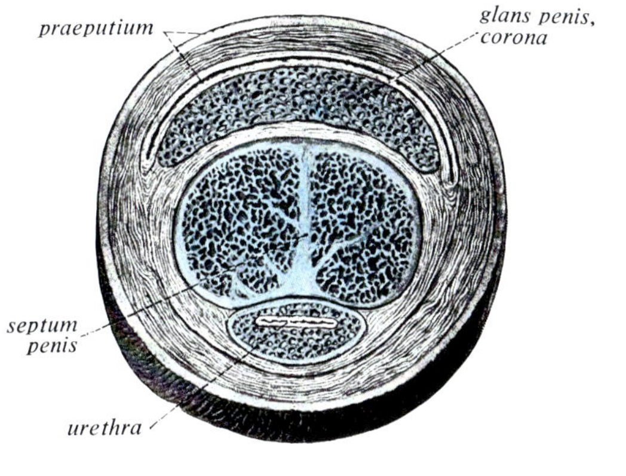

Abb. 286.

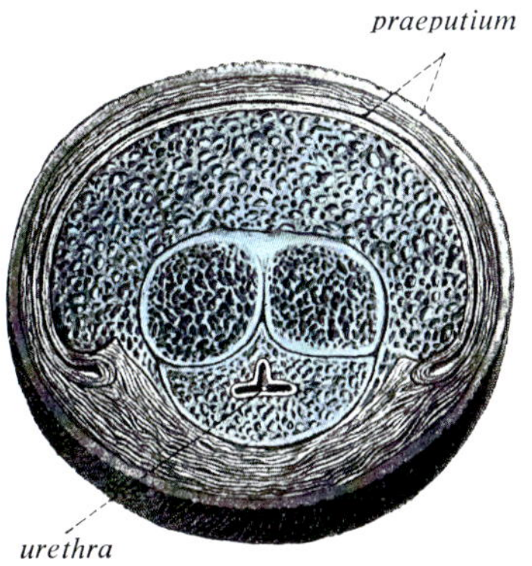

Abb. 287.

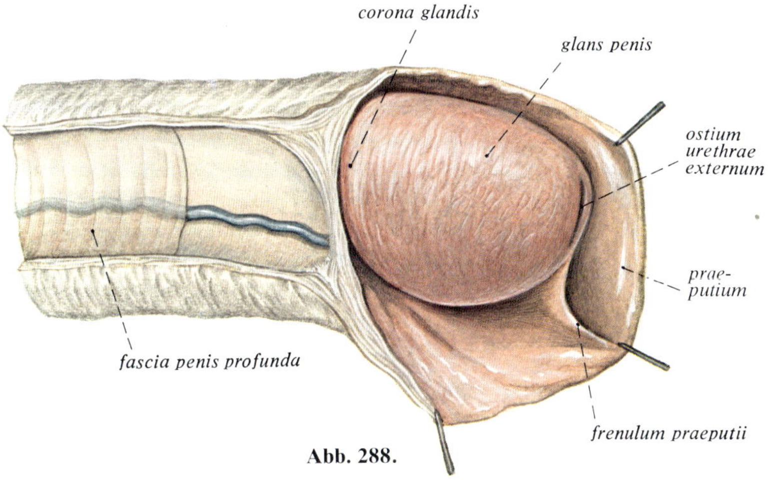

Abb. 288.

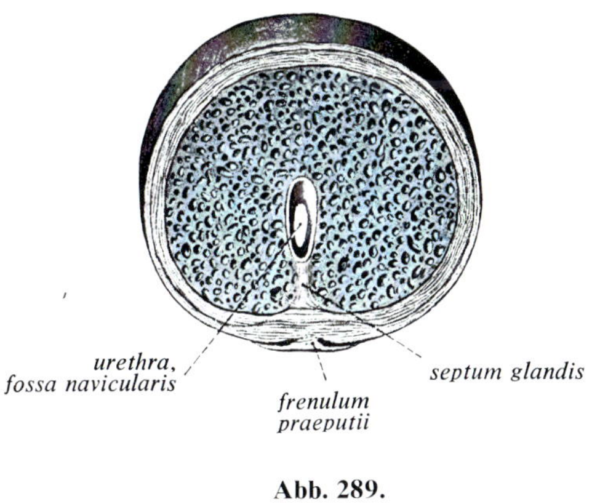

Abb. 289.

Abb. 285–287, 289. Querschnitte des penis. Der Schnitt der Abb. 285 (Mitte der Länge des penis) zeigt die kavernösen Räume gefüllt; der der Abb. 286 geht durch das collum glandis mit den zugespitzten Enden des corpus cavernosum penis, der der Abb. 287 geht durch die corona glandis, der der Abb. 289 durch die glans penis. Corpus cavernosum penis und corpus spongiosum penis blau.

Abb. 288. Das freie Ende des penis mit dem Präputialsack, saccum praeputii. Fascia penis profunda z. T. abgetragen.

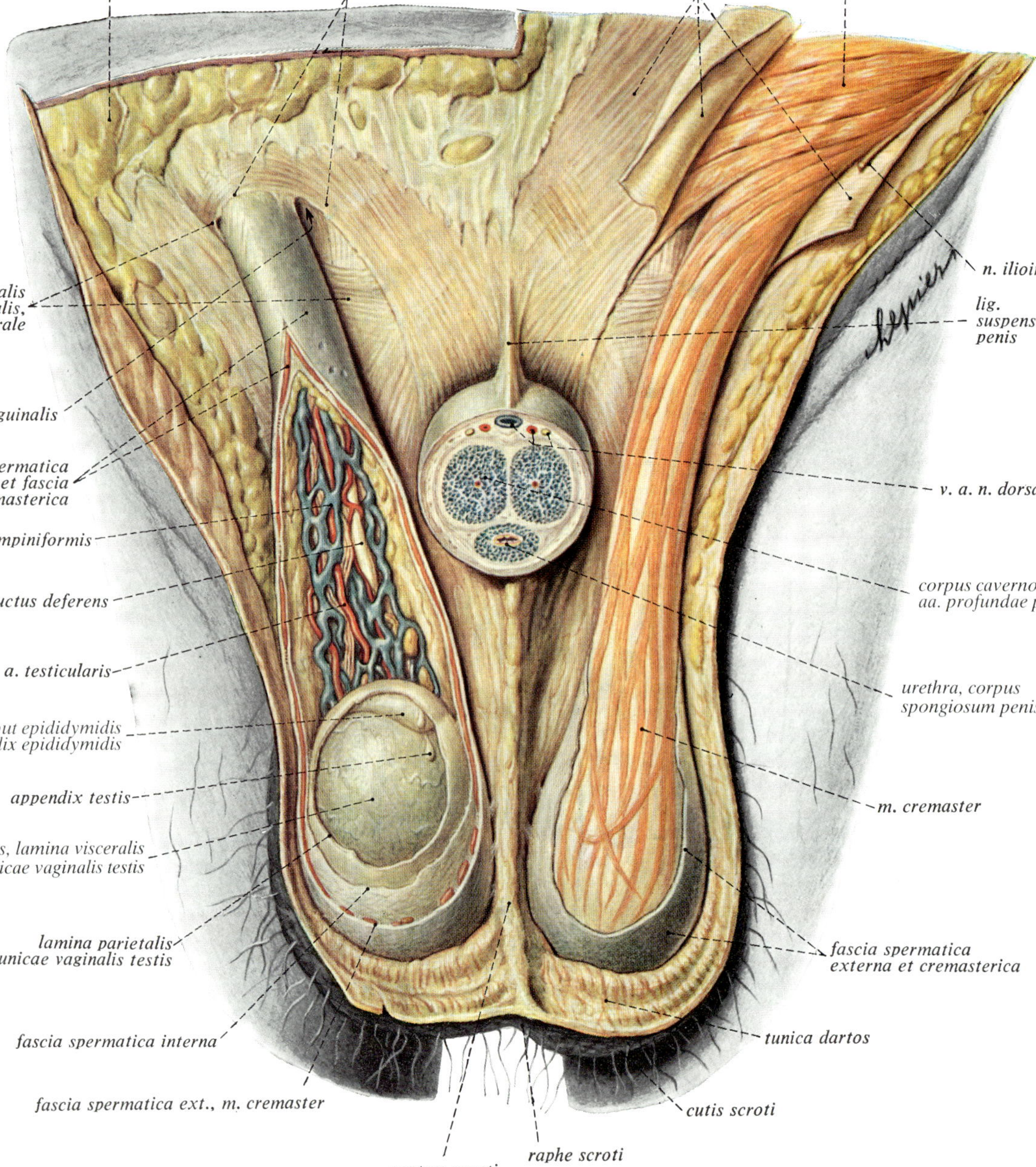

Abb. 290. Scham- und Leistengegend des Mannes, regio pudendalis et inguinalis masculina. Ventralansicht. Die Bauchhaut, die Haut des mons pubis und die Haut der Vorderseite des scrotum entfernt, z. T. zurückgeschlagen. Corpus penis quer durchgeschnitten. Links sind der canalis inguinalis nach Durchtrennung der Aponeurose des m. obliquus ext. abdominis eröffnet und der m. cremaster nach Durchschneidung der fascia spermatica ext. freigelegt. Rechts Hüllen des Samenstrangs, funiculus spermaticus, dargestellt.

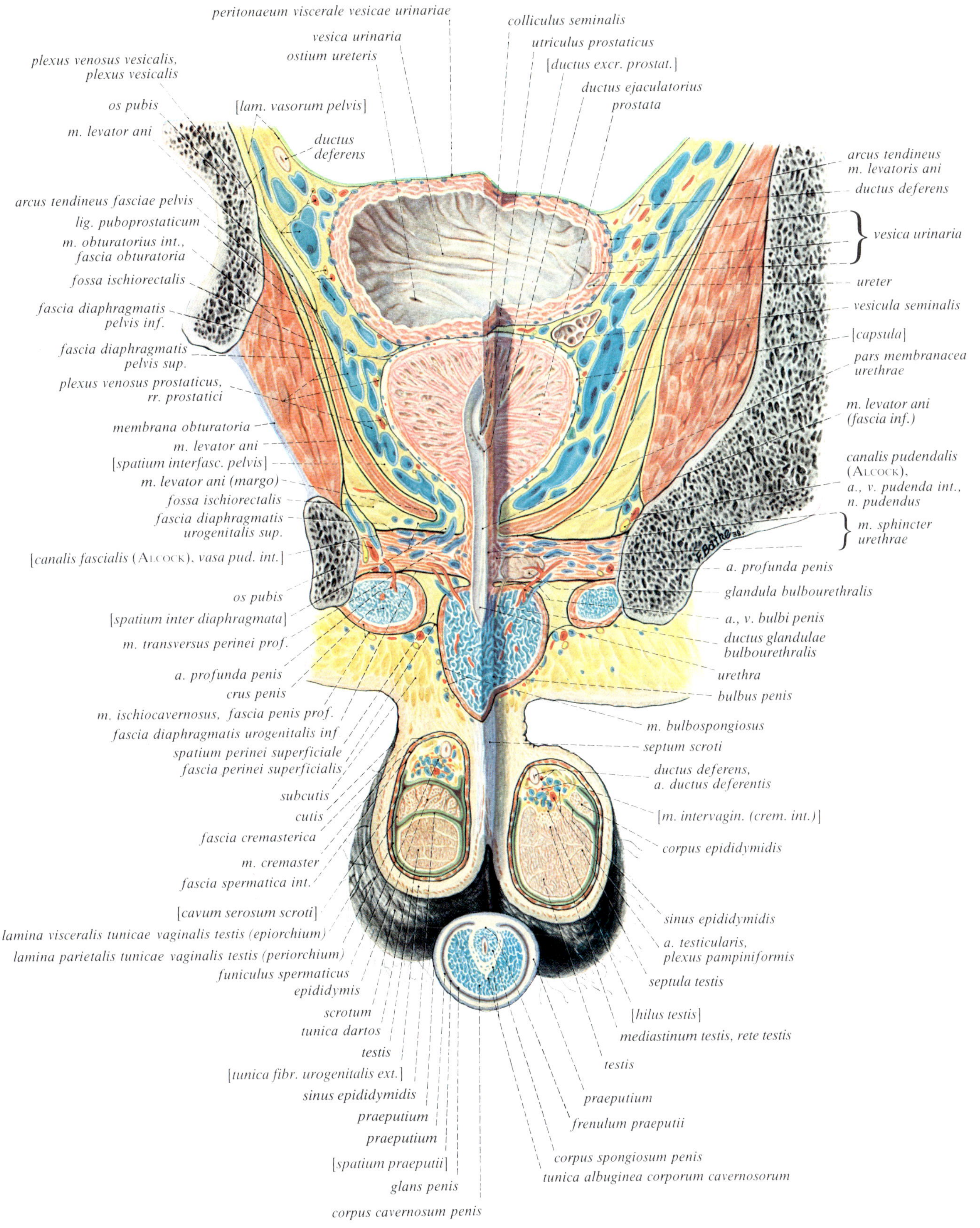

Abb. 291. Schräg und frontal geführter Schnitt durch das männliche Becken etwas hinter der Symphyse. Penis zweimal getroffen: einmal im Bereich der radix, dann im Bereich der glans penis. [In eckigen Klammern stehende Termini entsprechen nicht den Nomina anatomica.] (Aus Pernkopf, Atlas der topographischen und angewandten Anatomie des Menschen, Bd. 2, 2. Aufl. [Hrsg. H. Ferner]. Urban & Schwarzenberg, München–Wien–Baltimore 1980.)

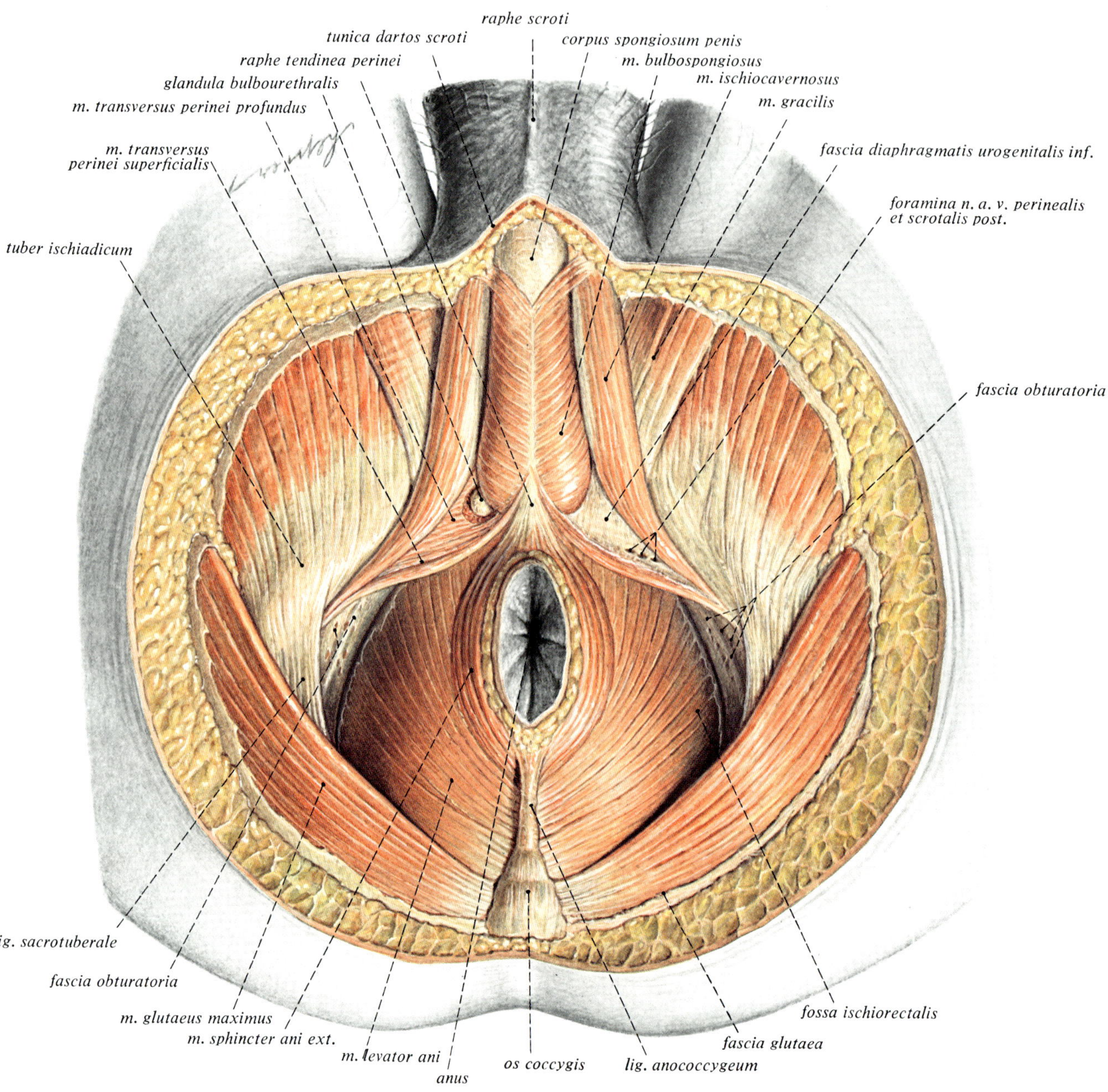

Abb. 292. Diaphragma urogenitale eines Mannes. Ansicht von vorn. Die fascia diaphragmatis urogenitalis inferior ist z. T. erhalten und zurückgeschlagen, um den Ursprung der Muskulatur an der Innenfläche der Faszie zu zeigen (vgl. Abb. 329).

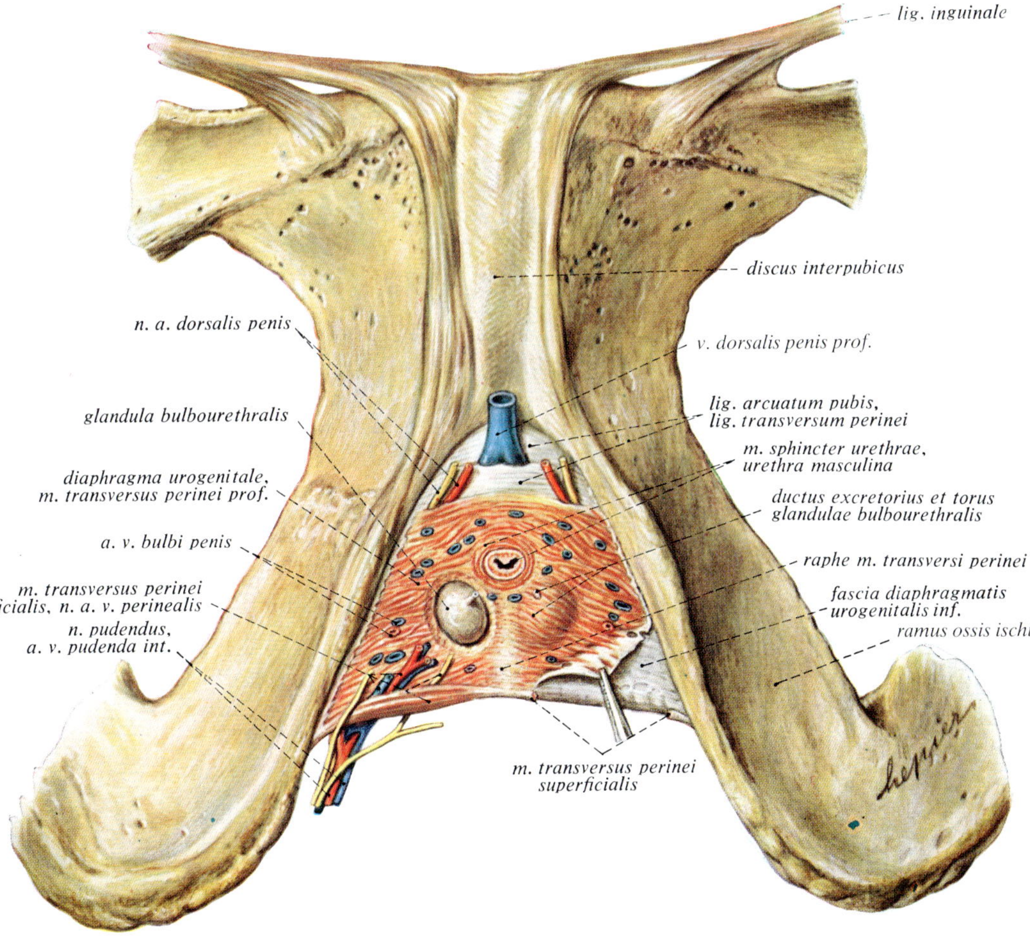

Abb. 293. Oberflächliche Schicht der Muskeln des männlichen Dammes, perineum. Haut und subkutanes Fettgewebe der Anal- und Dammgegend sind entfernt, ebenso das Fett der fossa ischiorectalis. Rechts ist nach Abtragung der fascia diaphragmatis urogenitalis inferior die glandula bulbourethralis im m. transversus perinei profundus präpariert (vgl. Abb. 322).

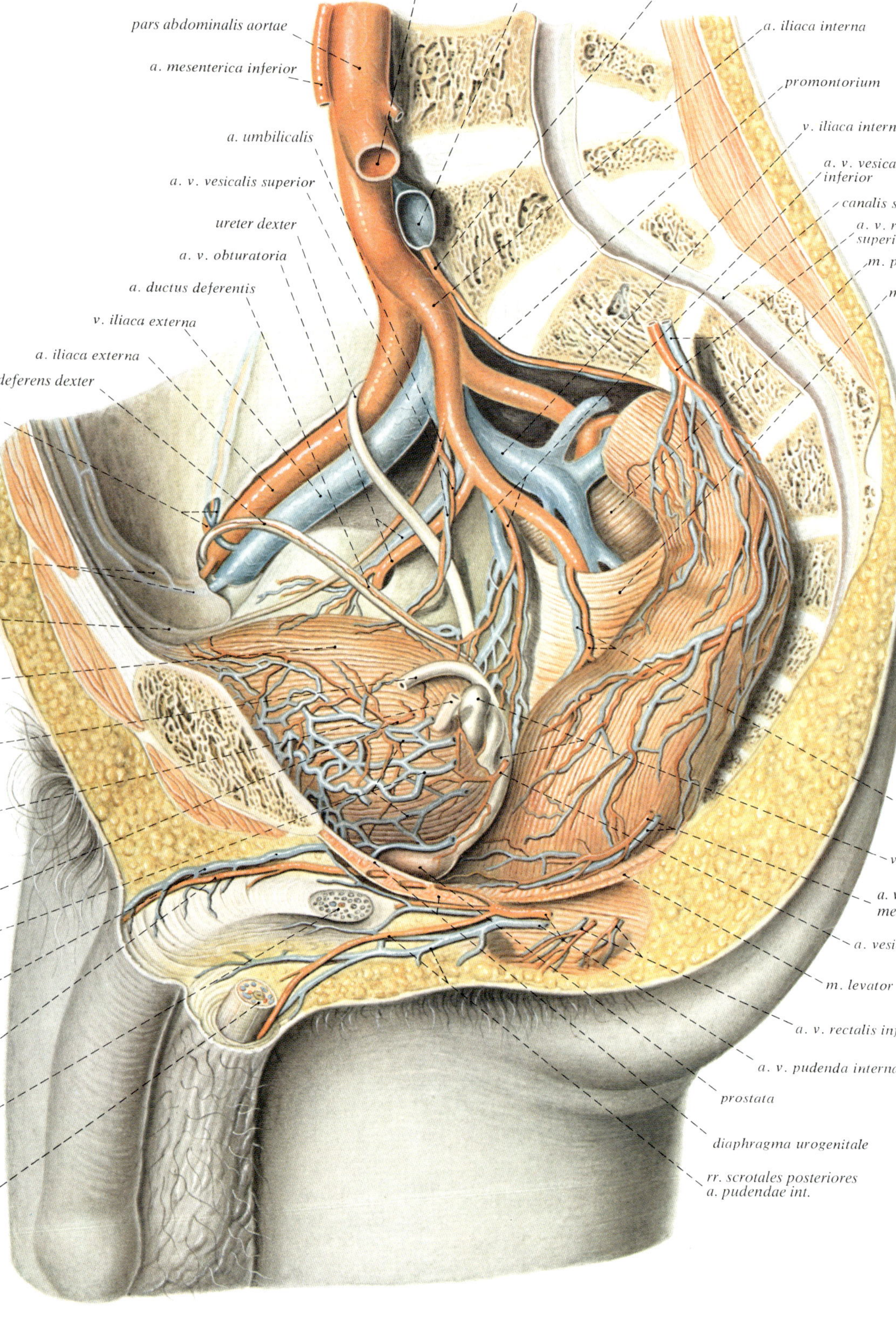

Abb. 294. Blutgefäße der männlichen Beckeneingeweide. Die linke Beckenhälfte ist durch einen hinten median, vorn neben der Mittellinie geführten Schnitt entfernt.

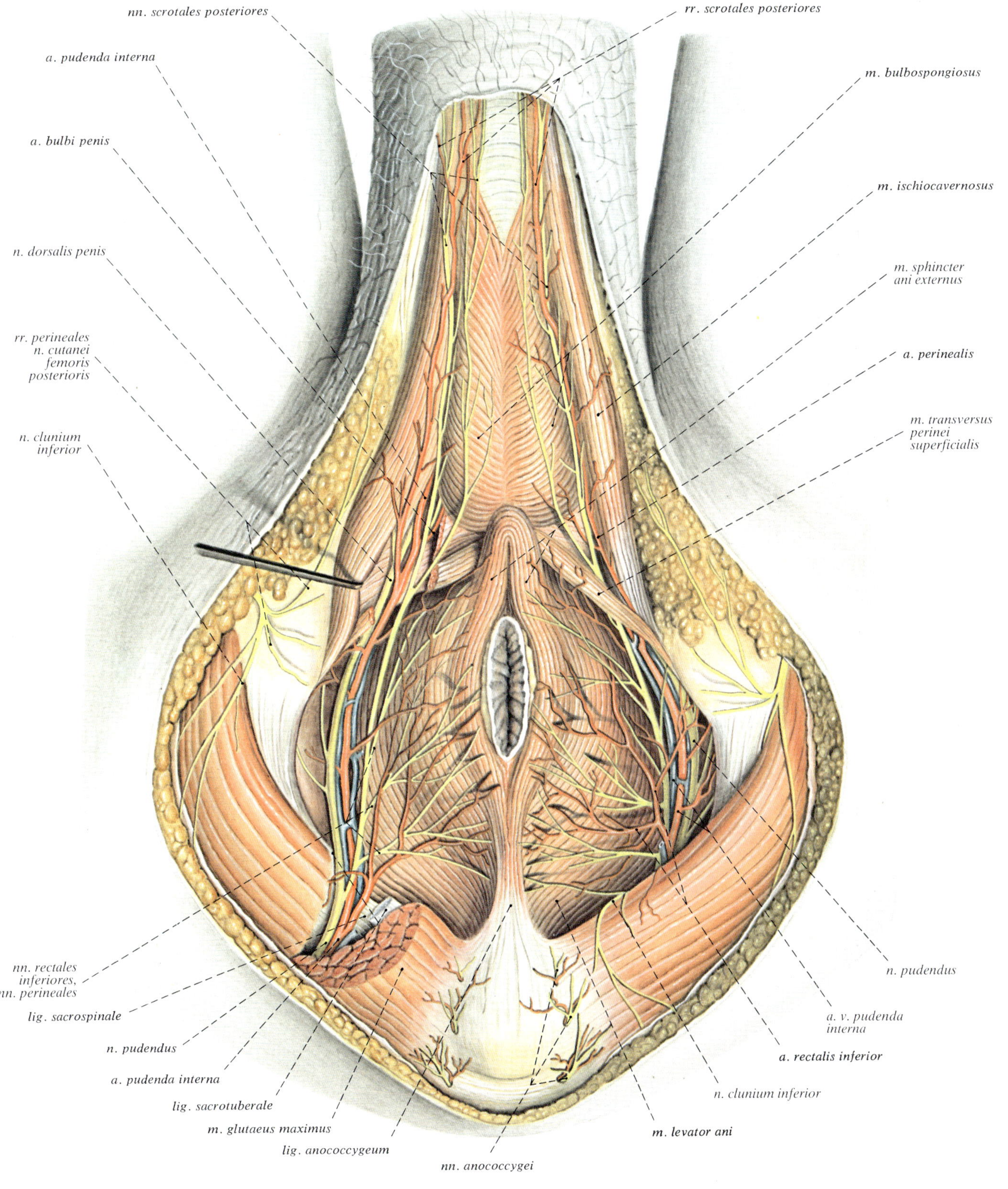

Abb. 295. Nerven und Gefäße des männlichen Dammes. Links oberflächliche Damm-Muskulatur dargestellt und Fett der fossa ischiorectalis entfernt, rechts Nerven und Gefäße durch Einschnitte in die Muskulatur weitgehend freigelegt.

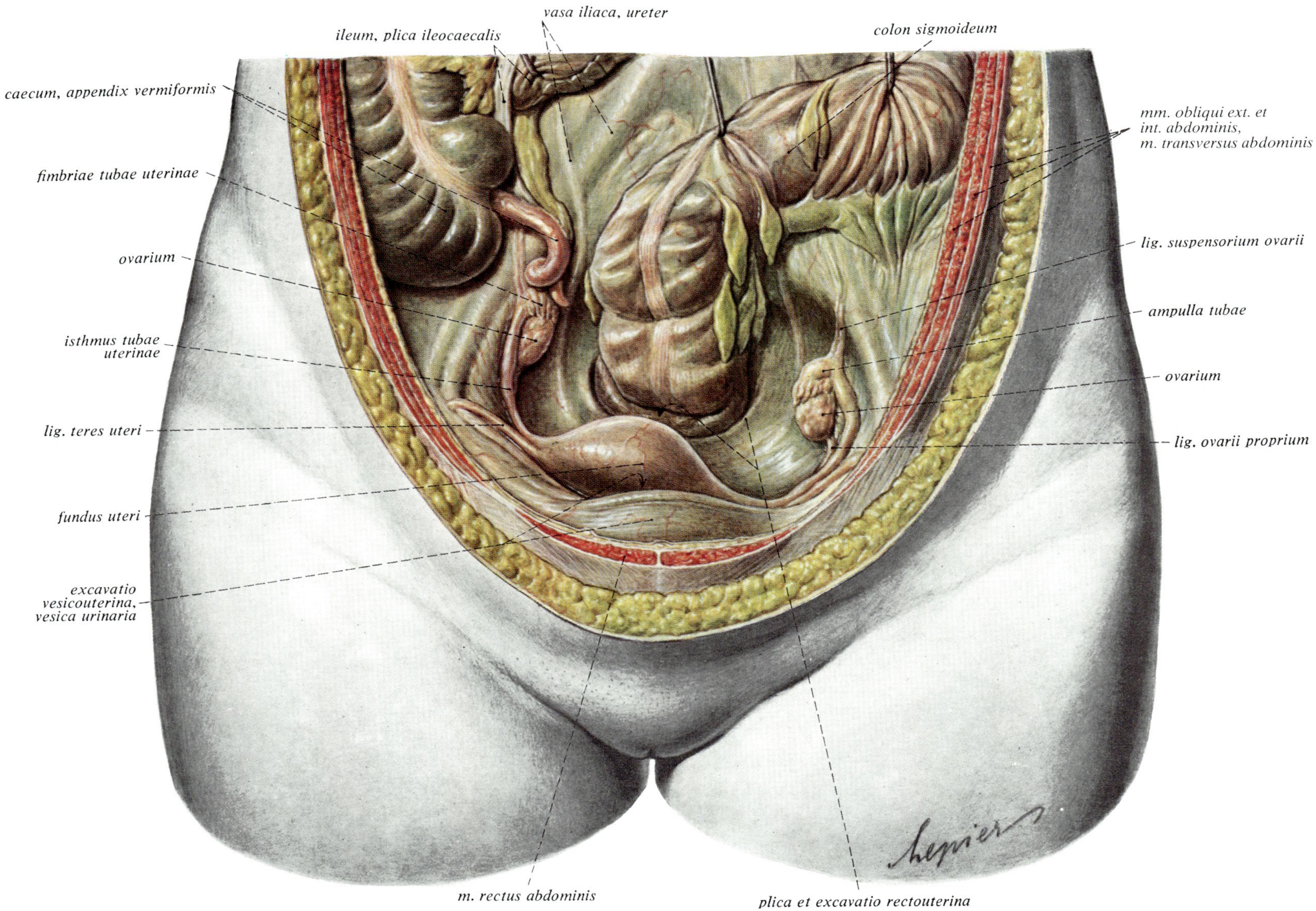

Abb. 296. Beckenorgane einer erwachsenen Frau. Einblick in das kleine Becken von vorn oben. Der uterus liegt in diesem Falle nicht genau median, sondern ist nach rechts gelagert: dextropositio (häufiger Fall). Beachte die Nachbarschaft der appendix vermiformis zu den rechten Adnexen (ovarium und tuba uterina) (Schwierigkeit der Differentialdiagnose bei Erkrankungen dieses Organkomplexes).

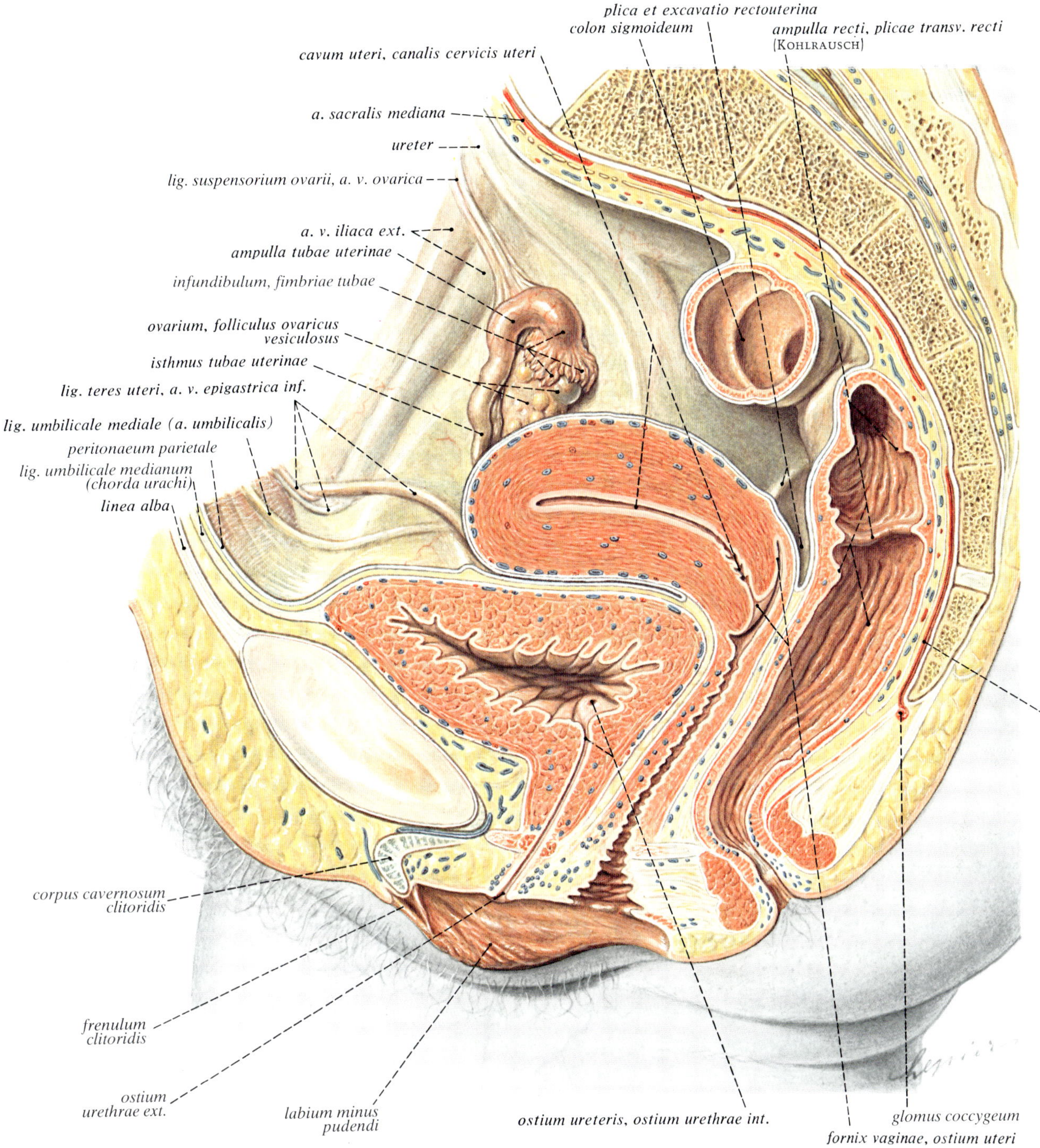

Abb. 297. Rechte Hälfte des median durchgeschnittenen Beckens, pelvis, einer erwachsenen Frau. Ansicht der Medianfläche. Lage der tuba uterina zum ovarium. Die fimbriae des infundibulum tubae legen sich unmittelbar auf den sprungreifen Follikel, so daß beim Follikelsprung die freiwerdende Eizelle in das ostium abdominale tubae geleitet wird.

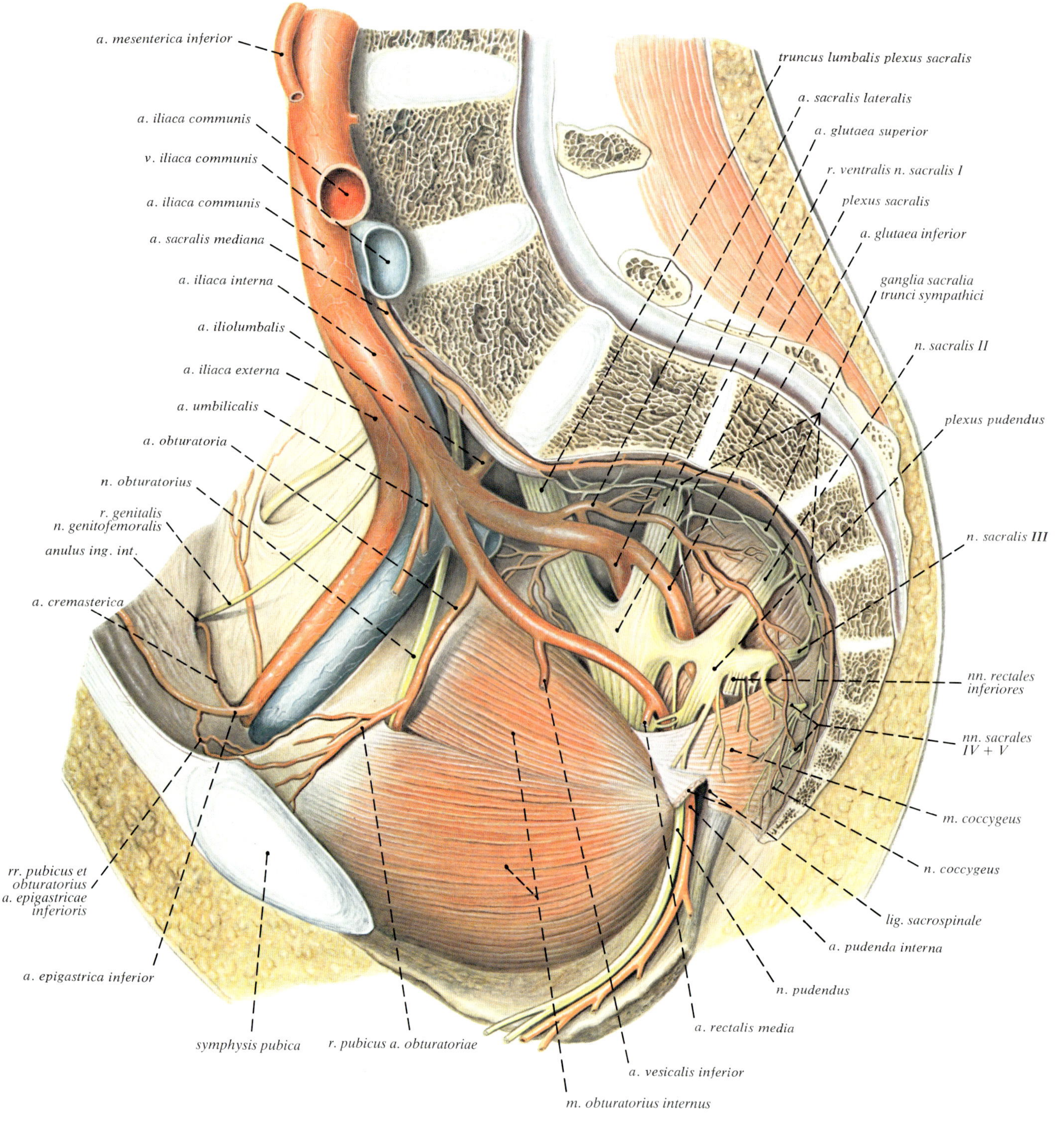

Abb. 298. Wandständige Blutgefäße und Nerven der rechten Beckenhälfte. Becken median halbiert, Beckeneingeweide entfernt.

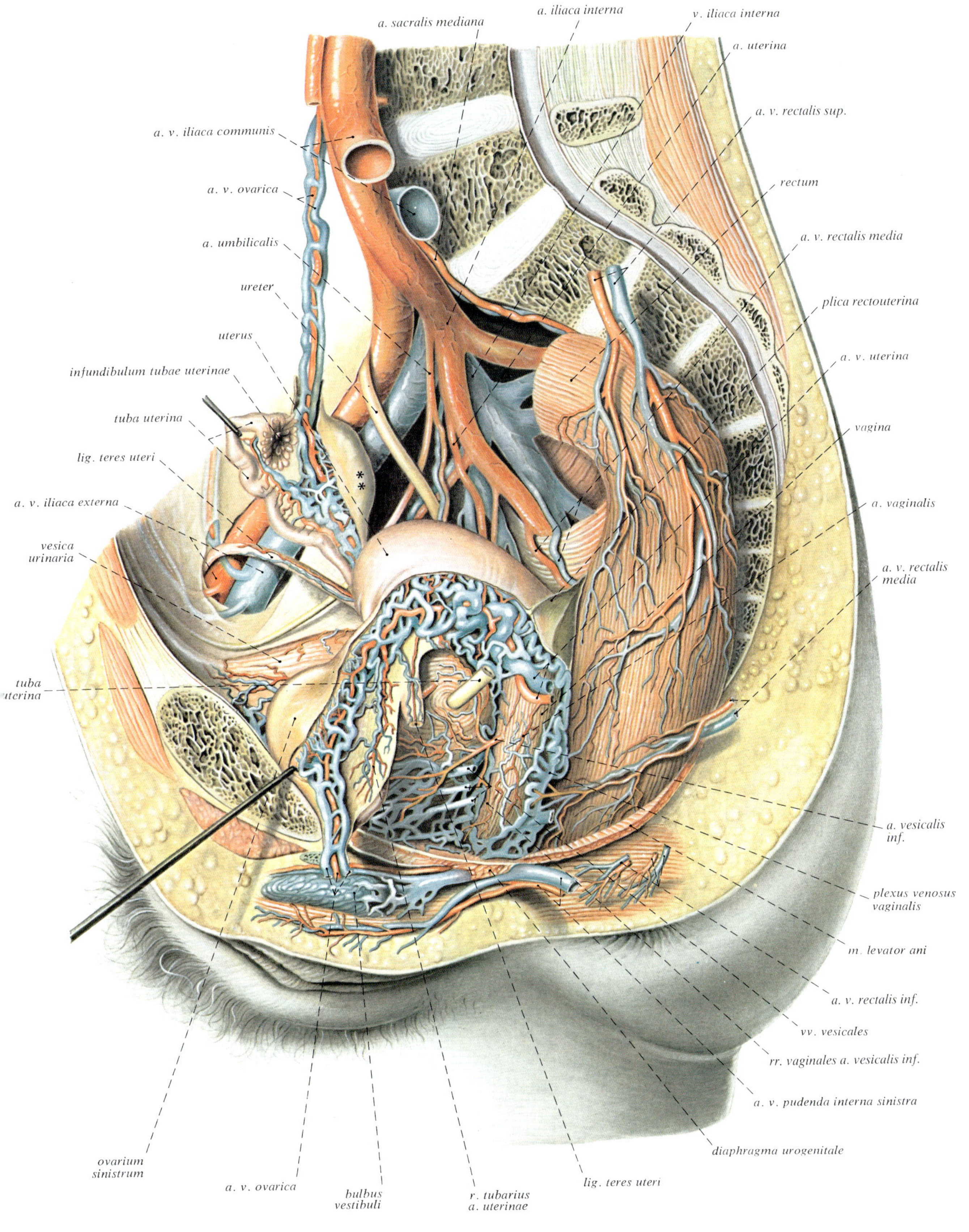

Abb. 299. Blutgefäße der weiblichen Beckeneingeweide. Präparation wie in Abb. 294. Eierstock und Eileiter sind links nach ventral und kaudal, rechts nach kranial gezogen. ** ovarium dextrum

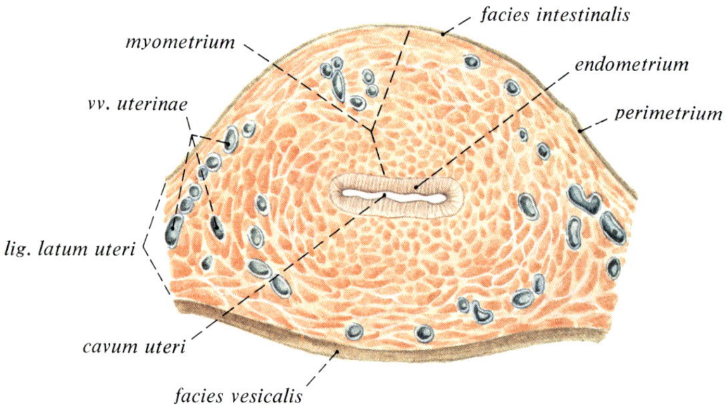

Abb. 300.

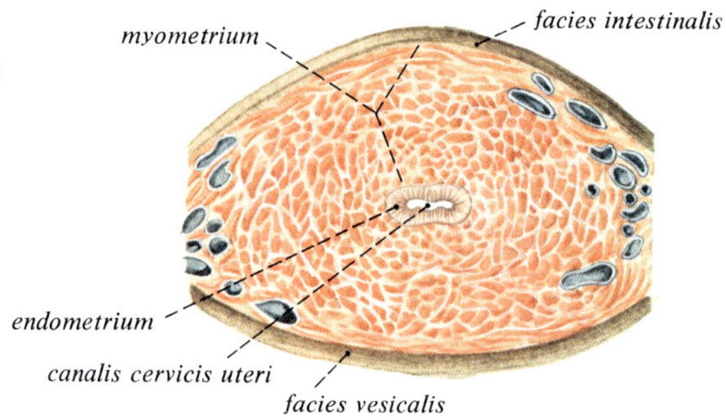

Abb. 301.

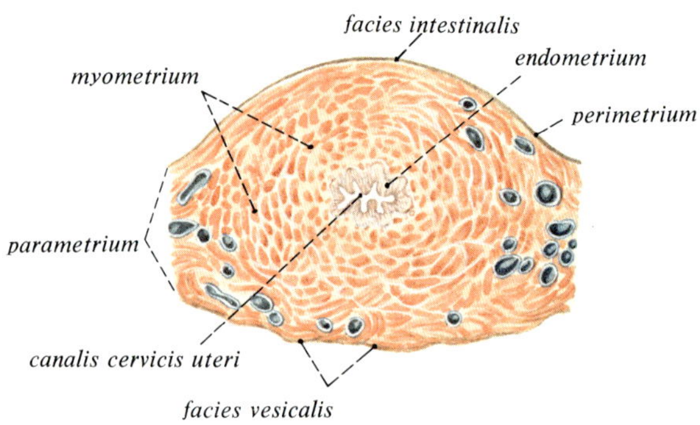

Abb. 302.

Abb. 300–302. Querschnitte des uterus in Höhe von corpus (Abb. 300), isthmus (Abb. 301) und portio supravaginalis cervicis uteri (Abb. 302).

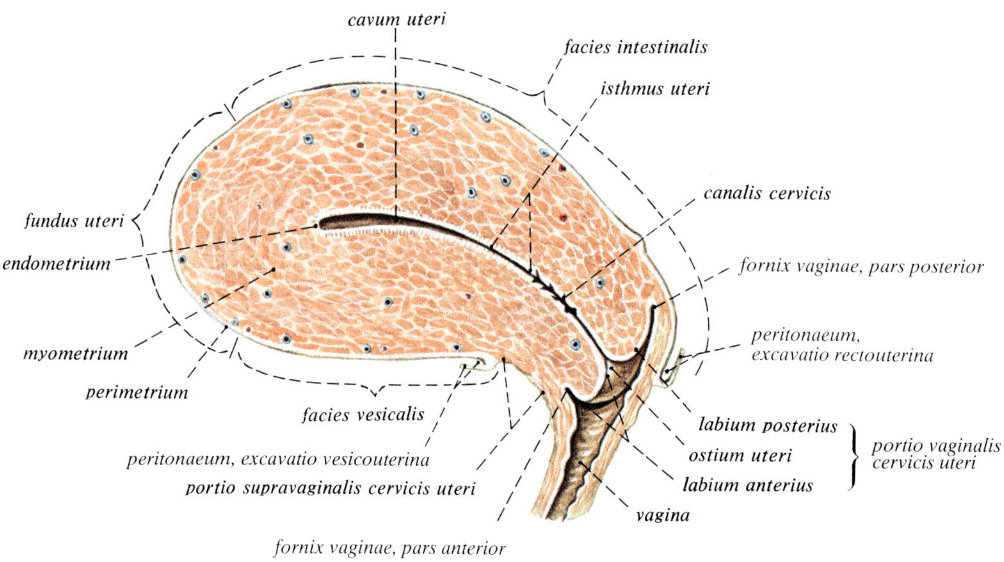

Abb. 303. Sagittalschnitt der Gebärmutter, uterus, und des kranialen Teils der Scheide, vagina, einer erwachsenen Frau.

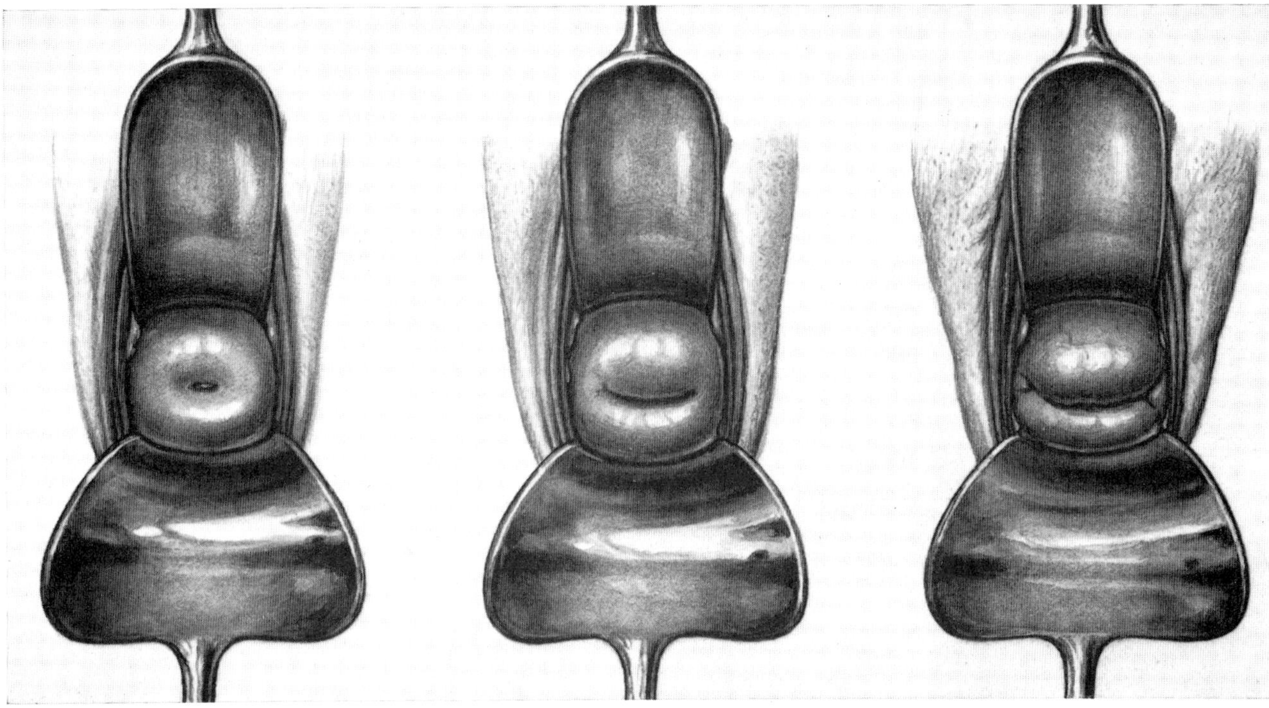

Abb. 304. Ansicht der portio vaginalis cervicis uteri (»portio«) bei der gynäkologischen Untersuchung. Zwei Spekula sind in die vagina eingeführt.
1. Portio und Muttermund bei einer Frau, die nicht geboren hat (Nullipara): Der Muttermund bildet ein rundliches Grübchen, die Muttermundslippen erscheinen als breiter wulstiger Ring. 2. Muttermund spaltförmig bei einer Nullipara oder nach einer Geburt. 3. Nach mehreren Geburten (Multipara): Muttermund breit spaltförmig mit seitlichen narbigen Einkerbungen und deutlicher vorderer und hinterer Muttermundslippe.

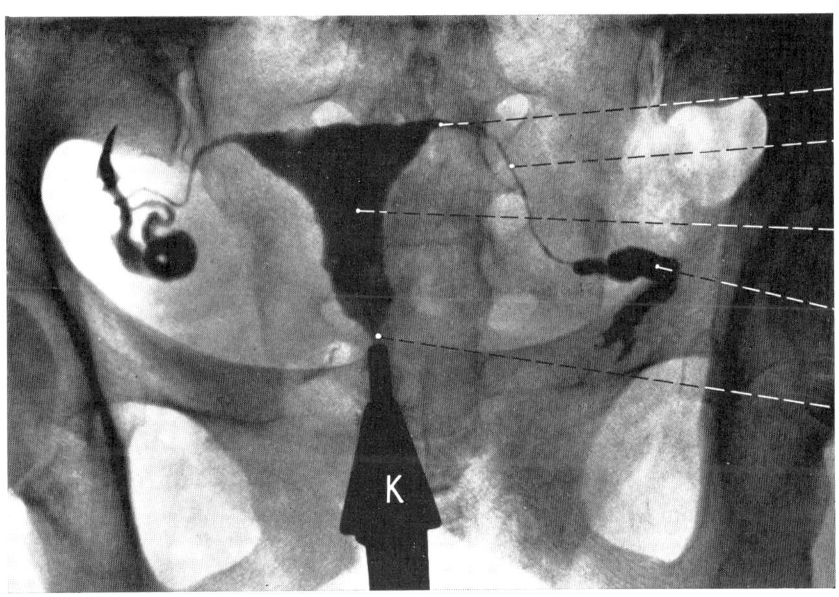

Abb. 305. Röntgenbild der Lichtung des cavum uteri und der tubae uterinae. Die Spitze des Injektionskonus (K) liegt in der Lichtung des canalis cervicis uteri. Die Füllmasse ist vom corpus uteri in die Lichtung der Tuben eingedrungen und füllt diese bis zum infundibulum tubae aus. Auf der linken Bildseite ist ein Teil der Füllmasse durch das ostium abdominale tubae in die freie Beckenhöhle ausgetreten. Der linke Eileiter verläuft geschlängelt. Die Höhlung des Uteruskörpers bildet die Form eines gleichschenkeligen Dreiecks. An den kranialen Enden liegen die Einmündungsstellen der Eileiter. Die Füllung zeigt die sehr enge Lichtung des isthmus tubae uterinae, während ampulla und infundibulum tubae uterinae auch im Kontrastfüllungsbild die weitere Lichtung aufweisen (Salpingographie).

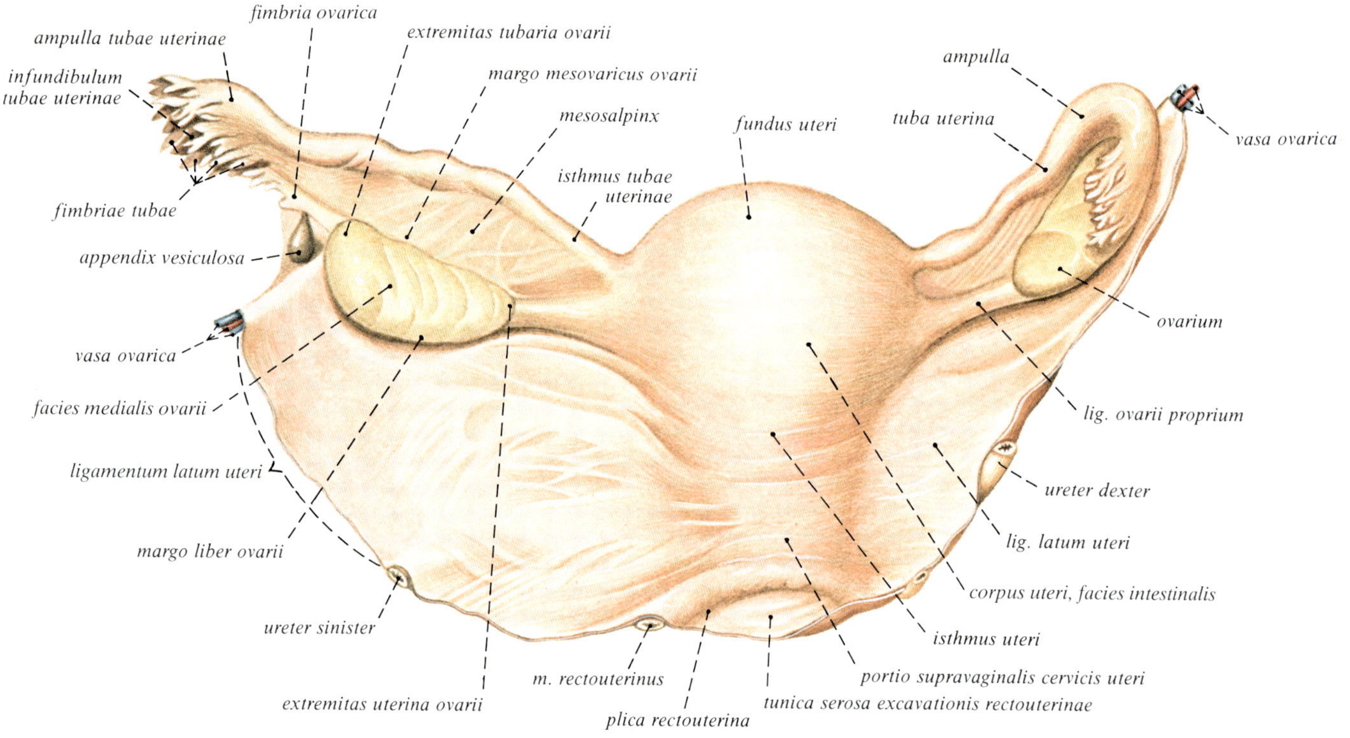

Abb. 306. Innere weibliche Genitalien, uterus, tubae uterinae, ovaria. Ansicht von ventral.

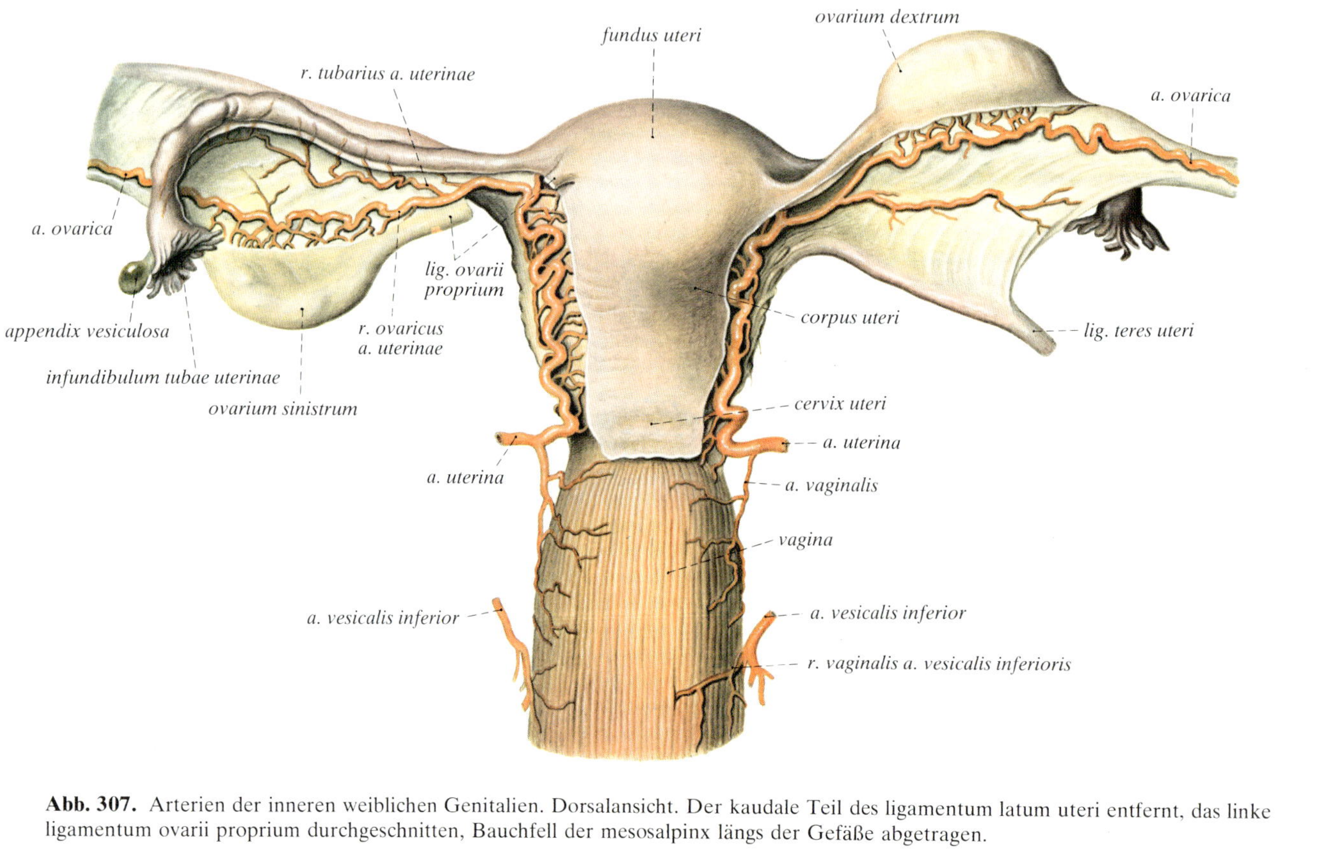

Abb. 307. Arterien der inneren weiblichen Genitalien. Dorsalansicht. Der kaudale Teil des ligamentum latum uteri entfernt, das linke ligamentum ovarii proprium durchgeschnitten, Bauchfell der mesosalpinx längs der Gefäße abgetragen.

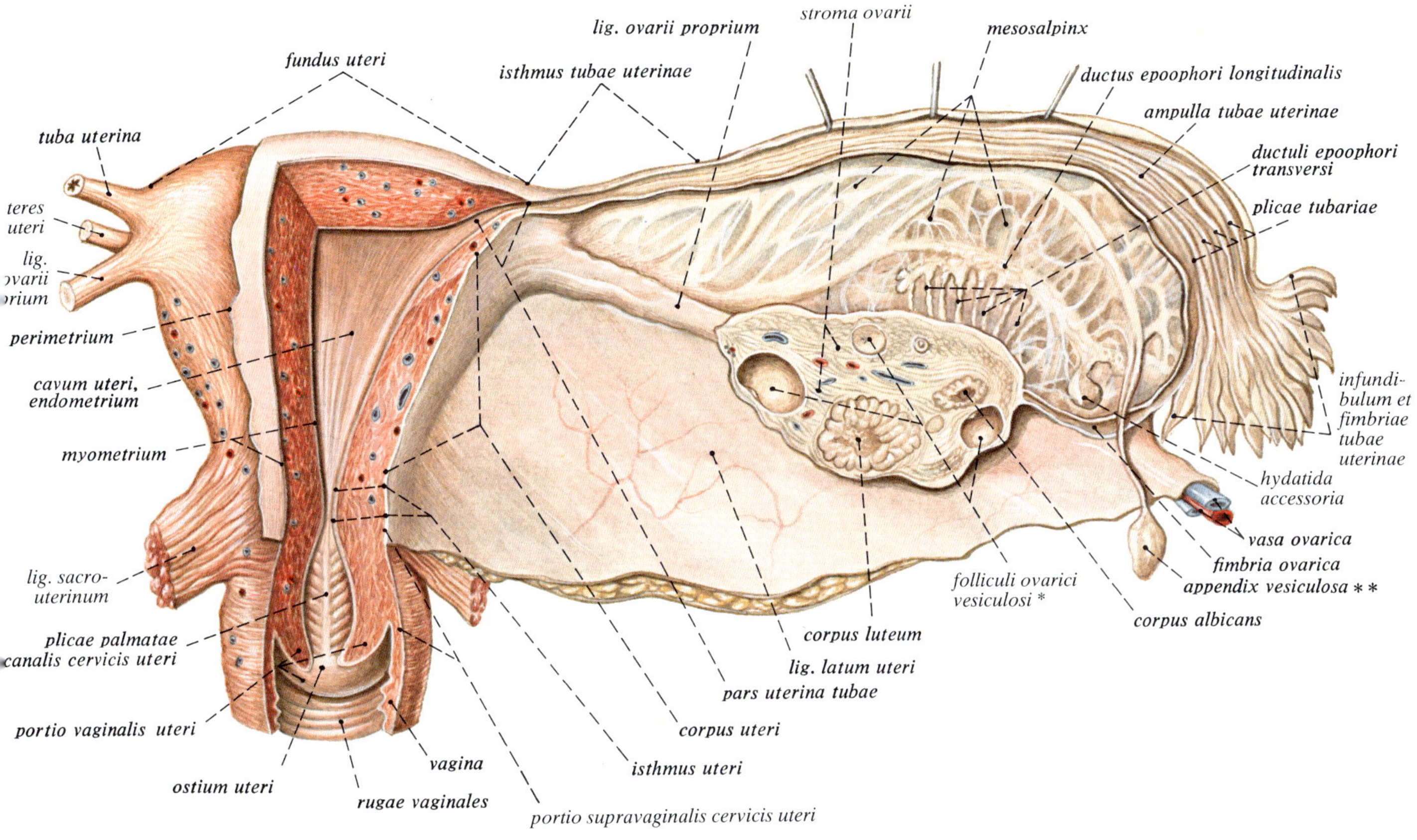

Abb. 308. Innerer weiblicher Genitalapparat auf der rechten Seite mit ausgespannten Adnexen: tuba uterina, ovarium und lig. latum. Die rechte Hälfte des uterus ist von der Vorderfläche eröffnet, ebenso der obere Teil der vagina und der rechte Eileiter. Das ovarium ist frontal durchgeschnitten. Das ventrale Blatt der peritonäalen Bekleidung der mesosalpinx, des Aufhängebands der Tube (gr. salpinx), ist entfernt, so daß deren Gefäße und rudimentäre Gebilde sichtbar sind. Beachte die glatte Beschaffenheit des Endometrium im corpus uteri und die palmblattartige Fältelung, plicae palmatae, der Schleimhaut des canalis cervicis uteri. * Graafsche Follikel; ** gestielte Hydatide

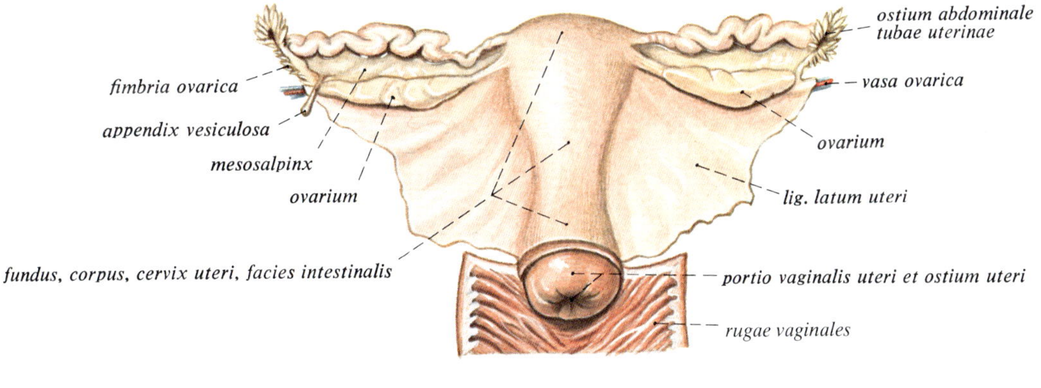

Abb. 309. Rückfläche der inneren Genitalorgane eines neugeborenen Mädchens. Die tuba uterina verläuft stark geschlängelt, das ovarium ist schmal und lang. Beachte die schlanke, taillenartig eingeschnürte Form des uterus, die runde portio vaginalis uteri und die faltig eingezogene, runde Grübchenform des ostium uteri.

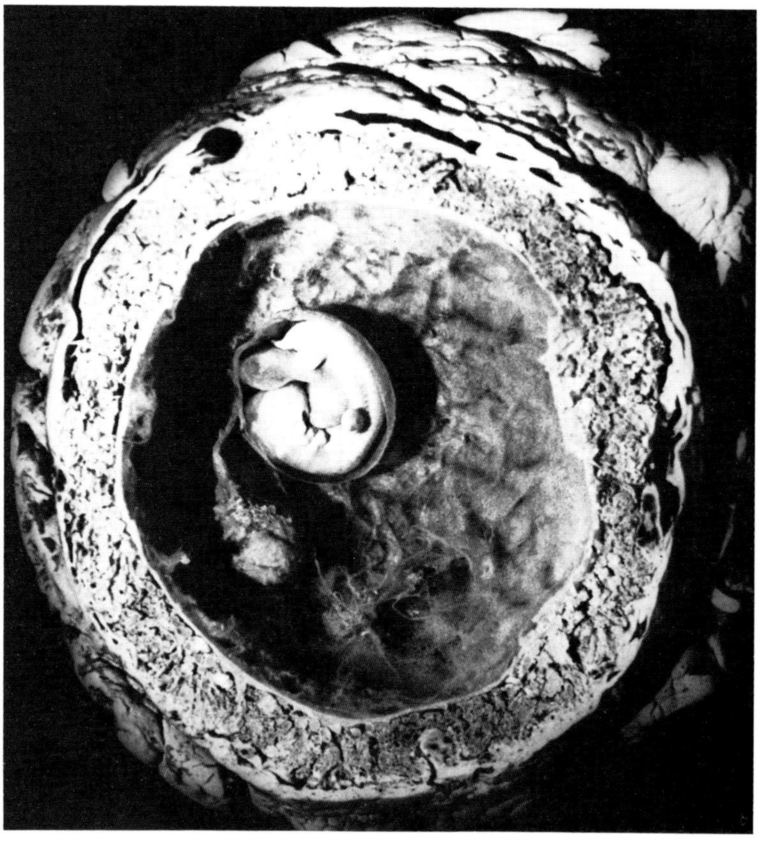

Abb. 310. Menschlicher Keimling, größte Länge 9 mm. Uterus- und Amnionhöhle eröffnet. Beachte die Anlage der Ursegmentpaare und der paddelförmigen Extremitätenknospen. (Sammlung v. HOCHSTETTER, Anatomisches Institut der Universität Wien.)

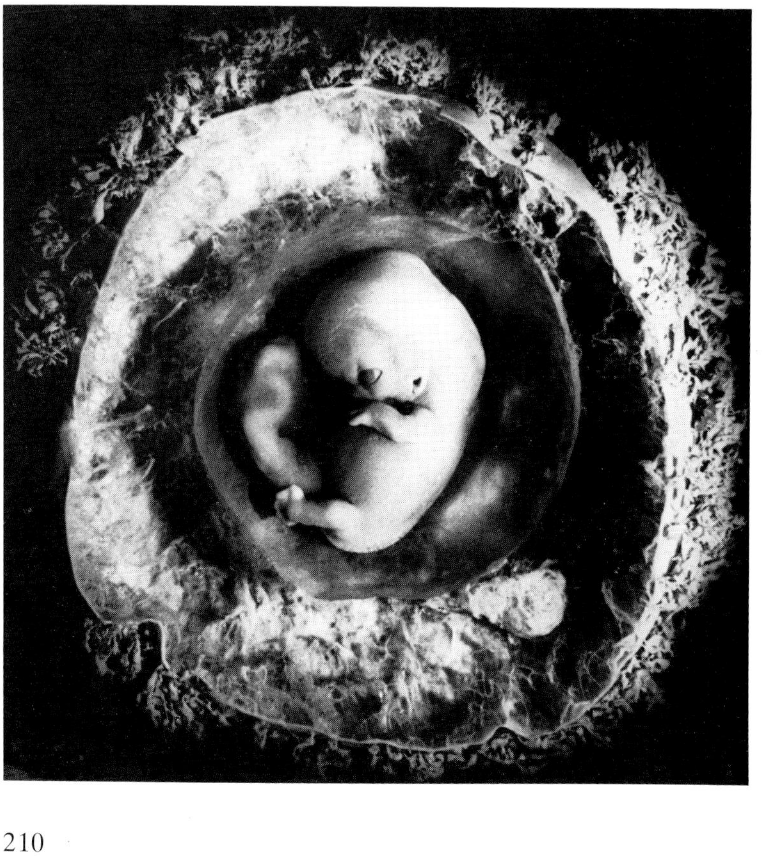

Abb. 311. Menschlicher Keimling, SSL (= Scheitel-Steiß-Länge) 17,8 mm. Uterus- und Amnionhöhle eröffnet. Bildung des Gesichtes; noch fehlende Ausprägung der Lider bei weit geöffneten Augen, deutlicher äußerer Gehörgang. Beginnende Entwicklung der Finger- und Zehenstrahlen. (Sammlung v. HOCHSTETTER, Anatomisches Institut der Universität Wien.)

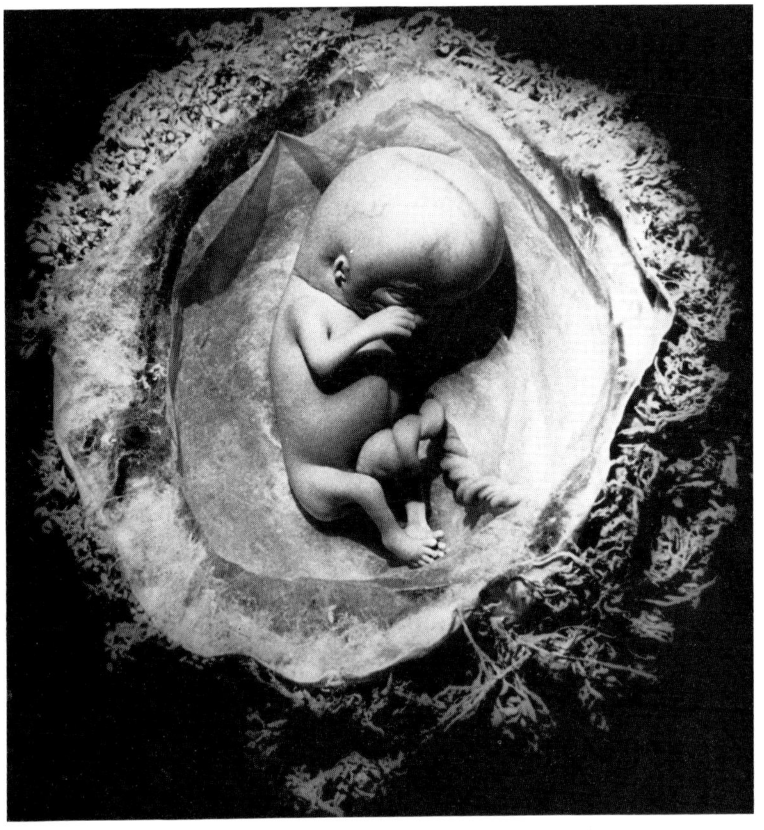

Abb. 312. Menschlicher Keimling, SSL 31 mm. Uterus- und Amnionhöhle eröffnet. Anlage der Augenlider. Weitere Ausformung der Extremitäten. (Sammlung v. HOCHSTETTER, Anatomisches Institut der Universität Wien.)

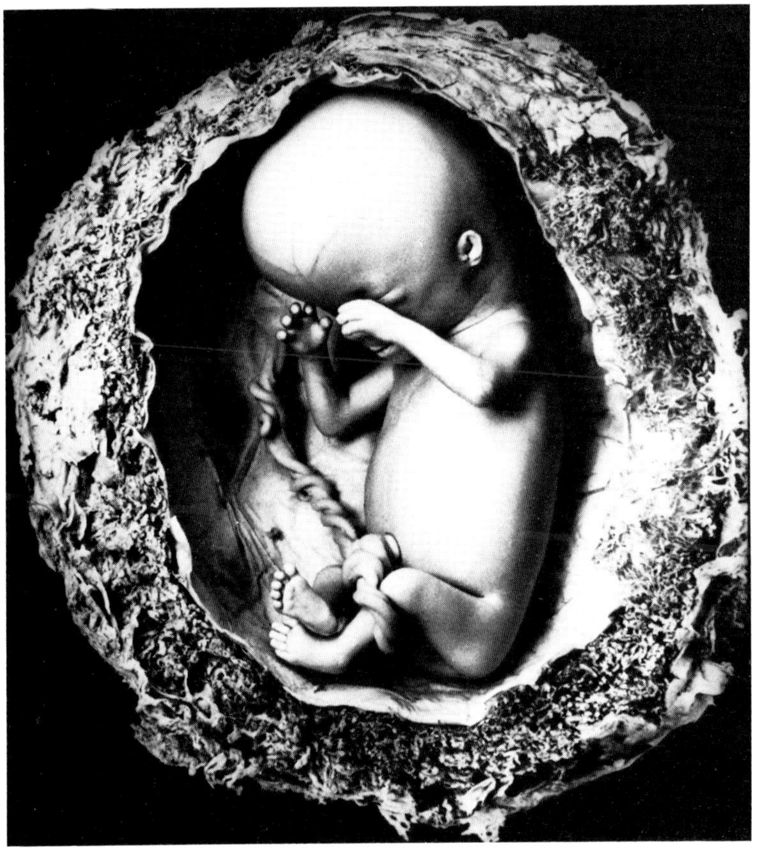

Abb. 313. Menschlicher Keimling, SSL 54 mm. Uterus- und Amnionhöhle eröffnet. Verklebung der Augenlidfalten. Beachte die deutlichen Tastballen auf der Palmar- und Plantarseite der Extremitäten sowie die für die weitere Fetalzeit typische Supinationsstellung der Füße. (Sammlung v. HOCHSTETTER, Anatomisches Institut der Universität Wien.)

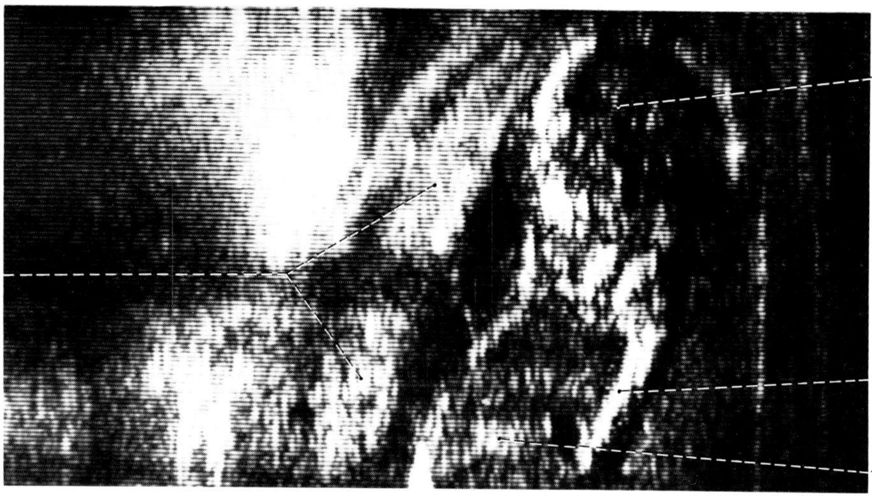

Abb. 314. Sonographische Kontrolluntersuchung während der Schwangerschaft (16. Woche). (Original: Prof. Dr. G. KAUFFMANN, Zentrum Radiologie im Klinikum der Universität Freiburg i. Brsg.)

Prinzip der Sonographie (= Ultraschalluntersuchung):

Emission und Reflexion hochfrequenter (1–5 MHz) Schallwellen: Sie dringen perkutan ins Gewebe ein und werden an physikalischen Grenzschichten reflektiert. Ihre nach der Gewebstiefe registrierten Signale lassen sich zu Schnittbildern verarbeiten. Es ist möglich, Organstrukturen im kleinen Becken (z. B. uterus, Harnblase, ovar etc.) ohne Verwendung ionisierender Strahlen darzustellen und physiologische wie pathologische Veränderungen einschließlich Bewegungen (Kindsbewegungen) sichtbar zu machen.

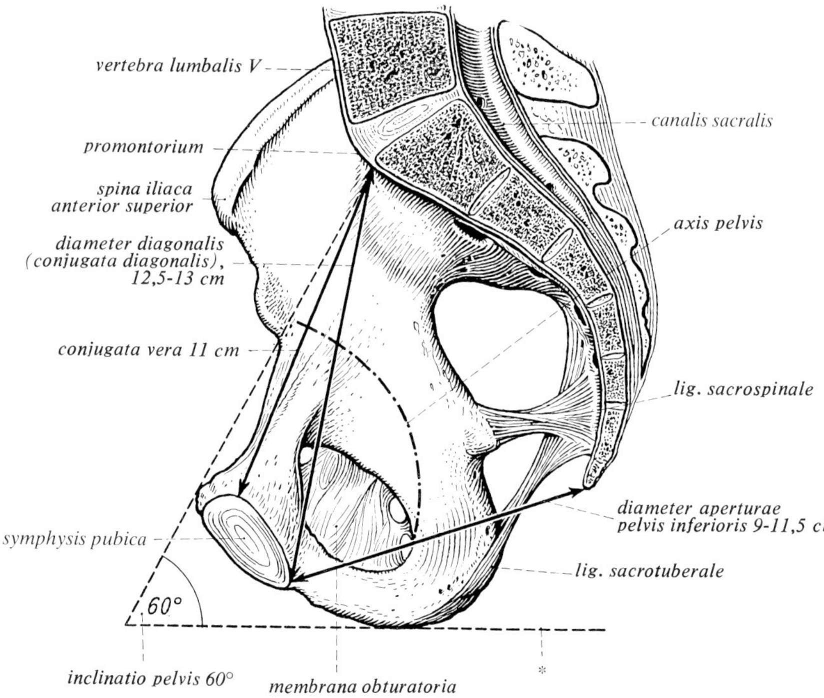

Abb. 315. Medianschnitt durch das Becken, pelvis, einer erwachsenen Frau mit Angabe des Beckenneigungswinkels, der Beckenachse und einiger Beckendurchmesser. * = Horizontale

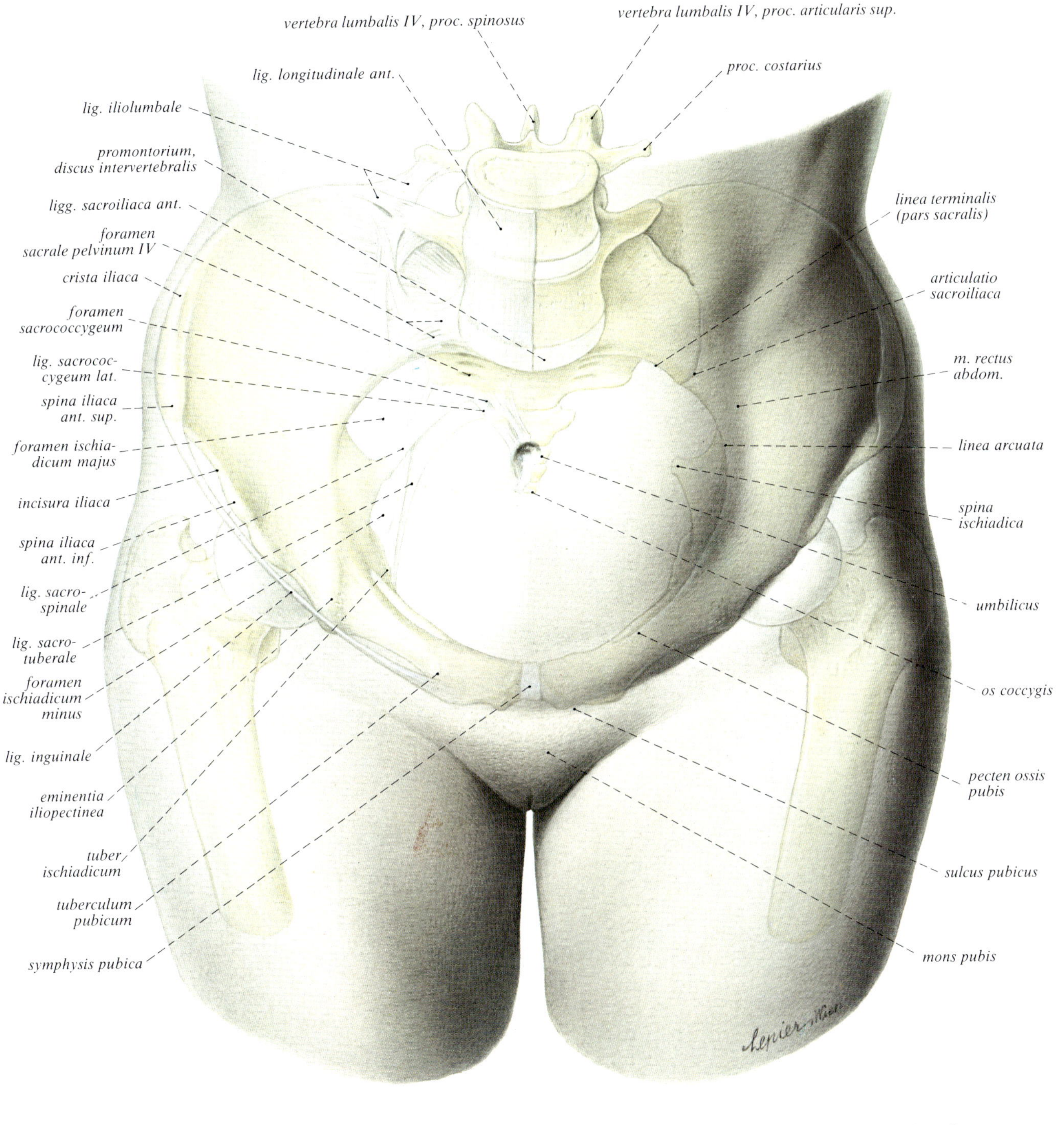

Abb. 316. Das weibliche Becken in aufrechter Stellung (Exterieur und Skelett) bei axialer Betrachtung von vorn und oben. (Aus Pernkopf, Atlas der topographischen und angewandten Anatomie des Menschen, Bd. 2, 2. Aufl. [Hrsg. H. Ferner]. Urban & Schwarzenberg, München–Wien–Baltimore 1980.)

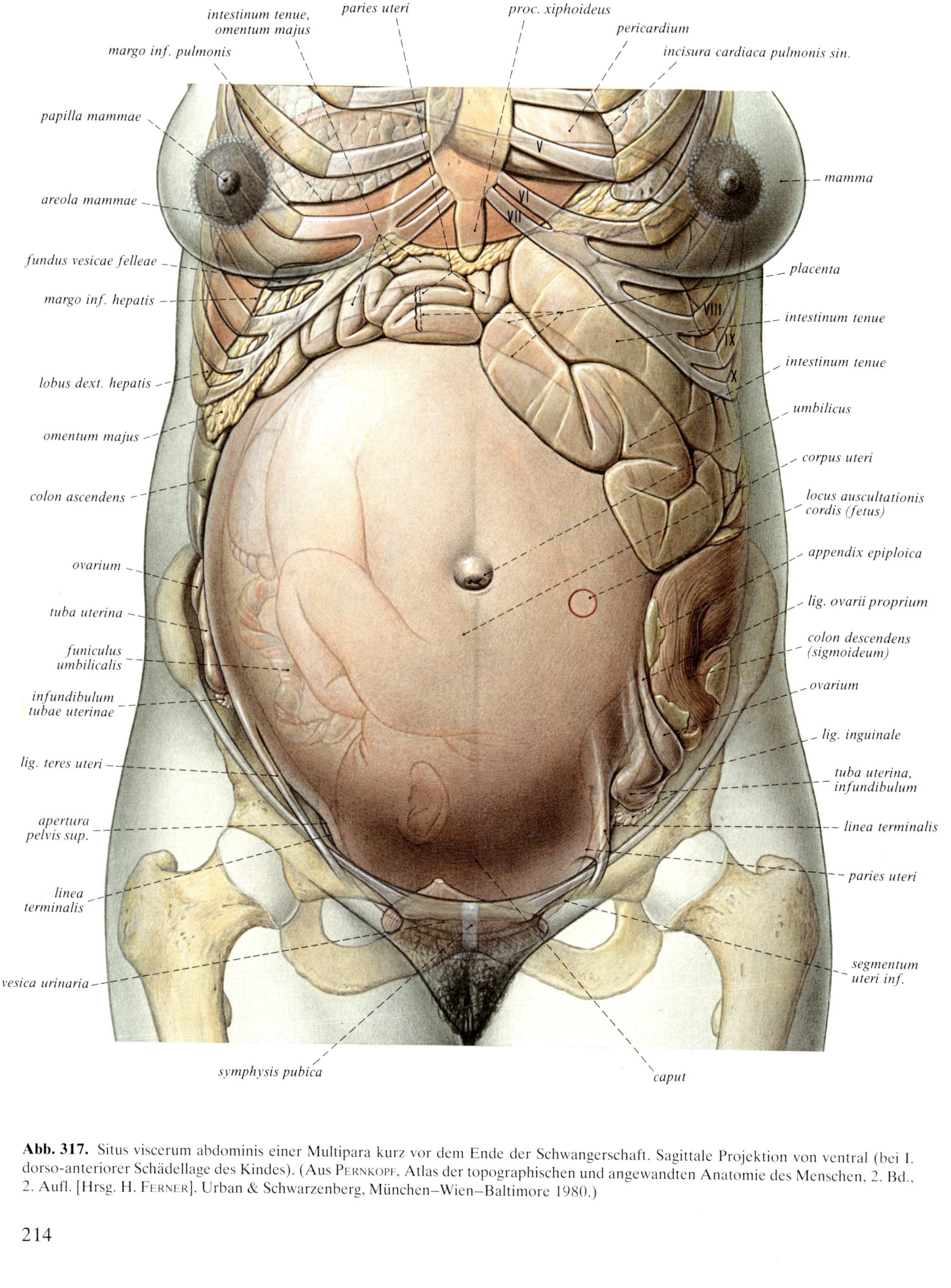

Abb. 317. Situs viscerum abdominis einer Multipara kurz vor dem Ende der Schwangerschaft. Sagittale Projektion von ventral (bei I. dorso-anteriorer Schädellage des Kindes). (Aus Pernkopf, Atlas der topographischen und angewandten Anatomie des Menschen, 2. Bd., 2. Aufl. [Hrsg. H. Ferner]. Urban & Schwarzenberg, München–Wien–Baltimore 1980.)

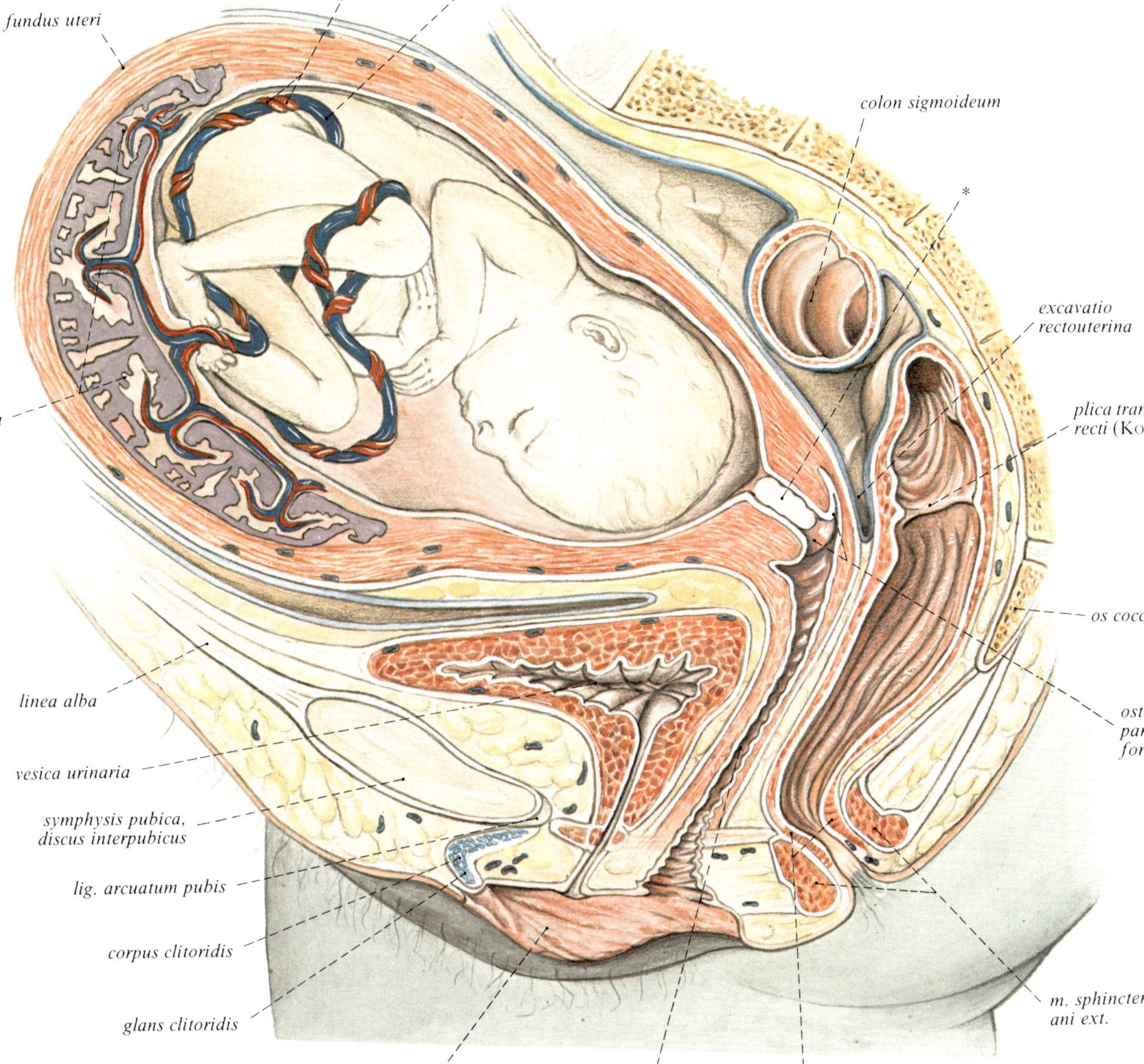

Abb. 318. Rechte Hälfte eines median durchgeschnittenen weiblichen Beckens kurz vor dem Ende der Schwangerschaft (vgl. mit Abb. 317). * KRISTELLERscher Schleimpfropf im Zervikalkanal des Uterus

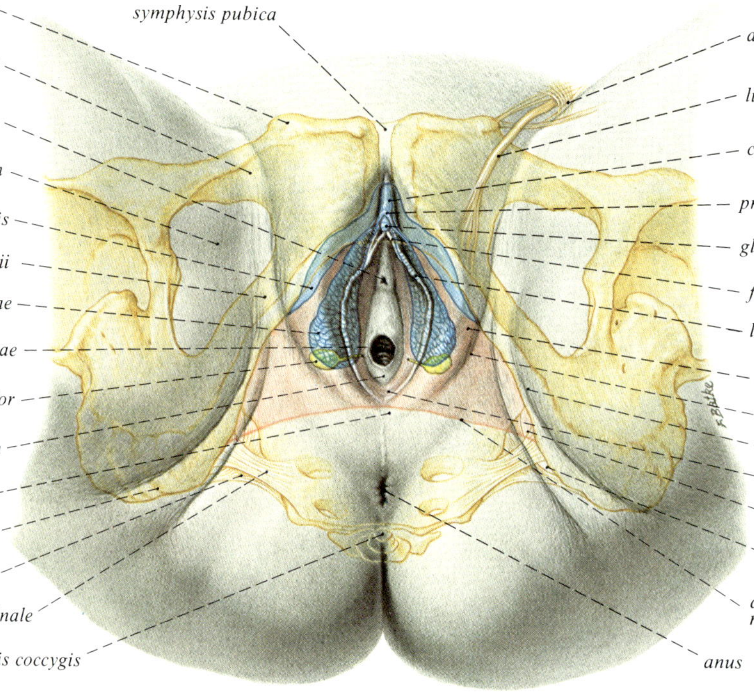

Abb. 319. Projektion des äußeren weiblichen Genitales auf die Knochen des Beckens. Ansicht von kaudal. (Aus Pernkopf, Atlas der topographischen und angewandten Anatomie des Menschen, 2. Bd., 2. Aufl. [Hrsg. H. Ferner]. Urban & Schwarzenberg, München–Wien–Baltimore 1980.)

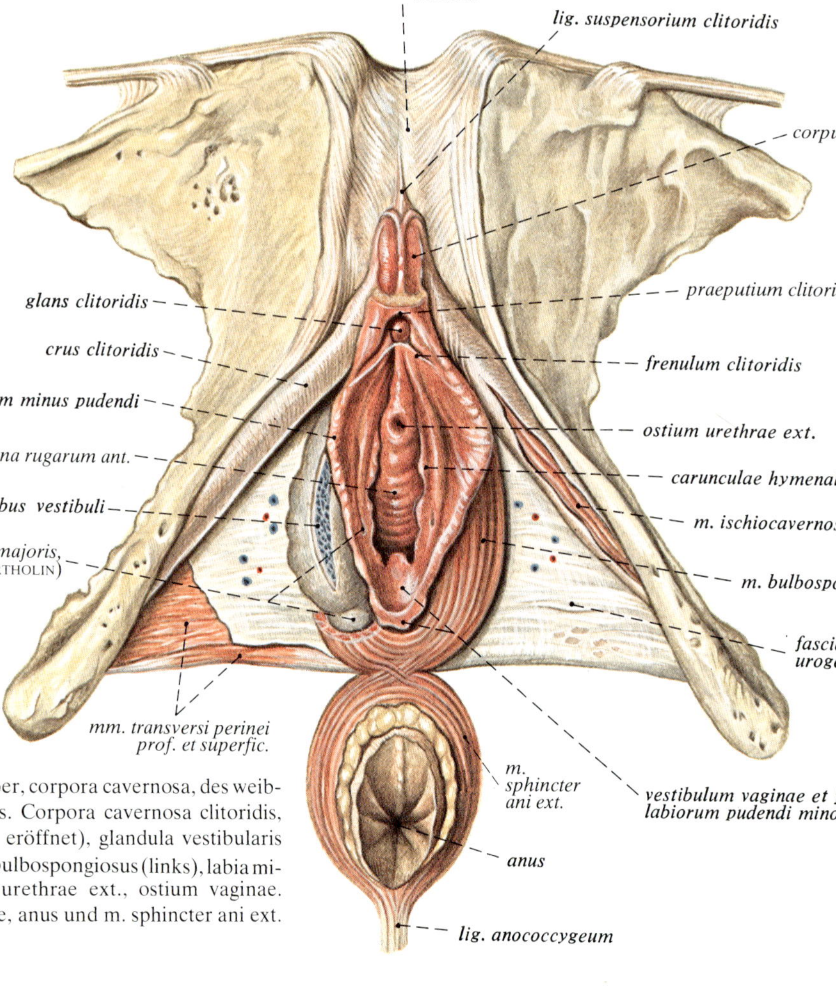

Abb. 320. Schwellkörper, corpora cavernosa, des weiblichen sinus urogenitalis. Corpora cavernosa clitoridis, bulbus vestibuli (rechts eröffnet), glandula vestibularis major (Bartholin), m. bulbospongiosus (links), labia minora pudendi, ostium urethrae ext., ostium vaginae. Diaphragma urogenitale, anus und m. sphincter ani ext.

Abb. 321. Uterus, vagina und pudendum externum einer Frau, die geboren hat. Die hintere Wand der Scheide ist der Länge nach aufgeschnitten. In dem spaltförmigen ostium uteri findet sich zwischen vorderer und hinterer Muttermundslippe, labium ant. und labium post., der KRISTELLERsche Schleimpfropf.

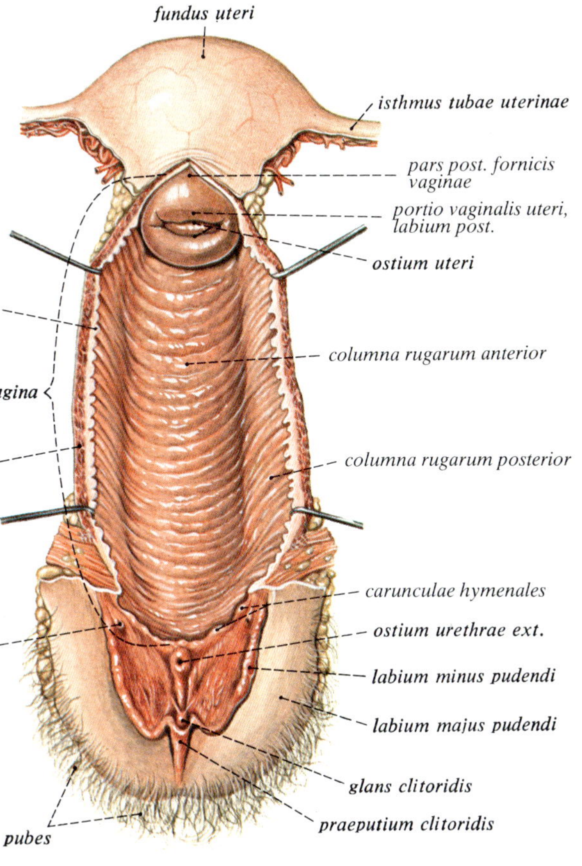

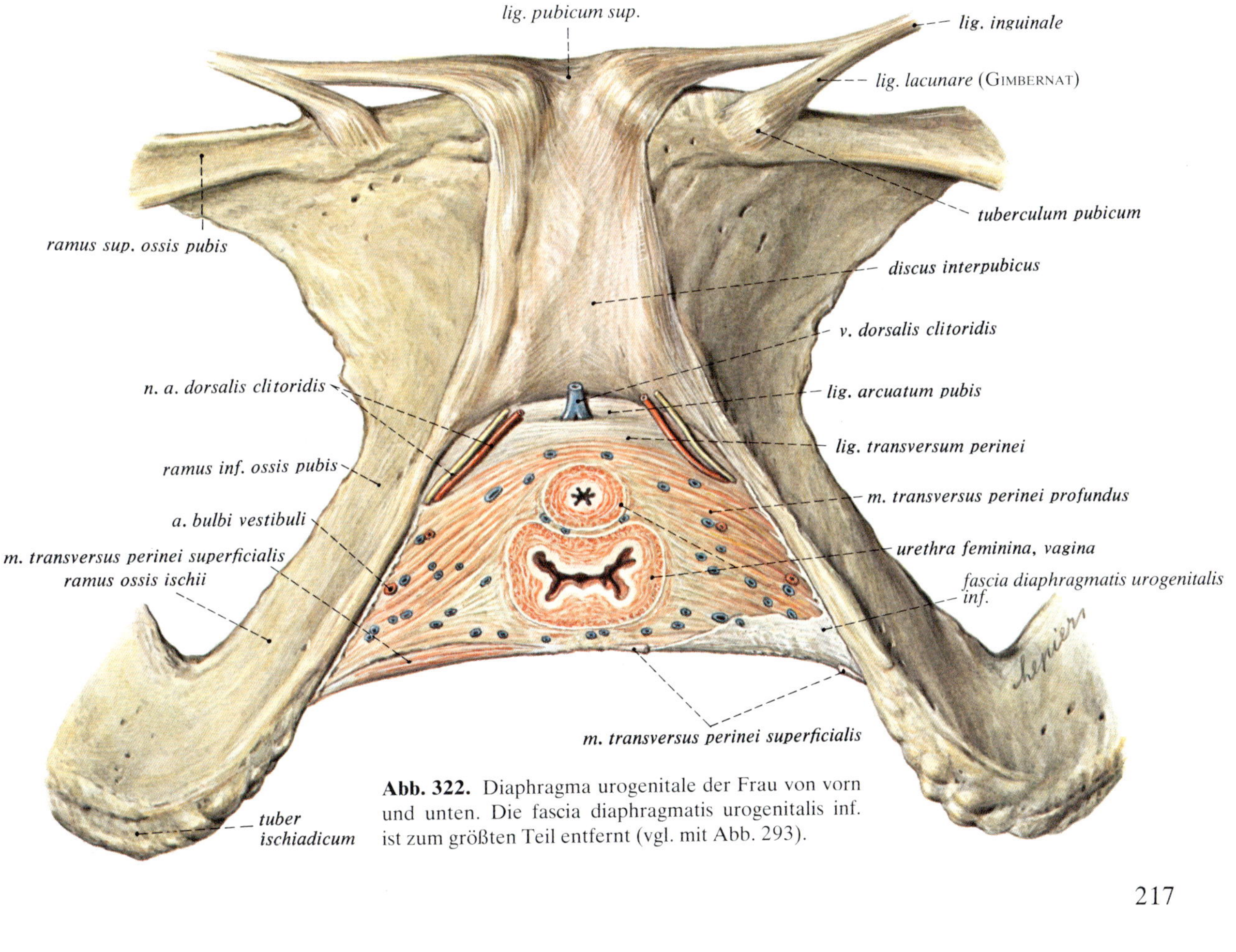

Abb. 322. Diaphragma urogenitale der Frau von vorn und unten. Die fascia diaphragmatis urogenitalis inf. ist zum größten Teil entfernt (vgl. mit Abb. 293).

Abb. 323. Horizontalschnitt durch das weibliche kleine Becken (Schema).

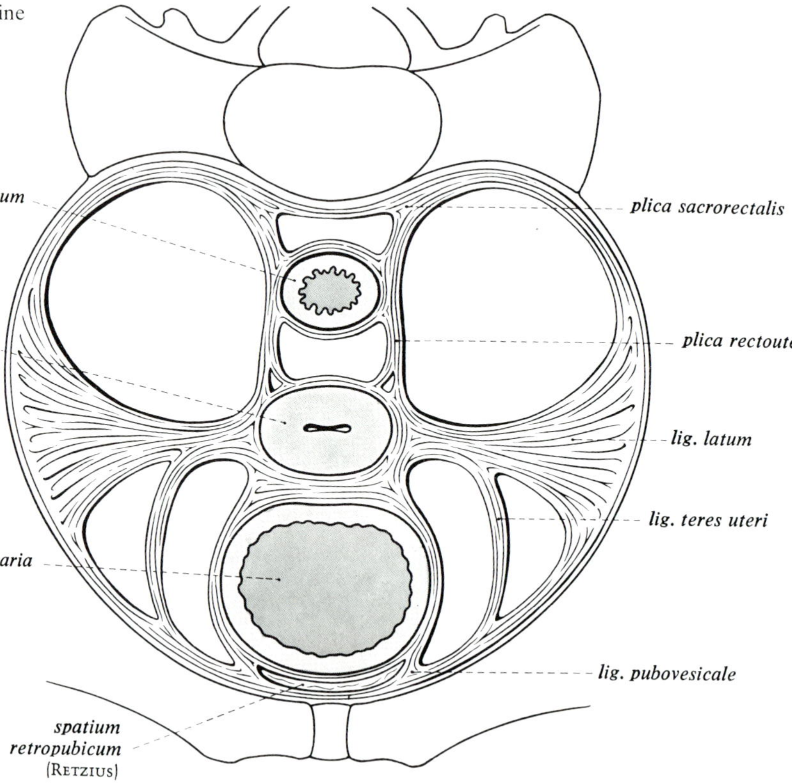

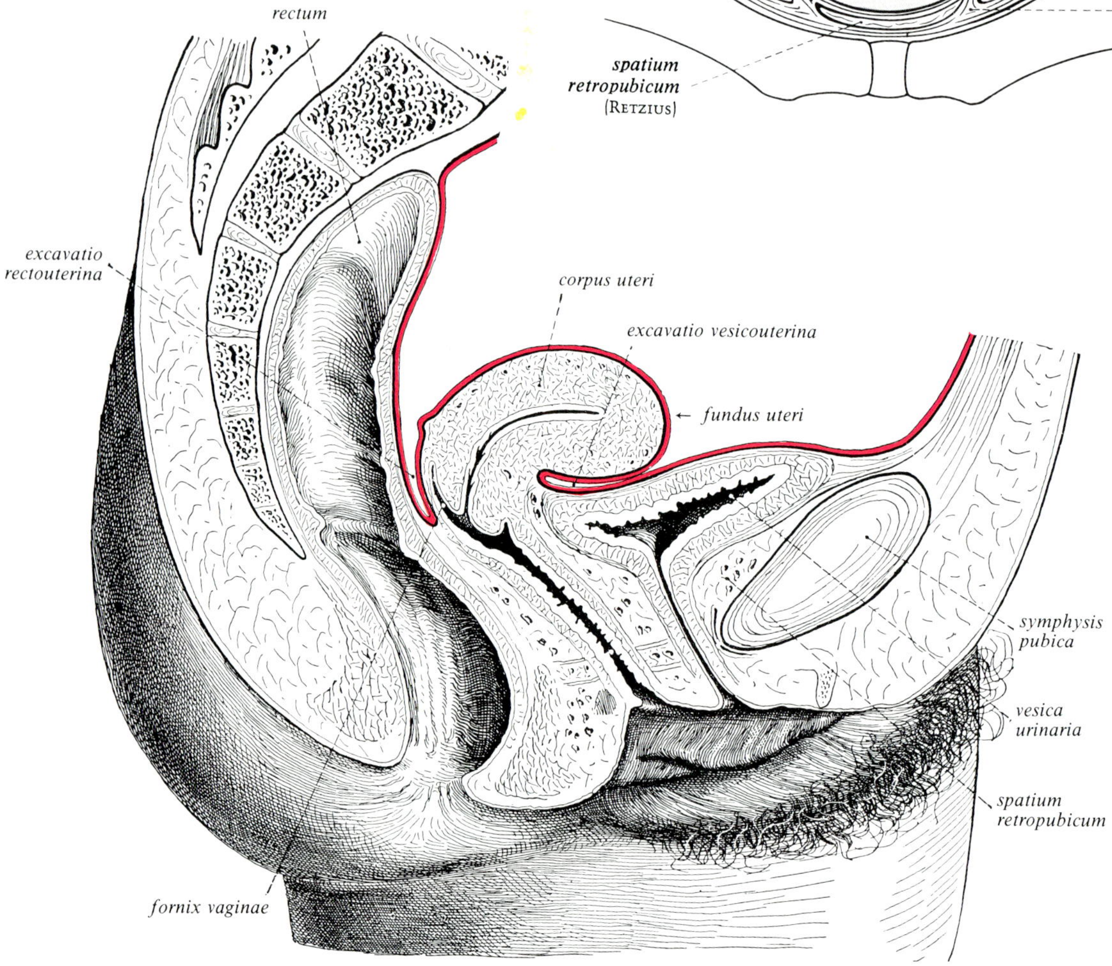

Abb. 324. Lage des Bauchfells im weiblichen kleinen Becken; Medianschnitt. Bauchfell rot. Beachte den Peritonaealumschlag an der pars posterior fornicis vaginae.

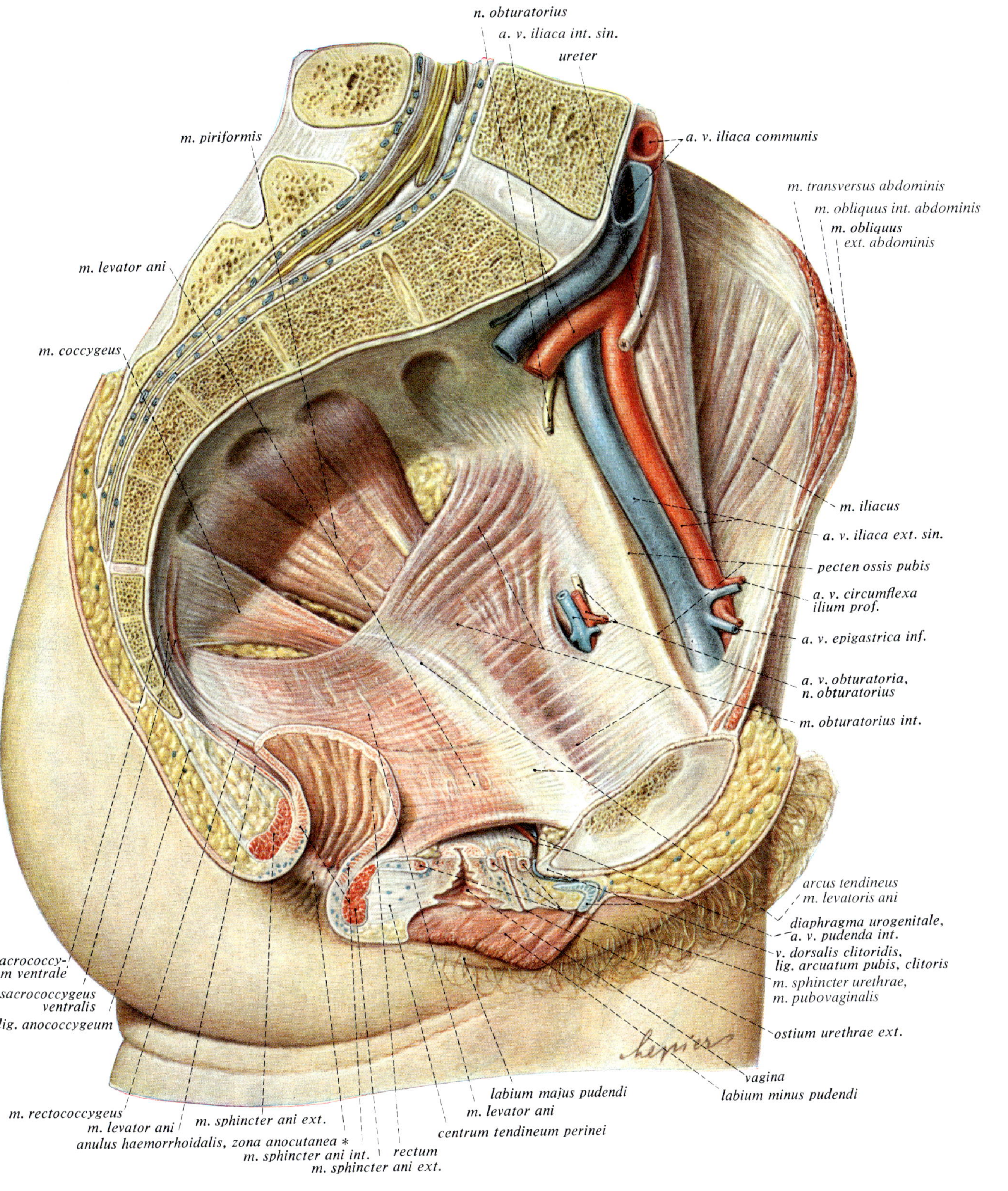

Abb. 325. Muskulatur der Beckenwand und des Beckenbodens (mm. pelvis). Medianschnitt durch das weibliche Becken, pelvis feminina, linke Hälfte.

* Pergamentfarbene Region zwischen dem verhornten Plattenepithel der hier meist stärker pigmentierten Epidermis (= zona cutanea) und der makroskopisch rosaroten Dickdarmschleimhaut. Die zona anocutanea wird auch als zona alba oder HILTONsche Linie bezeichnet.

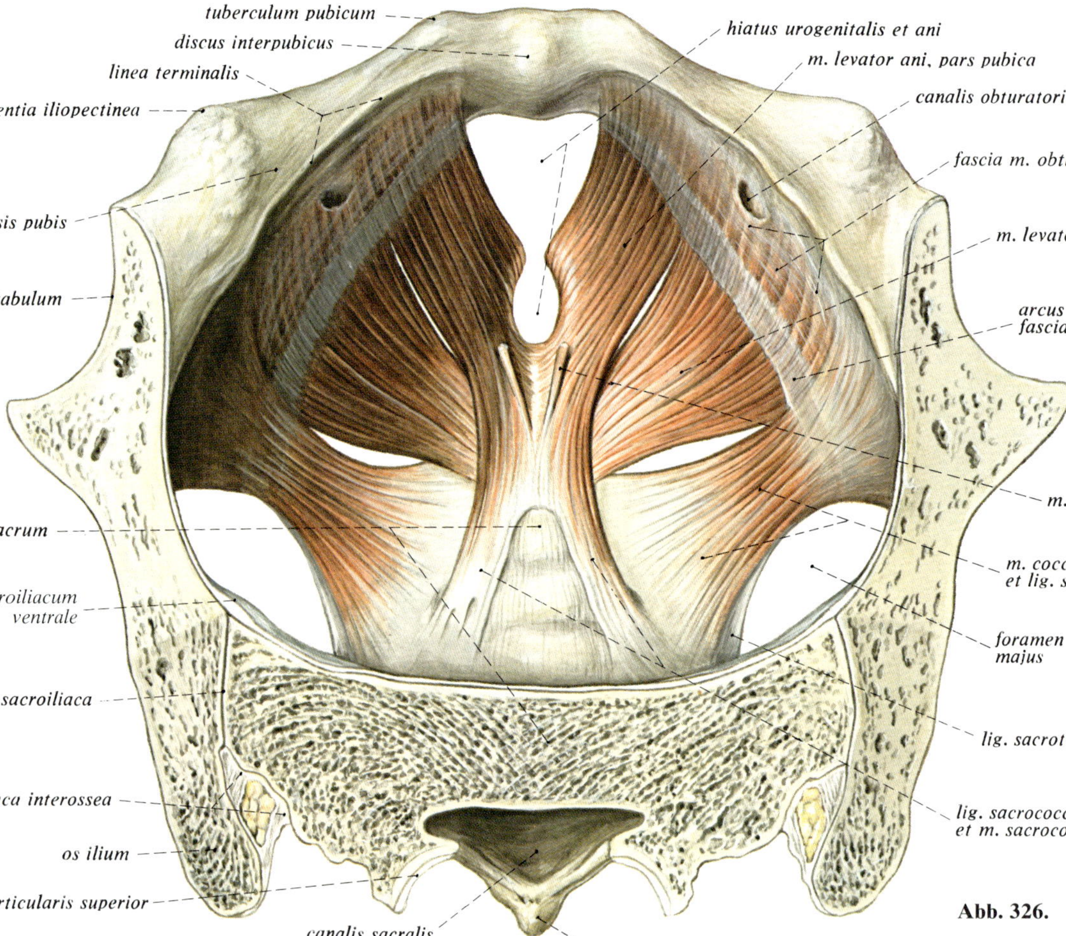

Abb. 326.

Dammuskeln, mm. perinei

Name		*Ursprung*	*Ansatz*
m. ischiocavernosus (paarig)		kurzsehnig mit dem crus penis (clitoridis) vom ramus ossis ischii	corpus cavernosum penis und fascia penis (clitoridis) profunda
m. bulbo-spongiosus	a) des Mannes	Dammfläche des bulbus penis	die oberflächlichen Fasern gehen mit zwei Zipfeln an das corpus cavernosum penis
	b) der Frau	umgibt sphinkterartig den Scheideneingang	
m. sphincter urethrae (nur beim Manne) (unpaar)		ligamentum transversum perinei (Teil der Muskelmasse des diaphragma urogenitale)	umgibt die pars membranacea urethrae mit ringförmigen Fasern

Innervation: Der m. levator ani und der m. coccygeus werden vom plexus sacralis innerviert (3. bzw. 4. Sakralnerv), alle übrigen Damm-Muskeln von Ästen des n. pudendus.

Muskeln des Beckenbodens

Name	*Ursprung*	*Ansatz*
I. diaphragma pelvis **1. m. levator ani,** trichterförmig, aus mehreren Teilmuskeln bestehend (m. pubococcygeus, m. puborectalis, m. iliococcygeus, m. levator prostatae)	arcus tendineus m. levatoris ani (den m. obturatorius internus von der Symphyse bis zur spina ischiadica überbrückend)	os sacrum, os coccygis, m. sphincter ani ext.

Innervation: Äste aus dem 3. und 4. Sakralnerven

Funktion: Bildet Traggurtung für den Beckenboden

Fortsetzung →

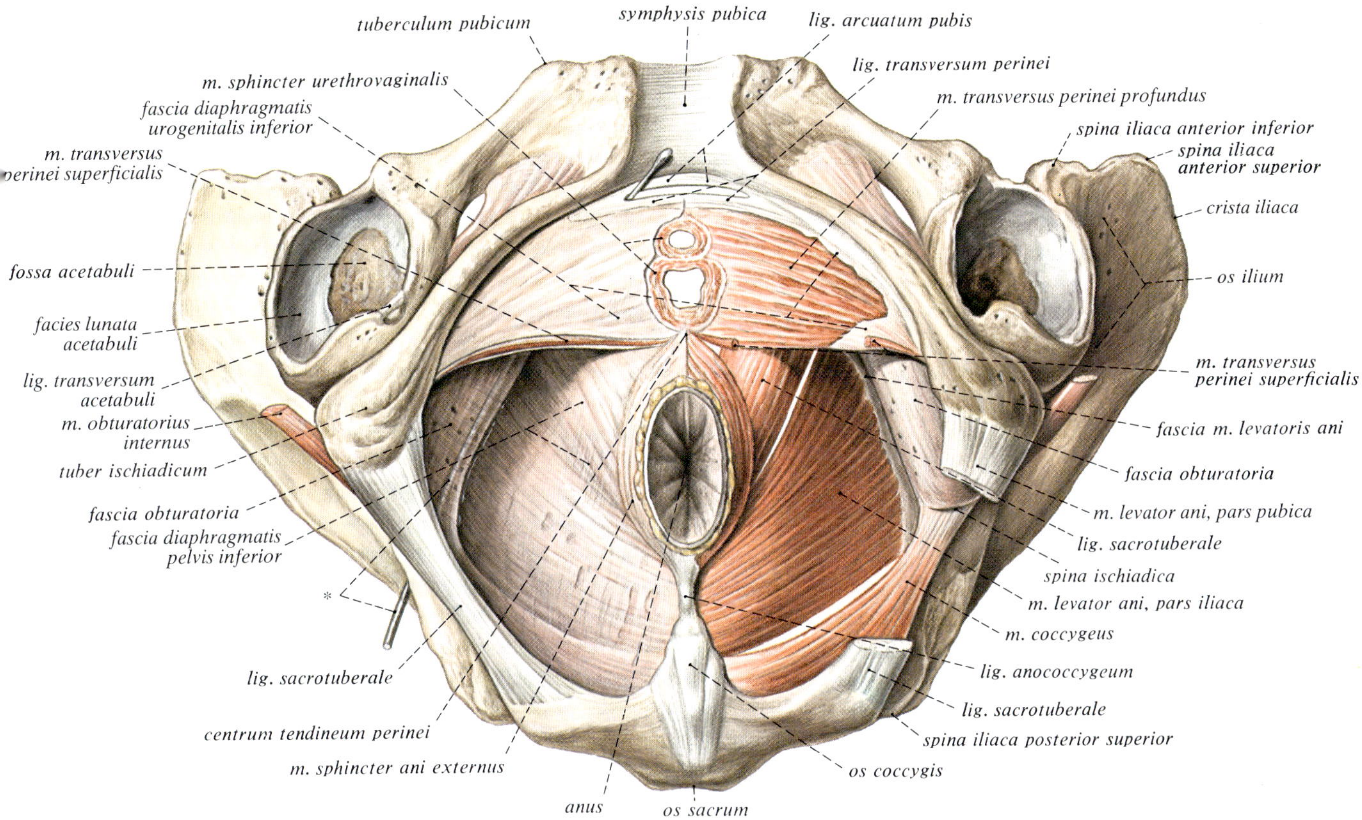

◁ **Abb. 326.** Beckenbodenmuskulatur einer erwachsenen Frau. Ansicht von oben.

△ **Abb. 327.** Beckenbodenmuskulatur einer erwachsenen Frau. Ansicht von perineal. * Sonde im ALCOCKschen Kanal (links im Bild).

Muskeln des Beckenbodens (Fortsetzung)

Name	*Ursprung*	*Ansatz*
2. m. coccygeus seine Fasern sind in das lig. sacrospinale eingelagert	spina ischiadica	unteres Kreuzbein, Steißwirbel
Funktion: verstärkt Beckenboden durch Zusammenwirken mit dem lig. sacrospinale		
II. m. sphincter ani ext. *pars subcutanea* *pars superficialis* *pars profunda*	strahlt in die Lederhaut vor und hinter dem anus ein; zwischen centrum tendineum und lig. anococcygeum; ringförmiger, 3 – 4 cm oralwärts reichender Teil	
Innervation: n. pudendus		
Funktion: Schließmuskel des anus		
III. diaphragma urogenitale **1. m. transversus perinei profundus**	am arcus pubis bzw. angulus subpubicus quer ausgespannt, durch ligamentum transversum perinei und ligamentum arcuatum pubis ergänzt	
2. m. transversus perinei superficialis (inkonstant)	oberflächliche Abspaltung aus dem vorigen, strahlt in das centrum tendineum ein	
Innervation: n. pudendus		
Funktion: verschließt den hiatus urogenitalis bis auf die Durchtrittsöffnungen für urethra masculina bzw. für urethra und vagina		

centrum tendineum perinei: knotenartige Sehne an der Verbindungsstelle fast aller Beckenbodenmuskeln. Es durchflechten sich hier der vordere Umfang des m. sphincter ani ext. mit dem Hinterrand des m. transversus perinei profundus, beteiligt sind weiter m. levator ani und m. bulbospongiosus.

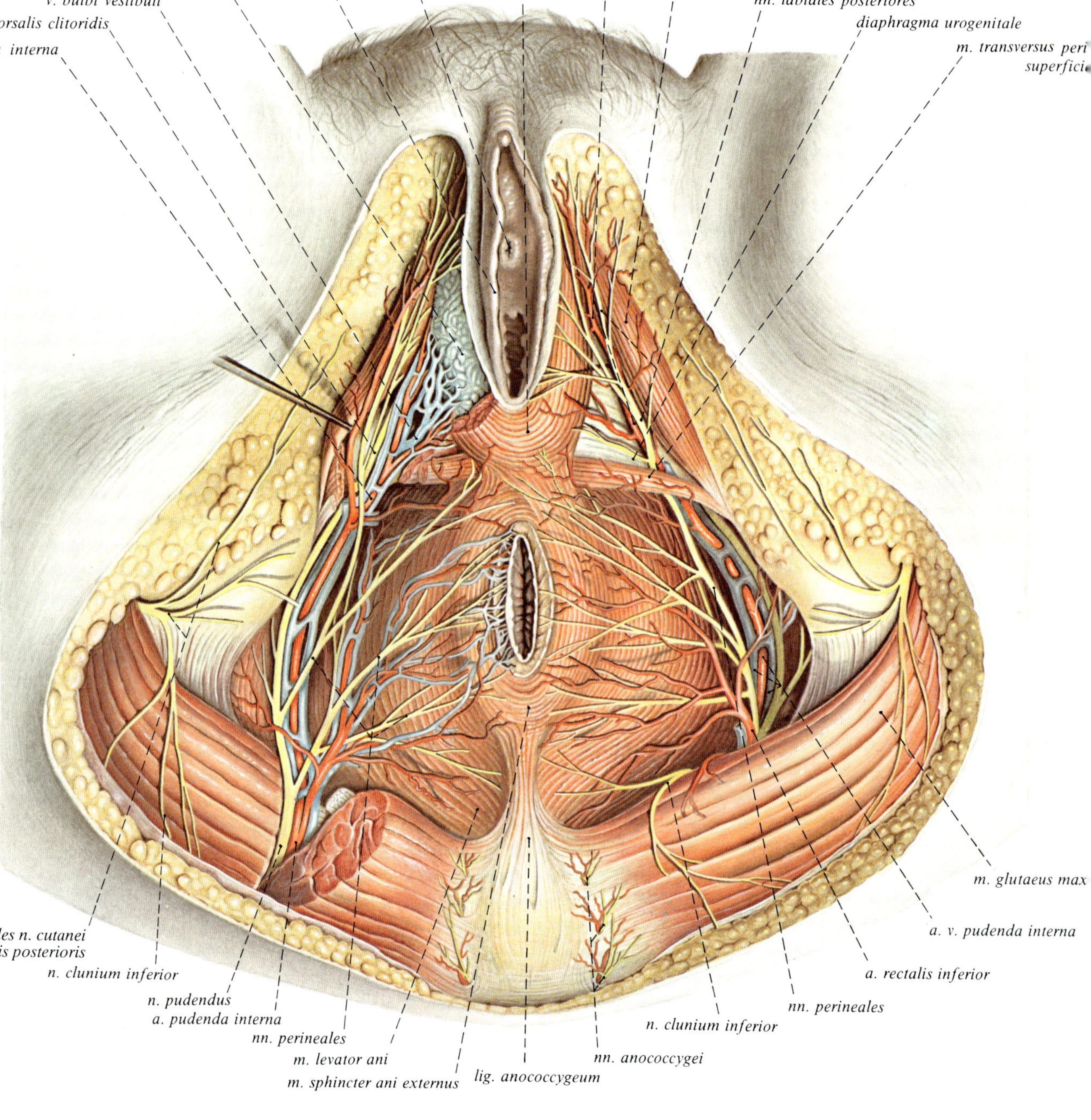

Abb. 328. Nerven und Gefäße des weiblichen Dammes. Rechts ist der m. bulbocavernosus zur Freilegung des bulbus vestibuli teilweise abgetragen. Nerven und Gefäße sind durch Einschnitte in die Muskulatur weitgehend freigelegt.

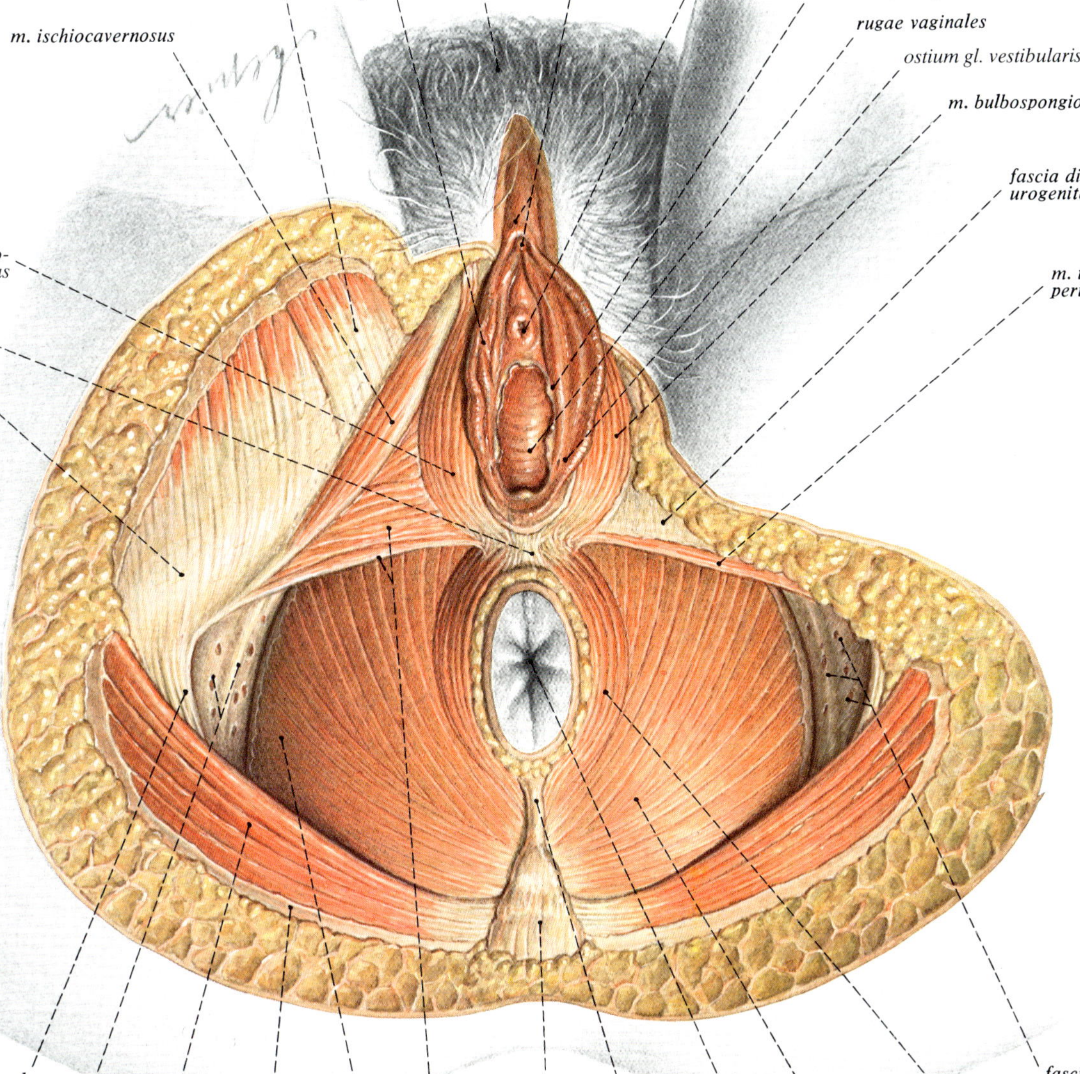

Abb. 329. Oberflächliche Schicht der Muskeln des weiblichen Dammes. Rechts sind nach Abtragung der fascia diaphragmatis urogenitalis sowie weiterer Bezirke der Haut des Dammes, des labium majus pudendi und des Oberschenkels, die mm. transversus perinei profundus, bulbospongiosus und ischiocavernosus dargestellt (vgl. Abb. 292, Muskulatur des männlichen Dammes).

Dammrisse

Unter der Geburt kann es zu einer Verletzung der Weichteilbrücke zwischen Scheide und Mastdarm (= Damm, perineum) kommen, wenn diese über ihre Dehnungsfähigkeit hinaus beansprucht wird. Dammrisse können aus unterschiedlichen Gründen entstehen: z. B. bei schlechtem Dammschutz, wegen konstitutioneller Gegebenheiten (Infantilismus, Asthenie) oder bei zu starker Belastung der weichen Geburtswege. Es werden drei Grade unterschieden: Beim *Dammriß ersten Grades* reißen Scheidenwand und Dammhaut bis zu einer Ausdehnung von höchstens 2 cm; beim *Dammriß zweiten Grades* ist auch die Muskulatur des Dammes betroffen, doch bleibt der m. sphincter ani externus voll intakt; der *Dammriß dritten Grades* (= totaler Dammriß) schließt den m. sphincter ani externus ein und kann sich bis in die vordere Wand des Rectum fortsetzen.

Rücken

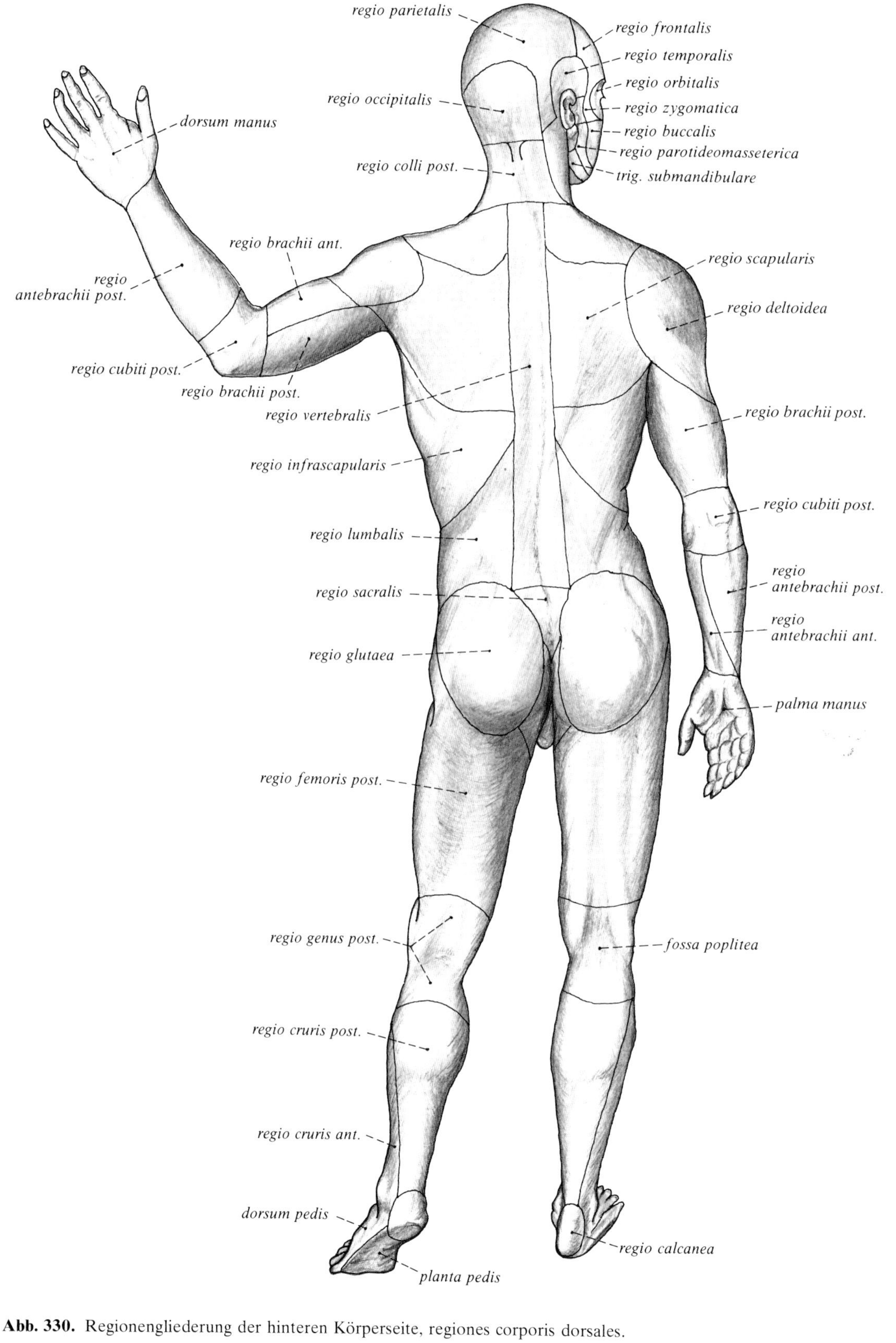

Abb. 330. Regionengliederung der hinteren Körperseite, regiones corporis dorsales.

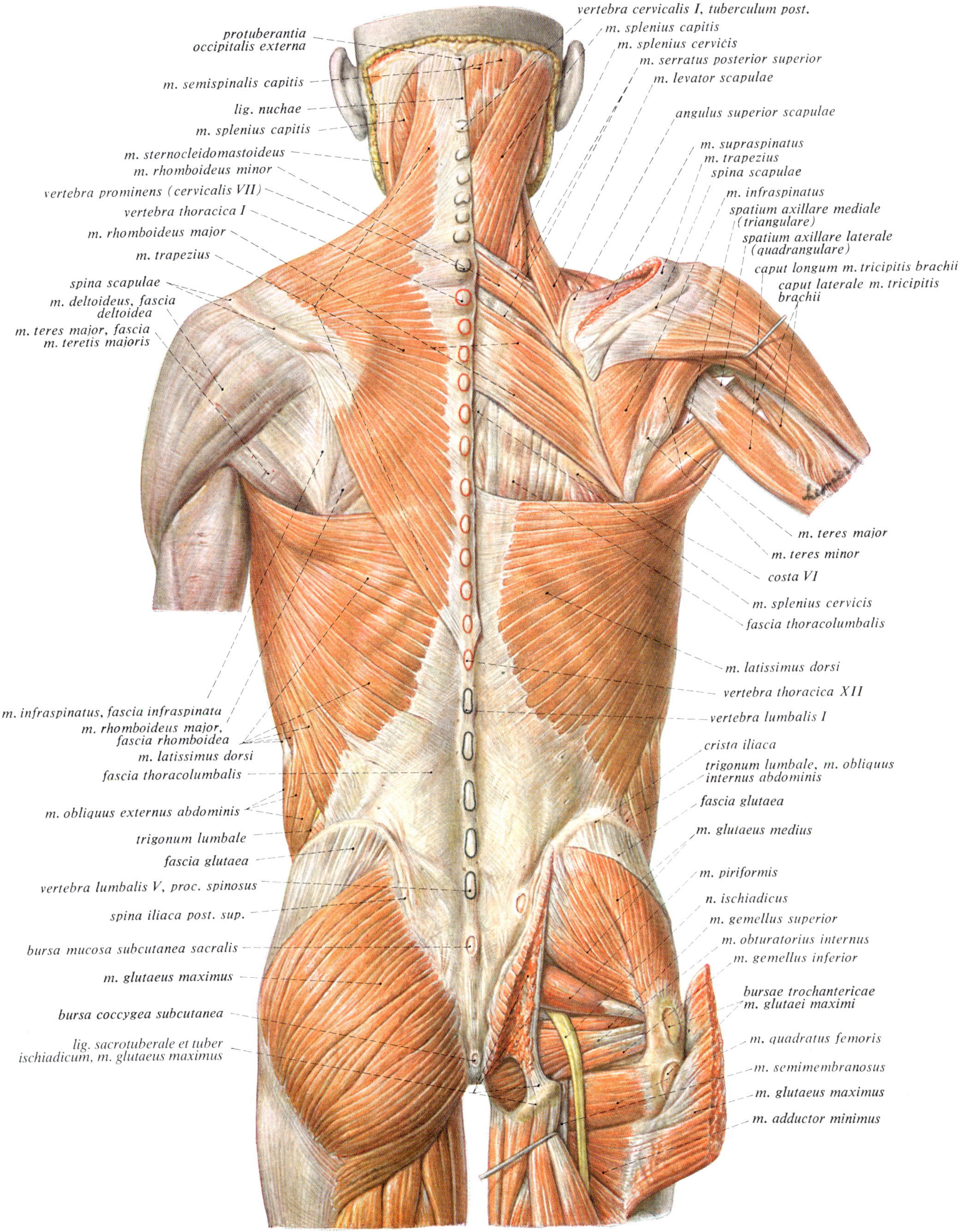

Abb. 331. Schulter-, Nacken-, Rücken- und Gesäßmuskulatur. Links oberflächliche, rechts tiefere Schichten.

Platte Rückenmuskeln, 1.–5., (Abb. 331, 332, 336) – Spinokostale Muskeln, 6. und 7., (Abb. 338)

Name	*Ursprung*	*Ansatz*
1. m. trapezius (s. a. Abb. 7); Sehnenspiegel in der Gegend der kaudalen Hals- und kranialen Brustwirbeldornen	Hinterhauptsschuppe zwischen lineae nuchae superior und suprema Dornfortsätze der Halswirbel (ligamentum nuchae) Dornfortsätze aller Brustwirbel	akromiales Drittel der clavicula, acromion scapulae, spina scapulae (deren kranialer und z. T. kaudaler Rand)

Innervation: n. accessorius (daneben auch Äste des plexus cervicalis)

Funktion: Die kranialen Fasern heben die scapula, die kaudalen senken sie, die mittleren Fasern ziehen das Schulterblatt dorsalwärts; die kranialen Fasern unterstützen auch den m. serratus anterior bei der Drehung der scapula (zum Erheben des Armes über die Horizontale), die zum Hinterhaupt laufenden Fasern drehen den Kopf nach der entgegengesetzten Seite; die kaudalen Fasern drehen den angulus inferior scapulae medianwärts; die Klavikularportion hebt das Schlüsselbein (Inspiration); der Muskel wirkt selten in seiner Gesamtheit, mit seinen Teilen fast stets mit anderen Muskeln zusammen.

2. m. latissimus dorsi am Ursprung breitsehnig, der Innervation nach Extremitätenmuskel (wie die folgenden)	Dornfortsätze der sechs unteren Brustwirbel, der Lendenwirbel, facies dorsalis des Kreuzbeins, labium externum cristae iliacae; durch Vermittlung der fascia thoracolumbalis akzessorische Zacken (fleischig) von den 3 bis 4 unteren Rippen (häufig Skapularzacke vom angulus inferior scapulae)	mit platter, den m. teres major spiralig umgreifender Sehne: crista tuberculi minoris humeri (mit m. teres major zusammen, aber ventral von ihm); zwischen beiden: bursa m. latissimi dorsi subtendinea

Innervation: n. thoracodorsalis aus dem plexus brachialis

Funktion: adduziert den Arm im Schultergelenk, senkt den erhobenen Arm, zieht ihn dorsalwärts, rollt ihn nach innen; wirkt meist mit Schulter- und Brustmuskeln zusammen.

3. m. rhomboideus major	Dornfortsätze der vier oberen Brustwirbel	margo medialis scapulae kaudal der spina scapulae
4. m. rhomboideus minor	Dornfortsätze der beiden unteren Halswirbel (ligamentum nuchae)	margo medialis scapulae kranial der spina scapulae

Innervation: für beide n. dorsalis scapulae aus dem plexus brachialis

Funktion: ziehen die scapula zur Wirbelsäule und kranialwärts; fixieren die scapula am Rumpf (mit m. serratus anterior zusammen)

5. m. levator scapulae grenzt ventralwärts an den m. scalenus posterior	mit vier kurzsehnigen Zacken von den tubercula posteriora der vier oberen Halswirbelquerfortsätze	angulus superior scapulae (und die unmittelbar angrenzenden Bereiche)

Innervation: plexus cervicalis und n. dorsalis scapulae

Funktion: zieht den oberen Winkel der scapula kranial- und medianwärts (zusammen mit m. trapezius)

6. m. serratus posterior superior	breitsehnig von den Dornfortsätzen der beiden unteren Hals- und beiden oberen Brustwirbel	mit fleischigen Zacken an der 2. bis 5. Rippe, lateral der anguli

Innervation: ventrale Äste aus C_6–C_8, Äste aus dem 1. und 2. Interkostalnerven

7. m. serratus posterior inferior	durch Vermittlung der fascia thoracolumbalis von den Dornfortsätzen der unteren Brust- und oberen Lendenwirbel	mit vier breiten, sehr variablen Zacken an den kaudalen Rändern der vier unteren Rippen

Innervation: Äste aus dem 11. und 12. Interkostalnerven, ventrale Äste aus L_1 und L_2

Funktion: m. serratus posterior superior hebt die 2.–5. Rippe, unterstützt die Inspiration, m. serratus posterior inferior zieht die vier unteren Rippen kaudalwärts, hilft bei der Exspiration

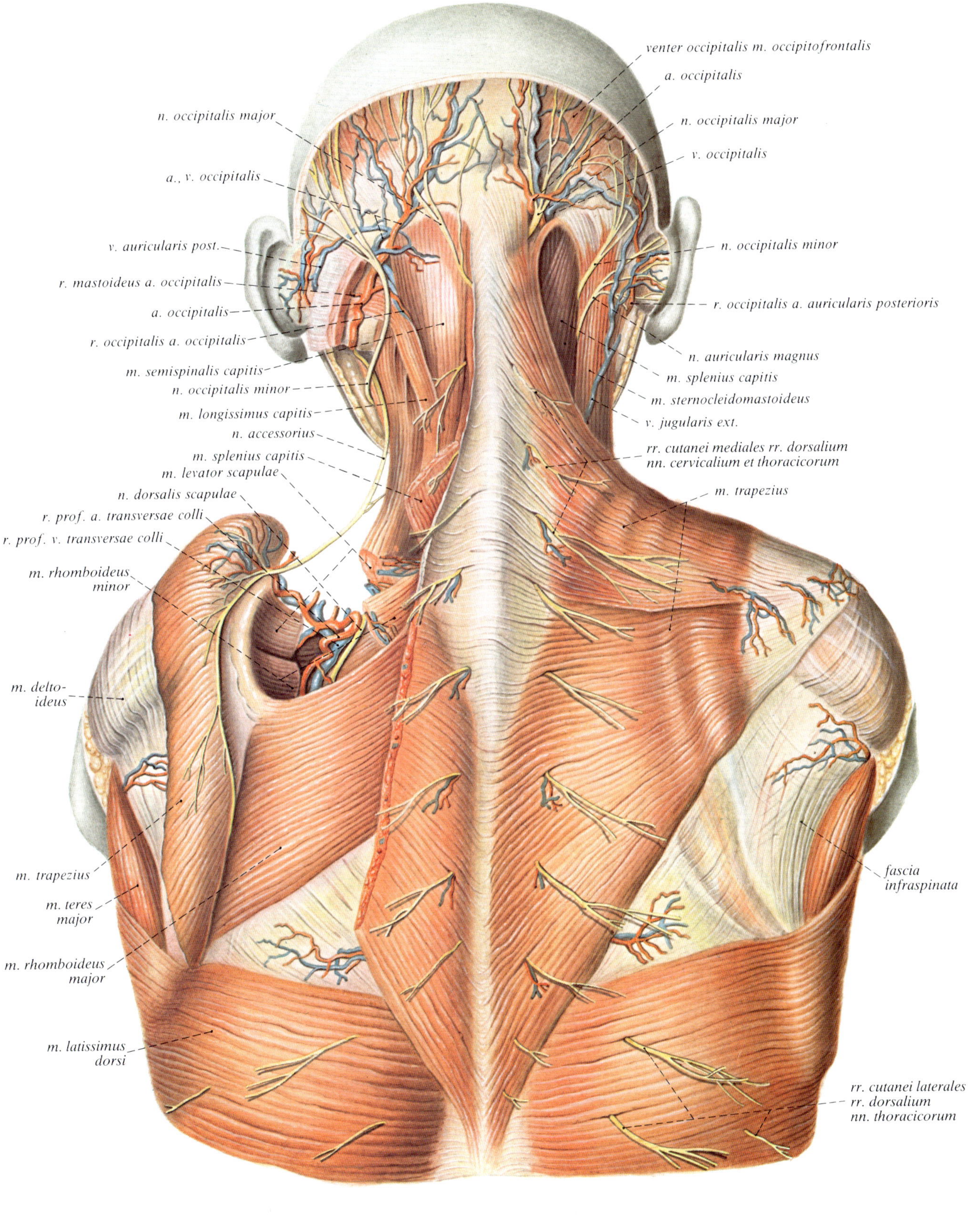

Abb. 332. Nerven und Gefäße an Rücken, Nacken und Hinterhaupt. Oberflächliche und mittlere Schicht. Auf der linken Seite sind die mm. trapezius, sternocleidomastoideus, splenii und levator scapulae teilweise entfernt.

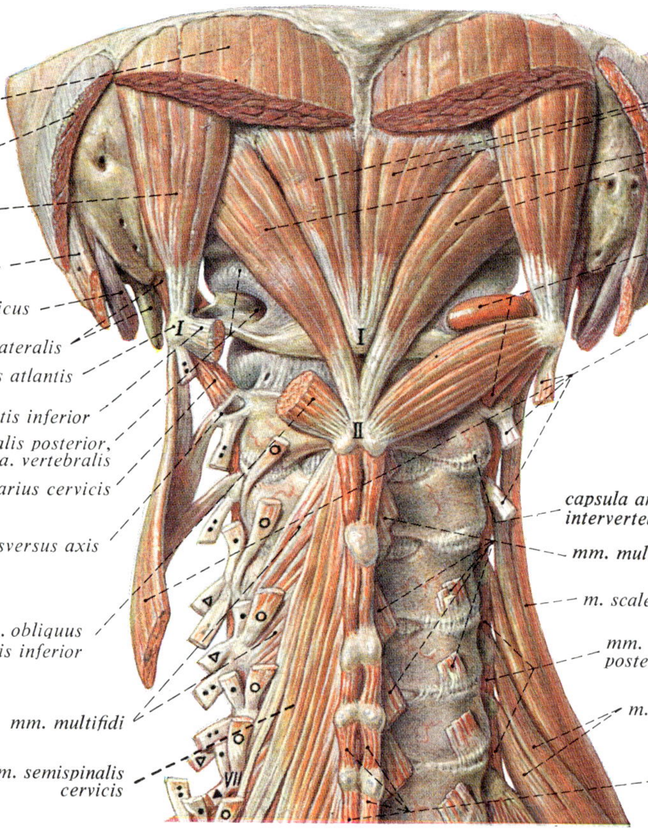

△ **Abb. 333 a.** Mittlere und tiefe Schichten der Nackenmuskulatur.

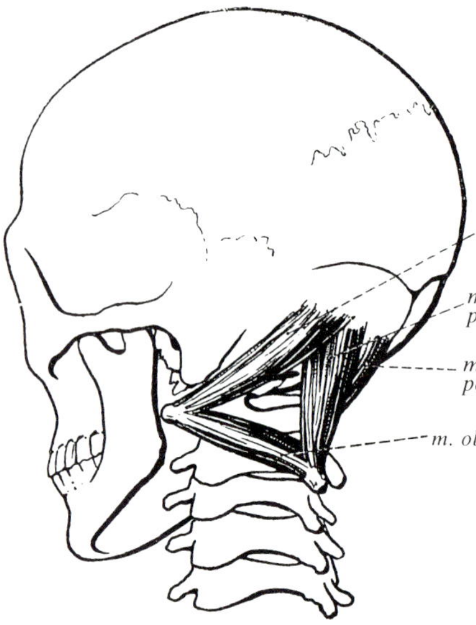

◁ **Abb. 333 b.** Kurze Nackenmuskeln in der Ansicht von schräg hinten zur Verdeutlichung ihres – nicht frontalen! – Verlaufs. (Aus J. Staubesand, Präparierübungen I. Kurs, Reinhardt, München-Basel 1966.)

Kurze Nackenmuskeln

Name	*Ursprung*	*Ansatz*
1. m. rectus capitis posterior major	Dornfortsatz des axis, kurzsehnig	linea nuchae inferior
2. m. rectus capitis posterior minor	tuberculum posterius atlantis, kurzsehnig	unterhalb der linea nuchae inferior
3. m. rectus capitis lateralis	processus transversus atlantis	processus jugularis ossis occipitalis
4. m. obliquus capitis superior	processus transversus atlantis	linea nuchae inferior, kurzsehnig
5. m. obliquus capitis inferior	Dornfortsatz des axis	als kräftiger Muskel zum Querfortsatz des atlas

Innervation: n. suboccipitalis (dorsaler Ast des ersten Zervikalnerven); nur der m. rectus capitis lateralis wird durch ventrale Äste aus C 1 versorgt.

Funktion: Streckung und Drehung des Kopfes; m. obliquus capitis inferior und m. rectus capitis post. major drehen nach der gleichen Seite; m. rectus lateralis beugt den Kopf nach vorn oder zur Seite (einseitig innerviert).

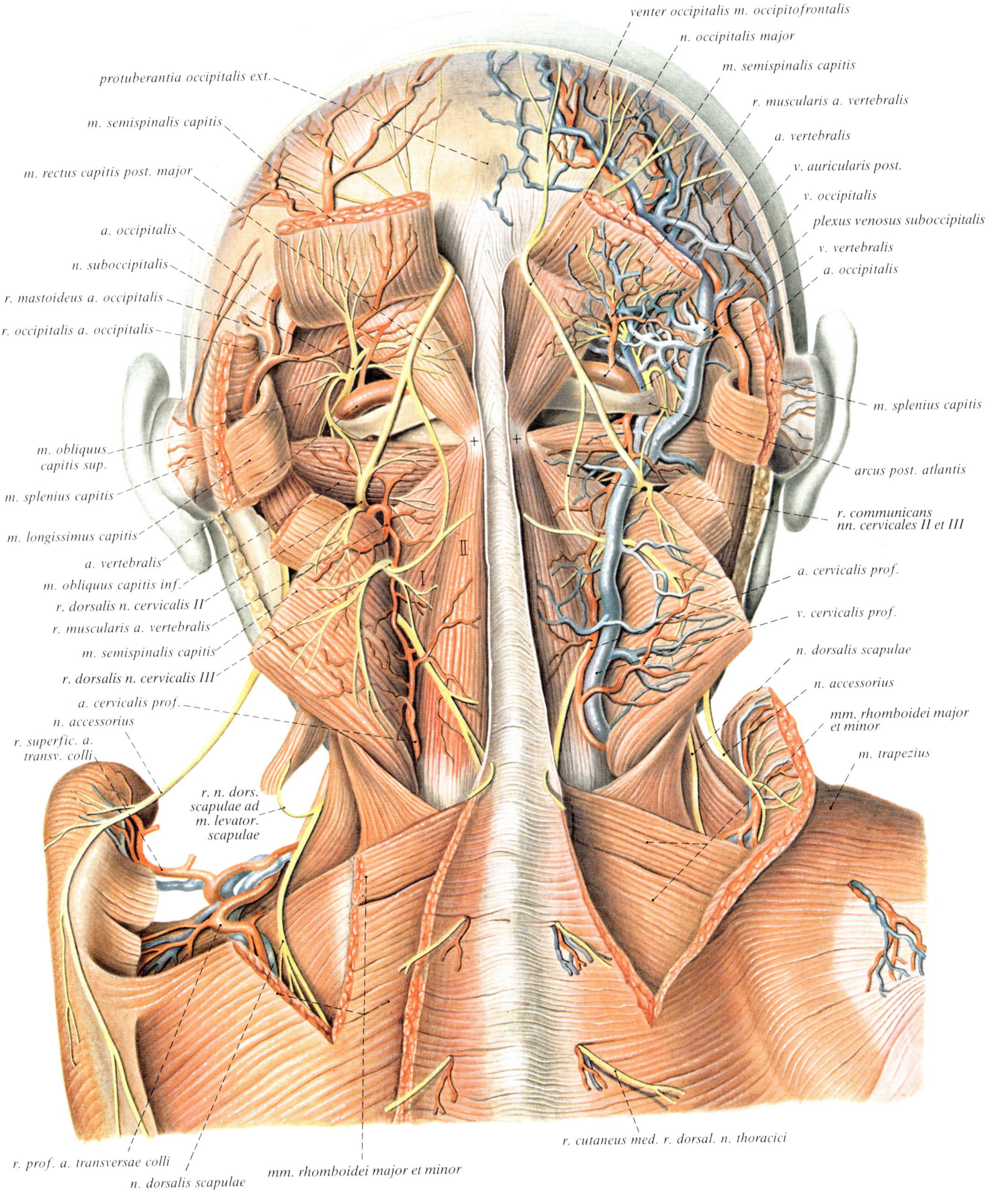

Abb. 334. Nerven und Gefäße an Rücken, Nacken und Hinterhaupt. Tiefe Schicht. I = m. multifidus; II = m. semispinalis cervicis; + + = proc. spinosus axis

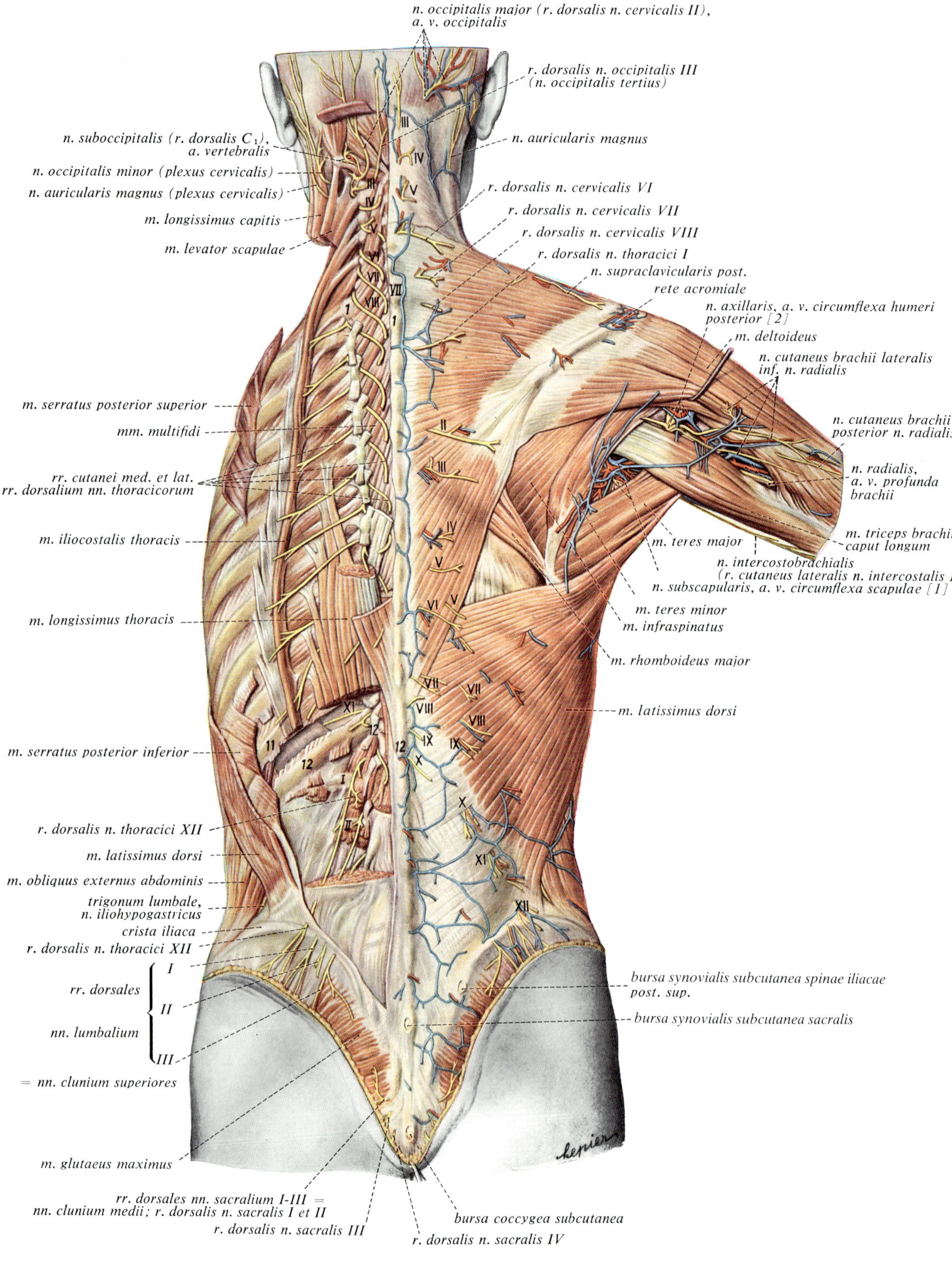

Abb. 335. Nerven und Gefäße des Nackens und des Rückens. Linke Bildseite: tiefe Schicht; rechte Bildseite: oberflächliche Schicht. Hier auch Darstellung der Leitungsbahnen in der medialen (1) und lateralen (2) Achsellücke.

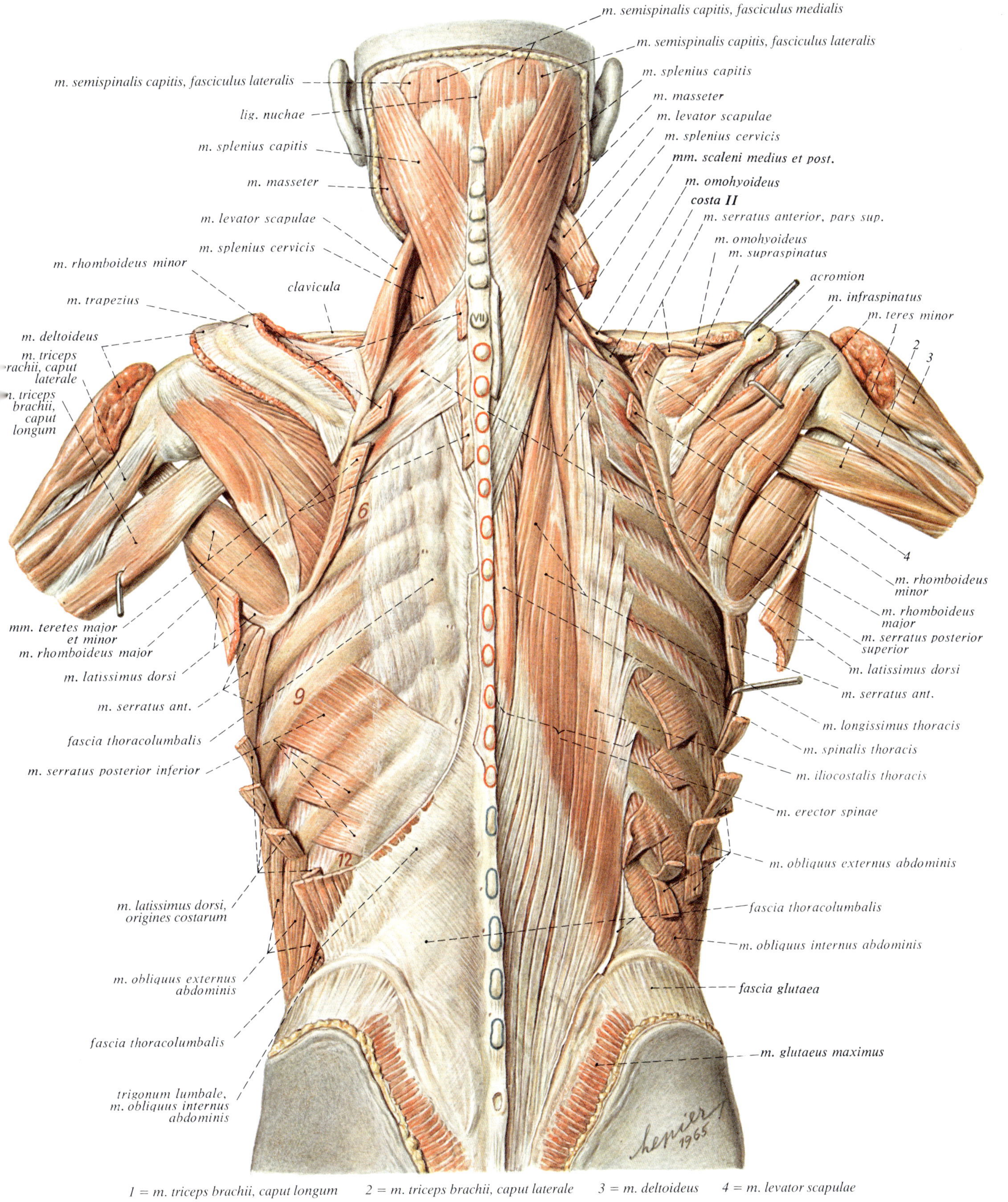

1 = m. triceps brachii, caput longum 2 = m. triceps brachii, caput laterale 3 = m. deltoideus 4 = m. levator scapulae

Abb. 336. Schulter-, Nacken- und Rückenmuskulatur. Tiefere Schichten: lange Rückenmuskulatur.

Autochthone Rückenmuskulatur (Abb. 336, 337)

	Name	*Ursprung*	*Ansatz*
1. m. iliocostalis			
a–c gehen ohne scharfe Grenze ineinander über	a) Lendenabschnitt *m. iliocostalis lumborum*	als *m. erector spinae* gemeinsam mit dem m. longissimus von der facies dorsalis ossis sacri und dem labium externum cristae iliacae	anguli der 5. bis 12. Rippe, kranial sehnig, kaudal fleischig
	b) Rückenabschnitt *m. iliocostalis thoracis*	mit einzelnen Zacken von der 12. bis 7. Rippe	mit dünnen Sehnen an den anguli der 6 kranialen Rippen und dem Querfortsatz des 7. Halswirbels
	c) Halsabschnitt *m. iliocostalis cervicis*	kraniale und mittlere Rippen	processus transversi der mittleren Halswirbel (sehnig)
2. m. longissimus			
	a) *m. longissimus thoracis* (hängt mit b innig zusammen, ferner mit dem m. spinalis)	als *m. erector spinae* gemeinsam mit m. iliocostalis von der facies dorsalis des Kreuzbeins und den Dornfortsätzen der Lendenwirbel (sehnig), mit akzessorischen Zacken von den Querfortsätzen der unteren Brustwirbel	kranial sehnig, kaudal fleischig mediale Reihe: processus accessorii der oberen Lendenwirbel und Querfortsätze der Brustwirbel laterale Reihe: Spitzen der processus costarii der oberen Lendenwirbel und alle Rippen zwischen anguli und tubercula
	b) *m. longissimus cervicis*	Querfortsätze der kranialen Brustwirbel	processus transversi der oberen und mittleren Halswirbel (sehnig)
	c) *m. longissimus capitis*	sehnig an den Querfortsätzen der oberen Brustwirbel und Quer- und Gelenkfortsätzen der mittleren und unteren Halswirbel	hinterer Rand des processus mastoideus ossis temporalis

Innervation: rami dorsales der Zervikal-, Thorakal- und Lumbalnerven

m. spinalis thoracis	von den beiden kaudalen Brustwirbeln (hängt mit dem m. longissimus zusammen)	3.–9. Brustwirbeldorn, verbunden mit m. multifidus
m. spinalis cervicis (inkonstant)	vom Dornfortsatz des 1. und 2. Brust- sowie 6. und 7. Halswirbels	am Dornfortsatz des 2.–4. Halswirbels
m. spinalis capitis (sind kaum selbständige Muskeln)	Dornfortsätze der unteren Hals- und oberen Brustwirbel	zwischen linea nuchae superior und inferior (zusammen mit m. semispinalis capitis)

Innervation: rami dorsales der nervi cervicales, thoracici (und lumbales)

Funktion: seitliche Bewegungen der Wirbelsäule; beidseitig innerviert: Dorsalflexion

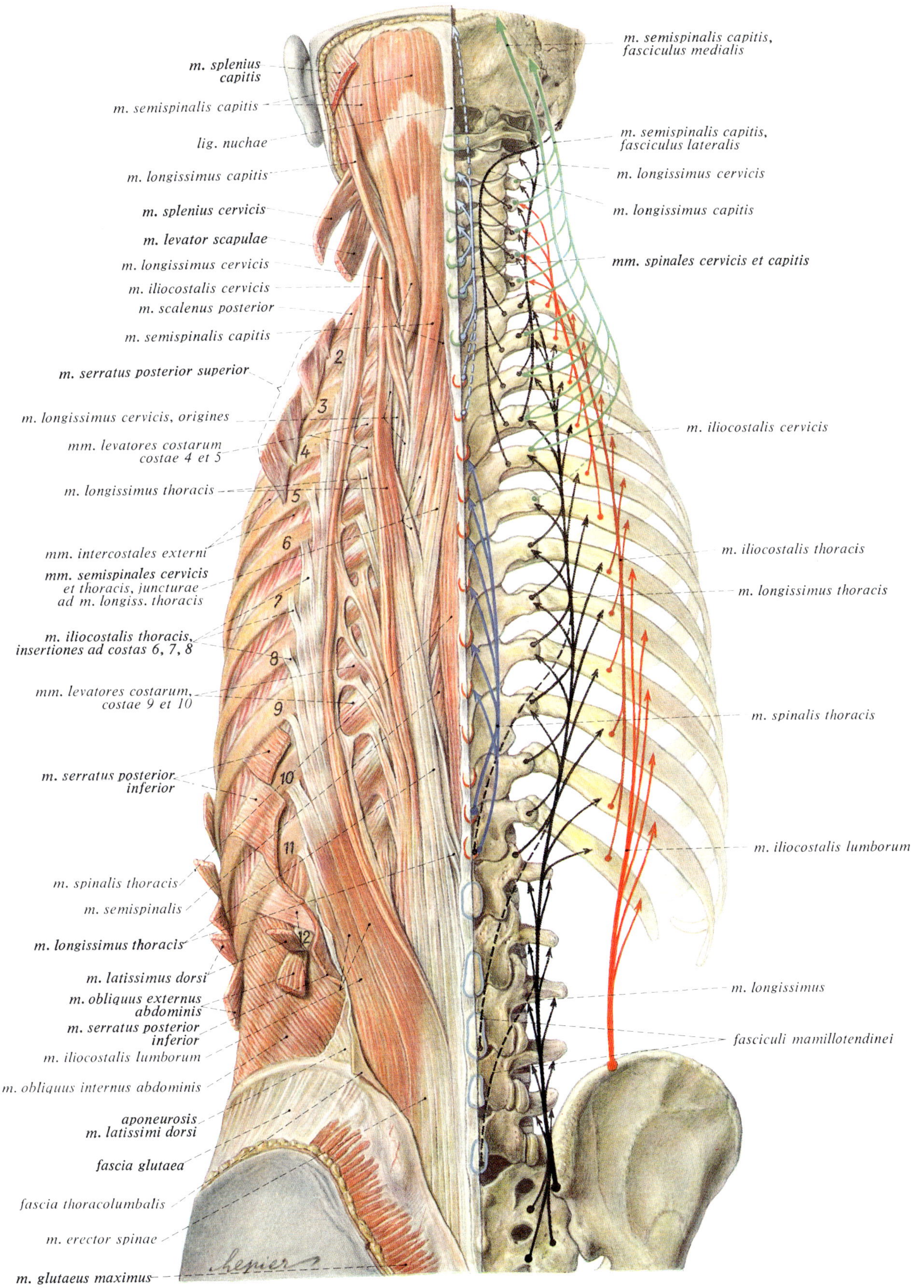

Abb. 337. Nacken- und lange Rückenmuskulatur. Links tiefere Schichten, rechts Schema der Ursprünge, Verlaufsrichtungen und Ansätze der Muskelzackensysteme. Dornfortsätze der Lendenwirbel hellblau, Dornfortsätze der Brustwirbel rot, Dornfortsätze der Halswirbel grün.

Tiefe Schicht der Rückenstreckmuskeln, m. transversospinalis (Abb. 338)

Name	*Ursprung*	*Ansatz*
1. m. semispinalis thoracis gehen ohne Grenze ineinander über **m. semispinalis cervicis**	laufen steil transversospinal, 4–5 (6) Dornen überspringend, fehlen an den Lendenwirbeln	
	Querfortsätze der Brustwirbel (und des 7. Halswirbels)	Dornfortsätze der mittleren und kranialen Brustwirbel und der Halswirbel bis zum axis
m. semispinalis capitis (transversooccipitalis) auffällig sind 1 oder 2 Sehnenspiegel	Querfortsätze des 3. Hals- bis 5. oder 6. Brustwirbels (lateraler Abschnitt); Dornfortsätze der kranialen Brust- und kaudalen Halswirbel (medialer, schwächerer Abschnitt)	zwischen linea nuchae superior und linea nuchae inferior

Innervation: rami dorsales der Zervikal- und Thorakalnerven

Funktion: streckt Wirbelsäule (besonders die Halswirbel) und Kopf, beugt Kopf dorsalwärts. Einseitig innerviert, dreht der Muskel den Kopf nach der entgegengesetzten Seite. Fixiert zusammen mit m. sternocleidomastoideus den Kopf

2. mm. multifidi (überspringen 1–3 Wirbel)	facies dorsalis ossis sacri, Querfortsätze sämtlicher Lenden- und Brustwirbel und der kaudalen Halswirbel	Dornfortsätze der Lendenwirbel, Brustwirbel und Halswirbel bis zum axis
3. mm. rotatores cervicis (die mm. rotatores breves verbinden benachbarte Wirbel, die mm. rotatores longi überspringen einen Wirbel) **mm. rotatores thoracis** **mm. rotatores lumborum**	Querfortsätze der Halswirbel Querfortsätze der Brustwirbel Querfortsätze der Lendenwirbel	Wurzeln der Dornfortsätze der nächsthöheren bzw. der übernächsten Wirbel

Innervation: rami dorsales der nn. cervicales, thoracici (und lumbales)

Funktion: auch der m. transversospinalis dient in erster Linie der Streckung (Dorsalflexion) der Wirbelsäule; bei einseitiger Innervation werden Seitenbeugungen (Nr. 1 u. 2) und Drehbewegungen (Nr. 2 u. 3) der Wirbelsäule unterstützt; festigt die Stellung der Wirbelsäule

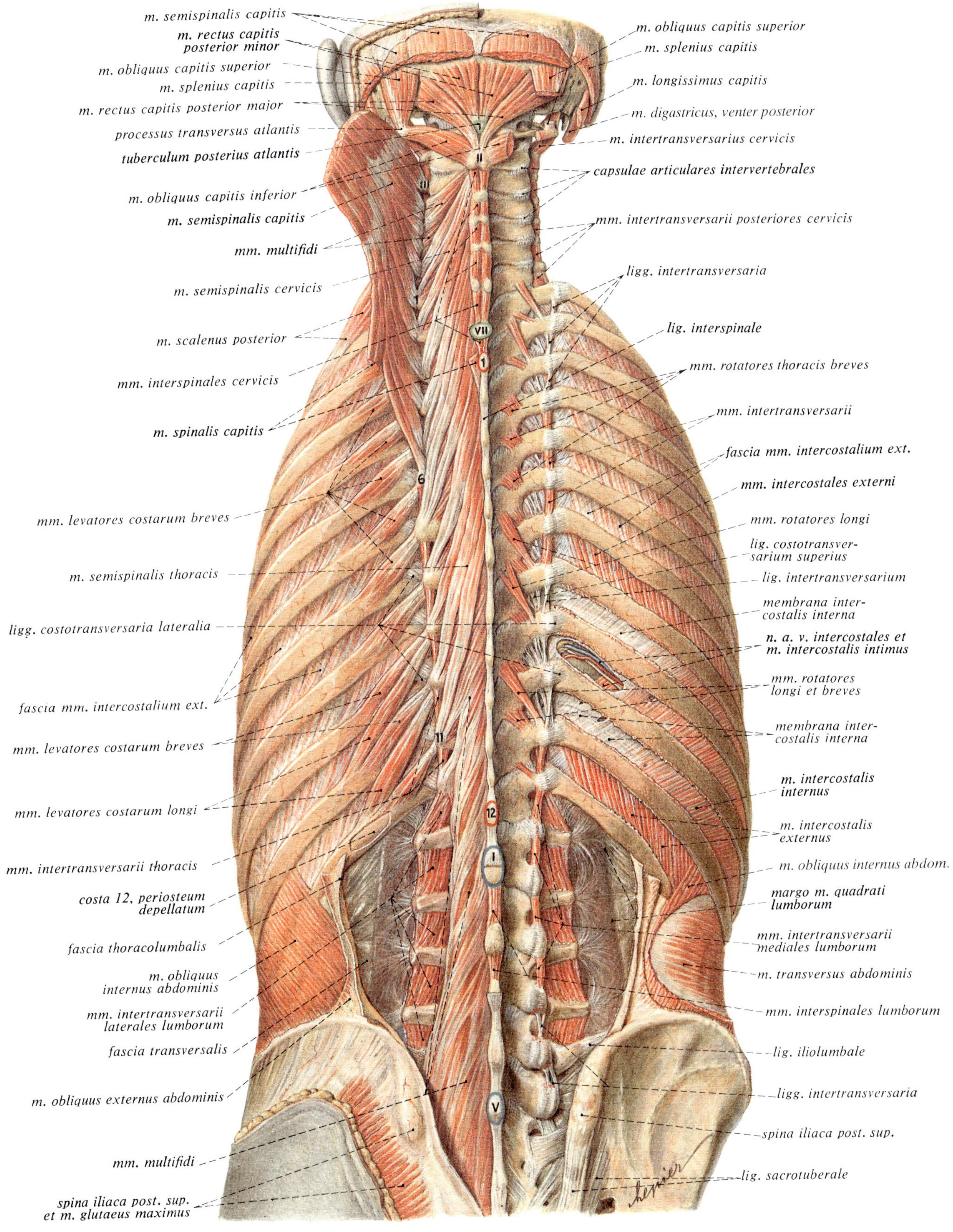

Abb. 338. Nacken- und Rückenmuskulatur, tiefste Schicht.

Mm. intertransversarii (Abb. 338, 339)

Name	*Ursprung*	*Ansatz*
mm. intertransversarii laterales lumborum (ventrale Herkunft)	procc. costarii vertebrarum lumbalium	procc. costarii vertebrarum lumbalium
mm. intertransversarii mediales lumborum	procc. mamillares vertebrarum lumbalium	procc. mamillares et accessorii vertebrarum lumbalium
mm. intertransversarii thoracis	procc. transversi vertebrarum thoracicarum	procc. transversi vertebrarum thoracicarum
mm. intertransversarii posteriores cervicis	tubercula posteriora vertebrarum cervicalium	tubercula posteriora vertebrarum cervicalium
mm. intertransversarii anteriores cervicis (ventrale Herkunft)	tubercula anteriora vertebrarum cervicalium	tubercula anteriora vertebrarum cervicalium

Innervation: rami dorsales et ventrales nervorum spinalium

Funktion: bei einseitiger Kontraktion Seitneigung, bei beiderseitiger Kontraktion Streckung der Wirbelsäule

Mm. levatores costarum (Abb. 338, 339)

Name	*Ursprung*	*Ansatz*
mm. levatores costarum breves	procc. transversi des 7. Hals- bis 11. Brustwirbels	nächsttiefere Rippe
mm. levatores costarum longi (fehlen im mittleren Thorakalbereich)	procc. transversi der oberen und unteren Brustwirbel	übernächste kaudale Rippe

Innervation: ramus dorsalis des n. cervicalis VIII und rami dorsales der nn. thoracici

Funktion: Im Gegensatz zu ihrem Namen wirken sie weniger auf die Rippen, sondern helfen bei Streckung, Seitwärtsneigung und Rotation der Wirbelsäule mit

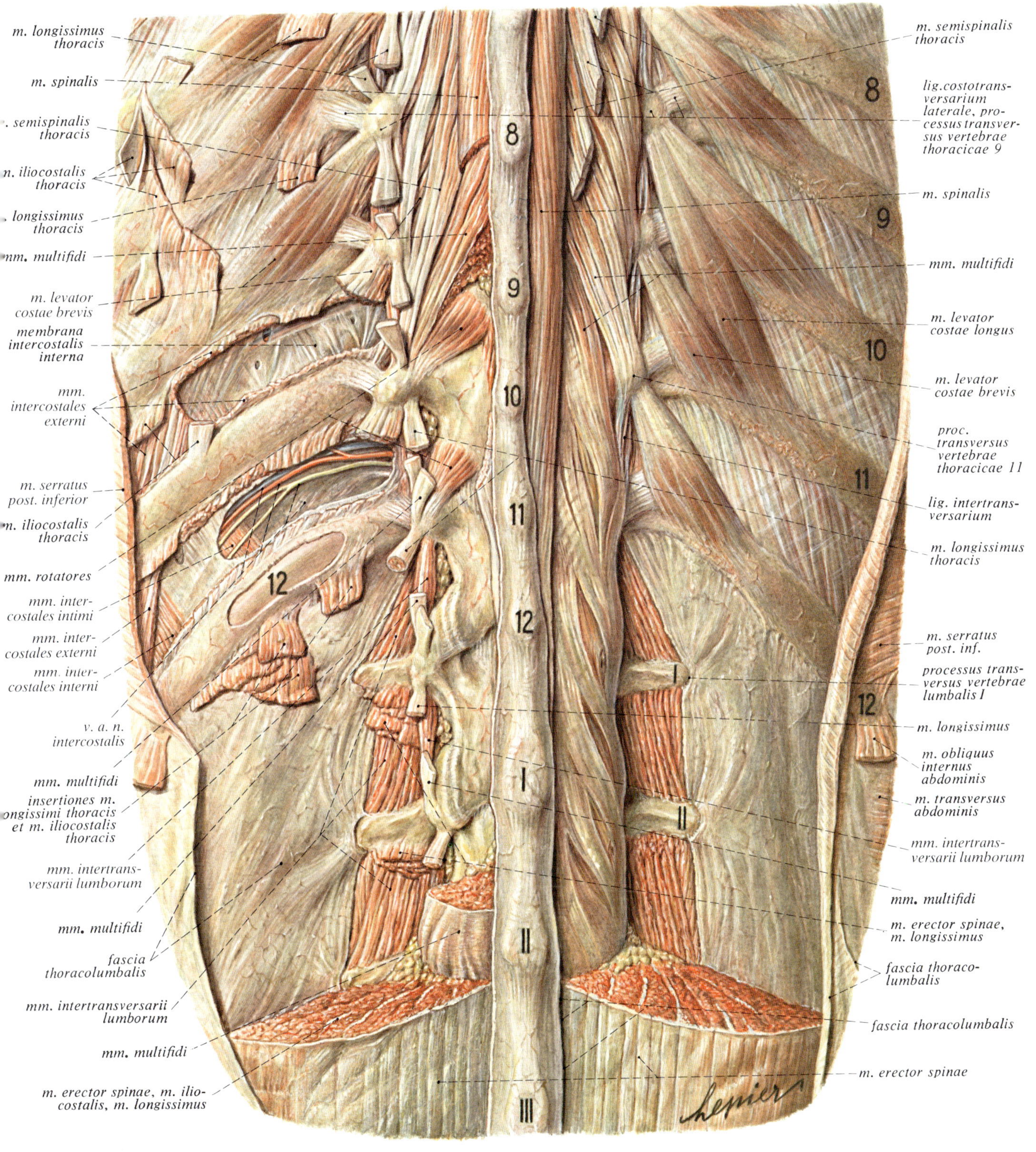

Abb. 339. Tiefe Rückenmuskulatur im Bereich der 8.–12. Brustwirbel und der 1.–3. Lendenwirbel. Die Dornfortsätze der Wirbelsäule sind im Brustwirbelbereich mit den arabischen Zahlen 8–12, im Lendenbereich mit den römischen Ziffern I–III bezeichnet. Die Rippen 8–12 sind mit arabischen Zahlen, die Querfortsätze der I. und II. Lendenwirbel mit I und II beschriftet.

Tabellarische Zusammenfassung der Baumerkmale der »typischen« Wirbel

	7 Halswirbel*	12 Brustwirbel	5 Lendenwirbel	Kreuzbein aus 5 Wirbeln
Endflächen der Wirbelkörper	rechteckig, klein	dreieckig	bohnenförmig, groß	verschmolzen
Wirbelloch	groß, dreieckig	rund	klein, dreieckig	canalis sacralis
Gelenkflächen (-fortsätze)	schräg nach dorsal abdachend	frontal gestellt	sagittal gestellt	crista sacralis intermedia
Querfortsätze	processus transversi	keulenförmig mit foveae costales transversales	processus mamillares et accessorii	crista sacralis lateralis
Dornfortsätze	horizontal, kurz, zweigeteilt	steil kaudalwärts gerichtet	horizontal, seitlich abgeplattet, massiv	crista sacralis mediana
Rippenrudimente	ventraler Teil des processus transversus und tuberculum dorsale	keine, da die Rippen ausgebildet sind	processus costarii	partes laterales
Kennzeichnendes Merkmal	foramen transversarium	foveae costales superior et inferior	processus mamillares et accessorii	Synostose der Wirbel

* Die ersten beiden Halswirbel, atlas und axis (epistropheus), sind nicht »typische« Halswirbel, sie weisen besondere Baumerkmale auf.

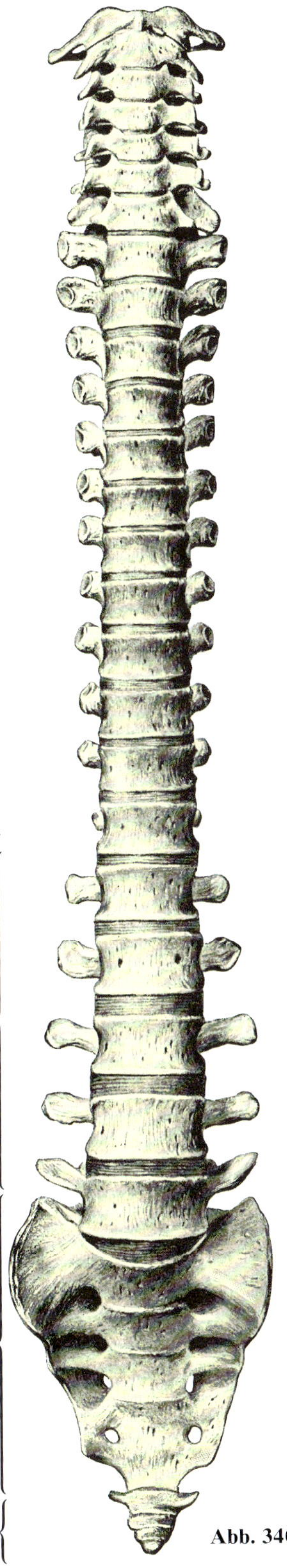

Abb. 340.

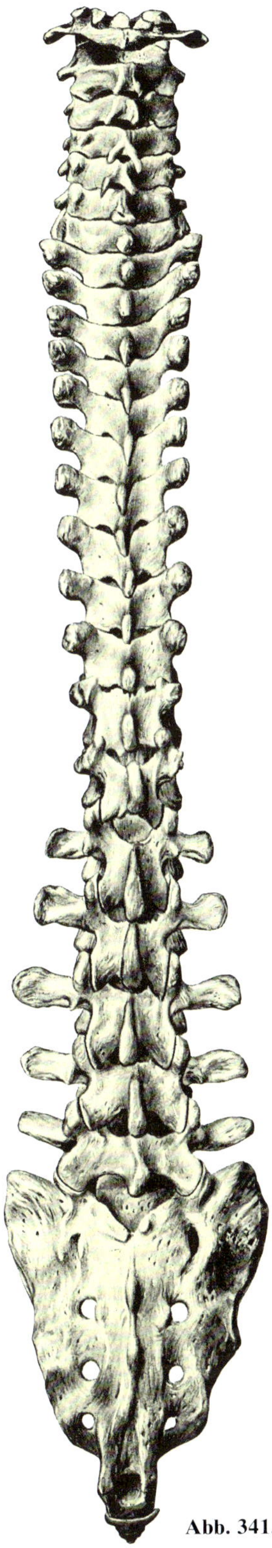

Abb. 341.

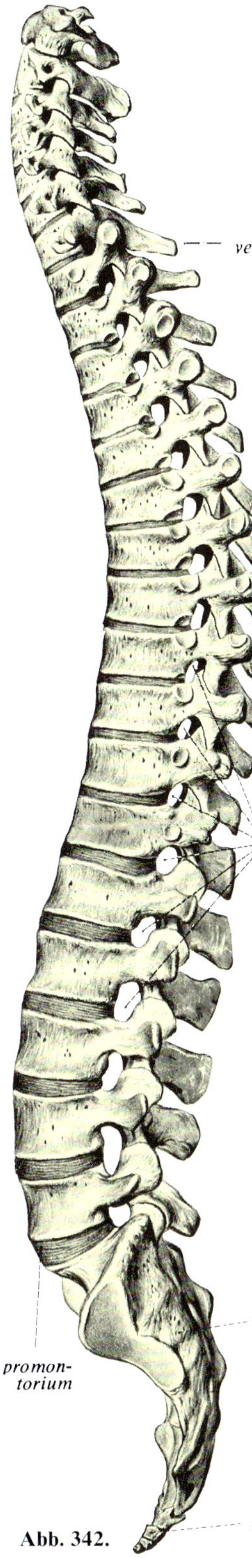

Abb. 342.

Abb. 340–342. Wirbelsäule, columna vertebralis. Abb. 340: Ventralansicht. Abb. 341: Dorsalansicht. Abb. 342: Ansicht von links. Die fovea costalis transversalis fehlt hier bereits am 10. Brustwirbel.

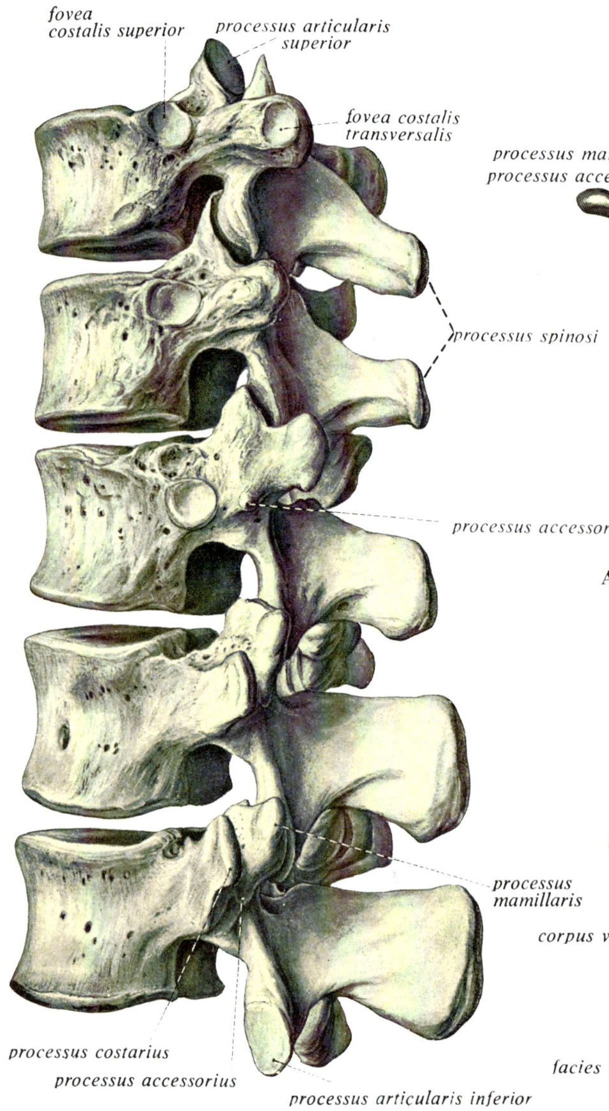

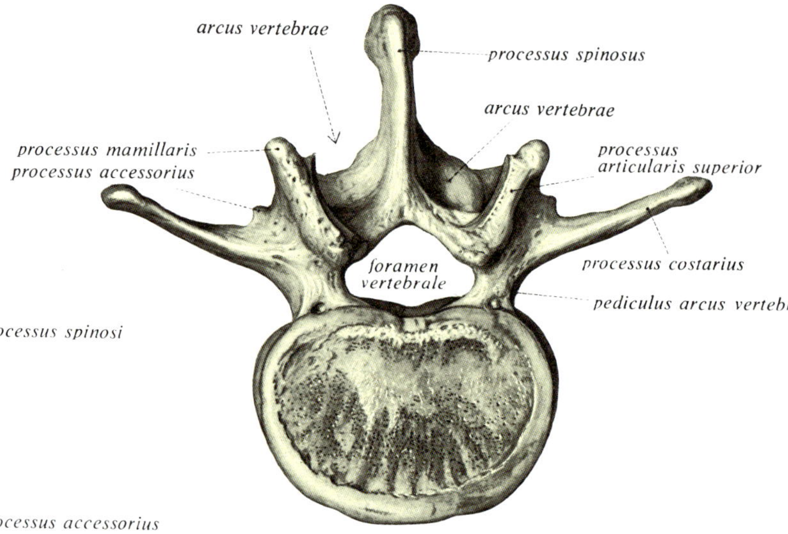

Abb. 344. Lendenwirbel, vertebra lumbalis. Kranialansicht.

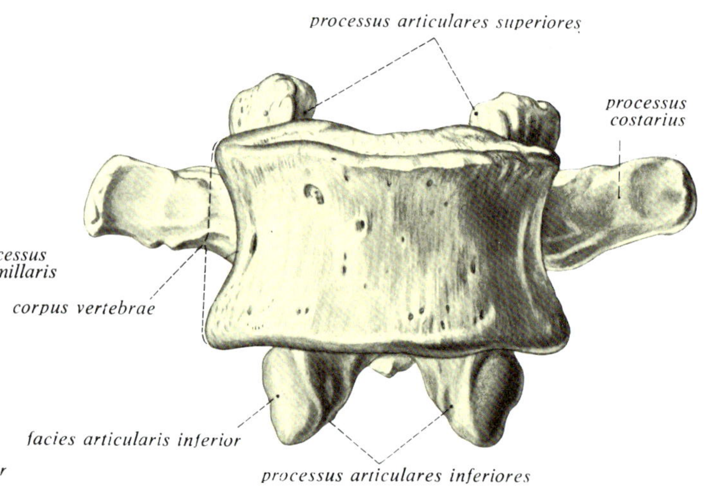

Abb. 343. Die drei kaudalen Brustwirbel, vertebrae thoracicae X–XII, und die beiden kranialen Lendenwirbel, vertebrae lumbales I und II. Linke Seitenansicht.

Abb. 345. Lendenwirbel, vertebrae lumbalis. Ventralansicht.

Beachte die Massenzunahme der Wirbelkörper kaudalwärts: Die beiden unteren Wirbel der Abb. 343 sind Lendenwirbel, sie haben keine gelenkig verbundenen Rippen mehr, sondern als Rippenrudiment einen processus costarius. Die Gelenkflächen der Gelenkfortsätze sind bei den Brustwirbeln frontal nach hinten abdachend, bei den Lendenwirbeln sagittal stehend (Ante- und Retroflexion möglich). Die Dornfortsätze der Lendenwirbel sind massiv plattenförmig und verlaufen horizontal.

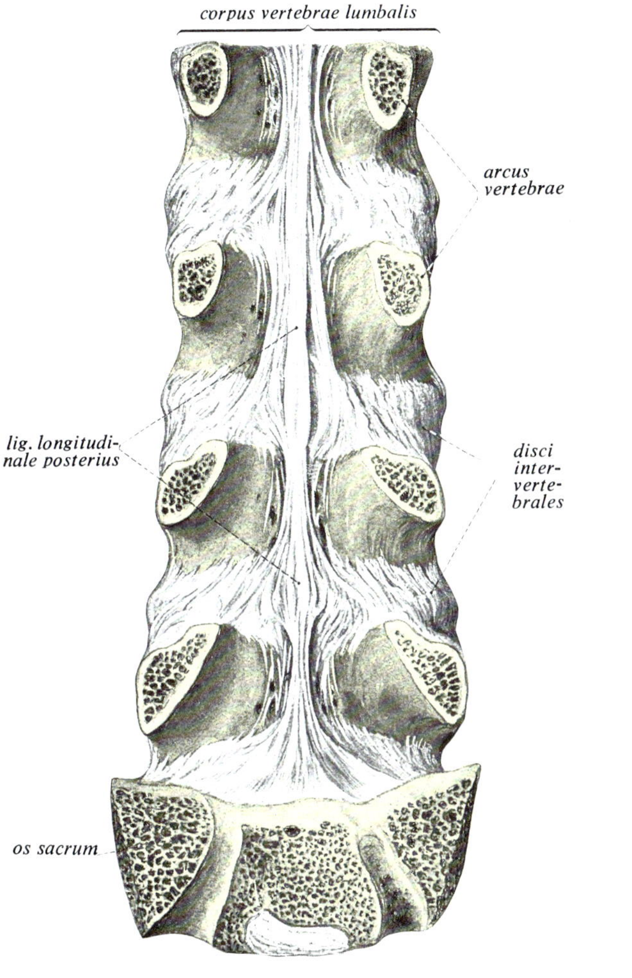

Abb. 346. Lig. longitudinale posterius und disci intervertebrales. Wirbelkanal durch Abtragen der Wirbelbögen von dorsal eröffnet. Gebiet der Lendenwirbelsäule.

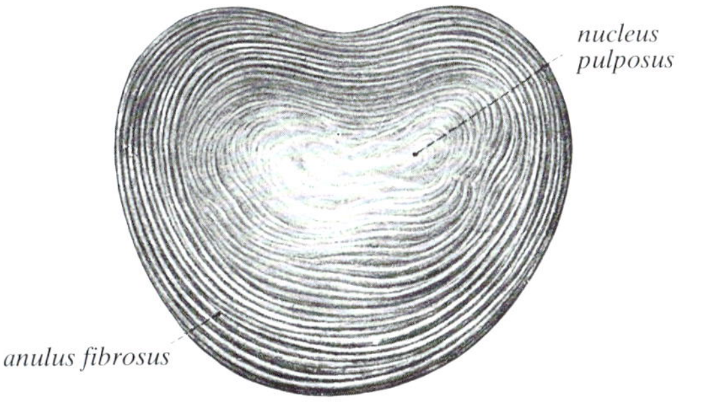

Abb. 347. Flächenansicht eines discus intervertebralis, Lendenwirbelsäule.

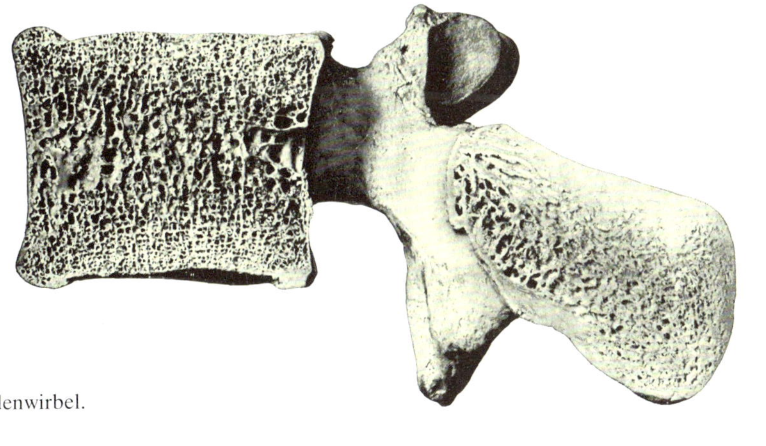

Abb. 348. Sagittaler Längsschnitt durch einen Lendenwirbel.

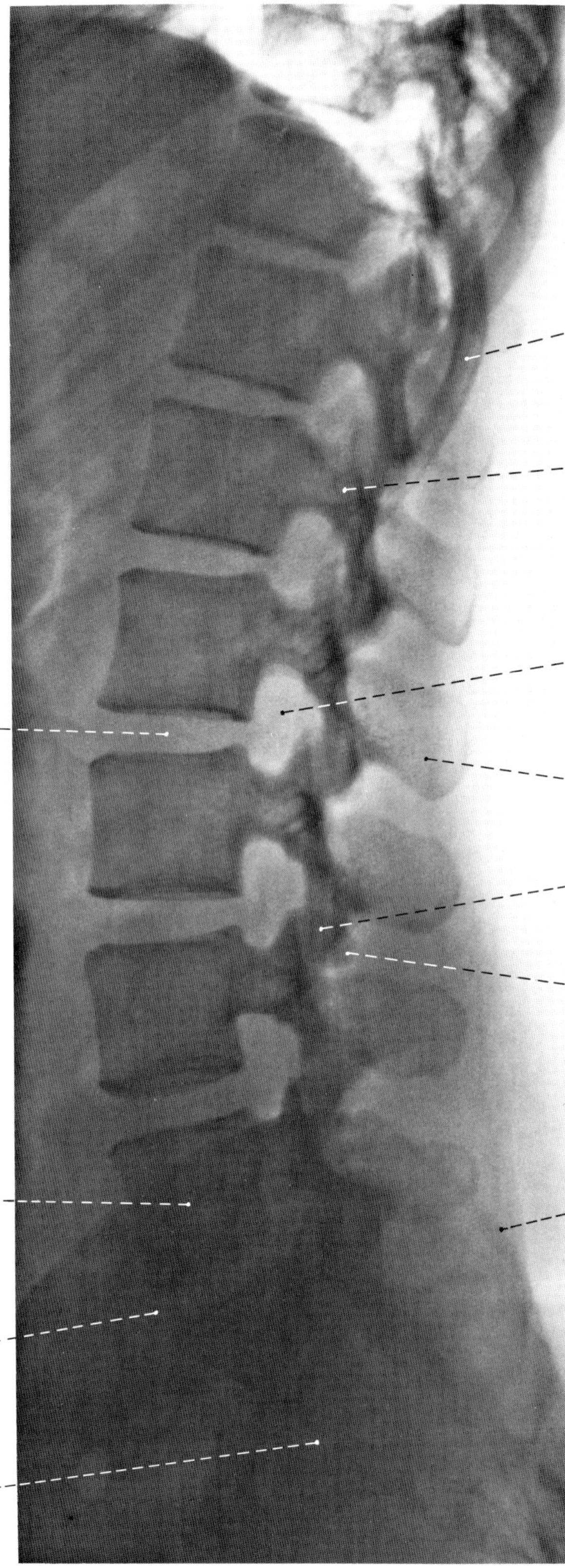

Abb. 349. Röntgenbild der Lendenwirbelsäule (seitlich). (Aus L. WICKE, Atlas der Röntgenanatomie, 2. Aufl. Urban & Schwarzenberg, München–Wien–Baltimore 1980.)

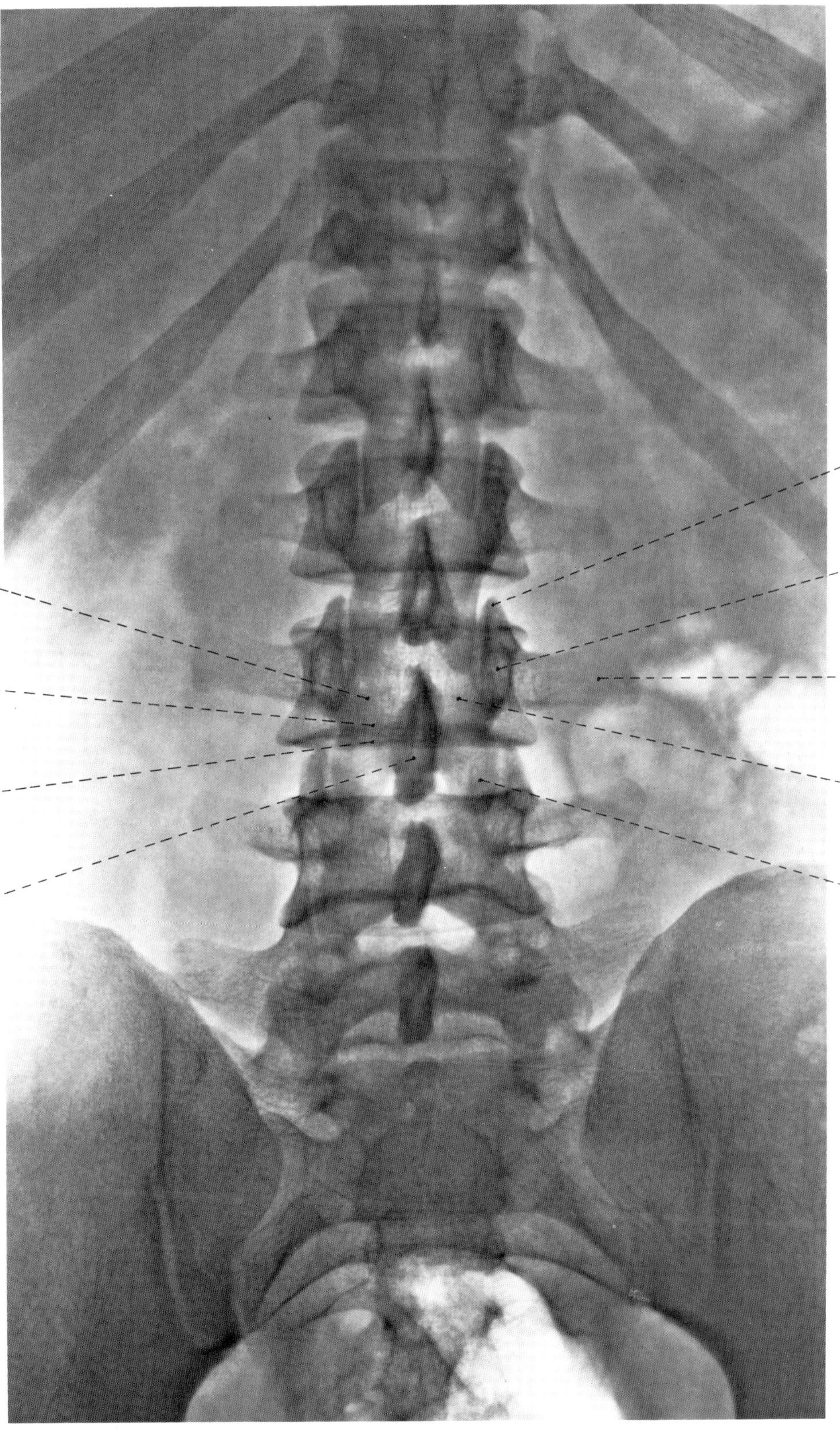

Abb. 350. Röntgenbild der Lendenwirbelsäule im sagittalen Strahlengang. (Aus L. WICKE: Atlas der Röntgenanatomie, 2. Aufl. Urban & Schwarzenberg, München–Wien–Baltimore 1980.) * Hinterkante; ** Vorderkante

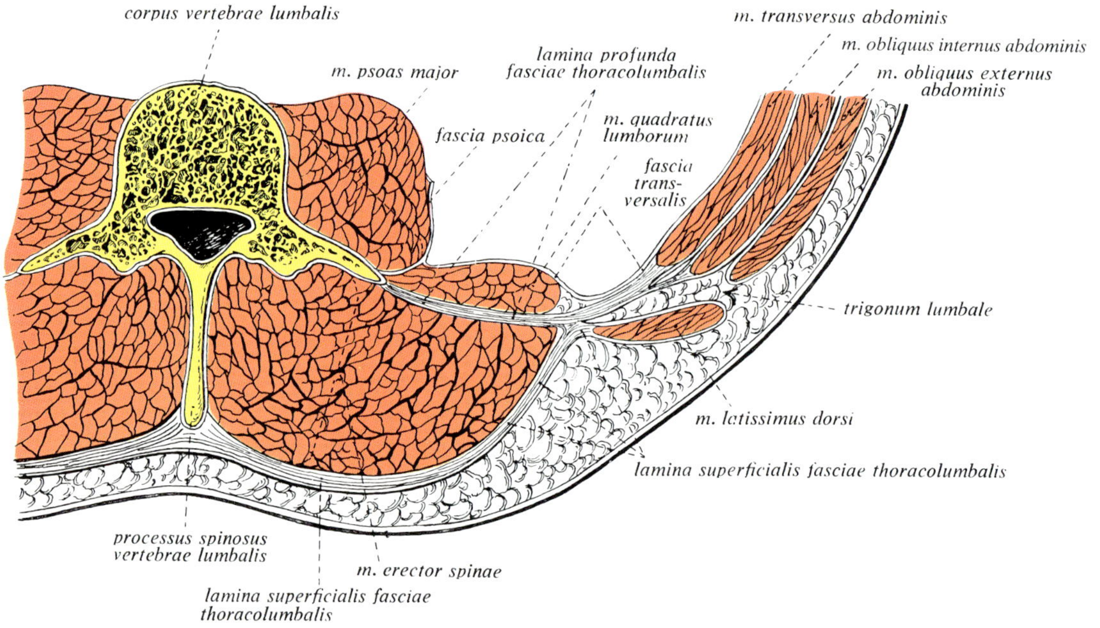

Abb. 351. Querschnitt des Rückens und der dorsalen Bauchwand in der Lendengegend; fascia thoracolumbalis und fascia transversalis (schematisiert).

Beachte:

Vom aponeurotischen Teil der fascia thoracolumbalis entspringen die mm. transversus abdominis, latissimus dorsi und serratus posterior inferior. Dieser Teil ist mit einem oberflächlichen Blatt (lamina superficialis) an den Dornfortsätzen und mit einem tiefen Blatt (lamina profunda) an den processus costarii der Lendenwirbel befestigt und spannt sich zwischen Lendenwirbelsäule, XII. Rippe und Darmbeinkamm aus (Abb. 351).

Trigonum lumbale: muskelfreie Stelle des Rückens oberhalb der crista iliaca, vom m. latissimus dorsi und m. obliquus externus abdominis begrenzt (Abb. 331).

Fascia transversalis: die Innenfläche der Bauchmuskulatur ist durch die fascia transversalis vom peritonaeum getrennt. Unter anderem verstärkt sie die Hinterwand des Leistenkanals und setzt sich als fascia spermatica interna (tunica vaginalis communis) durch den canalis inguinalis beutelförmig auf Samenstrang und Hoden fort.

Vasa intercostalia, n. intercostalis: im mittleren Teil der Abb. 338 sind durch ein Fenster der Interkostalmuskeln die Topographie der Interkostalgefäße und des n. intercostalis dargestellt, die nach lateral dem sulcus costae zustreben: oben die v. intercostalis post., in der Mitte die a. intercostalis post. und unten der n. intercostalis (= ramus ventralis eines n. thoracicus).

Untere Extremität

Gelenke der unteren Extremität

Gelenk	*Gelenkart*	*Bewegungsmöglichkeiten*	
Hüftgelenk articulatio coxae	Kugelgelenk (Nußgelenk) articulatio sphaeroidea (enarthrosis)	Beugung Streckung Anziehen Abziehen Innenrollung Außenrollung	Flexion (Anteversion) Extension (Retroversion) Adduktion Abduktion Innenrotation Außenrotation
Kniegelenk articulatio genus	Drehwinkelgelenk (Rad-Scharniergelenk) articulatio trochoginglyma	Beugung Streckung Innenkreiselung Außenkreiselung	Flexion Extension nur in Beugestellung möglich
Sprunggelenke a) oberes Sprunggelenk articulatio talocruralis	Scharniergelenk ginglymus	Beugung (Senken des Fußes) Streckung (Heben des Fußes)	Plantarflexion Dorsalextension
b) unteres Sprunggelenk articulatio talocalcaneonavicularis et articulatio subtalaris		Heben des medialen Fußrandes Heben des lateralen Fußrandes	Supination Pronation
Zehengrundgelenke articulationes metatarsophalangeae	Kugelgelenke (funktionell eingeschränkt) articulationes sphaeroideae	Gleitbewegungen (der Zehenpfannen auf den Mittelfußköpfen)	
Zehengelenke articulationes interphalangeae pedis	Scharniergelenke ginglymi	Beugung (Senken der Zehen) Streckung (Heben der Zehen)	Flexion Extension

Becken und Hüftgelenk

♂

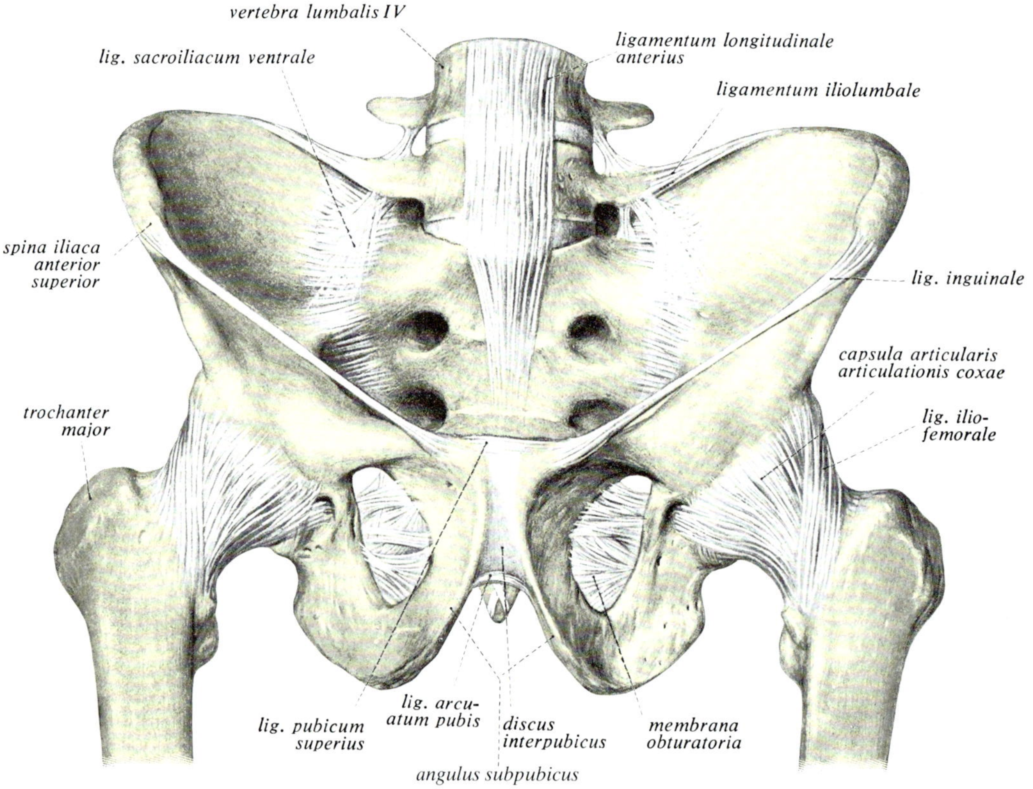

Abb. 352. Männliches Becken mit Bändern, ligamenta pelvis. Ansicht von vorn und unten. Beachte hier auch die Unterschiede in der Form des männlichen und weiblichen Beckens.

♀

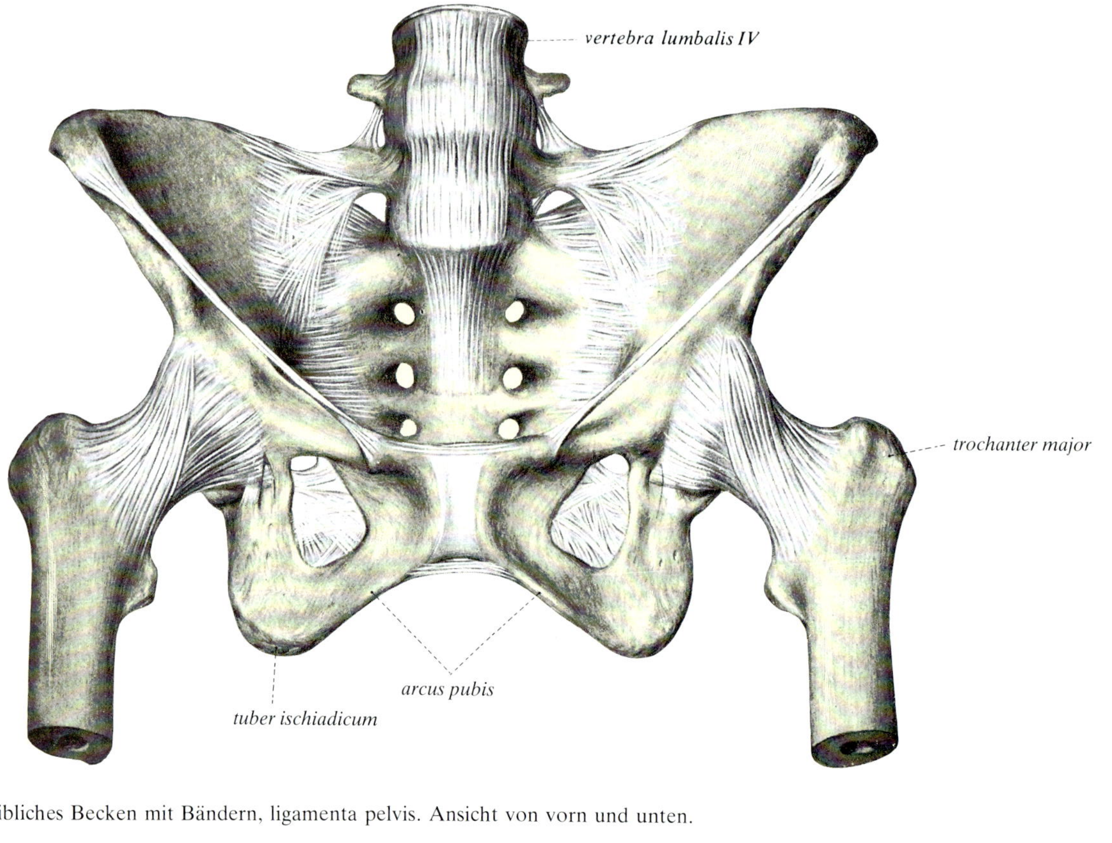

Abb. 353. Weibliches Becken mit Bändern, ligamenta pelvis. Ansicht von vorn und unten.

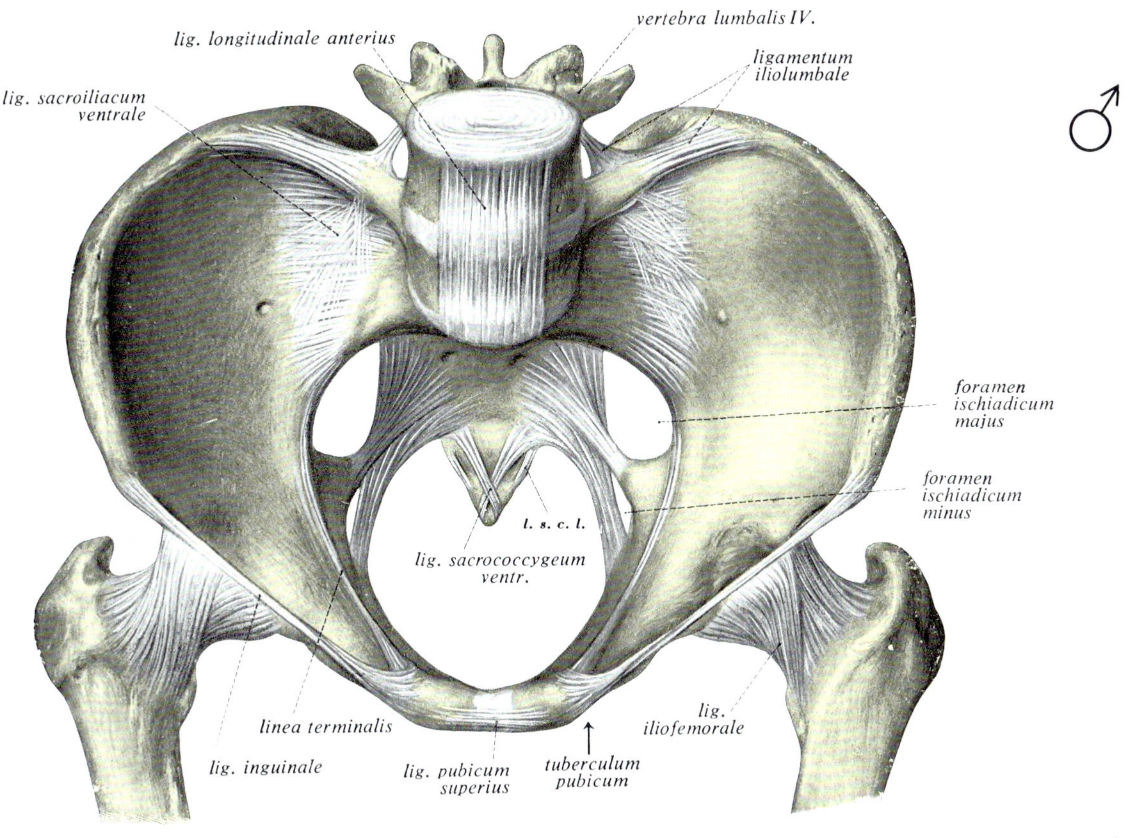

Abb. 354. Männliches Becken mit Bändern, ligamenta pelvis. Ansicht von vorn und oben. Die Beckenneigung, inclinatio pelvis, des aufrecht stehenden Menschen ist hier berücksichtigt: spina iliaca ant. sup. und oberer Symphysenrand liegen annähernd in einer Frontalebene. Eingang in das kleine Becken herzförmig; l.s.c.l. = ligamentum sacrococcygeum laterale.

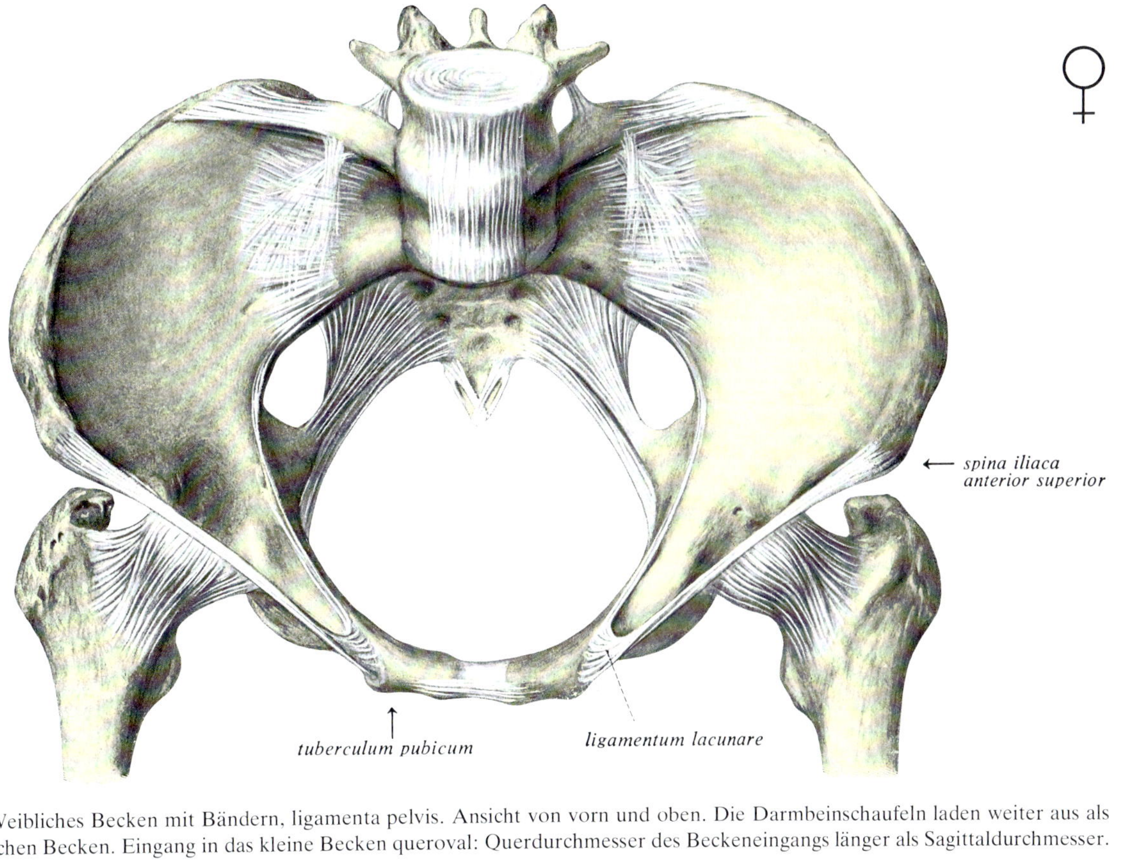

Abb. 355. Weibliches Becken mit Bändern, ligamenta pelvis. Ansicht von vorn und oben. Die Darmbeinschaufeln laden weiter aus als beim männlichen Becken. Eingang in das kleine Becken queroval: Querdurchmesser des Beckeneingangs länger als Sagittaldurchmesser.

♀

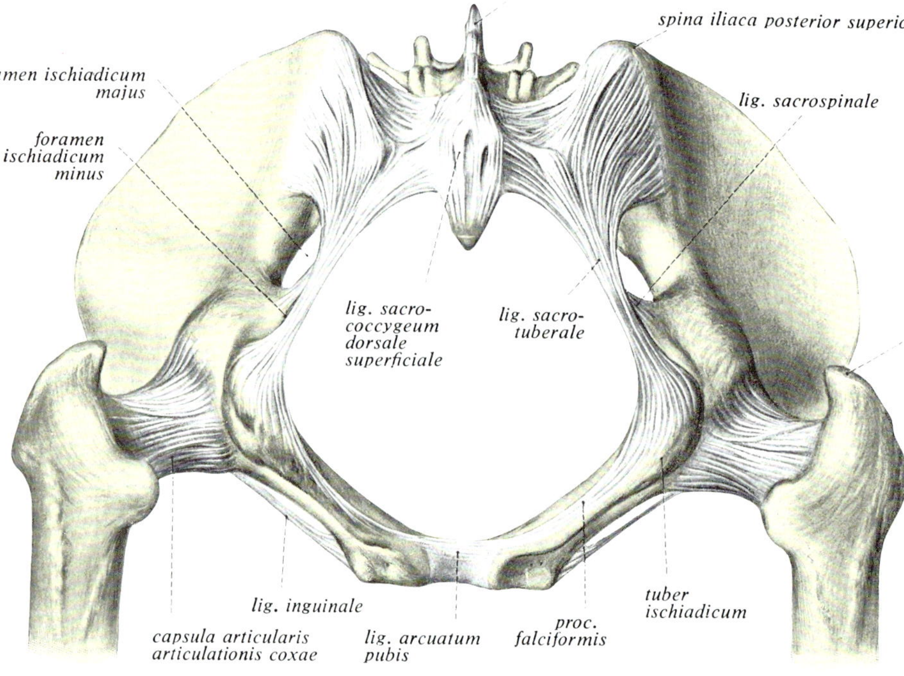

Abb. 356. Weibliches Becken mit Bändern, ligamenta pelvis. Kaudalansicht.

♀

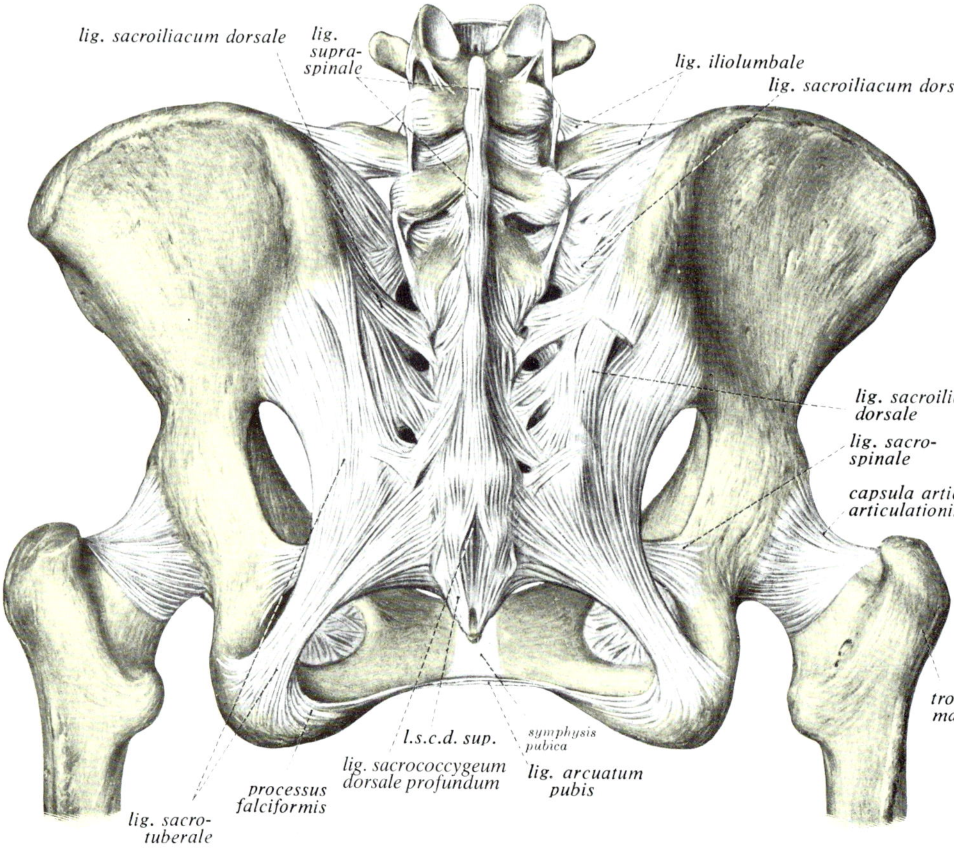

Abb. 357. Weibliches Becken mit Bändern. Dorsalansicht. Rechts ist ein Teil der oberflächlichen Schichten des ligamentum sacroiliacum dorsale abgetragen. l.s.c.d. sup. = ligamentum sacrococcygeum dorsale superficiale.

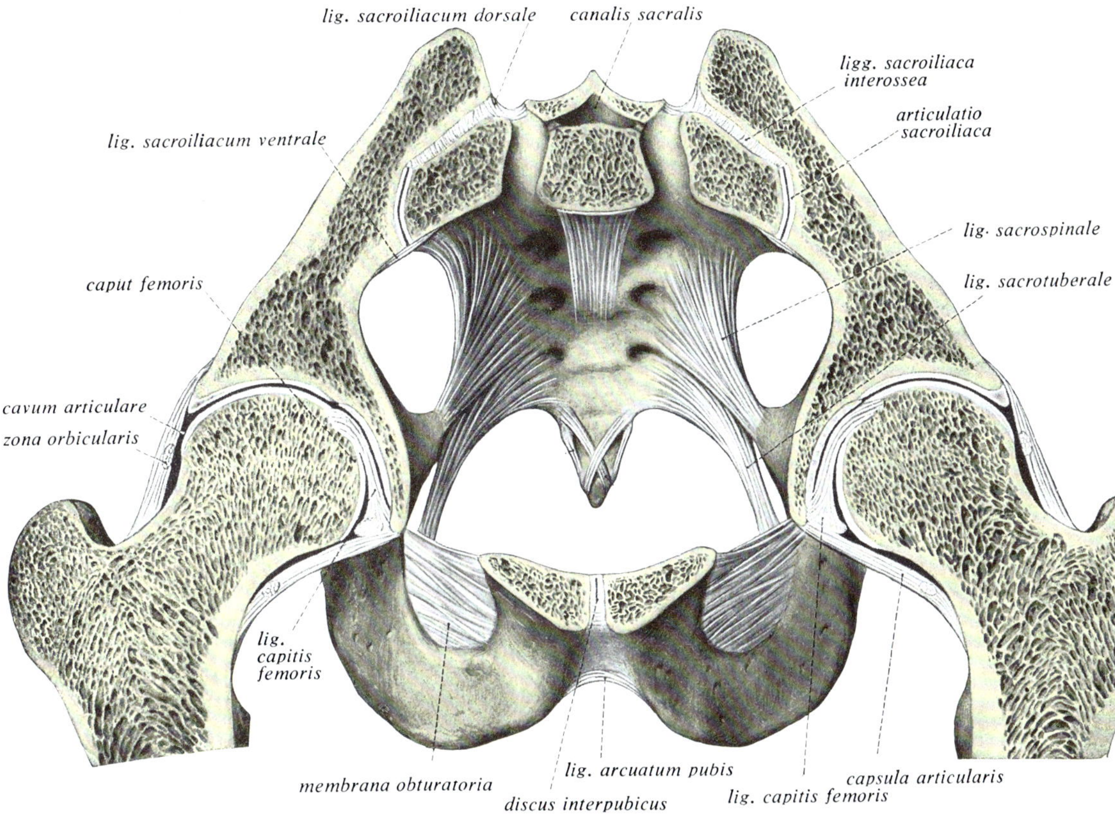

Abb. 358. Sägeschnitt durch das Becken und die beiden Hüftgelenke, etwa senkrecht zur Beckenachse. Das Präparat zeigt außer den Hüftgelenken die symphysis pubica mit ihrer Gelenkspalte, die articulationes sacroiliacae, die Beckenansicht der ligamenta sacrospinale und sacrotuberale.

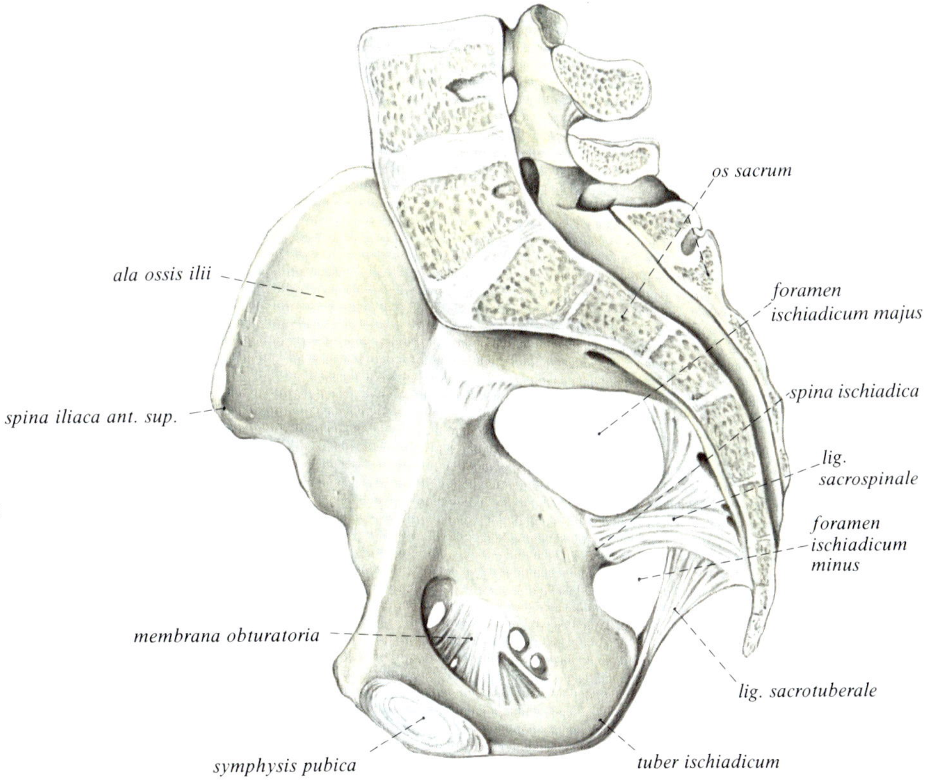

Abb. 359. Ansicht des halbierten Bänderbeckens von medial.

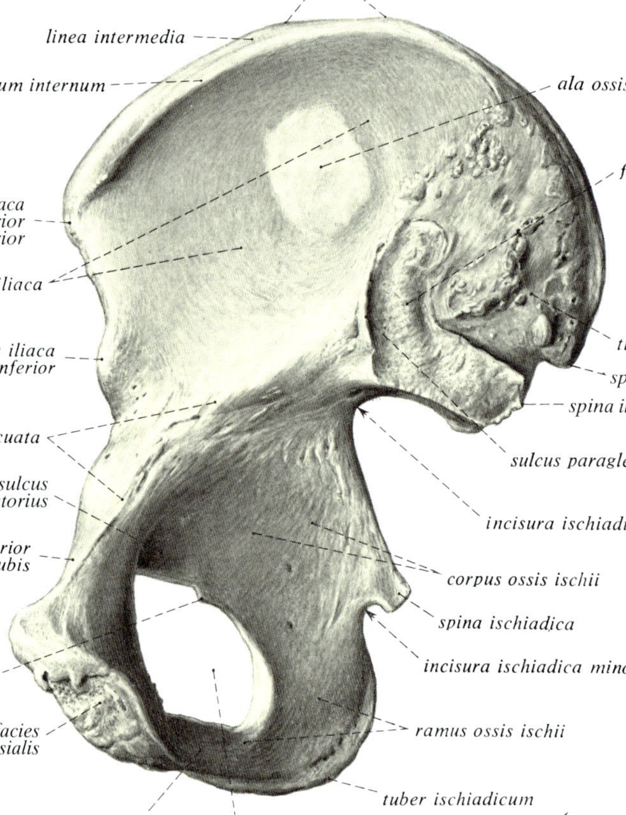

Abb. 360. Rechtes Hüftbein, os coxae. Ansicht von oben medial.

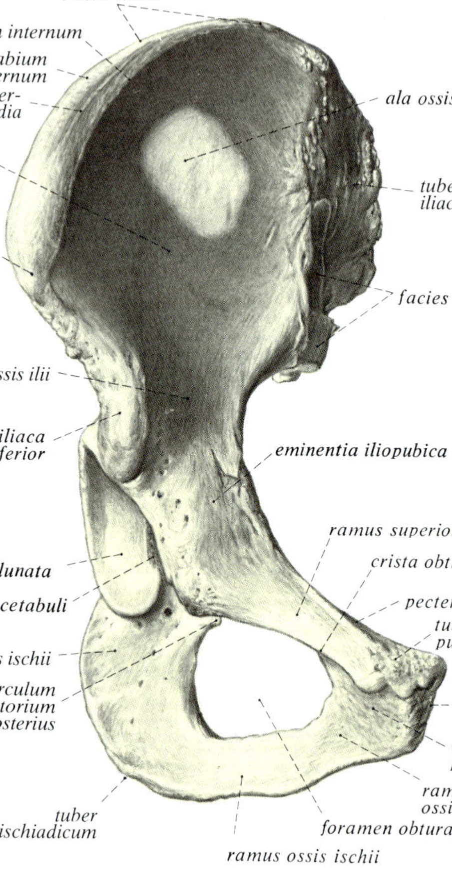

Abb. 361. Rechtes Hüftbein, os coxae. Ansicht von ventral.

Abb. 362. Rechtes Hüftbein, os coxae. ▷
Ansicht von lateral.

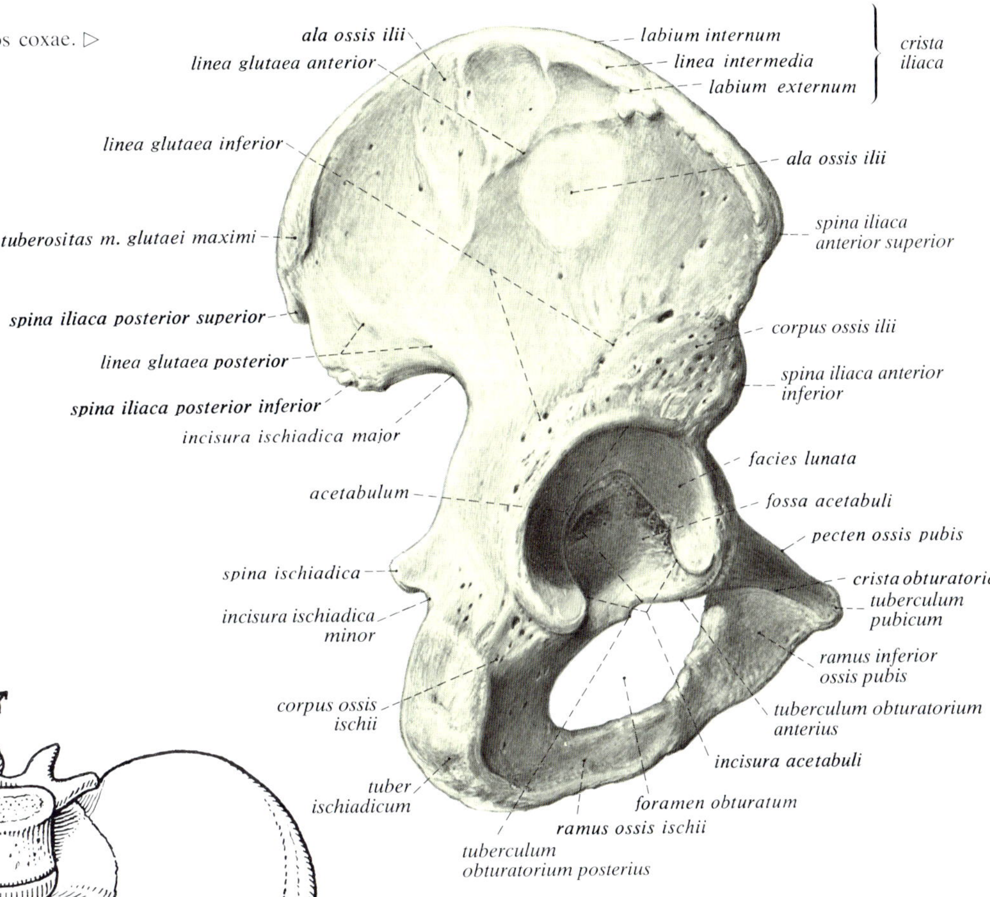

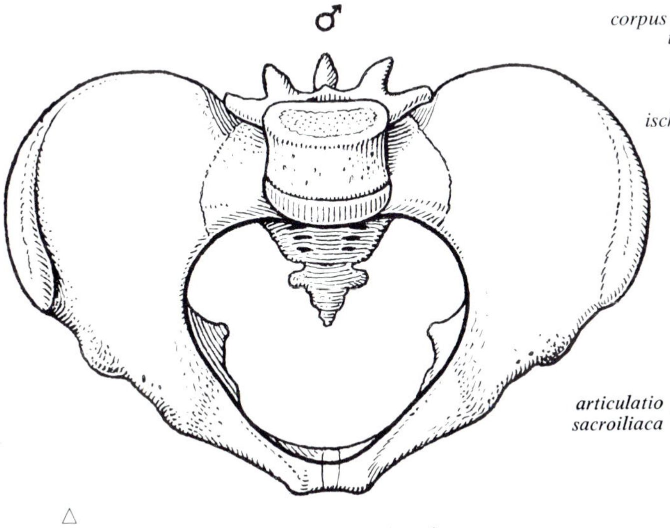

△
Abb. 363. Männliches Becken: Beckeneingang herzförmig verengt, angulus subpubicus.

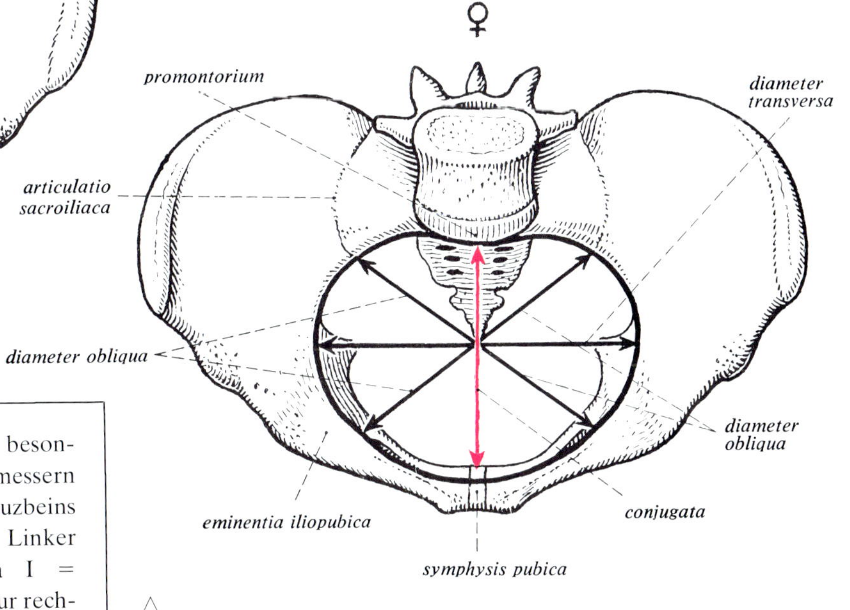

△
Abb. 364. Weibliches Becken: Beckeneingang queroval, kleines Becken zylindrisch, zum Ausgang hin nicht verengt, arcus pubis.

Beachte die Geschlechtsverschiedenheiten, besonders in der Form, der Größe und den Durchmessern des Beckeneingangs, auch bezüglich des Kreuzbeins und der Stellung der Darmbeinschaufeln. Linker schräger Durchmesser, diameter obliqua I = 12,5 cm: von der eminentia iliopubica links zur rechten articulatio sacroiliaca; rechter schräger Durchmesser, diameter obliqua II = 12,5 cm: von der eminentia iliopubica rechts zur linken articulatio sacroiliaca; **conjugata = 11 cm:** vom promontorium zu dem am weitesten vorspringenden Punkt des hinteren Symphysenrandes (roter Pfeil).

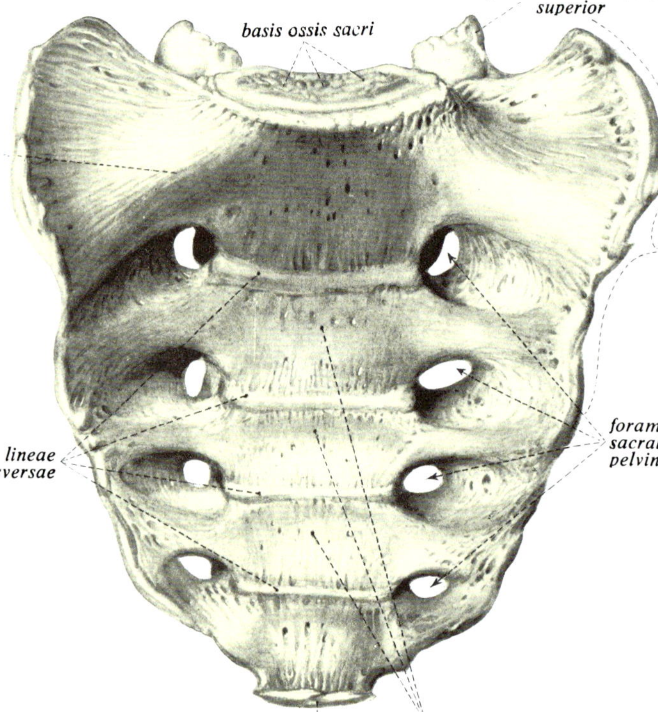

Abb. 365. Kreuzbein, os sacrum. Ventralansicht (facies pelvina).

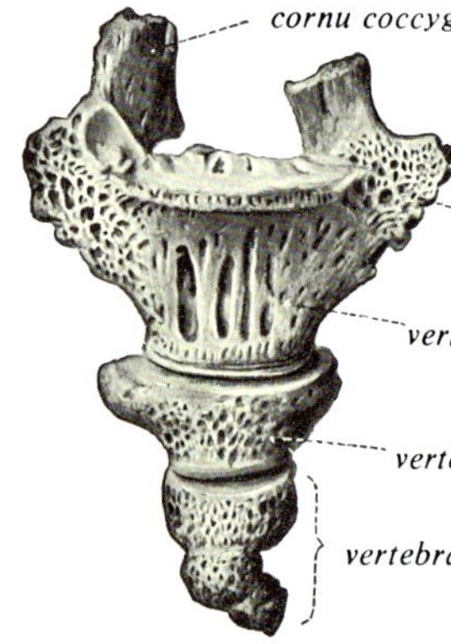

Abb. 366. Steißbein, os coccygis. Ventralansicht.

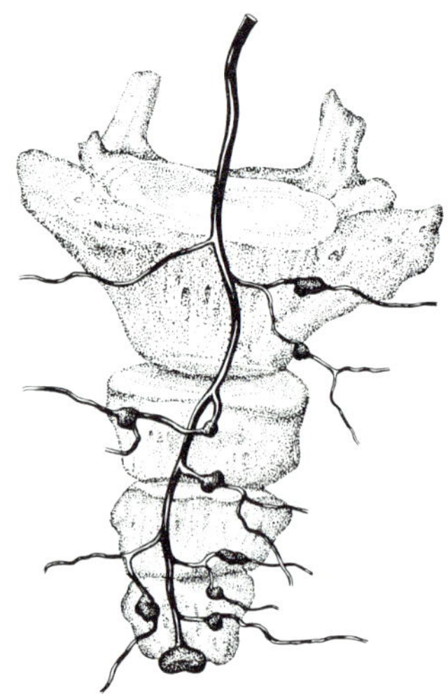

Abb. 368. Topographische Beziehungen des corpus coccygeum und seiner Nebenknötchen zur a. sacralis mediana und ihren Ästen ventral des os coccygis. (Aus STAUBESAND, Acta Anat. 19 [1953], 476.)

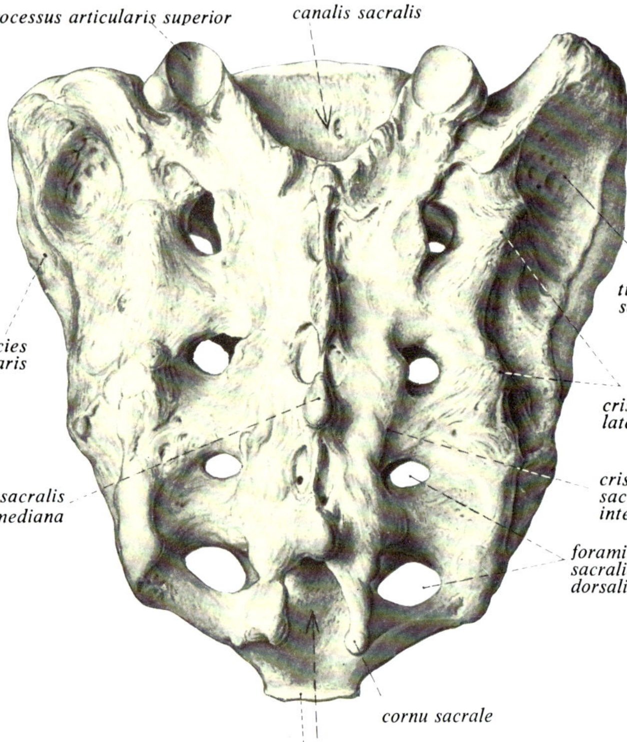

Abb. 367. Kreuzbein, os sacrum. Dorsalansicht (facies dorsalis).

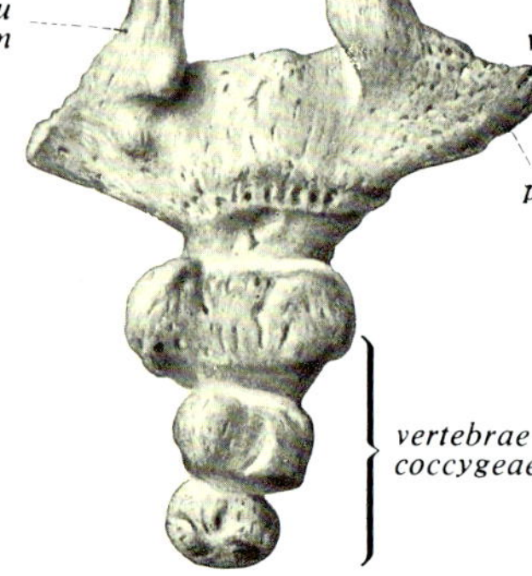

Abb. 369. Steißbein, os coccygis. Dorsalansicht.

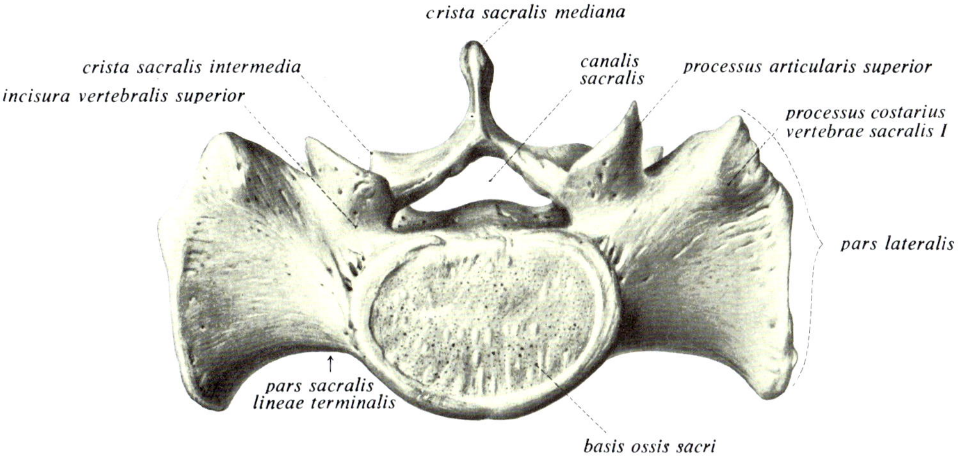

Abb. 370. Kreuzbein. Kranialansicht. Basis ossis sacri.

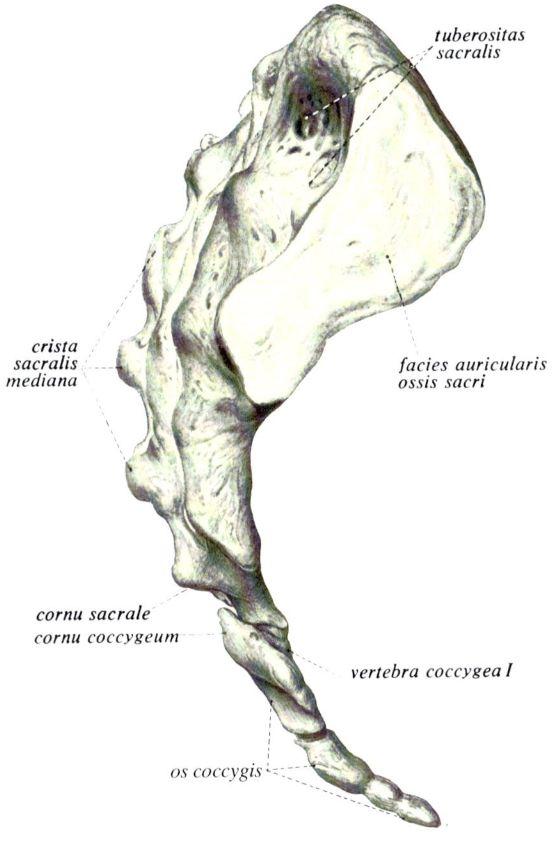

Abb. 371. Kreuzbein, os sacrum, und Steißbein, os coccygis. Ansicht von rechts.

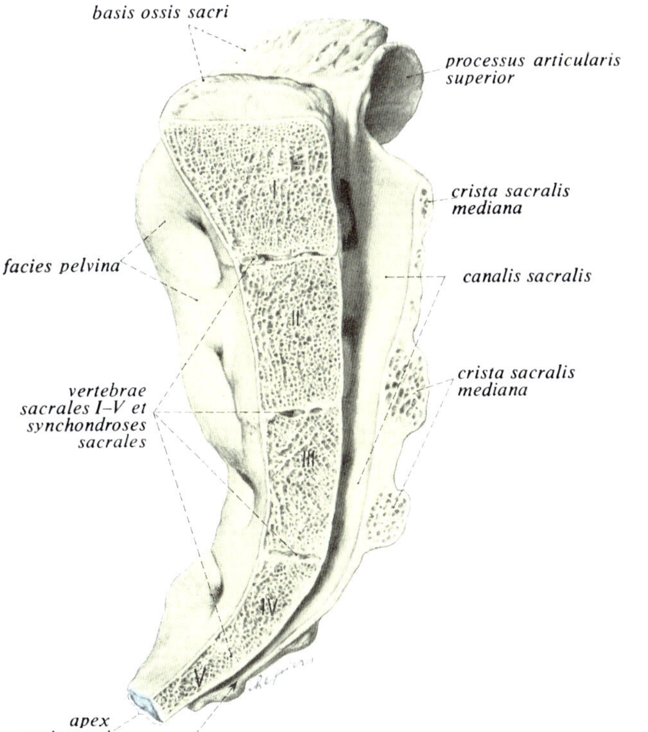

Abb. 372. Kreuzbein, os sacrum. Mediansagittalschnitt. ▷

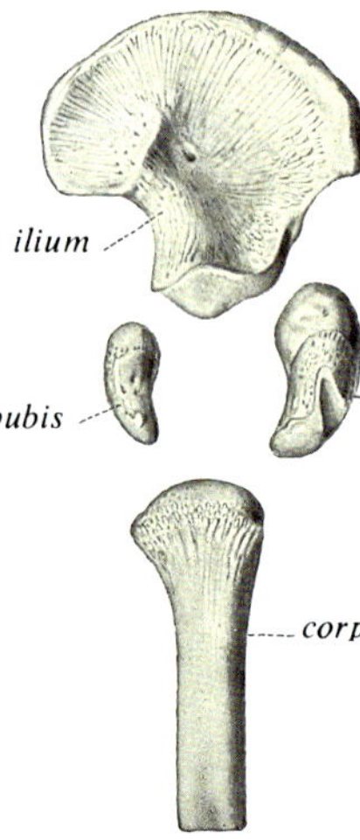

Abb. 373 b. Rechtes Hüftbein, os coxae, und rechtes Femur vom Neugeborenen (mazeriert).

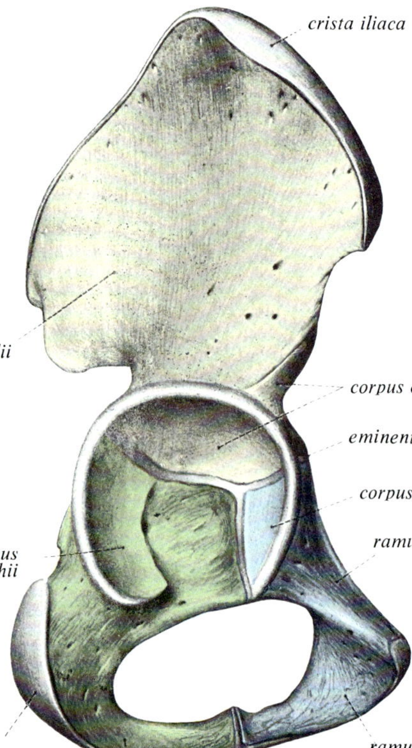

Abb. 373 a. Hüftbein, os coxae, eines etwa 6jährigen Kindes. Ansicht von lateral. Darmbein gelb, Sitzbein grün, Schambein blau. Die 3 Anteile sind durch eine sternförmige synchondrosis (Knorpelfuge), später synostosis, zum os coxae im Bereiche des acetabulum vereinigt.

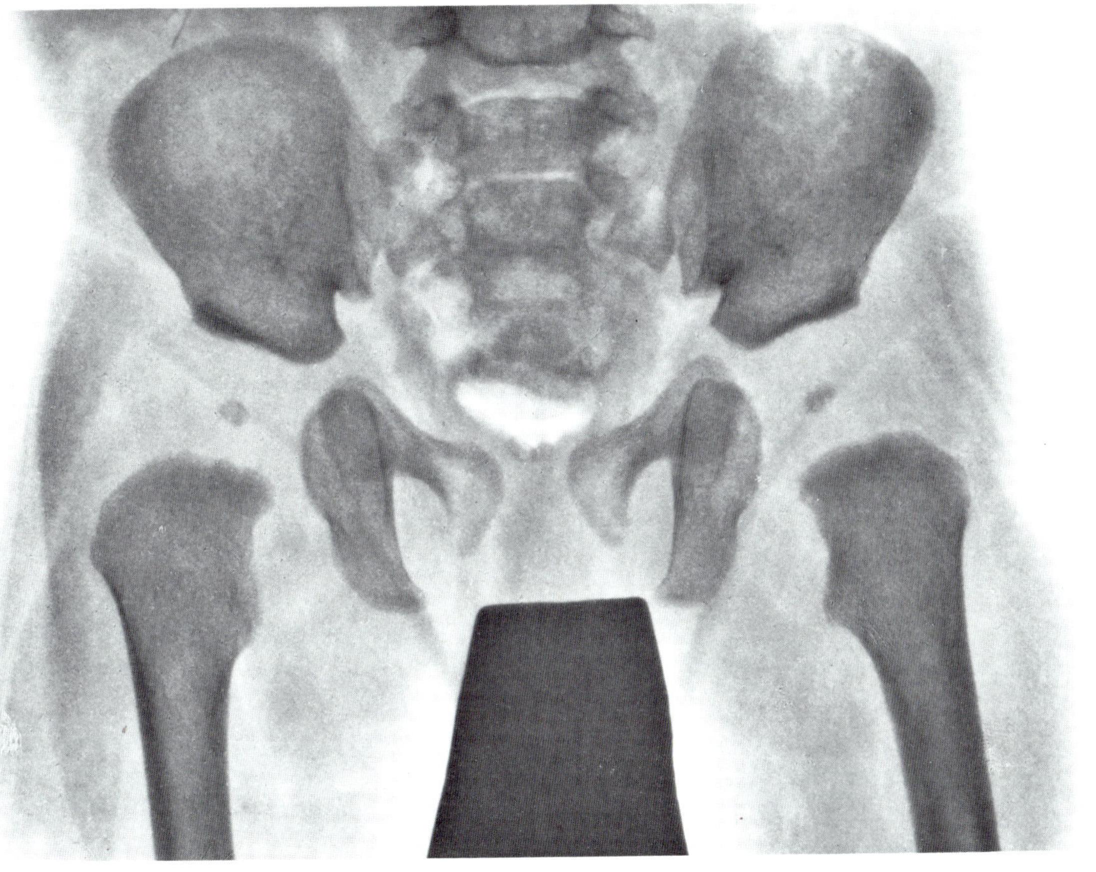

Abb. 374 a.

Abb. 374 a und b. Röntgenbild eines kindlichen Beckens mit Hüftgelenken (vgl. mit Abb. 373). (Aus WICKE, Atlas der Röntgenanatomie, 2. Aufl. Urban & Schwarzenberg, München–Wien–Baltimore 1980.) * = Kerne der betreffenden Knochen

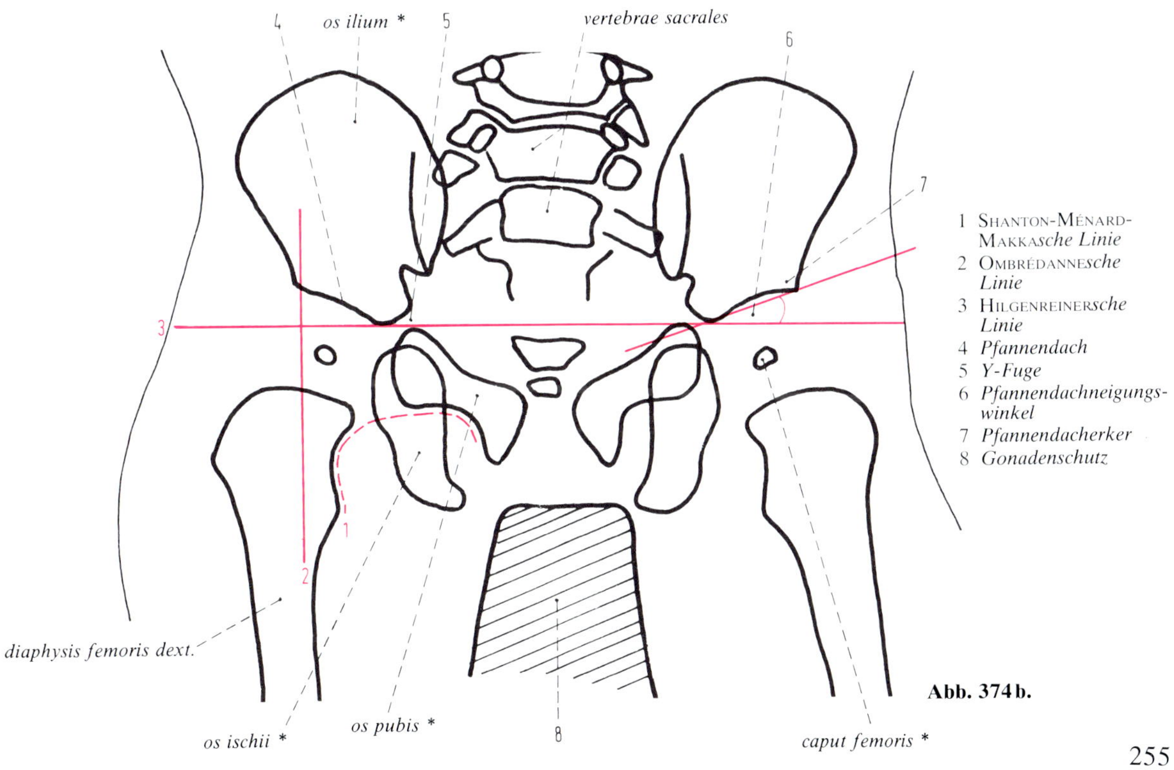

Abb. 374 b.

Abb. 375, 376. Rechtes Hüftgelenk, articulatio coxae. In Abb. 375 Ansicht von unten und vorn, femur stark adduziert. In Abb. 376 Ansicht von dorsal.

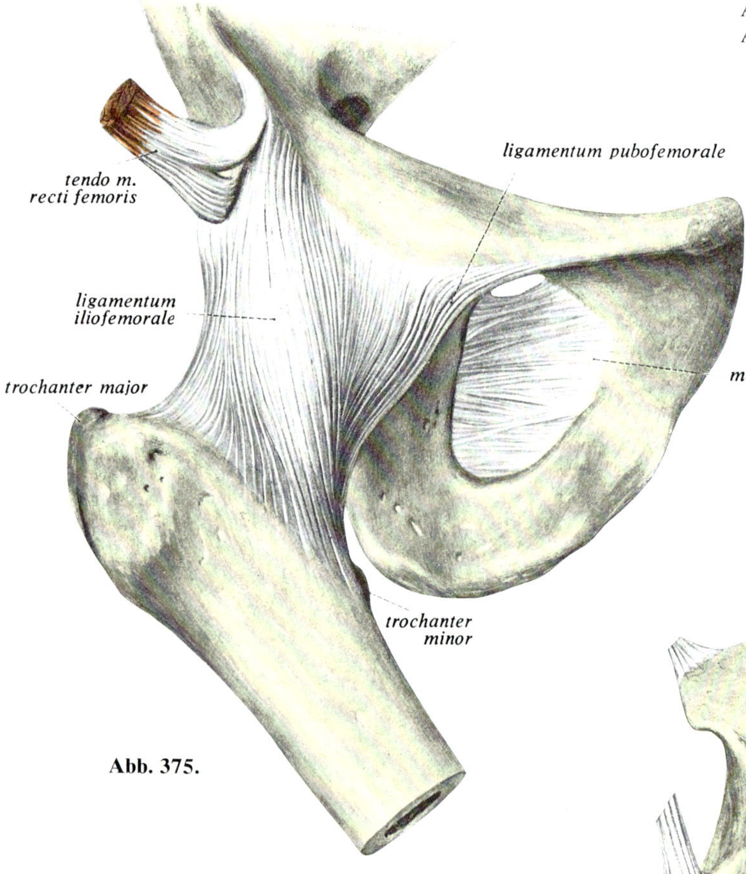

Abb. 375.

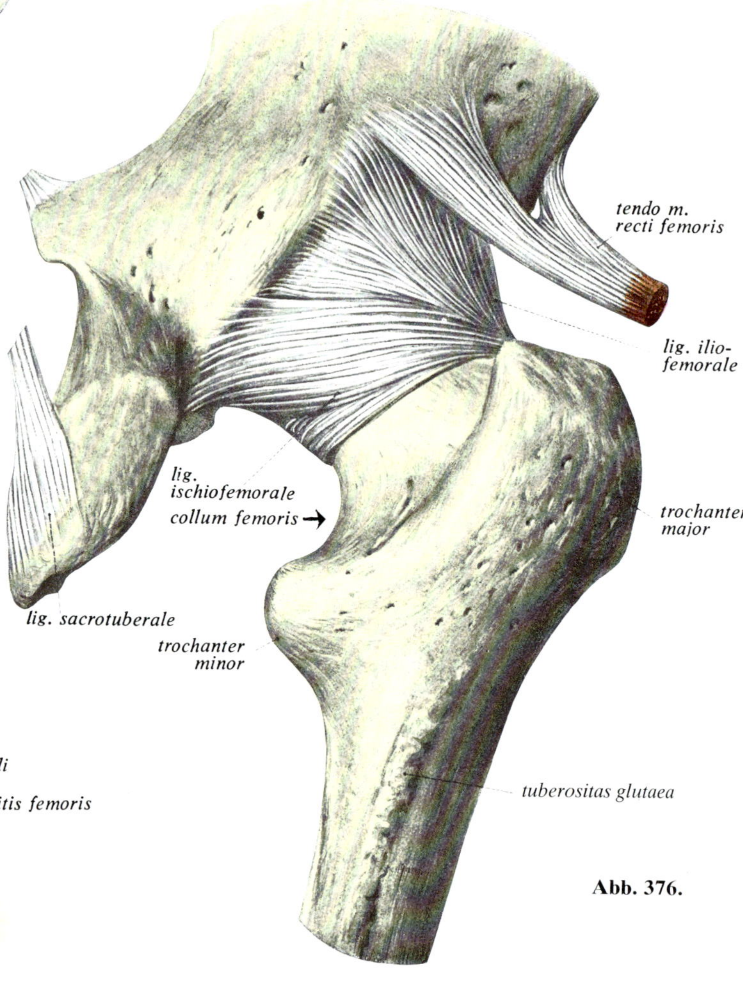

Abb. 376.

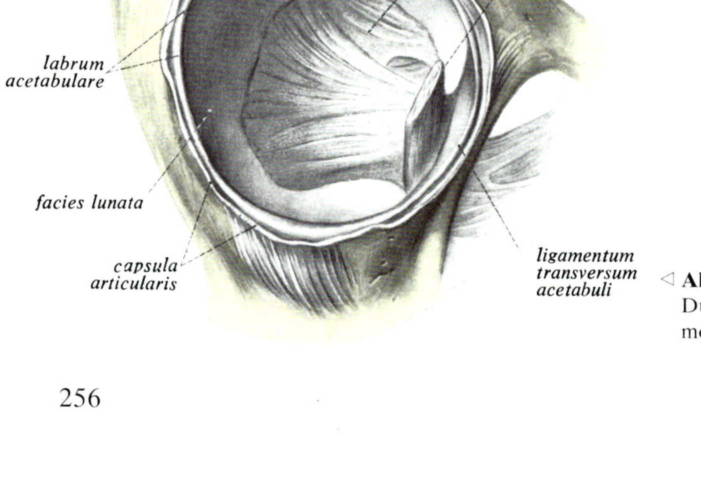

◁ **Abb. 377.** Pfanne des rechten Hüftgelenks, acetabulum, nach Durchschneidung der Gelenkkapsel und des ligamentum capitis femoris. Der Femurkopf ist aus der Pfanne entfernt.

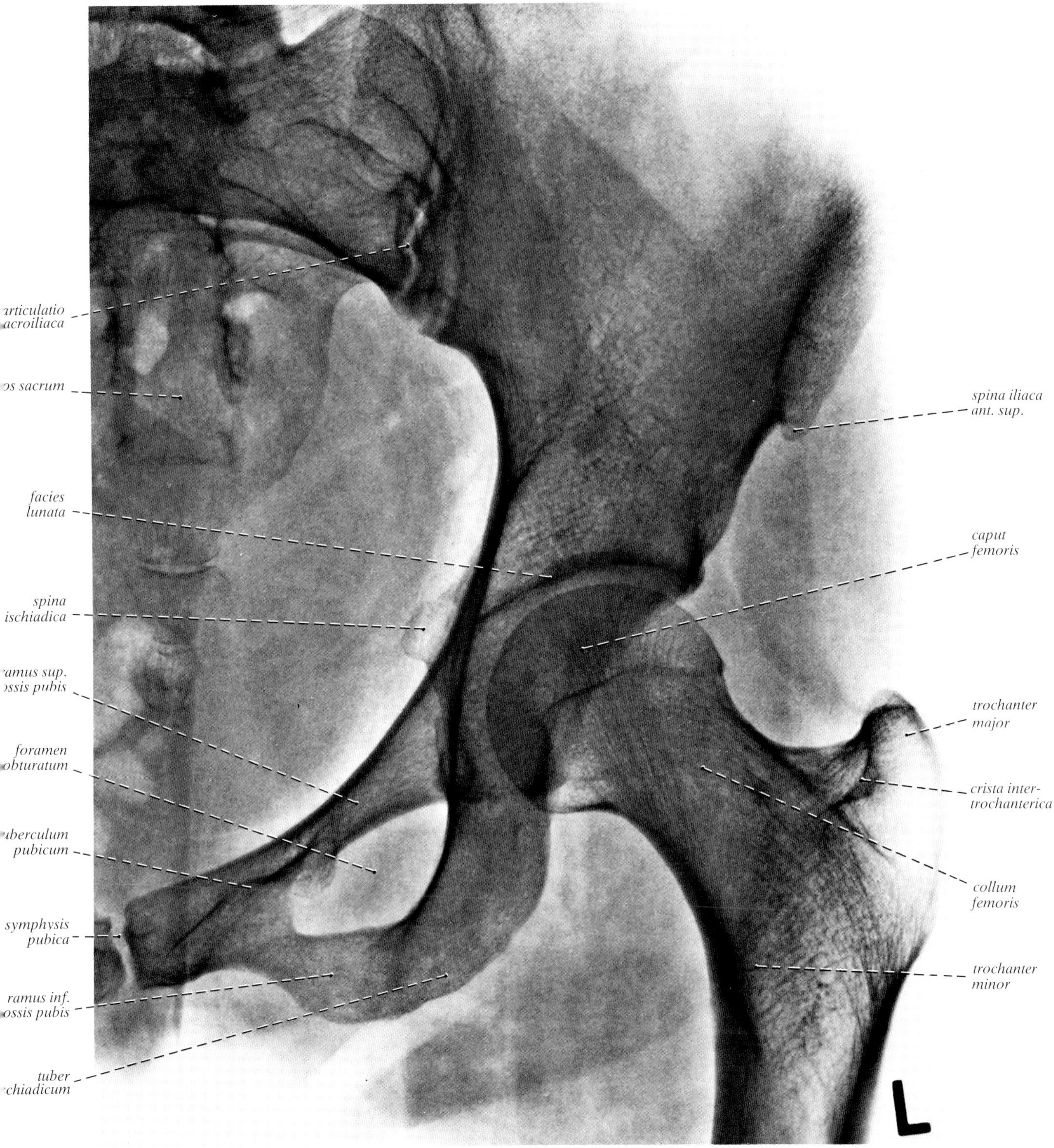

Abb. 378 Röntgenbild eines linken Hüftgelenkes im sagittalen Strahlengang (aus WICKE, Atlas der Röntgenanatomie, 2. Aufl. Urban & Schwarzenberg, München–Wien–Baltimore 1980).

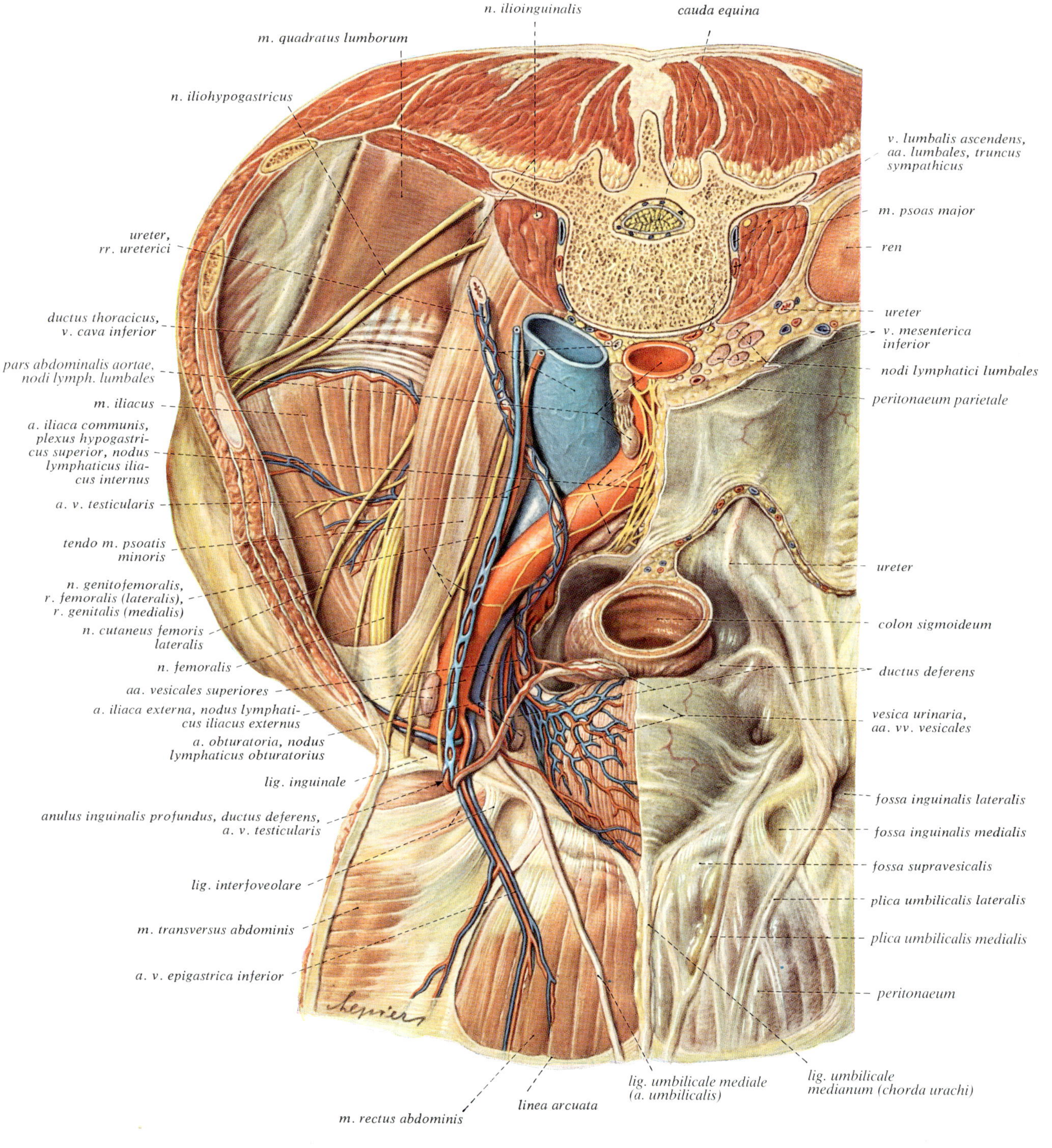

Abb. 379. Nerven und Gefäße der hinteren Bauchwand, des Beckens und der vorderen Bauchdecken. Die ventrale Bauchwand ist nach unten gelegt, auf der rechten Hälfte des Präparats ist das Bauchfell entfernt.

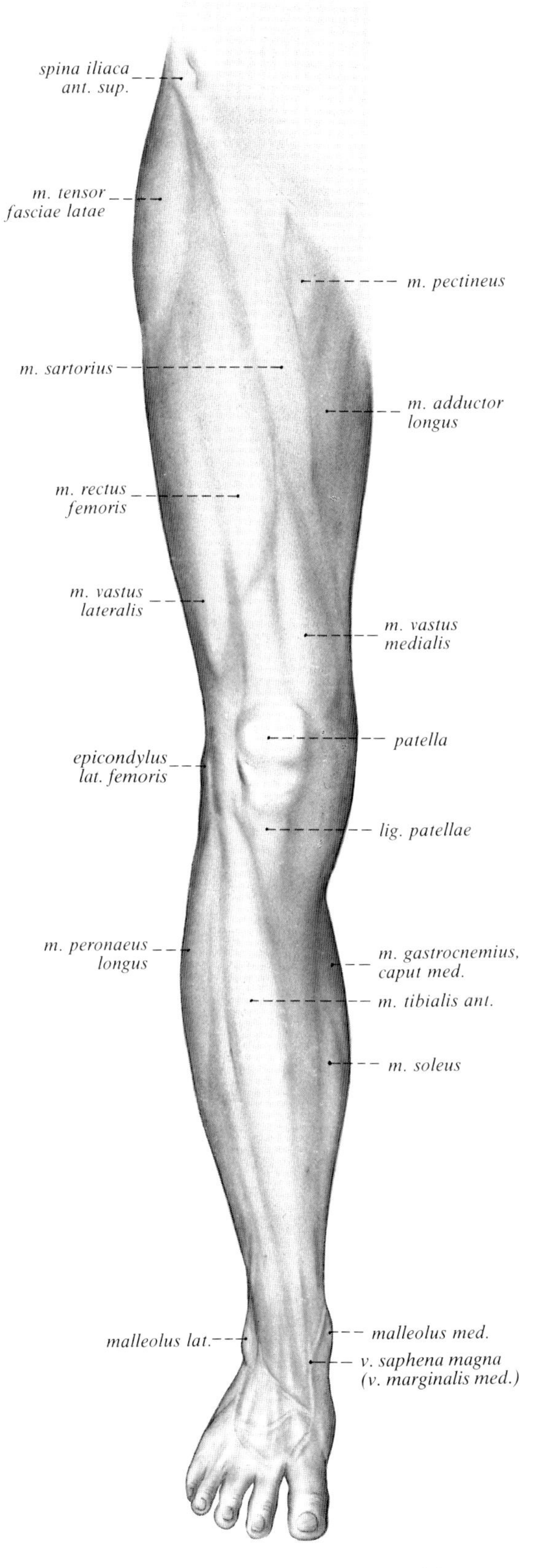

Abb. 380. Oberflächenrelief eines rechten Beins. Ansicht von ventral.

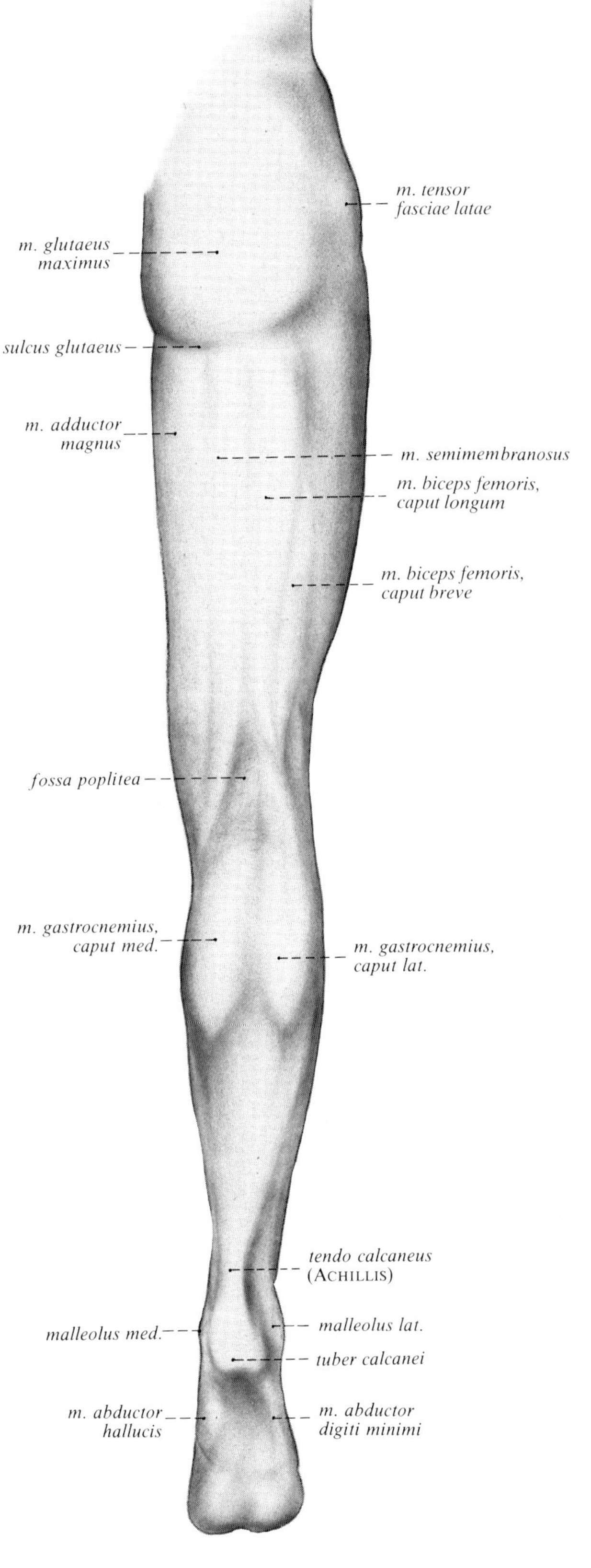

Abb. 381. Oberflächenrelief eines rechten Beins. Ansicht von dorsal.

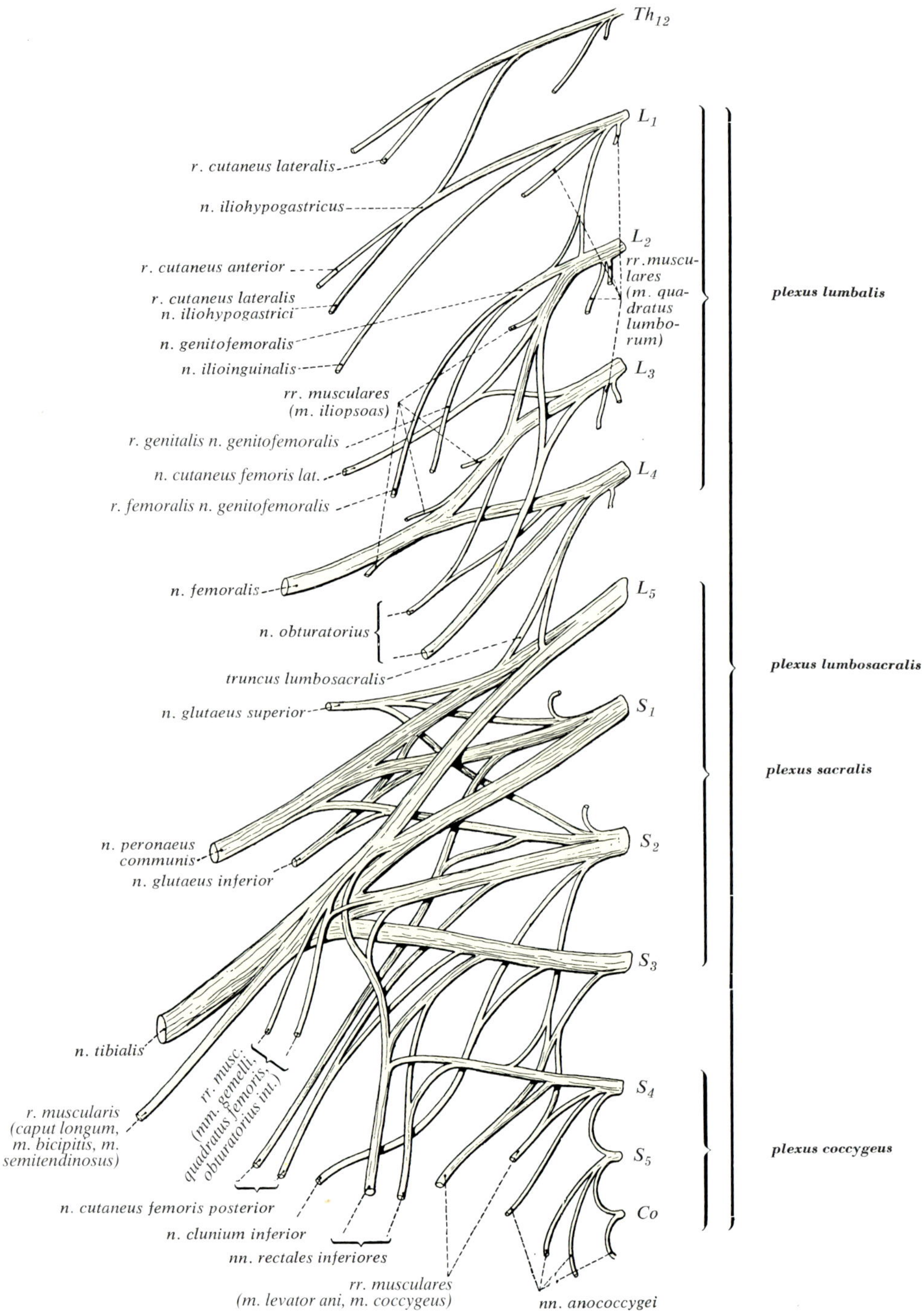

Abb. 382. Schema der plexus lumbalis, sacralis und coccygeus.

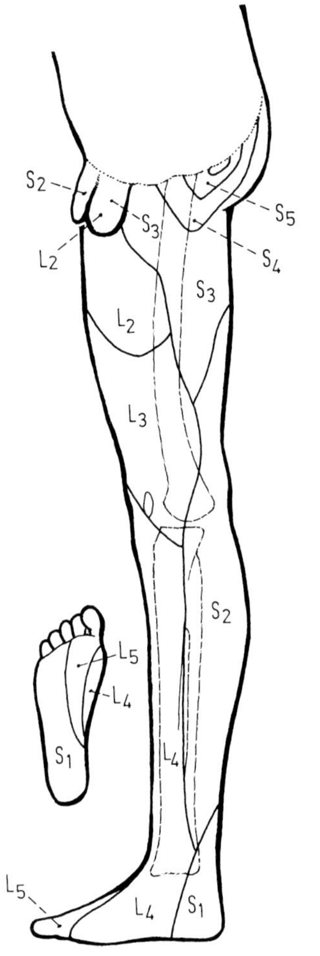

Abb. 383. Bein, Innenseite: radikuläre Innervation.

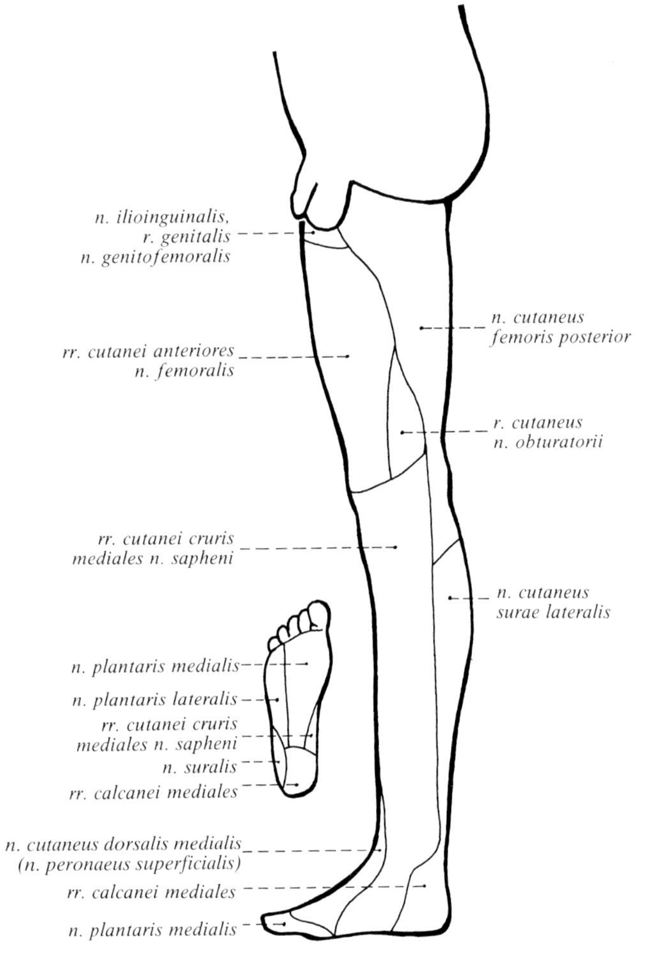

Abb. 384. Bein, Innenseite: periphere Innervation.

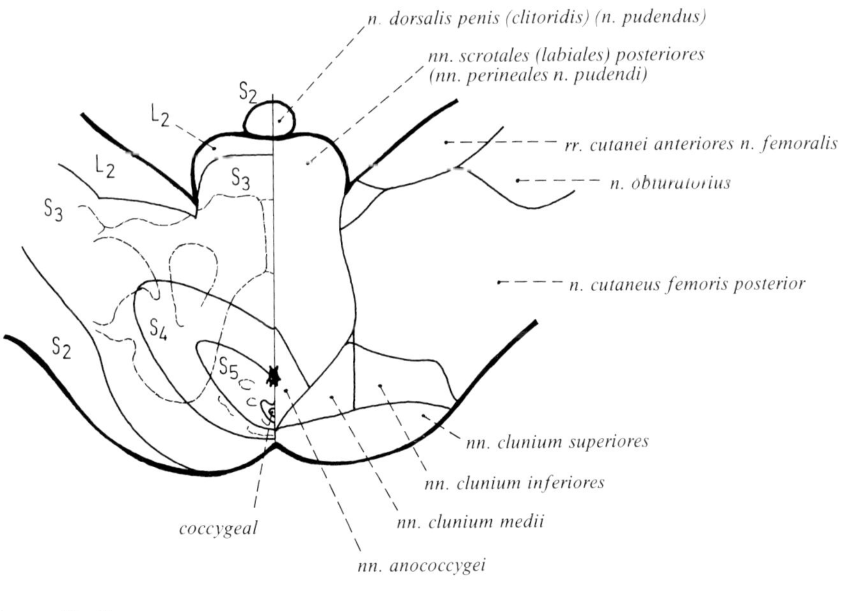

Abb. 385. Damm. Rechte Körperseite: radikuläre, linke Körperseite: periphere Innervation.

Nerv	*Betroffene Muskeln*	*Sensibilitätsausfall*
plexus lumbalis L1–L4	vor allem Hüftbeuger (Rotatoren des Hüftgelenks), Adduktoren des Oberschenkels, Kniestrecker	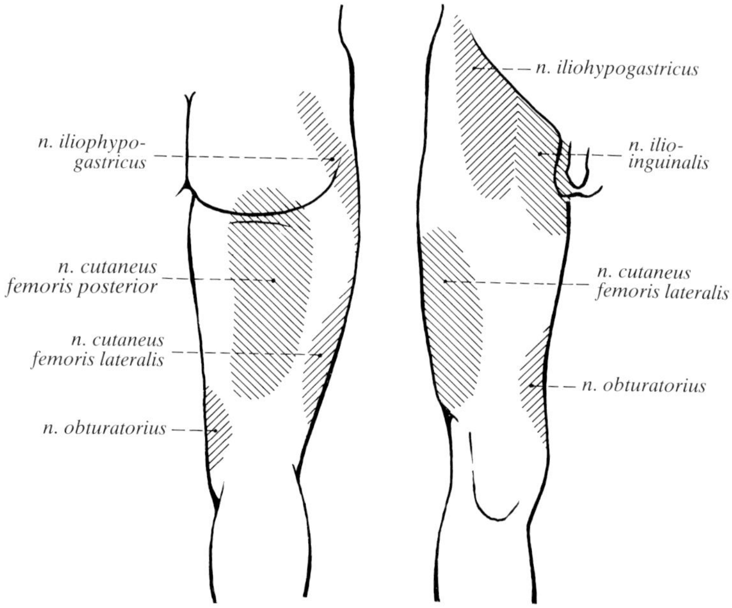
plexus sacralis L5–S3	vor allem Gesäßmuskeln, ischiokrurale Gruppe, Dorsalextensoren und Plantarflexoren von Fuß und Zehen	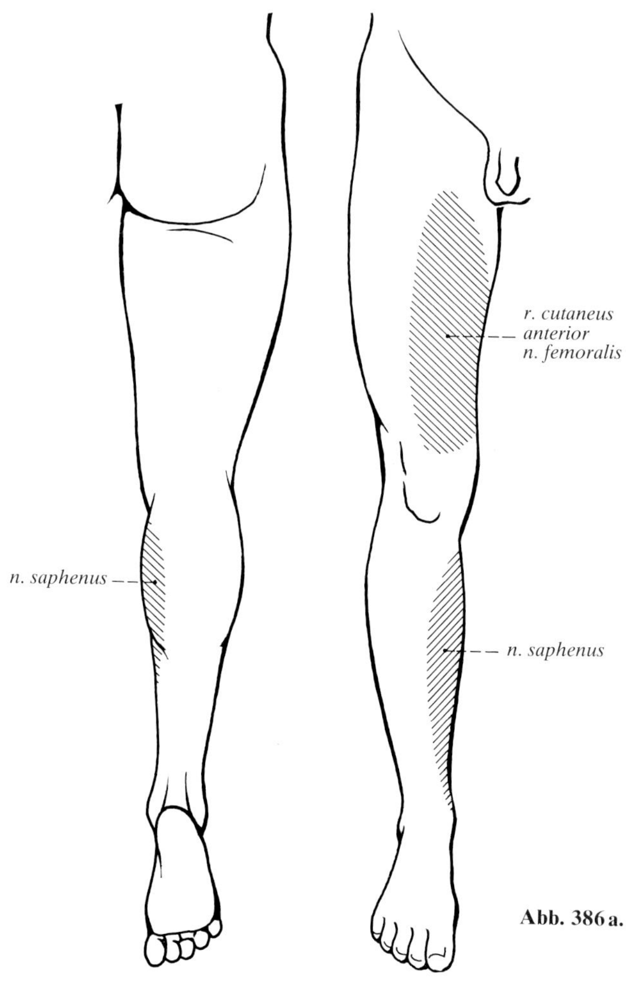
n. femoralis L2–L4	m. iliacus, m. pectineus m. sartorius m. quadriceps femoris	
n. cutaneus femoris lateralis L2–L3	∅	
n. ilioinguinalis L1(–L2)	∅	
n. glutaeus superior L4–S1	m. glutaeus medius m. glutaeus minimus m. tensor fasciae latae	

Abb. 386 a u. 386 b. Übersicht über die Plexuslähmungen und die Lähmungen der einzelnen peripheren Nerven an den unteren Extremitäten.

Abb. 386 a.

Nerv	*Betroffene Muskeln*	*Sensibilitätsausfall*
n. glutaeus inferior L5–S2	m. glutaeus maximus	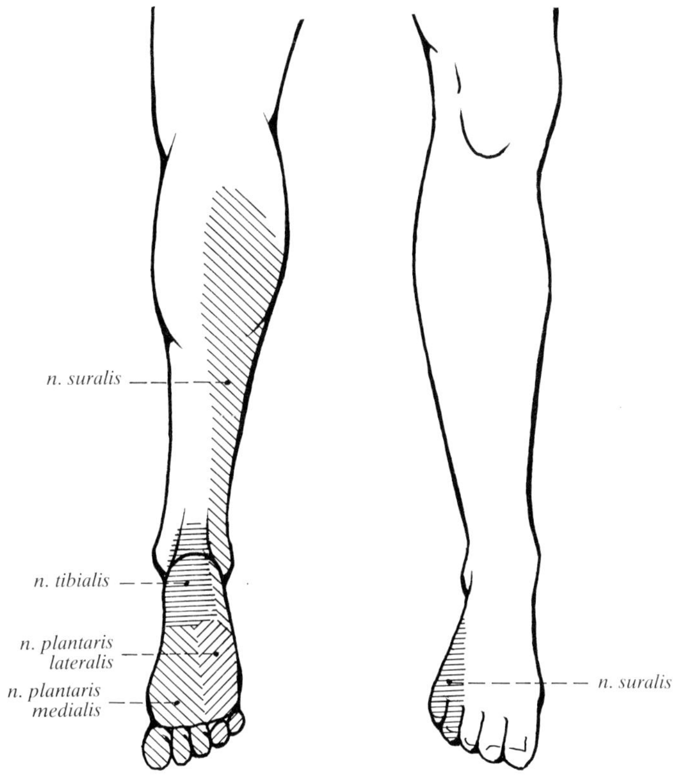
n. tibialis L4–S3	m. gastrocnemius m. plantaris m. soleus m. popliteus m. tibialis posterior m. flexor digitorum longus m. flexor hallucis longus m. flexor digitorum brevis m. flexor hallucis brevis m. abductor hallucis m. abductor digiti minimi m. adductor hallucis m. quadratus plantae mm. lumbricales mm. interossei	
n. peronaeus communis L4–S2		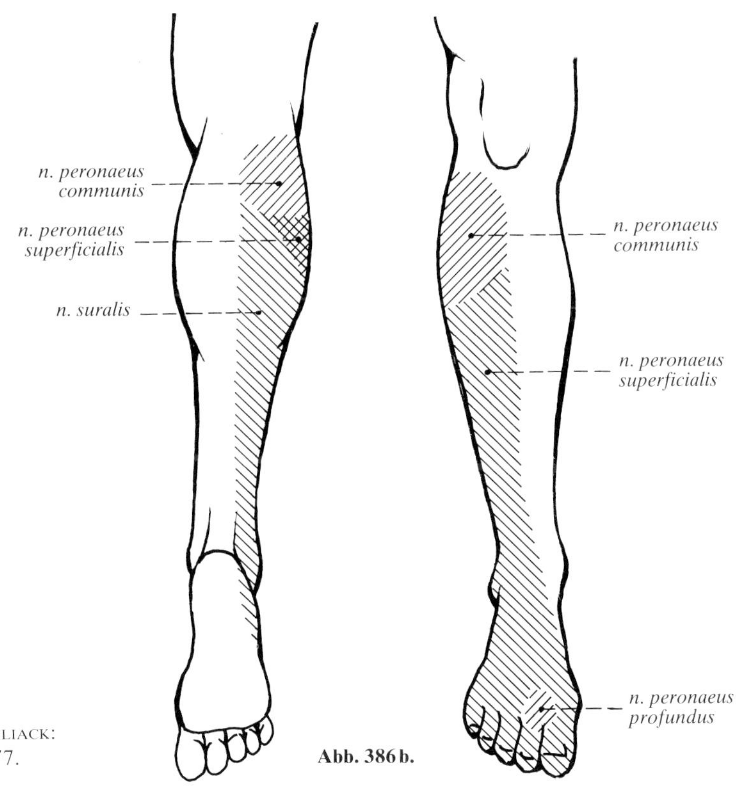 **Abb. 386 b.**
n. peronaeus profundus	m. tibialis anterior m. extensor digitorum longus m. extensor hallucis longus m. peronaeus tertius m. extensor digitorum brevis m. extensor hallucis brevis	
n. peronaeus superficialis	m. peronaeus longus m. peronaeus brevis	

Abb. 383–386 a, b aus M. MUMENTHALER und H. SCHLIACK: Läsionen peripherer Nerven. 3. Aufl., Thieme, Stuttgart 1977.

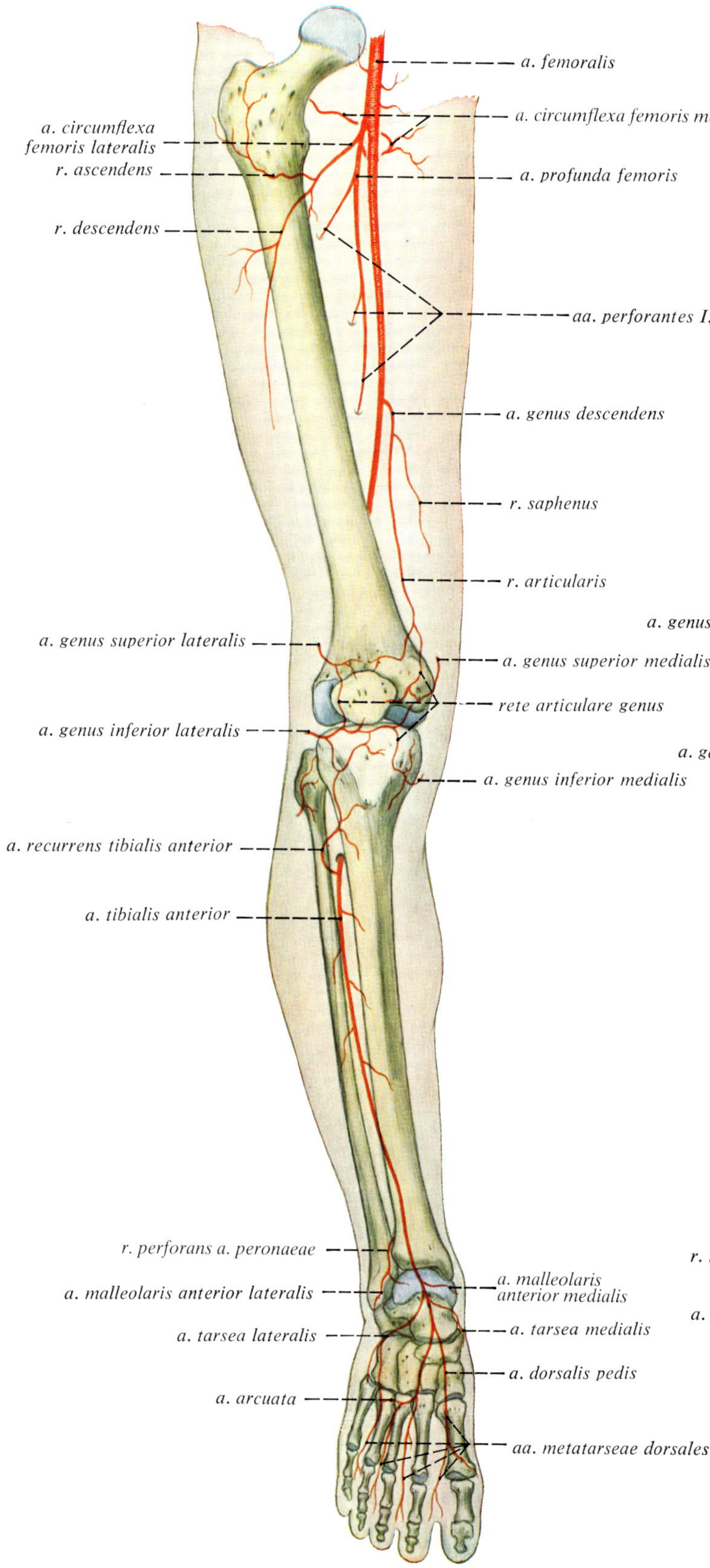

Abb. 387. Arterien des Beines von ventral. Übersicht.

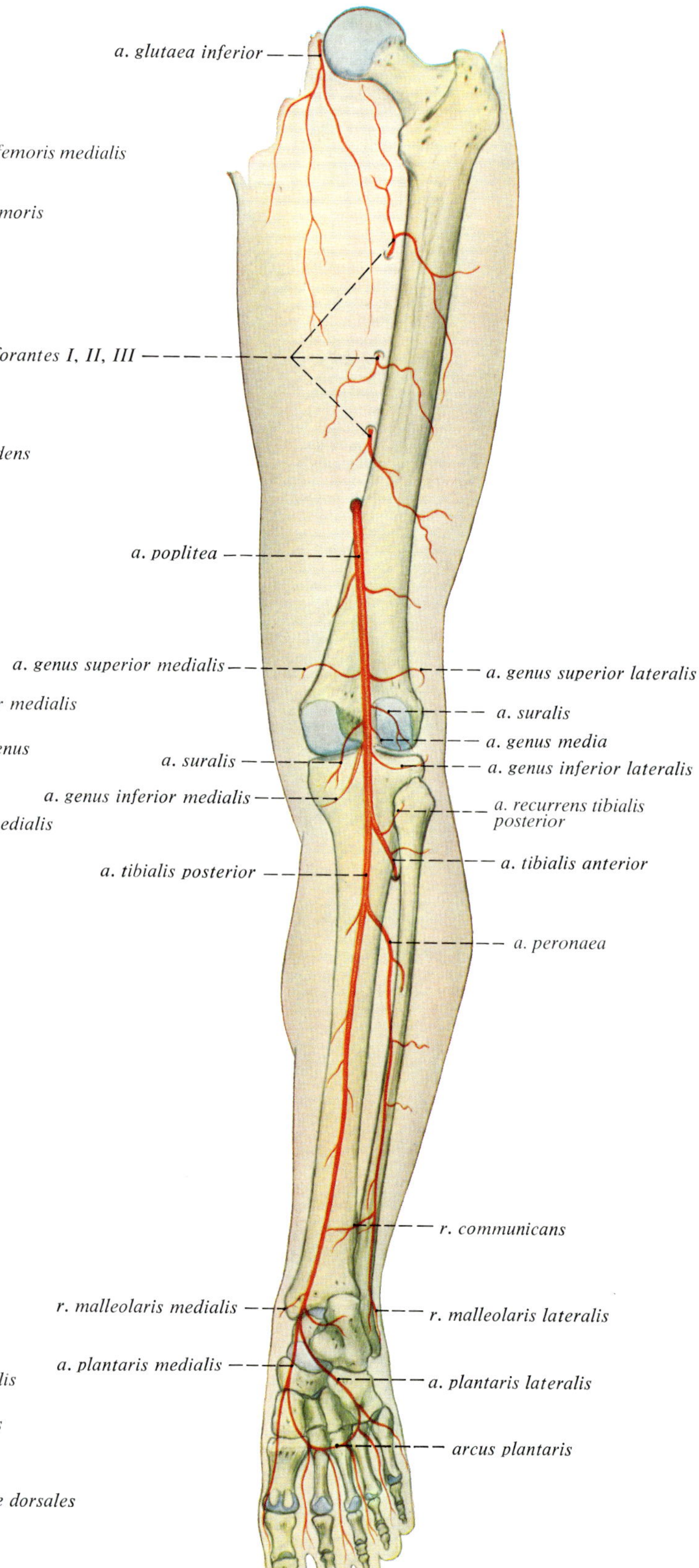

Abb. 388. Arterien des Beines von dorsal. Übersicht.

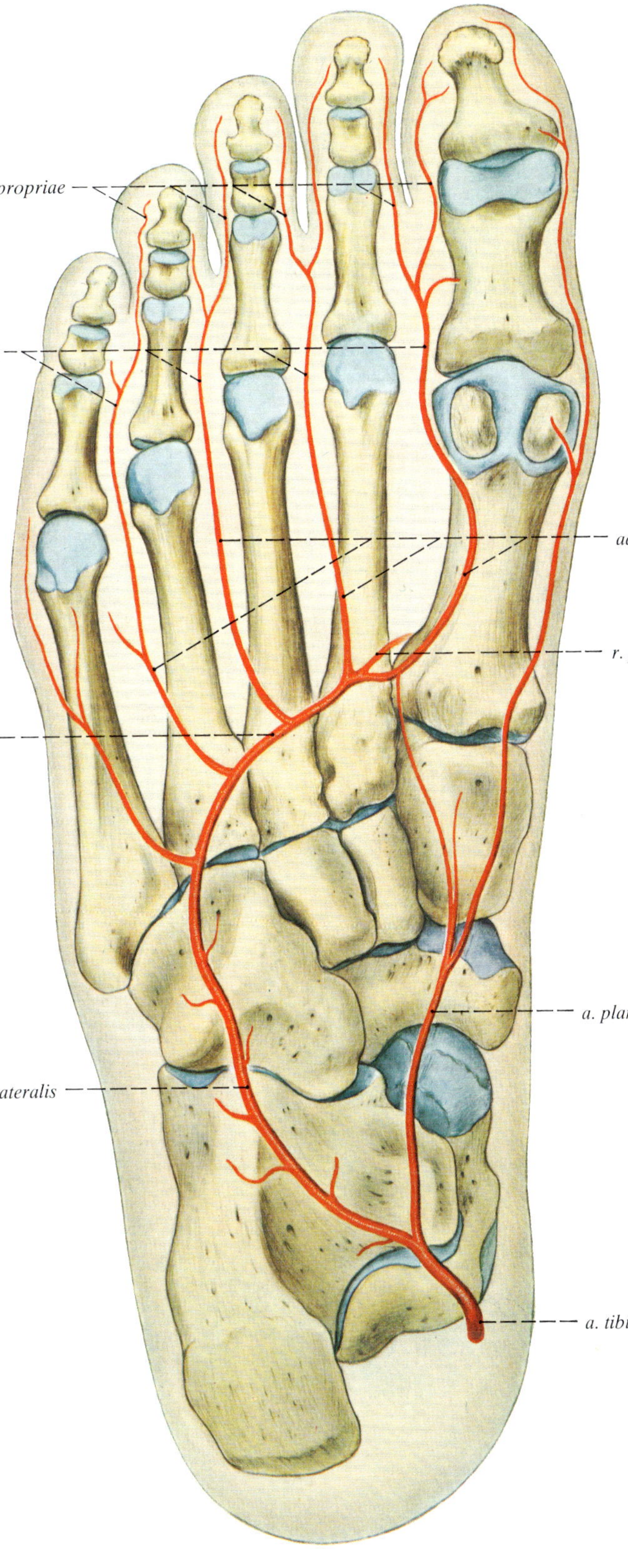

Abb. 389. Arterien des Fußes von plantar. Übersicht.

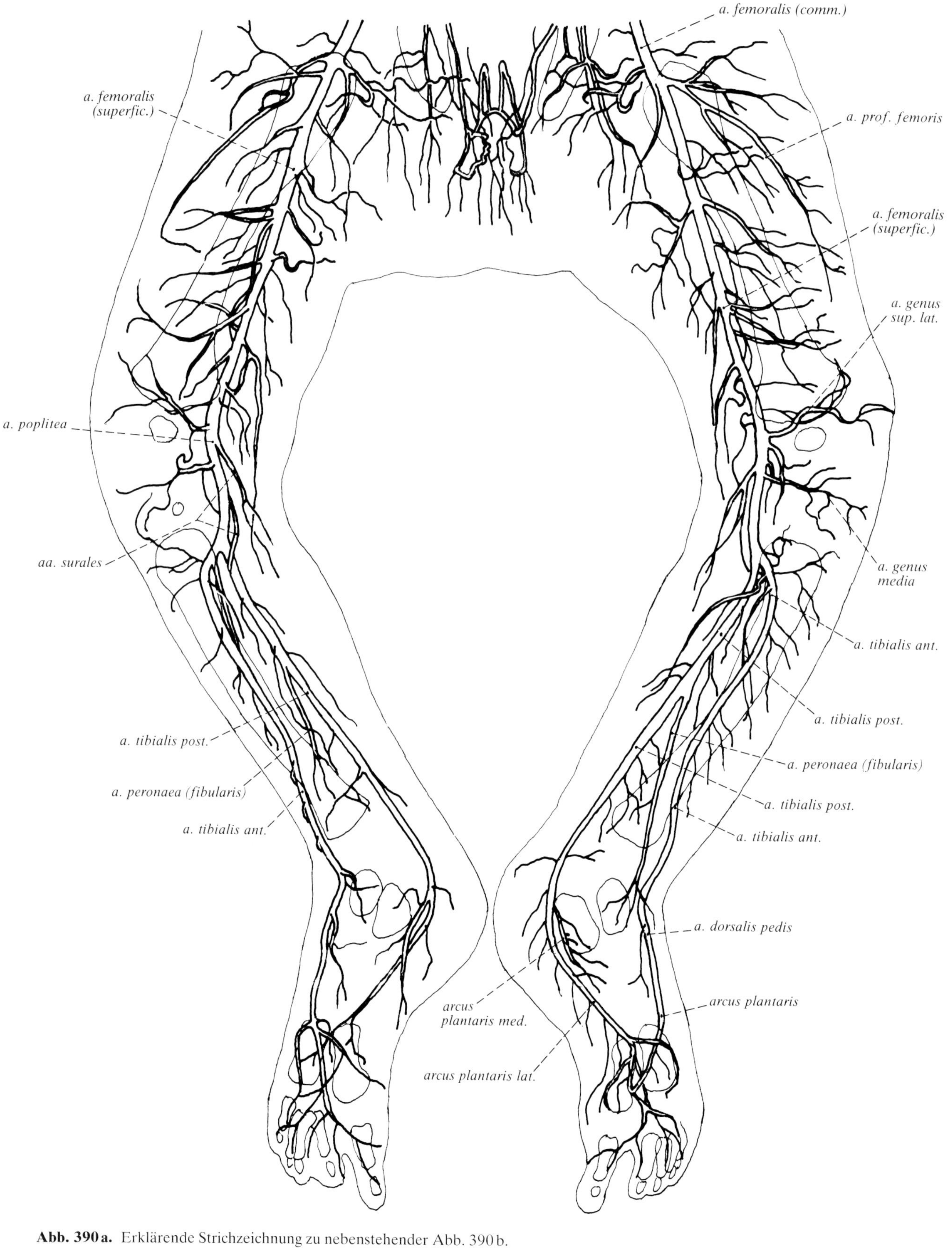

Abb. 390 a. Erklärende Strichzeichnung zu nebenstehender Abb. 390 b.

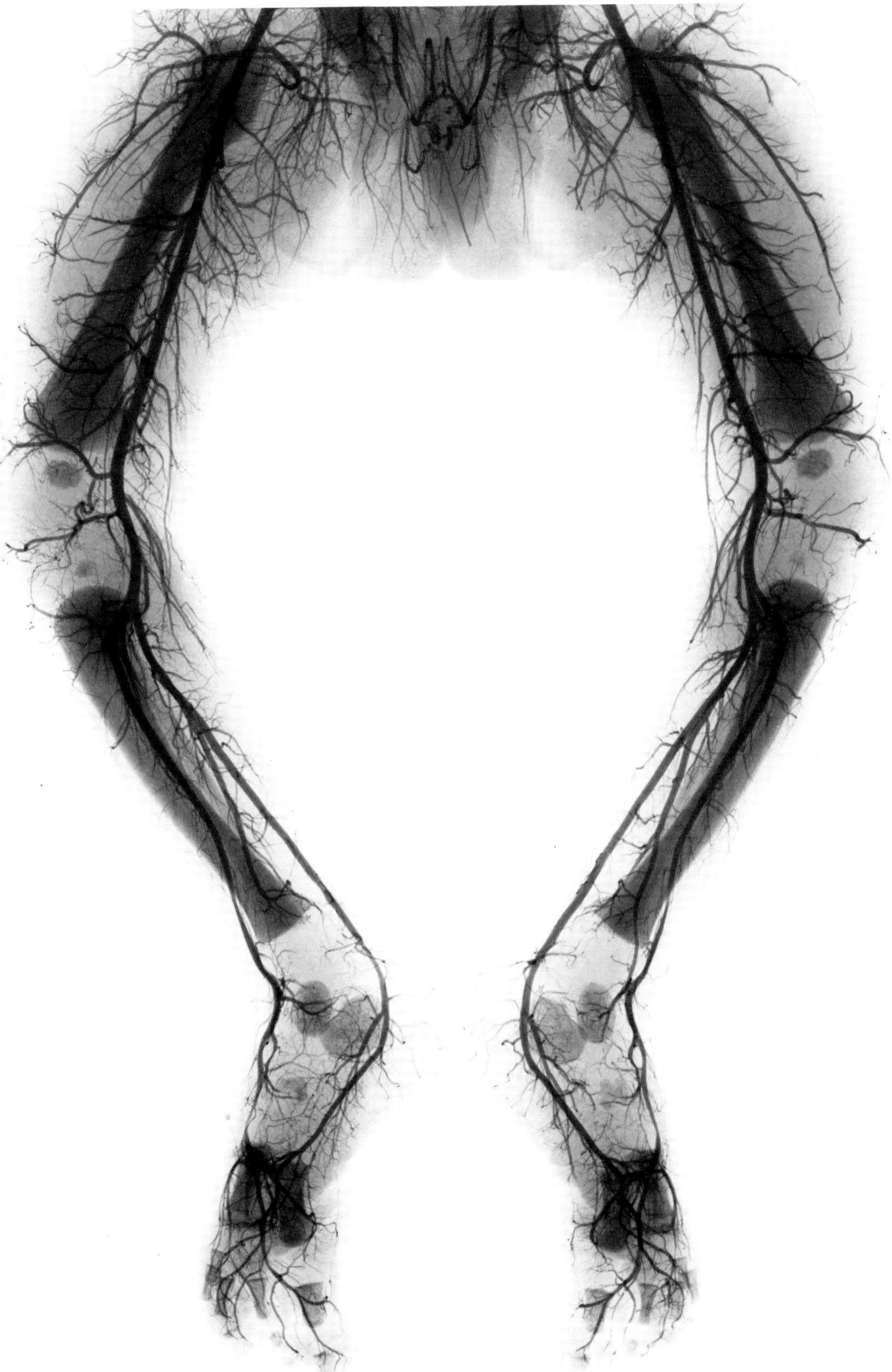

Abb. 390b. Angiographische Darstellung der Arterien beider Beine (Totgeburt). Originalaufnahme, Präparatinjektion mit Bariumsulfat, siehe auch Abb. 390a. (Prof. Dr. G. W. Kauffmann, Zentrum Radiologie am Klinikum der Universität Freiburg i. Brsg.)

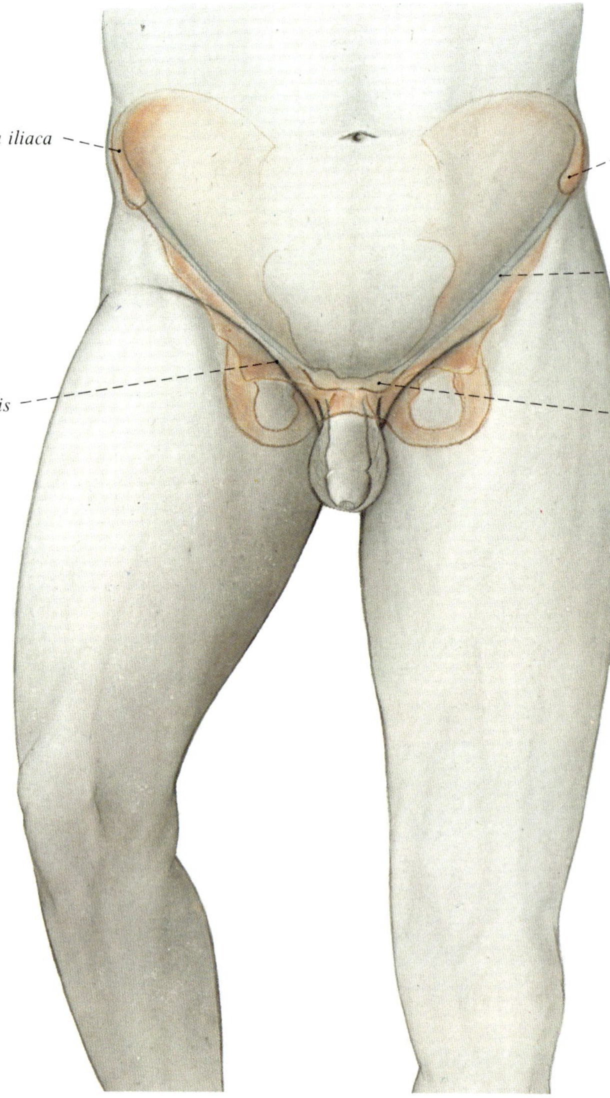

Abb. 391. Unterschiedliche Lage von ligamentum inguinale und sulcus inguinalis.

Die Lakunen der Inguinalregion (vgl. mit Abb. 392)

Da sich das ligamentum inguinale von der spina iliaca anterior superior zur Symphyse ausspannt, entstehen zwischen Ligament und Knochen 2 Lakunen, die durch den *arcus iliopectineus* geschieden sind.

1. *lacuna musculorum,* lateral, für den Durchtritt des m. iliopsoas und des n. femoralis auf den Oberschenkel.
2. *lacuna vasorum,* medial, für den Durchtritt der vasa femoralia, des r. femoralis n. genitofemoralis und der Lymphgefäße in das trigonum femorale am Oberschenkel bzw. von diesem in das Becken.

Begrenzung: oben ligamentum inguinale, unten ligamentum pectineale, medial ligamentum lacunare, lateral arcus iliopectineus.

Topographische Anordnung: ganz medial Lymphgefäße, dann die v. femoralis und lateral die a. femoralis.

hernia femoralis: Die »innere Bruchpforte« ist die schwache Stelle zwischen v. femoralis und ligamentum lacunare, die von Lymphgefäßen und Bindegewebe (septum femorale = septum CLOQUETI) ausgefüllt ist.
Die »äußere Bruchpforte« ist der hiatus saphenus (fossa ovalis) der fascia lata für den Eintritt der vena saphena magna und der oberflächlichen Lymphgefäße in die Tiefe. Letztere bedingen die Lücken in der fascia cribrosa des hiatus.

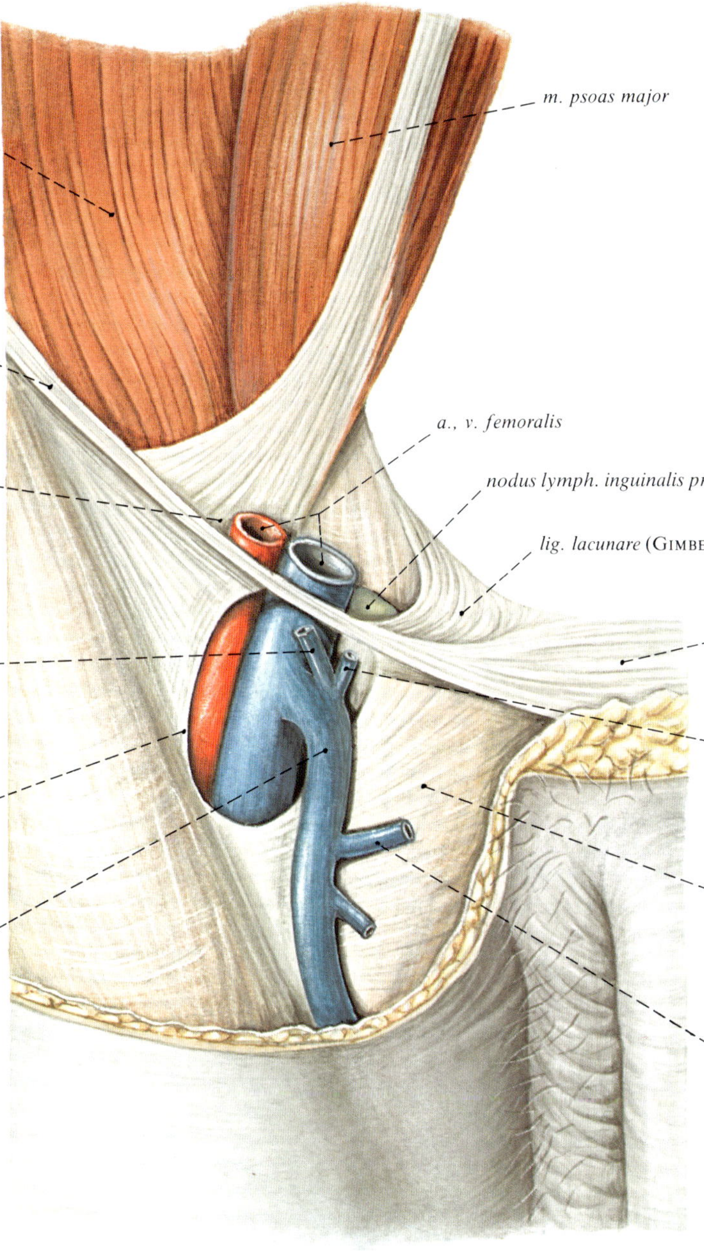

Abb. 392. Hiatus saphenus und Schenkelkanal, canalis femoralis. Bauchdecken, Bauchinhalt und fascia iliaca bis zum ligamentum inguinale entfernt. Unterhalb des Leistenbandes sind Haut und Lymphknoten vor dem hiatus saphenus abpräpariert.

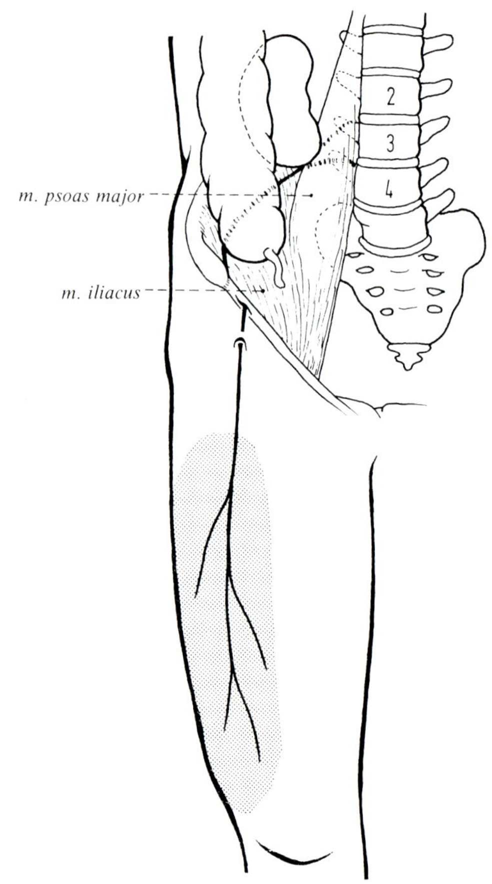

Abb. 393. N. cutaneus femoris lateralis (L 2–L 3). Der Nerv biegt beim Durchtritt durch das Leistenband beim Stehenden aus einer mehr oder weniger horizontalen Verlaufsrichtung in eine fast vertikale Richtung um. (Aus M. Mumenthaler und H. Schliack: Läsionen peripherer Nerven, 3. Aufl. Thieme, Stuttgart 1977.)

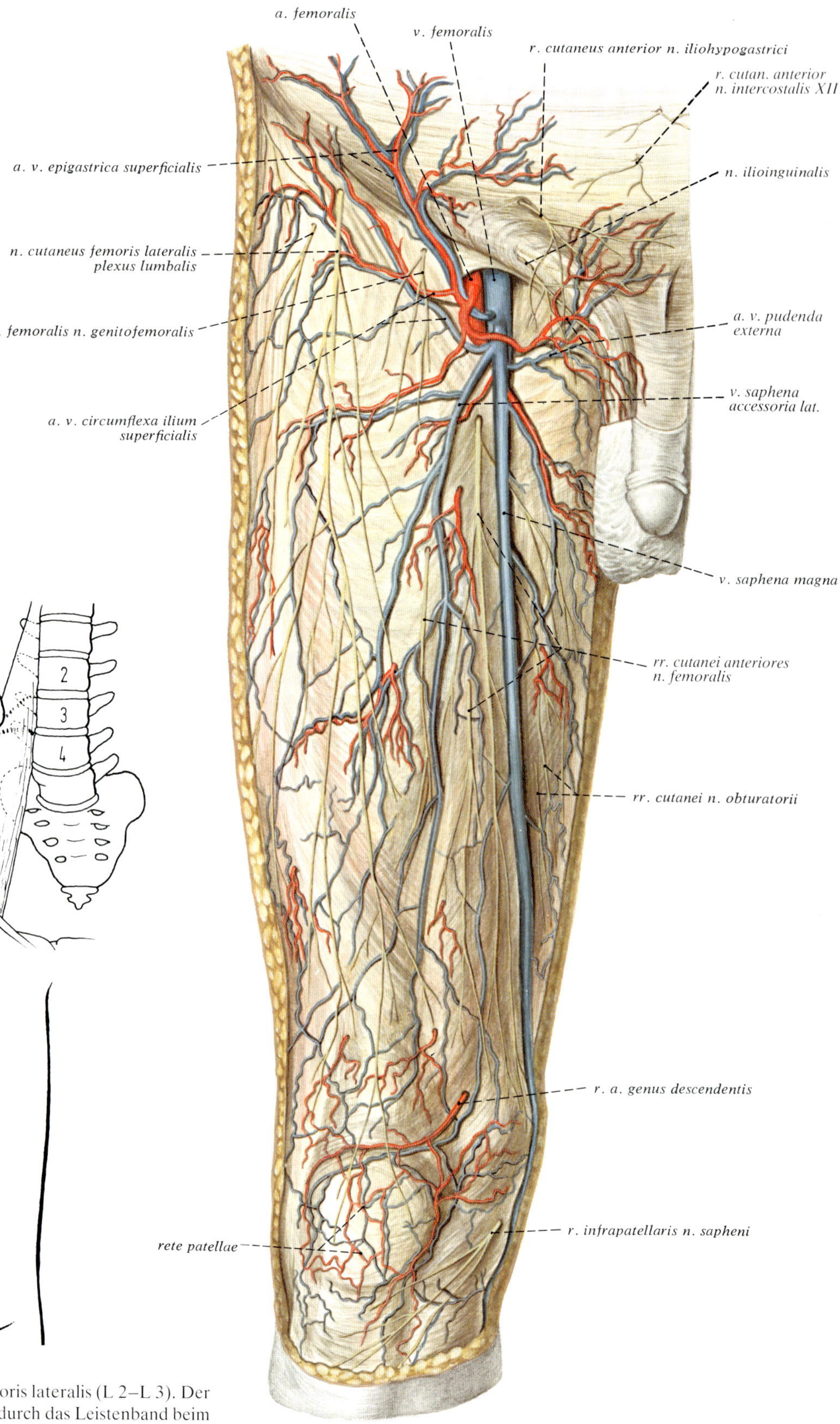

Abb. 394. Hautnerven, oberflächliche Venen und Arterien der ventralen Fläche des rechten Oberschenkels.

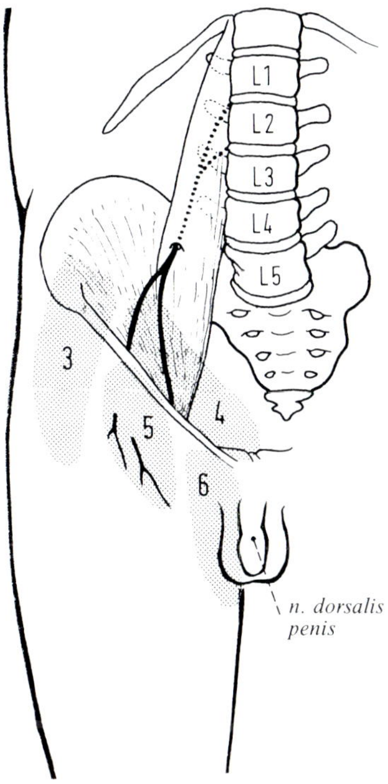

3 = *r. lateralis n. iliohypogastrici*
4 = *r. anterior n. iliohypogastrici et n. ilioinguinalis*
5 = *r. femoralis n. genitofemoralis*
6 = *r. genitalis n. genitofemoralis*

Abb. 395. N. genitofemoralis und sensible Hautzonen der Leistengegend. (Aus M. Mumenthaler und H. Schliack: Läsionen peripherer Nerven, 3. Aufl. Thieme, Stuttgart 1977.)

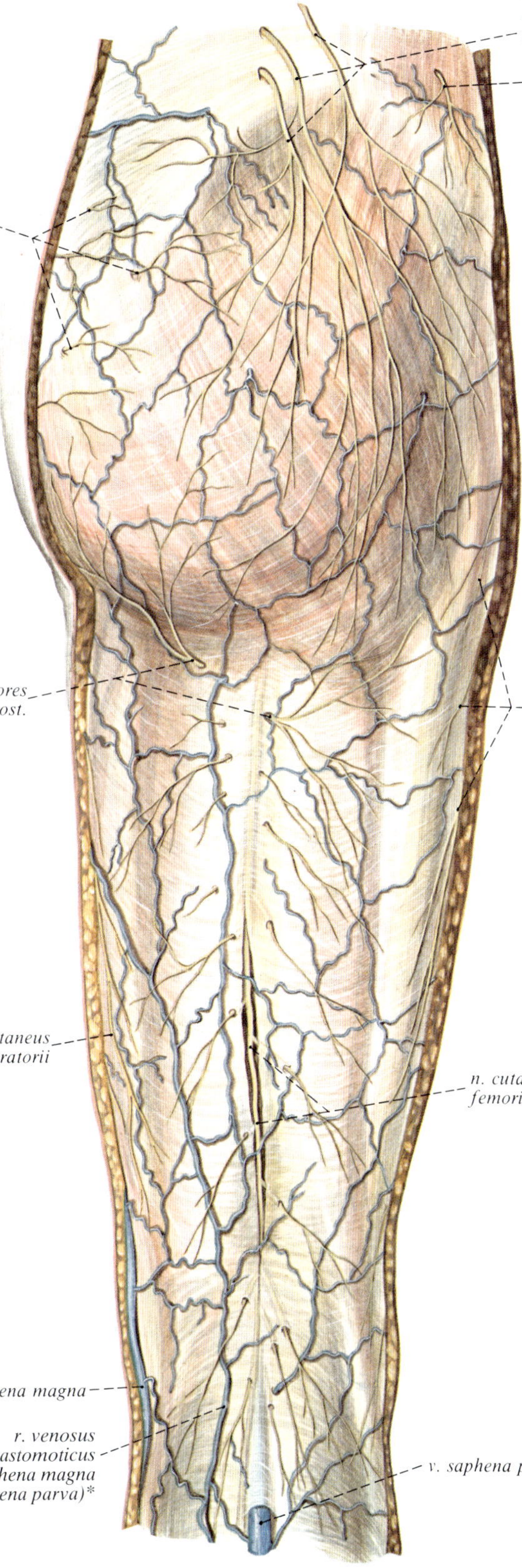

Abb. 396. Hautnerven und -venen des Gesäßes und der dorsalen Fläche des rechten Oberschenkels. Fascia lata über dem n. cutaneus femoris posterior gespalten. * sog. v. femoropoplitea

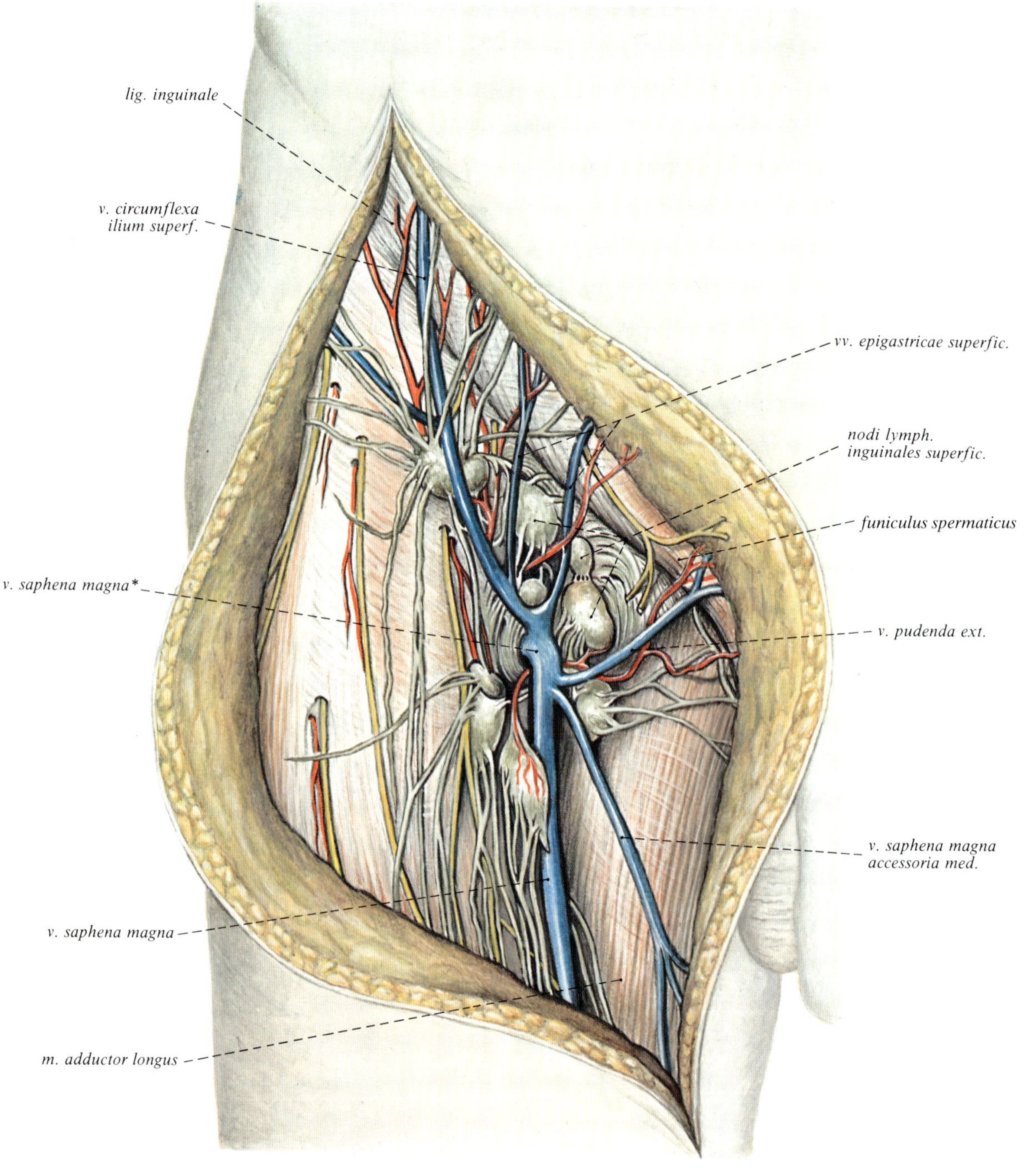

Abb. 397. Epifasziale Leitungsbahnen (Venen, Lymphgefäße, Hautnerven) und Lymphknoten der regio (sub-)inguinalis. Nach J. Lang und W. Wachsmuth (1972) unter Verwendung eigener Präparate. * Mündungskrümmung = »Krosse«.

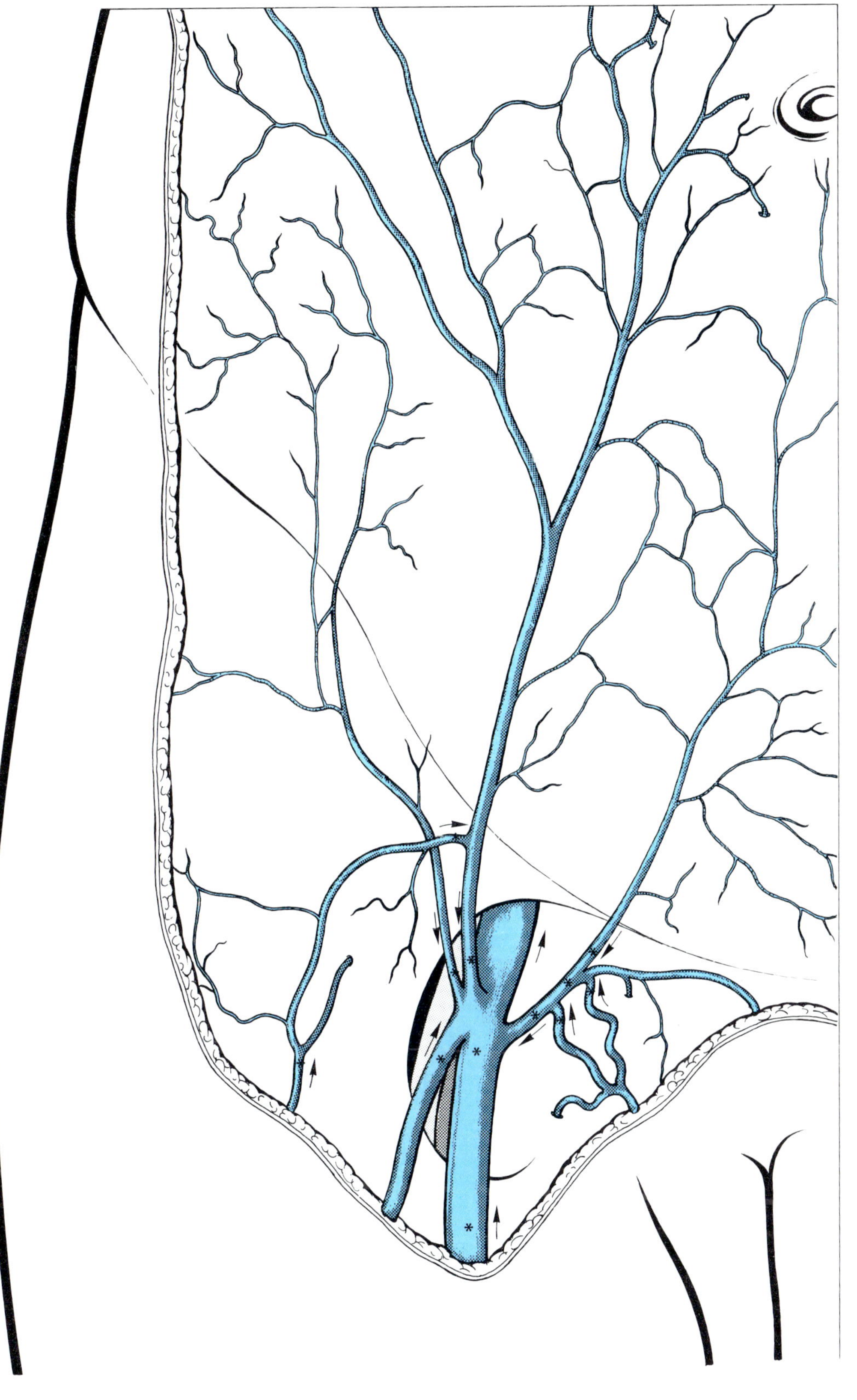

Abb. 398. Epifasziales Venennetz der Leistengegend mit seinen Verbindungen zu den Hautvenen der vorderen Bauchwand. Nach einer Abbildung aus BRAUNE (1871) geändert nach eigenen Präparaten. * Klappen, →→ Strömungsrichtungen

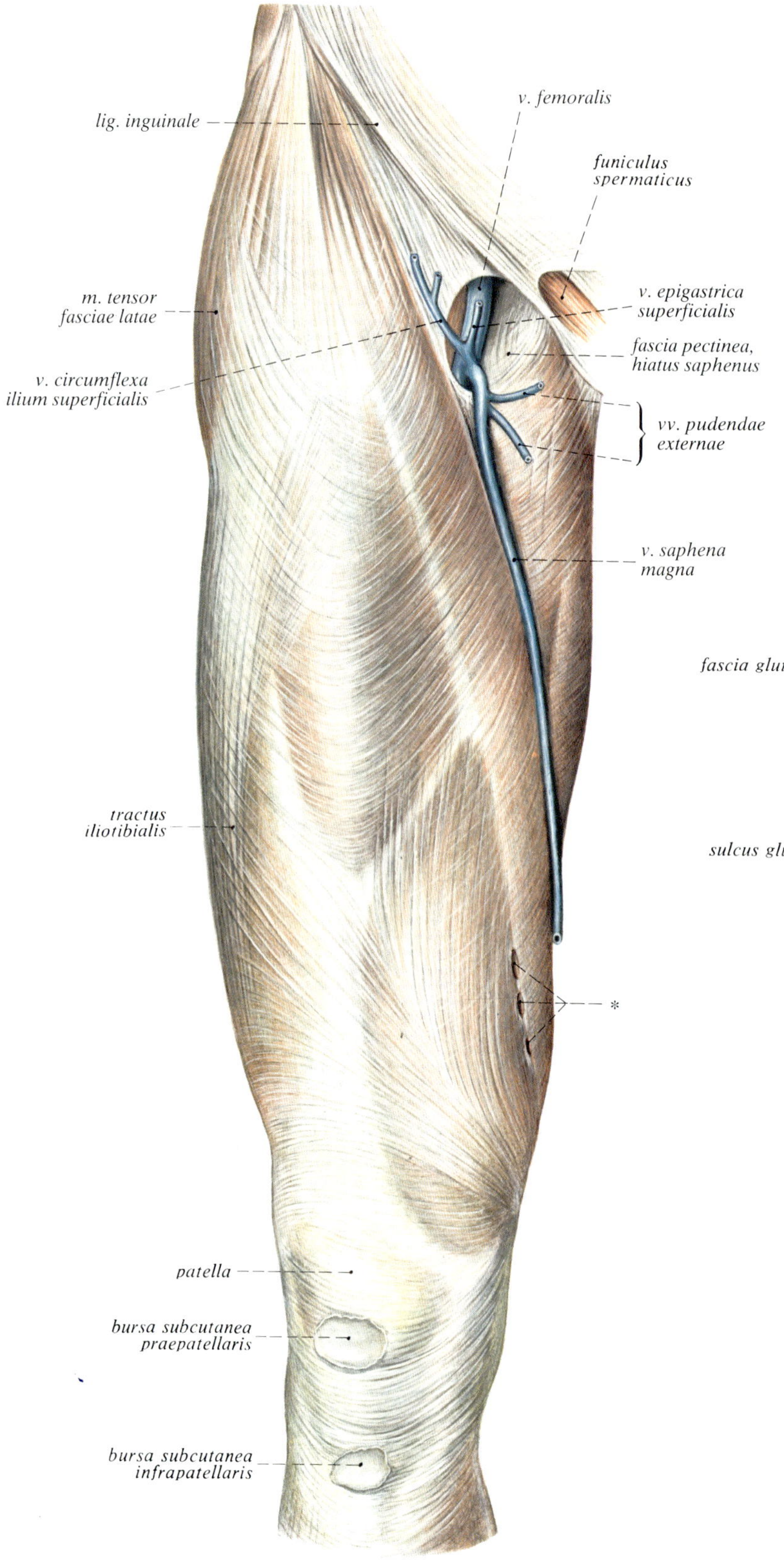

Abb. 399. Faszie des rechten Oberschenkels, fascia lata, Ventralansicht. * Faszienlücken für vv. perforantes (DODD).

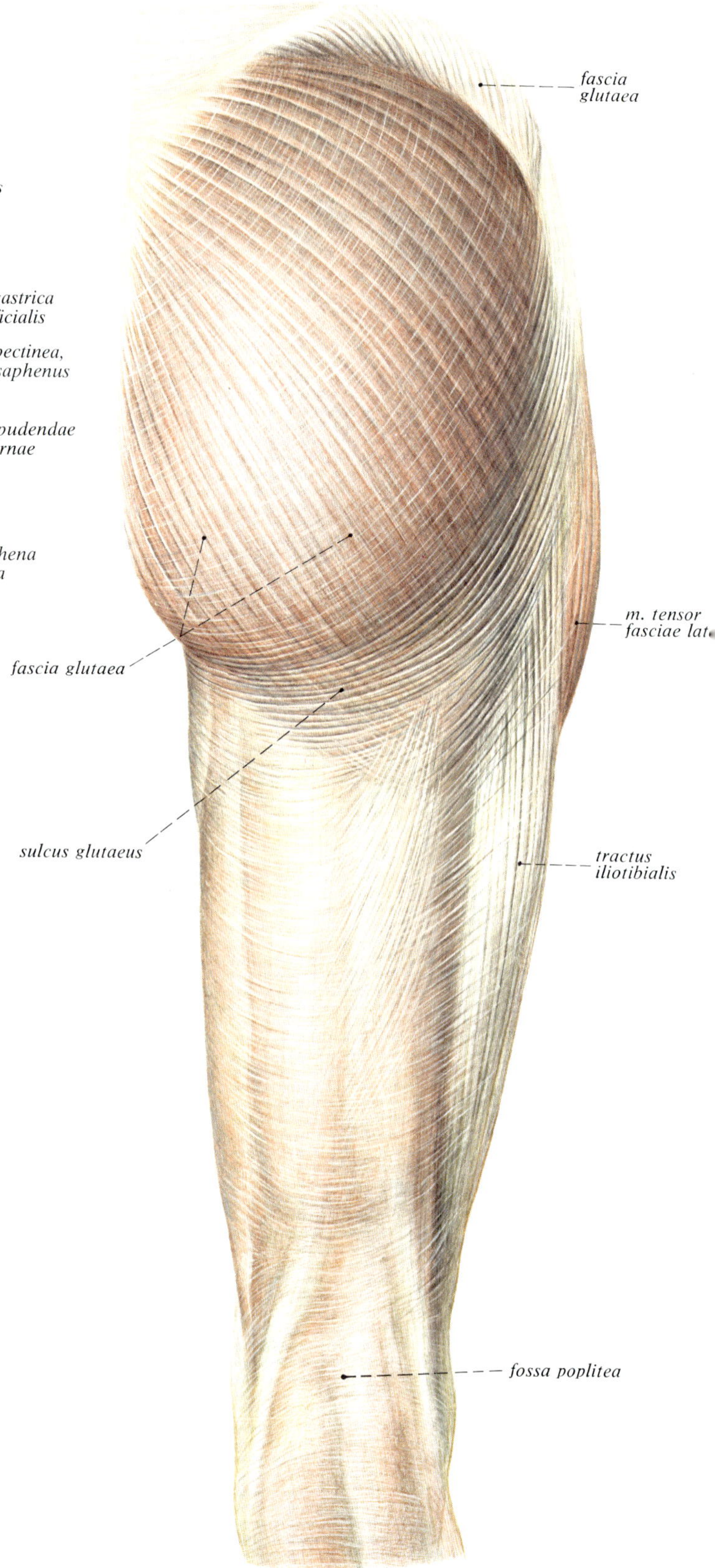

Abb. 400. Faszie des rechten Oberschenkels. Dorsalansicht. Faszie der regio glutaea.

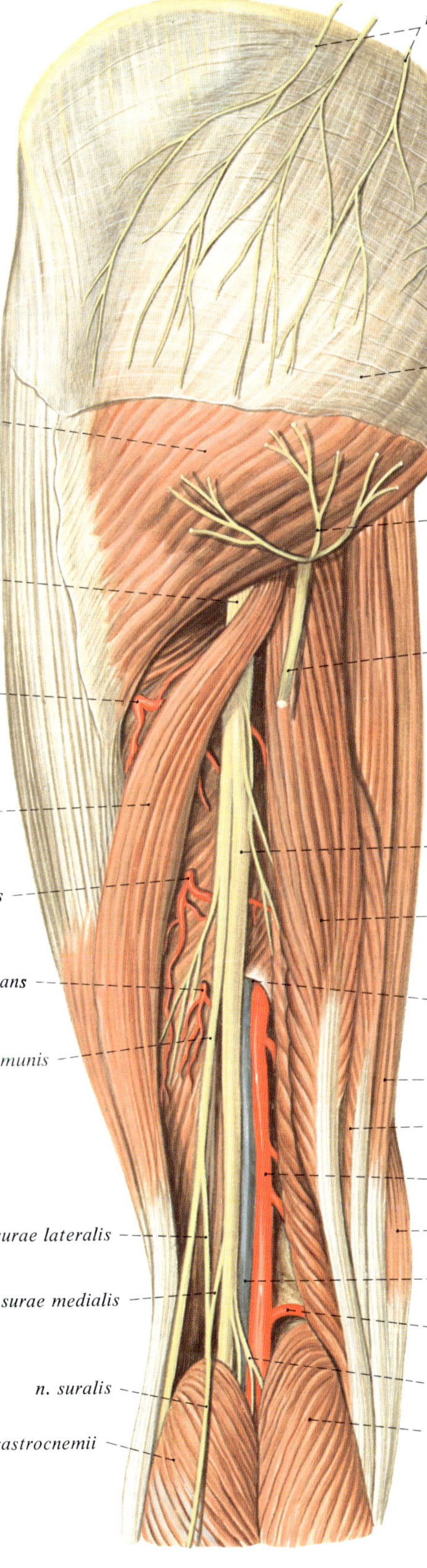

Abb. 401. Nerven und Gefäße des Gesäßes und der dorsalen Fläche des linken Oberschenkels, oberflächliche Schicht. Fascia lata nur im Bereich des Gesäßes erhalten, m. biceps femoris zur Darstellung des n. ischiadicus nach lateral gezogen.

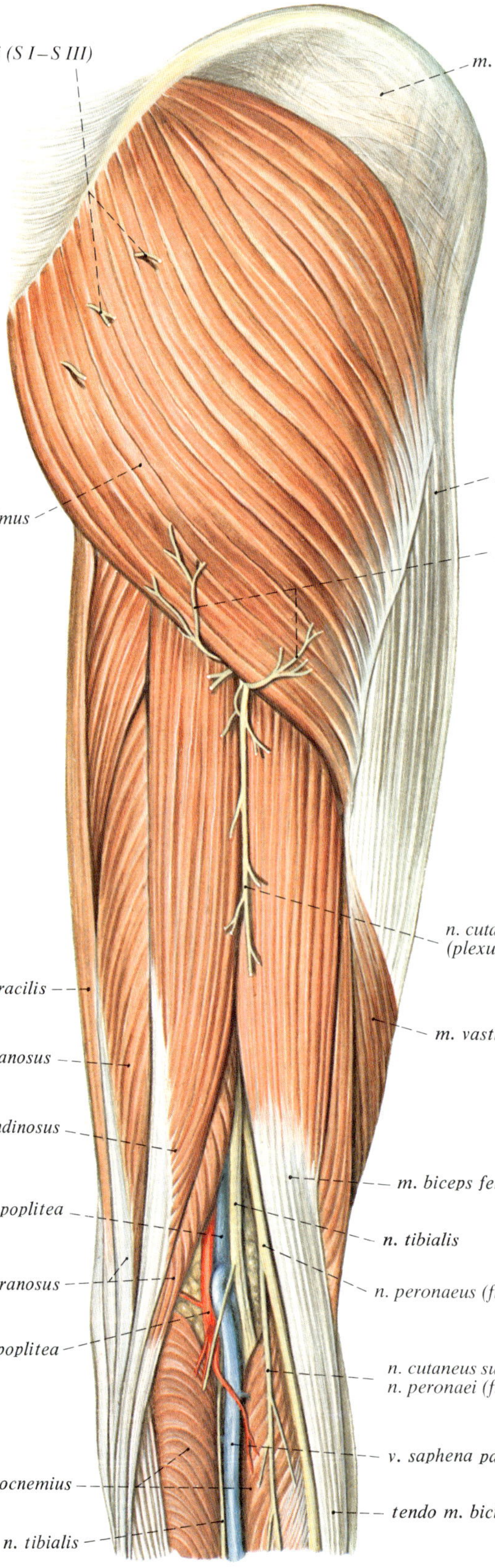

Abb. 402. Nerven und Gefäße des Gesäßes und der dorsalen Fläche des rechten Oberschenkels, oberflächliche Schicht. Fascia lata und nn. clunium superiores entfernt.

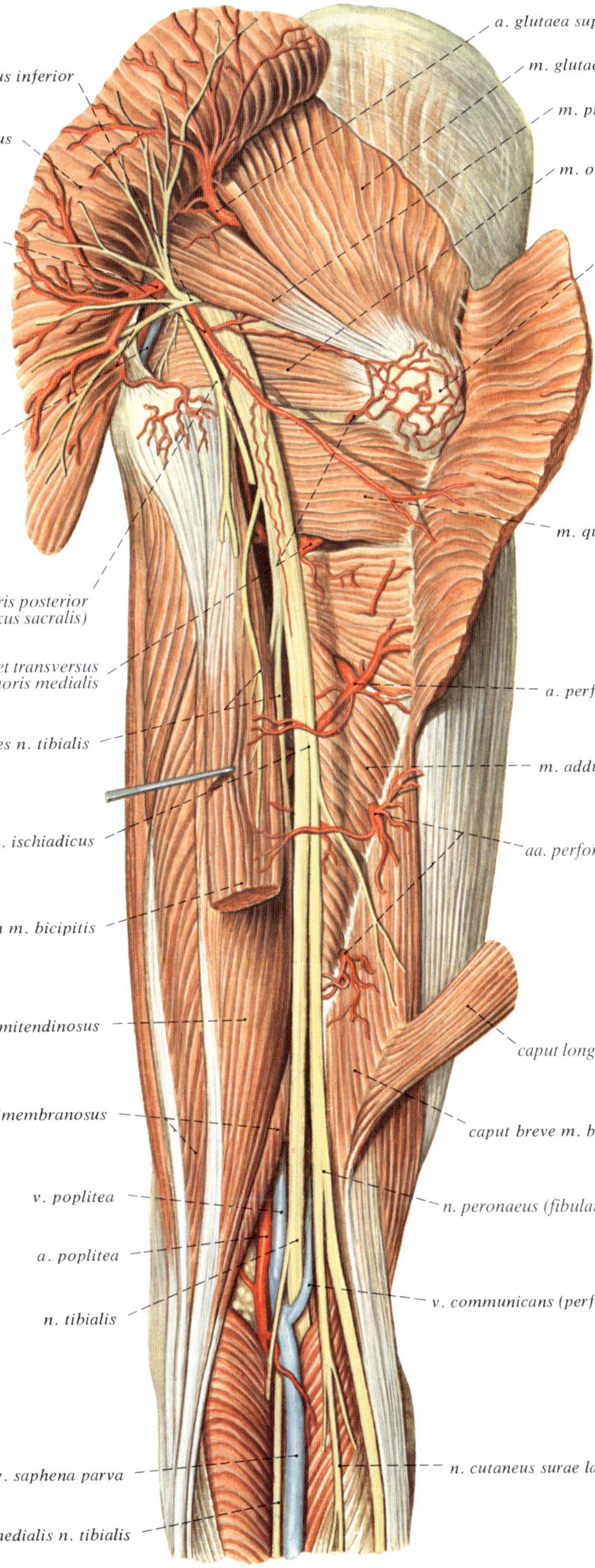

Abb. 403. Nerven und Gefäße des Gesäßes und der dorsalen Fläche des rechten Oberschenkels, mittlere Schicht. M. glutaeus maximus und langer Bizepskopf sind durchgetrennt und zur Seite geklappt.

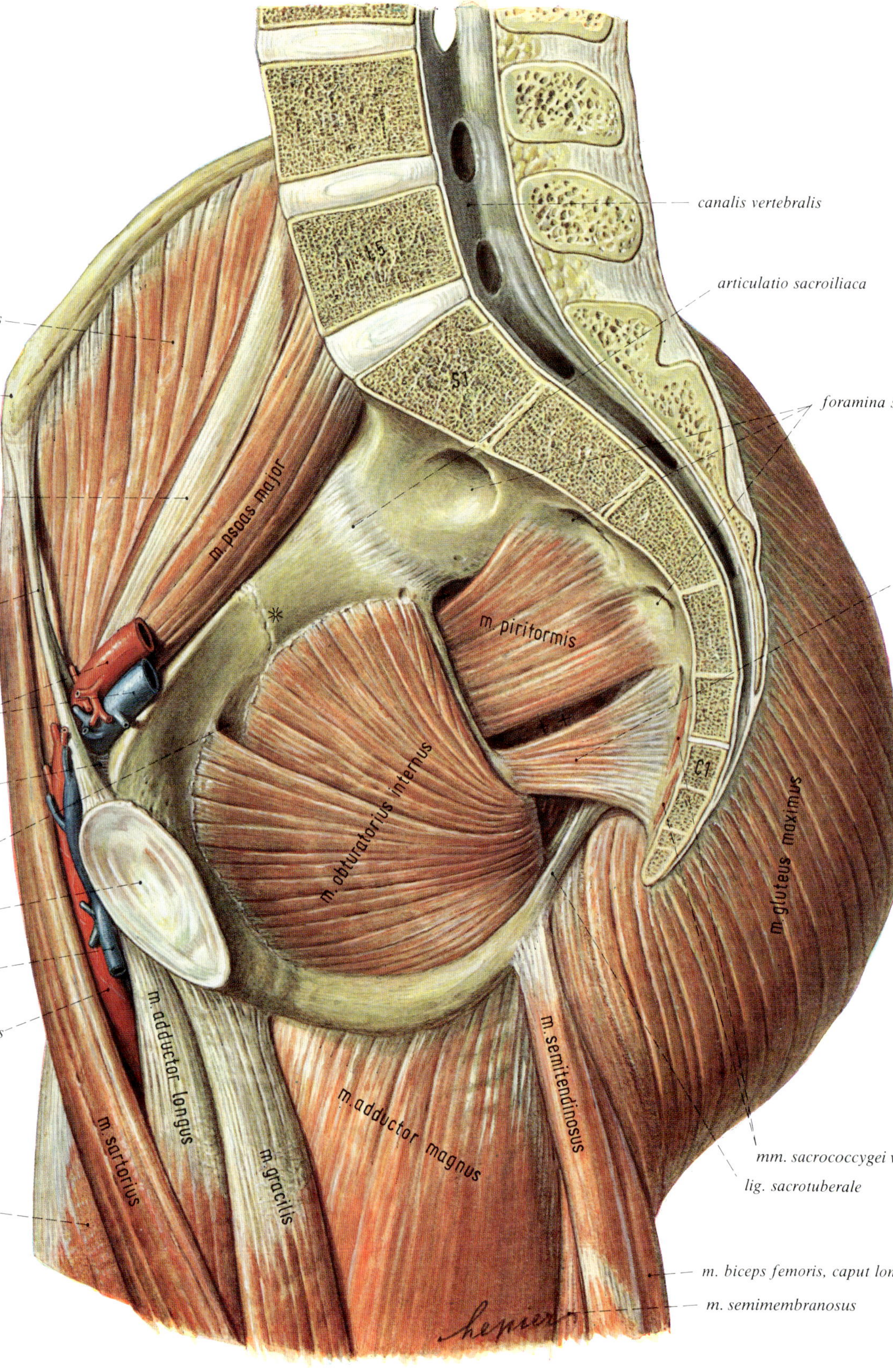

Abb. 404. Muskulatur des kleinen Beckens und der medialen Seite des Oberschenkels. Becken und unterer Teil der Lendenwirbelsäule sind median durchgesägt. Beckeneingeweide, Faszien und Bauchfell entfernt. * Fraktur des oberen Schambeinastes.

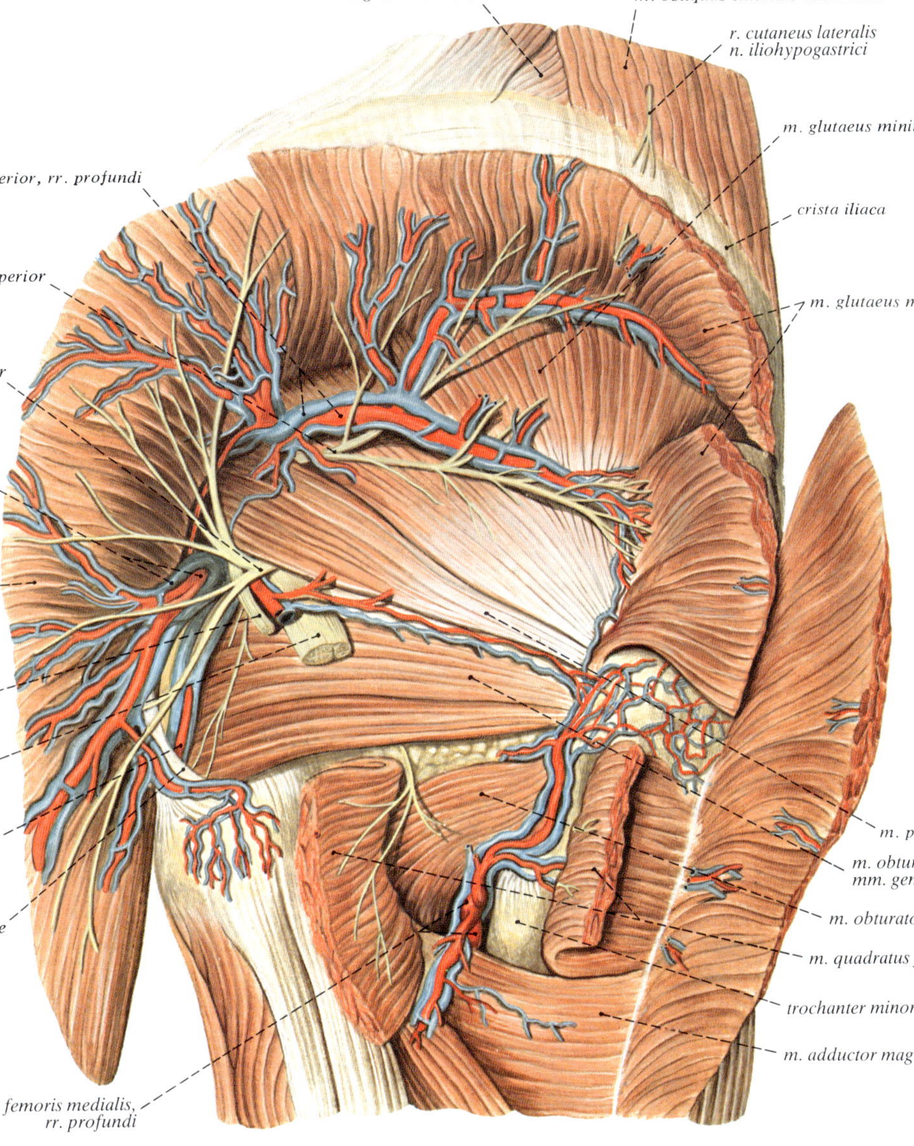

Abb. 405. Nerven und Gefäße der Gesäßgegend, tiefe Schicht. M. glutaeus maximus, m. glutaeus medius, m. quadratus femoris und n. ischiadicus durchgetrennt und teilweise abgetragen.

M. iliopsoas (Abb. 404, 410)

Name	*Ursprung*	*Ansatz*
m. iliacus	fossa iliaca, spina iliaca ant. inf., vordere Kapsel des Hüftgelenks	trochanter minor und angrenzender Bereich des labium mediale lineae asperae
m. psoas major	Seitenflächen des 12. Brust- und 1. bis 4. Lendenwirbelkörpers, processus costarii des 1. bis 5. (4.) Lendenwirbels	trochanter minor
m. psoas minor (inkonstant)	Seitenflächen des 12. Brust- und 1. Lendenwirbels	trochanter minor, Ansatz oft mit langer Sehne

Innervation: Äste des plexus lumbalis

Funktion: Beugung und Außenrotation im Hüftgelenk (m. iliacus soll auch innenrotieren können), Seitenbeugung der Lendenwirbelsäule

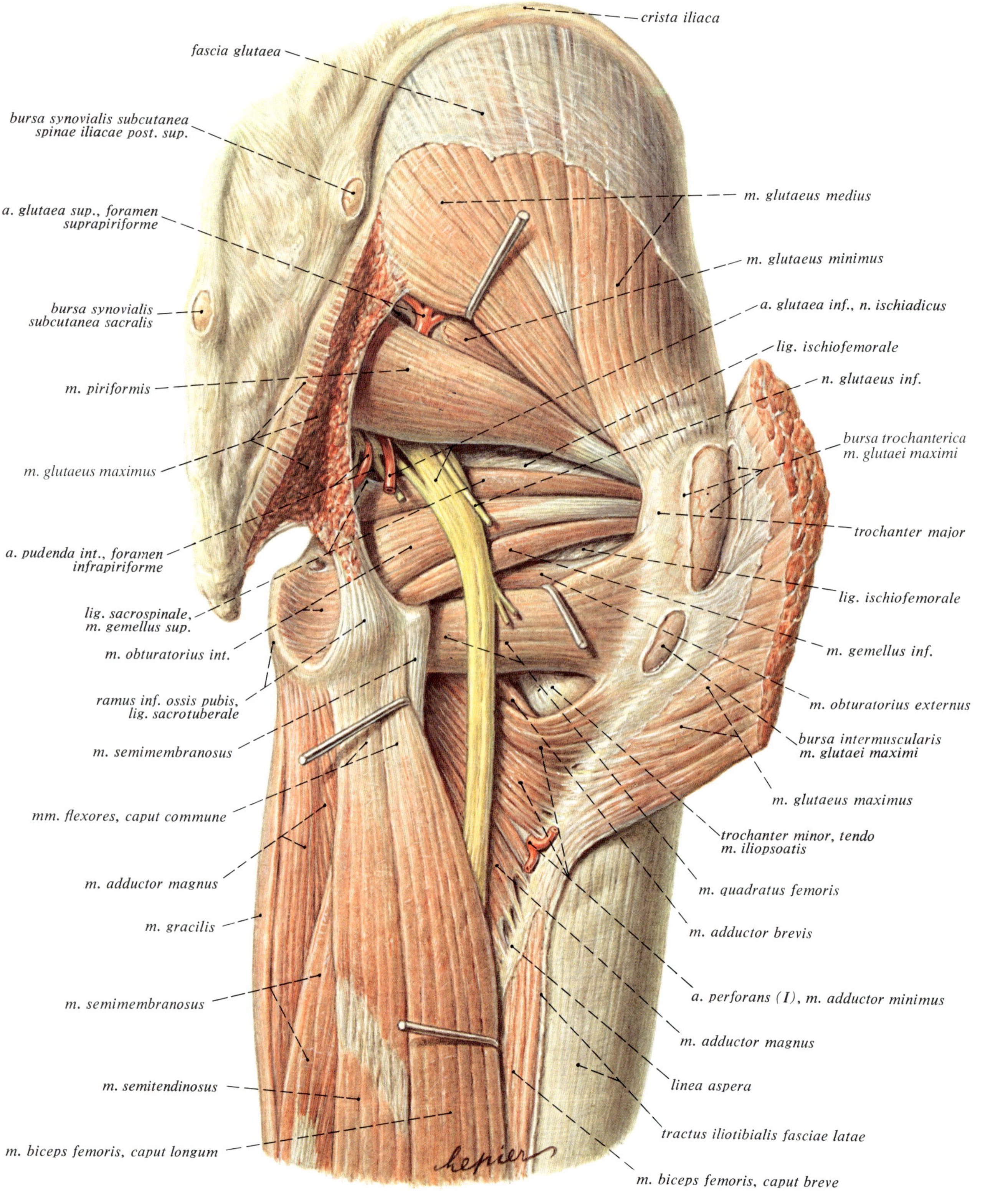

Abb. 406. Mittlere und tiefe Schicht der Glutaealregion und oberflächliche Schicht der Flexoren am Oberschenkel. Der m. glutaeus maximus ist durchgeschnitten und zurückgeschlagen.

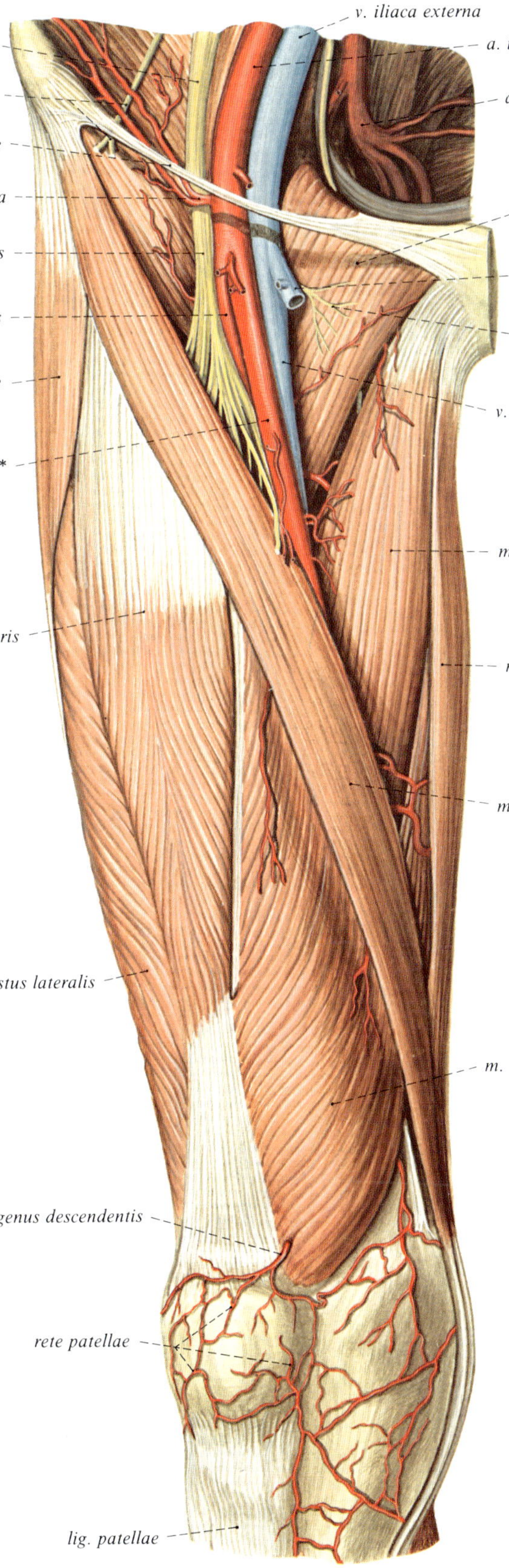

Abb. 407. Nerven und Gefäße der ventralen Fläche des rechten Oberschenkels, oberflächliche Schicht. Fascia lata entfernt. * Die a. femoralis wird im klinischen Sprachgebrauch meist als a. femoralis superficialis bezeichnet.

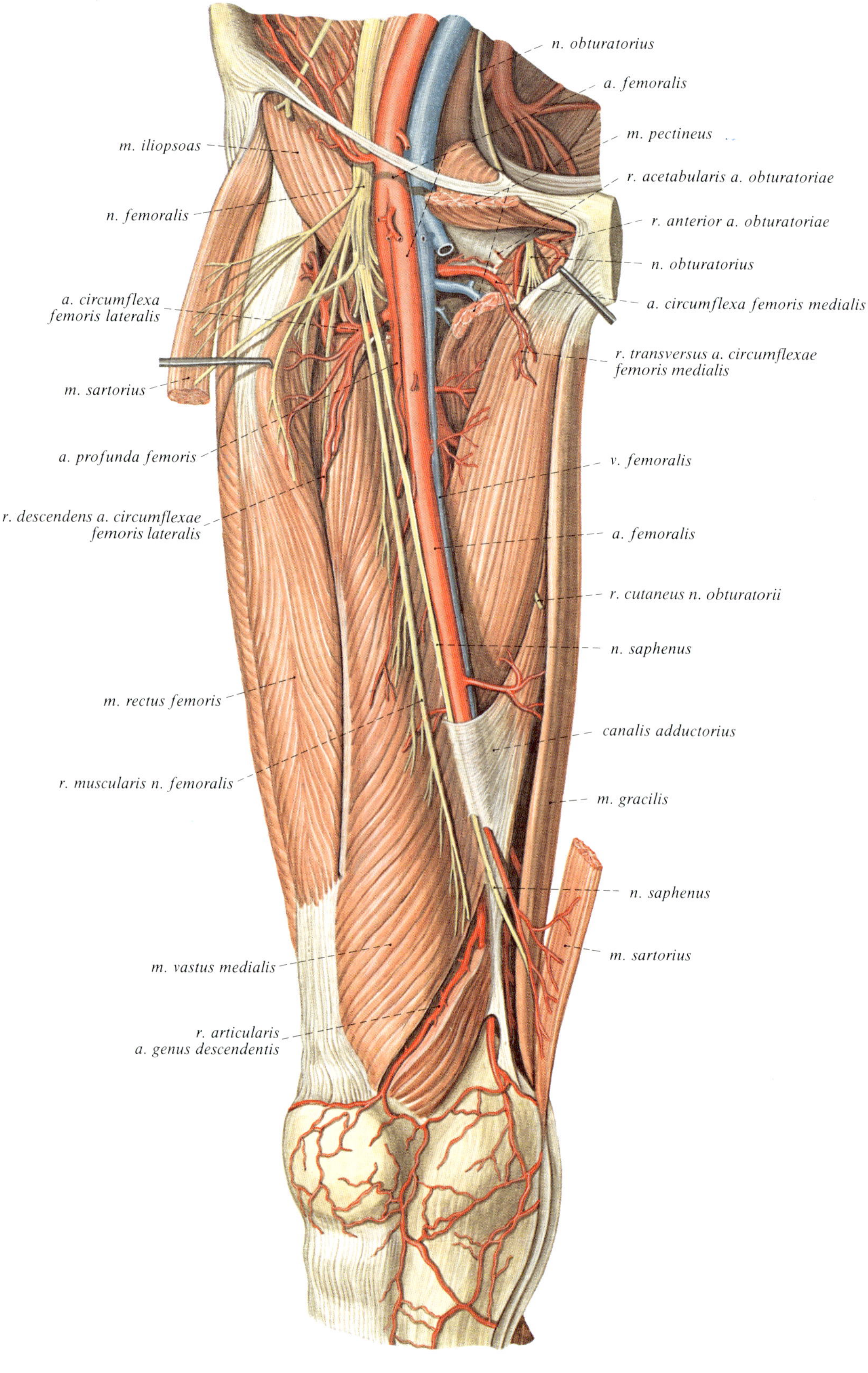

Abb. 408. Nerven und Gefäße der ventralen Fläche des rechten Oberschenkels, mittlere Schicht. M. sartorius und m. pectineus sind durchgeschnitten und teilweise abgetragen.

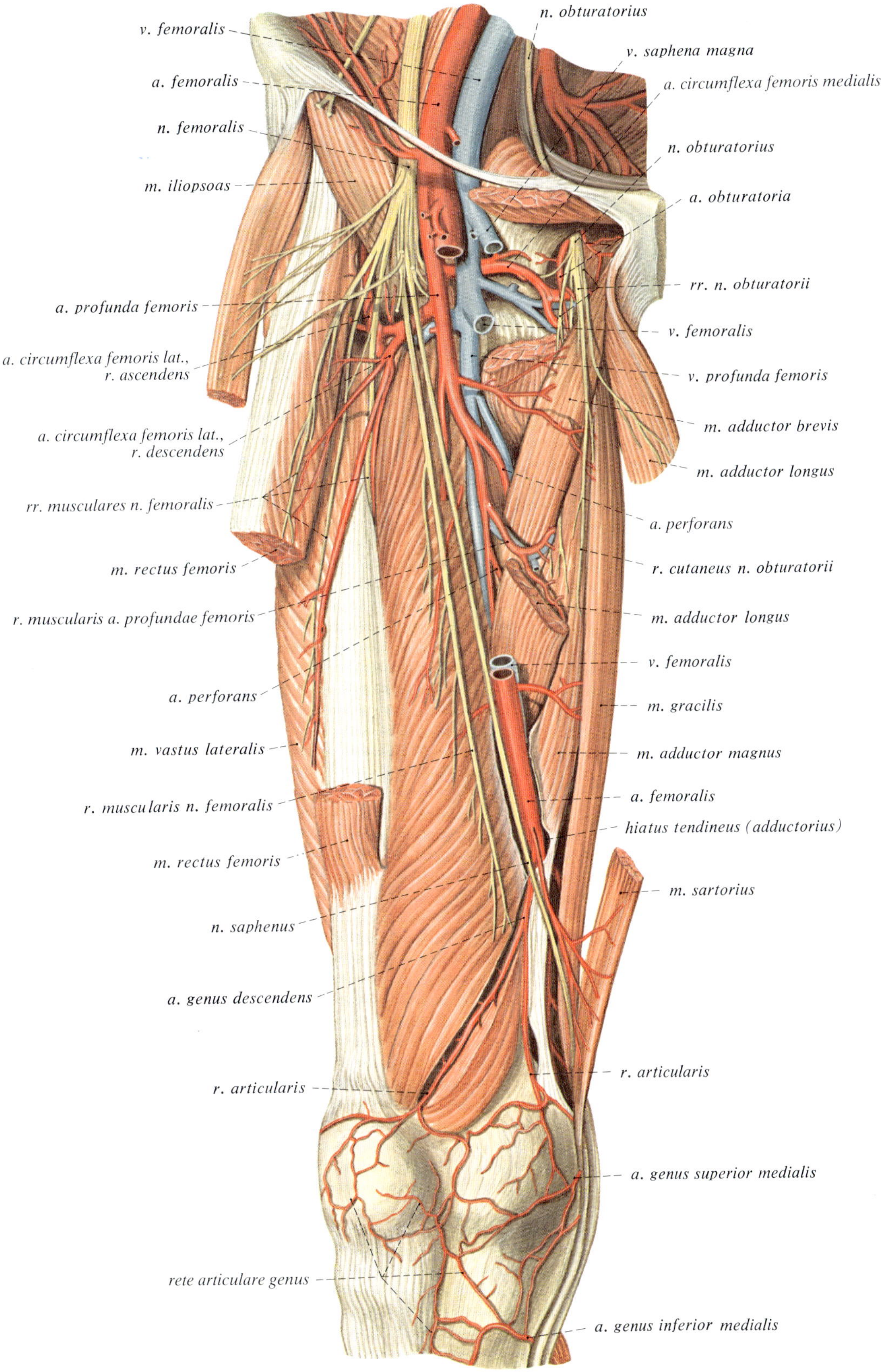

Abb. 409. Nerven und Gefäße der ventralen Fläche des rechten Oberschenkels, tiefe Schicht. Präparat wie in Abb. 408, jedoch zusätzlich m. rectus femoris und m. adductor longus durchgeschnitten und teilweise abgetragen, m. vastus medialis zur Darstellung der a. genus descendens gespalten.

* Die Mündungskrümmung der v. saphena magna im Bereich des hiatus saphenus bzw. der kolbenartig erweiterte Übergang dieser größten epifaszialen Vene der unteren Extremität in die v. femoralis wird klinisch auch als »Krosse« (von »la crosse de la saphène«) bezeichnet. Die Durchtrennung der Vene an dieser Stelle (= Krossektomie wird z. B. bei starker Varikose vorgenommen.

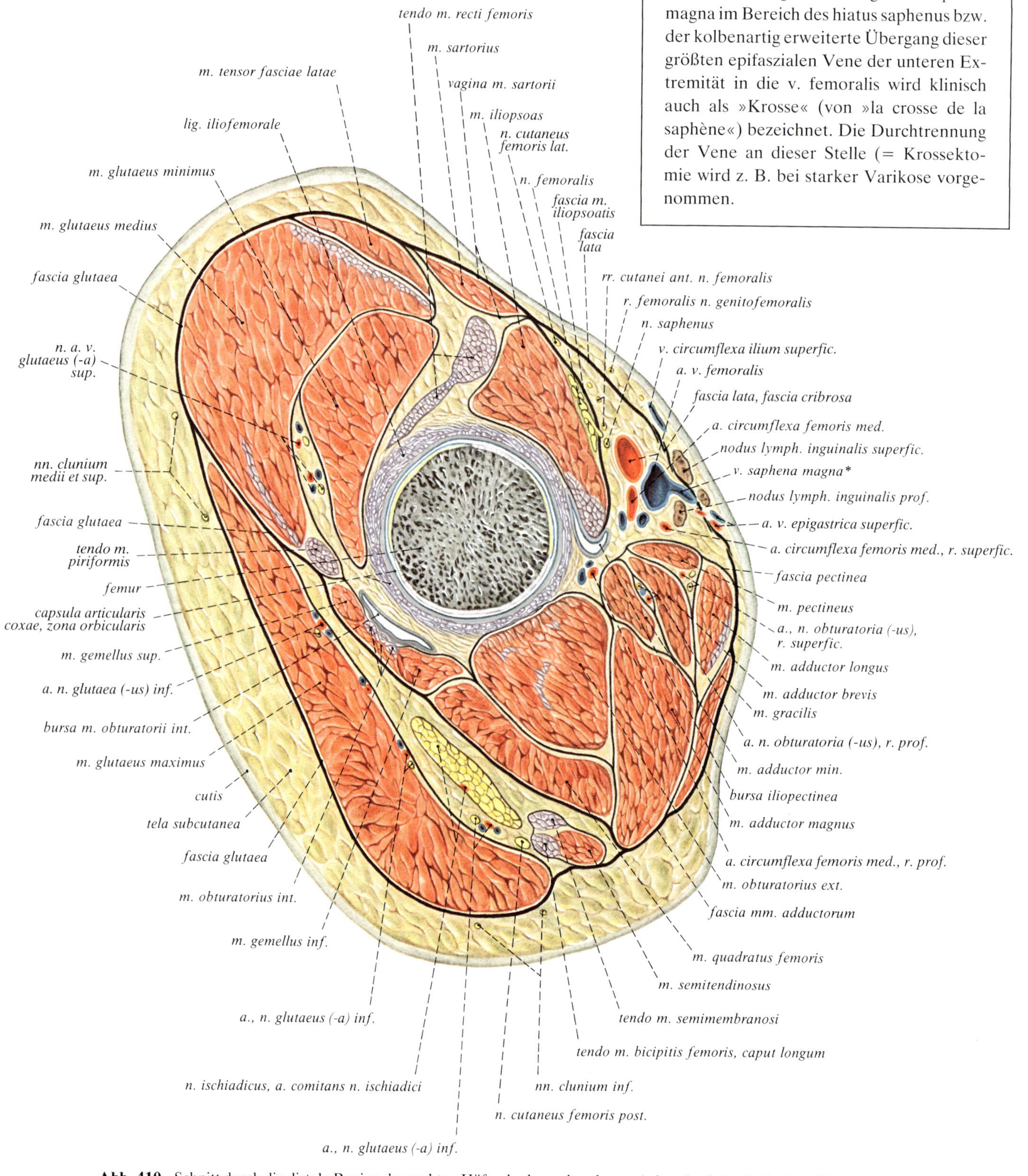

Abb. 410. Schnitt durch die distale Region des rechten Hüftgelenks senkrecht zur Achse des Schenkelhalses. Schnittfläche von *distal* gesehen. In Abb. 410 u. 411 Faszien schwarz, Sehnen und Bänder violett. (Abb. 410 u. 411 aus PERNKOPF, Atlas der topographischen und angewandten Anatomie des Menschen, 2. Bd., 2. Aufl. [Hrsg. H. FERNER] Urban & Schwarzenberg, München–Wien–Baltimore 1980.)

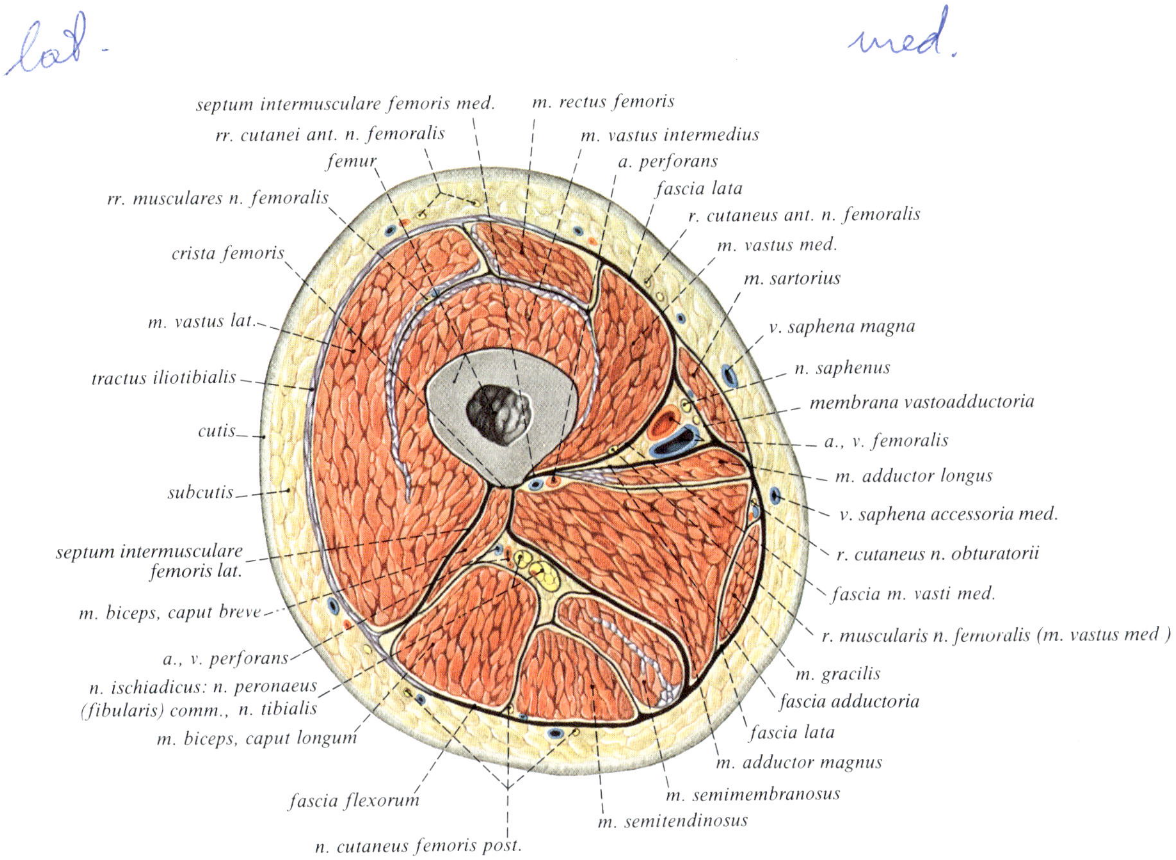

Abb. 411 a. Querschnitt durch das mittlere Drittel des rechten Oberschenkels. Schnittfläche von *distal* gesehen.

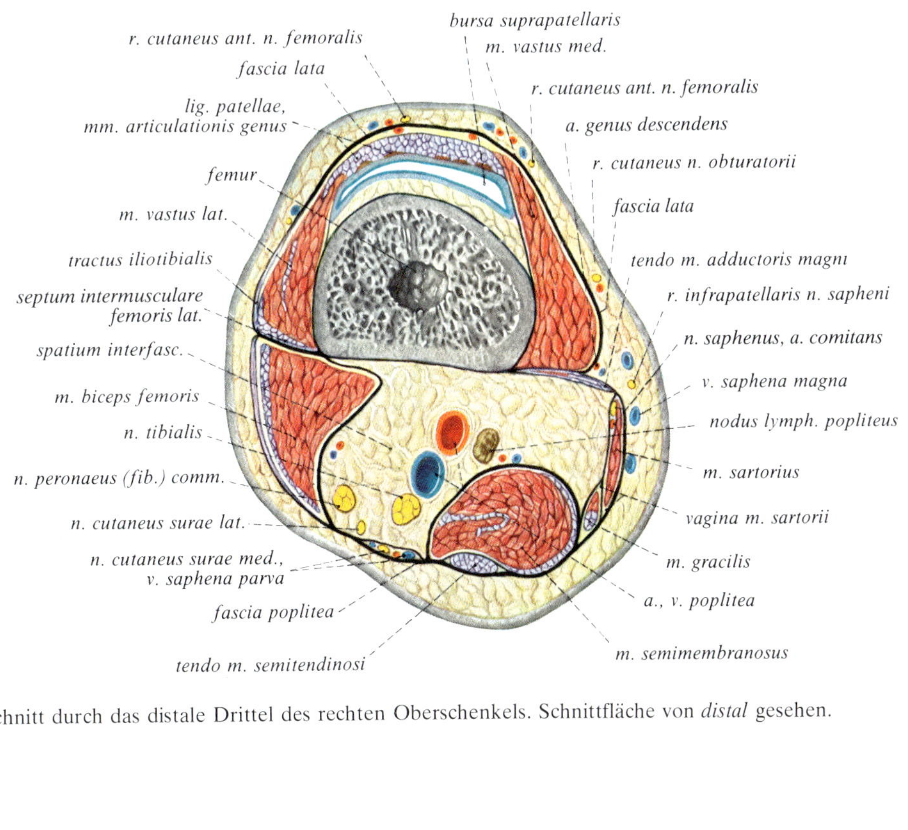

Abb. 411 b. Querschnitt durch das distale Drittel des rechten Oberschenkels. Schnittfläche von *distal* gesehen.

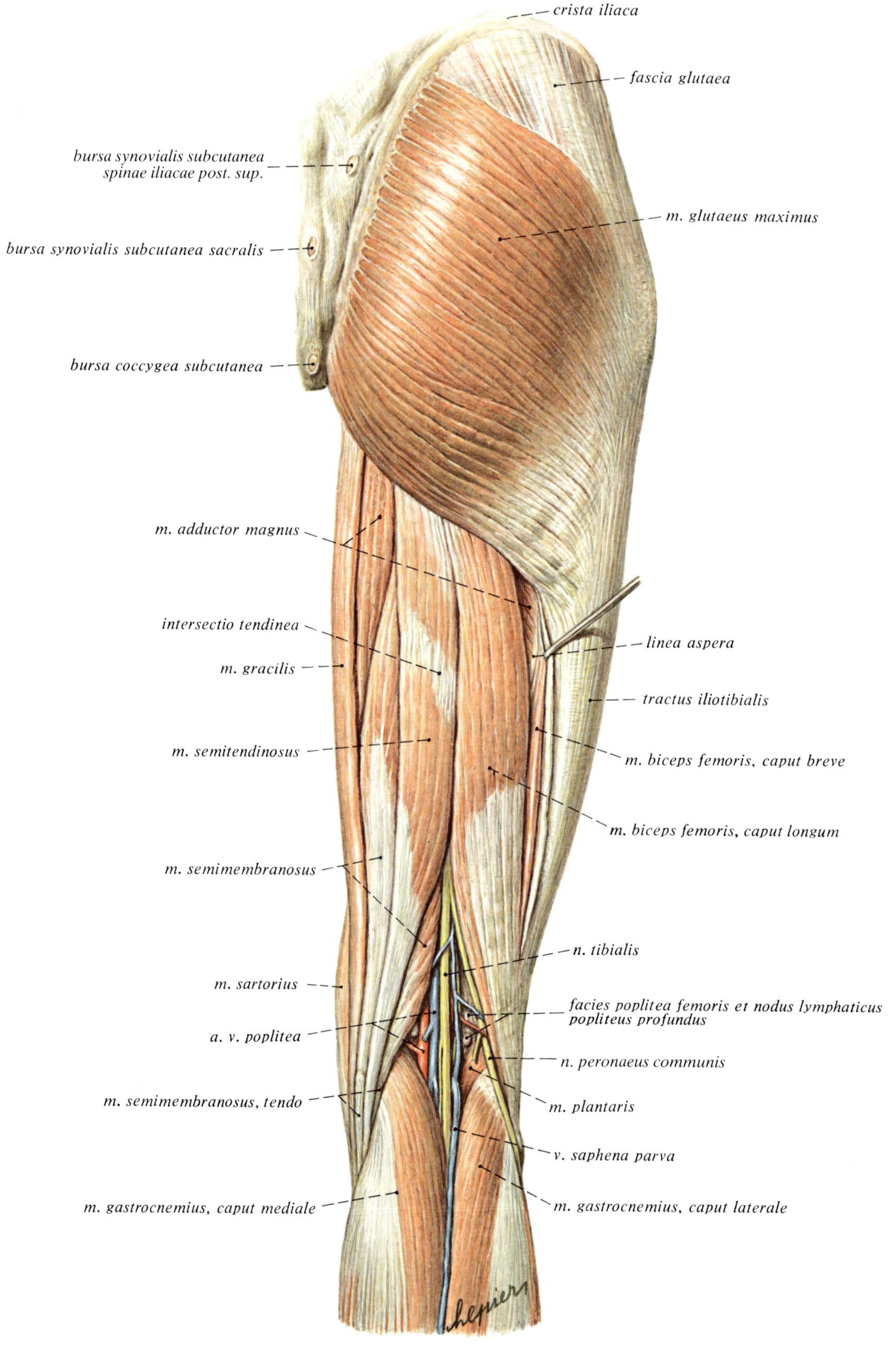

Abb. 412. Oberflächliche Schicht der dorsalen Hüft- und Oberschenkelmuskeln einschließlich der Kniekehle.

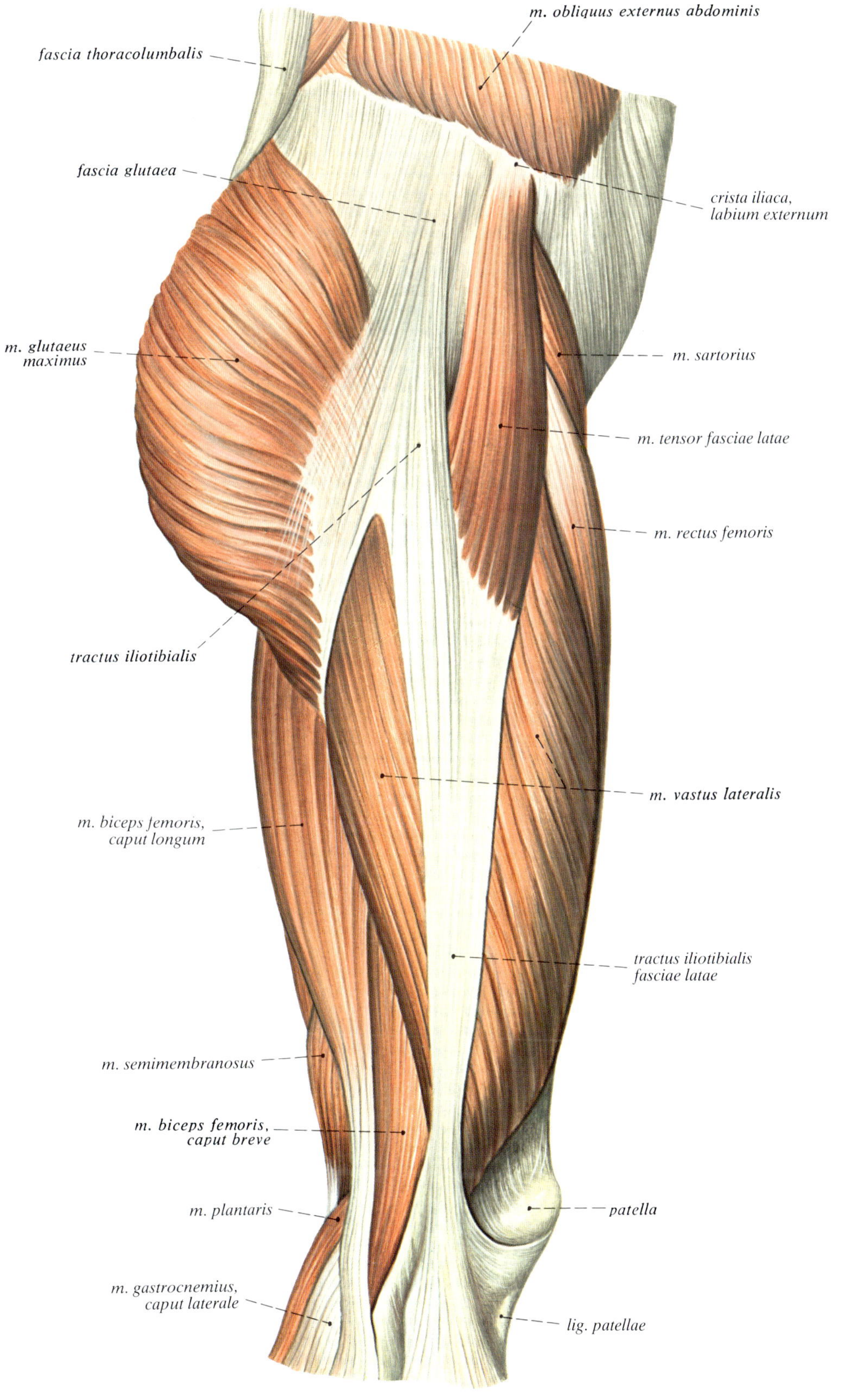

Abb. 413. Oberflächliche Muskeln des Oberschenkels und der dorsalen Hüftgegend. Ansicht von lateral.

Dorsale Hüftmuskeln (Abb. 399 – 406, 412, 413, 418, 419)

Name	*Ursprung*	*Ansatz*
1. m. glutaeus maximus (mächtiger, grobbündeliger Muskel)	dorsaler Abschnitt der Darmbeinschaufel (hinter linea glutaea posterior), fascia thoracolumbalis, facies dorsalis ossis sacri, ligamentum sacrotuberale	tuberositas glutaea, tractus iliotibialis fasciae latae
Innervation: n. glutaeus inferior		
Funktion: Streckung des Oberschenkels; unterstützt Abduktion (kranialer Teil) und Adduktion (kaudaler Teil), ferner Außenrotation; Fasern zum tractus iliotibialis strecken Kniegelenk. Hält den Rumpf beim aufrechten Stehen, wirkt beim Gehen, Treppensteigen, versteift Hüft- und Kniegelenk		
2. m. glutaeus medius	facies lateralis alae ossis ilium (zwischen crista iliaca, linea glutaea posterior und anterior)	lateraler Umfang des trochanter major (sehnig)
Innervation: n. glutaeus superior		
Funktion: Abduktion des Oberschenkels, daneben teils Innen- (ventraler bzw. lateraler Teil), teils Außenrollung (dorsaler bzw. medialer Teil)		
3. m. glutaeus minimus	facies lateralis alae ossis ilium (zwischen linea glutaea anterior und inferior)	Spitze des trochanter major (sehnig)
Innervation: n. glutaeus superior		
Funktion: ähnlich wie 2, Abduktion, Innenrollung; beide Muskeln neigen das Becken gegen das Standbein		
4. m. piriformis	facies pelvina ossis sacri (Gegend der 2. bis 4. foramina sacralia pelvina)	langsehnig an der Spitze des trochanter major
Innervation: n. ischiadicus oder direkte Äste aus dem plexus sacralis		
Funktion: Abduktion des Oberschenkels, daneben auch Außenrollung im Hüftgelenk		
5. m. obturatorius internus	innerer Umfang des foramen obturatum, membrana obturatoria	langsehnig in der fossa trochanterica
6. m. gemellus superior	spina ischiadica	Sehne des m. obturatorius internus
7. m. gemellus inferior	tuber ischiadicum	
Innervation: direkte Äste des plexus sacralis		
Funktion: Außenroller		
8. m. quadratus femoris	lateraler Rand des tuber ischiadicum	crista intertrochanterica
Innervation: n. ischiadicus		
Funktion: Außenroller; hilft auch bei der Adduktion		
9. m. tensor fasciae latae	spina iliaca anterior superior	tractus iliotibialis fasciae latae
Innervation: n. glutaeus superior		
Funktion: spannt fascia lata, hilft Oberschenkel beugen und abduzieren; ferner Unterschenkel strecken		

(+) Innenrotation des Oberschenkels

Muskeln des Oberschenkels

Muskeln der Ventralfläche (Abb. 407–409, 414–417)

Name	*Ursprung*	*Ansatz*
m. sartorius	spina iliaca anterior superior	medialer Rand der tuberositas tibiae

Innervation: n. femoralis

Funktion: hilft bei Beugung, Abduktion und Außenrollung des Oberschenkels, beugt (schwach) Unterschenkel, rollt gebeugten Unterschenkel im Kniegelenk einwärts

m. rectus femoris (zweigelenkig)	spina iliaca anterior inferior und kranialer Rand des acetabulum (sehnig, gegabelt)	Die gemeinsame Sehne des mächtigsten Muskels des Menschen inseriert sehnig am proximalen und an den seitlichen Rändern der patella und (endgültig) mit dem lig. patellae und den retinacula patellae an der tuberositas tibiae
m. vastus medialis (eingelenkig)	labium mediale lineae asperae, distal stärker als proximal	
m. vastus lateralis (eingelenkig)	labium laterale lineae asperae (bis zum trochanter major herauf)	
m. vastus intermedius (eingelenkig)	ventraler Umfang des femur (verwächst seitlich mit den beiden anderen mm. vasti)	
m. articularis genus (eingelenkig)	distale Fasern des vorigen	Kniegelenkkapsel

Innervation: n. femoralis

Funktion: streckt den Unterschenkel; m. rectus femoris unterstützt Beugung im Hüftgelenk

Muskeln des Oberschenkels (Adduktoren) (Abb. 407–409, 414–417)

Name	*Ursprung*	*Ansatz*
1. m. pectineus	pecten ossis pubis	linea pectinea femoris

Innervation: n. femoralis und/oder n. obturatorius

Funktion: adduziert Oberschenkel, hilft bei der Beugung und Außenrollung im Hüftgelenk

Name	*Ursprung*	*Ansatz*
2. m. adductor longus	sehnig von der Grenze des ramus superior und des ramus inferior ossis pubis	mittleres Drittel des labium mediale lineae asperae (kurzsehnig)

Innervation: n. obturatorius

Funktion: Adduktion des Oberschenkels, hilft im Hüftgelenk beugen

Name	*Ursprung*	*Ansatz*
3. m. gracilis (bildet die mittlere Sehne des pes anserinus)	plattsehnig am ramus inferior ossis pubis längs der symphysis ossium pubis	langsehnig am medialen Rand der tuberositas tibiae (pes anserinus)

Innervation: n. obturatorius

Funktion: adduziert Oberschenkel, hilft im Kniegelenk beugen und Unterschenkel einwärts rollen

Name	*Ursprung*	*Ansatz*
4. m. adductor brevis	ramus inferior ossis pubis (näher dem foramen obturatum als m. adductor longus)	proximales Drittel des labium mediale lineae asperae

Innervation: n. obturatorius

Funktion: Adduktion des Oberschenkels, hilft ihn strecken und beteiligt sich an der Außenrollung im Hüftgelenk

Name	*Ursprung*	*Ansatz*
5. m. adductor magnus* (liegt wie m. adductor brevis in tieferer Schicht als 1–3)	ramus ossis ischii und kaudaler Rand des tuber ischiadicum (grenzt mit seiner Dorsalfläche an die Flexoren)	fleischig: proximale $^2/_3$ der linea aspera, labium mediale (bis herauf zur tuberositas glutaea); sehnig: epicondylus medialis femoris (dazwischen *hiatus tendineus* [*adductorius*])

Innervation: n. obturatorius und daneben auch n. ischiadicus (n. tibialis)

Funktion: Adduktion des Oberschenkels, hilft ihn strecken, beteiligt sich bei der Einwärtsrollung

Name	*Ursprung*	*Ansatz*
6. m. obturatorius externus	äußerer Umfang des foramen obturatum (medialer Teil), membrana obturatoria	sehnig an der fossa trochanterica

Innervation: n. obturatorius

Funktion: Außenroller des femur; daneben Beugung im Hüftgelenk

* Der proximale, fast quer gerichtete Abschnitt des Muskels hieß in den B.N.A. m. adductor minimus; er wirkt etwas abweichend vom Hauptmuskel (sog. Außenrollung im Hüftgelenk).

Ischiokrurale Muskeln des Oberschenkels. Dorsale Gruppe (Flexoren) Abb. 401–403, 418, 419)

Name	*Ursprung*	*Ansatz*
1. m. biceps femoris		
caput longum (zweigelenkig)	tuber ischiadicum (kurzsehnig verwachsen mit 2)	caput fibulae (starksehnig)
caput breve (eingelenkig)	distale Hälfte des labium laterale lineae asperae	
Innervation: für caput longum n. tibialis, für caput breve n. peronaeus communis		
Funktion: Beugung des Unterschenkels, verbunden mit sog. Außenrollung (außerdem Streckung im Hüftgelenk)		
2. m. semitendinosus (bildet die dritte Sehne des pes anserinus; zweigelenkig)	kurzsehnig vom tuber ischiadicum, verwachsen mit dem caput longum m. bicipitis femoris	langsehnig; die Endausbreitung der Sehne erfolgt an dem medialen Rand der tuberositas tibiae als pes anserinus
Innervation: n. tibialis		
Funktion: Beugung des Unterschenkels, verbunden mit Innenrollung; daneben Streckung im Hüftgelenk		
3. m. semimembranosus (zweigelenkig)	tuber ischiadicum (breitsehnig; im Zwischenraum von 1. und 2. und m. adductor magnus)	dick- und kurzsehnig am condylus medialis tibiae (und lig. popliteum obliquum)
Innervation: n. tibialis		
Funktion: Beugung des Unterschenkels und sog. Innenrollung, daneben Streckung im Hüftgelenk		

I. foramen ischiadicum majus. Begrenzung: incisura ischiadica major, ligamentum sacrospinale und ligamentum sacrotuberale.
Durch den Durchtritt des m. piriformis verbleiben zwei kleinere Lücken:

1. **foramen infrapiriforme** für den Durchtritt des n. ischiadicus, der vasa glutaea inferiora, des n. cutaneus femoris posterior, der vasa pudenda interna, des n. pudendus.
2. **foramen suprapiriforme** für den Durchtritt der vasa glutaea superiora und des n. glutaeus superior.

II. foramen ischiadicum minus. Begrenzung: incisura ischiadica minor, ligamentum sacrospinale und sacrotuberale (hier treten die vasa pudenda interna und der n. pudendus in den »ALCOCKschen Kanal« ein. Der »ALCOCKsche Kanal« liegt in der Tiefe der fossa ischiorectalis und wird von der Faszie des m. obturatorius internus gebildet.

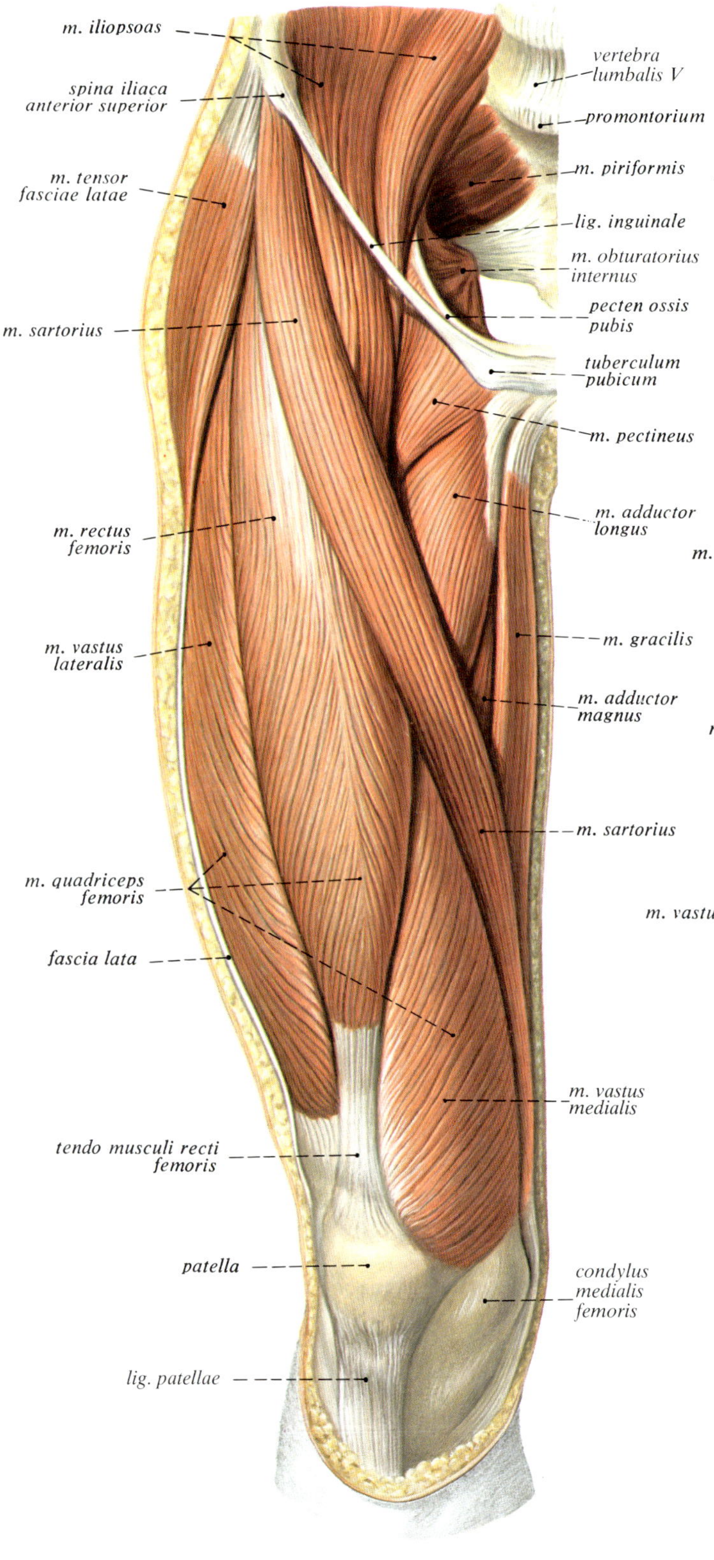

Abb. 414. Oberflächliche Schicht der Muskeln der Ventralfläche des rechten Oberschenkels. Das ligamentum inguinale ist erhalten.

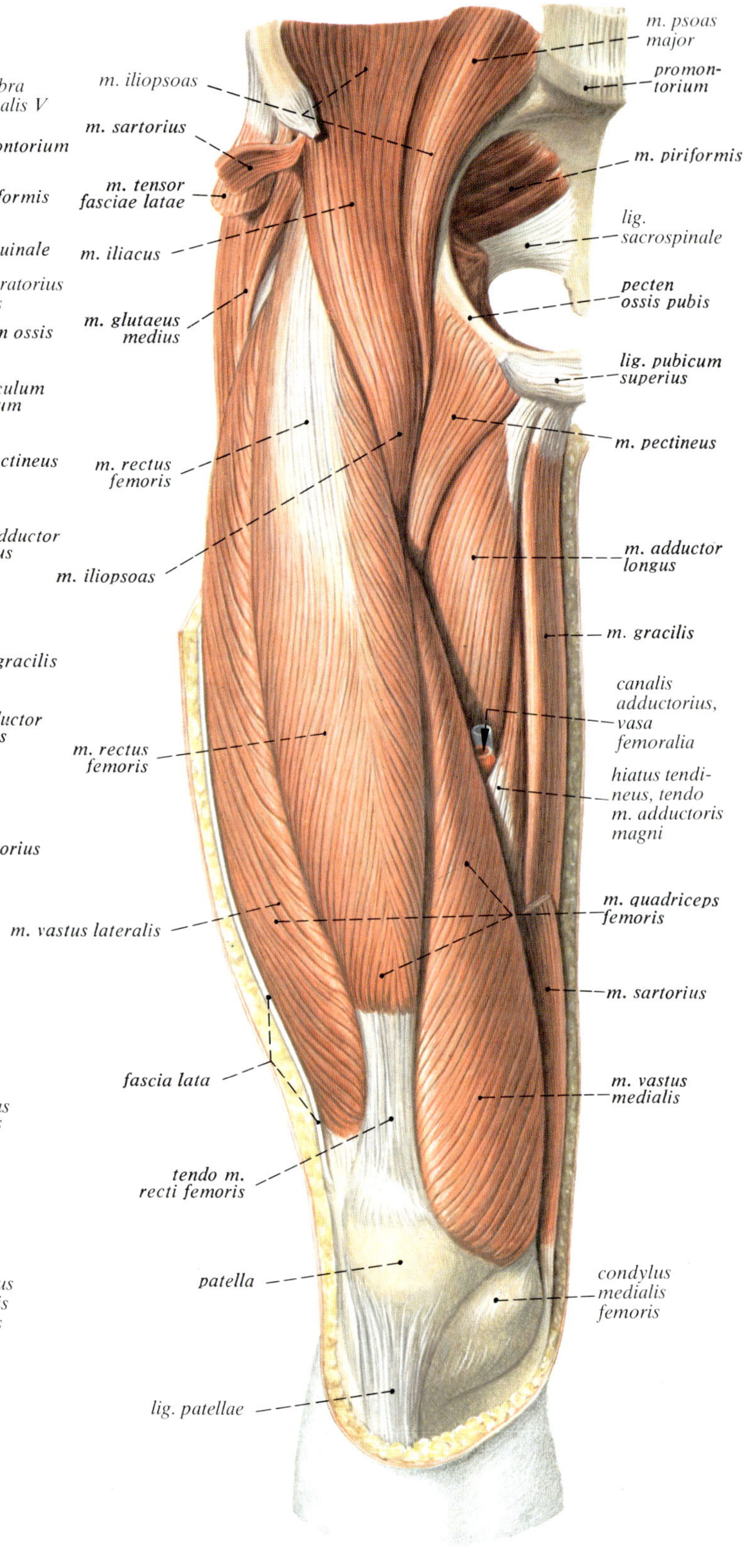

Abb. 415. Muskeln der Ventralfläche des rechten Oberschenkels nach Durchschneidung des m. sartorius und Entfernung des ligamentum inguinale.

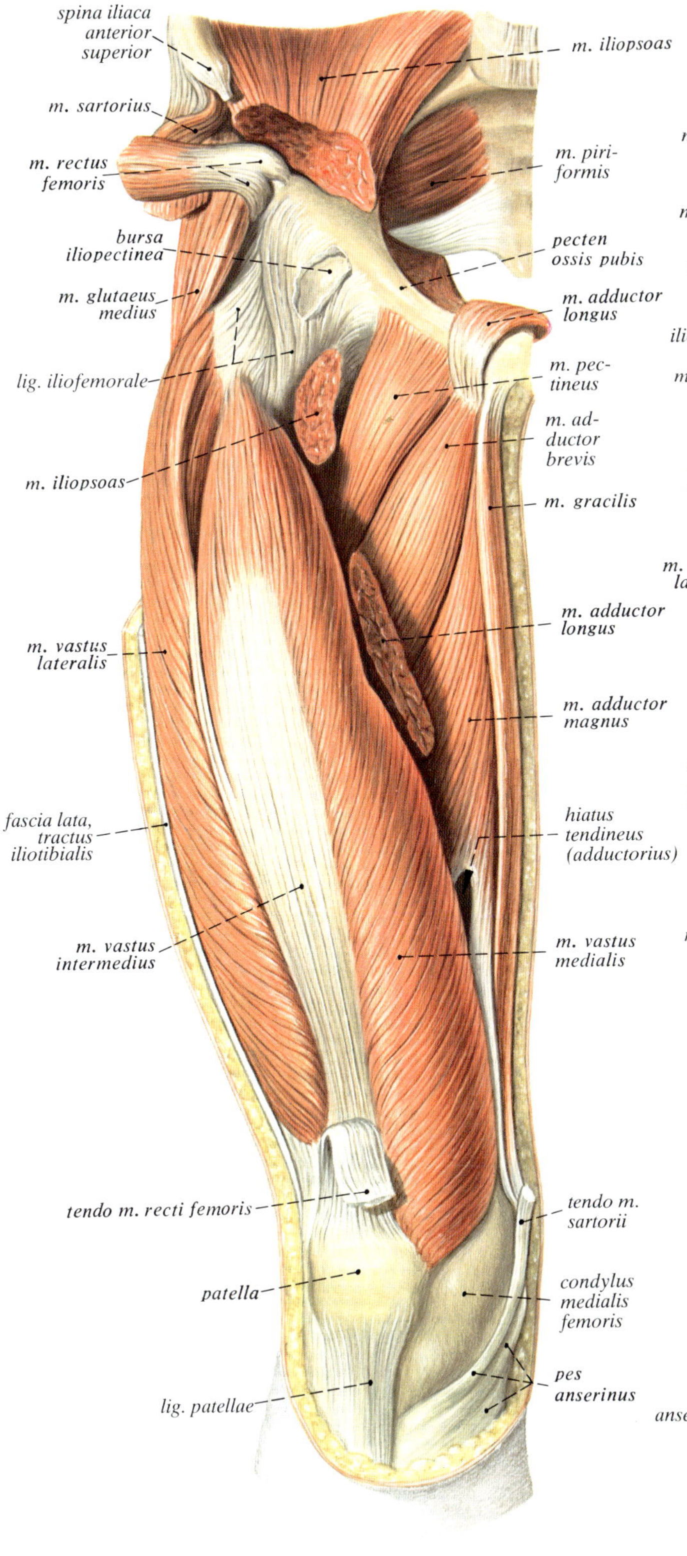

Abb. 416. Mittlere Schicht der Muskeln auf der Ventralseite des Oberschenkels. Durchgeschnitten sind mm. sartorius, iliopsoas, rectus femoris, adductor longus.

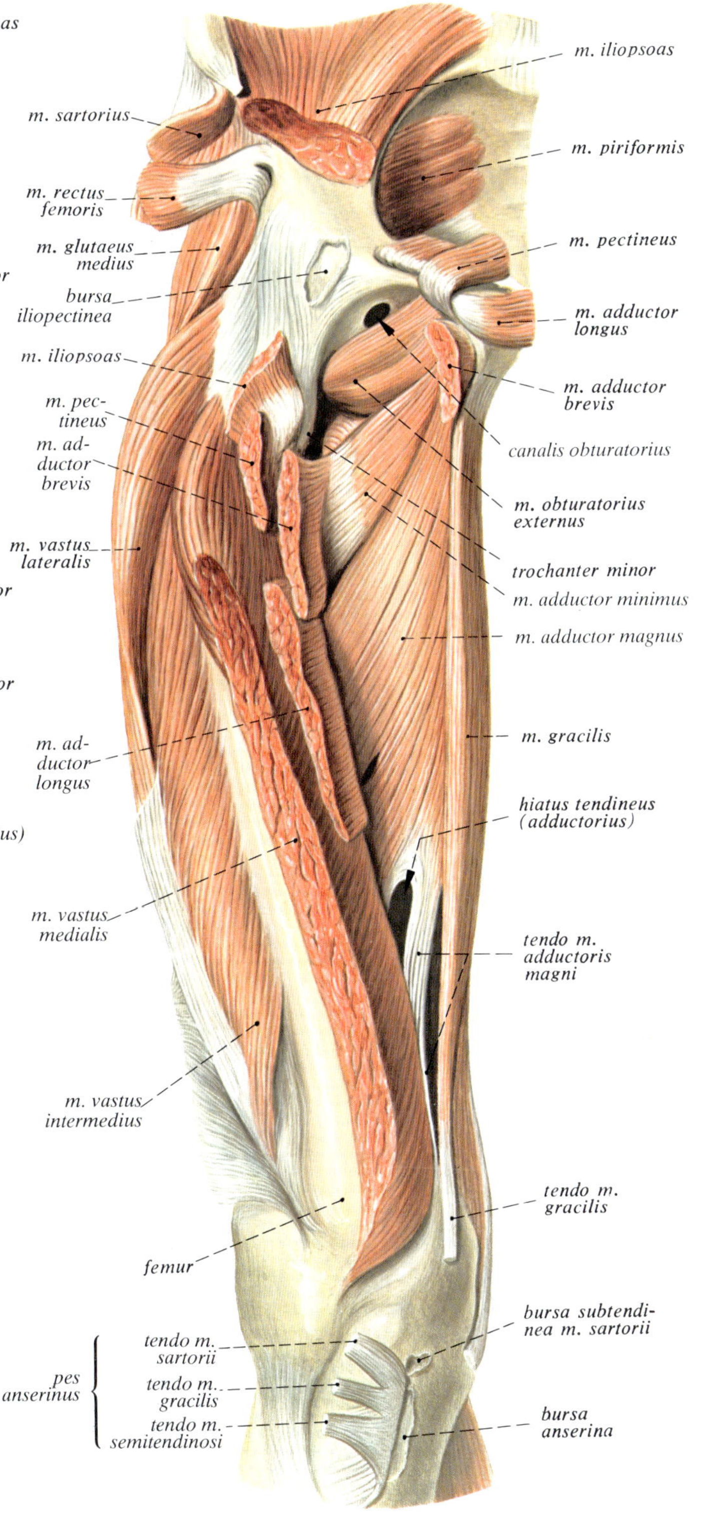

Abb. 417. Tiefe Schicht der Muskeln auf der Ventralseite des Oberschenkels. Präparation wie bei Abb. 416; außerdem durchgeschnitten: mm. pectineus, adductor brevis, vastus medialis, gracilis.

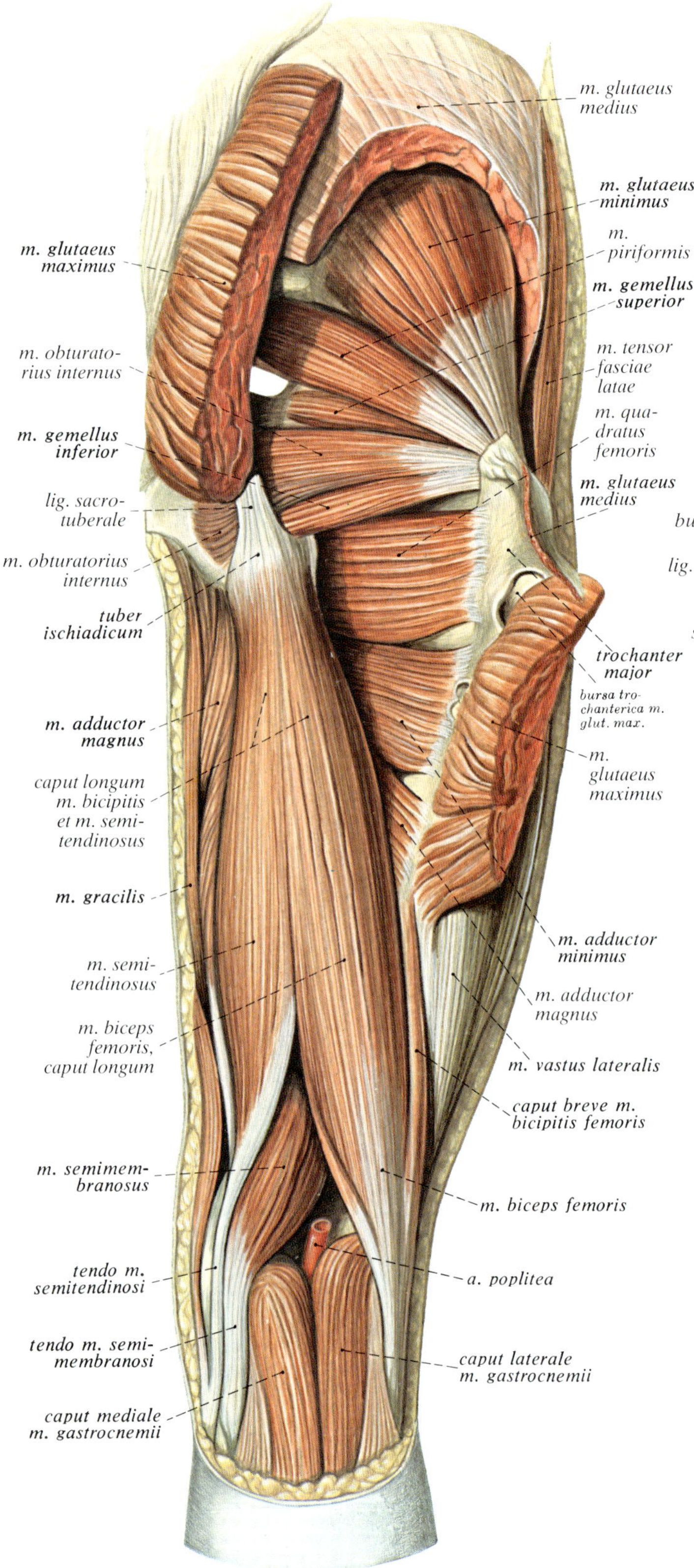

Abb. 418. Tiefe Schicht der dorsalen Hüftmuskeln und oberflächliche Schicht der Flexoren am Oberschenkel, Muskeln der Kniekehle. Durchgeschnitten und zurückgeschlagen sind m. glutaeus maximus und m. glutaeus medius.

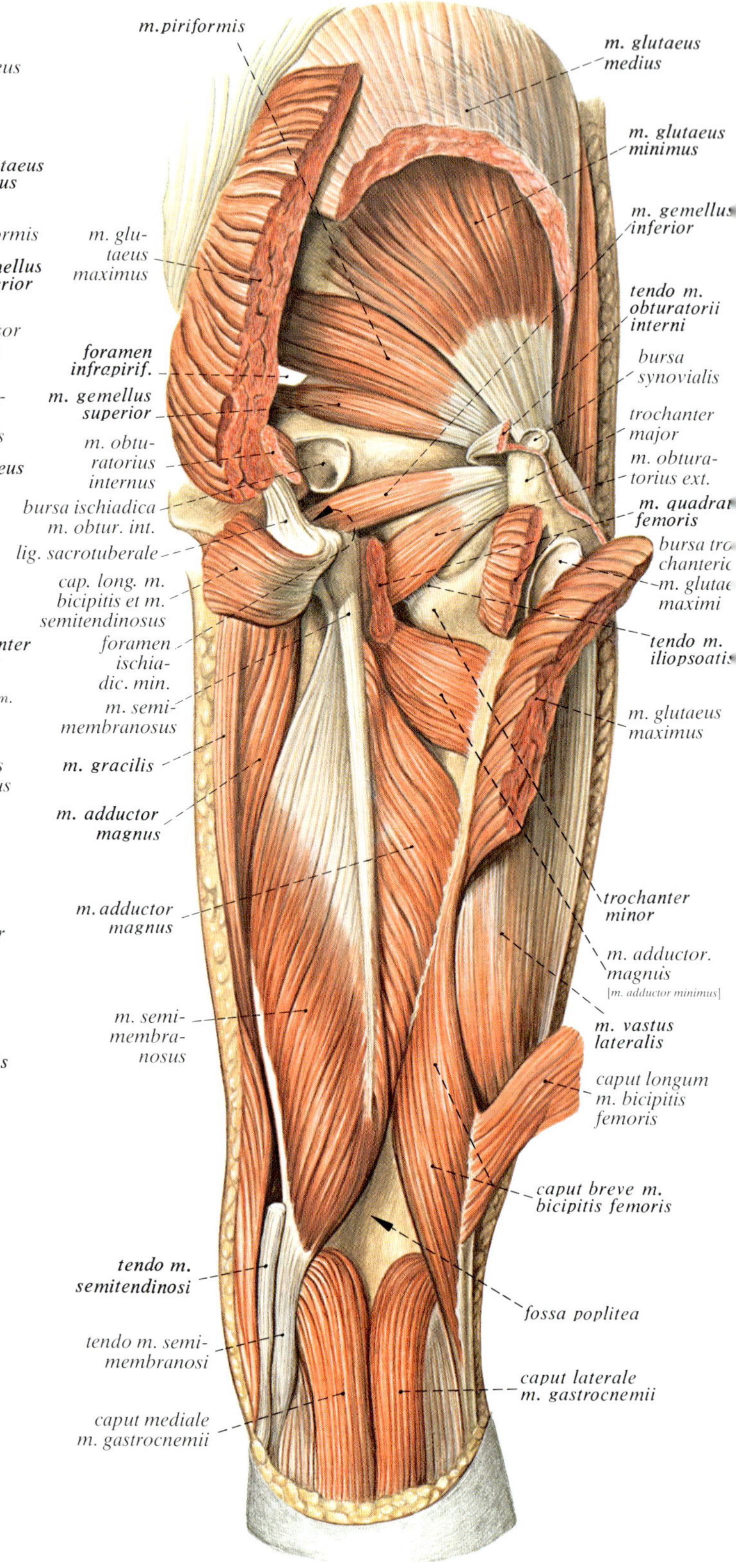

Abb. 419. Tiefe Schicht der dorsalen Hüftmuskeln und tiefe Schicht der Flexoren am Oberschenkel. Durchgeschnitten sind (außer mm. glutaeus maximus und medius) m. quadratus femoris, m. obturatorius internus, m. biceps femoris (caput longum) und m. semitendinosus (letzterer ist bis auf die Endsehne abgetragen).

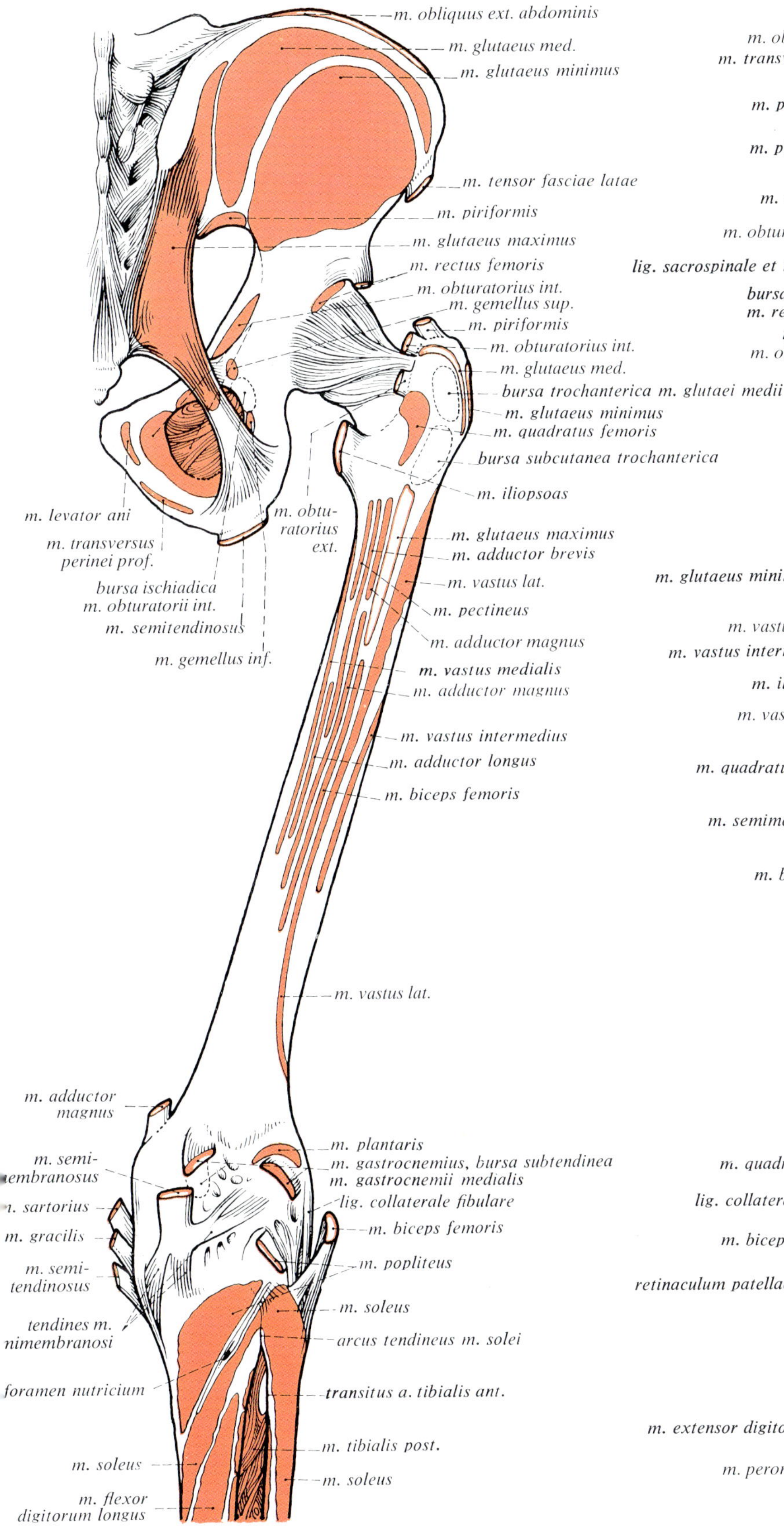

Abb. 420. Muskelursprungsfelder an Becken und unterer Extremität bis Knie einschließlich. Rechtes Bein. Dorsalseite.

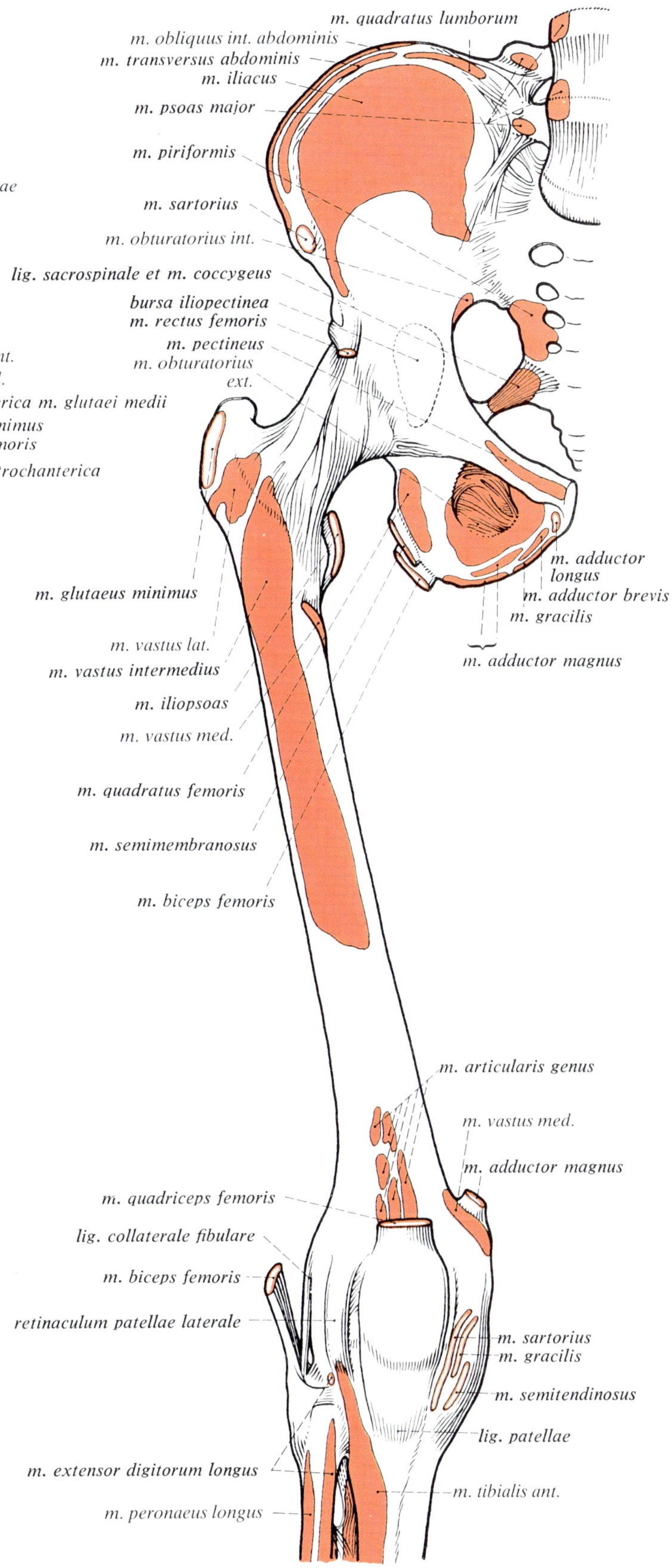

Abb. 421. Muskelursprungsfelder an Becken und unterer Extremität bis Knie einschließlich. Rechtes Bein. Ventralseite.

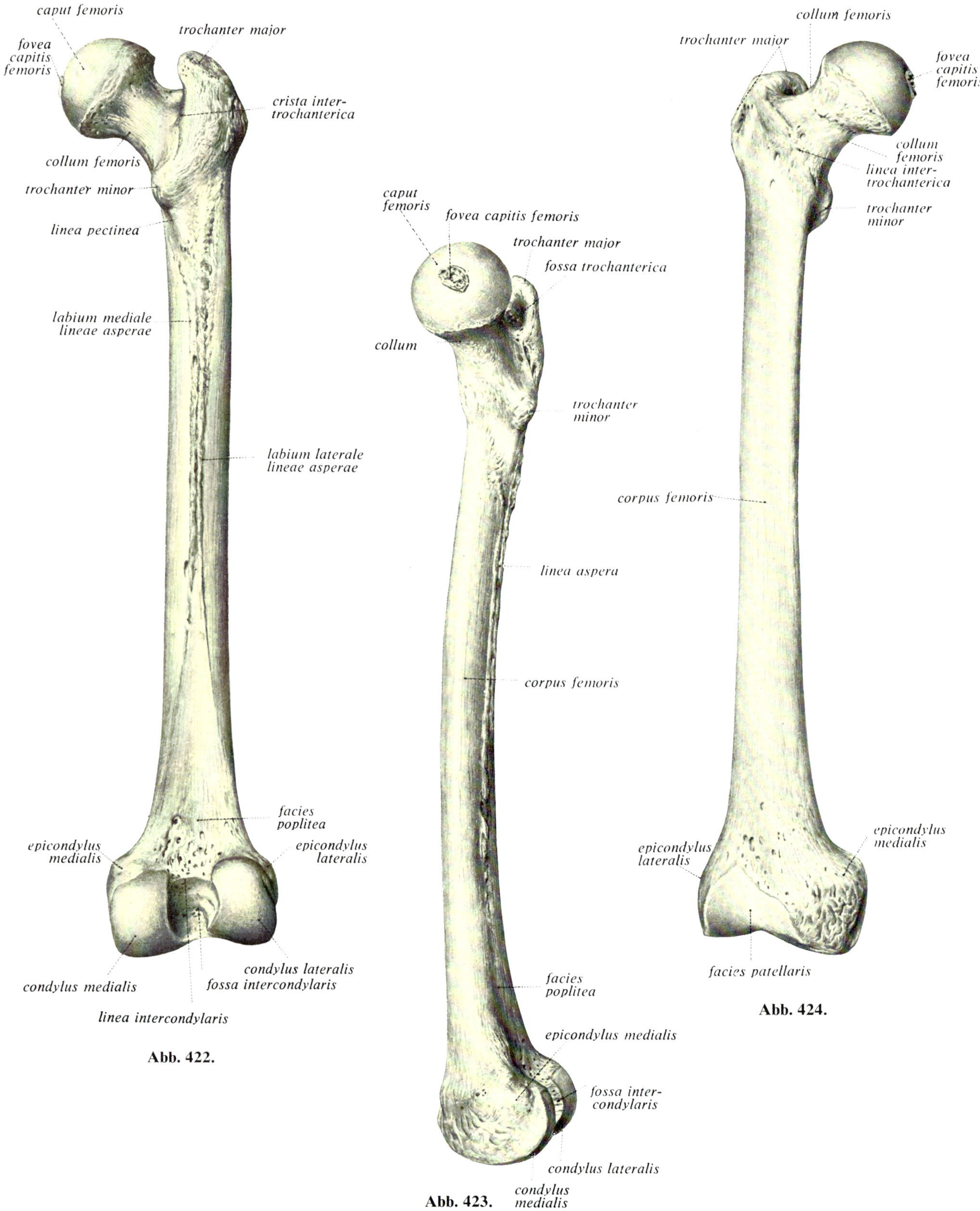

Abb. 422–424. Rechtes Oberschenkelbein, femur. Abb. 422: Ansicht von dorsal. Abb. 423: Ansicht von medial. Abb. 424: Ansicht von ventral.

◁ **Abb. 425.** Proximales Ende des rechten Oberschenkelbeins, femur. Dorsalansicht. * Spitze des trochanter major

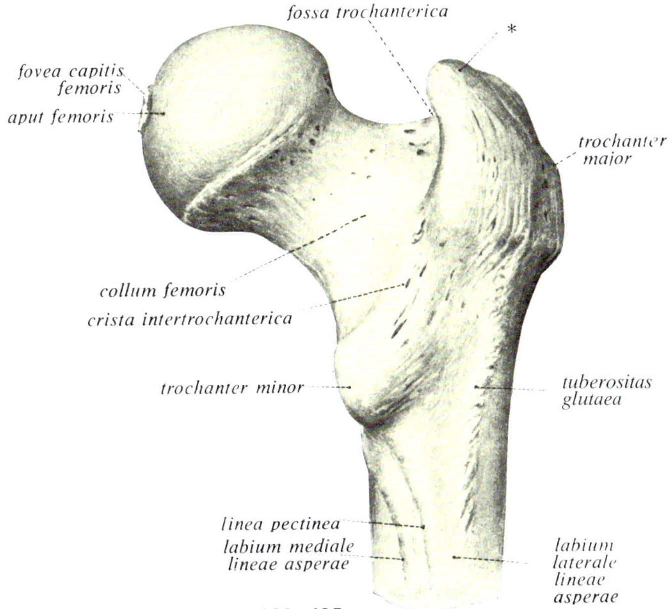

Abb. 425.

Abb. 426. Frontalschnitt durch das proximale Ende des Oberschenkelbeins, femur.
▽

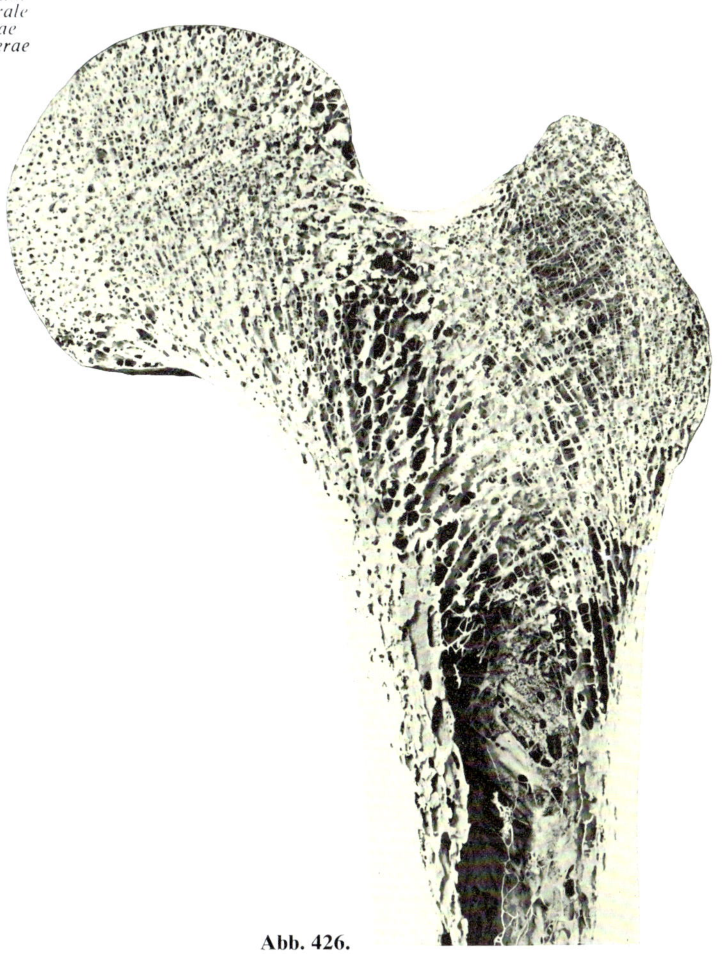

Abb. 426.

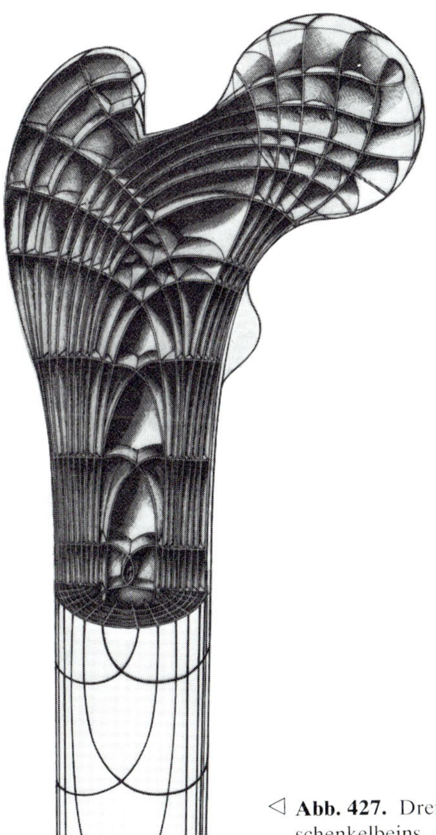

Abb. 427.

◁ **Abb. 427.** Dreidimensionale Darstellung des Trajektoriensystems im proximalen Drittel des Oberschenkelbeins, femur, auf der Basis spannungsoptischer Modellversuche. Im oberen Bildbereich wurde die vordere Hälfte des Knochens fortgelassen. (Aus B. Kummer: Bauprinzipien des Säugerskeletts. Thieme, Stuttgart 1966. Vgl. hierzu: H. Fischer: Mechanische Beanspruchung und biologisches Verhalten des Knochens. In: Benninghoff/Goerttler: Lehrbuch der Anatomie des Menschen, 1. Bd., 13. Aufl. [Hgg. H. Ferner und J. Staubesand]. Urban & Schwarzenberg, München–Wien–Baltimore 1980.)

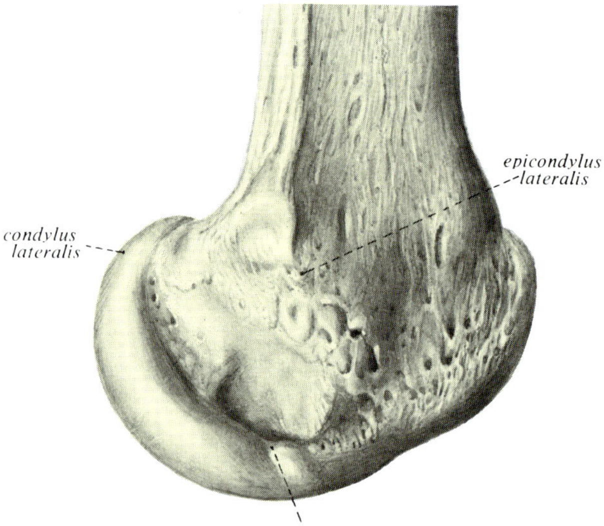

Abb. 428. Distales Ende des rechten Oberschenkelbeins, femur. Ansicht von lateral.

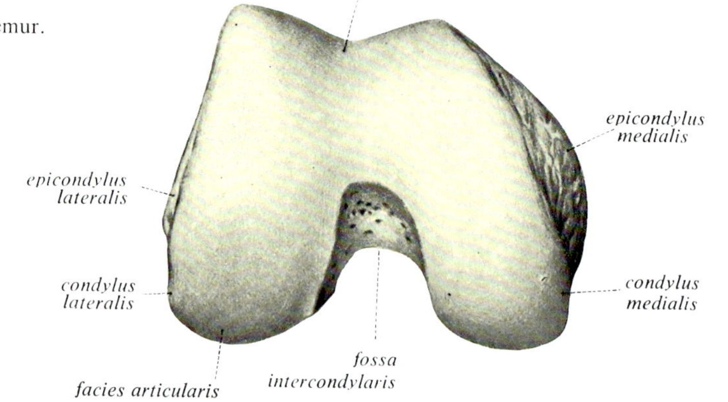

Abb. 429. Distales Ende des rechten Oberschenkelbeins, femur. Distalansicht.

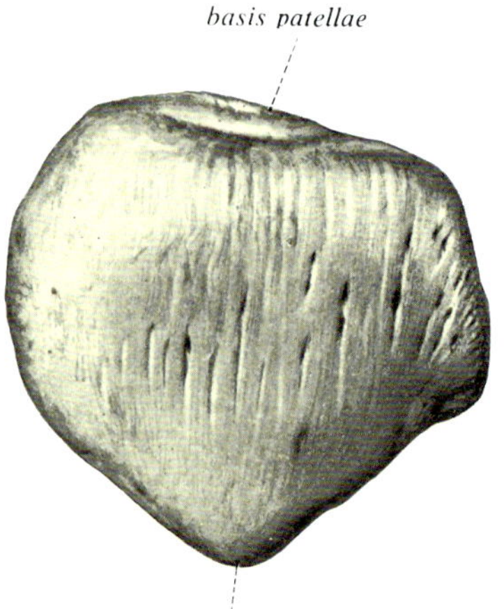

Abb. 430. Kniescheibe, patella, Ventralansicht.

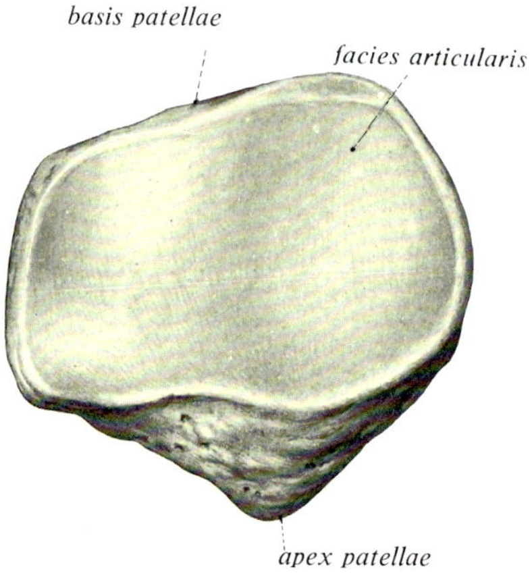

Abb. 431. Kniescheibe, patella, Dorsalansicht.

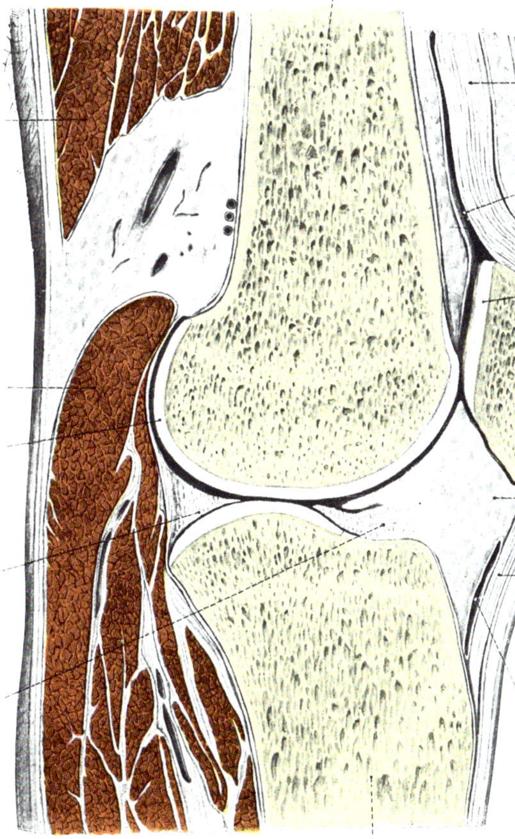

Abb. 432. Schnitt durch das gestreckte rechte Kniegelenk, articulatio genus, der durch den condylus lateralis tibiae und den meniscus lateralis geht; letzterer ist zweimal im Schnitt getroffen, einmal (1) in seinem vorderen, das zweite Mal (2) in seinem hinteren Umfang. Die Kongruenz der überknorpelten Gelenkflächen wird durch die menisci, die plicae alares und den Fettkörper des Gelenkes hergestellt. Der Gelenkraum ist durch die Kommunikation mit den bursae labyrinthartig vergrößert.

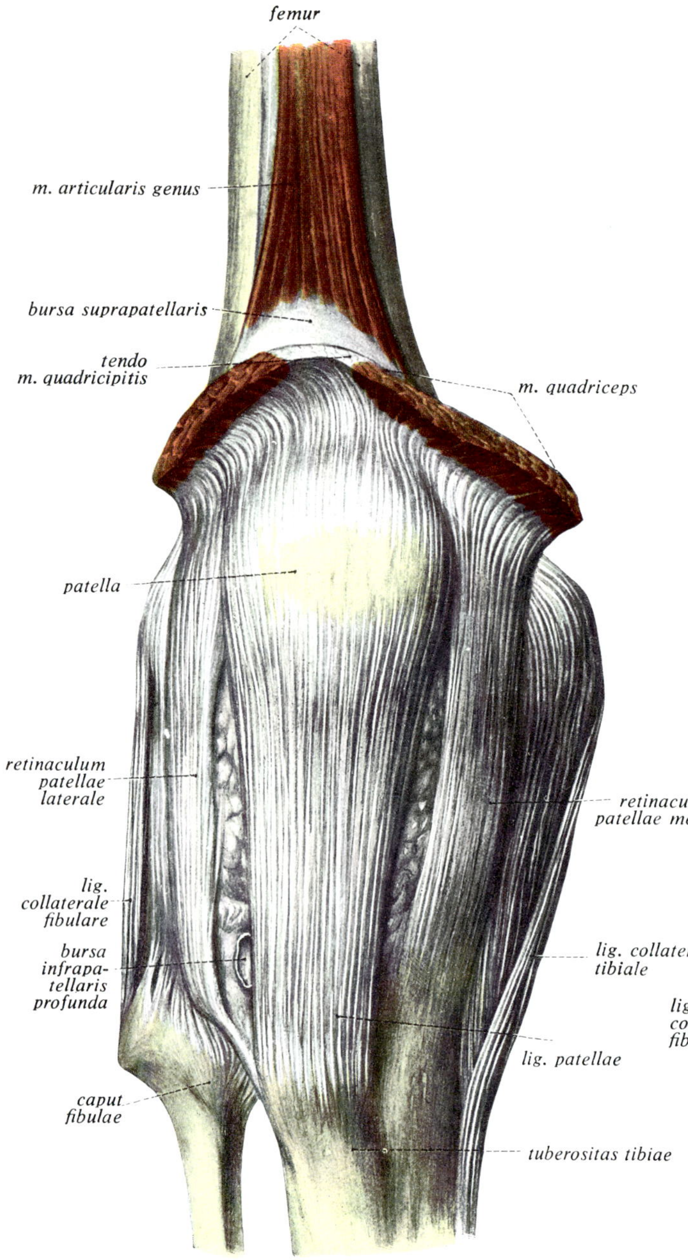

Abb. 433. Rechtes Kniegelenk, articulatio genus, in gestreckter Stellung. Vorderansicht.

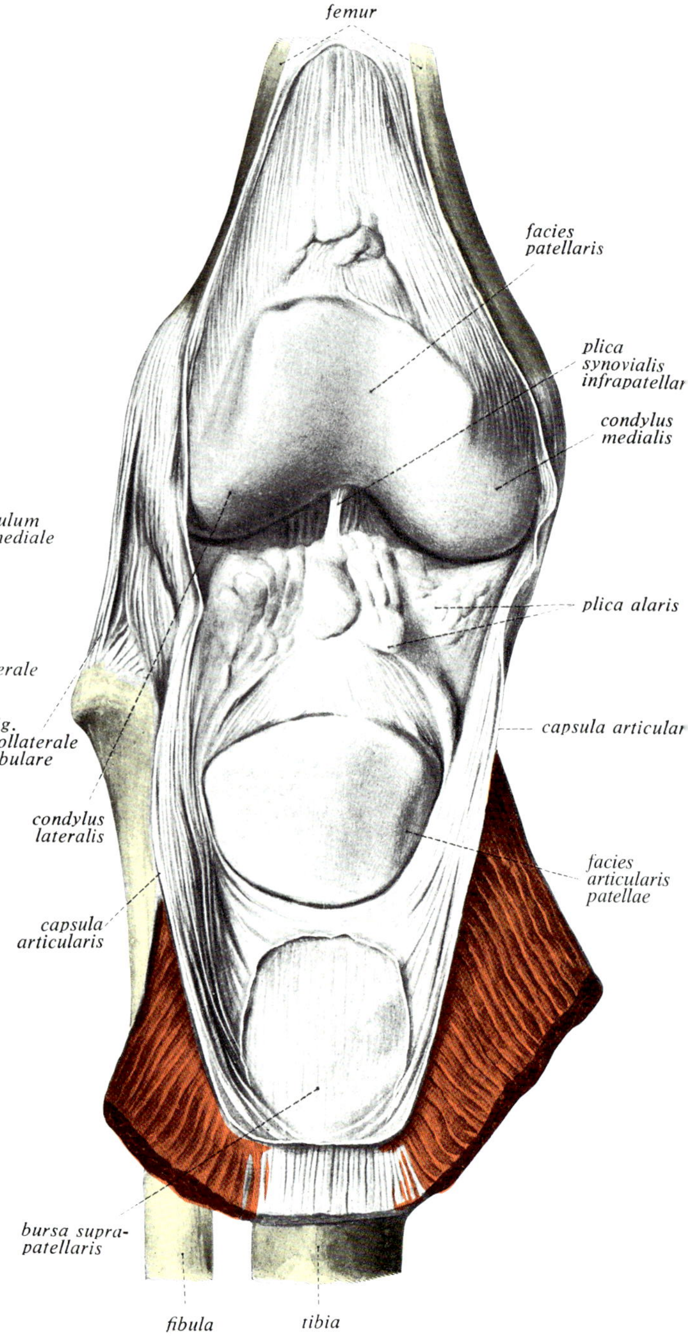

Abb. 434. Rechtes Kniegelenk, articulatio genus, in gestreckter Stellung, durch zwei seitliche Schnitte eröffnet. Der distale Teil des m. quadriceps ist mit der patella nach unten umgeklappt.

Abb. 435. Nerven und Gefäße der rechten ▷ Kniekehle, oberflächliche Schicht.

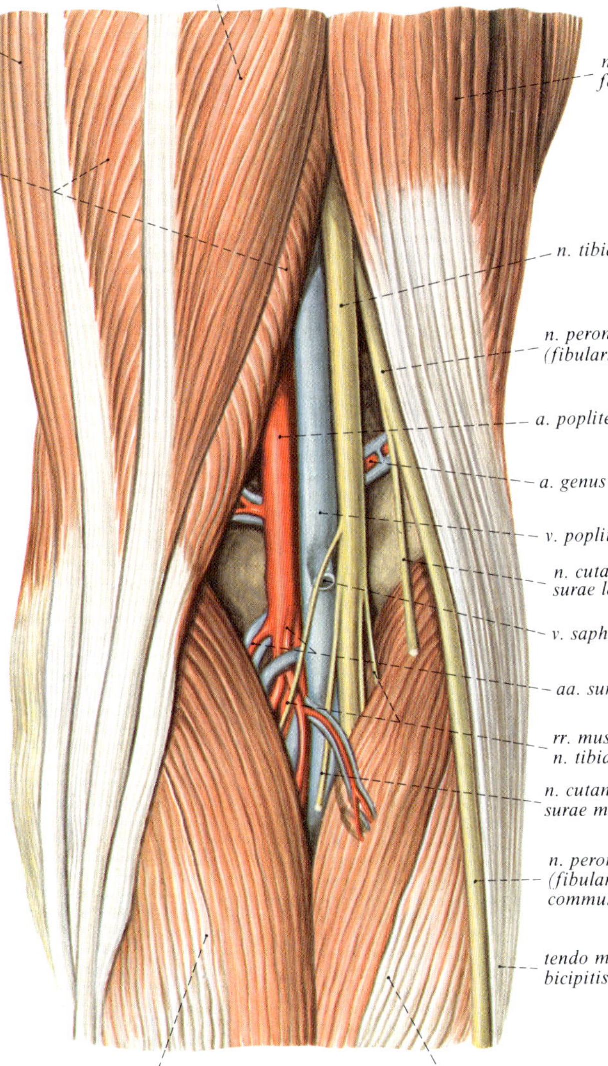

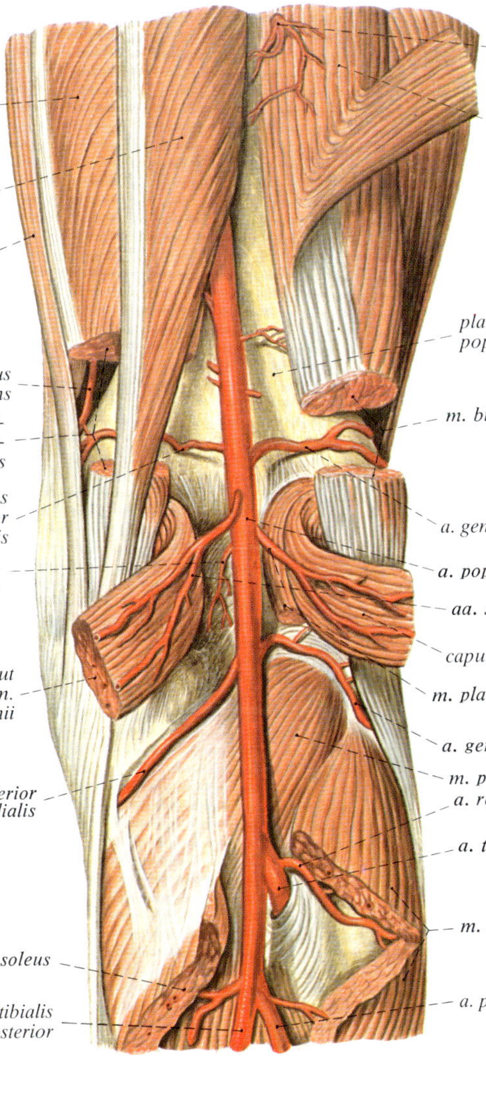

◁ **Abb. 436.** Arterien der rechten Kniekehle.

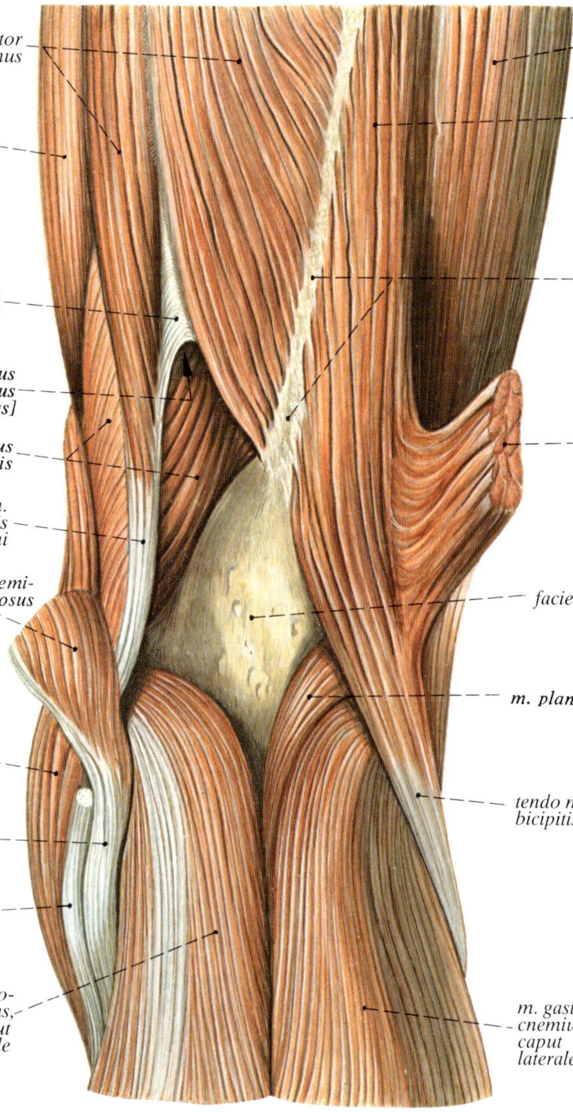

◁ **Abb. 437.** Tiefere Muskeln der Kniekehle. Dorsalansicht des m. adductor magnus und des hiatus tendineus (adductorius). Die mm. semimembranosus, semitendinosus und der lange Bizepskopf sind durchgeschnitten.

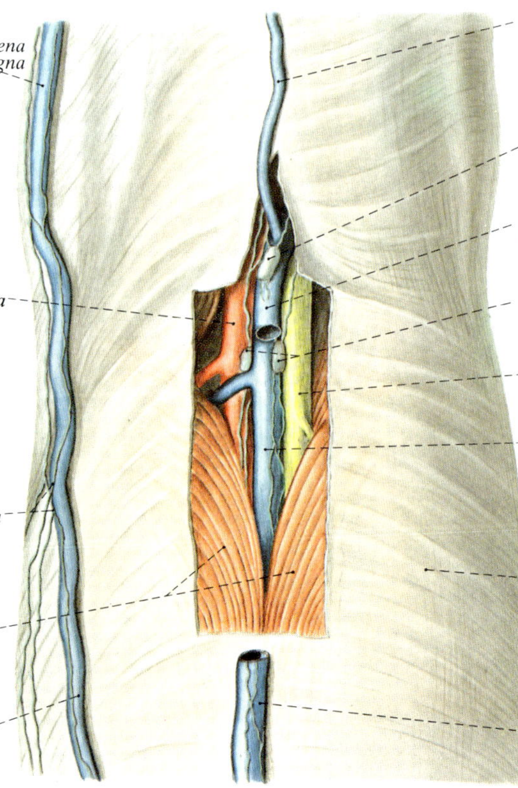

Abb. 438. Lymphknoten und Lymphgefäße der rechten ▷ Kniekehle. Tuscheinjektion. Aus der v. saphena parva ist ein Stück herausgeschnitten; die fascia cruris ist eine Strecke weit gespalten, um den großen Gefäß-Nerven-Strang der Kniekehle und die tiefen Lymphknoten darzustellen.

Muskeln des Unterschenkels. Muskeln der hinteren Fläche (Abb. 437, 470, 471)

m. triceps surae und *m. popliteus*

Name	*Ursprung*	*Ansatz*
1. m. gastrocnemius		
caput mediale	epicondylus medialis femoris	tuber calcanei mittels des tendo calcaneus (ACHILLIS)
caput laterale	epicondylus lateralis femoris	
2. m. soleus	caput, facies posterior und margo posterior fibulae, facies posterior tibiae (an und distal der linea m. solei), arcus tendineus m. solei zwischen tibia und fibula	
3. m. plantaris	epicondylus lateralis femoris	tiefes Blatt der fascia cruris und tendo calcaneus (mit langer, dünner Sehne)
Innervation:	n. tibialis	
Funktion:	Plantarflexion des Fußes, Supination (Heben des medialen Fußrandes); m. gastrocnemius beugt im Kniegelenk; die beiden mm. tricipites surae sind – beiderseits innerviert – Hilfsmuskeln beim Stehen; sie versteifen das Bein in Knie- und Sprunggelenken	
m. popliteus	sehnig am epicondylus lateralis femoris, meniscus lateralis und caput fibulae	facies posterior tibiae oberhalb der linea m. solei (Abb. 471)
Innervation:	n. tibialis	
Funktion:	Beugung des Unterschenkels und Einwärtsrotation im Kniegelenk	

Beachte: Der schräge Ursprung des m. soleus bildet durch einen arcus tendineus m. solei einen Spalt, durch den die vasa poplitea und der n. tibialis die Kniekehle distalwärts verlassen und in die tiefe Wadenregion gelangen.

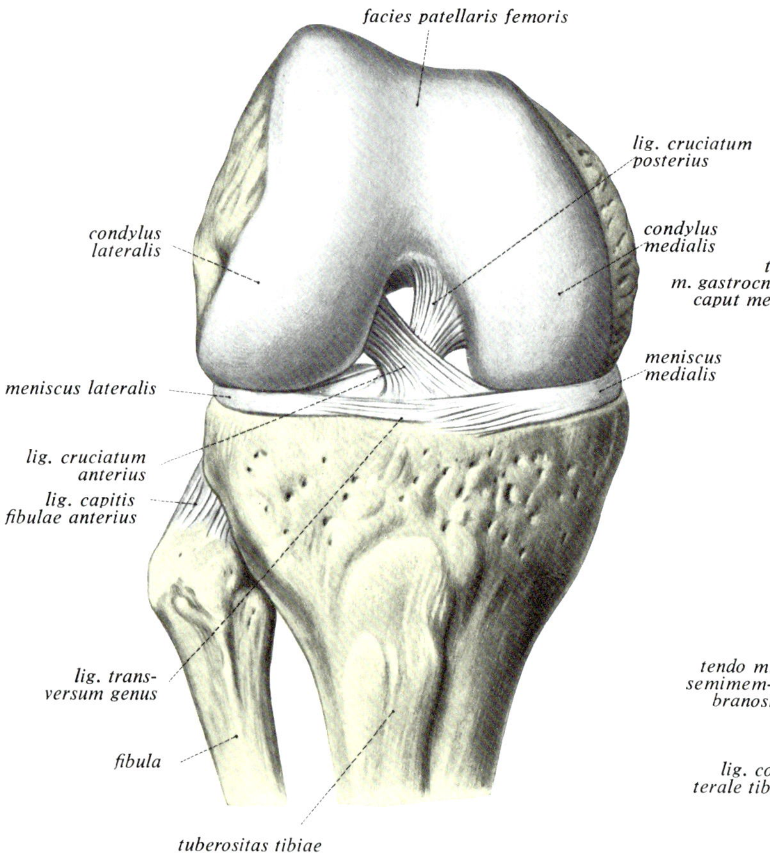

Abb. 439. Rechtes Kniegelenk, articulatio genus, in gebeugter Stellung nach Entfernung der Gelenkkapsel und der Seitenbänder.

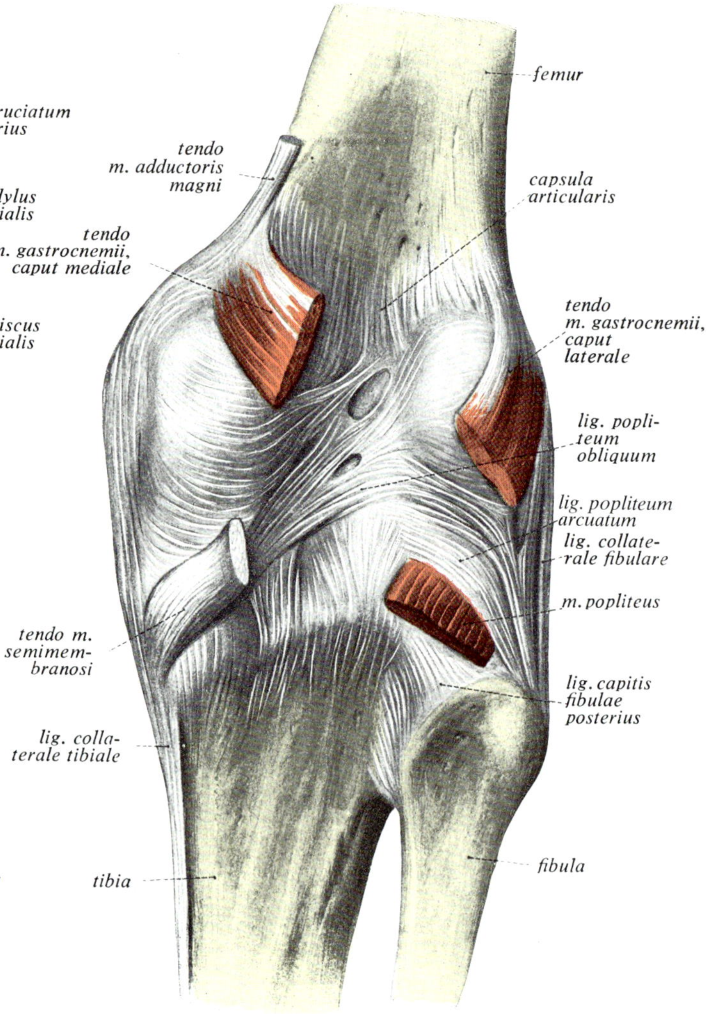

Abb. 440. Rechtes Kniegelenk, articulatio genus, in gestreckter Stellung. Ansicht von dorsal.

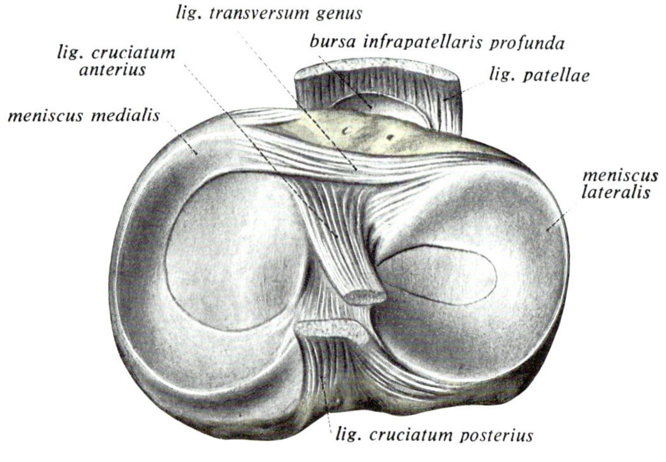

Abb. 441. Kondylen der tibia mit den beiden menisci und den Ursprüngen der ligamenta cruciata genus.

Abb. 442. Arterielle Versorgung der Menisken und ihrer Umgebung. Nach H. Sick et J. G. Koritké: La vascularisation des ménisques de l'articulation du genou. Z. Anat. Entwickl.-Gesch. 129, 359–379 (1969). ▷

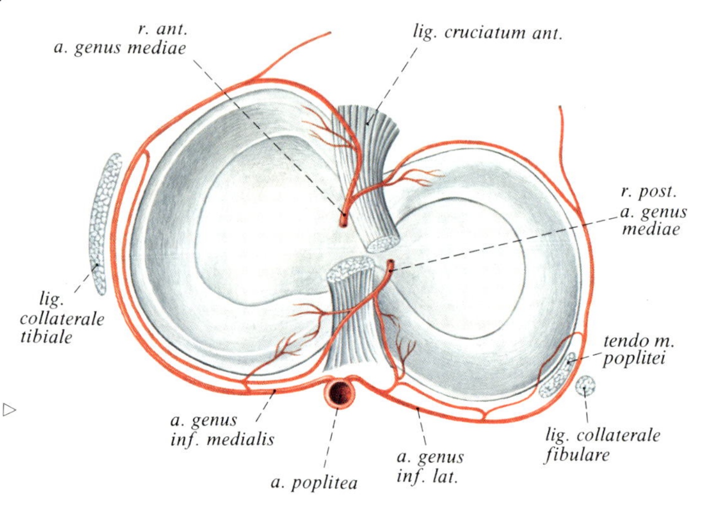

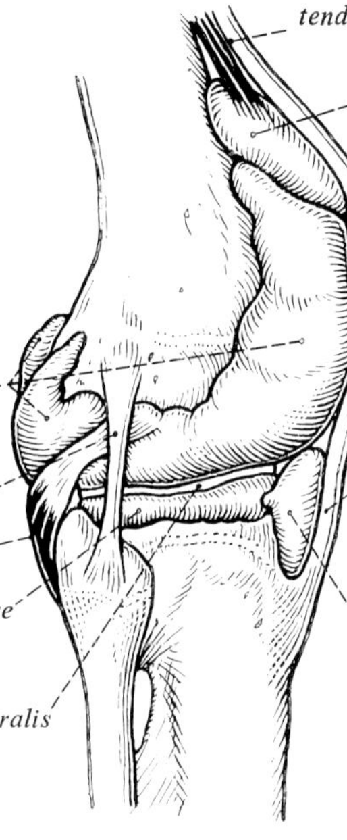

Abb. 443. Gelenkausguß des rechten Kniegelenks, articulatio genus. Ansicht von lateral.

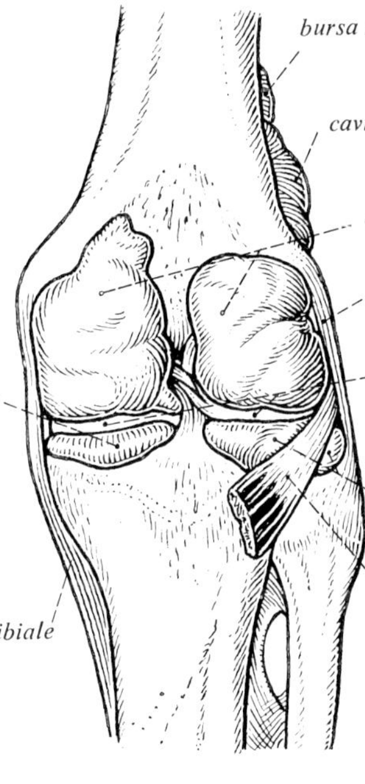

Abb. 444. Gelenkausguß des rechten Kniegelenks, articulatio genus. Ansicht von dorsal.

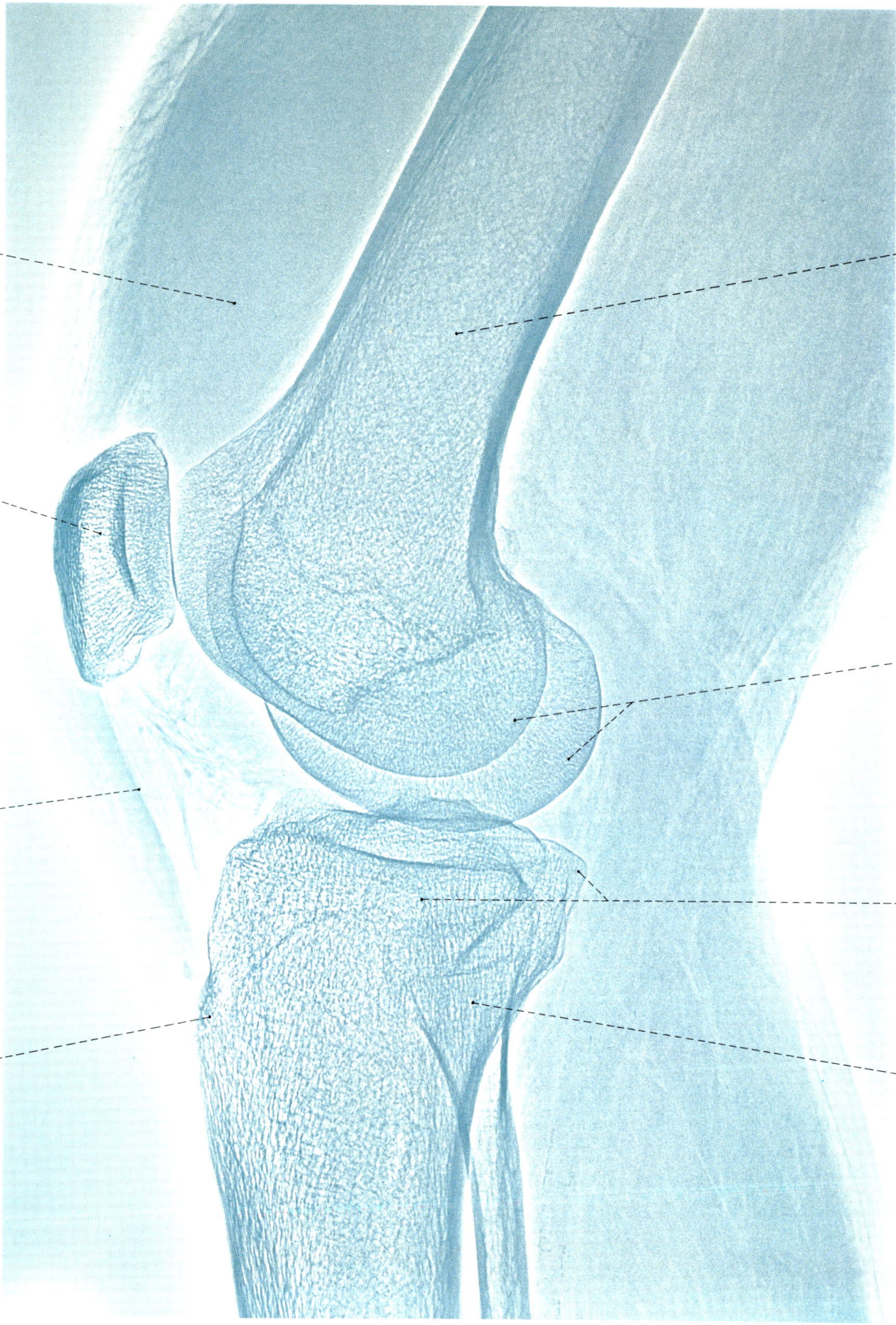

Abb. 445. Xeroradiographie des linken Kniegelenks (seitliche Aufnahme) in geringer Beugestellung. Beachte die Betonung der Weichteilstrukturen: Muskeln, Sehnen (Aufnahme Prof. Dr. D. KAUFFMANN, Zentrum Radiologie am Klinikum der Universität Freiburg i. Brsg.).

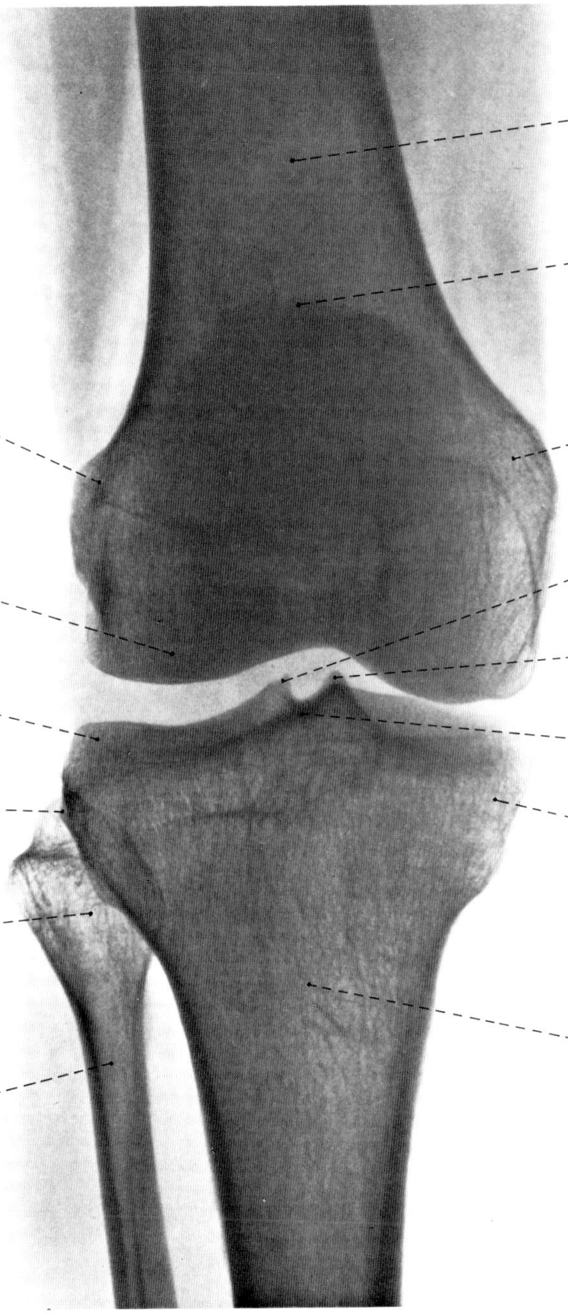

Abb. 446. Röntgenbild des rechten Kniegelenks im sagittalen Strahlengang. (Aus L. Wicke: Atlas der Röntgenanatomie, 2. Aufl. Urban & Schwarzenberg, München–Wien–Baltimore 1980.)

◁

Die Xeroradiographie ist ein Röntgenaufnahmeverfahren, bei dem eine elektrostatisch aufgeladene Selenfläche durch ionisierende Strahlen unterschiedlich entladen wird. Dadurch entsteht ein elektrostatisches Ladungsbild, das dem aus dem Körper austretenden Strahlenbild entspricht. Durch Bestäuben mit einem elektrisch aufgeladenen Pulver läßt sich das Bild optisch sichtbar machen, durch Erhitzen einschmelzen und dadurch fixieren. Ein wichtiger Vorteil der Methode ist, daß das immer knapper werdende Silber nicht mehr verwendet werden muß. Die Strukturdifferenzen werden beim konventionellen Röntgenverfahren eher verstärkt, bei der Xeroradiographie nivelliert, d. h., Knochen- und Weichteilstrukturen sind nebeneinander gut erkennbar.

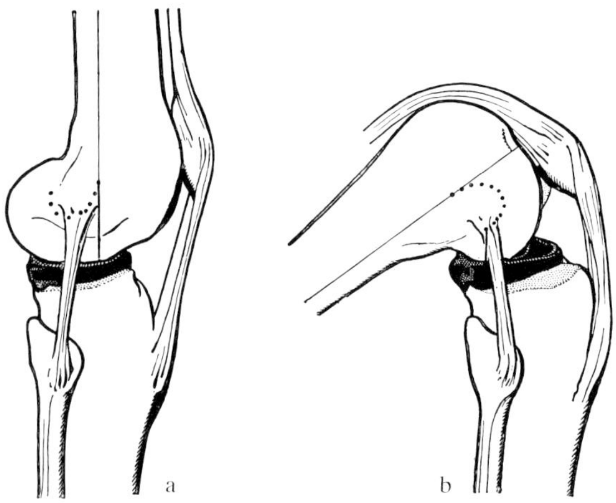

Abb. 447. Rechtes Kniegelenk, articulatio genus. Ansicht von lateral. a Streckstellung. b Beugestellung. Bei starker Beugung werden die Menisken, vor allem der laterale, auf den überknorpelten Schienbeintellern (punktiert) nach hinten geschoben.

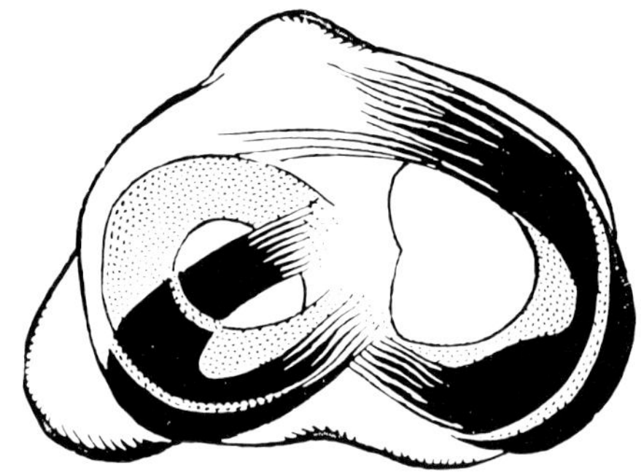

Abb. 448. Aufsicht auf den Kopf des linken Schienbeins, facies articularis superior tibiae. Lage der menisci in Streckstellung des Kniegelenks punktiert, in Beugestellung schwarz. Beachte den stärkeren Bewegungsausschlag des lateralen Meniskus (Abb. 447 und 448 nach H. VIRCHOW. (Aus BENNINGHOFF/GOERTTLER: Lehrbuch der Anatomie des Menschen, Bd. 1, 13. Aufl. [Hgg. H. FERNER und J. STAUBESAND]. Urban & Schwarzenberg, München–Wien–Baltimore 1980.)

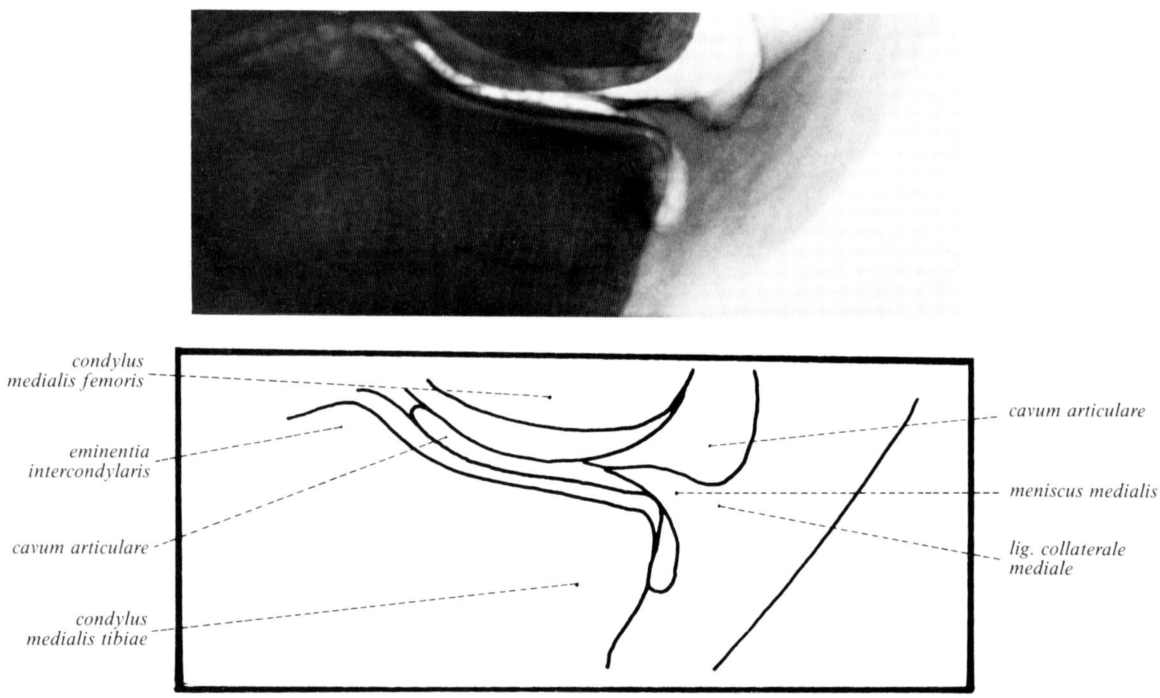

Abb. 449. Kniegelenk, Arthrographie, sagittaler Strahlengang (Zielaufnahmen des Meniskus). (Aus L. WICKE: Atlas der Röntgenanatomie, 2. Aufl. Urban & Schwarzenberg, München–Wien–Baltimore 1980.)

Abb. 450. Hautnerven und -venen der Rückseite des rechten Unterschenkels und des Fußrückens. Fascia lata über der v. saphena parva und dem distalen Abschnitt des n. cutaneus femoris posterior gespalten. * klinisch auch als v. femoropoplitea bezeichnet

Abb. 451. Hautnerven und -venen des rechten Unterschenkels und Fußes. Ansicht von medial. ▷

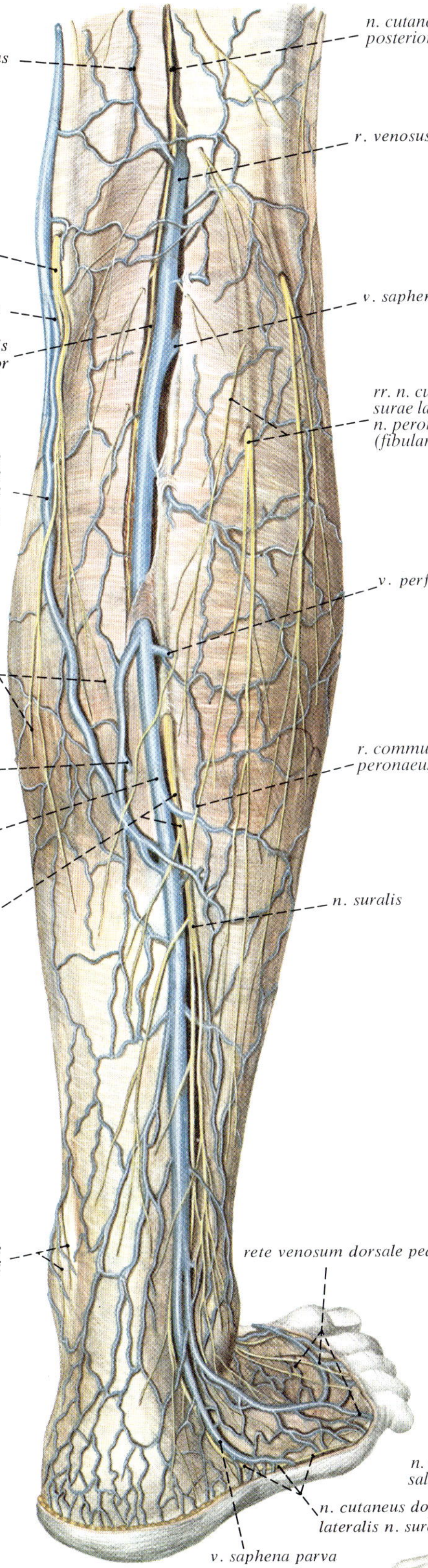

Abb. 450.

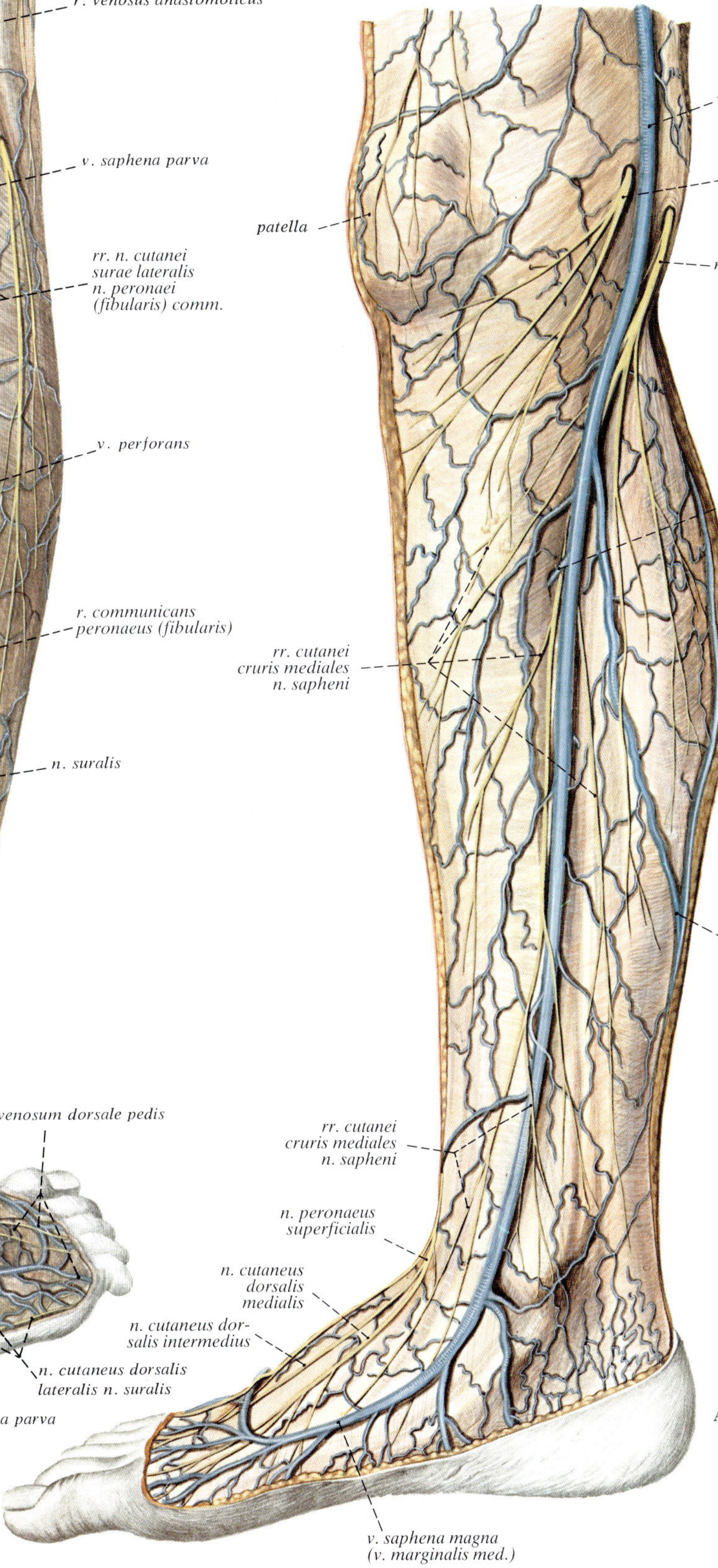

Abb. 451.

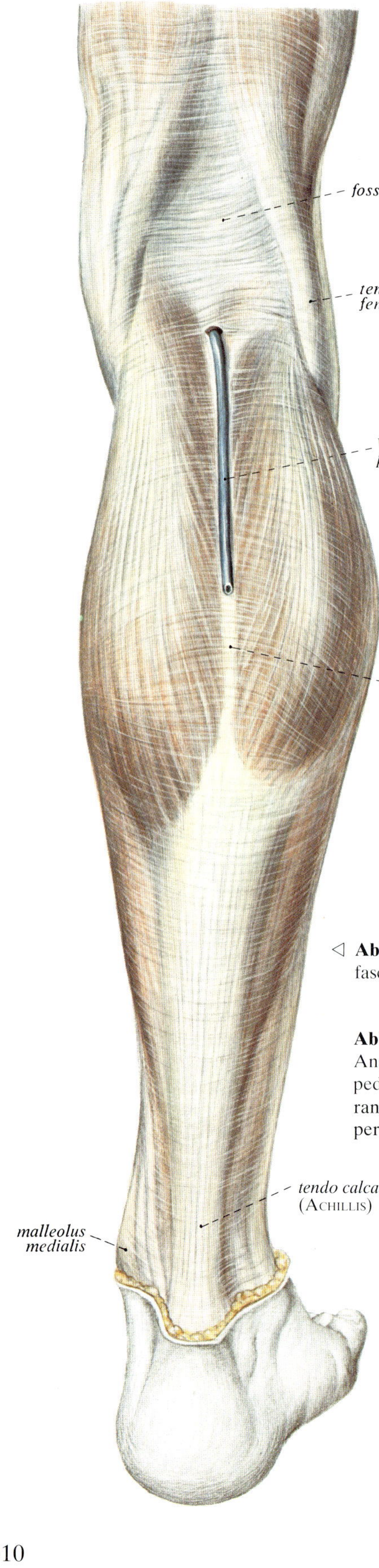

◁ **Abb. 452.** Faszie des Unterschenkels, fascia cruris. Ansicht von hinten.

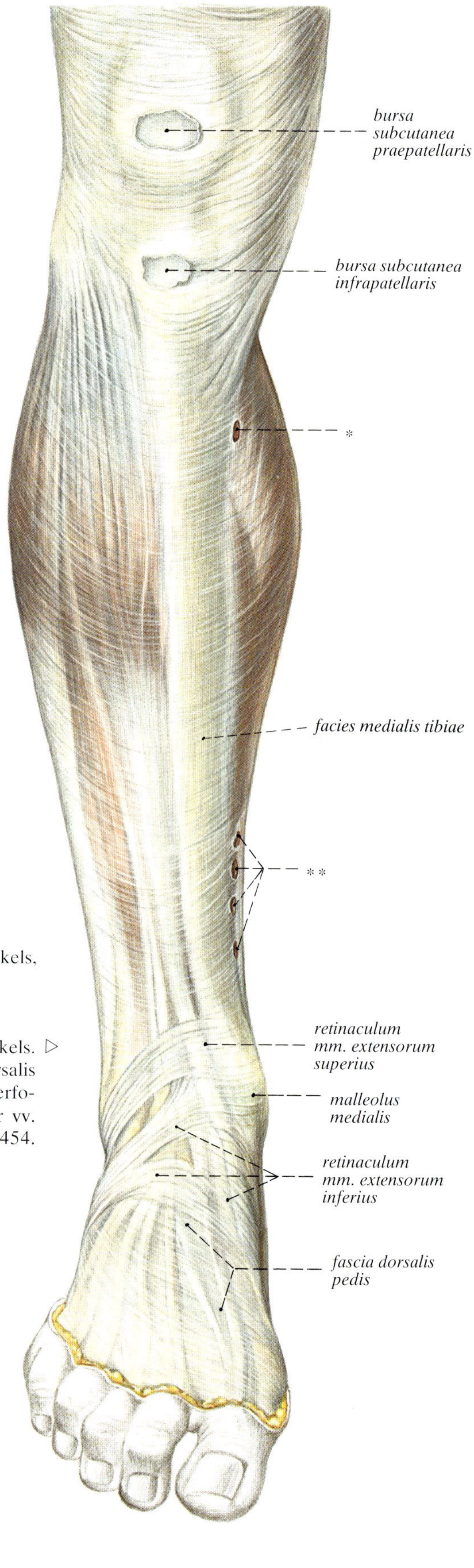

Abb. 453. Faszie des Unterschenkels. ▷ Ansicht von vorn, und fascia dorsalis pedis. * Faszienlücke für eine v. perforans (BOYD) ** Faszienlücken für vv. perforantes (COCKETT); vgl. mit Abb. 454.

Venen, die oberflächliche (= epifasziale) mit tiefen (= subfaszialen) Venen transfaszial miteinander verbinden, werden als *venae perforantes* bezeichnet. Bei der Entstehung und Behandlung bestimmter Formen der Varikose kommt ihnen eine große Bedeutung zu. Praktisch besonders wichtige vv. perforantes werden im klinischen Sprachgebrauch mit den Eigennamen ihrer ersten Beschreiber benannt, z. B. die DODDschen perforantes in Höhe des Adduktorenkanals, die BOYDsche perforans in Höhe der tuberositas tibiae und die drei COCKETTschen perforantes auf der Innenseite des Unterschenkels (s. Abb. 454). (Aus R. MAY in MAY/PARTSCH/STAUBESAND [Hgg.]: Venae perforantes. Urban & Schwarzenberg, München–Wien–Baltimore 1981.)

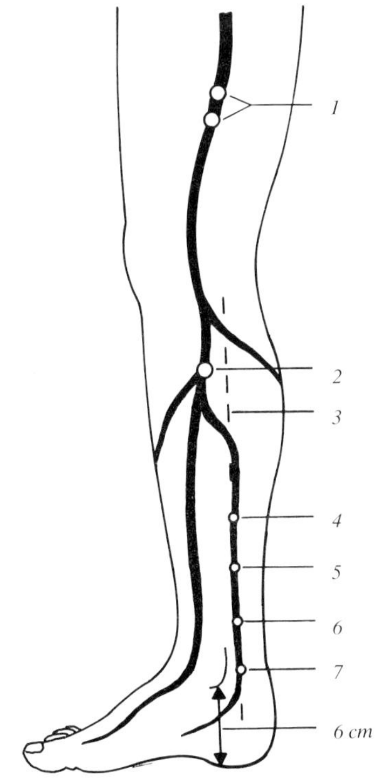

1 DODDsche Gruppe		*5* COCKETT III	18,5 cm
2 BOYDsche perforans		*6* COCKETT II	13,5 cm
3 LINTONsche Linie		*7* COCKETT I	6–7 cm
4 24-cm-perforans			

△
Abb. 454. Schema klinisch bedeutungsvoller vv. perforantes des Beines, mediale Seite.

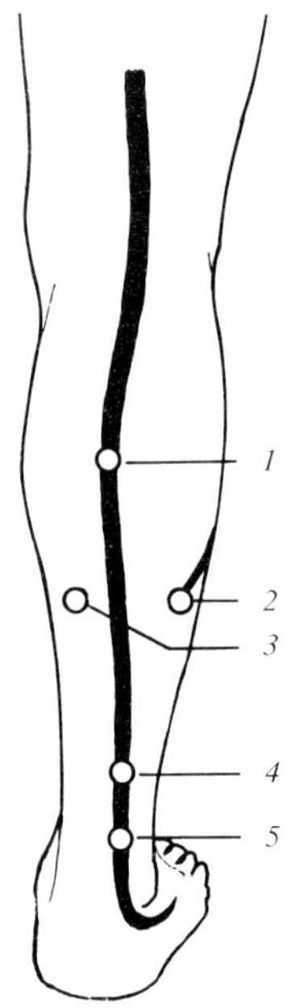

1 Gastrocnemiuspunkt
2 laterale perforans
3 Soleuspunkt
4 12-cm-perforans
5 BASSI perforans

△
Abb. 455. Schema klinisch bedeutungsvoller vv. perforantes des Unterschenkels, dorsale Seite.

Abb. 456. Schematische Darstellung klinisch bedeutungsvoller vv. perforantes in der Umgebung des *medialen* Knöchels (= KUSTERsche Perforansvenen). P_1 ca. 90° und 2,6 cm vor dem malleolus medialis, P_2 ca. 200° und 2,8 cm unter dem malleolus medialis, P_3 ca. 180° und 3,4 cm unter dem malleolus medialis, P_4 ca. 136° und 5,3 cm distal des malleolus medialis. ▷

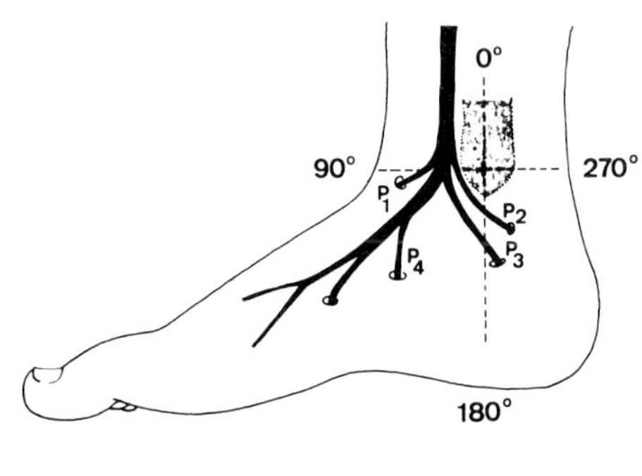

Abb. 457. Schematische Darstellung klinisch bedeutungsvoller vv. perforantes in der Umgebung des *lateralen* Knöchels (= KUSTERsche Perforansvenen). P_1 ca. 90° und 2,6 cm vor dem malleolus lateralis, P_2 ca. 230° und 2,8 cm unter dem malleolus lateralis, P_3 ca. 180° und 3,4 cm unter dem malleolus lateralis, P_4 ca. 146° und 4,4 cm distal des malleolus lateralis, P_5 ca. 138° in Höhe der tuberositas ossis metatarsalis. (Aus R. MAY in MAY/PARTSCH/STAUBESAND [Hgg.]: Venae perforantes. Urban & Schwarzenberg, München–Wien–Baltimore 1981.) ▷

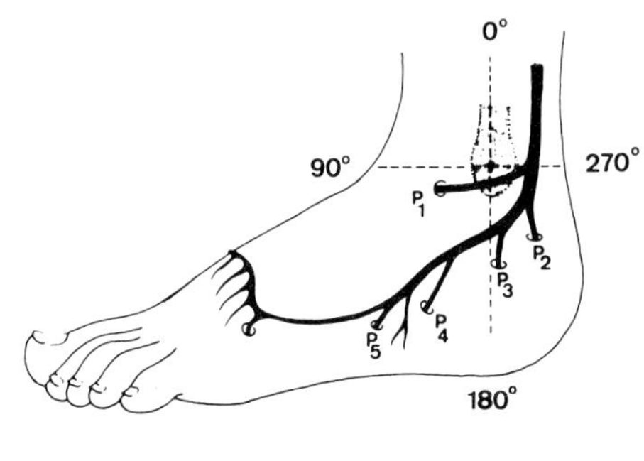

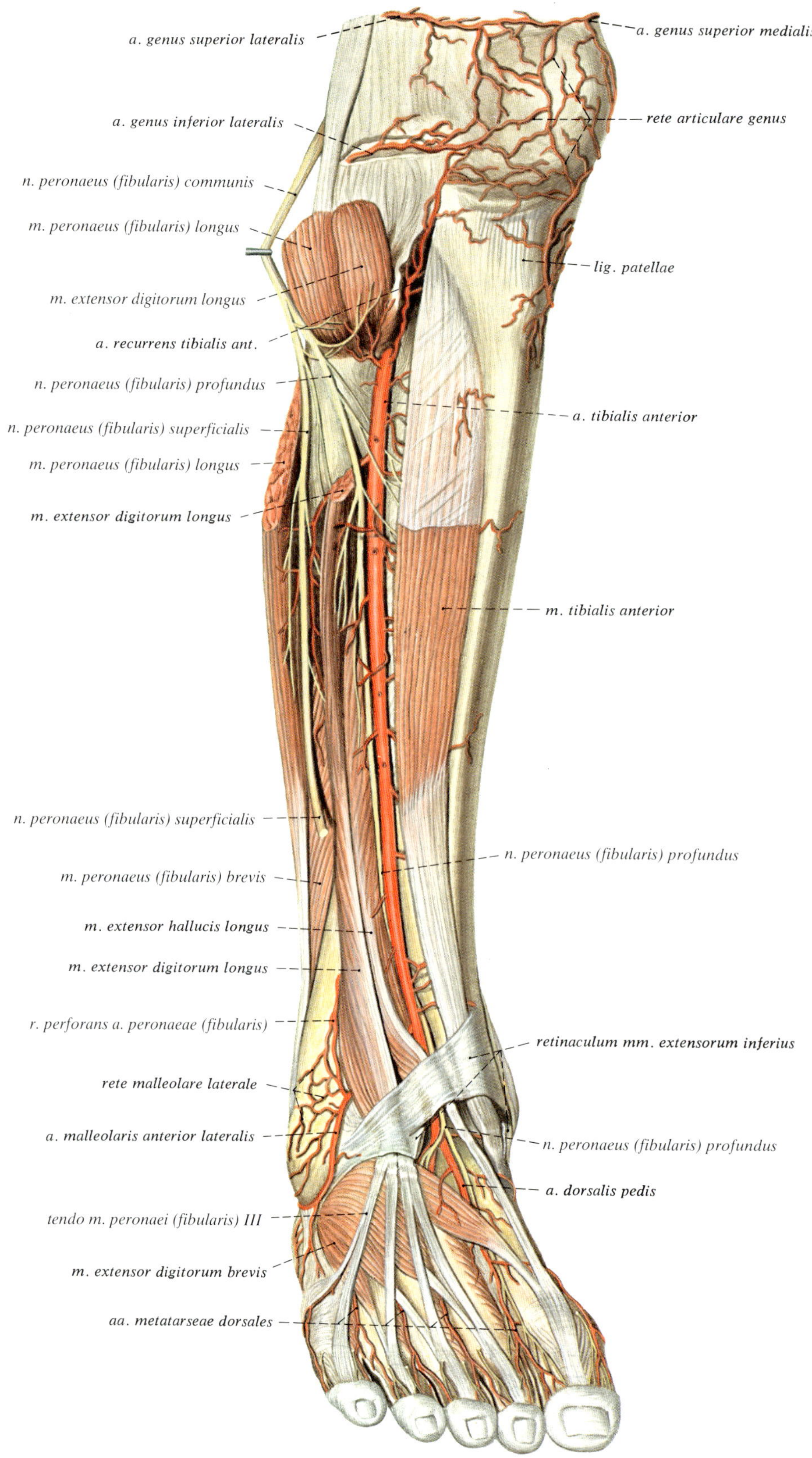

Abb. 458. Nerven und Gefäße der Streckseite des rechten Unterschenkels und des Fußrückens. M. peronaeus (fibularis) longus und m. extensor digitorum longus zur Darstellung der Aufteilung des n. peronaeus (fibularis) communis durchgetrennt. Retinaculum mm. extensorum inferius teilweise abgetragen.

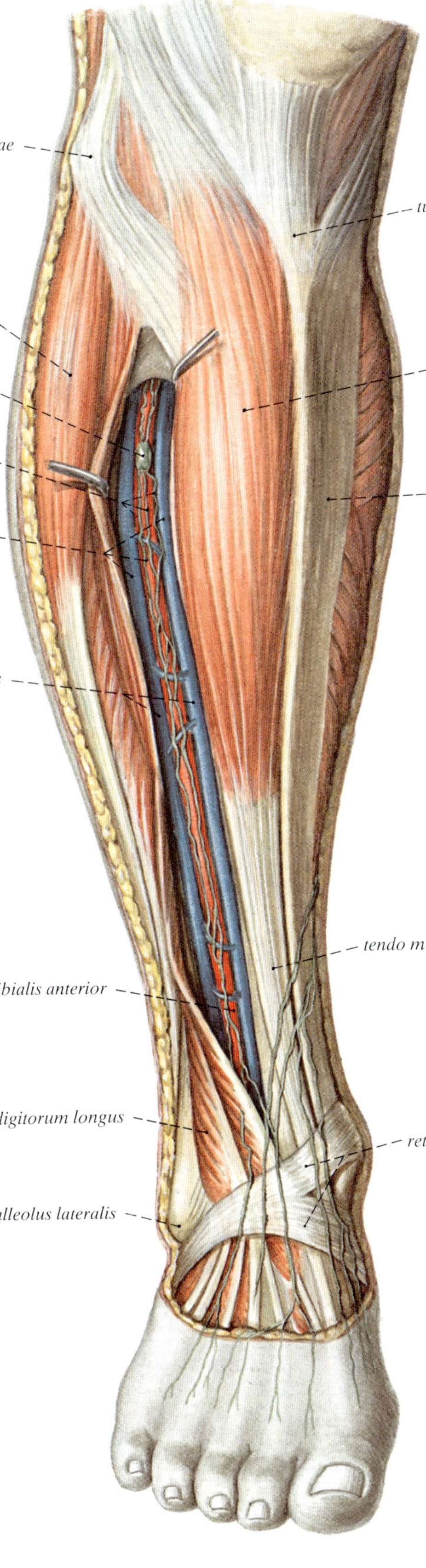

Abb. 459. Tiefe Lymphknoten und Lymphgefäße des rechten Unterschenkels eines 8jährigen Knaben. Tuscheinjektion. Nach Wegnahme der fascia cruris und unter Spreizung der Extensoren des Unterschenkels sind die in Begleitung der vasa tibialia anteriora gelegenen tiefen Lymphgefäße und ein Lymphknoten dargestellt.

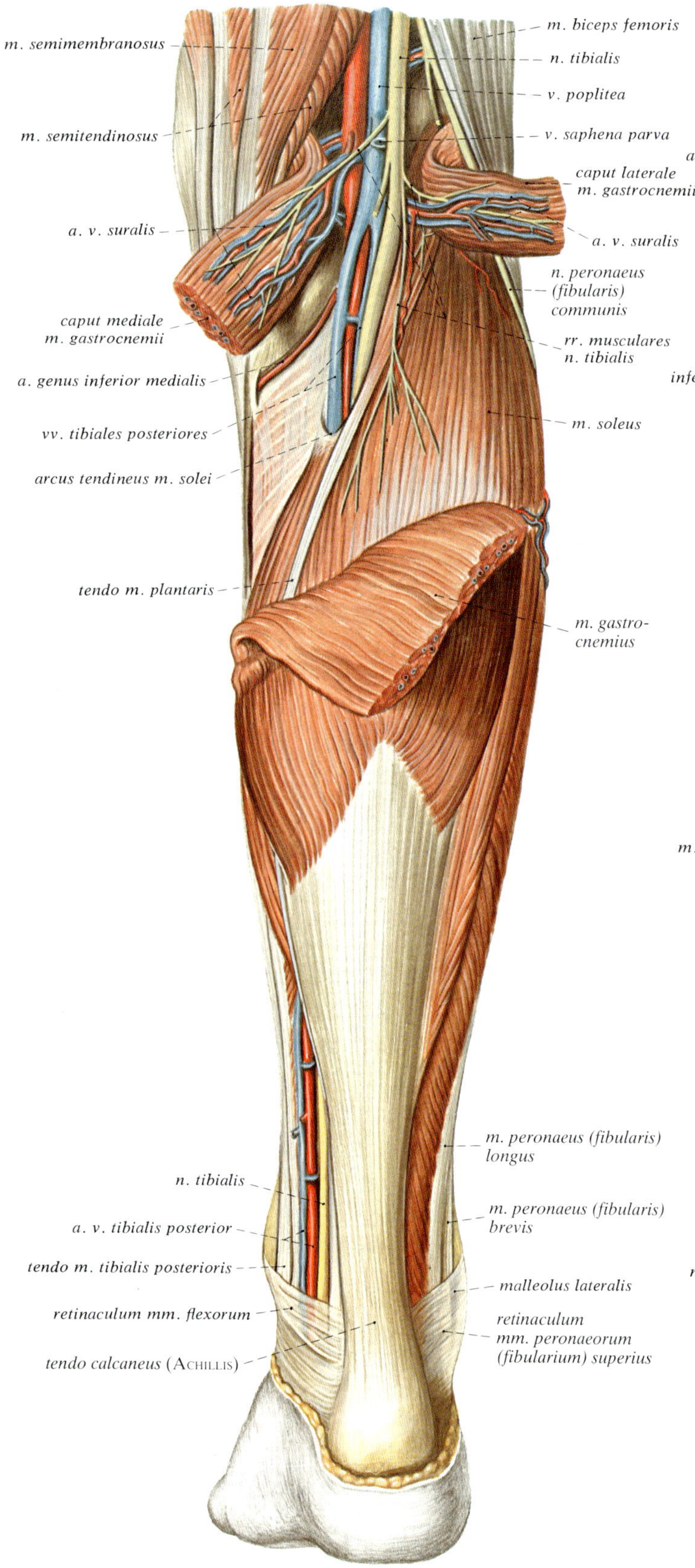

Abb. 460. Nerven und Gefäße der Beugeseite des rechten Unterschenkels, oberflächliche Schicht.

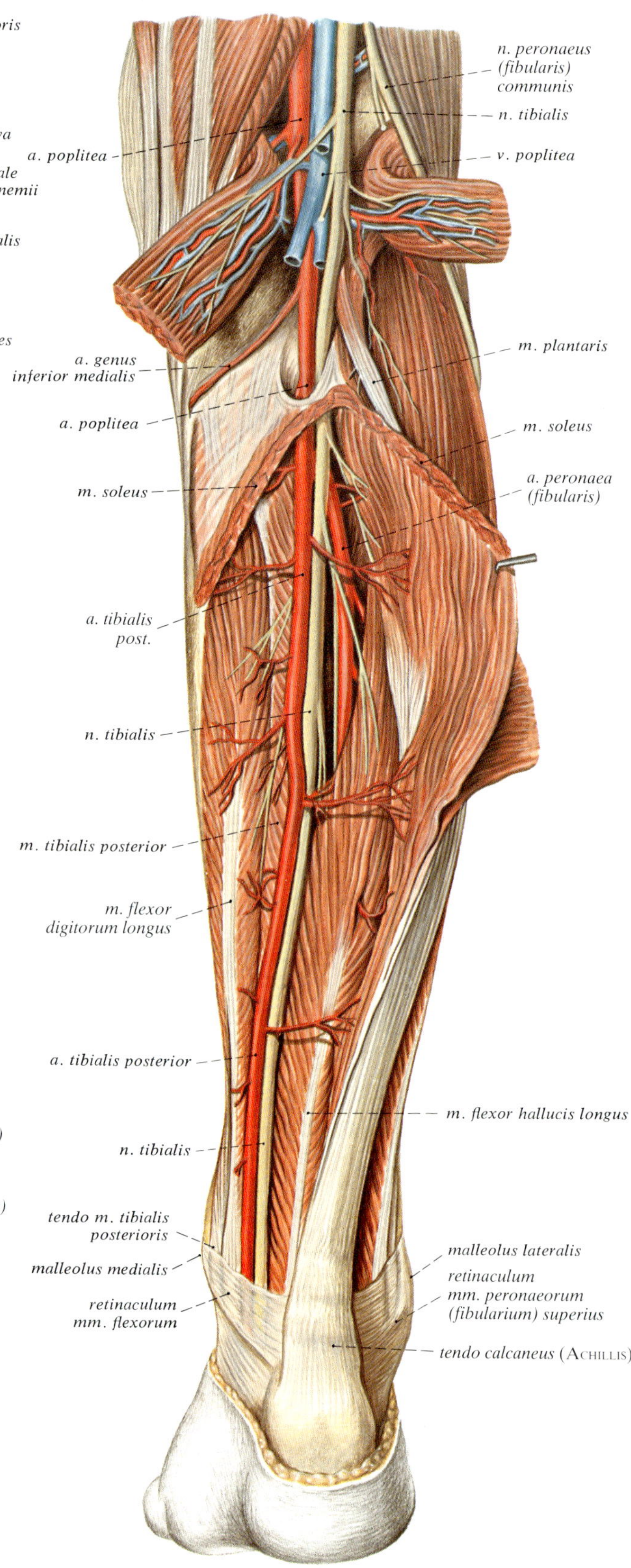

Abb. 461. Nerven und Gefäße der Beugeseite des rechten Unterschenkels, mittlere Schicht. Präparate wie in Abb. 460. M. soleus durchgetrennt und zur Seite gezogen.

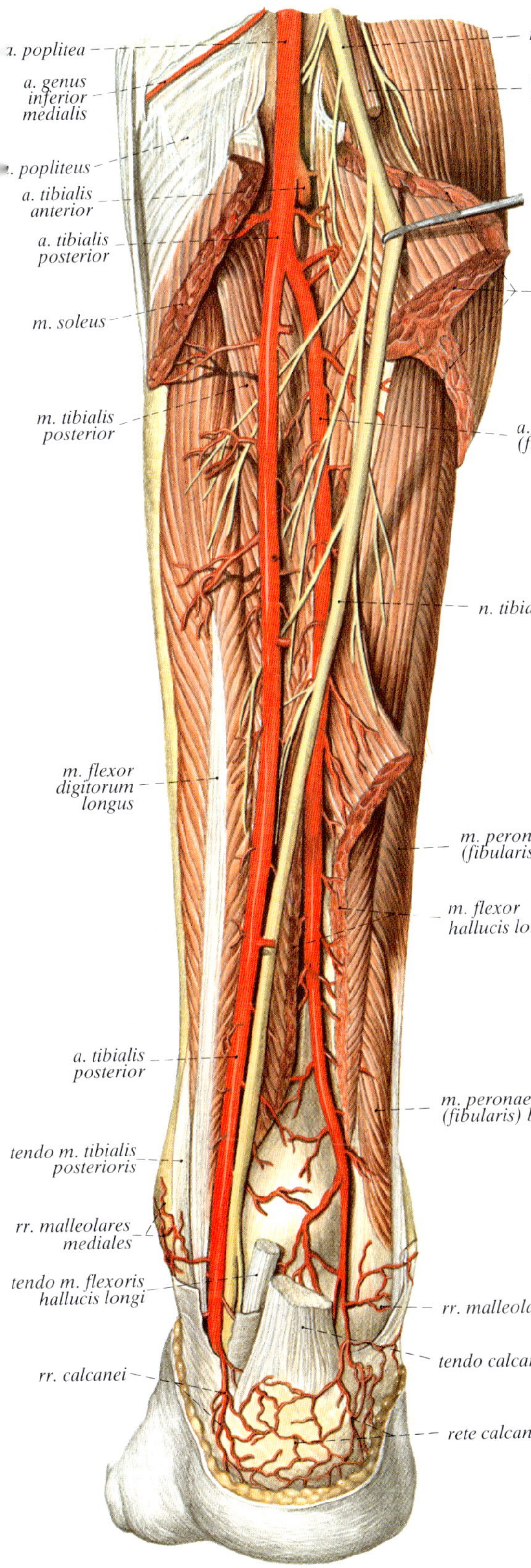

Abb. 462. Nerven und Gefäße der Beugeseite des rechten Unterschenkels, tiefe Schicht.

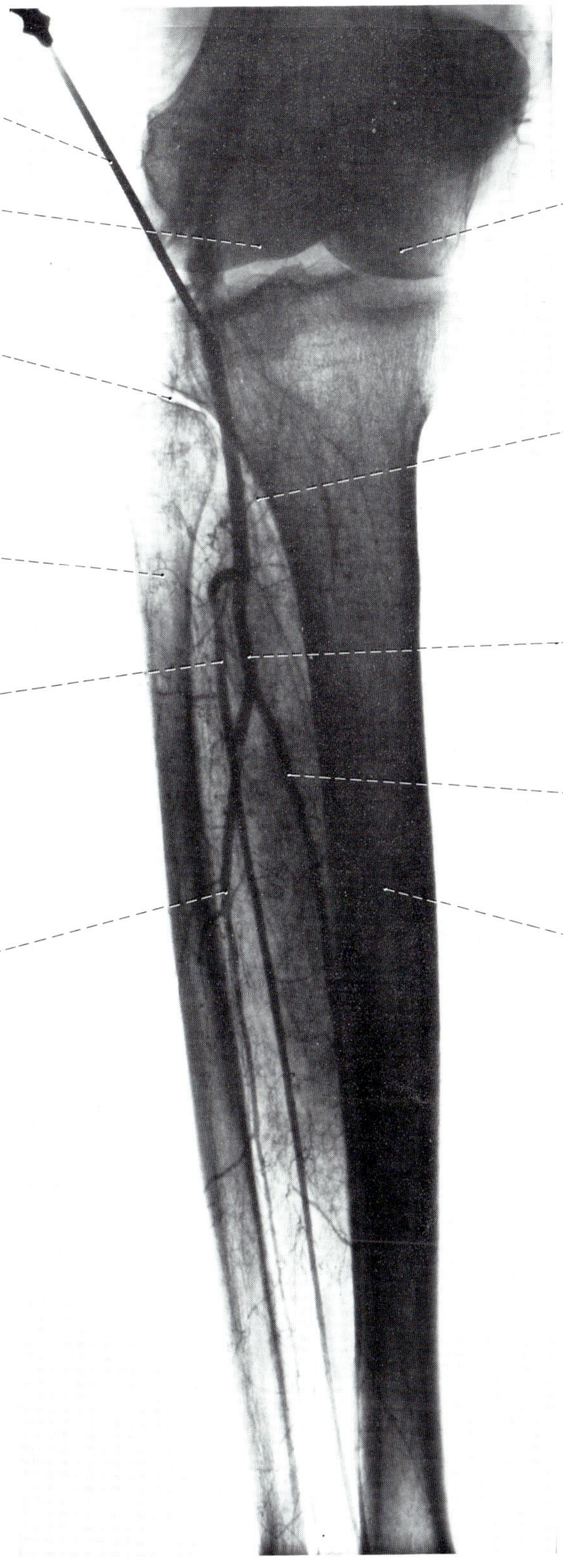

Abb. 463. Arteriogramm des rechten Unterschenkels. Aufnahme bei Innenrotation im sagittalen Strahlengang. (Original: Dr. F. PLATZ, Anatomisches Institut der Universität Freiburg i. Brsg.) * Kanüle in der a. poplitea; ** wichtige klinische Bezeichnung.

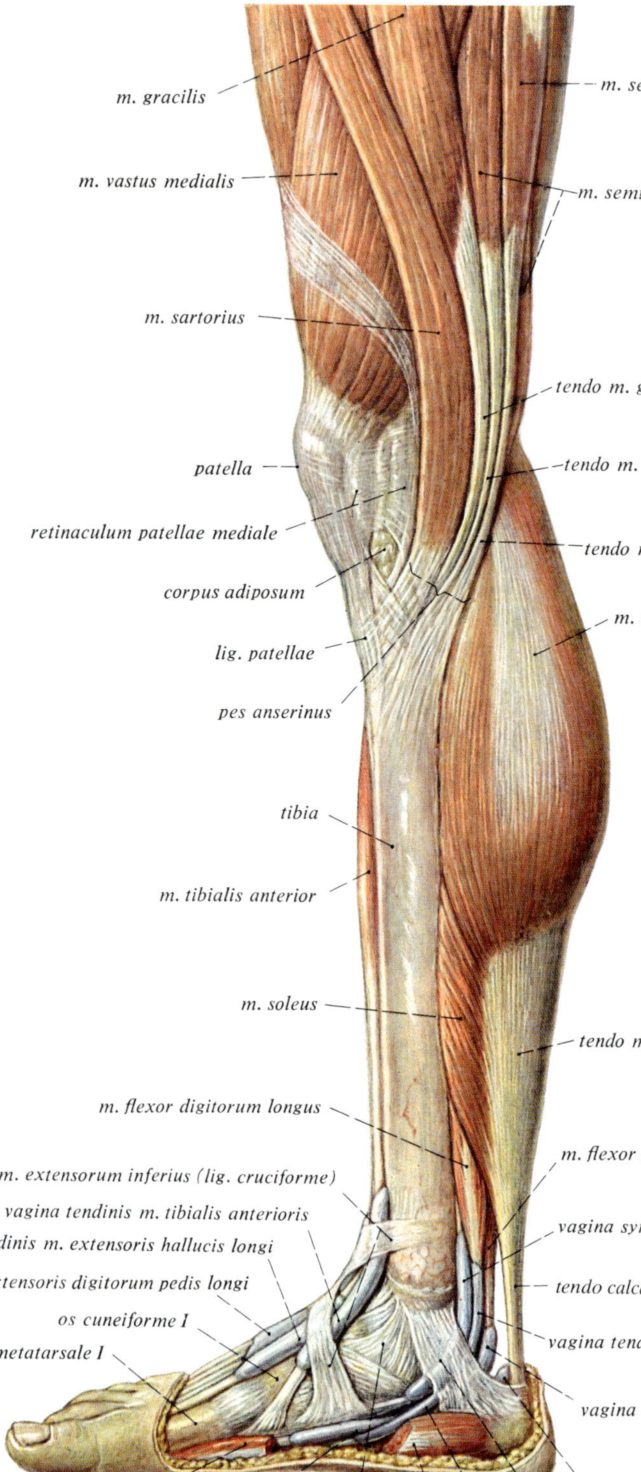

Abb. 464. Oberflächliche Schicht der Muskeln des rechten Beins. Medialansicht. Sehnenscheiden, vaginae synoviales, blau gefärbt.

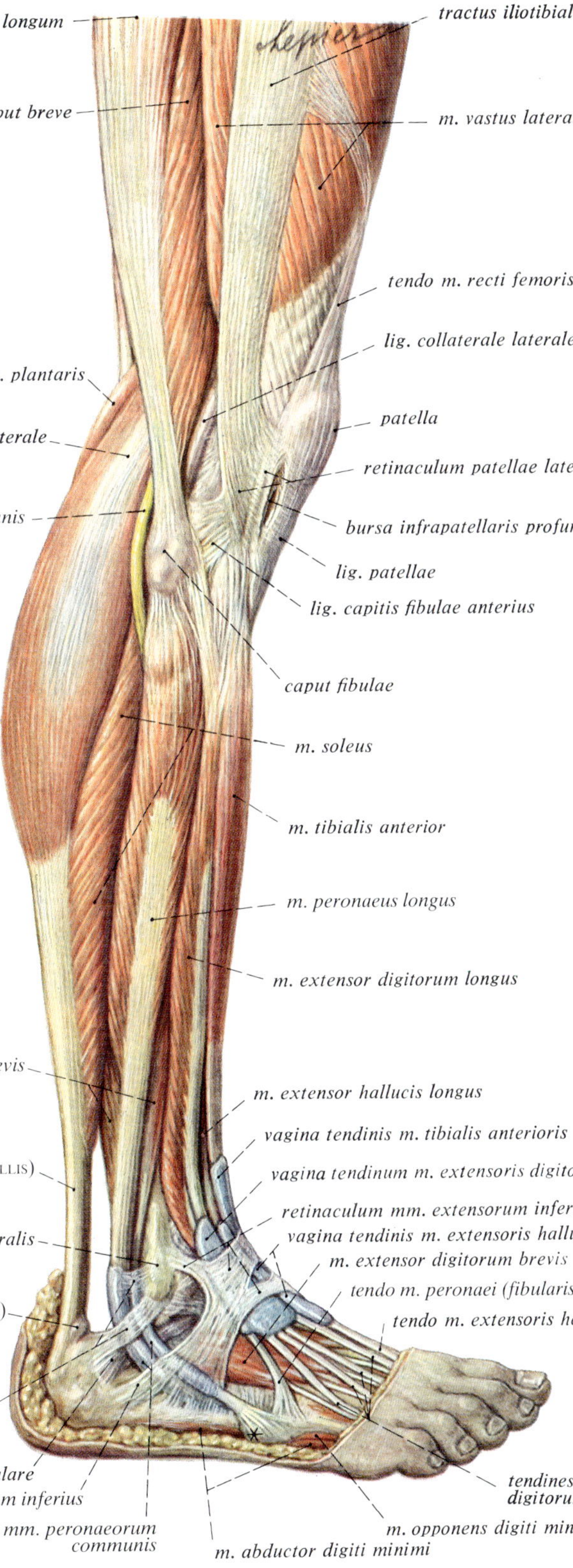

Abb. 465. Oberflächliche Schicht der Muskeln des rechten Beins. Lateralansicht. Sehnenscheiden, vaginae synoviales, blau gefärbt.
* tuberositas ossis metatarsalis V.

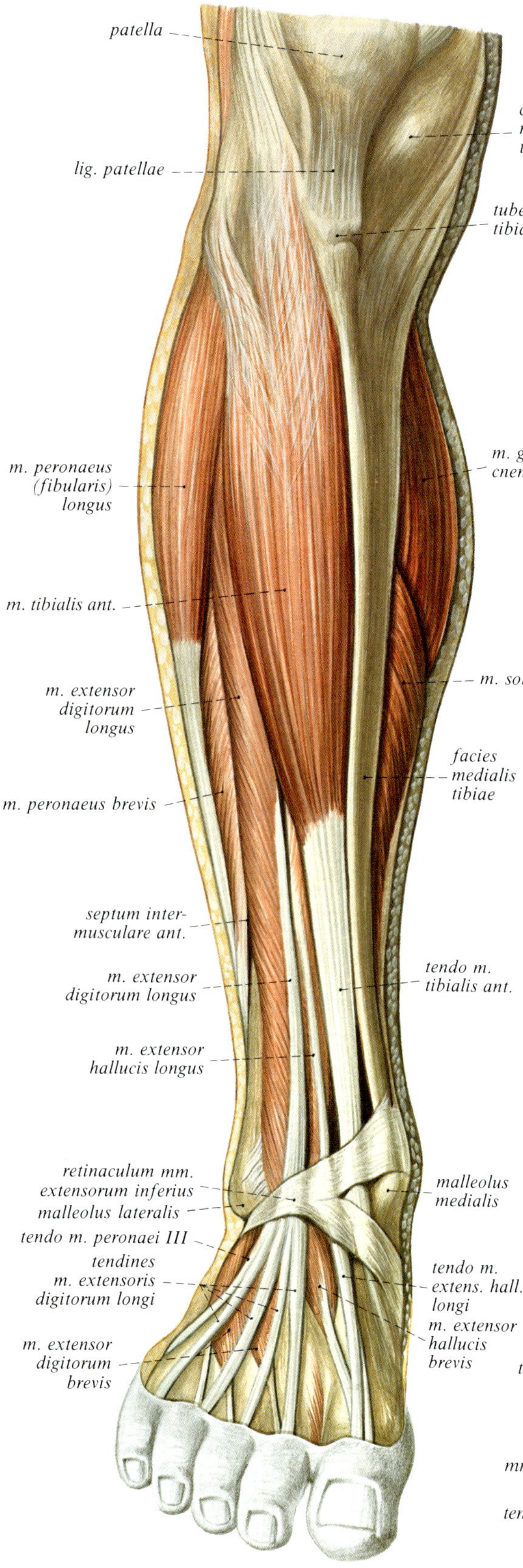

Abb. 466. Muskeln der Vorderfläche des Unterschenkels und des Fußrückens. Retinaculum mm. extensorum superius entfernt, retinaculum mm. extensorum inferius erhalten.

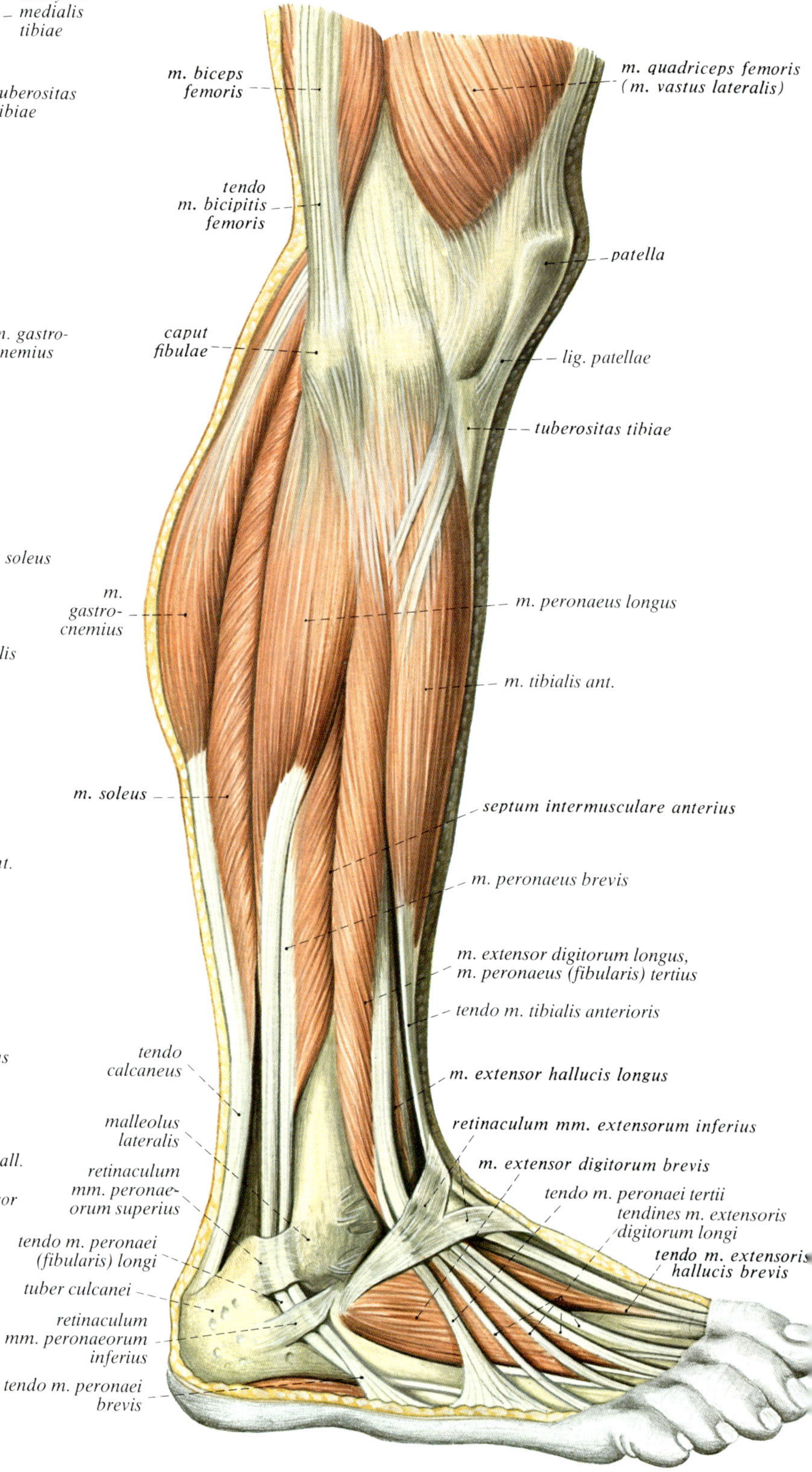

Abb. 467. Muskeln des Unterschenkels und Fußrückens. Ansicht von lateral. Faszie bis auf retinacula entfernt.

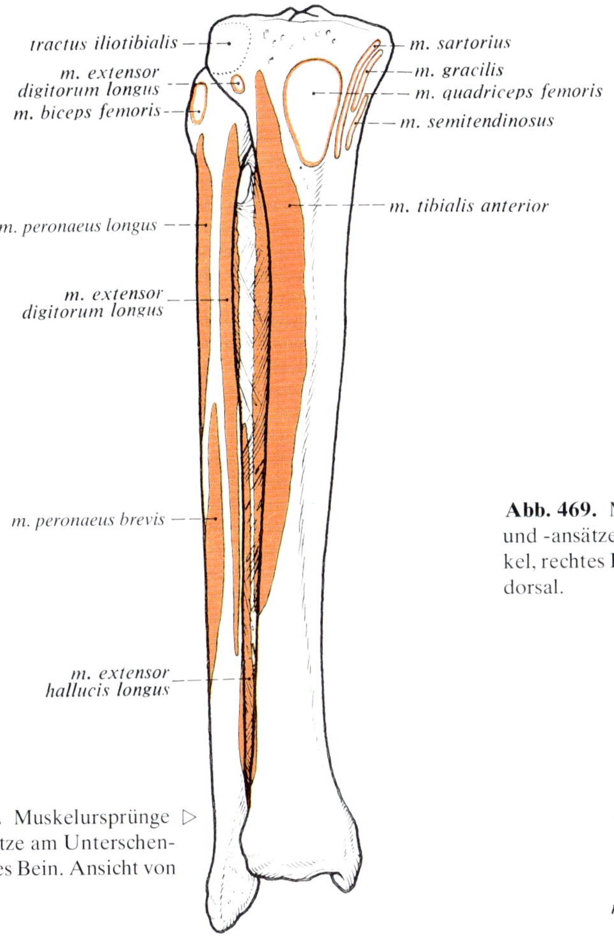

Abb. 468. Muskelursprünge ▷ und -ansätze am Unterschenkel, rechtes Bein. Ansicht von ventral.

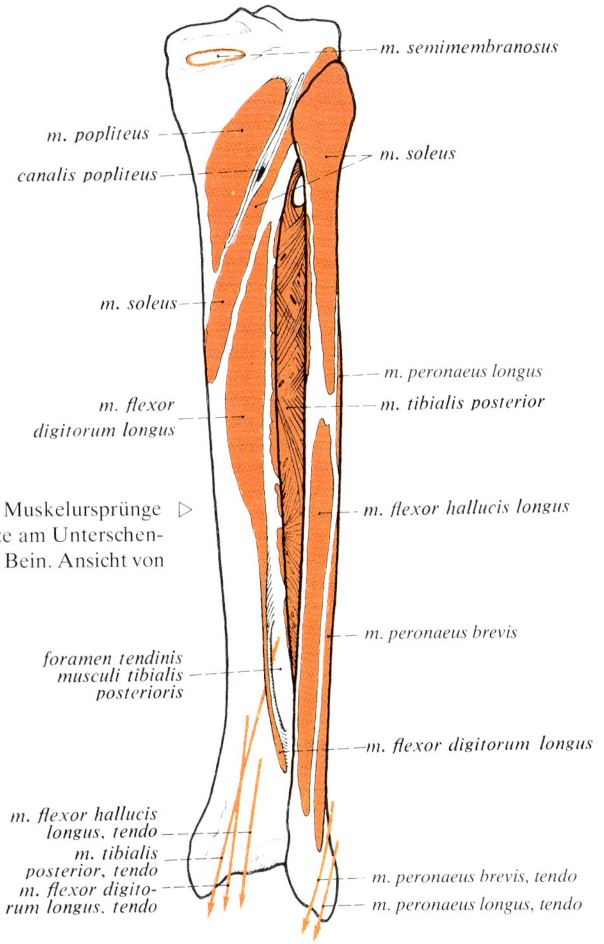

Abb. 469. Muskelursprünge ▷ und -ansätze am Unterschenkel, rechtes Bein. Ansicht von dorsal.

Muskeln des Unterschenkels. Vordere Gruppe (Abb. 466, 467)

Name	*Ursprung*	*Ansatz*
1. m. tibialis anterior verläuft mit langer Sehne unter den retinacula mm. extensorum superius und inferius	epicondylus lateralis und facies lateralis tibiae, membrana interossea, fascia cruris	basis ossis metatarsalis I (medialer Rand) und os cuneiforme mediale (I) (plantare Fläche)
Innervation: n. peronaeus (fibularis) profundus		
Funktion: in erster Linie Dorsalflexion; daneben auch Supination		
2. m. extensor hallucis longus	facies medialis fibulae, membrana interossea, fascia cruris	Dorsalfläche der großen Zehe (sehnig)
3. m. extensor digitorum longus Sehne wird von den retinacula mm. extensorum superius et inferius fixiert	epicondylus lateralis tibiae, margo anterior fibulae, membrana interossea, fascia cruris, septum intermusculare anterius cruris	geht mit vier Sehnen in die Dorsalaponeurosen der vier lateralen Zehen über
4. m. peronaeus (fibularis) tertius	geht aus dem distal-lateralen Abschnitt des vorigen hervor	dorsale Fläche des os metatarsale V (plattsehnig)
Innervation: n. peronaeus (fibularis) profundus		
Funktion: Streckung der Zehen; Dorsalflexion im oberen Sprunggelenk; daneben Pronation und Abduktion (m. extensor digitorum longus), auch Supination im unteren Sprunggelenk (m. extensor hallucis longus)		

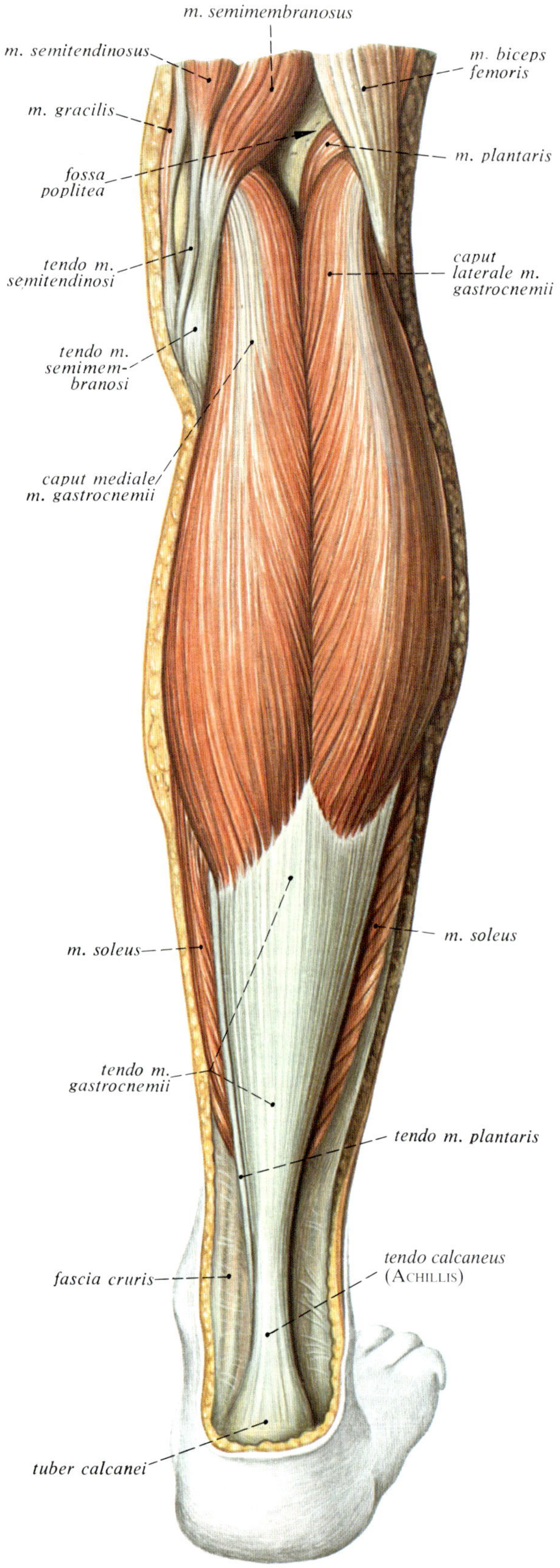

Abb. 470. Oberflächliche Schicht der Wadenmuskulatur.

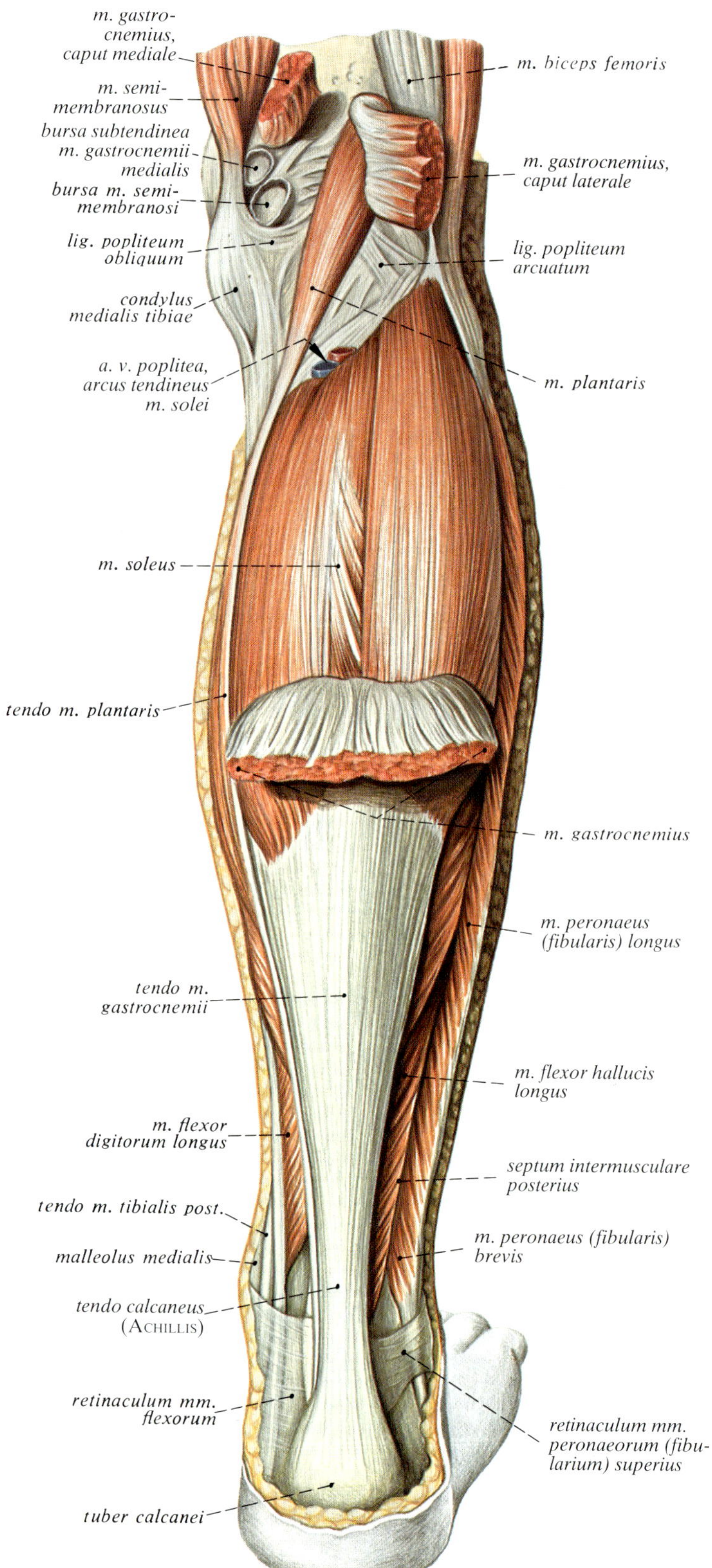

Abb. 471. Zweite Schicht der Wadenmuskulatur. M. gastrocnemius durchgeschnitten und zurückgeschlagen, tiefes Blatt der fascia cruris bis auf die retinacula entfernt.

m. tibialis posterior
m. flexor hallucis longus
m. soleus

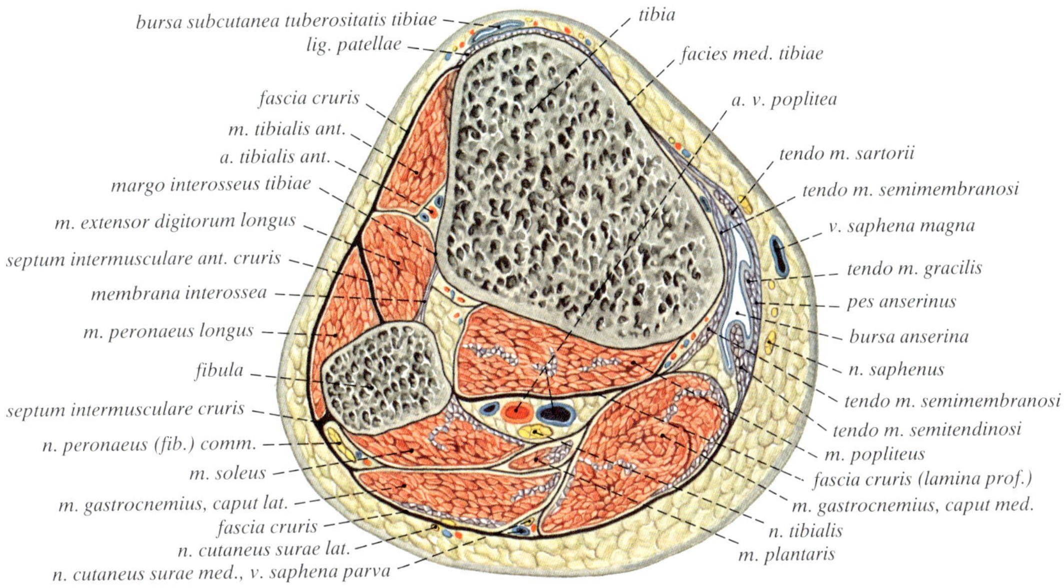

Abb. 472. Querschnitt durch das proximale Drittel des rechten Unterschenkels. Schnittfläche von *distal* gesehen.

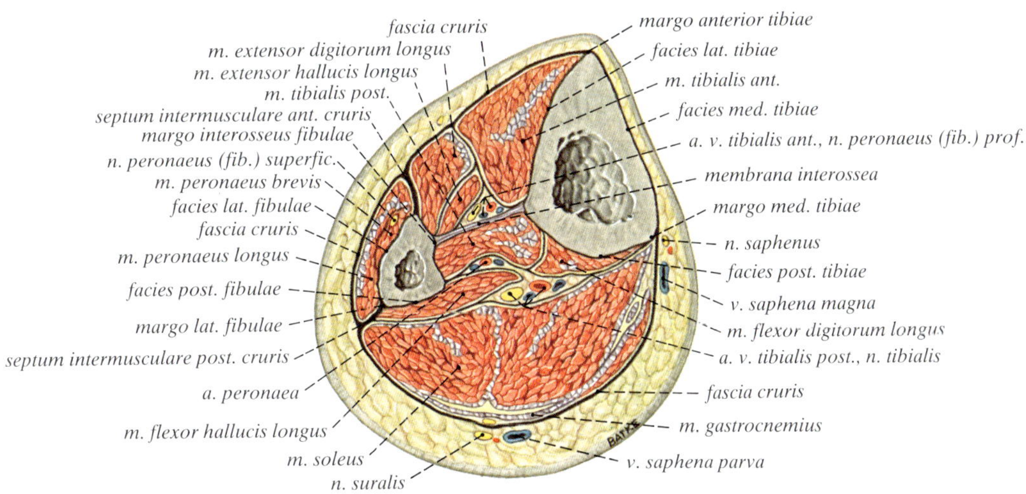

Abb. 473. Querschnitt durch das mittlere Drittel des rechten Unterschenkels. Schnittfläche von *distal* gesehen.

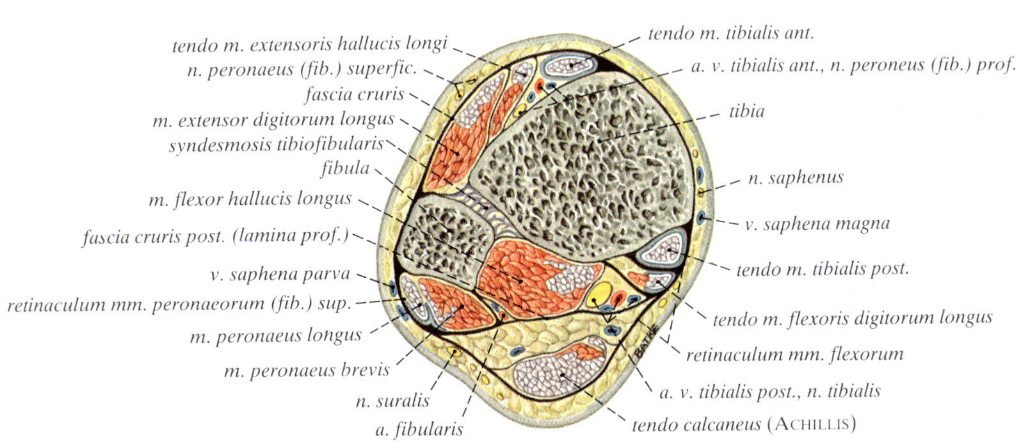

Abb. 474. Querschnitt durch den rechten Unterschenkel oberhalb der Malleolen. Schnittfläche von *distal* gesehen.

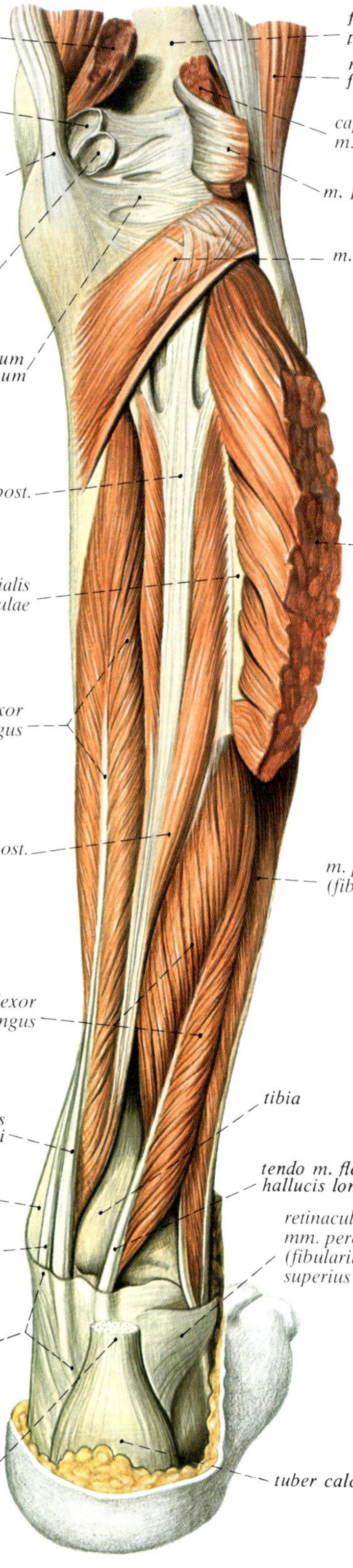

Abb. 475. Tiefere Schicht der Wadenmuskulatur. Durchgeschnitten sind mm. gastrocnemius, soleus und plantaris.

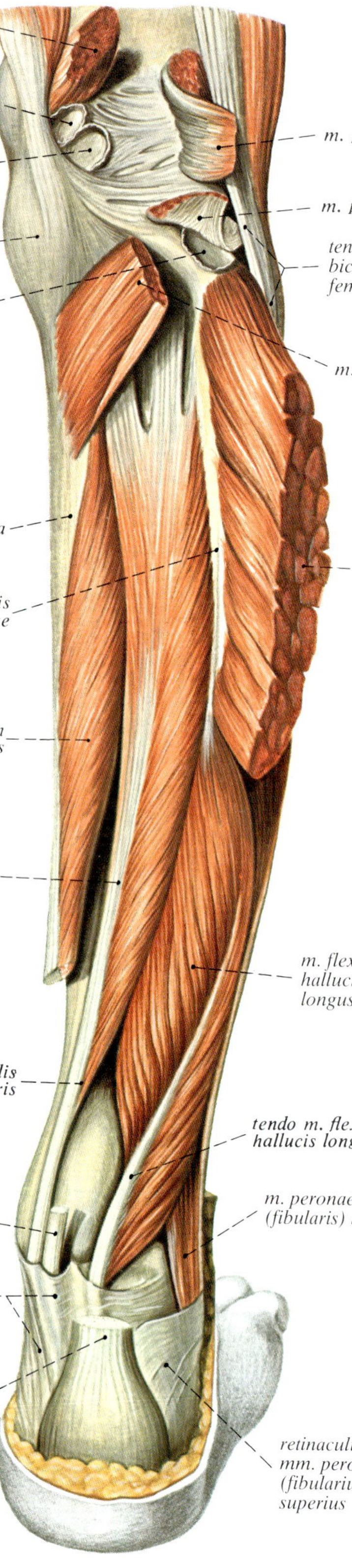

Abb. 476. Tiefste Schicht der Wadenmuskulatur.

Muskeln der hinteren Fläche des Unterschenkels; tiefe Schicht (Abb. 475, 476)

Name	*Ursprung*	*Ansatz*
1. m. tibialis posterior	facies posterior tibiae (proximaler Teil), membrana interossea cruris, facies medialis fibulae	tuberositas ossis navicularis; Plantarfläche des os cuneiforme mediale (I), z. T. auch der ossa cuneiformia intermedium (II) und laterale (III), basis ossis metatarsalis II, III, IV
Funktion:	Plantarflexion, Supination (Hebung des medialen Fußrandes) und Adduktion des Fußes	
2. m. flexor digitorum longus	facies posterior und margo interossea tibiae, mit einem arcus tendineus vom distalen Drittel der fibula	Endphalangen der 2.–5. Zehen
Funktion:	beugt Endglieder der vier lateralen Zehen; wirkt auf den Fuß stark plantarwärts flektierend, supinierend und adduzierend	
3. m. flexor hallucis longus	facies posterior und margo posterior fibulae (distale zwei Drittel), membrana interossea cruris, septum intermusculare posterius	Endphalanx der großen Zehe
Innervation:	n. tibialis für alle drei Muskeln	
Funktion:	beugt große Zehe; wirkt aber auch kräftig auf den ganzen Fuß plantarflektierend, supinierend und adduzierend	

Beachte: Der mediale Retromalleolarraum (regio malleolaris medialis) enthält von vorne nach hinten: die Sehne des m. tibialis posterior, die Sehne des m. flexor digitorum longus, die vasa tibialia posteriora, den n. tibialis und ganz hinten in der Tiefe die Sehne des m. flexor hallucis longus. Er ist ein durch das retinaculum gebildeter kurzer Tunnel, durch den die Gebilde der tiefen Wadenregion zur planta pedis verlaufen (Abb. 505).
Der laterale Retromalleolarraum (regio malleolaris lateralis) enthält die Sehnen der mm. peronaei longus et brevis, die durch ein retinaculum superius und inferius fixiert sind (Abb. 504).

Laterale Gruppe (Mm. peronaei [fibulares]) (Abb. 467, 504)

Name	*Ursprung*	*Ansatz*
1. m. peronaeus longus Die Sehne besitzt in der planta pedis (an der tuberositas ossis cuboidei) eine knorplige Verdickung	caput fibulae, fascia cruris, proximale zwei Drittel der facies lateralis und des margo posterior fibulae, septa intermuscularia anterius und posterius cruris	langsehnig durch die Tiefe der planta pedis und den sulcus tendinis m. pereonaei longi zur tuberositas ossis metatarsalis I, (II), os cuneiforme mediale (I) (Abb. 499)
2. m. peronaeus brevis	distale Hälfte der facies lateralis und des margo anterior fibulae, septa intermuscularia anterius und posterius cruris	tuberositas ossis metatarsalis V, Sehnenstreifen zur kleinen Zehe (Streckfläche) (Abb. 504)
Innervation:	n. peronaeus (fibularis) superficialis	
Funktion:	beide mm. peronaei (fibulares) heben lateralen Fußrand (pronieren) und abduzieren; ferner unterstützen sie die Plantarflexion des vorderen Fußabschnittes	

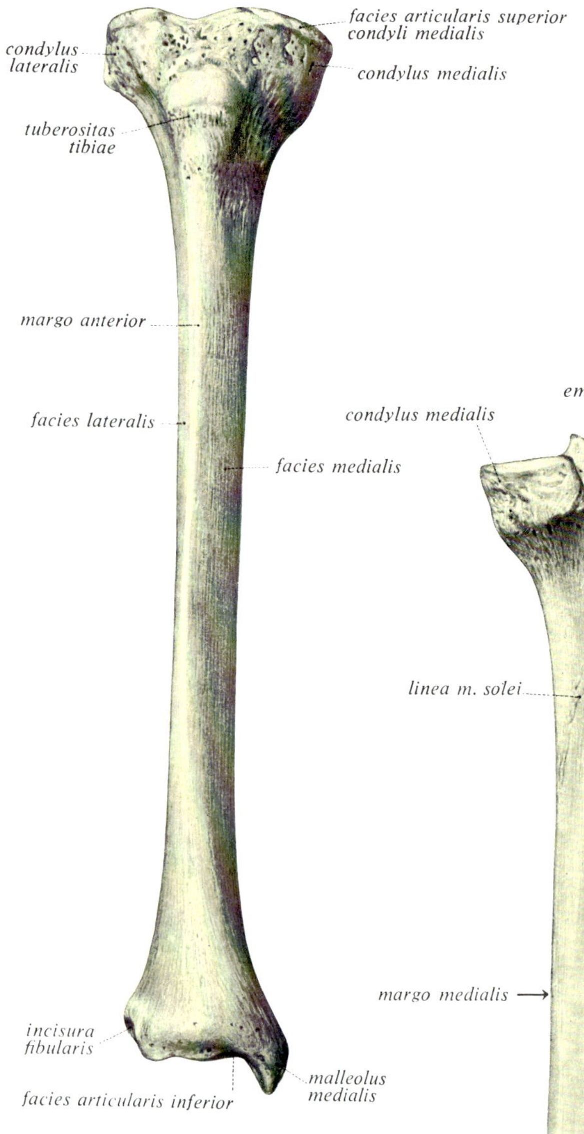

Abb. 477.

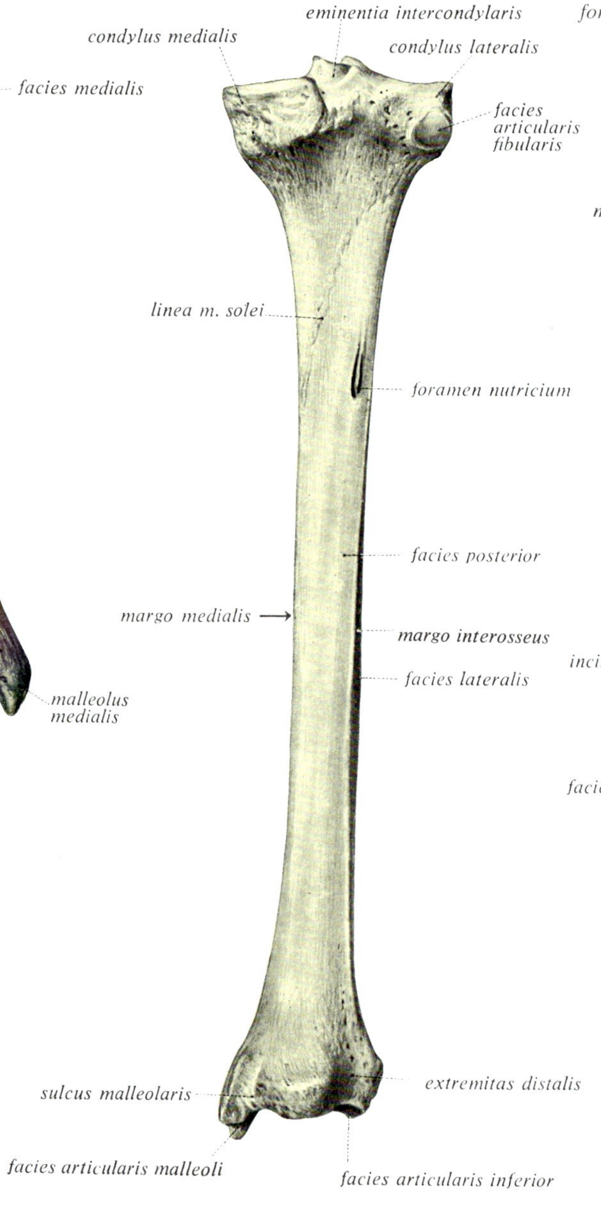

Abb. 478.

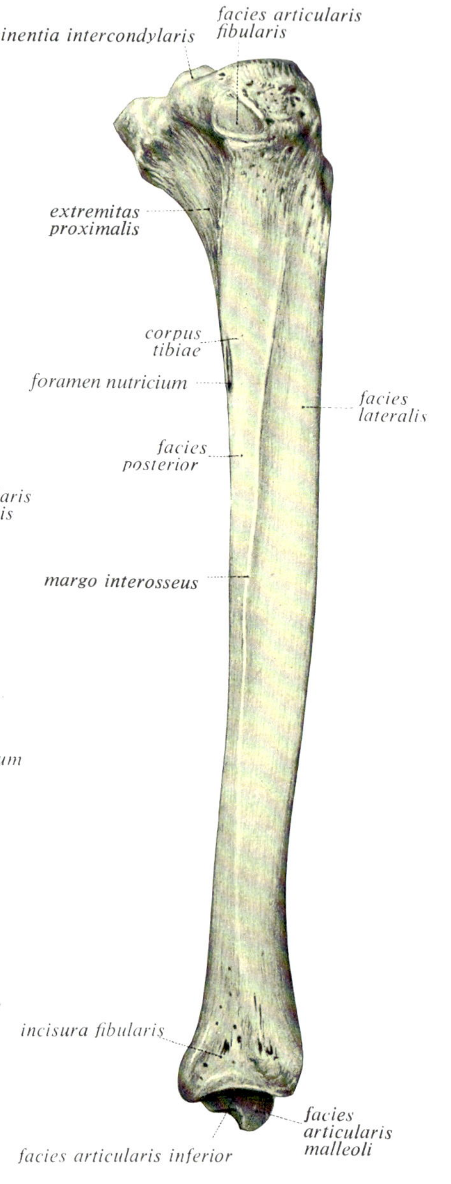

Abb. 479.

Abb. 477–479. Rechtes Schienbein, tibia. Abb. 477: Ansicht von ventral. Abb. 478: Ansicht von dorsal. Abb. 479: Ansicht von lateral.

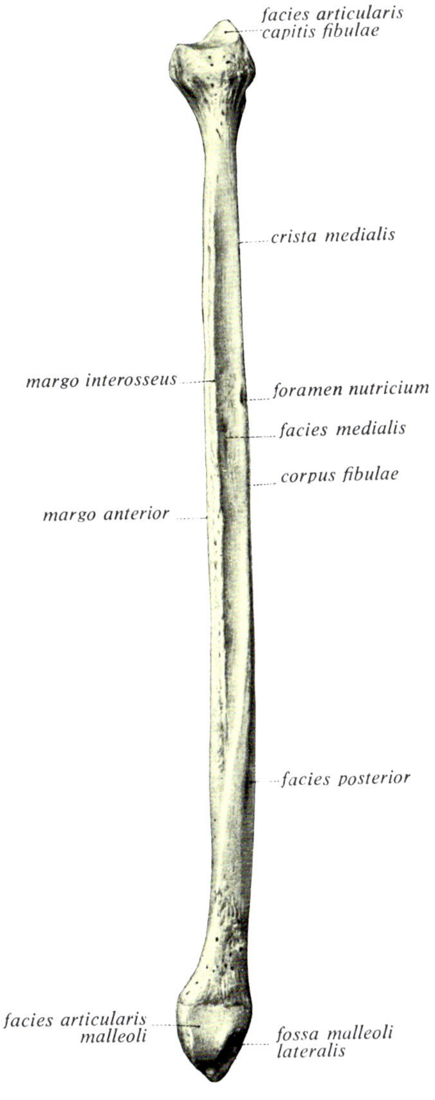

Abb. 480.

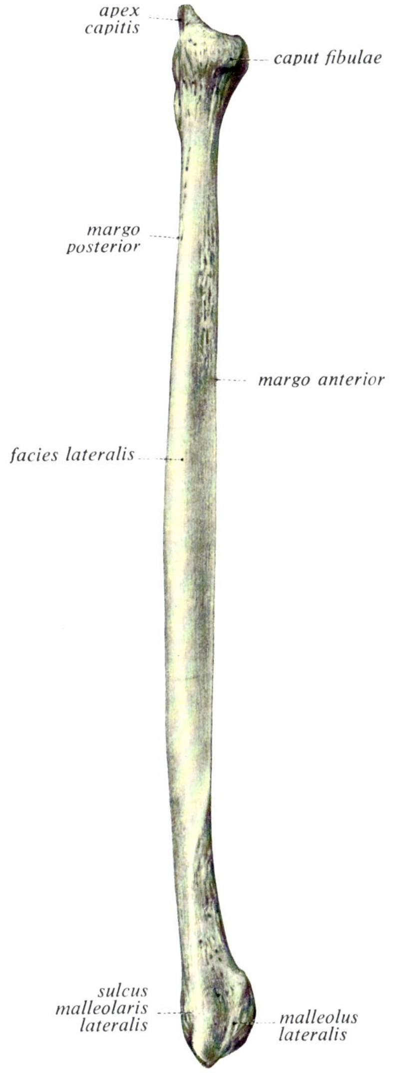

Abb. 481.

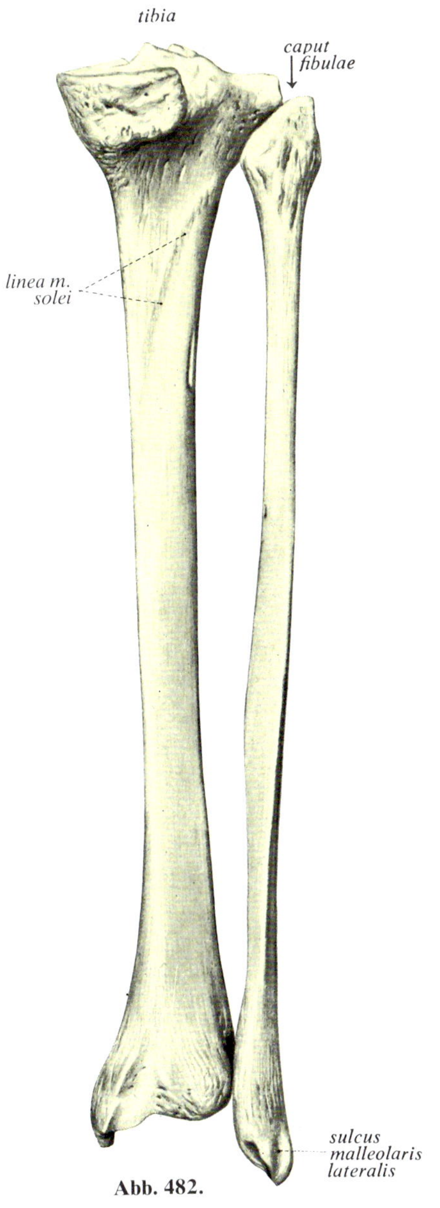

Abb. 482.

Abb. 480–482. Rechtes Wadenbein, fibula. Abb. 480: Ansicht von medial. Abb. 481: Ansicht von lateral. Abb. 482: Rechte tibia und fibula, Ansicht von dorsal.

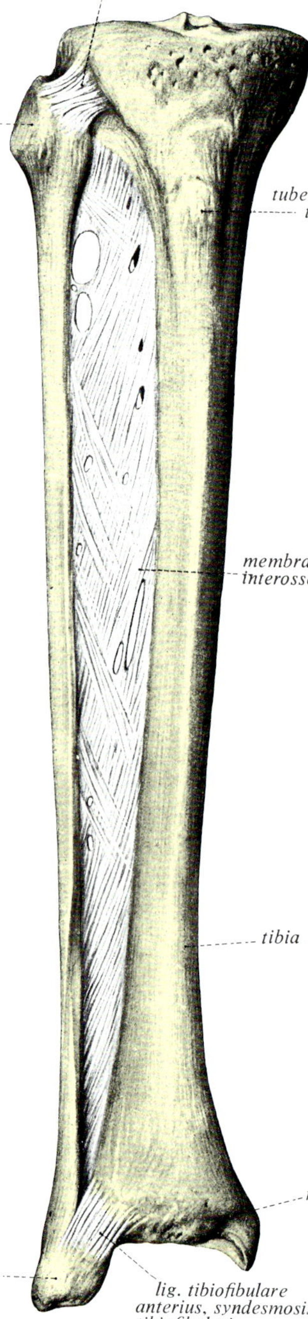

◁ **Abb. 483.** Die Unterschenkelknochen, tibia et fibula, des rechten Beins mit ihren Bandverbindungen. Vorderansicht.

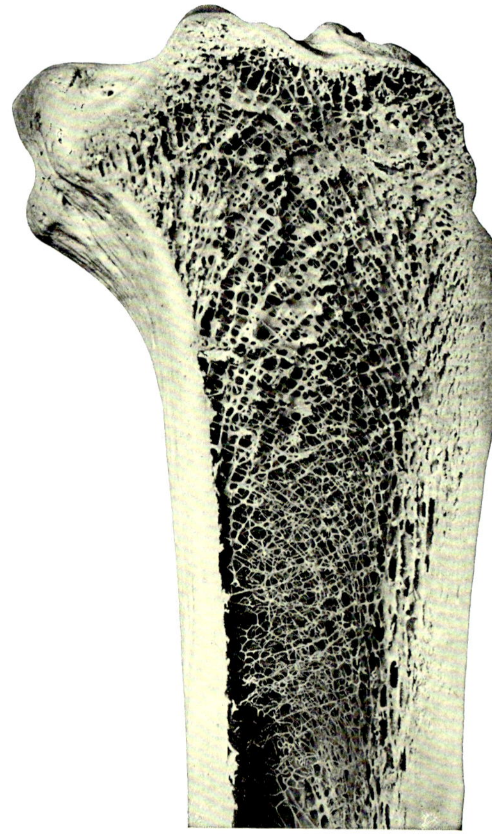

△
Abb. 484. Sagittaler Längsschnitt durch das proximale Ende des Schienbeins, tibia. Beachte die Spongiosastruktur.

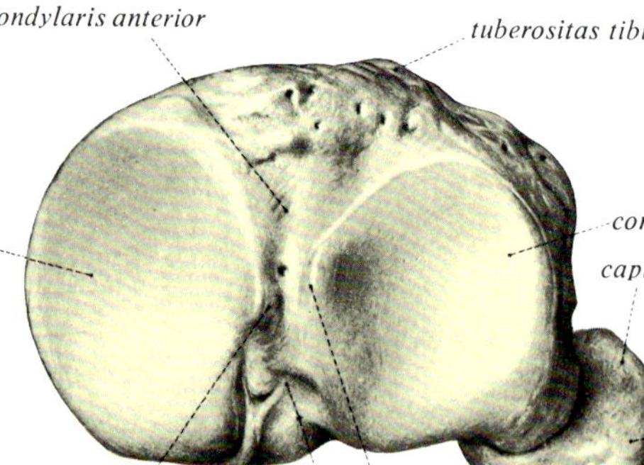

△
Abb. 485. Die proximalen Enden von (rechter) tibia und fibula. Proximalansicht.

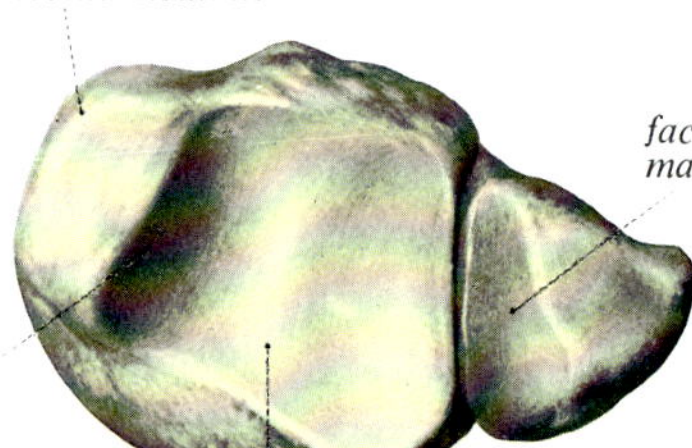

◁ **Abb. 486.** Die distalen Enden beider Unterschenkelknochen, tibia und fibula, des rechten Beins. Distalansicht.

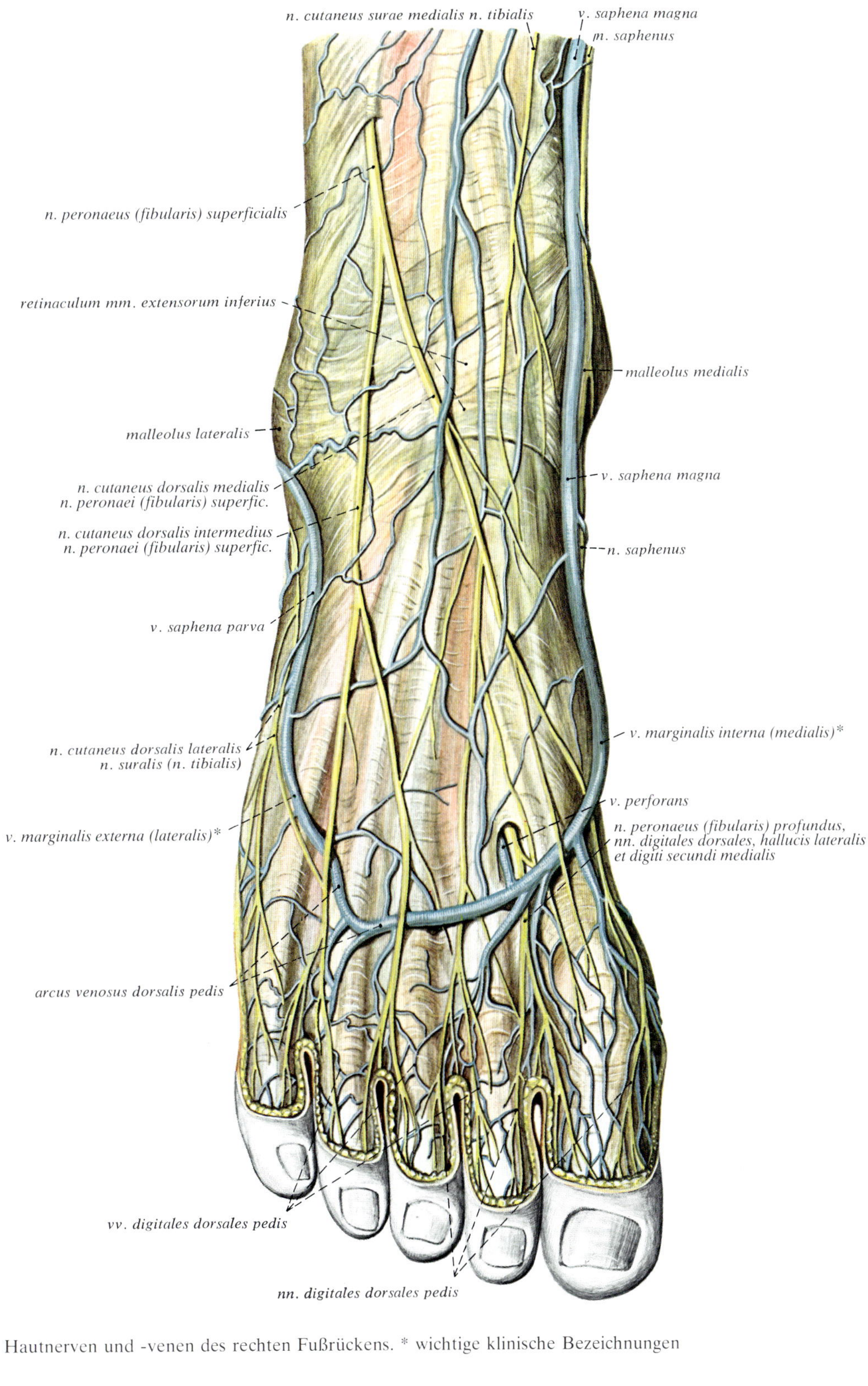

Abb. 487. Hautnerven und -venen des rechten Fußrückens. * wichtige klinische Bezeichnungen

◁ **Abb. 488.** Oberflächliche Muskeln des Fußrückens.

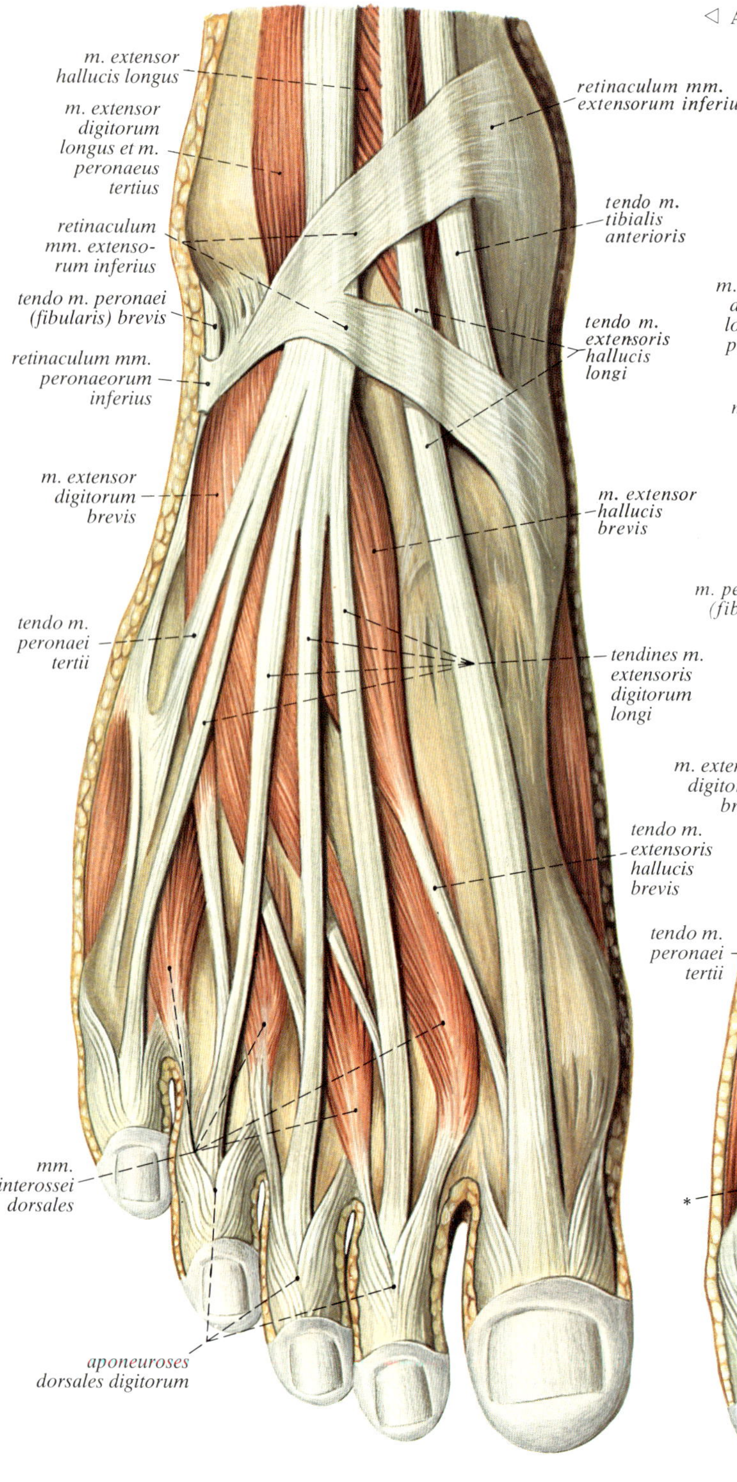

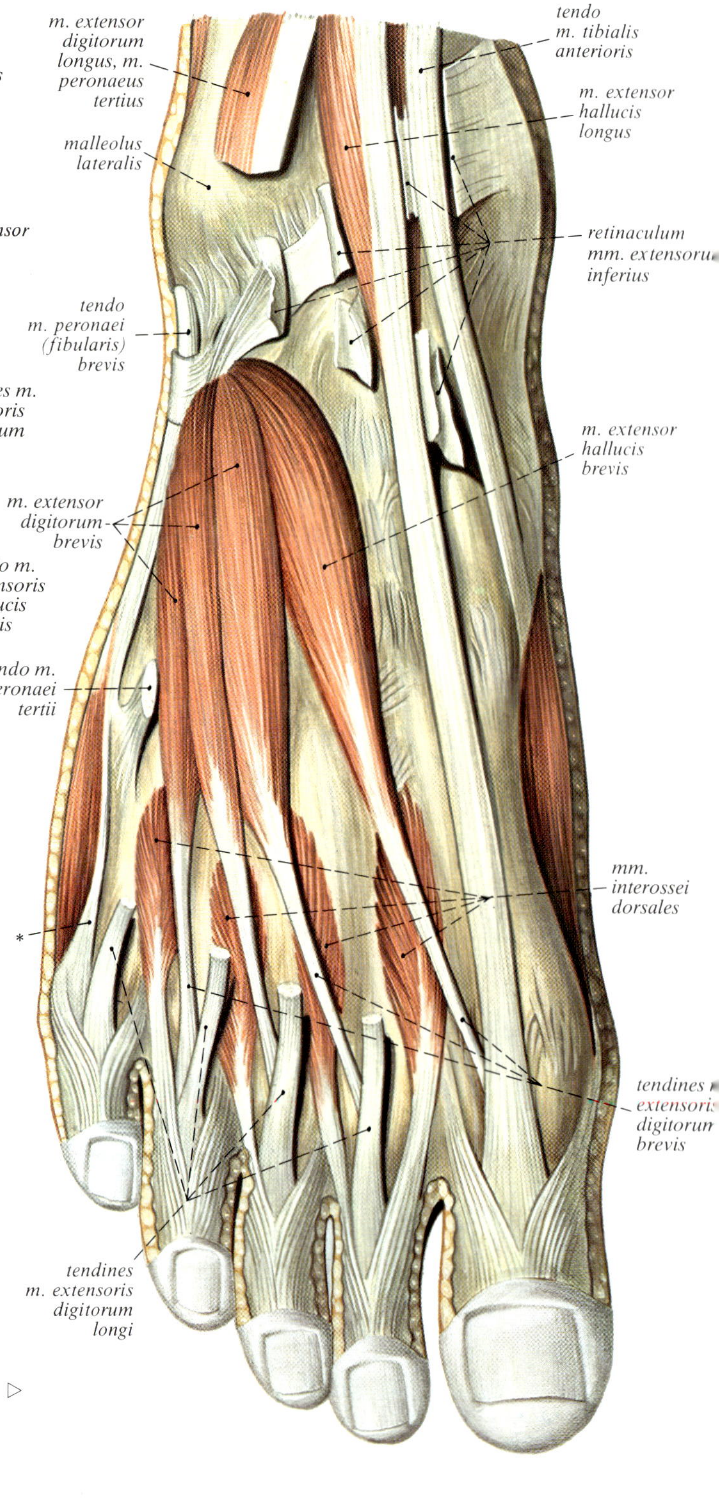

Abb. 489. Muskeln und Sehnen des Fußrückens. Das retinaculum ▷ mm. extensorum inferius ist gespalten. * Fortsetzung der Sehne des m. peronaeus (fibularis) brevis auf die kleine Zehe (var.)

◁ **Abb. 490.** Plantaraponeurose, rechter Fuß.

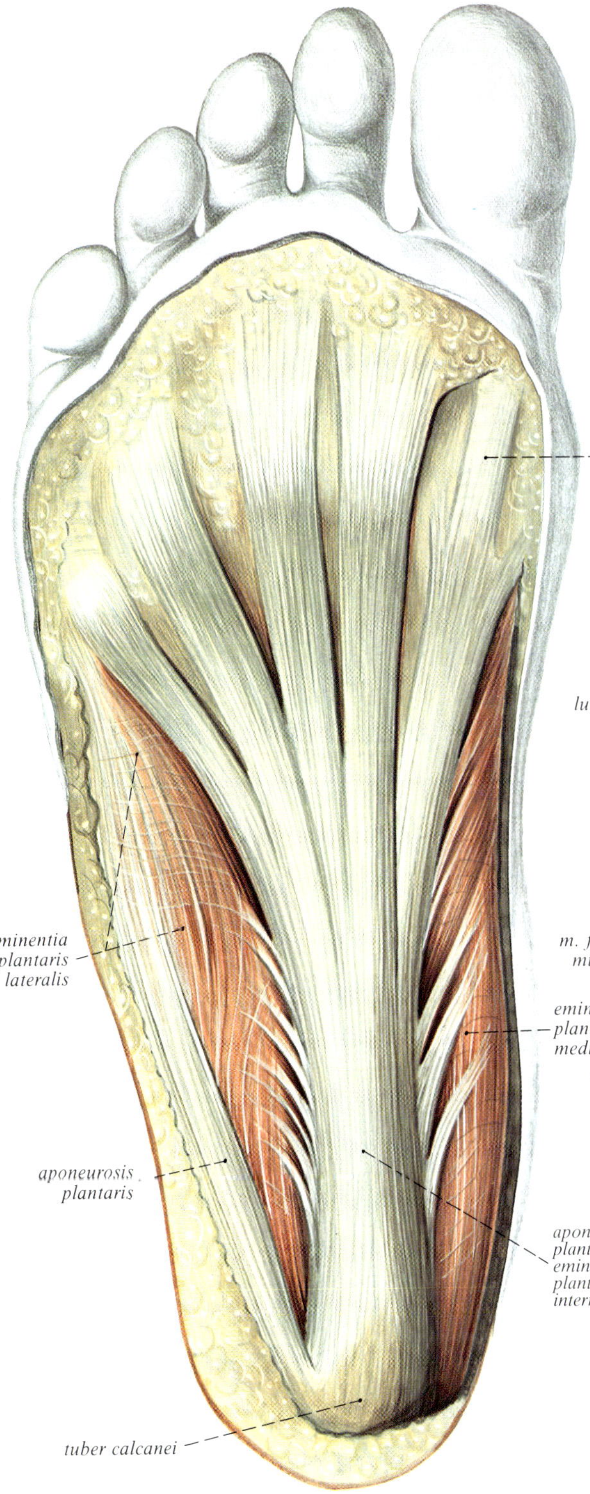

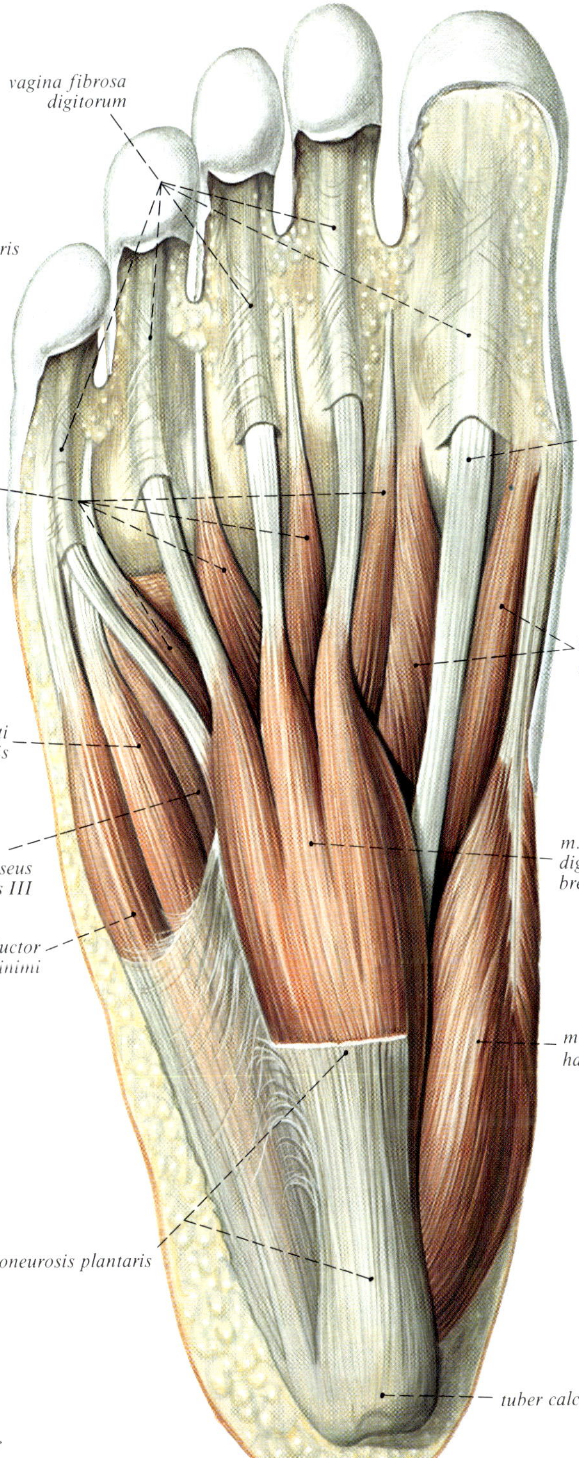

Abb. 491. Oberflächliche Muskulatur der rechten Fußsohle. Der ▷ Hauptteil der Plantaraponeurose ist bis auf den hinteren, aponeurotischen Teil entfernt.

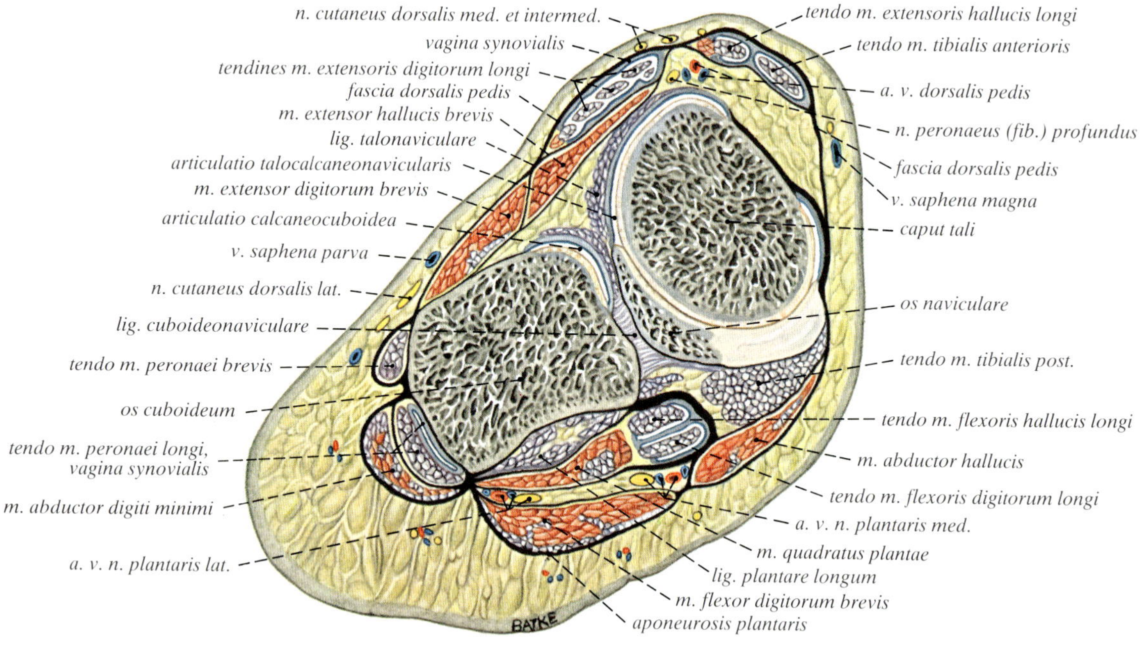

Abb. 492. Querschnitt durch die rechte Fußwurzel im Bereich des Taluskopfes. Schnittfläche von *distal* gesehen. Sehnenscheiden und membrana synovialis der Gelenkkapseln hellblau.

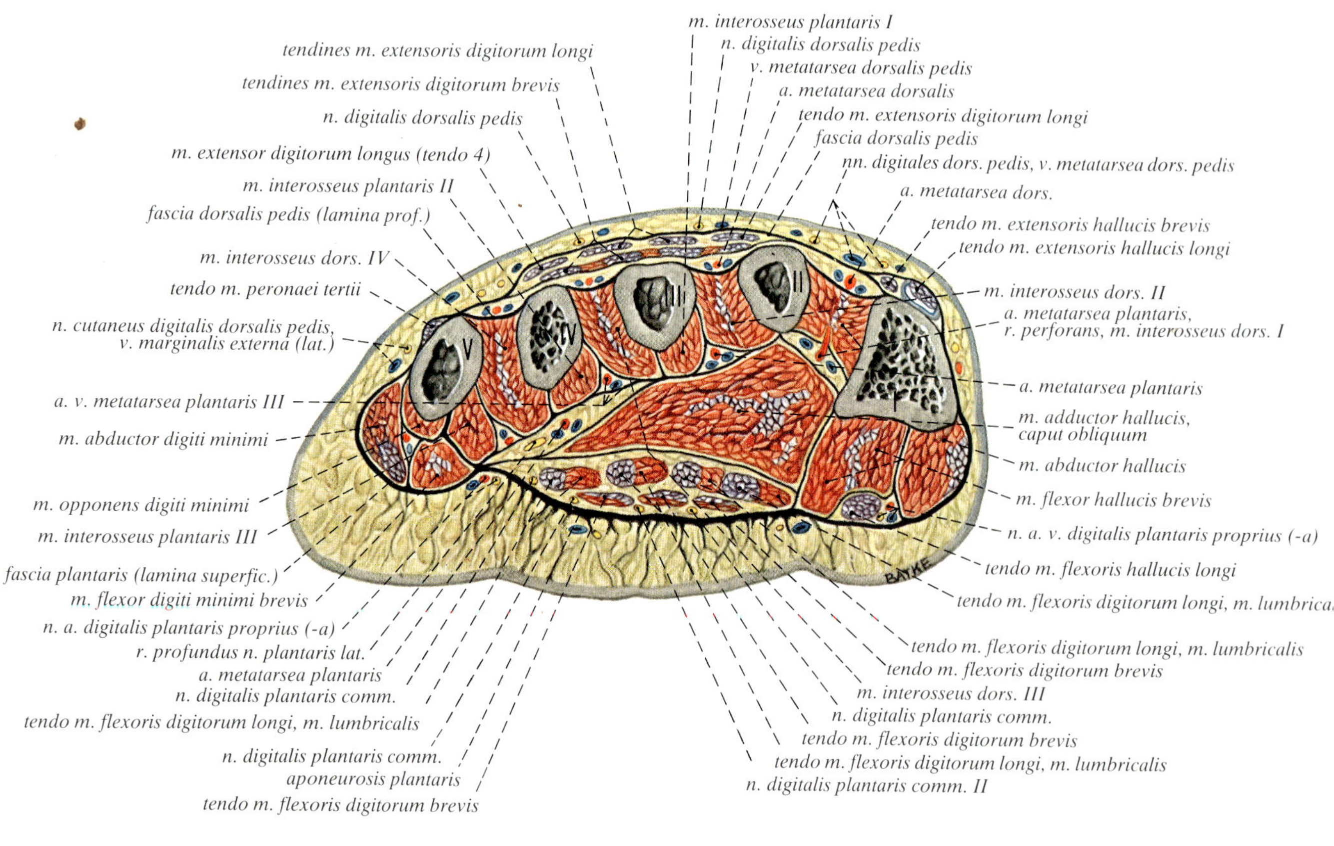

Abb. 493. Querschnitt durch den rechten Fuß im Bereich des Metatarsus. Schnittfläche von *distal* gesehen. I–V = 1.–5. os metatarsale.

◁ **Abb. 494.** Nerven und Gefäße des rechten Fußrückens. Das retinaculum mm. extensorum inferius ist abgetragen, ebenso wie größtenteils die mm. extensor digitorum longus, extensor digitorum brevis, extensor hallucis brevis. Die oberflächlichen Nerven sind bis auf die nn. digitales dorsales entfernt.

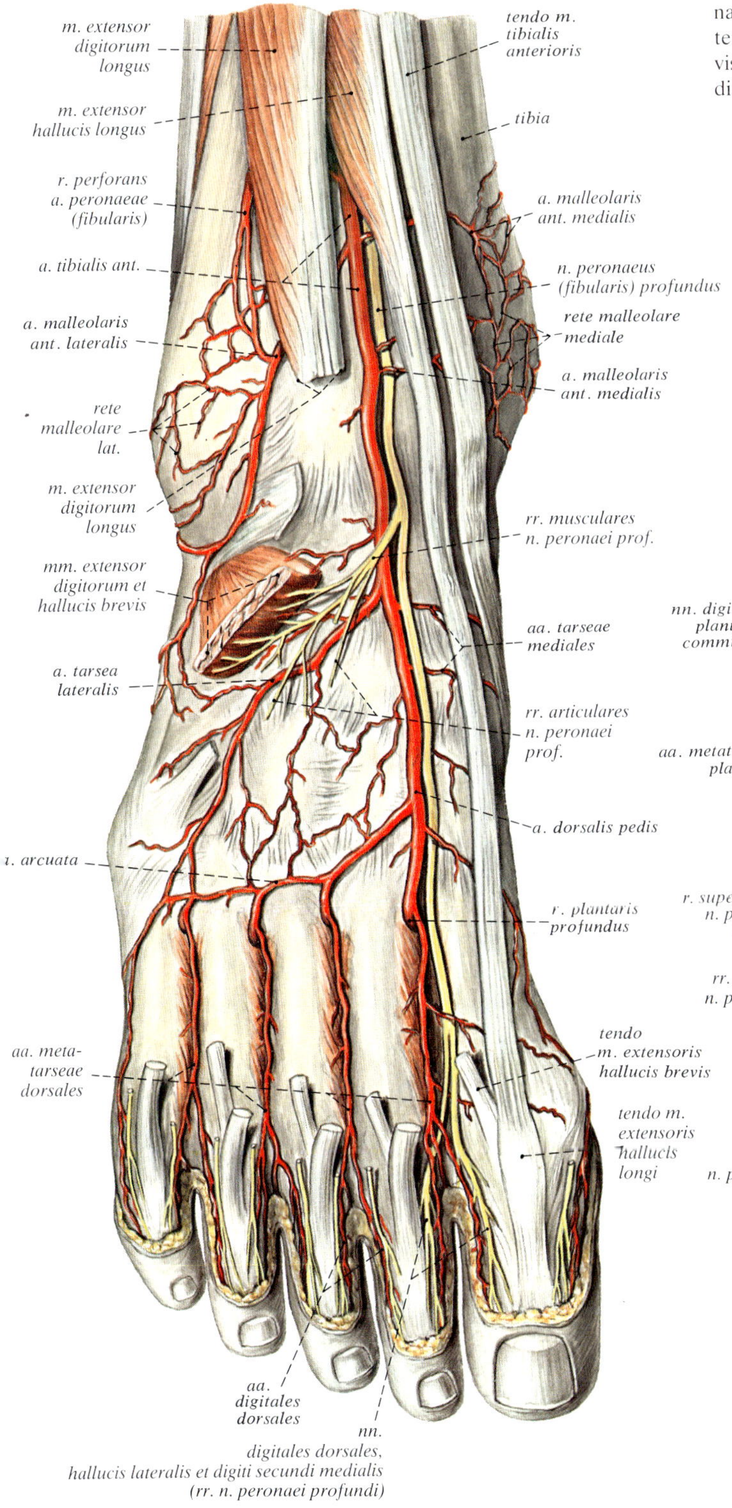

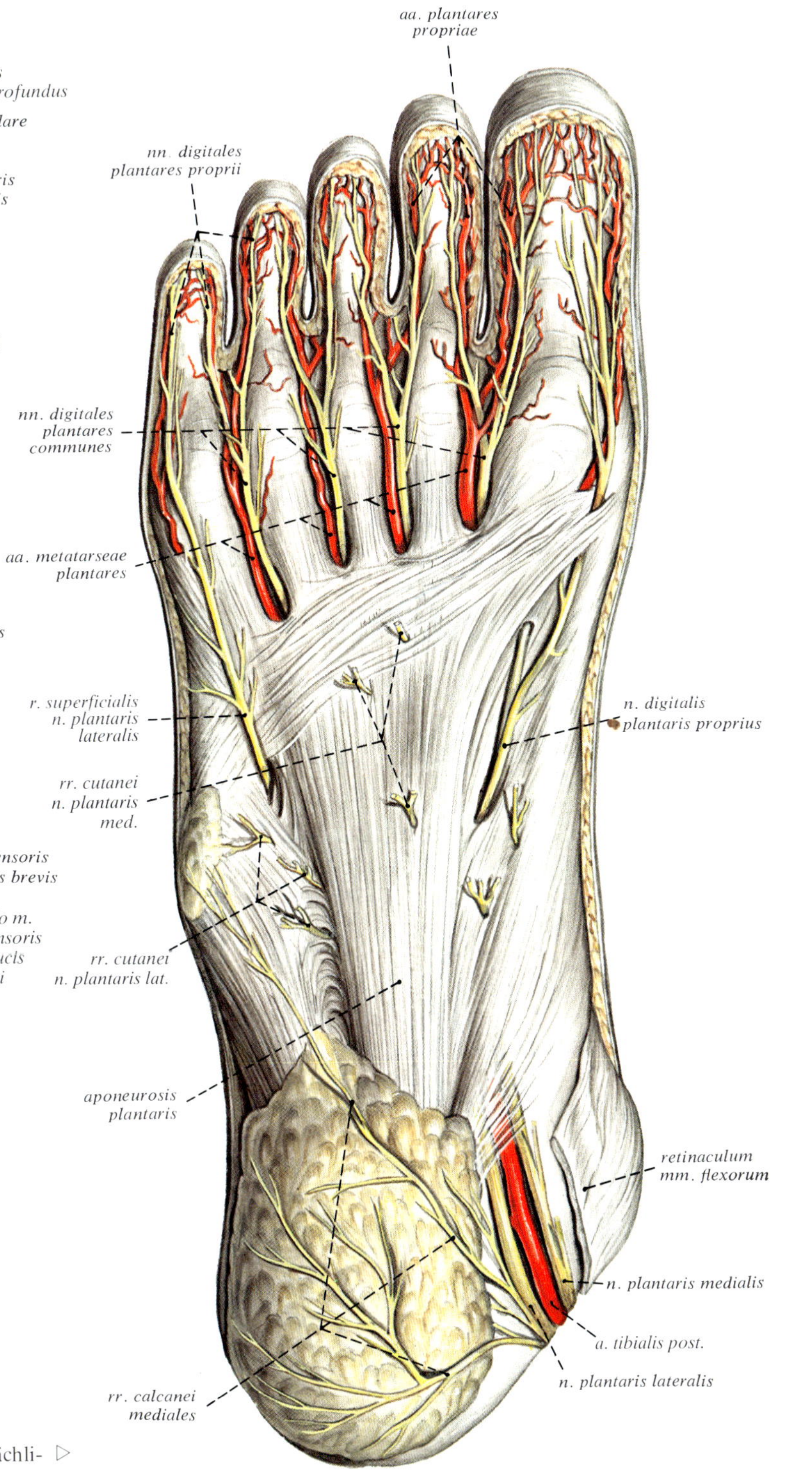

Abb. 495. Nerven und Arterien der rechten Fußsohle, oberflächliche Schicht. Retinaculum mm. flexorum gespalten. ▷

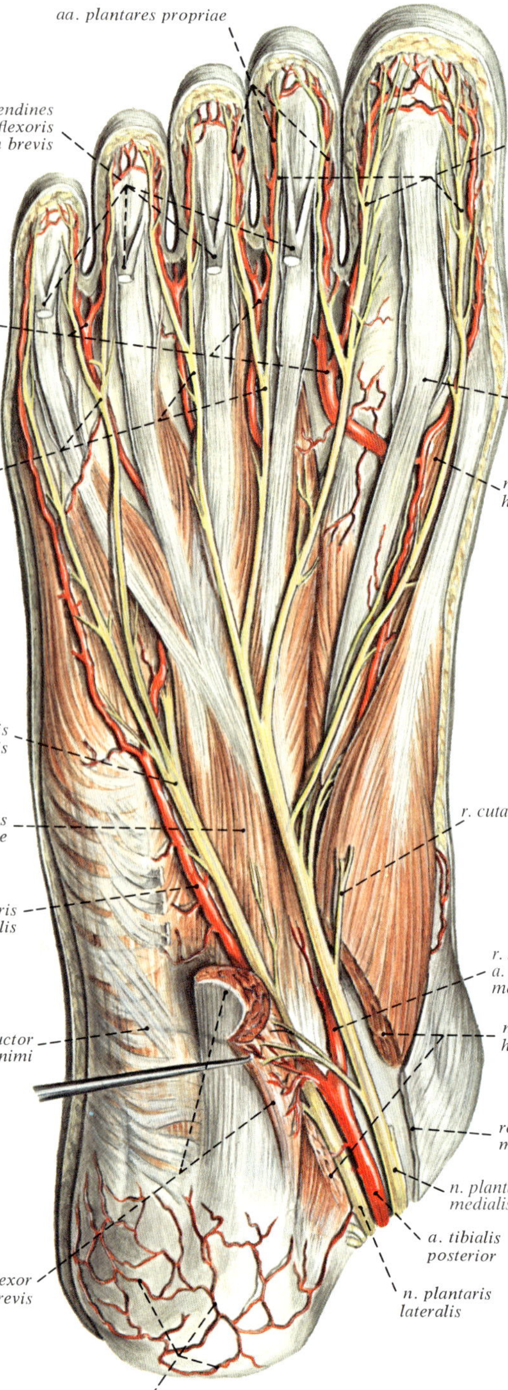

◁ **Abb. 496.** Nerven und Gefäße der rechten Fußsohle, mittlere Schicht. M. abductor hallucis durchgeschnitten, m. flexor digitorum brevis mit Plantaraponeurose größtenteils entfernt.

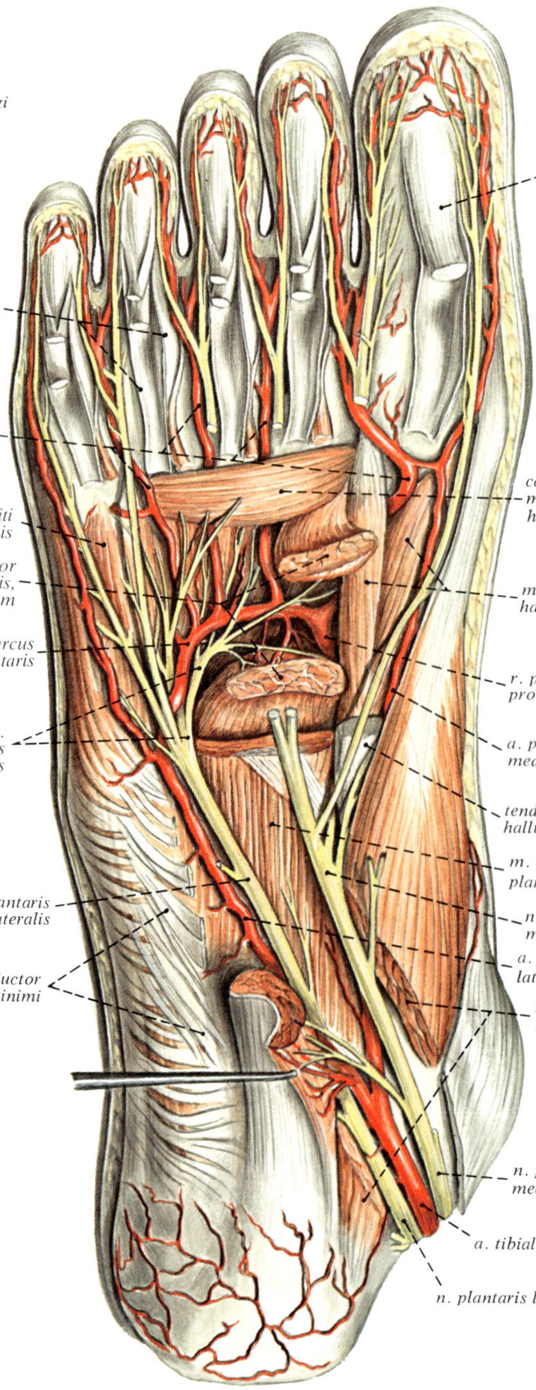

Abb. 497. Nerven und Gefäße der rechten Fußsohle, tiefe Schicht. ▷

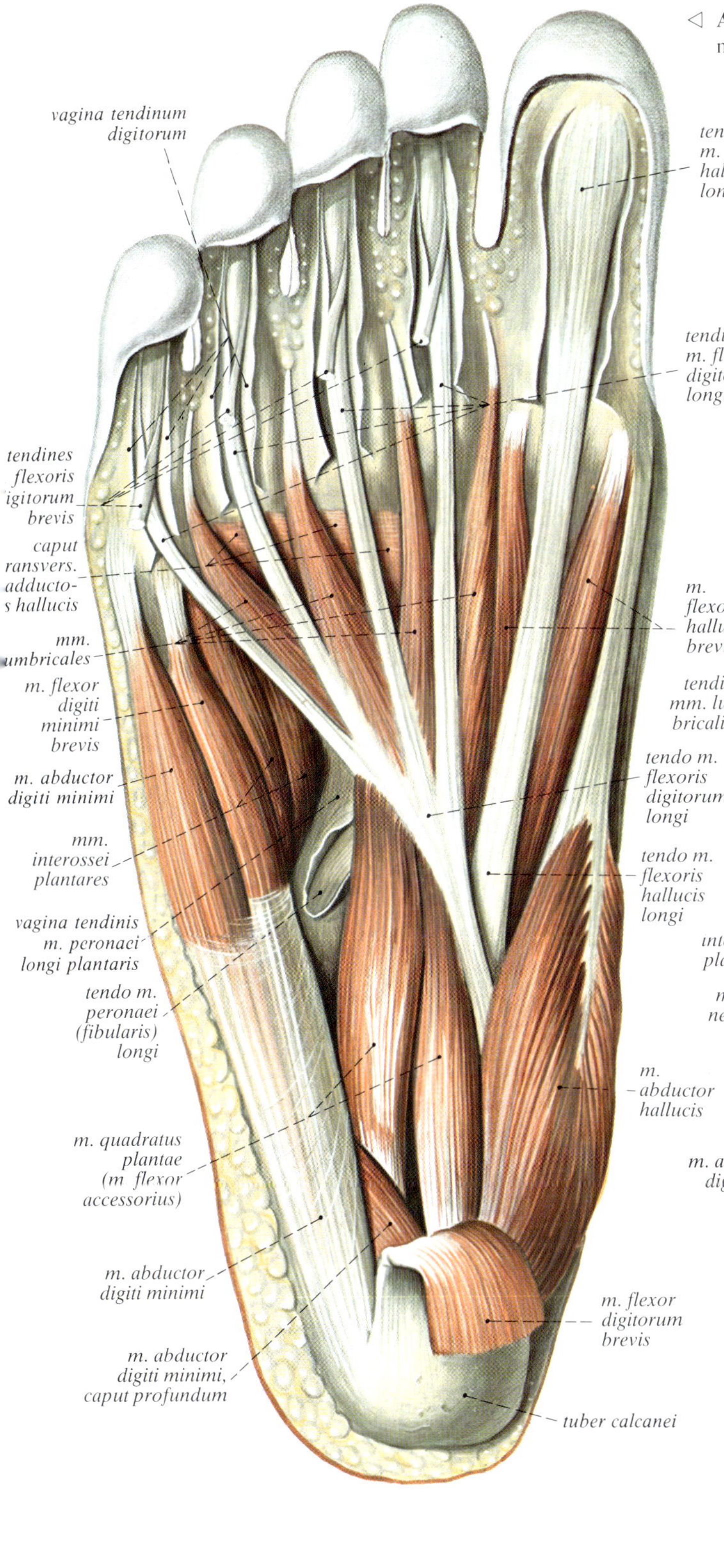

◁ **Abb. 498.** Mittlere Schicht der Muskulatur der Fußsohle. Der m. flexor digitorum brevis ist zum großen Teil abgetragen.

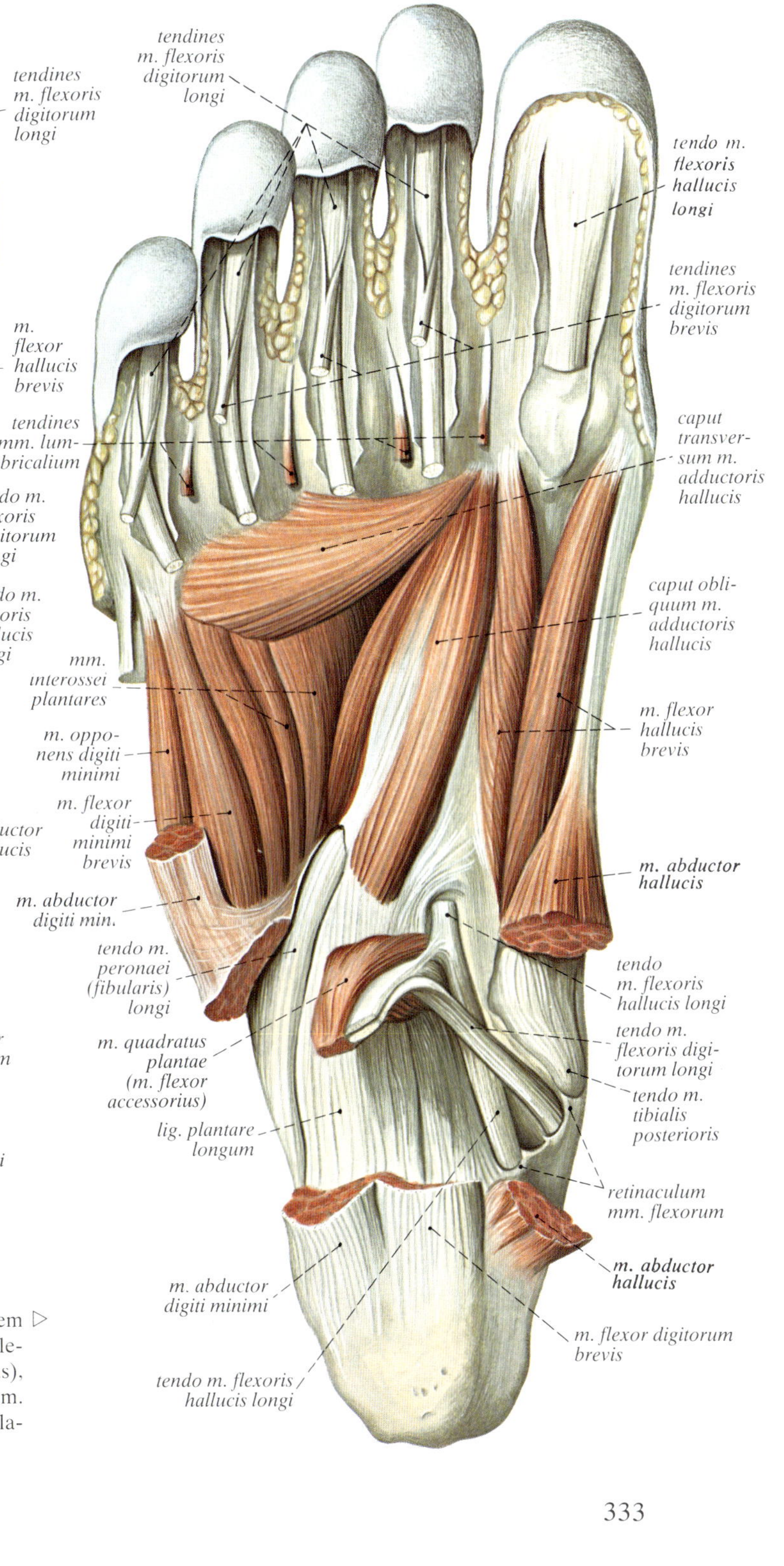

Abb. 499. Tiefe Schicht der Muskulatur der Fußsohle. Außer dem ▷ m. flexor digitorum brevis sind durchgeschnitten: Sehnen des m. flexor digitorum longus, m. quadratus plantae (m. flexor accessorius), m. abductor digiti minimi und m. abductor hallucis, Sehne des m. flexor hallucis longus. Die Sehnenscheide des m. peronaeus (fibularis) longus ist der ganzen Länge nach gespalten.

Muskeln der Fußsohle (planta pedis) **(Abb. 491, 496 – 498)**

Name	*Ursprung*	*Ansatz*
m. flexor digitorum brevis (Muskel der planta, bildet die eminentia plantaris intermedia)	processus medialis tuberis calcanei und aponeurosis plantaris (medialer Hauptabschnitt)	mit vier, von den Sehnen des m. flexor digitorum longus durchbohrten dünnen Sehnen zu den Mittelphalangen der vier lateralen Zehen

Innervation: n. plantaris medialis

Funktion: beugt (Mittelglieder der) Zehen

m. quadratus plantae (flexor accessorius)	zweiköpfig von der plantaren Fläche des calcaneus und vom ligamentum plantare longum	lateraler Rand der Sehne des m. flexor digitorum longus (vor ihrer Teilungsstelle)

Innervation: n. plantaris lateralis

Funktion: unterstützt m. flexor digitorum longus, korrigiert dessen schräge Zugrichtung

Beachte:
Das Muskelrelief der planta pedis wird von 3 längsverlaufenden Vorwölbungen (eminentiae plantares medialis, intermedia und lateralis) gebildet. Dazwischen ergeben sich 2 Längsfurchen, sulci plantares medialis und lateralis.
Die eminentia plantaris medialis enthält den Muskelbauch des m. abductor hallucis und vorne die Sehne des m. flexor hallucis longus und den m. flexor hallucis brevis. Die eminentia plantaris intermedia wird durch den Muskelbauch des m. flexor digitorum brevis gebildet, der von der aponeurosis plantaris bedeckt ist. In der eminentia plantaris lateralis liegen mm. abductor digiti minimi und flexor digiti minimi brevis.
Die dazwischenliegenden Längsfurchen (sulci plantares) enthalten die vasa plantaria lateralia bzw. medialia und die gleichnamigen Nerven (Abb. 496, 497).

Muskeln des Großzehenballens (Abb. 491, 497, 499)

Name	*Ursprung*	*Ansatz*
1. m. abductor hallucis (Muskel der planta, bildet die eminentia plantaris medialis)	processus medialis tuberis calcanei und aponeurosis plantaris	an der proximalen Phalanx der großen Zehe
2. m. flexor hallucis brevis	plantare Fläche der ossa cuneiformia mediale (I), intermedium (II) und laterale (III), ligamentum plantare longum	zweiköpfig an beiden Sesambeinen und der proximalen Phalanx der großen Zehe
3. m. adductor hallucis		
caput obliquum	plantare Fläche des os cuneiforme laterale (III) und ligamentum plantare longum	laterales Sesambein und proximale Phalanx der großen Zehe
caput transversum	Gelenkkapsel der Zehengrundgelenke der 3. bis 5. Zehen	

Innervation: für den m. abductor hallucis und m. flexor hallucis brevis n. plantaris medialis; für den m. adductor hallucis (und zum Teil den m. flexor hallucis brevis) n. plantaris lateralis

Funktion: aus den Namen ersichtlich (Abduktion, Flexion, Adduktion der großen Zehe); vor allem aber aktive Quer- und Längsverspannung der Fußgewölbe

Muskeln des Kleinzehenballens (Abb. 491, 497 499)

1. m. abductor digiti minimi (Muskel der planta; eminentia plantaris lateralis)	processus lateralis tuberis calcanei und aponeurosis plantaris, außerdem (tiefer Kopf) processus medialis tuberis calcanei	lateraler Rand der proximalen Phalanx der kleinen Zehe (und tuberositas ossis metatarsalis V)
2. m. flexor digiti minimi brevis	vorderer Teil des ligamentum plantare longum	proximale Phalanx der Zehe
3. m. opponens digiti minimi (inkonstant)		lateraler Rand des os metatarsale V

Innervation: n. plantaris lateralis

Funktion: Abduktion, Flexion, Opposition der kleinen Zehe; vor allem Verspannung der Fußgewölbe

Die **mm. lumbricales pedis** entspringen von den Sehnen des m. flexor digitorum longus, der erste einköpfig vom medialen Rande der ersten Sehne (der zweiten Zehe), die anderen drei zweiköpfig. Sie gehen in der Gegend der Zehengrundgelenke von der medialen Seite her in die Dorsalaponeurosen der Zehen über. An ihren Ansatzstellen liegen meist kleine Schleimbeutel, bursae mm. lumbricalium. Sie werden in wechselnder Weise teils vom n. plantaris lateralis, teils vom m. plantaris medialis versorgt und wirken wie an der Hand.

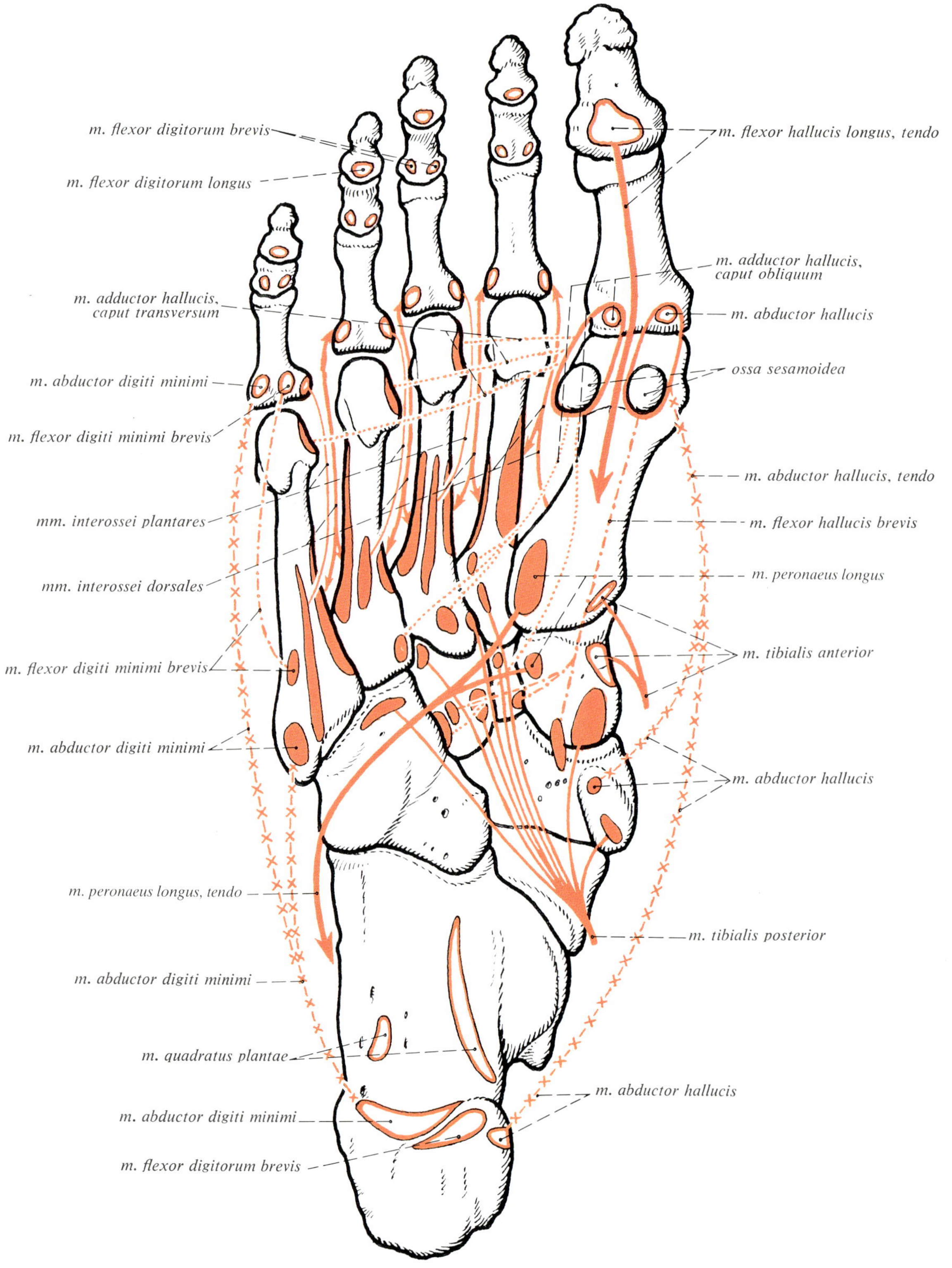

Abb. 500. Muskelursprünge und -ansätze an der Fußsohle, rechter Fuß.

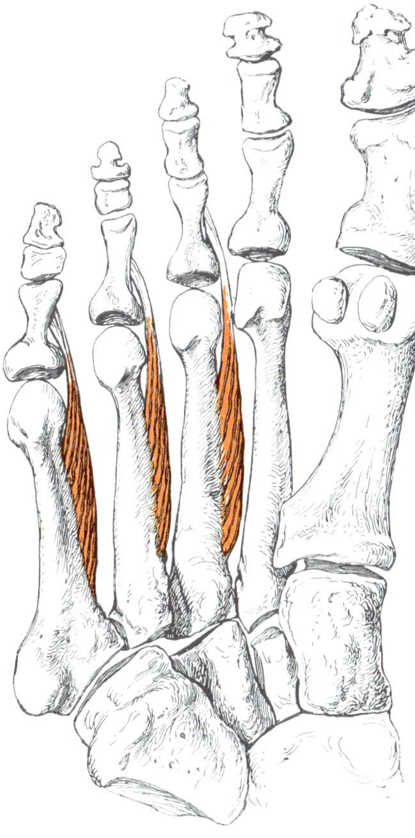

Abb. 501. Mm. interossei plantares.

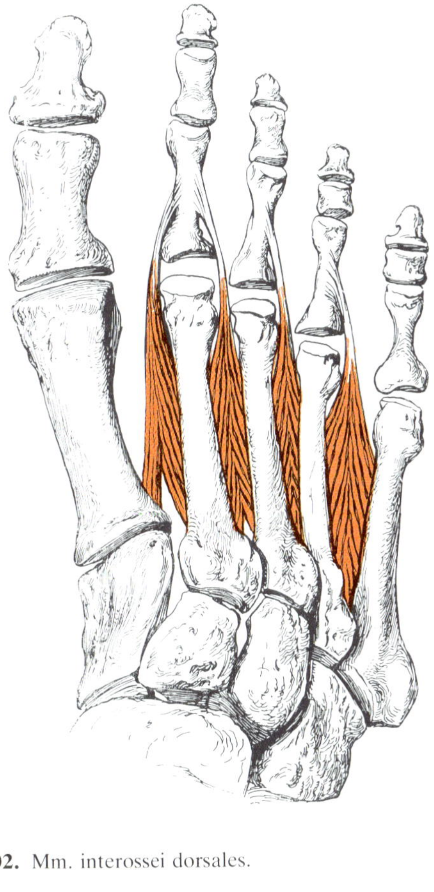

Abb. 502. Mm. interossei dorsales.

Die **mm. interossei** des Fußes verhalten sich ähnlich wie die der Hand; es gibt vier **dorsales** und drei **plantares.** Die letzteren sind relativ stark (und z. T. stärker als die dorsalen) im Gegensatz zur Hand; sie sind alle drei gleichgerichtet und entspringen an den medialen Rändern der ossa metatarsalia III, IV und V; sie gehen alle drei von der gleichen Seite her in die Dorsalaponeurosen der Zehen über. Die (relativ schwachen) dorsalen interossei entspringen wie bei der Hand zweiköpfig; die Sehnen sind (wie bei jener) ungleich gerichtet, weil die des I. und II. os metatarsale zur zweiten Zehe ziehen.
Die *Innervation* geschieht durch den n. plantaris lateralis.

Muskeln des Fußrückens (dorsum pedis) (Abb. 488, 489)

Name	*Ursprung*	*Ansatz*
m. extensor digitorum brevis	facies dorsalis und lateralis calcanei	Dorsalaponeurose der mittleren Zehen (drei dünne Sehnen)
m. extensor hallucis brevis	facies dorsalis calcanei	große Zehe
Innervation: n. peronaeus (fibularis) profundus		
Funktion: strecken (dorsalflektieren) Zehen		

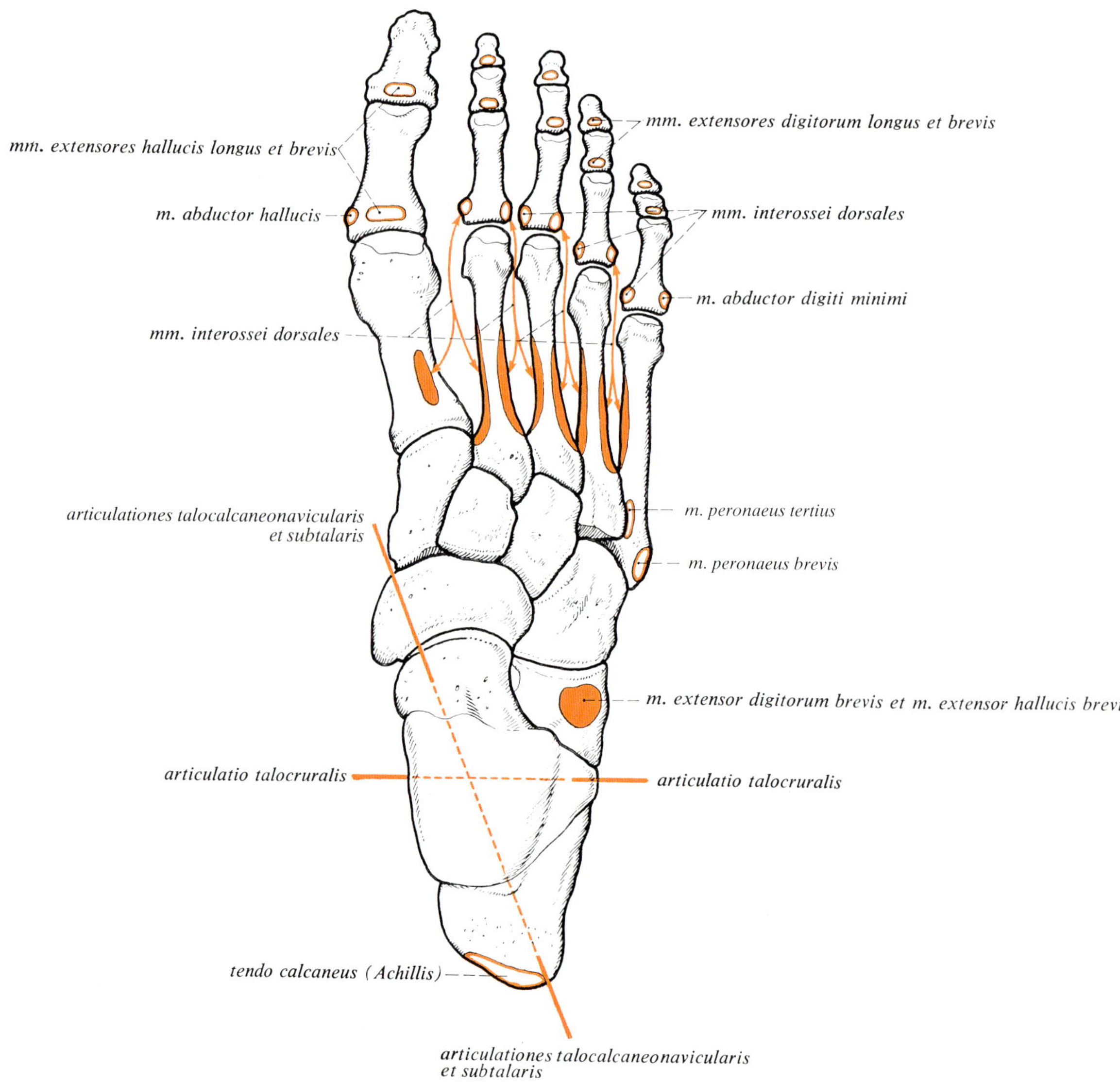

Abb. 503. Muskelursprünge und -ansätze am Fußrücken, rechter Fuß. Achsen des oberen und unteren Sprunggelenkes.

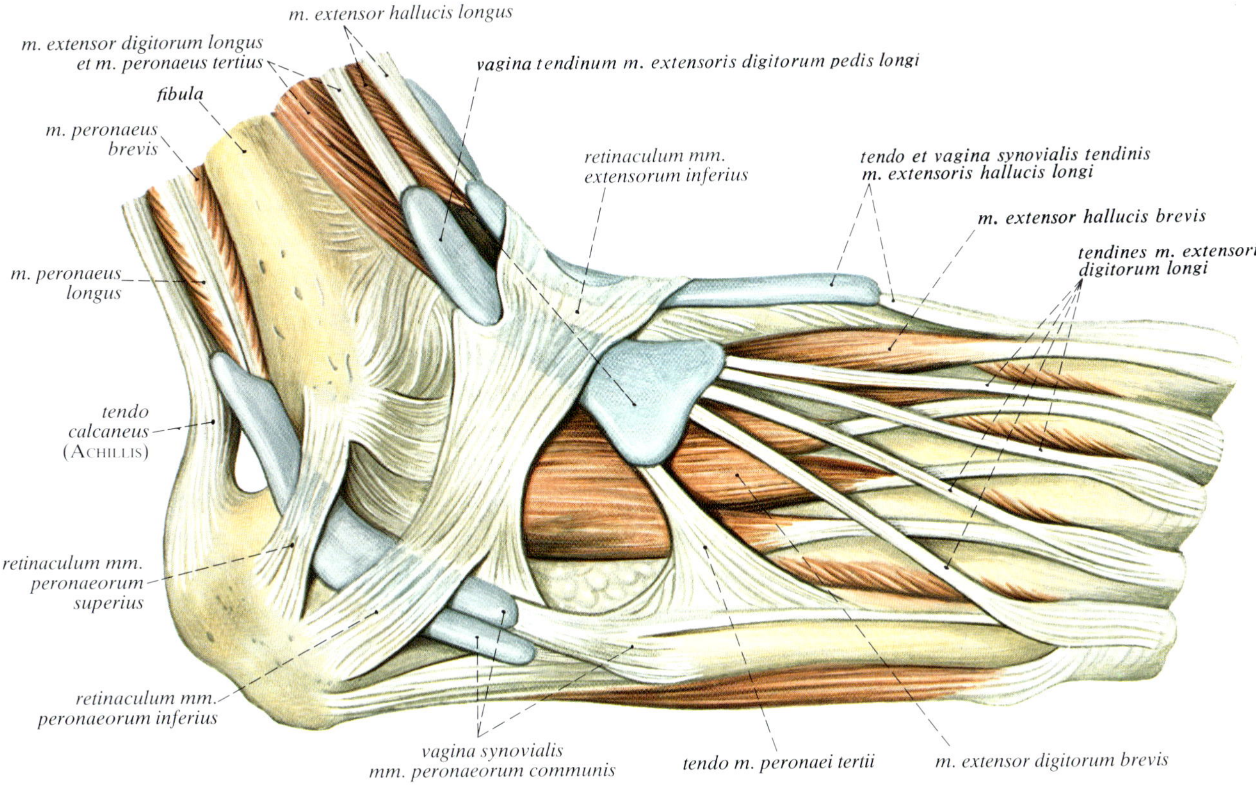

Abb. 504. Sehnenscheiden der lateralen Knöchelgegend und des dorsum pedis. Die Sehnenscheiden, vaginae synoviales, sind beim Lebenden mit klarer, farbloser Synovia erfüllt.

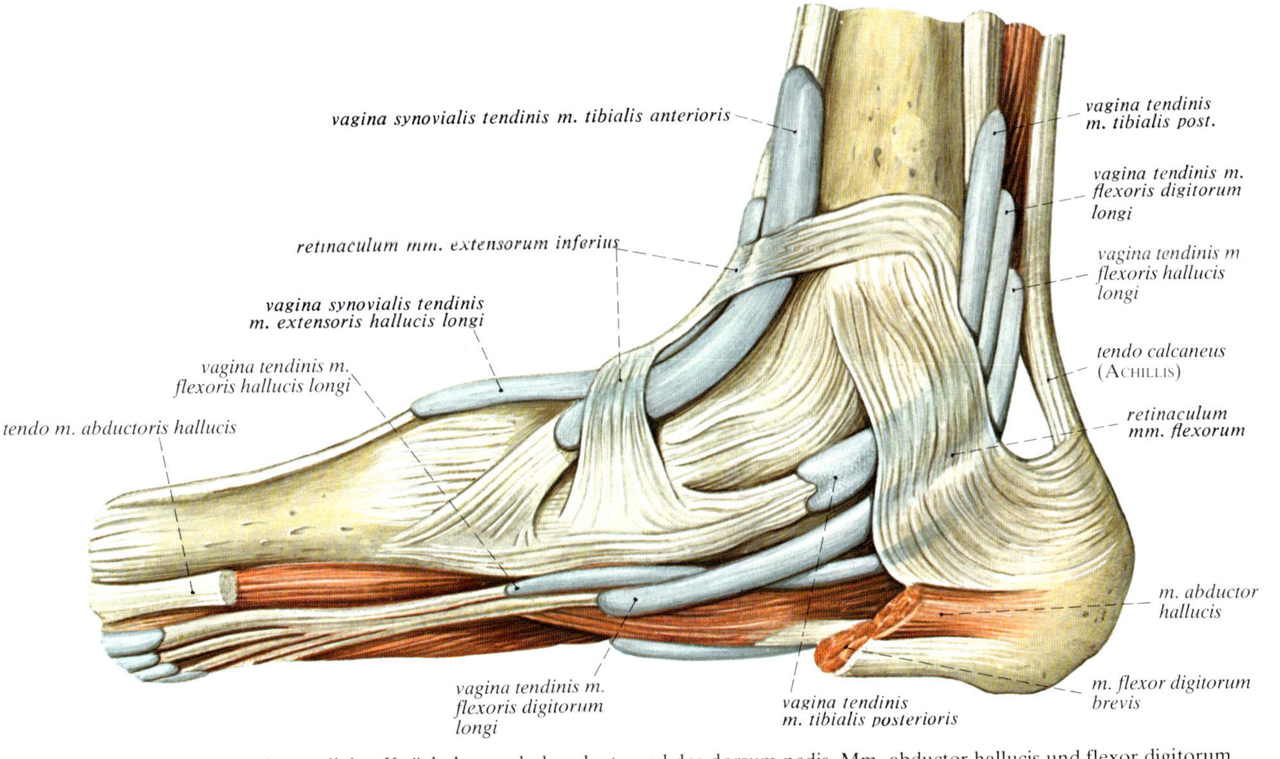

Abb. 505. Sehnenscheiden der medialen Knöchelgegend, der planta und des dorsum pedis. Mm. abductor hallucis und flexor digitorum brevis teilweise abgetragen.

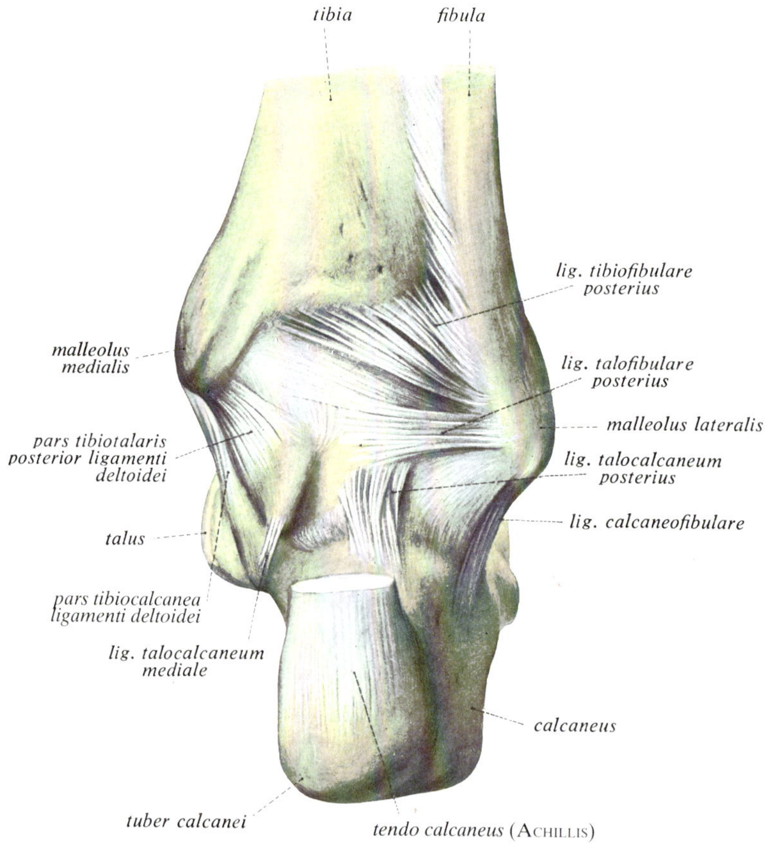

Abb. 506. Distales Tibiofibulargelenk, syndesmosis (articulatio) tibiofibularis, und oberes Sprunggelenk, articulatio talocruralis. Ansicht von dorsal.

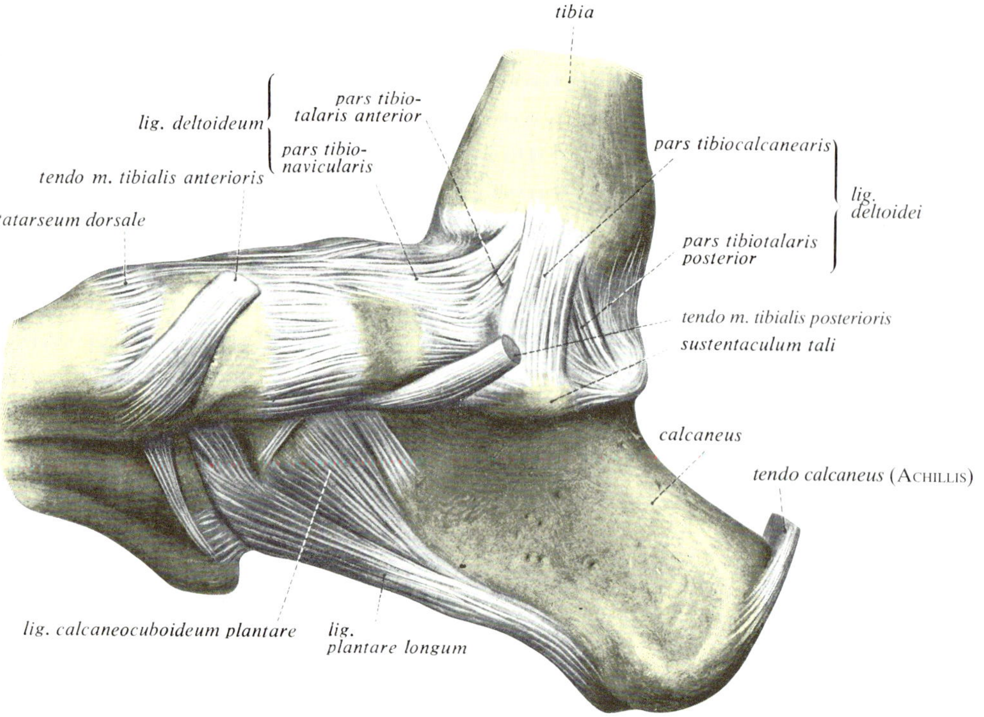

Abb. 507. Bänder der Fußwurzel, ligamenta tarsi. Ansicht von medial.

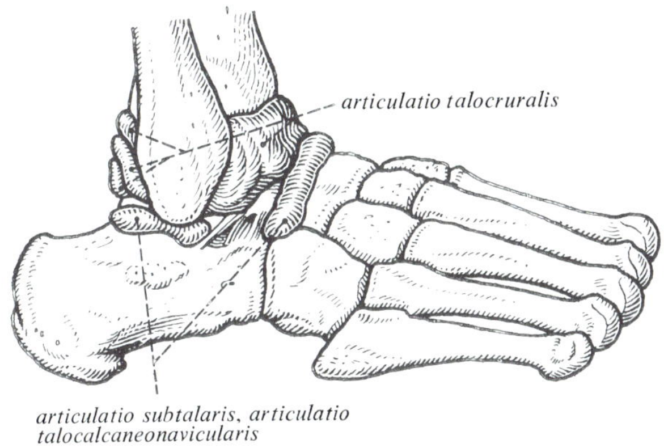

Abb. 508. Gelenkausguß des oberen und unteren Sprunggelenks am rechten Fuß, articulationes subtalaris et talocalcaneonavicularis. Ansicht von lateral (nach Benninghoff/Goerttler: Lehrbuch der Anatomie des Menschen, 1. Bd., 13. Aufl. [Hgg. H. Ferner und J. Staubesand]. Urban & Schwarzenberg, München–Wien–Baltimore 1980).

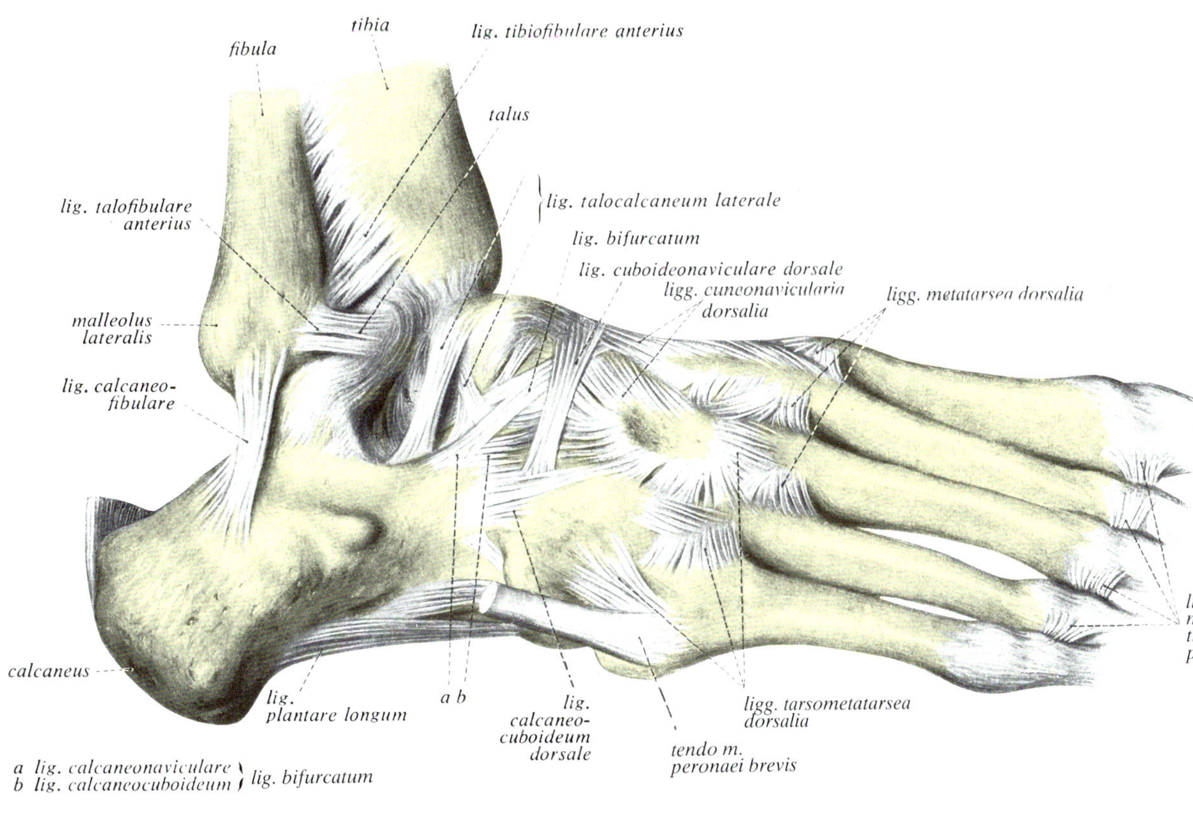

Abb. 509. Bänder des Fußes, ligamenta pedis. Ansicht von dorsal und lateral.

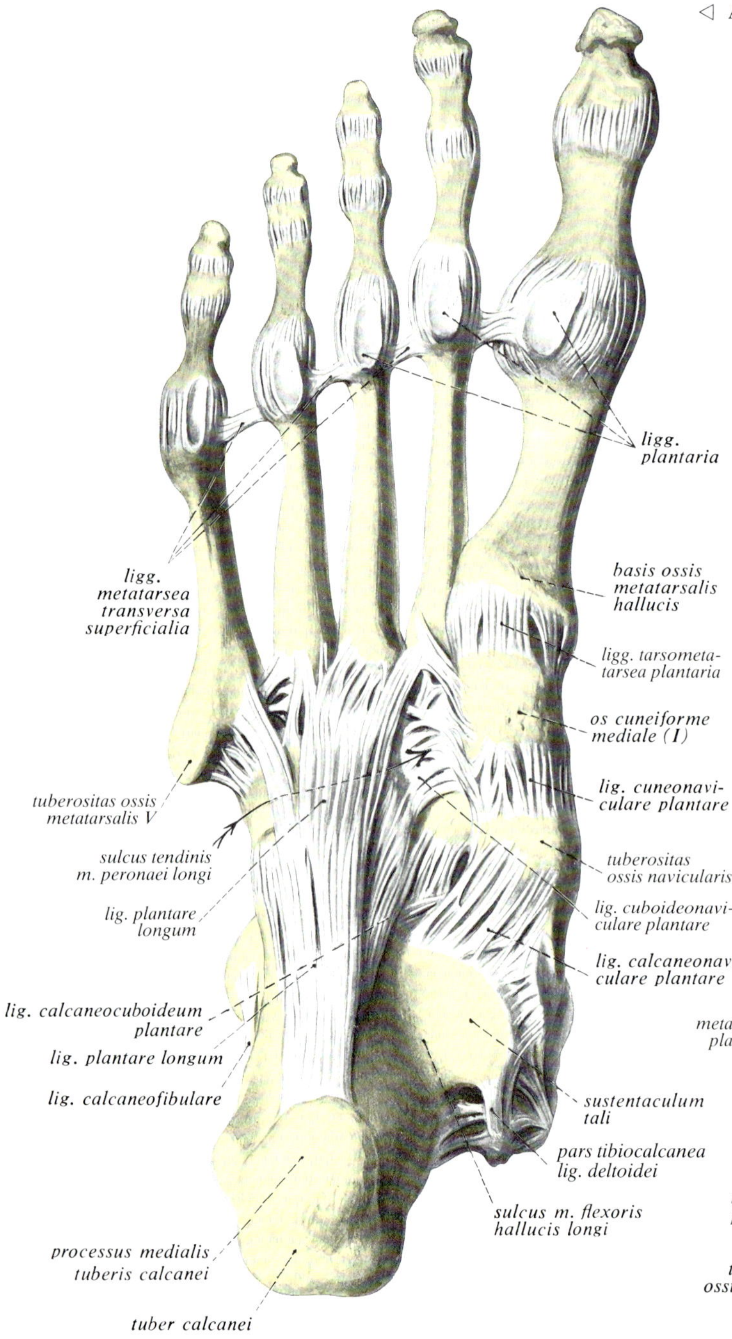

◁ **Abb. 510.** Bänder der planta pedis, oberflächliche Schicht.

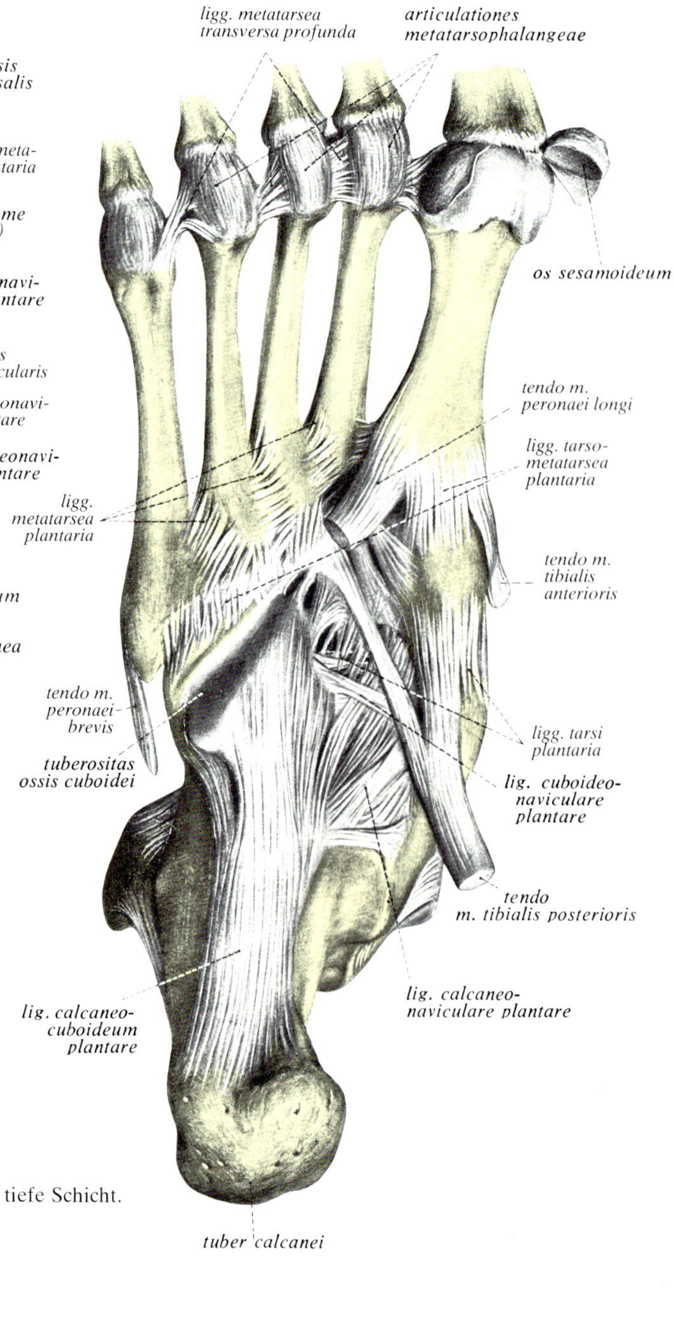

Abb. 511. Bänder der planta pedis, tiefe Schicht.

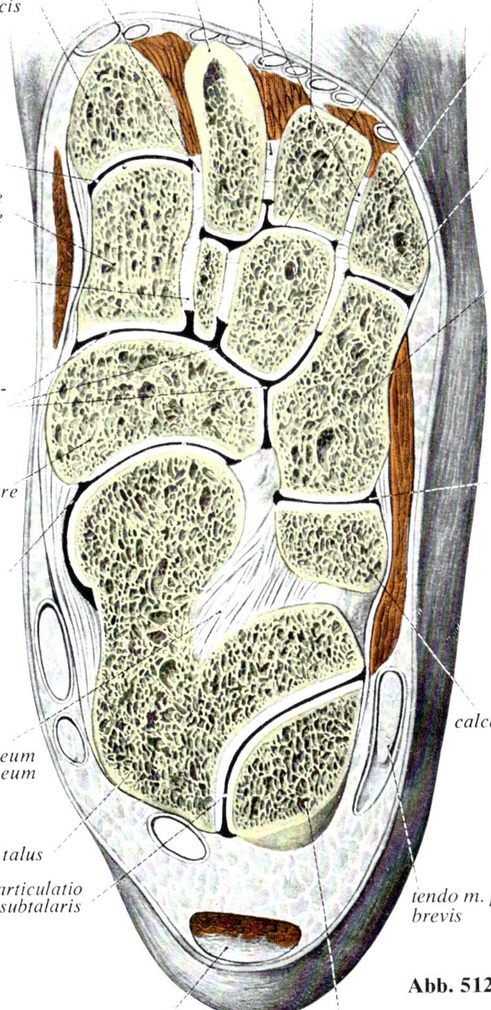

Abb. 512.

Abb. 512 u. 514. Horizontale Schnitte durch die Gelenke der Fußwurzel, articulationes tarsi. Die beiden Schnitte, von denen der der Abb. 514 nur Knochen und Gelenke zeigt, ergänzen sich; der der Abb. 512 liegt höher, so daß der calcaneus zweimal im Schnitt getroffen ist.

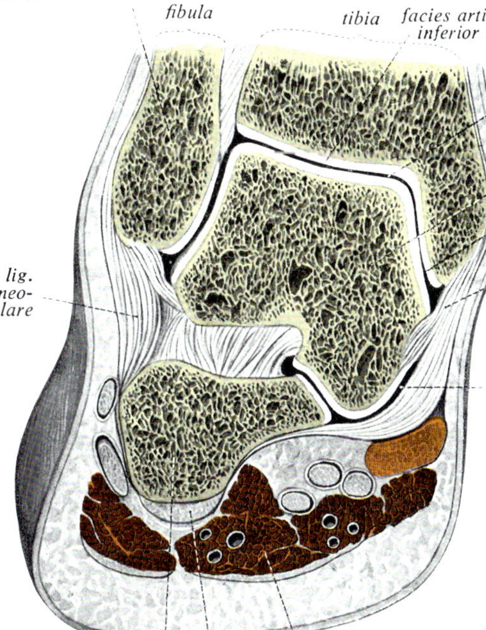

Abb. 513. Frontalschnitt durch das obere Sprunggelenk, articulatio talocruralis, und die hintere Abteilung des unteren Sprunggelenkes, articulatio subtalaris. ▷

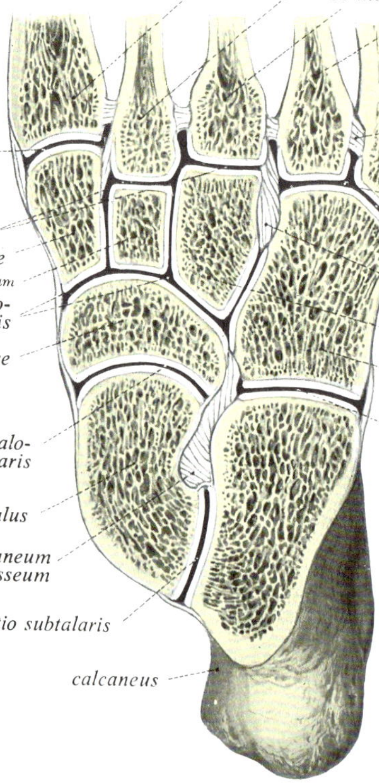

Abb. 514. Legende s. Abb. 512 (S. 343)

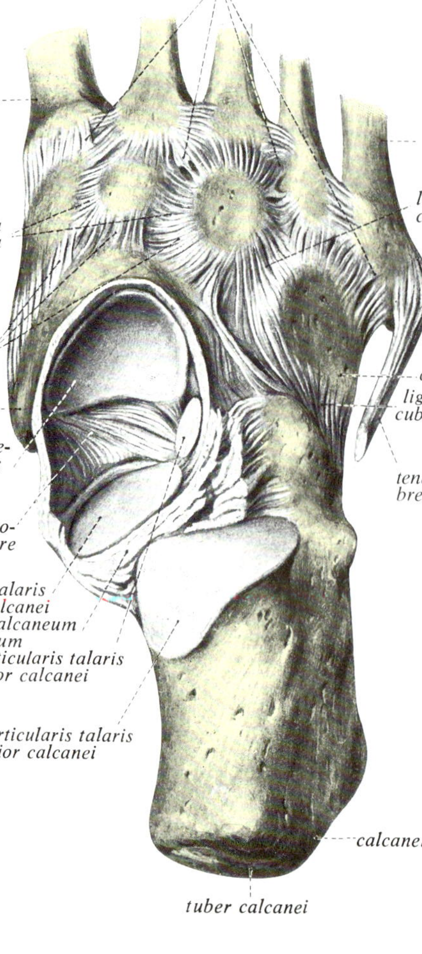

Abb. 515. Articulatio talocalcaneonavicularis, unteres Sprunggelenk. Ansicht von proximal. Der talus ist entfernt, um die Gelenkpfanne für seinen Kopf zu zeigen. ▷

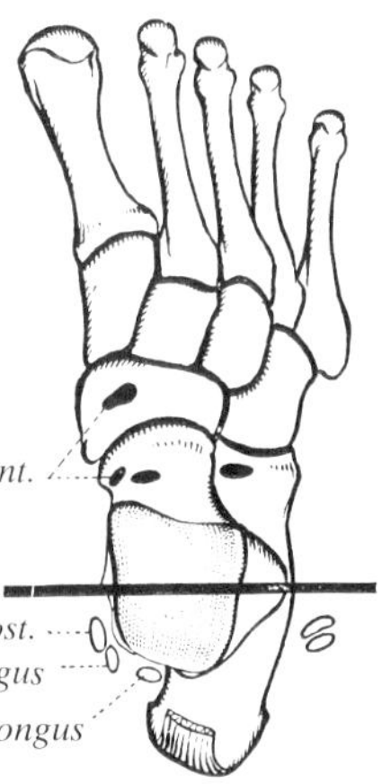

Abb. 516. Achse des oberen Sprunggelenks articulatio talocruralis, mit den Sehnen der Muskeln, die auf dieses Gelenk wirken (Sehnen der Extensoren schwarz, Sehnen der Flexoren hell dargestellt).

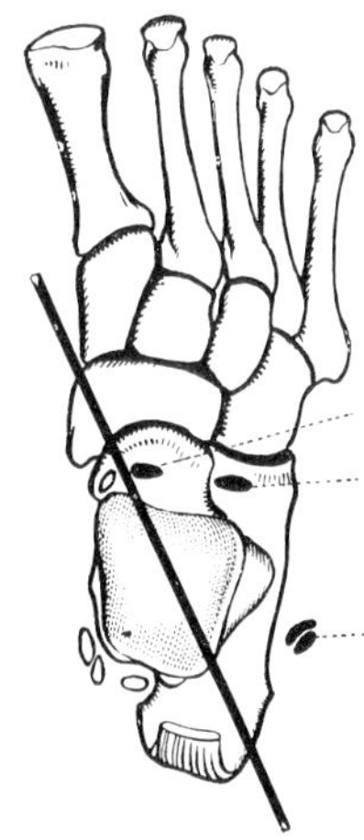

Abb. 517. Achse des unteren Sprunggelenks, articulationes talocalcaneonavicularis et subtalaris, mit den Sehnen der Muskeln, die auf dieses Gelenk wirken (Sehnen der Pronatoren schwarz, Sehnen der Supinatoren hell dargestellt). (Nach S. MOLLIER aus BENNINGHOFF/GOERTTLER: Lehrbuch der Anatomie des Menschen, 1. Bd., 13. Aufl. [Hgg. H. FERNER und J. STAUBESAND]. Urban & Schwarzenberg, München–Wien–Baltimore 1980.)

Abb. 518. Bewegungsausschläge (Beugung und Streckung) des ▷ Unterschenkels gegen den feststehenden Fuß im oberen Sprunggelenk, articulatio talocruralis (nach S. MOLLIER: Plastische Anatomie, 2. Aufl. Bergmann, München 1938).

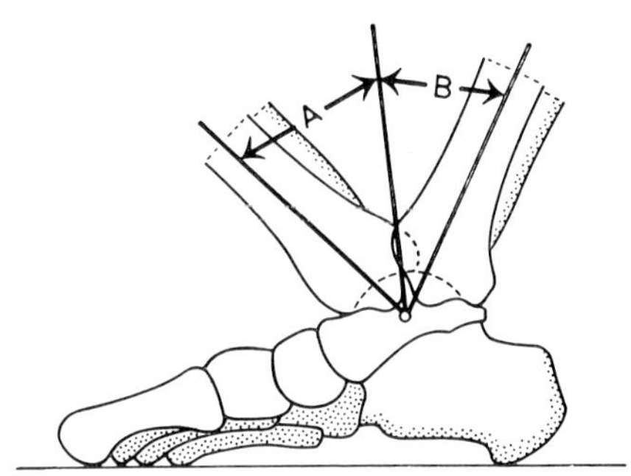

Das obere Sprunggelenk, *articulatio talocruralis,* ist das Gelenk, in dem die *beiden* Unterschenkelknochen mit der Fußwurzel artikulieren. Im Gegensatz zu den Verhältnissen an der oberen Extremität handelt es sich nur um *einen* Knochen des tarsus, der zu diesem Gelenk gehört: das Sprungbein, talus, mit seiner trochlea. Die Gelenkpfanne für die Talusrolle wird von *beiden* Kruralknochen gebildet: die tibia ist mit der facies articularis inferior und der unmittelbar angrenzenden facies articularis malleoli, die fibula mit ihrer facies articularis malleoli beteiligt. Die Gelenkkapsel umschließt die überknorpelten Flächen der drei Knochen und ist dünn, stellenweise, namentlich vorn, mit synovialem Fettpolster ausgestattet.

Das obere Sprunggelenk wird ständig beim Gehen gebraucht. Die quere Drehachse des Scharniers (Abb. 516) verläuft durch beide Malleolen. Aus der Normalstellung, in der der Fuß mit dem Unterschenkel einen rechten Winkel bildet, sind aktive Hebung (= Dorsalextension) um etwa 20° und Senkung (= Plantarflexion) um 30° möglich.

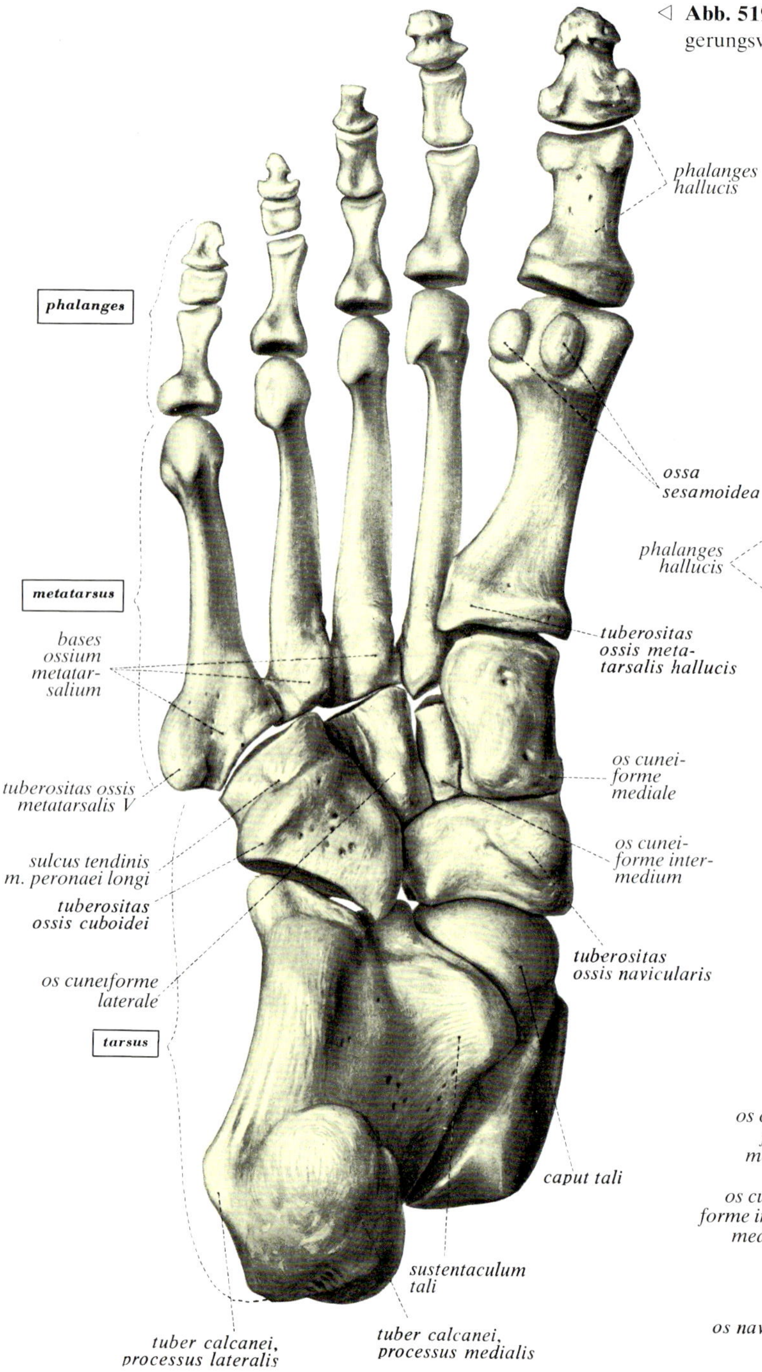

◁ **Abb. 519.** Fußskelett, ossa pedis. Plantaransicht. Natürliches Lagerungsverhältnis der Knochen.

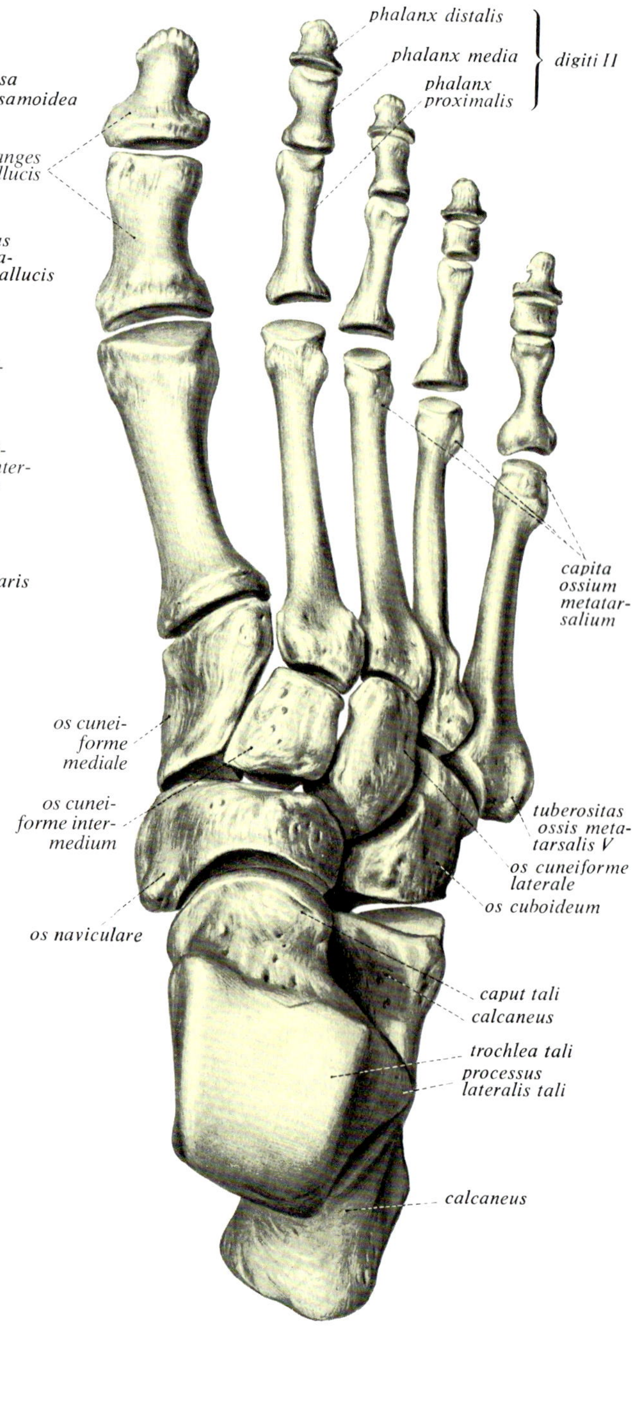

Abb. 520. Fußskelett, ossa pedis. Dorsalansicht. Natürliches Lagerungsverhältnis der Knochen. ▷

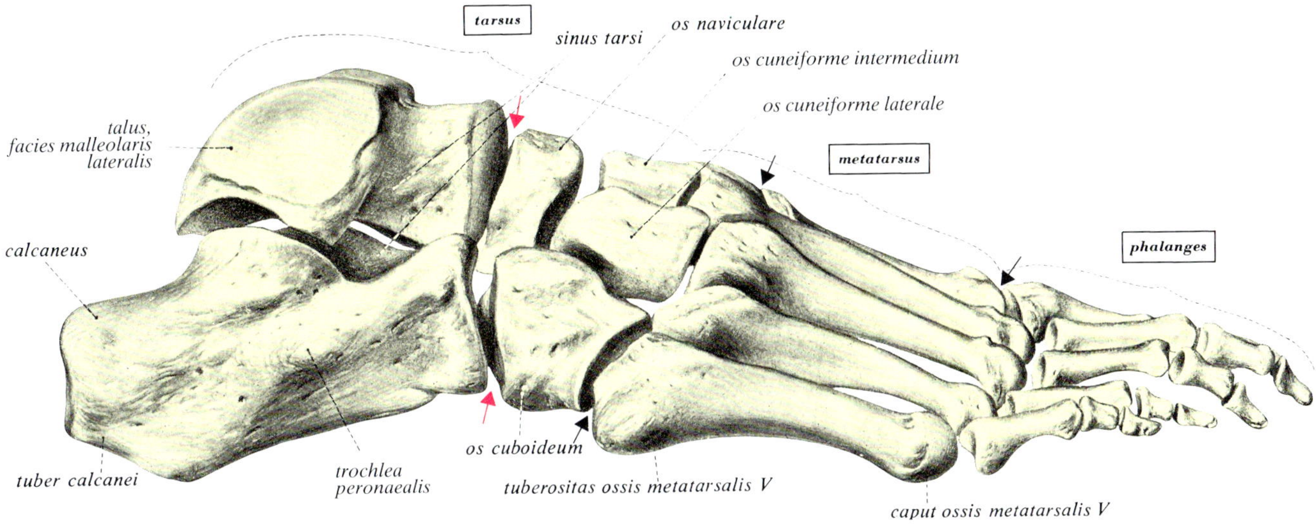

Abb. 521. Fußskelett, ossa pedis. Seitenansicht. CHOPARTsche Amputationslinie = articulatio tarsi transversa = Spalt zwischen talus und calcaneus einerseits, os naviculare und os cuboideum andererseits (durch *rote* Pfeile markiert!). LISFRANCsche Amputationslinie entspricht der articulatio tarsometatarsea (durch *schwarze* Pfeile markiert!).

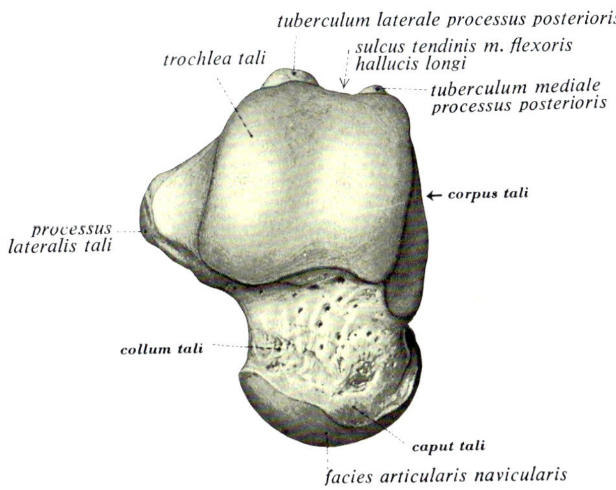

Abb. 522. Rechtes Sprungbein, talus. Ansicht von proximal.

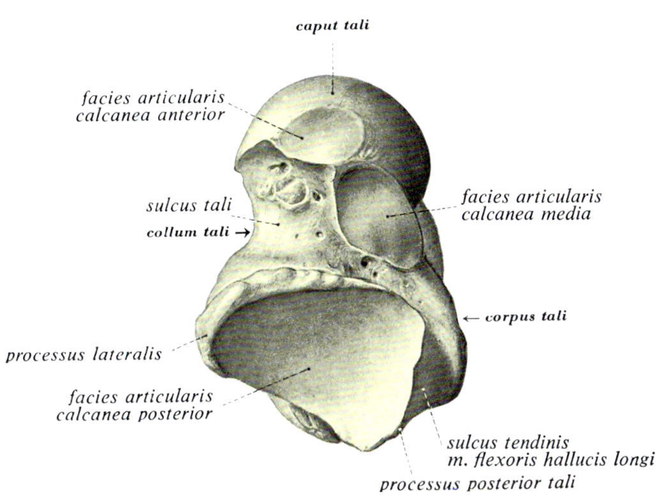

◁ **Abb. 523.** Rechtes Sprungbein, talus. Ansicht von plantar.

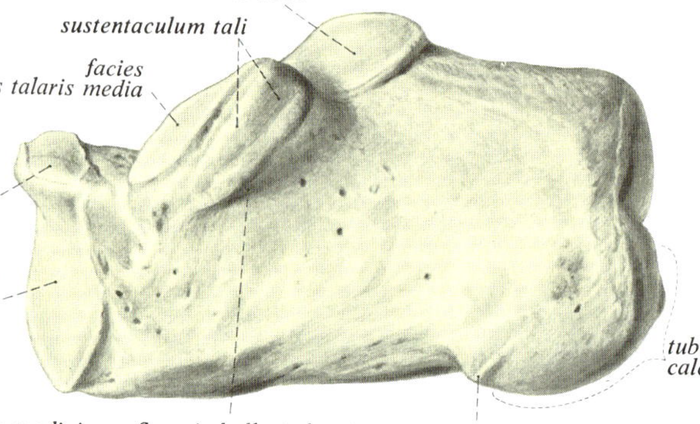

Abb. 524.

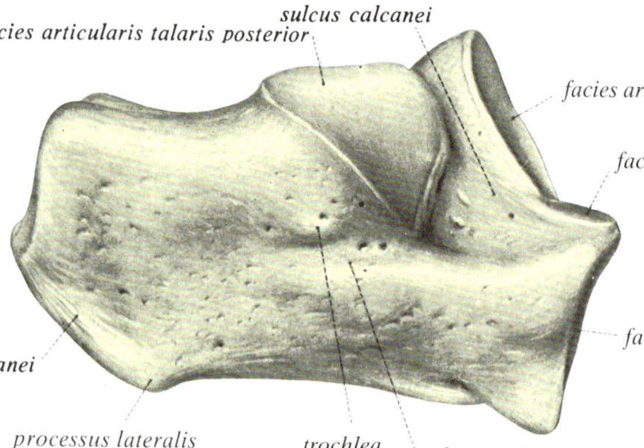

Abb. 525.

Abb. 524 u. 525. Rechtes Fersenbein, calcaneus. Abb. 524: Ansicht von medial. Abb. 525: Ansicht von lateral.

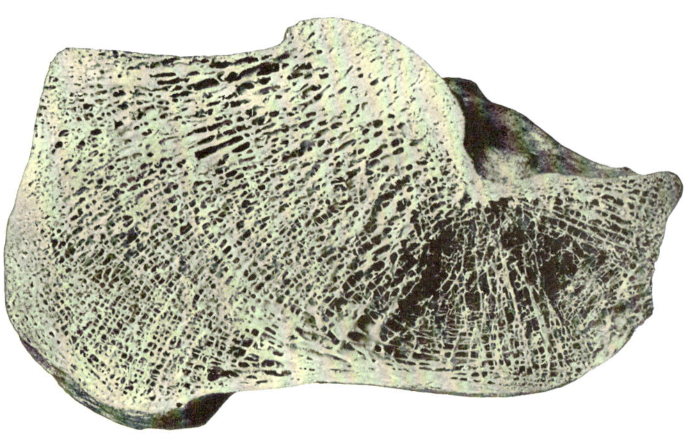

Abb. 526. Sagittaler Längsschnitt des Fersenbeins, calcaneus. Beachte die Spongiosastruktur.

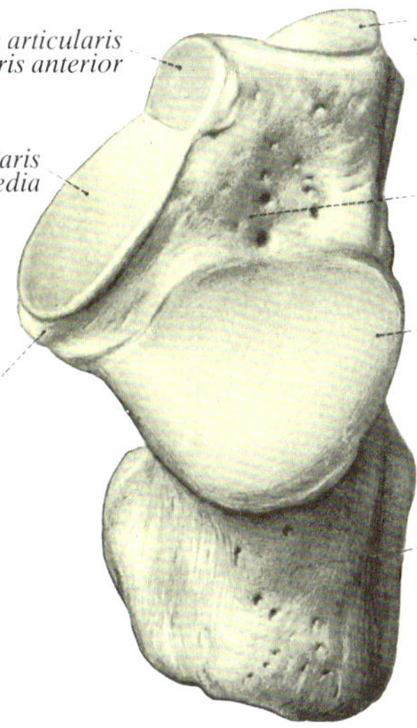

Abb. 527. Rechtes Fersenbein, calcaneus. Ansicht von dorsal.

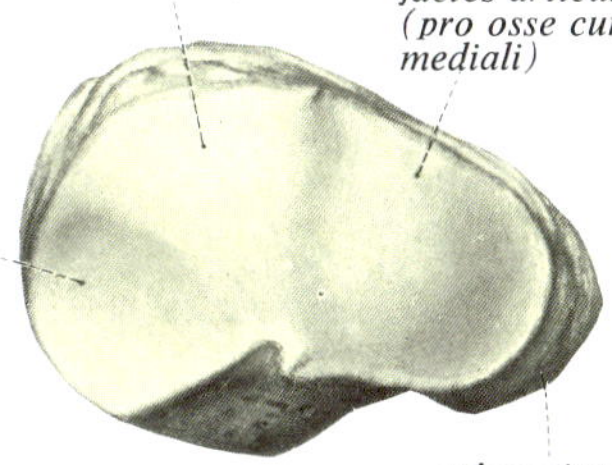

Abb. 528.

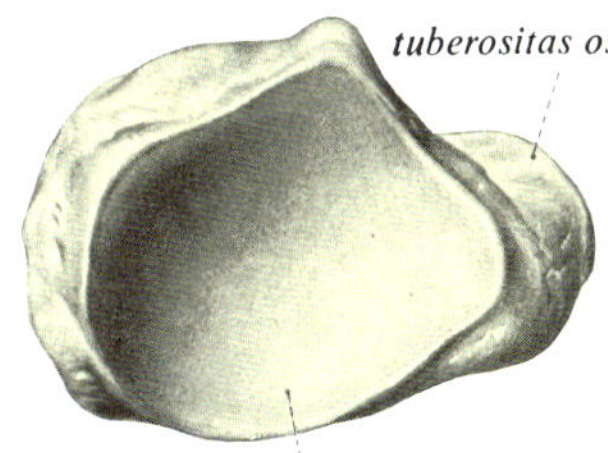

Abb. 529.

Abb. 528 u. 529. Rechtes Kahnbein, os naviculare.
Abb. 528: Ansicht von distal. Abb. 529: Ansicht von proximal.

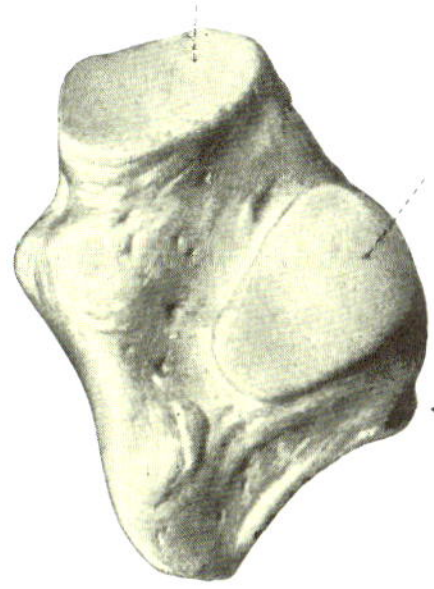

Abb. 530. Rechtes Würfelbein, os cuboideum. Ansicht von medial (s. a. Abb. 521).

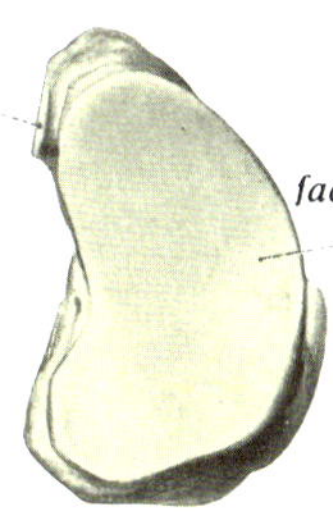

Abb. 531.

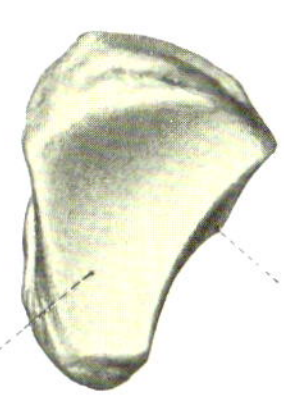

Abb. 532.

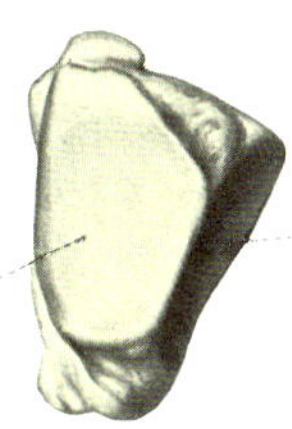

Abb. 533.

Abb. 531–533. Rechte Keilbeine, ossa cuneiformia. Abb. 531. Os cuneiforme mediale. Ansicht von distal. Abb. 532. Os cuneiforme intermedium. Ansicht von proximal. Abb. 533. Os cuneiforme laterale. Ansicht von proximal.

Haut

Abb. 534–536. Grundformen der Papillarleistenmuster. ▷
Abb. 534: Bogen, kein Triradius. Abb. 535: Schleife, ein Triradius.
Abb. 536: Wirbel, zwei Triradien.

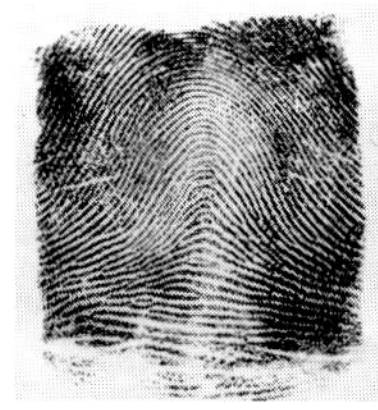

Abb. 534.

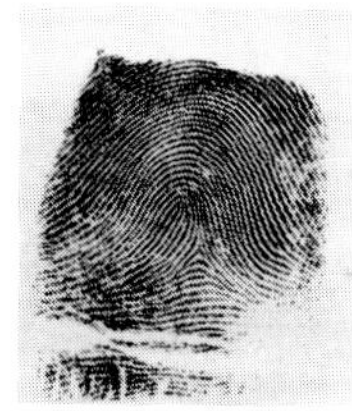

Abb. 535.

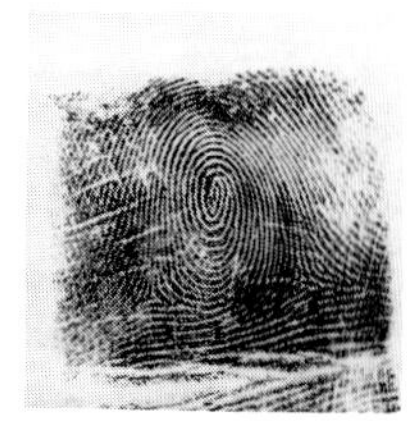

Abb. 536.

Abb. 537. Abdruck einer rechten Hand.

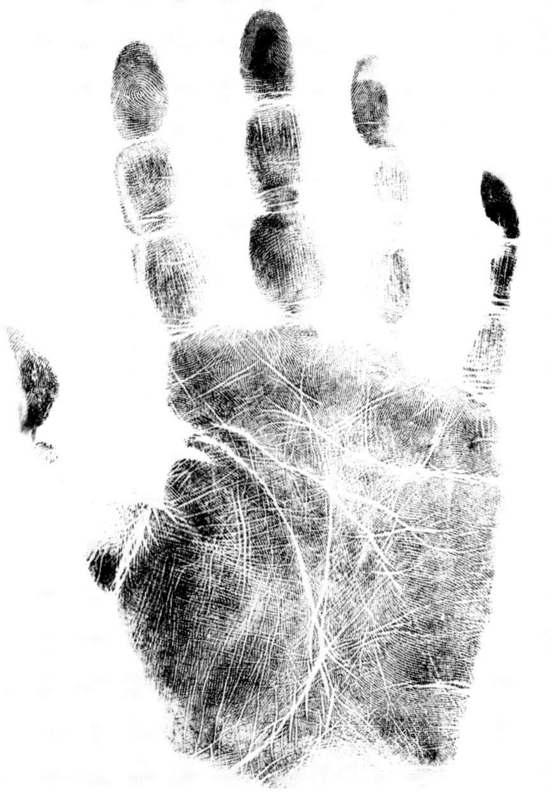

Abb. 537.

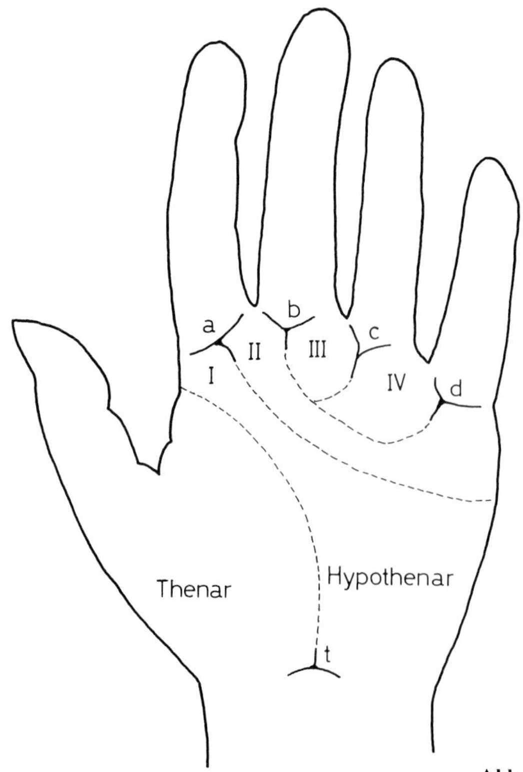

Abb. 538.

Abb. 538. Schema der Hautleistenmuster, der volaren Handflächeneinteilung (thenar, hypothenar, Interdigitalräume I–IV), der Palmar-Triradien (a–d) und des axialen Triradius (t).
Material der Abb. 534–543 und Text im Kasten auf S. 351: Dr. T. Grimm, Institut für Humangenetik der Universität Würzburg.

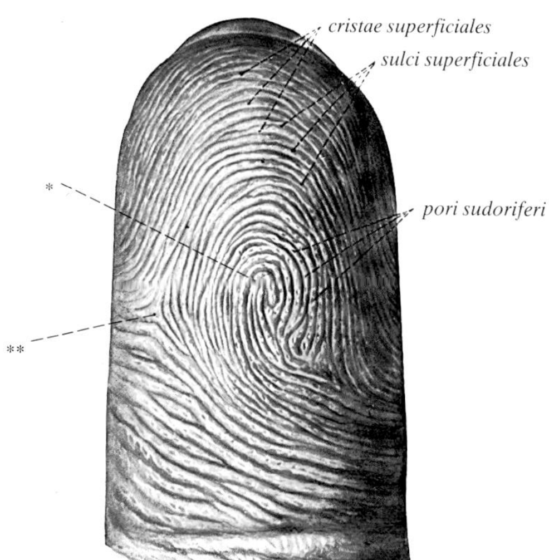

Abb. 539.

◁ **Abb. 539.** Fingerendglied, Papillarfurchen, sulci superficiales, und Papillarleisten, cristae superficiales bilden auf den Finger- und Zehenendgliedern Muster, die durch die Zahl der Triradien und die Zahl der Papillarleisten zwischen innerem und äußerem Terminus (Triradius) bestimmt werden. * innerer Terminus; ** Triradius, äußerer Terminus

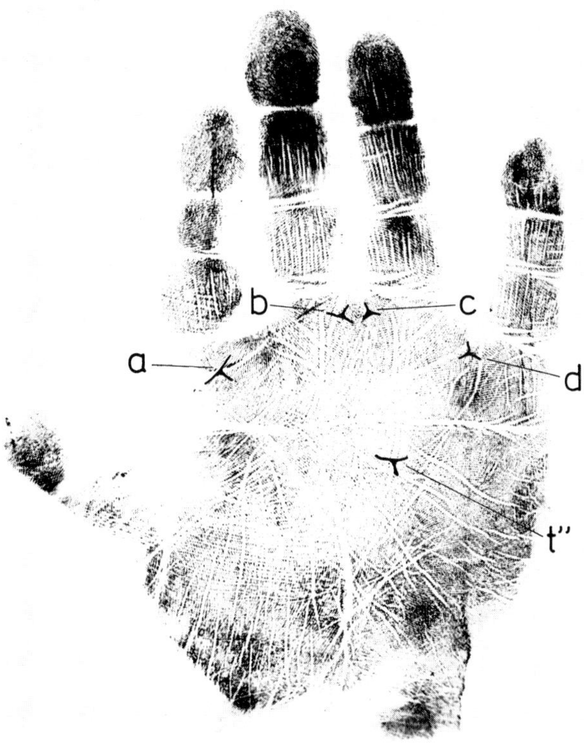

Abb. 540. Abdruck einer rechten Hand mit Vierfingerfurche bei einer Patientin mit DOWN-Syndrom (Karyotyp: 47, XX, + 21. Distal verlagerter t-Triradius [t'']. Palmar-Triradien: a, b, c, d).

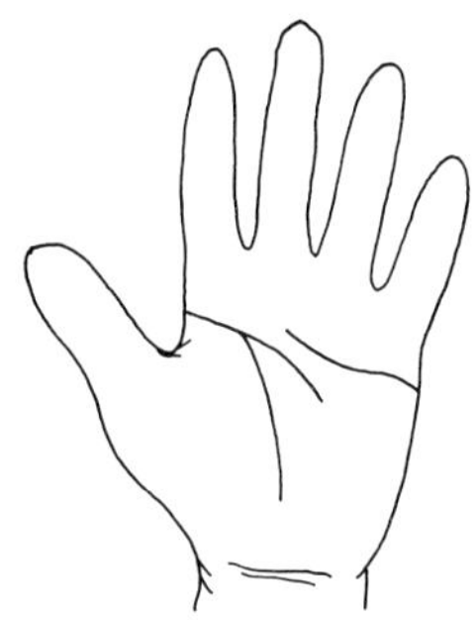

Abb. 541. Normale Handfurchen.

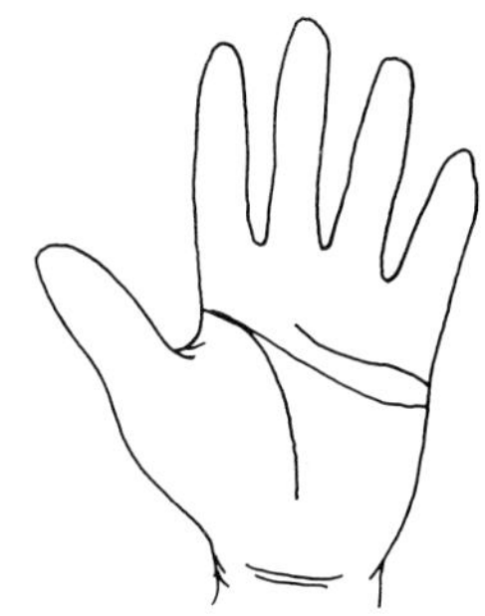

Abb. 542. SYDNEY-Linie.

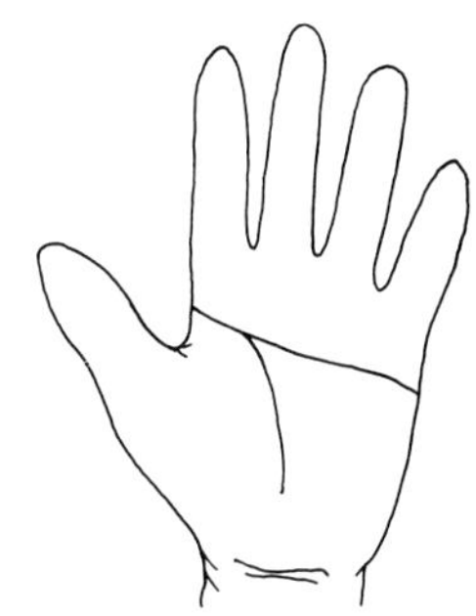

Abb. 543. Vierfingerfurche. ▷

Häufigkeit von Vierfingerfurche und SYDNEY-Linie:

	DOWN-Syndrom	Kontrolle
Vierfingerfurche	58,8%	5,5%
SYDNEY-Linie	21,9%	8,1%

Die Haut auf der Volarseite der Handflächen (palma) mit den Fingern und der Fußsohle (planta) mit den Zehen unterscheidet sich von der übrigen Haut vor allem darin, daß sie keine Haare und keine Talgdrüsen besitzt, aber eine Riffelung mit Papillarfurchen (sulci superficiales) und Papillarleisten (cristae superficiales) zeigt. Auf den Papillarleisten münden zahlreiche Öffnungen von Schweißdrüsen (pori sudoriferi) (Abb. 539). Im 3. Embryonalmonat entstehen die Papillarleisten aus den sog. Tastballen. Die Papillarmuster (Abb. 534–536) und die Leistenzahl bleiben während des gesamten Lebens konstant. Wegen der Vielfalt der Kombinationsmöglichkeiten der Muster ist es sehr unwahrscheinlich, daß zwei Menschen die gleichen Befunde aufweisen (Personenidentifizierung in der Kriminalistik). Auf den Finger- bzw. Zehenbeeren lassen sich drei Haupttypen der Muster unterscheiden: Bogen, Schleife und Wirbel (Abb. 534–536), wobei die Leistenzahl zwischen innerem Terminus (Musterzentrum) und äußerem Terminus (Triradius) den quantitativen Wert des Musters bestimmt (Abb. 539). Die Summe der quantitativen Werte von allen zehn Fingern bildet die Gesamtleistenzahl einer Person. Neben den Papillarleisten gibt es auf der Handfläche und der Fußsohle auch ein Furchensystem (Abb. 540–543). Bei Chromosomenaberrationen (z. B. DOWN-Syndrom: 47, XY, + 21 bzw. 47, XX, + 21 oder TURNER-Syndrom: 45, XO) findet man typische Veränderungen der Musterhäufigkeiten (Abb. 540). Zwischen der Gesamtleistenzahl (Total Finger Ridge Count = TFRC) einer Person und der Anzahl der X- und Y-Chromosomen bestehen Zusammenhänge (TFRC = 187 – 30 X – 12 Y; PENROSE, L. S., Fingerprint patterns and the sex chromosomes, Lancet, I, 298, 1967). (Weiterführende Literatur: B. SCHAUMANN, M. ALTER: Dermatoglyphics in Medical Disorders. Springer, New-York–Heidelberg–Berlin 1976.)

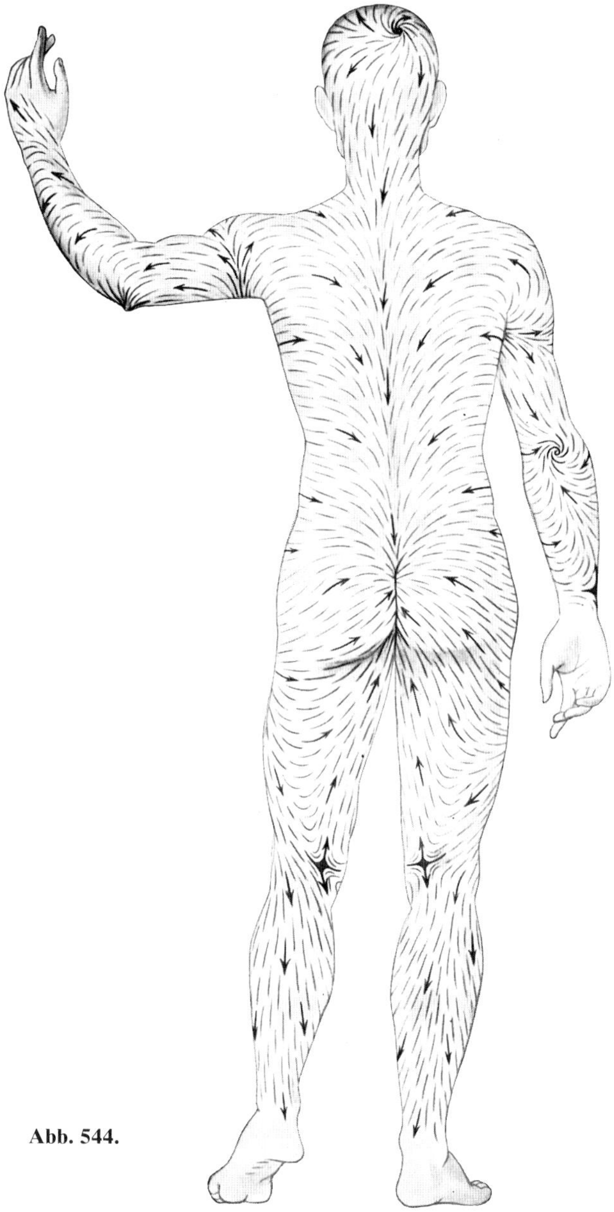

Abb. 544.

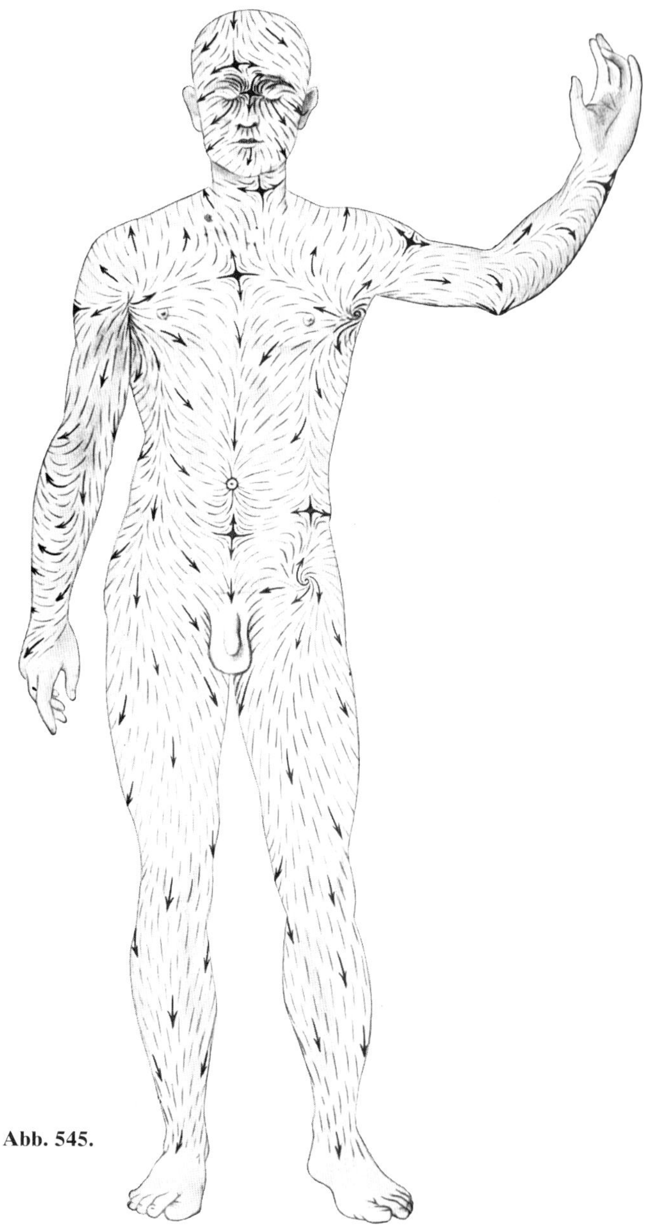

Abb. 545.

Abb. 544 u. 545. Haarströme, flumina pilorum, Haarwirbel, vortices pilorum, und Haarkreuze, cruces pilorum. Abb. 544. Ansicht von dorsal und Abb. 545. Ansicht von ventral.

Arterielle Versorgungsgebiete

Zusammengestellt und bearbeitet nach der offiziellen anatomischen Nomenklatur (Nomina anatomica 1977) von Dr. Fr. PLATZ, Akad. Oberrat am Anatomischen Institut der Universität Freiburg

In runden Klammern ( ) stehen anatomische Variationen, inoffizielle, aber wichtige Alternativausdrücke und Zusätze, die bei bestimmten Nomina anatomica im allgemeinen Gebrauch häufig weggelassen werden.
Eckige Klammern [ ] kennzeichnen offiziell anerkannte Synonyme oder Alternativen.

Arterien	Versorgungsgebiete
TRUNCUS PULMONALIS	– Arterienstamm für die rechte und linke Lunge
sinus trunci pulmonalis	– drei Ausbuchtungen in der Wand des truncus pulmonalis über den Wurzeln der Taschenklappen
bifurcatio trunci pulmonalis	– Aufteilung des truncus pulmonalis in die rechte und linke Lungenarterie
ARTERIA PULMONALIS DEXTRA	– vas publicum für die rechte Lunge
ramus apicalis	– segmentum apicale
ramus posterior descendens	– unterer Teil des segmentum posterius
ramus anterior descendens	– unterer Teil des segmentum anterius
ramus anterior ascendens	– oberer Teil des segmentum anterius
ramus posterior ascendens	– oberer Teil des segmentum posterius
ramus lobi medii	– Hauptast für den Mittellappen
ramus lateralis	– segmentum laterale
ramus medialis	– segmentum mediale
ramus apicalis (superior) lobi inferioris	– Spitzensegment des rechten Unterlappens
pars basalis	– Basalsegmente des rechten Unterlappens
ramus basalis medialis [cardiacus]	– segmentum basale mediale
ramus basalis anterior	– segmentum basale anterius
ramus basalis lateralis	– segmentum basale laterale
ramus basalis posterior	– segmentum basale posterius
ARTERIA PULMONALIS SINISTRA	– vas publicum für die linke Lunge
ramus apicalis	– oberer Teil des segmentum apicoposterius
ramus anterior descendens	– unterer Teil des segmentum anterius
ramus posterior	– unterer Teil des segmentum apicoposterius
ramus anterior ascendens	– oberer Teil des segmentum anterius
ramus lingularis	– beide segmenta lingularia
ramus lingularis superior	– segmentum lingulare superius
ramus lingularis inferior	– segmentum lingulare inferius
ramus apicalis [superior] lobi inferioris	– segmentum apicale des linken Unterlappens
pars basalis	– basaler Teil des linken Unterlappens
ramus basalis medialis	– segmentum basale mediale
ramus basalis anterior	– segmentum basale anterius
ramus basalis lateralis	– segmentum basale laterale
ramus basalis posterior	– segmentum basale posterius
(ductus arteriosus)	– bis zur Geburt offener Kurzschluß zwischen der Teilung des truncus pulmonalis und dem Aortenbogen
ligamentum arteriosum	– bindegewebiger Rest des ductus arteriosus
AORTA	– aus dem linken Ventrikel entspringende Hauptschlagader

[1] Die Versorgungsgebiete der Koronararterien schwanken je nach dem Beblutungstyp. Den folgenden Angaben liegt der »ausgeglichene Versorgungstyp« (s. S. 36) zugrunde. Die in der Klinik verwendete koronarographische Nomenklatur ist gegenüber der offiziellen anatomischen erweitert und weicht zum Teil von dieser ab.

Arterien	Versorgungsgebiete
PARS ASCENDENS AORTAE	– aufsteigender Teil der aorta bis zum Verlassen des Herzbeutels
bulbus aortae	– zwiebelähnliche, durch die sinus aortae bedingte Erweiterung der Aortenwurzel
sinus aortae	– Erweiterungen der Aortenwurzel über jeder der Aortenklappen, Abgangsstellen für die rechte und linke Herzkranzarterie
arteria coronaria dextra [1]	– aus dem rechten sinus aortae entspringende Koronararterie; versorgt rechten Vorhof, rechte Kammer, Anfangsbereiche des truncus pulmonalis und der pars ascendens aortae, Teile des linken Vorhofs und der linken Kammer sowie des Erregungsleitungssystems
ramus coni arteriosi	– nach vorne ziehender Ast zum conus arteriosus und zur Basis des truncus pulmonalis
ramus nodi sinuatrialis	– Sinusknoten (KEITH-FLACK), rechter Vorhof, Teile des linken Vorhofs
ramus marginalis dexter	– rechter Herzrand, Vorderwand des rechten Ventrikels
ramus atrialis intermedius	– atrium dextrum, auricula dextra atrii
ramus interventricularis posterior	– im sulcus interventricularis posterior ziehender Ast zur Hinterwand des rechten und linken Ventrikels sowie zum dorsalen Teil des septum interventriculare
rami interventriculares septales	– septum interventriculare
ramus nodi atrioventricularis	– aus dem Hauptstamm abzweigender und in der Hinterwand verlaufender Ast zum Gebiet des Atrioventrikularknotens (ASCHOFF-TAWARA)
(ramus posterolateralis dexter)	– rechtsseitige Hinterwand des linken Ventrikels
arteria coronaria sinistra	– im linken sinus aortae entspringender, kurzer Stamm; seine Aufzweigungen versorgen Teile des linken und rechten Ventrikels sowie Bereiche des septum interventriculare und des linken Vorhofs
ramus interventricularis anterior	– im sulcus interventricularis anterior verlaufender vorderer Hauptast zur Vorderwand des rechten und linken Ventrikels sowie zum ventralen Teil des septum interventriculare
ramus coni arteriosi	– conus arteriosus und Basis des truncus pulmonalis
ramus lateralis	– lateraler Bereich der linken Ventrikelvorderwand
rami interventriculares septales	– im sulcus interventricularis anterior perforierende Äste zum ventralen Teil des septum interventriculare

Arterien	Versorgungsgebiete
ramus circumflexus	– Fortsetzung der a. coronaria sinistra im sulcus coronarius sinister zur Hinterwand des linken Ventrikels
ramus atrialis anastomoticus	– Anastomose mit den aus der rechten Koronararterie zum linken atrium ziehenden Ästen
ramus marginalis sinister	– linker Herzrand und Hinterwand des linken Ventrikels
ramus atrialis intermedius	– linker Vorhof
(ramus ventriculi sinistri posterior)	– variabel ausgeprägter Ast für die Rückwand des linken Ventrikels
(ramus nodi sinuatrialis)	– nicht regelmäßig vorhandener Ast zum Einmündungsbereich der v. cava superior, Sinusknoten
(ramus nodi atrioventricularis)	– zuweilen bis zur Herzbasis und zum unteren Teil des septum interatriale vordringender Ast, Atrioventrikularknoten
ARCUS AORTAE	– zwischen pars ascendens und descendens aortae liegender bogenförmiger Abschnitt
isthmus aortae	– Verengerung des arcus aortae zwischen a. subclavia sinistra und ligamentum arteriosum
corpora paraaortica	– neben der aorta gelegene, unregelmäßig verstreute Ansammlungen chromaffiner Gewebe
TRUNCUS BRACHIOCEPHALICUS	– aus dem Aortenbogen kommender gemeinsamer Stamm für a. carotis communis dextra und a. subclavia dextra
(arteria thyroidea ima)	– inkonstant (8–10 %) vorkommende unpaare Arterie zur glandula thyroidea
ARTERIA CAROTIS COMMUNIS	– gemeinsamer Stamm für die a. carotis externa und interna
glomus caroticum	– Chemorezeptor in der Carotisgabel
sinus caroticus	– leichte Erweiterung an der Teilung der a. carotis communis, enthält Pressorezeptoren
ARTERIA CAROTIS EXTERNA	– in der seitlichen Halsregion aufsteigende Arterie zur Versorgung von Hals und Kopf
arteria thyroidea superior	– erster vorderer Ast aus der a. carotis externa zu Schilddrüse und Kehlkopf
ramus infrahyoideus	– Zungenbein, Ansätze der infrahyalen Muskulatur
ramus sternocleidomastoideus	– m. sternocleidomastoideus
a. laryngea superior	– oberer innerer Kehlkopf
ramus cricothyroideus	– m. cricothyroideus, innerer Kehlkopf
ramus anterior	– vorderer Schilddrüsenteil
ramus posterior	– oberer und hinterer Schilddrüsenbereich
arteria pharyngea ascendens	– erste dorsal aus der a. carotis externa abgehende Arterie zum Schlund mit zusätzlichen Ästchen zur dura mater eines kleinen dorsomedialen Gebiets der mittleren Schädelgrube
a. meningea posterior	– durch foramen jugulare zur dura mater der hinteren Schädelgrube
rami pharyngeales	– Schlundwand, m. longus capitis
a. tympanica inferior	– Paukenhöhle
arteria lingualis	– zweiter vorderer Ast aus der a. carotis externa zur Zunge
ramus suprahyoideus	– Zungenbein, Gefäßnetz auf dem Schildknorpel
a. sublingualis	– glandula sublingualis und benachbarte Muskeln, Schleimhaut der Zungenunterseite und des Mundbodens, Zahnfleisch des Unterkiefers

Arterien	Versorgungsgebiete
rami dorsales linguae	– Zungengrund und -rücken, epiglottis
a. profunda linguae	– Zungenmuskulatur und -schleimhaut, vorwiegend der Zungenspitze
arteria facialis	– dritter vorderer Ast aus der a. carotis externa, Gesichtsarterie
a. palatina ascendens	– Gaumenbögen, oft auch Tonsillen, vordere obere Schlundwand bis Ohrtrompete
ramus tonsillaris	– Gaumenmandel
a. submentalis	– m. mylohyoideus, glandula submandibularis
rami glandulares	– glandula submandibularis
a. labialis inferior	– Muskulatur, Haut und Schleimhaut der Unterlippe
a. labialis superior	– Muskulatur, Haut und Schleimhaut der Oberlippe, unteres vorderes Nasenseptum
a. angularis	– Endast der a. facialis; medialer Augenwinkel, Teile der Nasenwurzel und kranialer Abschnitt der Nasenflügel. Anastomose mit a. ophthalmica
(truncus linguofacialis)	– gelegentlich gemeinsamer Stamm für a. lingualis und a. facialis aus der a. carotis externa
arteria occipitalis	– zweiter dorsal aus der a. carotis externa abgehender Ast zum Hinterhaupt und Scheitel
ramus mastoideus	– diploë und cellulae mastoideae, durch foramen mastoideum zur dura mater encephali
ramus auricularis	– Hinterfläche der Ohrmuschel
rami sternocleidomastoidei	– m. sternocleidomastoideus
(ramus meningeus)	– gelegentlich vorhandener, durch das foramen parietale zur dura mater des Schädeldaches ziehender Ast
rami occipitales	– hinterer Teil der Kopfschwarte
ramus descendens	– obere Nackenmuskulatur
arteria auricularis posterior	– dritte dorsal aus der a. carotis externa abgehende Arterie; Versorgung des Ohrbereichs
a. stylomastoidea	– durch gleichnamiges foramen in den canalis facialis; beblutet Mittel- und z. T. auch Innenohr
a. tympanica posterior	– durch canaliculus chordae tympani zur Schleimhaut der Paukenhöhle und zum Trommelfell
rami mastoidei	– cellulae mastoideae
(ramus stapedialis)	– m. stapedius
ramus auricularis	– Rück- und teilweise Vorderseite der Ohrmuschel, kleine Ohrmuskeln
ramus occipitalis	– Hinterhaupt
arteria temporalis superficialis	– oberflächliche Schläfenarterie, ein Endast der a. carotis externa
rami parotidei	– Ohrspeicheldrüse
a. transversa faciei	– Gesichtshaut der Wange und über dem Jochbogen, Ohrspeicheldrüse
rami auriculares anteriores	– Ohrmuschel, äußerer Gehörgang, Kiefergelenk
a. zygomatico-orbitalis	– seitlicher Orbitarand und lateraler Bereich der Augenlider
a. temporalis media	– m. temporalis, Periost der Schläfenschuppe
ramus frontalis	– Stirn, Anastomosen mit den aa. supraorbitalis und supratrochlearis der a. ophthalmica
ramus parietalis	– Scheitelgegend
arteria maxillaris	– stärkerer Endast der a. carotis externa
a. auricularis profunda	– Kiefergelenk und äußerer Gehörgang, Trommelfell
a. tympanica anterior	– durch fissura petrotympanica zur Paukenhöhle

Arterien	Versorgungsgebiete
a. alveolaris inferior	Knochen und Zahnfleisch des Unterkiefers
rami dentales	Zähne des Unterkiefers, periodontium, Zahnfleisch und Knochen
ramus mylohyoideus	Ursprung des m. mylohyoideus
a. mentalis	Kinnregion
a. meningea media	durch foramen spinosum zur dura mater encephali und zu Teilen der falx cerebri
(ramus meningeus accessorius)	tuba auditiva; durch foramen ovale zur dura mater encephali bis zum ganglion trigeminale
ramus petrosus	durch hiatus canalis facialis zur Paukenhöhle, zum m. tensor tympani, ganglion trigeminale
a. tympanica superior	mit n. petrosus minor zur Paukenhöhle und zum antrum mastoideum
ramus frontalis	dura mater der mittleren und vorderen Schädelgrube
ramus parietalis	dura mater der hinteren Schädelhälfte
ramus orbitalis	durch die fissura orbitalis superior oder eine eigene Öffnung in die Augenhöhle ziehender Ast aus dem r. frontalis der a. meningea media
ramus anastomoticus (cum a. lacrimali)	in der Augenhöhle liegende Anastomose zwischen dem r. orbitalis und der a. lacrimalis
a. masseterica	m. masseter
aa. temporales profundae	m. temporalis, laterale Wand der Augenhöhle
rami pterygoidei	mm. pterygoidei medialis und lateralis
a. buccalis	Wange, Zahnfleisch, Schleimhaut der lateralen Mundhöhle
a. alveolaris superior posterior	Molaren, Zahnfleisch und Periost des Oberkiefers, Schleimhaut der Kieferhöhle
rami dentales	Oberkiefermolaren
a. infraorbitalis	Gesichtsmuskeln und Haut unterhalb des Auges, Boden der Orbita
aa. alveolares superiores anteriores	vordere Oberkieferzähne
rami dentales	in die Zähne ziehende Äste
a. canalis pterygoidei	durch den canalis pterygoideus nach hinten zur tuba auditiva und Umgebung
a. palatina descendens	durch canalis palatinus major zum Gaumen
a. palatina major	Schleimhaut und Zahnfleisch im Bereich des harten Gaumens, tonsilla palatina
aa. palatinae minores	weicher Gaumen und tonsilla palatina
a. sphenopalatina	durch foramen sphenopalatinum zur Nasenhöhle
aa. nasales posteriores, laterales et septi	Seitenwand der Nasenhöhle, Nebenhöhlen, Nasenseptum. Anastomosen durch canalis incisivus mit a. palatina major
ARTERIA CAROTIS INTERNA	innere Kopfarterie zum Gehirn und zu Teilen der dura mater; versorgt ferner Augenhöhle mit Inhalt, Stirn und Bereich der Nebenhöhlen
pars cervicalis	Halsabschnitt der a. carotis interna von der Teilung der a. carotis communis bis zum Eintritt in den canalis caroticus
sinus caroticus	Ort der Pressorezeptoren
pars petrosa	durch den canalis caroticus des Felsenbeins ziehende Gefäßstrecke
aa. caroticotympanicae	Mitversorgung der Paukenhöhle
a. canalis pterygoidei	durch den canalis pterygoideus ziehender Ast, tuba auditiva und Umgebung

Arterien	Versorgungsgebiete
pars cavernosa	Verlaufsstrecke der a. carotis interna im sinus cavernosus
ramus tentorii basalis	tentorium cerebelli
ramus tentorii marginalis	Bereich der incisura tentorii
ramus meningeus	sich aufzweigender Ast zur dura mater, tentorium cerebelli
ramus ganglionis trigemini	von einem seitlichen Stämmchen abzweigender Ast zum ganglion trigeminale
rami trigeminales et trochleares	Trigeminuswurzeln, benachbarte dura mater, n. trochlearis
ramus sinus cavernosi	perivaskuläres Gewebe der a. carotis interna im sinus cavernosus
a. hypophysialis inferior	basaler Abschnitt des Hypophysenhinterlappens, Periost und Knochen der fossa hypophysialis, dorsum sellae
pars cerebralis	Abschnitt der a. carotis interna im subarachnoidealen Raum vom Verlassen des sinus cavernosus bis zur Aufteilung in die aa. cerebri anterior und media
a. hypophysialis superior	Hypophyse, diaphragma sellae; bildet Arterienkranz um den Hypophysenstiel, versorgt dem infundibulum benachbarte Teile des hypothalamus sowie n. opticus und chiasma opticum
ramus clivi	dura mater des kranialen clivus (auch aus der a. hypophysialis inferior abzweigend)
arteria ophthalmica	entspringt aus dem intrakraniellen Teil der a. carotis interna und zieht mit dem n. opticus durch den canalis opticus in die orbita
a. centralis retinae	Sehnerv und Netzhaut
a. lacrimalis	Tränendrüse und benachbarte Muskulatur der orbita, conjunctiva, lateraler Augenwinkel
ramus anastomoticus	Verbindungsast zum r. orbitalis der a. meningea media
aa. palpebrales laterales	Augenlider und Bindehaut
aa. ciliares posteriores breves	choroidea
aa. ciliares posteriores longae	corpus ciliare und iris
aa. musculares	mm. recti superior und lateralis, m. levator palpebrae superioris
aa. ciliares anteriores	sclera, choroidea und corpus ciliare
aa. conjunctivales anteriores	conjunctiva
aa. conjunctivales posteriores	conjunctiva
aa. episclerales	sclera
a. supraorbitalis	obere orbita und Stirn
a. ethmoidalis posterior	hintere Siebbeinzellen, hinterer Teil der Nasenhöhle
a. ethmoidalis anterior	Seitenwand und Septum der Nasenhöhle, Stirnhöhle, Siebbeinzellen
(a. meningea anterior)	dura mater der vorderen Schädelgrube
aa. palpebrales mediales	mediales Ober- und Unterlid
arcus palpebralis superior	Verbindung zwischen aa. palpebrales mediales und laterales im oberen Augenlid
arcus palpebralis inferior	Verbindung zwischen aa. palpebrales mediales und laterales im unteren Augenlid
a. supratrochlearis	Stirn
a. dorsalis nasi [a. nasi externa]	Nasenrücken, Anastomose über die a. angularis zur a. facialis
arteria choroidea anterior	entspringt meist aus der a. carotis interna proximal des Abgangs der a. cerebri anterior (seltener aus der a. cerebri media); versorgt plexus choroideus des Seitenventrikels und teilweise des dritten Ventrikels, capsula interna und benachbarte Gebiete, Bereiche von hippocampus, tractus opticus und radiatio optica

Arterien	Versorgungsgebiete
rami chorioidei ventriculi lateralis	– plexus chorioideus des Seitenventrikels
rami chorioidei ventriculi tertii	– Äste zur Mitversorgung des plexus chorioideus ventriculi tertii
rami substantiae perforatae anterioris	– durch die substantia perforata anterior ins Gehirn eindringende dünne Äste, capsula interna
rami tractus optici	– tractus opticus
rami corporis geniculati lateralis	– corpus geniculatum laterale
rami capsulae internae	– vorwiegend zum hinteren Schenkel der capsula interna
rami globi pallidi	– dorsaler Bereich des globus pallidus
rami caudae nuclei caudati	– cauda nuclei caudati
rami tuberis cinerei	– tuber cinereum
rami nucleorum hypothalamicorum	– Äste zum hypothalamus, die zum Teil auch den thalamus versorgen
rami substantiae nigrae	– substantia nigra
rami nuclei rubri	– nucleus ruber
rami corporis amygdaloidei	– corpus amygdaloideum, pes hippocampi
arteria cerebri anterior	– zunächst nach rostral gehender und dann über dem Balken nach dorsal laufender Endast der a. carotis interna; versorgt mediale Fläche der lobi frontales und parietales sowie, über die Mantelkante ziehend, benachbarte Gebiete der konvexen Hemisphäre. Größter Teil des corpus callosum. Mitversorgung von nucleus caudatus, thalamus, hypothalamus, chiasma opticum und tractus opticus
pars praecommunicalis	– Abschnitt vom Ursprung der Arterie aus der a. carotis interna bis zum Abgang der a. communicans anterior
aa. centrales anteromediales [aa. thalamostriatae anteromediales]	– im mittleren Bereich der pars praecommunicalis abgehende, durch die substantia perforata anterior ins Gehirn eintretende Äste
a. centralis brevis	– medialer Teil der substantia perforata anterior, chiasma opticum
a. centralis longa [a. recurrens]	– entspringt aus der a. cerebri anterior im Abgangsgebiet der a. communicans anterior; versorgt mediale, teilweise auch laterale Bereiche der substantia perforata anterior sowie vordere und mediale Teile des nucleus lentiformis, ferner crus anterius capsulae internae, hypothalamus, caput nuclei caudati
a. communicans anterior	– unpaare Verbindung zwischen rechter und linker a. cerebri anterior
rami centrales anteromediales	– substantia perforata anterior, trigonum olfactorium, basale Teile des nucleus caudatus
pars postcommunicalis [a. pericallosa]	– Abschnitt der a. cerebri anterior nach dem Abgang der a. communicans anterior
a. frontobasalis medialis [ramus orbitofrontalis medialis]	– entspringt in Höhe der area subcallosa aus der a. cerebri anterior; versorgt mediale Bereiche der gyri orbitales und tractus olfactorius
a. callosomarginalis	– Mantelkante, facies superolateralis cerebri, oft auch lobulus paracentralis
ramus frontalis anteromedialis	– in der area subcallosa abgehender Ast zur facies medialis und mantelkantennahen facies superolateralis cerebri im Bereich des lobus frontalis
ramus frontalis intermediomedialis	– in Höhe des genu corporis callosi entspringender Ast zur medialen Stirnhirnfläche und – unterschiedlich weit – zur facies superolateralis cerebri
ramus frontalis posteromedialis	– im hinteren Abschnitt des genu corporis callosi entspringender Zweig zur medialen hinteren Stirnhirnfläche
ramus cingularis	– über den gyrus cinguli zum sulcus cinguli ziehender Ast zur Versorgung der benachbarten Areale
a. paracentralis	– aus der pars postcommunicalis arteriae cerebri anterioris, oft auch aus dem r. cingularis entspringende Arterie zu benachbarten Teilen des gyrus cinguli, zum lobulus paracentralis und zu den obersten Abschnitten der gyri praecentralis und postcentralis
a. praecunealis	– entspringt meist in Zweizahl im mittleren bis hinteren Drittel aus der a. pericallosa; versorgt Teile des gyrus cinguli und den praecuneus
a. parietooccipitalis	– sulcus parietooccipitalis
arteria cerebri media	– lateraler stärkerer Endast der a. carotis interna, der über die insula zum sulcus lateralis cerebri zieht. Versorgt die facies superolateralis cerebri mit Ausnahme der Mantelkante und des Okzipitallappens sowie eines schmalen Streifens am unteren Rand des Schläfenlappens. Beblutet ferner die vorderen Bereiche der Stammganglien und der capsula interna
pars sphenoidalis	– annähernd horizontal verlaufender Abschnitt vom Abgang der a. cerebri anterior bis zum limen insulae
aa. centrales anterolaterales [aa. thalamostriatae anterolaterales]	– durch die substantia perforata anterior ins Gehirn eindringende Äste für die Basalganglien und die capsula interna
rami mediales	– mediale Gruppe der aa. centrales anterolaterales
rami laterales	– laterale Gruppe der aa. centrales anterolaterales
pars insularis	– auf der Inseloberfläche verlaufender Abschnitt der a. cerebri media
aa. insulares	– auf der Inseloberfläche nach dorsal und aufwärts ziehende Äste
a. frontobasalis lateralis [ramus orbitofrontalis lateralis]	– durch den sulcus lateralis zum gyrus frontalis inferior und zu den gyri orbitales
a. temporalis anterior	– gyri temporales superior, medius et inferior
a. temporalis intermedia	– mittlere und vordere Teile der gyri temporales superior et medius, mittlere Abschnitte des gyrus temporalis inferior
a. temporalis posterior	– zieht über die gyri temporales superior et medius abwärts und rückwärts zu mittleren und okzipitalen Abschnitten der gyri temporales superior et medius
pars terminalis [pars corticalis]	– zur Hirnoberfläche ziehender, sich aufteilender Endabschnitt der a. cerebri media
a. sulci centralis	– im sulcus centralis verlaufende Arterie zu den gyri prae- und postcentralis sowie angrenzenden Gebieten der Frontal- und Parietallappen
a. sulci praecentralis	– im vorderen Teil des sulcus lateralis abgehendes Gefäß für hintere Bezirke des gyrus frontalis medius und basale Hälfte des gyrus praecentralis
a. sulci postcentralis	– gyrus postcentralis und angrenzende Bereiche des Parietallappens
aa. parietales anterior et posterior	– vordere und hintere Teile des lobus parietalis, obere Hälfte des gyrus postcentralis, lobulus parietalis inferior

Arterien	Versorgungsgebiete
a. gyri angularis	– zieht im sulcus lateralis schräg nach hinten aufwärts zum gyrus angularis und mit einem unteren Ast zur oberen Hälfte der gyri occipitotemporales
ARTERIA SUBCLAVIA	– rechts aus dem truncus brachiocephalicus, links direkt aus dem arcus aortae abgehende und zum Seitenrand der ersten Rippe ziehende Arterie; Mitversorgung von thorax, Hals und Gehirn, Beblutung von Schultergürtel und oberer Extremität
arteria vertebralis	– aus der a. subclavia entspringende und durch die foramina transversaria des 6.–1. Halswirbels ziehende Arterie; sie durchbricht die membrana atlantooccipitalis posterior und gelangt durch das foramen magnum in den Hirnschädel
pars praevertebralis	– Abschnitt zwischen Ursprung aus der a. subclavia und Eintritt in das foramen transversarium des 6. Halswirbels
pars transversaria [cervicalis]	– Verlaufsstrecke der Vertebralarterie durch die foramina transversaria
rami spinales [radiculares]	– durch die foramina intervertebralia in den canalis vertebralis ziehende Äste zur medulla spinalis und ihren Hüllen sowie zum Epiduralraum und Periost der Wirbelkörper
rami musculares	– tiefe regionale Halsmuskeln
pars atlantis [atlantica]	– Arterienabschnitt vom Verlassen des foramen transversarium processus transversi atlantis bis zum Eintritt in die membrana atlantooccipitalis posterior
pars intracranialis	– im Subarachnoidealraum verlaufender Arterienabschnitt
ramus meningeus anterior	– in Höhe des foramen magnum abzweigender vorderer Ast zur dura mater der fossa cranii posterior
ramus meningeus posterior	– hinterer Ast zur dura mater der fossa cranii posterior und zur falx cerebelli
a. spinalis anterior	– meist in Höhe von C_2 durch Vereinigung beiderseitiger Äste der a. vertebralis entstehende Arterie; zieht in der fissura mediana anterior zu vorderen und seitlichen Rückenmarksbereichen
a. cerebelli inferior posterior	– Unterfläche der Kleinhirnhemisphären, medulla oblongata
ramus choroideus ventriculi quarti	– plexus choroideus des 4. Ventrikels
ramus tonsillae cerebelli	– tonsilla cerebelli
rami medullares medialis et lateralis [rami ad medullam oblongatam]	– mediale und laterale medulla oblongata, pedunculus cerebellaris caudalis
(a. spinalis posterior)	– aus der a. cerebelli inferior posterior oder aus der a. vertebralis abzweigende Arterie zu den nuclei et fasciculi gracilis et cuneatus sowie zum pedunculus cerebellaris caudalis
arteria basilaris	– aus dem Zusammenfluß der rechten und linken a. vertebralis entstehende Hirnarterie zur Versorgung von Rautenhirn, Mittelhirn und Innenohr
a. cerebelli inferior anterior	– untere, seitliche und vordere Anteile des Kleinhirns, flocculus, pons, obere medulla oblongata, Kleinhirnbrückenwinkel, plexus choroideus ventriculi quarti, ferner Äste zum Innenohr und zu den nn. facialis et vestibulocochlearis
a. labyrinthi [ramus meatus acustici interni]	– Innenohr mit Ästchen zur dura mater encephali und zum Felsenbein
aa. pontis [rami ad pontem]	– Äste für pons und Mittelhirn
aa. mesencephalicae	– pedunculi cerebellares und Mittelhirn
a. cerebelli superior	– Kleinhirnoberfläche, Anteile des vermis cerebelli, Kleinhirnkerne, pedunculi cerebellares, velum medullare superius, pons, Äste zum corpus pineale und zur tela choroidea ventriculi tertii
arteria cerebri posterior	– aus der a. basilaris durch Bifurkation entstehende Arterie zur Versorgung von Hinterhauptlappen, zwei Dritteln des Schläfenlappens, Mittelhirn, substantia perforata posterior, Teilen der Hirnschenkel und des thalamus
pars praecommunicalis	– Abschnitt zwischen Ursprung der Arterie und Vereinigung mit der a. communicans posterior
aa. centrales posteromediales	– in der fossa interpeduncularis abgehende Äste mit Zweigen zu den nn. oculomotorius und trochlearis sowie zu den corpora mamillaria; durch die substantia perforata posterior zum Zwischenhirn mit Teilen des thalamus und zum Mittelhirn (nucleus ruber, substantia nigra, lamina tecti)
pars postcommunicalis	– Abschnitt nach der Verbindung mit der a. communicans posterior
aa. centrales posterolaterales	– pedunculi cerebri, corpora geniculata mediale und teilweise laterale. Mitversorgung von thalamus, gyri dentatus und parahippocampalis sowie hippocampus. Epiphyse
rami thalamici	– nuclei centrales sowie Teile der nuclei mediales und ventrolaterales thalami
rami choroidei posteriores mediales	– plexus choroideus ventriculi tertii et lateralis, Epiphyse, colliculi superiores mesencephali
rami choroidei posteriores laterales	– plexus choroideus des Seitenventrikels, Zweige zum thalamus und fornix
rami pedunculares	– pedunculus cerebri
pars terminalis [corticalis]	– Gefäßabschnitt der a. cerebri posterior ab der Aufteilung in die aa. occipitales lateralis et medialis
a. occipitalis lateralis	– lateraler Hauptast zur Unterfläche der lobi temporalis und occipitalis
rami temporales anteriores	– vordere und laterale Unterfläche des lobus temporalis, uncus
rami temporales intermedii mediales	– mittlere und hintere Unterfläche des lobus temporalis, lobus occipitalis
rami temporales posteriores	– Unterfläche des lobus occipitalis
a. occipitalis medialis	– medialer Hauptast zu Teilen des corpus callosum, zum sulcus calcarinus und Okzipitalpol
ramus corporis callosi dorsalis	– isthmus gyri cinguli, splenium sowie mittlerer und hinterer Teil des truncus corporis callosi, Rindengebiete von praecuneus und gyrus lingualis
ramus parietalis	– hintere Bereiche des praecuneus
ramus parietooccipitalis	– angrenzende oberflächliche und tiefe Hirnteile im Bereich des sulcus parietooccipitalis, laterale Seite des lobus occipitalis, cuneus, polus occipitalis
ramus calcarinus	– sulcus calcarinus, polus occipitalis sowie laterale Fläche des Okzipitallappens
ramus occipitotemporalis	– gyrus occipitotemporalis medialis
circulus arteriosus cerebri	– Arterienkranz an der Hirnbasis, bestehend aus der Verbindung beider aa. carotides internae mit den Zuflüssen aus den Vertebralarterien über die a. basilaris und aa. cerebri posteriores

Arterielle Versorgungsgebiete

Arterien	Versorgungsgebiete
a. carotis interna	beteiligt sich mit einem Abschnitt ihrer intrakraniellen Verlaufsstrecke an der Bildung des circulus arteriosus cerebri
a. cerebri anterior	vorderer Endast der a. carotis interna
a. communicans anterior	unpaare Verbindung zwischen rechter und linker a. cerebri anterior
aa. centrales antero-mediales	nahe am Ursprung der a. communicans anterior abgehende, in die lamina terminalis eintretende Zweige
a. cerebri media	die Verlaufsrichtung des Stammgefäßes fortsetzender seitlicher Endast der a. carotis interna
a. communicans posterior	paariger Arterienabschnitt, der jeweils die a. cerebri posterior mit der a. carotis interna oder mit der a. cerebri media verbindet
ramus chiasmaticus	chiasma opticum und tractus opticus mitversorgender Ast
ramus nervi oculomotorii	n. oculomotorius
ramus thalamicus	ins Zwischenhirn eintretender, den thalamus mitversorgender Ast
ramus hypothalamicus	hypothalamus mit corpora mamillaria und tuber cinereum
ramus caudae nuclei caudati	cauda nuclei caudati
a. cerebri posterior	paariger Endast der a. basilaris; steht in Verbindung mit der a. communicans posterior
arteria thoracica interna	aus der a. subclavia zur inneren vorderen Brustwand absteigende Arterie
rami mediastinales	mediastinum, pleura mediastinalis
rami thymici	thymus
rami bronchiales	Lungenwurzel, Hiluslymphknoten, Bronchien
a. pericardiacophrenica	Perikard, vorderer Teil des Zwerchfells, pleura mediastinalis, n. phrenicus
rami sternales	Arteriengeflecht auf dem Brustbein
rami perforantes	Haut im medialen Brustbereich, m. pectoralis major
rami mammarii	Brustdrüse
(ramus costalis lateralis)	seitliche, obere innere Brustwand
rami intercostales anteriores	vordere Interkostalräume
a. musculophrenica	7.–10. Interkostalraum, Zwerchfell, kraniale Bereiche der Bauchmuskeln
a. epigastrica superior	m. rectus abdominis, Rektusscheide
truncus thyrocervicalis	gemeinsamer Stamm für a. thyroidea inferior, a. transversa colli und a. suprascapularis
a. thyroidea inferior	Schilddrüse, Kehlkopf, trachea, oesophagus, Teile des pharynx
a. laryngea inferior	pharyngeale Fläche, hintere Muskulatur und Schleimhaut des Kehlkopfes, hypopharynx
rami glandulares	Unter- und Rückfläche der Schilddrüse, Epithelkörperchen
rami pharyngeales	Teile der Pharynxwand
rami oesophageales	oberer oesophagus
rami tracheales	oberer Bereich der trachea
a. cervicalis ascendens	mm scaleni, m. longus colli und benachbarte Muskeln
rami spinales	Wirbelkanal und Rückenmark im Bereich der unteren Halswirbelsäule
a. transversa colli [cervicis]	aus der a. subclavia oder dem truncus thyrocervicalis entspringendes Gefäß für die Hals- und Schulterregion
ramus superficialis [a. cervicalis superficialis]	m. trapezius und benachbarte Muskeln
a. scapularis dorsalis	oft unmittelbar aus der a. subclavia (67 %) oder aus der a. transversa colli zu den mm. rhomboidei und benachbarten Muskeln ziehend

Arterien	Versorgungsgebiete
a. suprascapularis	mm. supraspinatus und infraspinatus, acromion
ramus acromialis	acromion
truncus costocervicalis	nach dorsal abgehender Stamm für a. cervicalis profunda und a. intercostalis suprema
a. cervicalis profunda	m. semispinalis capitis und tiefe Nackenmuskulatur
a. intercostalis suprema	gemeinsamer Stamm für die aa. intercostales posteriores I und II
a. intercostalis posterior prima	1. Interkostalraum
a. intercostalis posterior secunda	2. Interkostalraum
rami dorsales	Rückenhaut, tiefe Hals- und Rückenmuskeln
rami spinales	Wirbelkanal und Rückenmark
ARTERIA AXILLARIS	Fortsetzung der a. subclavia vom Seitenrand der 1. Rippe bis Unterrand des m. pectoralis major
rami subscapulares	m. subscapularis
a. thoracica superior	variabler Ast für m. subclavius, Muskeln des 1. und 2. Interkostalraums, m. serratus anterior, m. pectoralis major
a. thoracoacromialis	Brust- und Schulterbereich
ramus acromialis	durch den m. deltoideus ziehender Ast zum acromion, m. deltoideus, Schultergelenk und zu Teilen der mm. pectoralis major und minor
rete acromiale	Arteriennetz auf dem acromion
ramus clavicularis	clavicula und m. subclavius
ramus deltoideus	mm. deltoideus, pectoralis major
rami pectorales	m. serratus anterior, mm. pectorales
a. thoracica lateralis	mm. pectorales, m. serratus anterior
rami mammarii laterales	Brustdrüse
a. subscapularis	mm. latissimus dorsi, teres minor, serratus anterior
a. thoracodorsalis	mm. subscapularis, latissimus dorsi, teres major, serratus anterior
a. circumflexa scapulae	mm. infraspinatus, supraspinatus, teres minor, Schultergelenk und -kapsel
a. circumflexa humeri anterior	mm. coracobrachialis, biceps brachii, deltoideus, Schultergelenk
a. circumflexa humeri posterior	Schultergelenk, m. deltoideus, caput longum und laterale des proximalen m. triceps brachii
arteria brachialis	Fortsetzung der a. axillaris ab dem Unterrand des m. pectoralis major
(a. brachialis superficialis)	Variante, bei der die a. brachialis auf statt unter dem n. medianus verläuft
a. profunda brachii	m. deltoideus, m. triceps brachii, humerus
aa. nutriciae [nutrientes] humeri	humerus mit Knochenmark
ramus deltoideus	unterer Teil des m. deltoideus
a. collateralis media	distaler Abschnitt des m. triceps brachii, humerale Anteile der Unterarmstreckmuskulatur, rete articulare cubiti
a. collateralis radialis	distale Oberarm- und proximale Unterarmstreckmuskulatur, rete articulare cubiti
a. collateralis ulnaris superior	m. brachialis, caput mediale m. tricipitis, rete articulare cubiti
a. collateralis ulnaris inferior	m. brachialis und benachbarte Muskeln, rete articulare cubiti
arteria radialis	Speichenarterie; vornehmlich Beugemuskulatur am Unterarm, Versorgung der Hand
a. recurrens radialis	m. brachioradialis, m. brachialis, proximale Unterarmextensoren, rete articulare cubiti

Arterien	Versorgungsgebiete
ramus carpeus [carpalis] palmaris	m. pronator quadratus, rete carpi palmare
ramus palmaris superficialis	Daumenballen, oberer Hohlhandbogen
ramus carpeus [carpalis] dorsalis	rete carpi dorsale
rete carpi [carpale] dorsale	Arteriennetz auf der dorsalen Handwurzel
aa. metacarpeae [metacarpales] dorsales	2.–4. Knochenzwischenraum, mm. interossei dorsales
aa. digitales dorsales	Fingerrücken bis zum Mittelglied
a. princeps pollicis	aus der a. radialis abzweigender Stamm für die palmaren Seiten des Daumens und den Radialrand des Zeigefingers
a. radialis indicis	radiale Seite des Zeigefingers
arcus palmaris profundus	tiefer Hohlhandbogen
aa. metacarpeae [metacarpales] palmares	mm. interossei und lumbricales
rami perforantes	Äste zu den aa. metacarpeae dorsales
arteria ulnaris	Ellenarterie, Muskulatur der Beuge- und Streckseite des Unterarms
a. recurrens ulnaris	m. flexor carpi ulnaris, rete articulare cubiti
ramus anterior	m. brachialis, rete articulare cubiti
ramus posterior	rete articulare cubiti
rete articulare cubiti	vorwiegend dorsales Arteriengeflecht um das Ellbogengelenk
a. interossea communis	kurzer Stamm für die aa. interosseae posterior und anterior
a. interossea posterior	Streckmuskeln des Unterarms, rete carpi dorsale
a. interossea recurrens	m. anconaeus, proximale Unterarmstreckmuskulatur, rete articulare cubiti
a. interossea anterior	m. pronator quadratus, rete carpi dorsale
a. comitans nervi mediani	dünner Zweig zum n. medianus
ramus carpeus [carpalis] palmaris	palmare Handwurzel
ramus carpeus [carpalis] dorsalis	rete carpi dorsale
ramus palmaris profundus	Ast zum tiefen Hohlhandbogen
arcus palmaris superficialis	oberflächlicher Hohlhandbogen
aa. digitales palmares communes	aus dem arcus palmaris superficialis abgehende Gefäßstämmchen für die palmaren Fingerarterien
aa. digitales palmares propriae	Palmarseite der Finger, Dorsalseite der Mittel- und Endphalangen
PARS DESCENDENS AORTAE	an den arcus aortae sich anschließender, absteigender Aortenabschnitt bis zur Aortengabel vor dem 4. Lendenwirbelkörper
PARS THORACICA AORTAE	Brustaorta, erstreckt sich vom Aortenbogen bis zum Zwerchfelldurchtritt
rami bronchiales	vasa privata der Lungen; Lungenhilus, Bronchialbaum, Lungenbindegewebe, pleura visceralis
rami oesophageales	oesophagus
rami pericardiaci	Hinterwand des Herzbeutels
rami mediastinales	Lymphknoten und Bindegewebe des hinteren Mediastinum, Perikard
aa. phrenicae superiores	dorsaler Abschnitt des Zwerchfells
aa. intercostales posteriores	hintere Zuflüsse zum 3.–11. Interkostalraum
ramus dorsalis	Rückenmuskulatur und Rückenhaut
ramus spinalis	Rückenmark und Rückenmarkshäute
ramus cutaneus medialis	Haut neben den Dornfortsätzen
ramus cutaneus lateralis	Hautbereich etwas weiter seitlich der Dornfortsätze
ramus collateralis	in der Nähe des Rippenwinkels abgehender Ast zur Oberkante der nächsttieferen Rippe
ramus cutaneus lateralis	seitlich zur Brusthaut ziehende Äste

Arterien	Versorgungsgebiete
rami mammarii	Zweige der rami cutanei laterales zur Brustdrüse
a. subcostalis	unter der 12. Rippe liegender Ast
ramus dorsalis	Rückenmuskulatur und -haut
ramus spinalis	durch foramen intervertebrale Th 12 zum Rückenmark und seinen Häuten
PARS ABDOMINALIS AORTAE	Aortenabschnitt vom Zwerchfelldurchtritt bis zur Teilung in die aa. iliacae communes
arteriae phrenicae inferiores	Unterfläche des Zwerchfells im lumbalen Teil (Hauptarterien des Zwerchfells), abdominaler oesophagus
aa. suprarenales superiores	Nebenniere; rechts zusätzlich zum pancreas, links zur pars abdominalis des oesophagus
arteriae lumbales	vier den Interkostalarterien entsprechende Gefäße zu den mm. iliopsoas und quadratus lumborum sowie zu den platten Bauchmuskeln
ramus dorsalis	Muskulatur und mediale Haut des Rückens
ramus spinalis	Wirbelkanal, Rückenmark und seine Hüllen
arteria sacralis mediana	dünne mediane Fortsetzung der pars abdominalis aortae nach kaudal bis zum corpus coccygeum
a. lumbalis ima	einer 5. Lumbalarterie entsprechendes Gefäß mit Anastomosen zur a. sacralis lateralis
corpus coccygeum	anastomosierende Gefäße und epitheloide Zellen enthaltendes Knötchen an der Spitze des os coccygis
truncus coeliacus [celiacus]	gemeinsamer Stamm aus der pars abdominalis aortae für die aa. hepatica communis, lienalis und gastrica sinistra
a. gastrica sinistra	pars cardiaca und curvatura minor des Magens, kleines Netz
rami oesophageales	Oesophagusabschnitt über der Cardia
a. hepatica communis	Ast des truncus coeliacus zur Versorgung von Leber sowie Teilen des duodenum, Magens und des pancreas
a. hepatica propria	Leber, Gallenblase, Magen
a. gastrica dextra	Pylorus, kleine Kurvatur des Magens; Anastomose mit a. gastrica sinistra
ramus dexter	rechter Leberlappen und Gallenblase
a. cystica	Gallenblase
a. lobi caudati	lobus caudatus der Leber
a. segmenti anterioris	vorderes Lebersegment
a. segmenti posterioris	hinteres Lebersegment
ramus sinister	linker Leberlappen
a. lobi caudati	lobus caudatus der Leber
a. segmenti medialis	mediales Lebersegment
a. segmenti lateralis	laterales Lebersegment
a. gastroduodenalis	Teile von Magen, duodenum und pancreas
(a. supraduodenalis)	pars superior duodeni, oft auch pars pylorica ventriculi
a. pancreaticoduodenalis superior posterior	Pankreaskopf, duodenum, besonders die Rückfläche, ductus choledochus
rami pancreatici	Pankreaskopf, duodenum, vorwiegend pars descendens duodeni
rami duodenales	Rückfläche von pars superior und descendens duodeni
aa. retroduodenales	Rückfläche von Pankreaskopf und duodenum, ductus choledochus
a. gastroepiploica dextra	große Kurvatur des Magens, großes Netz
rami gastrici	große Kurvatur des Magens, pars pylorica, antrum pyloricum
rami epiploici	lange Äste zum großen Netz

Arterien	Versorgungsgebiete
a. pancreaticoduodenalis superior anterior	– pars superior, descendens und Anfangsteil der pars horizontalis duodeni, Vorderseite des Pankreaskopfes und rechter Bereich des corpus pancreatis
rami pancreatici	– von ventral in das pancreas eindringende Äste
rami duodenales	– duodenum bis zum mittleren Abschnitt der pars horizontalis, vorwiegend medial und ventral
a. lienalis [splenica]	– Milz, Magen, pancreas
rami pancreatici	– zahlreiche Äste zum Pankreaskörper
a. pancreatica dorsalis	– Pankreaskörper
a. pancreatica inferior	– untere Hinterfläche des Pankreaskörpers
a. pancreatica magna	– Pankreaskörper, vornehmlich Rückfläche
a. caudae pancreatis	– Pankreasschwanz
a. gastroepiploica sinistra	– große Kurvatur des Magens und großes Netz
rami gastrici	– große Kurvatur des Magens im Bereich des corpus ventriculi
rami epiploici	– lange Äste zum großen Netz
aa. gastricae breves	– Cardia und fundus des Magens
rami lienales [splenici]	– Äste zur Milz
arteria mesenterica superior	– obere Gekröseschlagader; Darmversorgung bis in den Bereich der linken Colonflexur einschließlich mesenterium und mesocolon
aa. pancreaticoduodenales inferiores	– Pankreaskopf, duodenum
aa. jejunales	– jejunum
aa. ileales	– ileum
a. ileocolica	– Endteil des ileum, caecum, Anfang des colon ascendens
a. ascendens	– colon ascendens
a. caecalis [cecalis] anterior	– Caecumvorderfläche
a. caecalis [cecalis] posterior	– Caecumrückfläche
a. appendicularis	– appendix vermiformis
a. colica dextra	– colon ascendens
a. colica media	– colon transversum
arteria mesenterica inferior	– untere Gekröseschlagader; Beblutung des Darmes von der linken Colonflexur bis zum rectum
a. colica sinistra	– linkes Drittel des colon transversum, colon descendens
aa. sigmoideae	– colon und mesocolon sigmoideum
a. rectalis superior	– rectum bis zum m. sphincter ani internus
arteria suprarenalis media	– Nebenniere
arteria renalis	– Arterie zur Niere, capsula adiposa und Nebenniere
a. suprarenalis inferior	– Nebenniere
ramus anterior	– oberes, vorderes und unteres Nierensegment
a. segmenti superioris	– oberes, bis an die Rückfläche reichendes Nierensegment
a. segmenti anterioris superioris	– vorderes, oberes Nierensegment
a. segmenti anterioris inferioris	– vorderes, unteres Nierensegment
a. segmenti inferioris	– unteres, bis an die Rückfläche reichendes Nierensegment
ramus posterior	– hinteres Nierensegment
a. segmenti posterioris	– hinteres Nierensegment
rami ureterici	– Anfangsteil des ureter
arteria testicularis	– Hoden und Nebenhoden
rami ureterici	– ureter
arteria ovarica	– Ovar, ampulla tubae uterinae
rami ureterici	– ureter
BIFURCATIO AORTICA	– Aufzweigung der Bauchaorta in die aa. iliacae communes dextra und sinistra

Arterien	Versorgungsgebiete
ARTERIA ILIACA COMMUNIS	– gemeinsame Arterie für Becken und untere Extremität
ARTERIA ILIACA INTERNA	– innere Hüftarterie für Beckeneingeweide, Muskeln des Beckengürtels, Genitalien, proximale Oberschenkelmuskulatur
arteria iliolumbalis	– Muskulatur der hinteren Bauchwand, m. iliopsoas, Ast zum Wirbelkanal
ramus lumbalis	– mm. psoates major und minor, m. quadratus lumborum
ramus spinalis	– zwischen os sacrum und 5. Lendenwirbel zum Wirbelkanal
ramus iliacus	– m. iliopsoas, peritonaeum, Knochen des Beckengürtels
arteriae sacrales laterales	– Beckenmuskulatur auf der Kreuzbeinfläche, Beckenknochen und -nerven
rami spinales	– durch die foramina sacralia pelvina in den canalis sacralis und von dort nach Verzweigung im Knochen durch die foramina sacralia dorsalia zur Rückenmuskulatur
arteria obturatoria	– mm. psoas und obturatorius internus; nach Durchtritt durch den canalis obturatorius Äste zum Hüftgelenk, proximalen Bereich der Adduktoren und benachbarter Muskeln
ramus pubicus	– Anastomose zur a. epigastrica inferior (corona mortis)
ramus acetabularis	– lig. capitis femoris, Hüftgelenk
ramus anterior	– vorderer Ast zu Symphyse und m. adductor brevis, proximale Bereiche der übrigen Adduktoren
ramus posterior	– unter dem m. adductor brevis zu den tiefen Hüftmuskeln
arteria glutaea superior	– durch das foramen suprapiriforme zur Glutäalregion ziehende obere Gesäßarterie
ramus superficialis	– mm. glutaei maximus et medius
ramus profundus	– mm. glutaei medius et minimus, m. piriformis, Hüftgelenk
ramus superior	– m. glutaeus minimus, m. tensor fasciae latae
ramus inferior	– m. glutaeus medius, m. piriformis, Hüftgelenk, Bereich des trochanter major
arteria glutaea inferior	– durch das foramen infrapiriforme austretende untere Gesäßarterie; kaudaler Teil des m. glutaeus maximus, mm. gemelli superior et inferior, m. quadratus femoris, m. obturatorius internus, Gesäßhaut
a. comitans n. ischiadici	– n. ischiadicus
arteria umbilicalis	– Nabelarterie zur placenta; postnatal obliteriert nach dem Abgang der a. vesicalis superior
a. ductus deferentis	– ductus deferens, Samenblasen
rami ureterici	– ureter
aa. vesicales superiores	– oberer und mittlerer Harnblasenbereich
ligamentum umbilicale mediale	– aus der obliterierten Nabelarterie entstandener Bindegewebsstrang
arteria vesicalis inferior	– Blasengrund; beim Mann prostata und vesicula seminalis, bei der Frau Ast zur vagina
arteria uterina	– aus der a. iliaca interna zu uterus, cervix uteri, tuba uterina, Ovar und vagina
(a. vaginalis)	– oberer Teil der vagina
ramus ovaricus	– Ovar; Anastomose mit a. ovarica
ramus tubarius	– tuba uterina, mesosalpinx
a. vaginalis	– oberer Teil der vagina, oft unmittelbar aus der a. iliaca interna hervorgehend

Arterien	Versorgungsgebiete
a. rectalis media	– mittlerer und unterer Bereich des rectum, ampulla recti, Äste zum m. levator ani, zur Hinterseite der Harnblase, beim Mann zu prostata und Samenblasen, bei der Frau zum unteren Teil der vagina
arteria pudenda interna	– durch das foramen infrapiriforme das Becken verlassende und im canalis pudendalis (Alcock) an der Seitenwand der fossa ischiorectalis verlaufende Arterie
a. rectalis inferior	– Analhaut, canalis analis, mm. sphincter ani externus und internus
a. perinealis	– Haut und Muskulatur des Dammes, diaphragma urogenitale, mm. bulbospongiosus und ischiocavernosus
rami scrotales posteriores	– Hinterfläche des scrotum
rami labiales posteriores	– labia majora
a. urethralis	– corpus spongiosum penis bis zur glans penis
a. bulbi penis	– bulbus penis, m. transversus perinei profundus, glandulae bulbourethrales
a. bulbi vestibuli [vaginae]	– bulbus vestibuli
a. profunda penis	– corpora cavernosa penis
a. dorsalis penis	– unter der fascia penis profunda verlaufende Arterie; sie zieht auf dem dorsum penis bis zur glans
a. profunda clitoridis	– corpora cavernosa clitoridis
a. dorsalis clitoridis	– Rücken der clitoris und corpora cavernosa clitoridis
Arteria iliaca externa	– äußere Hüftarterie für vordere und seitliche Bauchwand, äußere Genitalien, untere Extremität
arteria epigastrica inferior	– m. rectus abdominis, Rektusscheide, innere Bauchwand
ramus pubicus	– Ast zur Symphyse und zum os pubis
ramus obturatorius	– mit dem r. pubicus der a. obturatoria anastomosierender Ast, bildet corona mortis
[a. obturatoria accessoria]	– bisweilen aus der a. epigastrica inferior entspringende a. obturatoria
a. cremasterica	– m. cremaster und Hodenhüllen
a. ligamenti teretis uteri	– Bindegewebe und glatte Muskulatur des ligamentum teres uteri
arteria circumflexa ilium profunda	– entlang dem Leistenband und Darmbeinkamm mit Ästen zu den benachbarten Muskeln und zur fascia transversalis
ramus ascendens	– vordere Bauchwand, mm. obliquus internus et transversus abdominis
Arteria femoralis	– Fortsetzung der a. iliaca externa nach Verlassen der lacuna vasorum
arteria epigastrica superficialis	– Haut der vorderen Bauchwand
arteria circumflexa ilium superficialis	– Haut längs des ligamentum inguinale bis zur spina iliaca anterior superior, inguinale Lymphknoten
arteriae pudendae externae	– Bauchwand über der Symphyse, äußeres Genitale
rami scrotales anteriores	– Skrotalhaut
rami labiales anteriores	– labia majora
rami inguinales	– Leistengegend mit inguinalen Lymphknoten
Arteria profunda femoris	– tiefe Oberschenkelarterie
arteria circumflexa femoris medialis	– proximale Bereiche des femur und der Adduktoren, Kapsel des Hüftgelenks
ramus profundus	– mm. quadratus femoris, adductor magnus, ischiokrurale Muskulatur
ramus ascendens	– mm. adductores brevis et magnus, m. obturatorius externus
ramus transversus	– ischiokrurale Muskulatur
ramus acetabularis	– lig. capitis femoris

Arterien	Versorgungsgebiete
arteria circumflexa femoris lateralis	– proximaler Bereich des femur und benachbarter Muskeln
ramus ascendens	– mm. sartorius, rectus femoris, tensor fasciae latae, glutaeus medius, Kapsel des Hüftgelenks
ramus descendens	– m. quadriceps femoris, Haut des Oberschenkels bis zum Knie
ramus transversus	– m. vastus lateralis
aa. perforantes	– mm. adductores et flexores femoris, dorsale Haut, Knochenäste zum femur
a. genus descendens	– im Adduktorenkanal aus der a. femoralis abzweigende und die membrana vastoadductoria durchbrechende Arterie zum rete articulare genus
ramus saphenus	– Begleitarterie des n. saphenus, distale Oberschenkelstreckmuskulatur
rami articulares	– rete articulare genus und benachbarte Muskeln, vornehmlich m. vastus medialis
Arteria poplitea	– Fortsetzung der a. femoralis vom Ende des Adduktorenkanals bis zum Unterrand des m. popliteus
a. genus superior lateralis	– Kniegelenk, rete articulare genus, distale Teile der mm. biceps femoris und vastus lateralis
a. genus superior medialis	– am medialen condylus der tibia ansetzende Muskeln, Kniegelenk, rete articulare genus
a. genus media	– Kapsel des Kniegelenks, Kreuzbänder, corpus adiposum genus und benachbartes Gewebe, menisci, distales femur und proximale tibia
aa. surales	– Haut und Muskeln der Wade, vornehmlich mm. gastrocnemii, Sehne des m. biceps femoris
a. genus inferior lateralis	– Kniegelenk, meniscus lateralis, rete articulare genus, distales Ende des m. biceps femoris, lateraler Gastrocnemiuskopf, m. plantaris
a. genus inferior medialis	– Kniegelenk, rete articulare genus, an der medialen tibia inserierende Muskeln
rete articulare genus	– Arteriengeflecht vornehmlich an der Vorderseite des Kniegelenks; Kniegelenkskapsel, menisci und Kollateralbänder
rete patellaris	– Arteriengeflecht auf der Kniescheibe; Periost und Knochen der Kniescheibe
arteria tibialis anterior	– durch die membrana interossea zur Streckmuskulatur und Haut des Unterschenkels ziehende vordere Schienbeinarterie
(a. recurrens tibialis posterior)	– Hinterfläche des Kniegelenks, capitulum fibulae
a. recurrens tibialis anterior	– vorderer Bereich des rete articulare genus, Teile der proximalen Unterschenkelstreckmuskulatur
a. malleolaris anterior lateralis	– Arteriennetz auf dem lateralen Knöchel, oberes Sprunggelenk
a. malleolaris anterior medialis	– Arteriennetz auf dem medialen Knöchel, oberes Sprunggelenk
rete malleolare mediale	– Arteriennetz auf dem medialen Knöchel
rete malleolare laterale	– Arteriennetz auf dem lateralen Knöchel
arteria dorsalis pedis	– unter den retinacula mm. extensorum zum Fußrücken ziehende Fortsetzung der a. tibialis anterior
a. tarsea lateralis	– seitlicher Fußrücken, mm. extensores digitorum et hallucis breves
aa. tarseae mediales	– medialer Fußrand, Knochen und Bänder der Fußwurzel, Äste zum m. abductor hallucis

Arterien	Versorgungsgebiete
a. arcuata	– Fußrücken, m. extensor digitorum brevis, Metatarsophalangealgelenke
aa. metatarseae dorsales	– metatarsaler Fußrückenbereich, mm. interossei dorsales
aa. digitales dorsales	– dorsale Ränder der Zehen
ramus plantaris profundus	– starker, perforierender Ast zum arcus plantaris
arteria tibialis posterior	– unter dem arcus tendineus m. solei nach distal zum medialen Knöchel ziehende hintere Schienbeinarterie mit Ästen zur tiefen, teilweise auch oberflächlichen Beugermuskulatur, tibia und Haut am medialen Unterschenkel
ramus circumflexus fibulae	– rete articulare genus
rami malleolares mediales	– hinterer Bereich des medialen Knöchels, rete malleolare mediale
rami calcanei	– mediale Calcaneusfläche und rete calcaneum
arteria peronaea [fibularis]	– Wadenbeinarterie; Äste für tiefe Beugemuskulatur am Unterschenkel, mm. peronaei, m. soleus; fibula, laterale Seite des calcaneus
ramus perforans	– durch die membrana interossea zum rete malleolare laterale, lateralen Fußrand und -rücken; oft Anastomose zur a. tibialis anterior
ramus communicans	– Verbindungsast zur a. tibialis posterior
rami malleolares laterales	– äußerer Knöchel, Achillessehne, Fettkörper unter der Achillessehne
rami calcanei	– hauptsächlich laterale Seite des calcaneus
rete calcaneum	– Arteriennetz auf der Hinterseite des calcaneus

Arterien	Versorgungsgebiete
arteria plantaris medialis	– mediale Fußsohlenarterie; versorgt Knochen und Bänder des medialen Fußrandes sowie mediale Muskulatur der planta pedis
ramus profundus	– tiefe Muskelschicht der planta pedis, Großzehenbeuger; verbindet sich mit dem arcus plantaris und entsendet Ast um das os metatarsale I zum Fußrücken
ramus superficialis	– Haut am medialen plantaren Fußrand, m. abductor hallucis, medialer Großzehenbereich
arteria plantaris lateralis	– seitliche Fußsohlenarterie für Muskulatur der mittleren und seitlichen Fußsohle
arcus plantaris	– aus a. plantaris lateralis und ramus profundus der a. plantaris medialis gebildeter Arterienbogen; versorgt caput obliquum m. adductoris hallucis, mm. interossei plantares und benachbarte Muskeln sowie Knochen und Gelenke des metatarsus
aa. metatarseae plantares	– mm. interossei plantares, m. adductor hallucis und distale Teile des m. flexor hallucis brevis
rami perforantes	– zwischen den Mittelfußknochen durchtretende, meist paarige Verbindungsgefäße zu den Arterien des Fußrückens
aa. digitales plantares communes	– Verbindungen zwischen aa. metatarseae plantares und aa. digitales plantares propriae
aa. digitales plantares propriae	– an der plantaren Innen- und Außenseite der digiti pedis verlaufende Hauptversorgungsarterien der Zehen

Register

Zahlen = Abbildungsnummer